臨床児童青年精神医学
ハンドブック

編集
本城 秀次
野邑 健二
岡田 俊

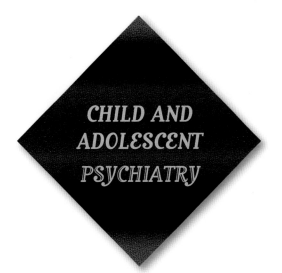

CHILD AND
ADOLESCENT
PSYCHIATRY

西村書店

序文

この度,『臨床児童青年精神医学ハンドブック』という本を世に出すことになった。

このところ子どもの心理行動上の問題が大きな関心の的となっており,それとともに,子どもの問題に関心を向ける精神科医が増加しており,それに関連した書物も以前に比して多く目にするようになってきた。児童青年精神医学の教科書についても,翻訳を含め10指に余るものが出版されており,その上にさらに教科書を出版するのは屋上に屋を重ねることになるのではないかと思われた。

しかし,我々が属している名古屋大学精神医学教室の児童部は我が国において1936年に初めて児童精神医学の専門外来を開設した大学であり,それ以来我が国の児童精神医学の中核的存在として,我が国の児童精神医学の発展に貢献してきたことに誇りを持ってきた。そのような歴史の中で,我々のグループは臨床と研究にバランスのとれた学風を育ててきた。このような特徴は単に我々自身のためにあるのではなく,近接領域の専門家やこれらの領域に関心を持つ人々に広く開かれているべきであると考えられた。

このような考え方は以前からも潜在してはいたが,はっきりとしたグループの意思として顕在化することはなかった。そうした中で,平成23年に京都大学の児童部から名古屋大学に移ってきた岡田俊の発案で,2年後に迫っていた私の定年退職の記念として,名古屋大学精神医学教室児童部の総力を挙げて児童青年精神医学の本格的な教科書を編集することになった。

本書は,本城秀次,野邑健二,岡田俊の3人が編集を担当し,執筆者のほとんどは名古屋大学で何らかの教育,研究,臨床にかかわったものたちである。その監修者として,京大出身の岡田俊が大きな役割を演じている。それは単に学閥といった旧来の発想とは無縁のもので,子どもの心の問題にしなやかで瑞々しい精神をもって取り組もうとしている臨床家の自由な学風の表れであると理解されよう。

これまで我が国の児童青年精神科は十分な社会的評価を受けて来ていないといわれてきた。しかし2000年ごろを境として,我が国の国立大学医学部の附属病院に児童精神医学の診療施設を設置する機運が高まり,2002年には名古屋大学附属病院に親と子どもの心療部(その後親と子どもの心療科に名称変更),信州大学に子どものこころ診療部が設置されたのを皮切りに全国の大学病院に子どもの精神医学の診療施設が陸続として設置されるようになり,少しずつ児童青年期の心の医療供給の問題に関心が向けられつつある。

しかし,自閉スペクトラム症を中心とする障害の増加傾向は驚くべきものであり,その原因究明が焦眉の急の課題となっている。このように児童青年精神医学の領域は次々と新たな課題の解決に努力することを要請されている。

これまで我々が児童青年精神医学の教科書をなぜこの時点で編集することにしたかを述べてきた。私としては,この教科書が今後版を重ね,時代の潮流と相互作用する中でその姿を変えていき,その時代の子どもの問題を映し出す児童青年精神医学の代表的な教科書に発展していくことを期待している。

本城　秀次

編者・執筆者一覧 (五十音，*は編者)

新井康祥　あいち小児保健医療総合センター心療科
22

石井　卓　石井クリニック
2

石塚佳奈子　名古屋大学大学院医学系研究科精神医学
34

猪子香代　猪子メンタルクリニック
29

宇野洋太　Harvard Medical School McLean Hospital
13

大井正己　(財)毎日成人病研究会毎日ドクター精神科
25

大岡治恵　日本福祉大学中央福祉専門学校言語聴覚士科
15

大賀　肇　医療法人仁精会三河病院
26

大高一則　大高クリニック
42, 59

大村　豊　愛知県精神医療センター
8

岡田　俊*　名古屋大学医学部附属病院親と子どもの心療科
5, 7, 12, 24, 31

小川しおり　愛知県青い鳥医療療育センター児童精神科
17

小倉正義　鳴門教育大学基礎・臨床系教育部
43

金子一史　名古屋大学心の発達支援研究実践センター
4, 38

金田昌子　独立行政法人国立病院機構東尾張病院精神科
32

川村昌代　あいち小児保健医療総合センター心療科
23

河村雄一　ファミリーメンタルクリニック
14

栗山貴久子　あいち小児保健医療総合センター心療科
19, 21, 49

小石誠二　山梨県立精神保健福祉センター
48

河野荘子　名古屋大学教育発達科学研究科
44

杉山登志郎　浜松医科大学児童青年期精神医学講座
41

鈴木　太　名古屋大学医学部附属病院親と子どもの心療科
18, 30, 33, 40, 45

髙橋　脩　豊田市福祉事業団
11, 28

只野文基　元仙台市子供未来局親子こころのクリニック
46

中島好美　慶應義塾大学医学部臨床遺伝学センター
51

永田雅子　名古屋大学心の発達支援研究実践センター
39

野邑健二*　名古屋大学心の発達支援研究実践センター
1-III, 53, 54

早川徳香　南山大学総合政策学部総合政策学科
35

東　　誠　独立行政法人国立病院機構東尾張病院児童精神科
20

平野千晶　医療法人成精会刈谷病院
55

本城秀次*　ささがわ通り心・身クリニック
1-I, 6, 16, 37, 60

三浦清邦　豊田市こども発達センター
50

水野誠司　愛知県心身障害者コロニー中央病院小児内科
51

水野智之　愛知県三河青い鳥医療療育センター児童精神科
27

村瀬聡美　心療内科・内科リエゾンメディカル丸の内
3

吉川　徹　愛知県心身障害者コロニー中央病院児童精神科
1-IV, 9, 36, 47, 52, 56, 57, 58

若子理恵　豊田市こども発達センター
10

若林愼一郎　元岐阜大学医学部神経精神医学講座
1-II

目　次

序文　iii
編者・執筆者一覧　v

総論

1　児童青年精神医学の成り立ち　3

Ⅰ．児童青年精神医学の萌芽 ……………………… 3
本城秀次
Ⅱ．日本における児童青年精神医学の
発展と課題 ……………………………… 7
若林愼一郎
Ⅲ．児童精神医学の基本問題と
関連領域 ………………………………… 14
野邑健二
Ⅳ．周辺のリソースとその連携 …………… 18
吉川　徹

2　子どもの心身の発達　24

石井　卓
Ⅰ．発達とは ………………………………… 24
Ⅱ．発達に関する代表的な理論 …………… 24
Ⅲ．乳児期 …………………………………… 26
Ⅳ．幼児期 …………………………………… 29
Ⅴ．児童期 …………………………………… 30
Ⅵ．思春期・青年期 ………………………… 31
Ⅶ．おわりに ………………………………… 32

3　児童青年精神医学における見立て　34

村瀬聡美
Ⅰ．初回面接の導入と組み立て …………… 34
Ⅱ．見立てに必要な情報の集め方 ………… 36
Ⅲ．見立てを診断にどう結びつけるか …… 38
Ⅳ．所見・診断の共有そして治療へ ……… 39
Ⅴ．まとめ …………………………………… 40

4　児童青年精神医学における心理査定　42

金子一史
Ⅰ．はじめに ………………………………… 42
Ⅱ．心理査定の実施にあたって …………… 42
Ⅲ．報告書およびフィードバック ………… 44
Ⅳ．各種の心理検査 ………………………… 45
Ⅴ．診断と評価のための補助ツール ……… 49
Ⅵ．心理査定にまつわる諸問題 …………… 52

5　児童青年期精神医学における生物学的評価　54

岡田　俊
Ⅰ．髄液検査 ………………………………… 54
Ⅱ．脳波検査 ………………………………… 55
Ⅲ．脳磁図 …………………………………… 56
Ⅳ．近赤外線分光法 ………………………… 56
Ⅴ．コンピュータ断層撮影 ………………… 57
Ⅵ．核磁気共鳴画像 ………………………… 57
Ⅶ．単一光子放射断層撮影 ………………… 57

Ⅷ．陽電子放射断層撮影 ……………… 58

6　児童青年精神医学における精神療法　59

本城秀次

Ⅰ．児童青年期における精神療法の
　　特徴 ……………………………………… 59
Ⅱ．精神療法の発展と歴史 ……………… 59
Ⅲ．遊戯療法の実際 ……………………… 65

7　児童青年期精神医学における生物学的治療　70

岡田　俊

Ⅰ．薬物療法とは何か …………………… 70
Ⅱ．薬物療法を実施する上での留意点 …… 71
Ⅲ．薬物療法実施に際しての
　　インフォームド・アセント ………… 75
Ⅳ．児童青年期患者に対する薬物療法の
　　実際 ……………………………………… 77

8　児童青年期患者の入院治療　87

大村　豊

Ⅰ．精神保健医療政策 …………………… 87
Ⅱ．法と倫理 ……………………………… 87
Ⅲ．入院治療の実際 ……………………… 94
Ⅳ．まとめ ………………………………… 99

9　療育とリハビリテーション　100

吉川　徹

Ⅰ．基本的な療育の考え方 …………… 100
Ⅱ．アセスメントと目標設定 ………… 102
Ⅲ．行動療法と包括的療育プログラム … 103
Ⅳ．作業療法 …………………………… 106
Ⅴ．言語聴覚療法と代替コミュニ
　　ケーション ………………………… 108
Ⅵ．視覚訓練 …………………………… 111

各論

10　知的障害　115

若子理恵

Ⅰ．概念と用語 ………………………… 115
Ⅱ．歴史 ………………………………… 115
Ⅲ．臨床症状と診断 …………………… 116
Ⅳ．病因 ………………………………… 118
Ⅴ．疫学 ………………………………… 119
Ⅵ．経過と予後 ………………………… 119
Ⅶ．予防と治療 ………………………… 120
Ⅷ．症例呈示 …………………………… 120
Ⅸ．まとめ ……………………………… 121

11　広汎性発達障害　122

髙橋　脩

Ⅰ．概念 ………………………………… 122
Ⅱ．歴史 ………………………………… 123
Ⅲ．有病率，累積発生率 ……………… 123
Ⅳ．臨床症状と診断
　　（診断基準と下位分類）…………… 124
Ⅴ．併存症 ……………………………… 128
Ⅵ．病因 ………………………………… 129
Ⅶ．治療 ………………………………… 130
Ⅷ．経過と予後 ………………………… 131
Ⅸ．症例呈示 …………………………… 133
Ⅹ．まとめ ……………………………… 134

12　注意欠如・多動症と反抗挑発症，素行症　136

岡田　俊

Ⅰ．概念 ………………………………… 136
Ⅱ．臨床症状と診断 …………………… 138
Ⅲ．病因 ………………………………… 140
Ⅳ．治療 ………………………………… 141
Ⅴ．症例呈示 …………………………… 143

13 学習障害（限局性学習症） 146

宇野洋太

- Ⅰ．概念 ………………………… 146
- Ⅱ．学習障害の歴史と2つの学習障害 … 146
- Ⅲ．2つの学習障害と診断をめぐる問題 ………………………… 147
- Ⅳ．臨床症状 …………………… 147
- Ⅴ．疫学 ………………………… 148
- Ⅵ．病因 ………………………… 148
- Ⅶ．診断 ………………………… 149
- Ⅷ．治療・支援 ………………… 149
- Ⅸ．症例呈示 …………………… 150
- Ⅹ．まとめ ……………………… 151

14 協調運動障害 153

河村雄一

- Ⅰ．はじめに …………………… 153
- Ⅱ．歴史 ………………………… 153
- Ⅲ．臨床症状と診断 …………… 153
- Ⅳ．病因 ………………………… 155
- Ⅴ．疫学　合併症 ……………… 156
- Ⅵ．支援の実際 ………………… 157
- Ⅶ．まとめ ……………………… 158

15 コミュニケーション障害 160

大岡治恵

- Ⅰ．概念 ………………………… 160
- Ⅱ．歴史 ………………………… 160
- Ⅲ．表出性言語障害および受容-表出混合性言語障害 …………………… 161
- Ⅳ．音韻障害 …………………… 163
- Ⅴ．吃音症 ……………………… 164

16 児童期の強迫症 167

本城秀次

- Ⅰ．概念 ………………………… 167

- Ⅱ．歴史 ………………………… 167
- Ⅲ．疫学 ………………………… 168
- Ⅳ．臨床症状と診断 …………… 169
- Ⅴ．病因 ………………………… 171
- Ⅵ．治療 ………………………… 172
- Ⅶ．臨床経過 …………………… 173
- Ⅷ．予後 ………………………… 173
- Ⅸ．他の病態との関係 ………… 174
- Ⅹ．症例呈示 …………………… 174
- Ⅺ．まとめ ……………………… 175

17 全般性不安症，パニック症—過剰不安障害を含む 177

小川しおり

- Ⅰ．概念 ………………………… 177
- Ⅱ．疫学 ………………………… 177
- Ⅲ．臨床症状と診断 …………… 177
- Ⅳ．病因 ………………………… 178
- Ⅴ．治療と予後 ………………… 179
- Ⅵ．症例呈示 …………………… 179
- Ⅶ．まとめ ……………………… 181

18 恐怖症 183

鈴木　太

- Ⅰ．概念 ………………………… 183
- Ⅱ．疫学 ………………………… 183
- Ⅲ．臨床症状と診断 …………… 184
- Ⅳ．病因 ………………………… 185
- Ⅴ．経過と予後 ………………… 186
- Ⅵ．症例呈示 …………………… 186
- Ⅶ．治療 ………………………… 187

19 愛着障害と分離不安障害 191

栗山貴久子

- Ⅰ．愛着（アタッチメント） …… 191
- Ⅱ．愛着障害 …………………… 192

Ⅲ．分離不安障害 ·············· 196

20　転換性・解離性障害　200
東　誠
Ⅰ．概念 ························ 200
Ⅱ．診断分類と臨床症状 ·········· 200
Ⅲ．転換性障害と解離性障害 ······ 204
Ⅳ．スクリーニングテスト ········ 205
Ⅴ．症例呈示 ···················· 206
Ⅵ．まとめ ······················ 207

21　身体表現性障害　209
栗山貴久子
Ⅰ．概要 ························ 209
Ⅱ．歴史 ························ 209
Ⅲ．臨床症状と診断 ·············· 209
Ⅳ．鑑別診断 ···················· 212
Ⅴ．過敏性腸症候群と線維性筋痛症 ··· 213
Ⅵ．病因・疫学 ·················· 213
Ⅶ．経過と予後 ·················· 213
Ⅷ．治療 ························ 213
Ⅸ．症例呈示 ···················· 214
Ⅹ．おわりに ···················· 216

22　ストレス関連性障害　217
新井康祥
Ⅰ．トラウマ，PTSD の歴史 ······ 217
Ⅱ．疫学 ························ 218
Ⅲ．臨床症状と診断 ·············· 218
Ⅳ．DSM-5 での変更点 ············ 221
Ⅴ．評価尺度 ···················· 222
Ⅵ．トラウマによる脳への影響 ···· 222
Ⅶ．治療 ························ 223
Ⅷ．回復過程 ···················· 224
Ⅸ．症例呈示 ···················· 224
Ⅹ．まとめ ······················ 225

23　摂食障害　226
川村昌代
Ⅰ．概念 ························ 226
Ⅱ．歴史 ························ 226
Ⅲ．疫学 ························ 226
Ⅳ．臨床症状と診断 ·············· 227
Ⅴ．病因と病理 ·················· 229
Ⅵ．治療 ························ 229
Ⅶ．臨床経過 ···················· 231
Ⅷ．予後 ························ 231
Ⅸ．発達障害との関係 ············ 232
Ⅹ．症例呈示 ···················· 232
Ⅺ．まとめ ······················ 233

24　チック症群　235
岡田　俊
Ⅰ．概念 ························ 235
Ⅱ．臨床症状と診断 ·············· 235
Ⅲ．病因 ························ 237
Ⅳ．治療 ························ 237
Ⅴ．症例呈示 ···················· 239

25　緘黙症　241
大井正己
Ⅰ．概念 ························ 241
Ⅱ．歴史 ························ 241
Ⅲ．疫学 ························ 242
Ⅳ．発症要因 ···················· 242
Ⅴ．臨床像の特徴と類型化 ········ 242
Ⅵ．治療 ························ 244
Ⅶ．予後 ························ 245
Ⅷ．症例呈示 ···················· 246
Ⅸ．おわりに ···················· 247

26　習癖異常　249
大賀　肇
Ⅰ．概念 ························ 249
Ⅱ．歴史 ························ 249

Ⅲ. 疫学 ･･････････････････････ 249
Ⅳ. 臨床症状と診断 ･･････････ 250
Ⅴ. 要因 ･･････････････････････ 251
Ⅵ. 治療 ･･････････････････････ 251
Ⅶ. 症例呈示 ･･････････････････ 252
Ⅷ. まとめ ････････････････････ 254

27　睡眠障害　256

水野智之

Ⅰ. 概念・歴史・診断分類 ･･････ 256
Ⅱ. 臨床症状・病因・鑑別・予後など ･･･ 256
Ⅲ. 症例呈示 ･･････････････････ 260

28　てんかん　262

髙橋　脩

Ⅰ. 概念 ･･････････････････････ 262
Ⅱ. 歴史 ･･････････････････････ 262
Ⅲ. 疫学 ･･････････････････････ 262
Ⅳ. てんかん発作とてんかん分類 ･･････ 262
Ⅴ. 原因 ･･････････････････････ 263
Ⅵ. 診断 ･･････････････････････ 264
Ⅶ. 治療 ･･････････････････････ 265
Ⅷ. 予後 ･･････････････････････ 266
Ⅸ. 症例呈示 ･･････････････････ 266
Ⅹ. まとめ ････････････････････ 267

29　うつ病性障害　268

猪子香代

Ⅰ. 概念 ･･････････････････････ 268
Ⅱ. 歴史 ･･････････････････････ 268
Ⅲ. 臨床症状 ･･････････････････ 268
Ⅳ. 診断（診断分類，鑑別診断，併存障害）
　 ･･･････････････････････････ 269
Ⅴ. 病因 ･･････････････････････ 271
Ⅵ. 疫学 ･･････････････････････ 271
Ⅶ. 経過と予後 ････････････････ 271
Ⅷ. うつ病の治療について ･･････ 271
Ⅸ. 子どものうつ病 ････････････ 274

30　双極性障害と 重篤気分調節症　275

鈴木　太

Ⅰ. 概念 ･･････････････････････ 275
Ⅱ. 歴史 ･･････････････････････ 276
Ⅲ. 疫学 ･･････････････････････ 276
Ⅳ. 病因 ･･････････････････････ 277
Ⅴ. 臨床症状 ･･････････････････ 277
Ⅵ. 経過と予後 ････････････････ 278
Ⅶ. アセスメント ･･････････････ 280
Ⅷ. 治療 ･･････････････････････ 281

31　精神病性障害　286

岡田　俊

Ⅰ. 概念 ･･････････････････････ 286
Ⅱ. 診断 ･･････････････････････ 287
Ⅲ. 治療 ･･････････････････････ 288
Ⅳ. 症例呈示 ･･････････････････ 291

32　月経周期に関連した 精神障害　294

金田昌子

Ⅰ. 月経困難症 ････････････････ 294
Ⅱ. 月経前症候群および月経前不快気分障害
　 ･･･････････････････････････ 294
Ⅲ. 若年周期精神病および "menstrual psychosis" ･･････････････････ 297

33　境界例児童と 青年期境界例　301

鈴木　太

Ⅰ. 概念と歴史 ････････････････ 301
Ⅱ. 臨床症状（診断分類，鑑別診断，併存障害）･･･････････････････ 302
Ⅲ. 疫学と経過 ････････････････ 304
Ⅳ. 病因 ･･････････････････････ 306
Ⅴ. アセスメント ･･････････････ 306
Ⅵ. 治療 ･･････････････････････ 306

34 物質関連障害 312

石塚佳奈子

- Ⅰ. 概念 ……………………………… 312
- Ⅱ. 歴史 ……………………………… 312
- Ⅲ. 疫学 ……………………………… 313
- Ⅳ. 臨床症状と診断 ………………… 313
- Ⅴ. 病因 ……………………………… 315
- Ⅵ. 経過と予後 ……………………… 315
- Ⅶ. 治療 ……………………………… 316
- Ⅷ. 症例呈示 ………………………… 316
- Ⅸ. まとめ …………………………… 317

35 性障害 319

早川徳香

- Ⅰ. はじめに ………………………… 319
- Ⅱ. 性同一性障害/性別違和 ……… 319
- Ⅲ. 性的マイノリティ ……………… 323

36 身体疾患や治療の副作用による精神障害 327

吉川 徹

- Ⅰ. 器質性精神障害と症状性精神障害 … 327
- Ⅱ. せん妄 …………………………… 327
- Ⅲ. 代謝・内分泌疾患による精神障害 … 328
- Ⅳ. 免疫疾患による精神障害 ……… 328
- Ⅴ. 腎疾患による精神障害 ………… 329
- Ⅵ. 脳炎・脳症による精神障害 …… 329
- Ⅶ. 脳腫瘍による精神障害 ………… 329
- Ⅷ. 後遺症としての精神障害 ……… 329
- Ⅸ. 薬剤による精神症状 …………… 330

諸問題

37 乳幼児精神医学 335

本城秀次

- Ⅰ. 乳幼児精神医学における疾病分類 … 335
- Ⅱ. 親−乳幼児精神療法について ……… 336

- Ⅲ. 妊娠期の母親のメンタルヘルスと母子関係 …………………………… 337
- Ⅳ. 産褥期の母子のメンタルヘルス …… 338
- Ⅴ. NICU における問題 …………… 338
- Ⅵ. 妊娠の中断とメンタルヘルス …… 339
- Ⅶ. 妊娠出産と虐待 ………………… 339
- Ⅷ. まとめ …………………………… 339

38 妊産婦のメンタルヘルスと子どもの心の発達 341

金子一史

- Ⅰ. 妊娠期のうつ病 ………………… 341
- Ⅱ. 妊娠期のストレスが出生児に与える影響 …………………………… 342
- Ⅲ. 産後のメンタルヘルス ………… 342
- Ⅳ. 精神障害が乳児の発達に与える影響 …………………………… 344
- Ⅴ. おわりに ………………………… 347

39 周産期医療 348

永田雅子

- Ⅰ. 親と子の出会いと育ち ………… 348
- Ⅱ. 親と子の出会いの関係性の発達 … 348
- Ⅲ. 赤ちゃんとの関わりの中で起こってくること …………………… 349
- Ⅳ. 周産期におけるメンタルヘルス … 350
- Ⅴ. 現代の社会の変化と親と子の出会い …………………………… 350
- Ⅵ. 「後遺症なき生存」から「Family Centered Approach」へ ……… 351
- Ⅶ. 周産期におけるこころのケアの特殊性 …………………………… 352
- Ⅷ. 抱える環境として機能をしていくこと …………………………… 353
- Ⅸ. おわりに ………………………… 354

40 慢性の困難と メンタルヘルス 355

鈴木　太

Ⅰ. はじめに ……………………… 355
Ⅱ. 慢性の困難とその影響 ……… 355
Ⅲ. 慢性の困難を伴う小児のアセスメント
……………………………………… 358
Ⅳ. 慢性の困難を伴う小児への介入 …… 358

41 子ども虐待 363

杉山登志郎

Ⅰ. 子ども虐待の実態 …………… 363
Ⅱ. 子ども虐待の病理 …………… 364
Ⅲ. 子ども虐待のケア …………… 369

42 不登校と社会的ひきこもり 375

大高一則

Ⅰ. はじめに ……………………… 375
Ⅱ. 不登校について ……………… 375
Ⅲ. 社会的ひきこもりの青年たちへの対応
……………………………………… 381
Ⅳ. おわりに ……………………… 382

43 いじめ 384

小倉正義

Ⅰ. はじめに ……………………… 384
Ⅱ. いじめ問題の変遷 …………… 384
Ⅲ. いじめの定義 ………………… 385
Ⅳ. いじめの実態調査 …………… 387
Ⅴ. いじめの種類 ………………… 387
Ⅵ. いじめの四層構造 …………… 388
Ⅶ. いじめと精神疾患 …………… 388
Ⅷ. いじめへの対応の方向性 …… 389

44 非行 392

河野荘子

Ⅰ. 非行の概念 …………………… 392
Ⅱ. 非行の歴史 …………………… 392
Ⅲ. 非行の現状 …………………… 393
Ⅳ. 非行・犯罪の理論 …………… 395
Ⅴ. 非行に関する研究 …………… 396
Ⅵ. 非行の治療 …………………… 397
Ⅶ. まとめ ………………………… 398

45 自傷と自殺 400

鈴木　太

Ⅰ. 概念 …………………………… 400
Ⅱ. 疫学 …………………………… 400
Ⅲ. 臨床症状 ……………………… 400
Ⅳ. 病因 …………………………… 401
Ⅴ. 経過と予後 …………………… 402
Ⅵ. アセスメント ………………… 403
Ⅶ. 治療 …………………………… 404

46 災害医療とこころ 410

只野文基

Ⅰ. 日本における災害医療の進展と課題
……………………………………… 410
Ⅱ. 災害医療の組織・施設・運営について
……………………………………… 410
Ⅲ. 災害と傷病 …………………… 411
Ⅳ. 大規模災害時の精神保健と精神医療
……………………………………… 411
Ⅴ. 災害時における児童の保健福祉と
児童精神科医療 ……………… 414

47 外国人児童 417

吉川　徹

Ⅰ. 日本における外国人児童を取りまく
状況 …………………………… 417
Ⅱ. 外国人児童のメンタルヘルスリスク
……………………………………… 419

Ⅲ. 外国籍児童診療の際の留意点 ………… 420
Ⅳ. 診療に利用できる資源 ………………… 421

Ⅱ. 児童精神科領域の主な遺伝性疾患 … 446
Ⅲ. 遺伝カウンセリング ………………… 448

48 身体疾患のある子の心：コンサルテーション・リエゾン医療 424

小石誠二

Ⅰ. 概念 …………………………………… 424
Ⅱ. 歴史 …………………………………… 424
Ⅲ. 疫学 …………………………………… 425
Ⅳ. 症候と診断 …………………………… 425
Ⅴ. 治療・対応 …………………………… 427

49 移植医療と心の問題 432

栗山貴久子

Ⅰ. 移植医療 ……………………………… 432
Ⅱ. 移植医療における精神医学的，心理社会的問題 ……………………… 433
Ⅲ. レシピエントの精神医学的問題 …… 433
Ⅳ. ドナーの精神医学的問題 …………… 434
Ⅴ. 症例呈示 ……………………………… 434
Ⅵ. おわりに ……………………………… 436

50 重症心身障害児に対する医療 437

三浦清邦

Ⅰ. 概念と歴史 …………………………… 437
Ⅱ. 疫学 …………………………………… 438
Ⅲ. 臨床症状と診断 ……………………… 439
Ⅳ. 病因 …………………………………… 440
Ⅴ. 治療 …………………………………… 440
Ⅵ. 経過と予後 …………………………… 442
Ⅶ. まとめ ………………………………… 442

51 遺伝子疾患と遺伝カウンセリング 444

中島好美　　水野誠司

Ⅰ. 遺伝と遺伝学について ……………… 444

52 施設における診療 454

吉川　徹

Ⅰ. 福祉施設のおかれている医療状況 … 454
Ⅱ. 施設診療の留意点 …………………… 454
Ⅲ. 福祉施設における児童精神科医師の役割 …………………………………… 457
Ⅳ. 施設における児童精神科医療の課題 ……………………………………… 458

53 家族に対する支援 461

野邑健二

Ⅰ. 家族の重要性 ………………………… 461
Ⅱ. 家族への支援の目的 ………………… 463
Ⅲ. 家族への支援の実際 ………………… 465
Ⅳ. 家族への支援を行うために ………… 466

54 児童青年精神医学と学校教育 468

野邑健二

Ⅰ. 学校教育における子どもの心の問題と児童青年精神医学 ………………… 468
Ⅱ. 児童青年精神科臨床に関連する学校教育制度の基本知識 ……………… 468
Ⅲ. 適正な教育の場を選択するために … 470
Ⅳ. 学校教育における児童青年精神医学の役割 ………………………………… 471

55 児童青年精神医学と地域連携・地域支援 473

平野千晶

Ⅰ. はじめに ……………………………… 473
Ⅱ. 心理教育を通じた地域支援への取り組み ……………………………… 473
Ⅲ. 地域連携・地域支援の必要性と今後の課題 …………………………………… 477

Ⅳ．まとめ ························ 478

56　司法・矯正　480

吉川　徹

Ⅰ．少年の触法・犯罪行為 ············ 480
Ⅱ．どのような手続きが用意されて
　　いるのか ···················· 482
Ⅲ．子どもの触法・犯罪行為と精神医学
　　···························· 486

57　福祉制度と法　489

吉川　徹

Ⅰ．子どもの置かれている社会経済的状況
　　···························· 489
Ⅱ．子どもを支える主要な法律 ········ 490
Ⅲ．保育，養護に欠ける子どもに関わる
　　児童福祉サービス ·············· 493
Ⅳ．障害児に対する児童福祉サービス ··· 495
Ⅴ．家族を支える福祉 ·············· 497
Ⅵ．福祉と医療との連携 ············· 497

58　子どもの人権と児童精神科医療の倫理　499

吉川　徹

Ⅰ．児童の権利に関する条約 ·········· 499

Ⅱ．医療における児童の権利擁護 ·········· 499

59　現代社会と子どもたち　505

大高一則

Ⅰ．はじめに ···················· 505
Ⅱ．産業構造の変化と子どもたちを
　　取りまく社会 ················· 506
Ⅲ．子どもの生活 ················· 508
Ⅳ．おわりに・・望まれる
　　「社会の懐の深さ」 ·············· 509

60　児童精神医学のこれから　510

本城秀次

Ⅰ．児童精神医学の教育体制について ··· 510
Ⅱ．医療分野におけるこれからの活動 ··· 511
Ⅲ．子どものリエゾン精神医学 ········· 512
Ⅳ．児童精神科と地域支援 ··········· 513
Ⅴ．児童精神科医と専門医制度 ········· 514

和文索引　515
欧文索引　523

総　論

1 児童青年精神医学の成り立ち

I. 児童青年精神医学の萌芽

本城秀次

　ここでは児童青年期の精神医学の歴史的な展開についてその概略を示すことにする。

　わが国の児童青年精神医学の歴史については，若林による本章第II節に詳しいので，そちらを参照されたい。ここでは，主として，欧米の児童青年精神医学の歴史について述べることにする。

1）子どもの発見

　ヨーロッパにおける子どもの精神医学や心理学の歴史について目をやると，しばしば，子どもという存在が発見されたのは，ごく最近のことであるといった記載に行き当たる。そして，われわれはその文章に対しある違和感を覚えながらも，その文章を通り過ぎることになる。これまであまりこの違和感について考えてみたことはなかったが，われわれ日本人にとって，つい数世紀前まで明確な子ども像を持ち合わせていなかったということがあまりピンとこないということによるのではないかと思われる。

　わが国の歴史を振り返ると，昔から，子どもは，3歳，5歳，7歳，13歳，15歳といった一定の間隔で区分されており，それぞれの節目では通過儀礼としてのお祝いが行われ，子どもの成長が祝われた。今日においても七五三のお祝いなどにその歴史を見ることができる。このような事実を目の当たりにすると，子どもといった概念が生成されるのには，民族や文化によって大きな違いがあり一概に述べることはできないようにも思われる。しかし，ここでは，

主として欧米における子どもの概念の発達と児童青年精神医学の展開についてその概略を述べることにする[1,2]。

2）ヨーロッパにおける子どもの発見

　医学の領域において，児童精神医学という専門領域が認められるようになるのは，20世紀に入ってからであると言われている。ここでは，この何百年かの間に，子どもという概念がどのように形成されてきたかを述べ，それとの関連で欧米の児童精神医学の展開について述べることにする。

3）子どもはどのように発見されたか

　ここでは，Bernstein[1]の解説をもとにして，欧米において子どもがどのようなものとしてみなされ，どのように取り扱われてきたかを述べることにする。

　18世紀ごろには，それ以前の時代と同様に，子どもは，一つの均一な集団とみなされており，両親の気まぐれや虐待にしばしば晒されてきた。大人は，子どもの発達過程に興味を持っておらず，子どもの発達過程は短いものと考えられていた。多くの文化では，男の子は，5歳までスカートを履かされており，5歳になると，両親は，大人の男性の服を着せ，大人の仕事をするように指示するのである。同様に女の子も大人のやる家事仕事をするように要求される。

　先にも述べたように，親は子どもの発達に関心を持っておらず，ほとんど注意を払おうともしなかった。母親はしばしば些末な仕方でしか，子どもの養育に関わろうとはしない。例えば，イギリスでは，18世紀中ごろから後期にかけて，中流階級の母親は，自分の赤ちゃんにほとんど時間をかけようとは

しなかった。その代わりに，自分の社交の時間を生みだすために，子どもに対するケアや指図といったことを召使に任せてしまっていた。

　それに対して，下層階級の英国女性は，ほとんどまったく暇な時間がないという，中流階級の女性と逆の状況にあった。母親は，多くの問題に取り囲まれており，多くの重荷の一つとして，子どもの養育に耐えていた。似たような状況はフランスやイタリアでも見られた。イギリスにおけると同様に，フランスにおいても中流階級の女性が自分自身の子どもの世話をするのは悪い趣味であると考えられていた。

　18 世紀まで，子どもの存在は重視されず，子育ては，価値あるものとはみなされず，中流以上の母親にとって，手を下すべき対象ではなかった。このような状況に変化がみられるようになってきたのは，Rousseau や Pestalozzi といった人物が啓蒙時代の思想を身に着けて，恵まれない社会に対する人間的アプローチについて語るようになってからである。Rousseau は，1712 年 6 月にスイスのジュネーブで生まれた。主にフランスで活躍した哲学者，政治哲学者，教育哲学者等々であった。Rousseau は，理性とそれによる文明や社会を悲観的に捉えていた。それ故，Rousseau は，主に教育論に関して論じた『エミール』において，「自然の最初の衝動はつねに正しい」という前提の上で，子どもの自発性を重視し，子どもの内発性を社会から守ることに主眼を置いて，教育論を展開している。初期の教育について，「徳や真理を教えること」ではなく，「心を悪徳から，精神を誤謬から保護すること」を目的としていた。

　啓蒙時代の原理，原則が一般に受け入れられるようになった時期に現れた Rousseau の作品エミールは子どもの教育に強い衝撃を与えた。初めて子どもが成長と発達のための潜在力を持った個人と見なされたのである。

　スイス生まれの Pestalozzi などの 19 世紀の教育者達が，大人が子ども時代をどのように見るかということを変化させるのに非常に貢献した。Pestalozzi は，子どもの発達には順序があり，はっきりとした段階を追った法則に従って潜在的に展開してくると考えていた。彼は，こうしたことが，子どもが正しい経験に繰り返し触れることによって生ずると考えていた。発達は，子どもの内部から生じ，外的，環境的影響に緩慢に晒されるだけでは生じはしないのである。

Rousseau と Pestalozzi の概念は，19 世紀早期に子どもの教育に注目すべき影響を及ぼし始めることになった。Rousseau は，乳母やスワドリングを使うことに反対した。母親は自分たちの子どもにもっと関わるようになり，子どもの早期の発達段階にもっと密接にかかわるようになった。こうした動きには，ヨーロッパにおける社会的政治的出来事が先行していた。

　親たちはその時代の小児の精神科医の考えに従うようになった。精神科医は，次のような概念を持っていた。すなわち，3 歳まで子どもの脳は絶えず炎症を起こしそうな状態にあると考えられ，女の子は男の子より，それによって有害な結果を生じる恐れが強いと考えられた。

　小児精神科医もまた，子どもの発達や教育について観察するようになり，自分の書物にそれらを含むようになった。

　Ray は 1863 年に出版された「精神衛生」という学術論文の中で，精神的健康に関する彼の概念の中に子どもを含んでいる。

　19 世紀の小児精神科医の一人である Brigham は，教育と，子どもの精神状態に対する教育の効果について彼の書物の中で観察し始めた。Brigham の書物の目的は子どもの教育方法を修正する重要性について民衆の注意を喚起することだった。

　Brigham は自身の論文に子どもを含んでおり，子どもがしばしば精神異常になることはないと観察した。しかし，もしそういうことが起これば，彼は，著しい誘因として，過度に働かされた精神の興奮や道徳的能力の無分別な発達を考えた。Brigham は子どもたちに対し，身体的教育を強調し，脳に過剰な負荷をかけることや，脳を過剰に働かせることを避けることを強調した。

　19 世紀中頃に親たちは，子ども達の精神異常を見落としたり，無視したりした。精神障害は，子どもにおける抵抗や悪意のためと見なされ，その結果，厳しく折檻された。

　19 世紀の中頃までに一般精神医学の文献が数は少ないが定期的に子どもの精神医学的状態について，言及するようになってきた。また，同じころまでに，医学書は自殺を含めて，子どもの精神異常のケースに言及するようになってきた。しかし，この

ようなケースに出会うことはまれにしかなかった。もっと頻回に子どもにおける躁病の例が見られた。しばしば精神科医はこれらのケースをヒステリアと関連づけた。

子どもや若者の精神障害について文献に掲載されたのみならず，何人かの専門家が講義を始めた。

19世紀の早期にフランスにおいて，Jean Itard と Edouard Seguin という2人の献身的な若者によって，精神遅滞の運動が発展した。

Itard は，自然史の教授から，11歳あるいは12歳の男の子を託された。その男の子は4つ足で歩き，自分の周囲で何が起こっているか，まるで注意を払っていなかった。しかし，彼は，自分の近くに来る人を嚙み，ひっかいた。彼は，言葉の要素を全く示さなかったが，その代わり，はっきりしない音を発した。

この子どもは，Itard によってアヴェロンの野生児と名付けられた[3]。

査定を行った後，Itard は，この子どもは社会的，教育的ネグレクトのため精神的に停止した状態と結論付けた。彼は，この状態が孤立に引き続いて起こったと考え，この子の状態を不使用による精神的萎縮の一種として言及した。

Itard は，重篤な精神欠陥を持った子どもでさえ，治療されうるし，適切な方法を用いることによって，改善しうることを示した。加えて，Itard はアヴェロンの野生児とのかかわりにおいて，早期の形態の精神療法に従事したのである。

もう一人のフランス学派の精神遅滞に関する研究の代表者は Edouard Onesimus Seguin（1812–1880）である。

Seguin は1946年にテキストブックを出版したが，それは精神遅滞についての古典的な講話として知られるものである。その後彼はアメリカに移住し，そこで彼の仕事を発展させていった。

ヨーロッパに引き続き，アメリカにおいても19世紀中ごろに精神遅滞の人々の状態を改善することに対して関心が示されるようになった。

アメリカ精神医学会の百年総会における講演で，Lawson Lowry は1846年から1909年までの年月を精神遅滞がアメリカ合衆国における児童精神医学の起源の目立った焦点の一つであったと指摘している。Lowry は，1946年を二つの出来事に基礎づけている。その年は Seguin が精神遅滞の子どもの教育に大きな影響力のある文書を出版した年であり，それはマサチューセッツの議会が，精神欠陥を持った人々のためのアメリカ最初の実験的学校，すなわち目の見えない人のためのパーキンス施設を設立する法令を発行した年であった。

19世紀終わりに精神遅滞の人々に対する有害な変化が起こった。精神医学と神経学のパリ学派は病因的因子と共通の遺伝的脳欠陥による欠陥理論を定式化した。

20世紀に入り数十年して，精神遅滞の人々に対する現代の科学的理解とより開花した態度が現れた。発達心理学の研究やその後の児童精神医学の子どもの発達的視点が最終的に定式化され，精神遅滞者も精神遅滞でない人と同じ連続線上を成熟することが分かり，精神遅滞は精神病理的なものとは考えられなくなった。この点は，1980年に DSM-Ⅲ で確認された。

20世紀になり，児童精神医学の発達に関連のある多くの概念や所見が見出され始め，医学の下位専門領域としての認識を促していった。

これらのことは，1909年から1919年の間に起こってきた。その時期に，Williams Healey はシカゴの子ども精神病理研究所において，若者の非行問題に焦点化した彼の仕事を開始した。仕事をし始めると，Healey は，若い世代について利用可能な包括的研究が存在しないことに気付いた。彼の著書「個々の非行少年」が1915年に出版された時に，その本が記念碑的なものと認識された。

1919年から1944年までの四半世紀の間にチャイルドガイダンスの時代が始まり，子どもと直接的な精神医学的働きかけが急激に増大していった。いくつかのはっきりした展開タイプが明らかになった。まずチャイルドガイダンスクリニックのプログラムの発展があり，そして，非行の訓練学校に精神医学ユニットが設置された。注目すべき新しい施設が，確立された。すなわち，ボストン精神病質病院とフィップス精神医学クリニックである。マサチューセッツ州は，州立病院と結合して，子どものためのクリニックを設立した。

児童精神医学が主として，チャイルドガイダンスクリニックに位置づけられていた間は，子どものための施設ケアを避けることが推奨された。子どもた

ちを彼ら自身の家あるいは里親のもとに留まらせ，もし必要があれば，外来治療を受けさせるためにあらゆる努力が払われた。しかし，1940年代から1950年代が近づいてくると，重篤な感情障害や，急性の感情障害を持つ子どもへの治療の必要性にこれらの施設もまた十分には合致しないだろうということが明らかになった。その結果として，一般病院における入院サービスが増加し始め，障害された子どものための病棟サービスが現れ，発展していった。ボストンのジャッジ・ベーカー財団と関連のある子どもセンターやトペカのメニンガークリニックのサウサードスクールのような特別な施設が同様に発展した。

これらのセンターの急速な発展は，子どもの特殊な精神医学的，情緒的欲求に対して提供するものは何もないことを明らかにした。それにまた情緒的問題を持った若い子ども達に治療を提供する適切な臨床的基準と方法を持った施設において，臨床的でアカデミックなトレーニングを欠いているということが明らかになった。

さらに，精神医学部門を持った医学校が児童精神医学部門を付け加えるようになった。アメリカにおける児童精神医学の最初の教科書は1935年にLeo Kannerによって書かれた。このようにして，基礎的なカリキュラムが発展してきた。児童精神医学部門は，特別の卒後教育を提供し始め，児童精神医学は医学教育の基本的な部分になった。

このように見てくると，子どもの精神医学は，19世紀では精神遅滞の治療を主体としたものであり，20世紀早期になると，非行に対するアプローチが盛んとなってきた。取り分け，Healey（1915）は，非行に対する治療や研究を試みた。Healeyは，1909年にthe Juvenile Psychopathic Institute（少年精神病質研究所）をシカゴに設立したが，これは米国初の児童相談所であった。Healey（1915）は初の著書である『The Individual Delinquency（非行少年）』を出版した。さらに，1917年にはHealyらはボストンに移り，ジャジベーカー財団を設立した。そして，非行少年とその家族を援助する際に，精神科医，センター心理士，ソーシャルワーカーらが情報を収集し，協力するという，チーム概念を強調した。

さらには，1935年からニューヨークのベルビュー病院で初めて，児童の統合失調症の治療が始まっ

た。Kannerは1943年に早期幼児自閉症を記載している。

第一次世界大戦後，精神医学的問題を呈するものが多く，米国の児童相談所が設立された。1930年代半ばにドイツでヒトラーが台頭し，オーストリアを侵略し，精神分析家がドイツやオーストリアから米国に移住してきた。こうした精神分析家にとって開かれた場所は児童相談所と大学だけであった。こうして，児童の心理療法に関する精神分析的思考と多くの児童相談所で発展した子どもの心理療法に関する思考が融合し始めたのである。

1930年にAdolf MeyerはKannerに初めての「小児精神医学クリニック」を創設するように依頼した。また，Johns Hopkins大学のHarriet Lanes小児クリニックの児童精神医学部門はのちの大学の児童精神医学部門の先駆けとなった。

20世紀半ばより，このように，児童精神医学は着実に実力をつけるとともに，その研修システム等を整備してきた[4]。

独立した児童精神医学会の設立を企図したのは，米国矯正精神医学会（しばしばOrthoと呼ばれた）の会員たちであった。児童精神医学の先駆者たちは1951年頃から活動を始めた。その年の5月にOrthoが開催された際にそれに参加していた一流の児童精神科医を集め，会合をひらいた。彼らはいずれも児童相談所の指導者であったが，附属の児童精神科クリニックを持ついくつかの医学校の教授であった。その後何回か，会合を重ねたのち，最初の児童青年精神医学会は，1953年2月にオハイオ州クリーブランドで開催された。

児童精神医学には，1920年代後半から，1930年代にかけてのチャイルドガイダンス運動に端を発する長い歴史がある。第2次世界大戦後，子どもや青年のメンタルヘルスに対する関心が再燃し，児童精神医学は児童相談所から総合大学医学部へとその重心を移動した。純粋な精神療法的治療モデルは，精神障害の疫学や，生物学的，生化学的側面における基礎的な研究へと改変され，精神障害の病因における重要な変数に光を当て始めている。

文献

1) Bernstein DM, Lewis M（ed.）The Discovery of The Child：A historical Perspective on Child and Adolescent

Psychiatry. Child and Adolescent Psychiatry, A comprehensive Textbook, 2nd ed., 1247–1256, Williams & Willkins, 1996.
2) Lewis M, Volkmar F. Clinical Aspects of Child and Adolescent Development. 3rd ed. Baltimore MD, Lea & Febijer. 1990.
3) Itard JMG. Rapports et memoires sur le sauvage de L'Aveyron, 1894（Wild Boy of Aveyron：Translated by C. and M. Humphrey. New York, Meredith, 1962）［中野善達, 松田清（訳）新訳アヴェロンの野生児―ヴィクトールの発達と教育, 福村出版, 1978］
4) Wiener JM, Dulcan MK. Text Book of Child and Adolescent psychiatry pp.3–10, 2004.

II. 日本における児童青年精神医学の発展と課題

若林愼一郎

1. 日本における児童精神医学の発展の萌芽

富士川游の日本医学史（1904）[1]によれば, 明治以前の日本の古い医書には, 児童の精神障害に関する記述が散見されるという。

そして, 現代精神医学の発展とともに, わが国の児童精神医学は明治になって漸くその萌芽をみることができる。医学史に関心のあった富士川と親交のあった, 東大精神科の3代目の教授呉秀三[2]は, 1894年に精神病学集要を刊行したが, その序において, 教育と精神医学との関係について卓見を述べている。これを読みやすくすると, 「・・・人々の知的ならびに情緒的水準は教育によって高められもすれば低められもしようし, また健康や疾病も教育によって左右されることが多い。きくところによると精神障害者の教育の誤りは, 当人の精神状態や素質の理解を無視して行なうことから起こることが多いというではないか, もしそうならば, 教育に従事するものはこの点充分心をくばらなければならない。精神医学の研究範囲は児童の行動や精神状態にも及んでおり, 教育の実際問題はしばしば精神医学の説くところを参考にしている。このことは決しておろそかにしてはならないことである。・・・」（堀[3]より）。このような児童の教育の重要性は百年以上を経た今

日の社会においても立派に通用する卓越した見解であり, 呉教授の先見性とその見識の高さには敬服させられる。

呉はその後, 1918年, 精神病患者の私宅監置の悲惨な実態を調査し, 「精神病者私宅監置ノ実況及び其ノ統計的観察」[4]を報告し, 「わが国の精神病者は医療態勢の貧弱なこの国に生まれたことによって治療がうけられないという不幸のうえに, さらに精神病という病気に罹患したという二重の不幸を蒙っている状態にある」と断じ, 当局に対して早急なる精神科治療態勢の整備を要望した。

このように, 100年も前に, 児童の教育や精神医療に対して専門家として見識ある正鵠な意見を堂々と主張した呉秀三教授こそは, まさにわが国の頂点ともいえる東大精神科教授に相応しいトップリーダーとして, 真に尊敬さるべき偉人であると考えられる。さらに, 後でも述べるが, 呉教授を起点として, わが国の児童精神医学の胎動が始まる。

その後, 子どもに関するいくつかの研究が散見される。例えば, 1907年に, 三宅鑛一の「日本ニ於ケル破瓜期ニ発スル精神病ニ就イテ」（神経学雑誌, 78, 1907）と題する統計的研究が報告された。

1908年に, 森田正馬の「小児精神病ニ就イテ」（小児科雑誌, 78, 1908）は, 巣鴨病院退院者の調査から, 15歳までの小児の精神病の比率（2〜7%）を報告した。

1913年に, 呉秀三の「小児精神病ニ就イテ」（日本小児科学会）が出版された。長尾[5]がその内容を簡潔に紹介している。

1926年, 佐藤政治の「所謂不良少女トシテ現レタル早発性痴呆患者ノ1例. 附. 幼年ノ早発性痴呆三例ニ就イテ」（神経学雑誌, 26, 1926）では, 発病年齢の早いものは稀であるとし, 7歳, 13歳, 14歳の発病例を報告している。

当時の精神医学においては, 子どもの精神的問題や精神障害全般について検討するまでには至らず, 子どもの精神病は稀有なものとして症例検討が主な研究領域であったようである。

その他, 長尾[5]は1902年に日本神経学会（現在の日本精神神経学会の前身）が設立された当時の学会での子ども関連の演題として, 「幼稚園時代の児童につきて」（松本孝次郎；1903）, 「早発癡狂の瞳孔状態」（脇坂眞枝；1904）, 「人生最始の記憶について」

（高島平三郎；1905），「幼年麻痺狂の1例」（石川定吉；1906），「学童の精神検査の必要」（三島通義；1906），「精神低能と都鄙」（中川丈三郎；1906）などが見られたことを紹介している。

2．胎動の時期

昭和に入って，二つの大きなエポック・メーキングな出来事があった。すなわち，児童精神科のクリニックが開設されるようになったのである。一つは，1936年4月20日に，名古屋大学の堀要は，杉田直樹教授の配慮のもとに，附属病院外来に児童精神科クリニック「児童治療教育相談室」を開設した。これは，わが国における児童精神科クリニックの嚆矢として歴史的な出来事であった。小児科医による相談クリニックとしては，1933年，慶応大学小児科に小川三郎による「小児知能（精神）検査及び相談部門」があった。

堀の児童精神科クリニック開設にあたっては，杉田教授が小児科との協力を得て開設を援助した。もともと杉田は東大時代に，呉教授の後継者三宅鑛一教授のもとで，ビネー・シモンの知能テストをわが国で初めて紹介した（堀[6]より）など，子どもの精神医学にも関心をもち，名古屋少年審判所の嘱託医をしたり，私財を投じて精神障害児の治療施設を設立したりした。このような環境の中で，堀が児童精神医学を志したのは自然なことであった。堀[7]はその臨床の実態について1943年に報告をした。

二つ目は，同じく1936年5月に，東大ではアメリカ留学から帰国した村松常雄が吉松脩夫らとともに三宅鑛一教授の尽力により，東京帝国大学医学部精神科附属の脳研究室に児童研究部と児童クリニックを開設した。そして，その活動を村松らはいくつか報告[8〜10]している。

このような，わが国における児童精神医学のパイオニアである堀と村松の両者には奇しくも共通点があった。すなわち，堀の指導者である杉田教授は前述のように三宅教授のもとで助教授を勤め，松沢病院副院長から名古屋医科大学精神科教授となって名古屋へ赴任してきた。他方，村松も三宅教授のもとで研鑽を積み，後に，1950年に，杉田教授の後任として国府台病院院長から名古屋大学精神科教授として名古屋へ来て，助教授の堀と邂逅した。これは，

単なる偶然というよりも，寧ろ歴史的宿命的な出会いであったのではないかと思われる。すなわち，堀，村松の両人は，呉秀三という先見性に富んだ偉大なる指導者の後継者である三宅鑛一教授並びに杉田直樹教授というわが国の児童精神医学の発祥の蔭の貢献者ともいうべき優れた指導者のもとで学んでいる。そして，このことがわが国における臨床児童精神医学が発展する礎となったのである。前にも述べたように，呉秀三教授を起点として，わが国の児童精神医学の胎動が始まり，呉教授こそはわが国の児童精神医学発祥の key person であるということができる。

このような歴史的事実から，新しい学問の発祥・発展のためには，如何に指導者と学的環境が重要であるかということが如実に示されている。

3．戦後の黎明期

1）日本児童精神医学会設立以前の時期

敗戦直後の社会的混乱と食糧危機の時期に，当時，大阪市大にいた黒丸正四郎は，空襲でほぼ全焼した名大病院の中に辛うじて残っていた精神科病棟の医局に，当時，配給制で貴重品であった米を持参して堀を訪ねてきて，同学の士として児童精神医学について夜を徹して語り明かしたという（若林[11]より）。

他方，関東においては，村松[12]は松沢病院院長を兼務していた三宅教授に，入院中の児童のために児童病棟の新設を進言していたが実現しなかった。ところが，戦時中に私立青山脳病院が府立松沢病院の分院として梅ヶ丘病院となり，村松がその院長兼務となったが，空襲で全焼してしまった。そして敗戦直後に，村松は児童を主とする病棟やクリニックを備えた特長を持つ都立病院として復興すべきであるとその必要性を力説して，今日の梅ヶ丘病院（現東京都立小児総合医療センター）に至っている。

さらに，村松[12]は国府台病院の院長に就任するや，旧陸軍病院であった施設を総合病院として復興させるために，国立精神衛生センターとすることを目指した。この構想の一部は，1952年に国立精神衛生研究所として実現し，児童精神衛生部長に高木四郎が就任した。高木はその後，日本児童精神医学会

の創立に奔走した1人であった。

高木隆郎[13]は彼の始めた"京大の児童精神科も結局は村松先生にルーツをみる"と記しているように、村松はわが国の児童精神医学・医療の偉大なパイオニアの1人であった。村松はまた次に述べる自閉症に関しても登場する。

2) 自閉症の登場

既述のように、村松は1950年に名古屋大学精神科第3代教授として就任して間もなく、欧米視察から帰国して、Rockefeller財団の援助を得て、児童精神科医と心理学者、ケースワーカーによる臨床チームによる児童研究グループを編成し、児童精神科外来を再発足させた。この活動の中から、1952年の第49回日本精神神経学会総会における、鷲見[14]によるわが国最初の自閉症の症例報告「レオ・カナーのいわゆる早期幼年性自閉症の症例」が発表された。この発表に対して、島崎敏樹（東京医歯大精神科）、内村祐之（東大精神科）、三浦岱栄（桜町病院）などの錚々たる大家が質問に立ち、小児精神分裂病や器質性疾患などとの鑑別、治療としてショック療法、予後などについて論議されて、大いに注目され反響を呼んだ。この発表の基になったのは、村松が米国から持ち帰った新しい雑誌"The Nervous Child"のなかの子どもの特異な病態に関するL. Kanner[15]の論文の別刷りを鷲見に渡し、読むように指示した。鷲見はたまたま担当していた症例がKannerの症例と酷似していることに気付き、発表するに至った。これは将に、わが国における自閉症研究の端緒を開いた村松教授の着眼とその指導力は流石は一流のprofessorとして銘記さるべきでことであると、同時に、また鷲見の臨床的慧眼によるものと考えられる。この症例報告の経緯の詳細やこの症例のその後の経過については別に若林[16,17]が報告している。

このようにして、わが国の児童精神医学の発展の重要な分野となった、自閉症研究の幕が開くこととなった。

京都大学精神科の高木隆郎[13]は村上 仁教授の示唆によって、1955年秋頃から、週に1回程度面接日を決めて、小児の患者について臨床経験を積む努力をしていたが、1956年から、小児用のカルテを作って系統的に児童精神科の特別外来を始めた。

3) 比叡山の集り

1957年、児童に関心のある精神科医たちを組織する契機となったのが、比叡山で開催された小児分裂病を主題とした「秋期精神病理懇話会」であった。黒丸正四郎や高木ら[18]によって17例の自閉症の症例について討議がなされた。当時は、自閉症（Kanner, 1943）と小児分裂病が概念的に混然としていた。翌年の1958年から、日本精神神経学会の際に、年に1回児童精神医学懇話会が開催されることが慣例となった。

このような児童精神医学の黎明期の胎動のなかで、高木[13]は関心のある人々が学問的に交流できる学術雑誌が必要であろうと、児童精神医学に関する学術雑誌の刊行を考えるようになった。当時、精神医学に関する雑誌としては、「精神神経学雑誌」以外には1959年に医学書院から商業誌「精神医学」が刊行されたところであった。外国では英国のJournal of Child Psychology And Psychiatryは1960年の創刊であり、アメリカ児童精神医学会機関誌Journal of the American Academy of Child Psychiatryは1962年創刊であった。高木[19]はこのころが世界的に諸科学の分化が進むにつれて、精神医学でもまず児童が、そして次々と他の特殊領域がそれぞれ専門の学術誌を持つに至るという歴史的な時点であったと述べている。

ここから高木[19]の行動は極めて迅速かつエネルギシュなものであった。1959年の秋から、雑誌刊行会を作るために、京都大学の村上 仁教授と神戸大学の黒丸正四郎教授をアドバイザーとして、国立精神衛生研究所の中川四郎、高木四郎、玉井収介ら、そして、牧田清志（慶応大精神科）、平井信義（お茶の水大）、小林提樹（慶応大病院）、菅野重道（日本医大精神科）、金子仁郎（阪大精神科）、園原太郎（京大心理）、林脩三（大阪市児相）、糸賀一雄（近江学園）、堀 要（名大精神科）らを歴訪し、67名の同意を得て編集同人に委嘱し、「児童精神医学とその近接領域」刊行会をつくった。そして、刊行会の資金として寄付金を集めることにも奔走した。

4．日本児童青年精神医学会設立以後

1）学会発足初期

　1960年3月15日に，「児童精神医学とその近接領域」第1巻1号が刊行された。この創刊号の冒頭のKanner教授のメッセージは牧田清志を通じて寄稿された貴重なものであった。

　そして，1960年11月17・18日，東大理学部2号館の大講堂で，村上　仁理事長，高木四郎会長のもとに第1回日本児童精神医学会が開催された。学会創立並びに学会機関誌創刊の経緯については高木[13,19,20]が詳しく報告している。

　このように，児童精神医学の専門の機関紙が創刊され，学会が創設されるに至るについては，高木隆郎の児童精神医学に対する並々ならぬ情熱とエネルギーに負うところが大である。このことは，20世紀後半のわが国の児童精神医学における一大偉業として，高木の功績は歴史的に銘記さるべきであろう。学会と機関紙はいずれはできたかもしれないが，高木の貢献がなければもっと遅れていたであろうと思われる。

　同じ年の1960年に，小児科医を中心とした「日本小児精神神経学研究会」（後に，日本小児精神神経学会に改称）が設立され，機関誌「小児の精神と神経」が刊行されるようになった。

　このような専門の学会の発足により，児童精神医学を志向する医師や，そして児童精神医学会の機関誌のタイトルが「児童精神医学とその近接領域」と標榜するように，心理，教育，福祉などの近接領域の人々も集うようになり，各地で研究・研讃の機運が高まってきた。

　1952年の鷲見[14]の自閉症の症例の報告を契機として，各地の研究者が各々の症例を報告し論議するようになり，自閉症が一つの大きなテーマとなった。Kannerの許で学び厳密なKannerタイプを自閉症とする牧田清志と，H. Aspergerと交流がありその影響を受け，Aspergerのみならず広いカテゴリーを自閉症と考える平井信義との論争など活発な論議がなされた。以後，自閉症に関しては，発達障害の概念も絡まって，病態や診断，疫学，病理・病因，治療，予後などについて，現在もなお論議が続いている大きな課題である。

　もう一つの大きなテーマとして登校拒否がある。1950年代後半頃から，その理由がはっきり判らないままに学校へ行きたがらない長期欠席の児童・生徒がみられるようになってきた。米国のA. Johnsonら[21]が一種の情緒障害の症例を記述し，これをSchool phobiaと名付けたことから学校恐怖症とか登校拒否といわれた。高木ら[22]，若林ら[23]が実態調査を行なったが，その数は年々増加の一途を辿り，社会的にも問題視されるようになってきた。文部省も1966年度から，学校基本調査における長期欠席児童・生徒に関する全国統計の中に，「学校ぎらい」（1999年度から不登校に変更）という項目を設定した。2001年度には13万人を超えたが，2009年頃から微減傾向もみられるようにはなった。しかし，学校や家庭においては依然として深刻な問題である。この間，時代とともにその概念や呼称も変わったが，いじめ，ひきこもり，家庭内暴力，自殺などの問題も付随して発現し，重大な社会的問題ともなっている。

　高木[20]は児童精神医学会創立以後の10年の総会や主要なパネル，座談会，特別講演，シンポジウムなどを列記・紹介している。その他，石坂[24]は学会誌「児童精神医学とその近接領域」第1巻から20巻までの歴史的展望を試み，精神薄弱の論文，自閉症に関する論文の変化，登校拒否の研究などに触れ，研究の変遷を紹介している。更に，清水[25]は21巻以降の約30年を概観し，30年という時の流れ，国際化の流れ，これからに向けて言及している。

2）学会紛争の時期

　時代の推移とともに，児童青年をめぐる問題の変化がみられてきたが，ここで新たな激動が発生した。1960年代後半における世界的な若者の騒乱の潮流のなかで，わが国では1970年の日米安全保障条約改定阻止の前哨戦としての運動も絡み，不安定な世情のなかで，東大に端を発した学園紛争は，精神医学界においては，まず1969年の精神神経学会総会において紛糾が始まった。いわゆる金沢学会といわれた総会で，大学の教授らが例えば，製薬会社関係者とキャバレーへ行って接待を受けただろうというような暴露・告発とともに，医局講座制の弊害を糾弾するといった下克上的混乱状態に陥った。これと同調して，児童精神医学会でも改革委員会なるものが

できて，一部の改革派と称する分子によって学会が支配されたような状態となり，1969年の第10回総会は学術発表を中止し，討論集会となった。学会機関誌の第11巻（1970年）は「本巻は実質的に改革委員会の責任で編集されたものである」と明記され，第4号，第5号は改革委員会による「差別・抑圧構造解体への出発点」という政治的スローガンのもとに編集・構成された。そして，数年間は総会も機関誌もこのような状態が続いた。

また，児童精神医学会の総会会場内で壮絶な暴力行為の場面を筆者は実際に目撃した。精神神経学会では流血の暴力騒動があり，救急車が呼ばれたという。卑しくも学問の研鑽を使命とする学会において，暴力が横行することは絶対に許されざることである。このような事態は正に暴力革命的な深刻なものであり，一般学会員はとてもついて行けるような雰囲気ではなかった。

しかし，1972年にニクソン米大統領が中国を訪問し毛沢東・共産党と手を結んだり，1989年，中国共産党政権による天安門事件などにより，新左翼過激派は「米帝国主義は日中共同の敵」というような政治的スローガンの思想的基盤と政治的立場を失なった。

但し，このような革命的事態が発生した時代的背景としては，精神医学界における人体実験といわれるような研究実態や，精神病院における患者の人権侵害的処遇の実情があった。

そして，この時期に，小澤[26,27]の「幼児自閉症論の再検討」のような問題提起の論文が発表され，児童精神医学における研究方法論や障害児の教育・処遇・人権についての意識が高まってきた。

従って，以上のような革命的な学会の動乱はそれなりの意義があったと考えることもできようが，一般の学会員から遊離した過激な暴力的行動や方法論については大きな歴史的禍根を残したことも事実であり，その評価はさらなる歴史的経過に委ねられることになるであろう。

3）紛争以後

このような動乱を経ながら，児童精神医学会は徐々に所謂一般の学会のような活動状態に向かい（改革・新生というよりは回帰・復古したような感は否めない），1982年には，学会名を国際学会に倣っ

て児童青年精神医学会と変更し，機関誌名も現在のように変更した。1990年には第12回国際児童青年精神医学会をアジアでは初めて京都国立国際会館で開催し，参加者は海外からの400余名を含めて，47カ国から1,300余名に達し，一応の成功をおさめた。その成果の一部は「児童青年精神医学への挑戦―21世紀に向けて。―第12回国際児童青年精神医学会論文集―」として刊行された[28]。

1991年には，日本児童青年精神医学会の認定医制度が制定・施行された。

そして，2009年には学会設立50周年を迎え，学会機関誌「児童青年精神医学とその近接領域」の「学会発足50周年記念特集号」[29]が刊行された。そこでは，学会の沿革，発会にかかわった方々（高木四郎，村松常雄，黒丸正四郎，堀　要，池田数好，平井信義，詫摩武元），歴代理事長，その他，テーマ別展望論文（「50年の流れと将来の展望」など），年表，資料などが紹介され，半世紀に亘る児童青年精神医学会の総括が試みられている。これらも今後の歴史的評価を俟たねばならないことであろう。

これらの論著のなかで，わが国の児童精神医学の発展の過程で主要な課題であった自閉症について，神尾[30]は過去60数年に及ぶ自閉症概念の変遷の歴史を振り返り，最近の自閉症概念がどのような方向へ理論構築されているのかについて整理を試みている。

不登校（学校恐怖症，登校拒否）については，斎藤[31]が児童精神医学会発足から10年間とさらにその後の40年間の論文および資料を紹介し，研究の動向を概観している。

高木隆郎[32]はM. RutteおよびE. Schoplerとともに「自閉症と発達障害研究の進歩」全10巻を刊行した。各巻はイヤーブックとして「心の理論」，「遺伝と疫学」など特集テーマに関する論文，前年度に発表された内外の重要論文，資料などを掲載し，簡潔な解説が付されている。

これらの著作は，わが国における児童青年精神医学の半世紀以上にわたる発展の歴史を辿っているものと考えられる。

5. 21世紀の日本の児童青年精神医学における課題

前記の児童青年精神医学会50周年記念誌にも掲載されているように，20世末からの課題として様々な問題が提起されているので，参照されたい。

以下に，若干の課題について触れておきたい。

1) 発達障害の課題

自閉症は20世紀後半からの児童精神医学の主要な課題であった。

この間，診断や病因に関して様々な論議がなされ，近年では，自閉症は広汎性発達障害の範疇に位置づけられ，自閉症スペクトラム障害と称されるようになってきた。更に，有病率の世界的な上昇も認められている。これは，自閉症児の実数の増加なのか，診断の多様性なのであろうか。特に，アスペルガーの乱用をみるにつけ，「ギョエテとは俺のことかとゲーテいい」の川柳のように，"自閉性精神病質"のAspergerはアスペルガー症候群の「アスペルガーとは俺のことか」と苦笑しているような気がする。

発達障害という概念の提起は了としても，10年，20年のfollow-upにより，ライフスパン全体の経過を通して，人間総体としての診断を考える必要があると考えられる。

今後，発達神経学，遺伝学，神経生化学・生理学，などの神経科学や画像診断など先端科学的研究の進歩によって，更なる発展が期待される。

ここで，懐旧的になるが，筆者の50年前の経験を述べれば，筆者が精神科医になった1年目の時に（1959年），4歳の男児の担当医となった。親の話を詳細に聞き，子どもを観察した結果，Kannerの記述にそっくりであり，容易に早期幼児自閉症と診断できた。当時はまだ症例数もごく少なく，筆者は勉強好きではなかったが，精神医学の教科書を読んだのみであった。その後，自閉症の症例をわが国で初めて学会報告した鷲見[14]のカルテの記述を読む機会があったが，極めて詳細な記述であった。流石は，20世紀の児童精神医学の歴史に名前を刻んだ人だと感服した。斯様に，自閉症の診断にさいしては，操作的診断といわれるDSMやICDよりもまずKannerやAspergerの症例記述を精読し，症例を丹念に診ることが臨床医の基本的態度であることの重要性を記しておきたい。

神尾[30]は治療に関して，早期治療的介入によって，将来の転帰を望ましい方向に変えうる。すなわち「予防」しうるという観点からも，早期発見および早期介入が注目されていることを指摘している。

2) 時代的変遷と社会状況との関連の諸問題

a) 不登校

敗戦後の混乱期をようやく脱した，昭和30年（1960年）代の中頃，特別の理由もないのに学校へ行かなくなった小学生の男児の担当医となった。学校の担任の先生も教員を20数年もやっているが，こんな子は初めての経験だと言っていた。このような子どもの登場が，20世紀後半の学会の主要な課題の一つであり，今日，社会的にも大きな問題とされるようになった不登校の幕開けであった。その後，呼称も学校恐怖症，登校拒否から学校ぎらい，不登校と変遷し，この間，発症機制・病理，家族論，性格論，更には，学校教育の在り方や教育制度，社会状況との関連[33]なども論議されてきた。

既述したように，2001年度には，不登校の小中学生が13万人を超えた。しかし，2009年頃からは微減傾向にはなったが，いじめ，引きこもり，家庭内暴力，自殺なども付随して発現し，今なお深刻な問題であり，今まさに，学校教育の危機と言える。家庭教育・学校教育の在り方の根源的検討とともに，社会問題の一環として考える必要があると考えられる。

b) 摂食障害

同じく昭和30年（1960年）代の後半に，筆者は神経性食思不振症の中学生の女児の症例を担当したが，当時は，下坂[34]の論文が唯一の羅針盤のようなものであった。その後，1970年代から1980年代にかけて急速に増加し始めた。症状も拒食症のみならず過食症をも呈するように病態が変化し，さまざまな食行動の異常，リストカットなどの自傷行為，自己像の障害，同一性障害，性的逸脱など多彩な行動異常を呈する例もみられるようになってきた。このような病態の出現はまさに社会状況との関連を考えざるを得ない。同様なことは，以下の病態でも考えうることである。

c）境界性人格障害

20世紀末の頃，対人関係の障害，自己像の障害，感情の不安定，著しい衝動性などがみられ，自傷行為，自殺，性的逸脱行為，物質乱用などの異常行動が見られる症例は「ボーダーライン」というレッテルを貼られることが多かった。「アダルトチルドレン」という言葉も流行語となった。このような病態も単なる個のみの問題ではなく，親子関係，生育環境など社会との関連なくしてはアプローチできない問題である。

d）その他

増え続ける児童虐待，予測し難い非行・犯罪など，いずれも社会状況との関連を考慮しつつ考察しなければならない課題である。

このように，21世紀のわが国の児童青年精神医学における課題は枚挙に暇がないほど存在し，しかもいずれも喫緊の問題である。最後に，一言，触れておきたいことを記しておく。

3）児童精神科医の育成

長尾[5]は全国の大学医学部精神科，小児科の主任教授に，子どものこころの臨床の分野の現状と将来の方向性についてアンケート調査を行なった結果，児童青年精神科の設立が望まれ，小児科では年齢を限りすべての疾患を扱うことから複数の講座，複数教授を強く希望している。両科とも学会認定医ないし専門医の認定を行ない専門分野化しようとしており，この分野の教育研修システムの在り方を模索しているといえそうであると記している。

既述したように，児童精神科医を育成するためのシステム・制度の整備とともに，若林[35]は児童青年精神医学の発展と課題の重要な要因の一つと考えられる，指導者を含む人的環境と学的環境の重要性を強調している。

文献

1）富士川游　日本医学史. 裳華房, 1904.（堀要：児童精神医学の動向. 精神神経学雑誌 69；879-892, 1967. より）

2）呉秀三　精神病学集要前編. 第1版序 pp7-17, 吐鳳堂書店, 1894.（精神医学神経学古典刊行会：精神病学集要　上. 1973. より）

3）堀要　児童精神医学の動向. 精神神経学雑誌 69；

879-892, 1967.

4）呉秀三，樫田五郎　精神病者私宅監置ノ実況及ビ其ノ統計的観察. 東京医学会雑誌 2087号, 1918.（精神医学神経学古典刊行会, 1973. より）

5）長尾圭造　子どものこころの臨床—わが国の歴史とこれから—. 小児の精神と神経 52；333-343, 2012.

6）堀要　児童精神医学入門. はしがき；1-5, 金原出版, 1975.

7）堀要　名古屋帝国大学医学部児童相談所来訪児童ノ集計的観察（其ノ1）. 名古屋医学会雑誌 58；277-283, 1943.

8）村松常雄　児童精神医学に於ける二三の統計的資料. 精神神経学雑誌 43；438, 1936.

9）吉益脩夫，村松常雄　東京帝国大学医学部脳研究室に於ける異常児童 500例に就きての精神医学的研究（第1回報告）. 精神神経学雑誌 44；484-501, 1940.

10）村松常雄，時田勝代　東大脳研究部児童研究部開設以前10年間に於ける東大精神科外来患者中15歳以下児童に就きての臨床的統計的考察. 精神神経学雑誌 44；502-517, 1940.

11）若林愼一郎　わが国の児童精神科臨床における堀要教授の偉大なる足跡. 児童青年精神医学とその近接領域 49；63-69, 2008.

12）村松常雄　わが国における本学会創立以前の前駆史的な事績と課題. 児童精神医学とその近接領域 21；68-73, 1980.

13）高木隆郎　私の児童青年精神医学—学会の発足にかかわって—. 児童青年精神医学とその近接領域 42；363-380, 2001.

14）鷲見たえ子　レオ・カナーのいわゆる早期幼年性自閉症の症例. 精神神経学雑誌 54；566, 1952.

15）Kanner L. Autistic disturbances of affective contact. The Nervous Child, 2；217-250, 1943.

16）若林愼一郎　自閉症児の発達. pp21-36, 岩崎学術出版, 1982.

17）若林愼一郎　自閉症臨床のすすめ. 児童青年精神医学とその近接領域 46；273-284, 2005.

18）黒丸正四郎，小西輝夫，高木隆郎　小児分裂病症例. 秋期精神病理懇話会, 1957.

19）高木隆郎　記憶の断片—「児童精神医学とその近接領域」刊行会のこと—. 児童精神医学とその近接領域 21；106-110, 1980.

20）高木隆郎　沿革：日本児童青年精神医学会の創立とその動きを見つめて. 児童青年精神医学とその近接領域 50（学会発足50周年記念特集号）；2-19, 2009.

21）Johnson AM et al. School phobia. Am. J. Orthopsychiat., 11；702-711, 1941.

22）高木隆郎，川端利彦，田村貞房ほか　長欠児の精神医学的実態調査. 精神医学 1；403-409, 1959.

23）若林愼一郎，伊東秀子，伊藤忍　学校恐怖症または登校拒否児童の実態調査. 児童精神医学とその近接領域 6；77-89, 1965.

24）石坂好樹　「児童精神医学とその近接領域」の変遷—

総　論

25）清水将之　「児童青年精神医学とその近接領域」の歴史—後編—．児童青年精神医学とその近接領域 50（学会発足 50 周年記念特集号）；101-105，2009.
26）小澤　勲　幼児自閉症論の再検討（1）—症状論について—．児童精神医学と近接領域 9；149-170，1968.
27）小澤　勲　幼児自閉症論の再検討（2）—疾病論について—．児童精神医学とその近接領域 10；1-31，1969.
28）第 12 回国際児童青年精神医学会論文集編集委員会（編集委員長：若林愼一郎）　児童青年精神医学への挑戦—21 世紀へ向けて．—第 12 回国際児童青年精神医学会論文集—．星和書店，1992.
29）日本児童青年精神医学会　児童青年精神医学とその近接領域 50（学会発足 50 周年記念特集号），2009.
30）神尾陽子　自閉症概念の変遷と今日の動向．児童青年精神医学とその近接領域 50（学会発足 50 周年記念特集号）；124-129，2009.
31）斎藤万比古　不登校．児童青年精神医学とその近接領域 50（学会発足 50 周年記念特集号）；145-155，2009.
32）高木隆郎，マイケル・ラター，エリック・ショプラー編　自閉症と発達障害研究の進歩—1997/Vol. 1—．日本文化科学社，1997．Vol. 4，（2000）〜Vol. 10（2006）は星和書店.
33）若林愼一郎，佐分美代子，大井正己ら　登校拒否と社会状況との関連についての考察．児童精神医学とその近接領域 23；160-180，1982.
34）下坂幸三　青春期やせ症（神経性無食欲症）の精神医学的研究．精神神経学雑誌 63；1041-1082，1961.
35）若林愼一郎　子どものための治療者をそだてるには．そだちの科学 19；50-53，2012.

III. 児童精神医学の基本問題と関連領域

野邑健二

1. 児童精神医学の特徴

　児童精神医学は，子どもの心の問題を取り扱う医学の一分野である．発達途上で成熟していない子どもを対象としているため，大人を対象とする一般精神医学と比べて，以下のような異なる面が認められる．
1）子ども自身が未成熟であるために，大人ではみられない精神疾患，大人とは異なる表現型（病態）

が認められる
2）家族の役割が，症状形成にも治療にも，より重要である
3）家族以外に，子どもを支援することのできる機関が存在する
　児童精神科臨床においては，本人だけでなく家族や学校等の支援者への働きかけ・連携が特に重要となる．家族や支援機関との連携・協働がうまくいけば，診察室での治療（働きかけ）が日常に反映されて，治療効果が増強されることが期待できる．本項では児童精神医学の基本問題を，基本的な疾患とともに，関連する領域についてもあわせて論じることにする．

2. 子どもの心の問題の特徴

　子どもは，日々変化する存在である．身体面はもちろん，精神面も日々成長・発達している途上である．発達途上であるということは，いまだ成熟していない面があるということである．また，日々変化するということは安定していないということである．この未熟で不安定な面は，子どもの心の問題を考える上で重要な視点である．一方で，適切なサポートを得ることができれば，成長する過程で心の問題を自ら解決していくことも期待できる．
　以下に，子どもの心の問題の特徴についてまとめる．

1）多くの子どもが心の問題を呈しうる

　成長・発達のペースは個々の子どもで異なるが，生活自立，学習，対人関係等発達段階に応じた課題設定は，特に集団場面では一律に課されている．また，加齢に伴って，とりまく環境の変化とともに，自分自身の身体的・心理的変化にも対応しなければならない．知的理解，言語，運動などの能力面，怒りっぽい，恥ずかしがり，せっかちといった気質・性格面，きょうだい関係や養育方針，経験も含めた環境面などが複合的に関係して，課題への対応・環境への適応に対する容易さが変わってくる．成長のペースと課題の難易度のバランスが崩れたときに，一過性の不適応を起こしやすい．

2）ストレスにうまく対応できず，症状を呈しやすい

　一過性の不適応状態となったときに，不安，葛藤といったストレスを解消するための対策が未だ得られていないために，成熟した防衛機制が働かず，頭痛や腹痛といった身体症状や，イライラ・癇癪，泣き叫ぶ，過度の不安といった精神症状として表現されやすい。

3）症状は非特異的で，変化しやすい

　人格形成，感情分化，防衛機制の確立ができていないために，精神症状は典型的ではないことも多い。抑うつ症状は，抑うつ気分は言語化されず，焦燥感やイライラとして表現されることもある。統合失調症では，妄想形成が系統化されず漠とした注察感などの非定型的な症状が認められる。また，ひとりの患児における経過の中で，身体症状，不登校，不潔強迫，対人不安，抑うつなどの症状が継時的に認められることも珍しくない。したがって，横断的な症状で，診断基準に機械的に当てはめるような診断方法では見立てはしばしば困難である。現病歴・現症を十分に把握したうえで，慎重に経過を見ていく姿勢が求められる。

4）環境の影響を受けやすい

　子どもはいまだ未熟な存在であり，ひとりでは生きていけない。親の保護下で，日々愛情を受け，生活に必要なスキルを教えられ，精神面のサポートを受けている。

　精神面の成長は親からの働きかけによる部分が大きい。例えば，感情コントロールは親との相互作用の中で形成されていくとされている。出生当初は，泣くと母親が抱っこしてなだめて気持ちを落ち着けてくれる。その中で「気持ちが治まる」体験をする。そのうち，母親に助けてもらいながら自分で気持ちをおさめることができ，それを母親に評価してもらうことで強化される。そのうちには自分で自分の気持ちをコントロールできるようになる。養育過程で，親からのそうした関わりが十分でなく，虐待ケースなどで逆に親と一緒にいることで感情を乱されるような経験をして，こうした成長を得られない場合には，後になって，些細なことで爆発し，自分

の気持ちを抑えられない特徴がある子どもとなる場合がある。

　また，クラスの変化，担任の異動，落ち着きのないきょうだいとの生活，友達関係の変化，親の精神的・身体的不調などが，子どもの育ちや精神的健康状態に影響を与えることがある。もともと発達障害の特性がある子どもの場合には，元来の特性から来る不適応に加えて，周囲の大人からの関わりや子どもとの関係が適切に行われないために，二次的に心理的問題（二次障害）を併存する場合がある。

5）成長によって問題を解決する可能性を秘めている

　子どもは成長途上であり，可塑性が高い。一過性の不適応では，適切な支援と十分な時間があれば適応できていけることも多い。発達課題をクリアすることに立ち止っている場合には，適切な援助をほんの少ししてあげるだけで自ら乗り越えていく場合も少なくない。子どもにおける成長の効果は非常に大きく，外来診療に通院してくるケースを顧みて，長い年月の中で改善していく患児について考えると，治療の成果というよりは本人の成長があって解決したと感じられる場合も多い。

3．児童精神科の対象疾患

　児童精神科臨床の対象となる精神疾患は，多岐にわたる。児童青年期に特有の疾患，病態もあれば，成人と同じ疾患も認められる。詳細を検討する際に，どういう対象群を想定するか，すなわち，入院または外来，年齢，性別，医療機関の特徴，地域等により，見えてくる特徴は違ってくる。

　ここでは，名古屋大学医学部附属病院親と子どもの心療科を外来初診した子どもについて，検討する（田中ら，2009）[1]。

　対象は，1999年から2008年までの10年間に名古屋大学医学部附属病院親と子どもの心療科を受診（初診）した患者3679名（男児2449名，女児1230名）である。

　年齢別の受診者は図1の通りである。男児が女児の約2倍であるが，特に幼児期から学童期早期には男児が圧倒的に多いが，学童期後期には大分差が縮まり，中高生年代になるとほとんど変わらなくなる。

総論

*過去10年間の初診患者数の年齢分布

	男子	女子	合計
0	4	0	4
1	12	4	16
2	130	28	158
3	244	67	311
4	178	43	221
5	182	59	241
6	174	36	210
7	209	63	272
8	205	64	269
9	155	74	229
10	155	76	231
11	116	71	187
12	108	71	179
13	137	119	256
14	129	98	227
15	105	85	190
16	96	120	216
17	90	119	209
18	19	25	44
合計	2448	1222	3670
17まで	2429	1197	3626

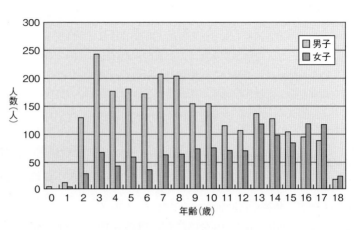

図1　初診患者数の年齢分布（18歳まで）

当時の診断基準であるDSM-IVの診断カテゴリーで分類すると，以下の通りである（重複を含める）。

「通常，幼児期，小児期，または青年期に初めて診断される障害」65.5％，物質関連障害0.1％，統合失調症および他の精神病性障害3.5％，気分障害5.4％，不安障害5.4％，身体表現性障害4.3％，解離性障害1.0％，性同一性障害0.2％，摂食障害2.2％，睡眠障害1.7％，衝動制御の障害0.4％，適応障害0.9％，パーソナリティー障害1.0％，その他8.5％。

「通常，幼児期，小児期，または青年期に初めて診断される障害」が約3分の2を占める。そのうち大半は知的障害も含めた発達障害に相当し，全体の半分はこれに該当する。発達障害の男女比は，全体として4対1であるが，自閉症スペクトラム障害では4対1で，注意欠如・多動性障害では9対1，学習障害は2対1，知的障害は2対1であった。自閉症スペクトラム障害の受診は幼児期に多く，これが幼児期の男女比に関与していると考えられる。注意欠如・多動性障害の男女比は小児期で2：1とされているが，外来受診群では問題が明らかとなりやすい男児の割合が圧倒的に多い。

他によく見られるのは，気分障害，不安障害，身体表現性障害，統合失調症および他の精神病性障害，摂食障害等である。こうした疾患は，成人にもみられ，比較的年長になってから発症・受診する。

男女差は，摂食障害で女児に圧倒的に多くみられる他は，数倍になるような明確な男女比は認められない。学童期後半から青年期に入ると受診児の男女差がなくなってくるのは，発達障害以外の疾患の割合が大きくなるからであろう。

4．関連する領域

児童精神科の臨床では，他の領域の支援機関との連携は重要である。

そもそも，子ども本人および保護者がどこからも勧められていないのにもかかわらず，医療機関への受診を選択することはあまり多くない。初診の段階でどこかからの紹介か，間接的にでもすでに何らかの相談を受けていることが多い。そして，子どもは就園後から最終学歴を卒業するまで，日々の生活の多くを何らかの支援機関（おもに教育）で過ごしており，家庭外でもずっと支援を受けている存在である。したがって，子どもの心の問題の治療を行う場合には，関連領域の支援機関との連携を行うべきである。

1）保健

保健領域の主たる担当機関は，市町村の保健センター（保健所）である。母子保健と精神保健がある

が，主として母子保健分野との関連が強い。しかし，保護者の精神面の相談，思春期以降の問題への関わりでは，精神保健分野も関与する。

乳幼児健診とその後のフォローアップの過程で，障害の発見と養育支援，療育や専門医療・相談機関への紹介などが主たる役割になる。現在の健診は，障害の発見・支援よりも支援の必要な子どもと家族の発見と子育て支援へと方向性が変わってきている。

保健領域の強みは，地域に密着していて要支援ケースへの垣根が低いことである。乳幼児健診は全員を対象とすることが規定されており，実際に9割以上の受診率がある。出生後に行われる赤ちゃん訪問では全例に家庭訪問を行う。要支援児として絞り込む前から，本人および家庭の状況を把握することが可能である。要支援児のフォローアップでは，保護者から積極的な相談希望がない場合でも，他のきょうだいの健診等の機会を利用して状況把握を行う機会を得ることも可能である。中規模以下の市町村では，長年その地域で支援を行っているスタッフがいて，家庭状況や園・療育の実情にも詳しい

発達障害児の幼児期の支援システムは，健診での発見→フォローアップ→（療育→）医療機関への受診が一般的である。スムーズな障害受容，適切な療育を目指すために，受診→診断の流れが重視されている。児童精神科には，医学的診断，障害に関する十分な説明，それを踏まえた療育・支援の方向性の示唆と助言が求められる。診断後の療育，日々のサポート（特に，養育に支援が必要なケース）については，その後保健領域に依頼することが可能である。

2）教育

就園から最終学歴卒業まで，子どもが大半の期間を過ごす機関である。特に小中学校については，絶対的な支援機関と言える。1日の大半をともに過ごし，学習のみならず，対人関係，生活スキルなど，人格形成にいたる広範囲な部分の発達に寄与する。親には，教育を受けさせる義務があることから，家族や本人のニーズがない場合にも関わりを持つことが可能であり，また必須である。このため，不登校となってもその役割に変わりはなく，家庭訪問や保護者との面談を通じて義務教育年代は継続した関わりを受けることができる。

学校は，比較的学内で支援しようとする傾向が強く，外部に支援を求めることにはもともと消極的であったが，スクールカウンセラーの配置，特別支援教育の施行に伴う巡回指導や専門家チームの利用などを通じて，外部からの助言や相談機関への紹介についての垣根が低くなった印象がある。近年では，内科・小児科，耳鼻科等の身体科以外に，精神科学校医が活動している学校・地域も増えてきている。

児童精神科医は，巡回，現職教育等への協力を求められる。現場に行くことでみえてくることは多い。その際，学校から「どうしたら受診してもらうことができるか」という相談を受けることも多い。保護者自身の生活に余裕がなく子どもの問題に関わることができない，そもそも不適切な養育が子どもの心の問題に影響を及ぼしていて親が役割を果たせていない等，受診することが困難なケースも多い。本当に大変なケースは病院には来ない。学校で先生方の大変な苦労のもと支えられているのである。

受診しているケースでも，学校からの情報は有用である。

学校での様子は，必ずしも保護者は把握できていない。子どもの心の問題，現在の適応状況を押さえるためにも学校からの情報は重要である。また，子どもの病態について，学校に伝えて，適切な対応，配慮を依頼することも必要である。発達障害であれば，その旨を伝えて理解をしてもらうことで学校での子どもの適応は楽になるかもしれない。うつ病や統合失調症の場合には，病状によっては，課題を減らす，休学する等の配慮が必要なこともある。学校側への十分な説明と相談が必要である。

逆に，学校からの問い合わせには，丁寧に対応したい。連絡方法については，保護者を抜きにしたやりとりは原則としては慎重にするべきである。保護者を通すと正確に伝わらない時や保護者自身の問題が大きい場合等には学校と直接やり取りをすることもあるが，その場合も保護者から了解を得ることが必要である。

3）福祉

知的・発達障害への支援と，養育困難への支援に分けられる。

障害への支援としては，就学前の療育（親子通園等），学童期の放課後デイケア，学校卒業後の就労支援等がある。外来診療で発達障害児に対する継続的

なフォローアップを行う中で児の特性，能力，ニーズに合った施設・機関の利用を勧めることで，本人の安定した生活や発達促進，家族へのサポートに有用である。

養育への支援の中心は児童相談所（児相）になる。医療の場でも不適切養育（虐待）を発見した場合には児相への通告を行うことが求められる。通告が行われた場合には，児相は家庭訪問等を用いて状況確認を行い，児の安全や家庭の養育状況・養育能力を評価し，場合によっては一時保護などにより家庭から児を保護することもある。家族の保護機能が崩壊し，他の支援機関の手が届かなくなった場合の最後の砦とも言える。

児童精神科医は，不適切養育ケースにおいて，子ども本人または親に併存する発達障害や精神疾患の見立てと治療，不適切養育に合併する精神症状に対する治療（薬物療法，心理療法を含めて）を求められる。虐待ケースでは，児相などの児の一次保護と家族からの分離などの処遇を判断する当事者では，真に治療的側面から関わるのが難しいことも多い。福祉領域の支援活動に，中立的な治療専門機関として協働していく役割を果たすことになる。

4）司法

非行，触法少年に関して，司法領域との連携が必要である。家庭裁判所，少年鑑別所，少年院，自立支援施設等の各機関と弁護士，保護観察官（保護司）等が関係する。

審判においては，懲罰的な意味合いだけでなく，更生のための教育的効果がより強く意図されている。家庭裁判所の調査官，弁護士，鑑別所等が各々対象児と面談し，情報収集，分析を行うが，必ずしも対立するのではなく，将来を見すえた支援について協議する姿勢が認められる。

児童精神科医は，鑑別所のスタッフや精神鑑定医として関わることがある。非行・触法行為の背景にある発達障害，精神疾患，およびそうした行為に関連した環境要因等を見立てるが，その際に，特に将来の更生に向けた支援方針についての意見を求められることが多い。

5）関連領域との連携の中での児童精神科の役割

子どもとその家族を支援する関連領域機関は，それぞれ十分に機能しているが，関連領域同士の連携は必ずしもスムーズではない。児童精神科臨床の中で，それぞれの機関と連携を取りながら，全体としての支援方向を示し，調整をしていくことが役割のひとつであろう。

また，支援機関はしばしば，子どもの加齢に伴って保健→保育→教育(学校)→福祉と変わっていく。移行に際して，十分な連携がとれないために，支援方針の混乱，家族や本人の不安や戸惑いが見られることもある。外来で継続的なフォローアップを行う中で，長期的な視点で子どもの支援方針を考えて連携をしていけるよう，意図していくことが重要である。

文献

1) 田中裕子，吉川徹，野邑健二ほか　名古屋大学医学部附属病院親と子どもの心療部における外来診療統計　過去10年間にみられる初診患者の動向，第50回日本児童青年精神医学会総会抄録集，p333，2009.

IV. 周辺のリソースとその連携

吉川　徹

1. 児童青年精神医学の「近接領域」

児童青年精神医学には膨大な近接領域があることが大きな特徴である。もちろん他の医学領域や成人の精神医学においても，周辺領域との交流，必要であるとされているが，児童精神医学領域でのその重要性は特筆すべきであろう。日本児童青年精神医学会が発行する学術誌の誌名は「児童青年精神医学とその近接領域」（創刊時は「児童精神医学とその近接領域」）であり，この領域の黎明期から，近接領域の重要性が認識されていた一つの明証となろう。

また日本の精神科ソーシャルワーカーの配置は，1948年に現在も児童精神科医療との関わりの深い

国府台病院からはじまり，1950年には名古屋大学の精神科ソーシャルワーカーとして金子寿子が着任した[1]。金子は児童精神科領域においても多様な活動を行い，不登校児の支援，自閉症児の親の会の立ち上げなどに尽力した。

現代の子どもの精神医療において連携が必要となる領域はますます多様化している。乳幼児期から青年期のライフステージに沿ってみれば，母子保健，児童・障害児福祉，教育・学校保健，就労支援，産業保健などが挙げられ，また家族全体を支える福祉が必要となることも少なくない。中には司法との連携を行うことが必要となる事例も見られる。

本節では，他領域の支援機関，支援者との連携にあたって必要となる医療者の基本的なスタンスについて概説を行う。それぞれの領域については，必ずしも法や行政上の区分などにこだわらずに，実用を重んじて項目を設け，記載するようにつとめている。それぞれの領域の支援の制度や実態，連携先となる支援機関などについては，それぞれ該当する項目を参照されたい。

1）他領域との連携

医学・医療は比較的その専門性が歴史的に早く確立されたことや，その父権的な性質から，他領域との連携に際しても，指示的な関わりとなることが多く，連携が必ずしも良好になされない場面も多く見られた。医療領域の支援者は，他領域からは連携しにくい領域とみられてきたことを自覚しておく必要がある。

近年，医療機関内においては，チーム医療の考え方が浸透し，医師と他職種との関係は着実に変化しつつある。従来の医療機関内での連携は，意思決定などを医師に依存することが多く，また他職種がそれぞれの専門性に基づいて主体的に活動することが必ずしも好まれないことも見られた。しかし現在では，チーム医療の用語は少なくとも医療機関内には定着し，その概念についての理解やそれに基づいての実践も一般的になりつつある。

これと同様に他領域の支援者との連携においても，医療は特権的な位置にあり続けるのではなく，チームの一員として貢献することが求められており，また実際にはそのように動くことで，それぞれの患者，家族への支援も有効に機能することが多い。

2）基礎知識を蓄える

他領域との連携を効率よく進めるにあたっては，医療側がそれぞれの領域の支援に関する基礎的な知識を持つことが不可欠である。基礎となる知識が不足していると，過大な期待を抱くことによって連携が失調したり，逆に潜在的に利用できる可能性のある手立てを利用しそこなったりすることがある。また連携先の選択に当たっても，それぞれの領域の支援の特性や利用の仕方などを把握しておく必要がある。

各領域で利用できる支援や制度の変化は急激であり，常に情報収集を行い続ける必要がある。最近でも教育領域における特別支援教育を中心とした大きな枠組みの変化や，福祉領域における支援費制度から障害者自立支援法，障害者総合支援法・児童福祉法への移行は，児童精神科領域の臨床にも少なからぬ影響を与えた。

臨床医としては制度の詳細などを知っておく必要はないが，おおむねどのような条件に該当するケースがそれぞれのサービスを利用できるのか，サービスを受ける際の窓口はどこかということは知っておく必要がある。

また変化しているのは法や制度だけではなく，それぞれの領域の支援者の拠って立つ思想や理念も緩やかに変化してきている。これらを全て把握することは困難であるが，それぞれの領域の支援のパラダイムを理解するための努力は無駄とはならない。こうした大きな流れを知る際に参考としやすいのは，国際的な条約やその背景にある理念などである。

こうした国際条約としては，児童福祉領域の「児童の権利に関する条約」，障害児者福祉領域の「障害者権利条約」などがある。また国連や世界保健機構（WHO），国際連合児童基金（UNICEF）などの国際機関が作成しているガイドラインなども参考になる。

ただ一点，注意しておく必要があるのは，他領域の支援について，中途半端な知識や経験を振り回すことが害を為す場合がありうるということである。特に医師の発言は相手を萎縮させることがあり，反論を封じてしまったりすることがあるため，対応が誤った方向に導かれてしまうことがありうる。医療者の専門性はあくまで医学の領域にあり，他領域についてはあくまでも教えを請う姿勢が必要である。

他領域の支援の仕組みや現状に関心を示し，それを学ぼうとする医療者は，相手からも有用な連携先であると見られることが多い。将来に向けての知識の獲得のみならず，現在の連携を成功させるためにも，こうした姿勢を持ち続けることが望ましい。

2. 事例を介しての連携

多くの場合，他領域との連携はケースを通じて行われることとなる。

1）事例の紹介を受ける

他領域との連携は児童精神科医療機関が紹介を受けることで始まることが多い。この場合，医療機関毎に紹介を受ける院内のルールが定まっていることが多いので，それを確認しておく必要がある。

医療機関同士であれば，紹介，被紹介の一般的な方法は共有されており，行き違いが生じることは少ないが，保健，福祉，教育などの領域からの紹介の場合，時にトラブルが生じることがある。紹介の窓口，手順などにつき，積極的に伝えておくことが望ましい。またこのとき，医療機関の特性や守備範囲についても，あわせて伝えておくとよい。

現在，児童精神科医療の需要と供給には，大きなミスマッチが存在しており，地域や施設によっては初診までに長い待機期間が必要となる。待機期間が長くなると，直前のキャンセルや，連絡のないキャンセルが生じやすくなるので，何らかの対策が必要となる。待機期間自体は長くせず，順次予約枠を開放していく方法などが考えられる。また緊急性の高い事例のトリアージ，優先的な受診などについても対応できることが望ましい。

児童精神科への受診は，本人，家族や関係者にとって，ハードルの高いものである。受診までの手順のなかで，些細なものであってもトラブルが生じると，必要なケースであっても受診の意欲をそいでしまうことがあり，初診までの手続きをスムーズに行えるよう配慮することが必要である。その意味でも待機期間が長期化することは避けるべきであるし，やむを得ず長期となる場合，その間の過ごし方について，何らかの手立てが必要となる。

2）事例についての情報提供・連携

児童精神科医の側から，保健・教育・福祉・司法などの諸領域の支援機関と連携を取る必要が生じることも多い。

医療側に連携のための窓口が設置されていることが多いのと同様，それぞれの領域の支援者との連携にあたっても窓口の選択が重要なポイントになる。それぞれの領域での窓口の選択については，各論を参照されたい。地域生活の中でのソーシャルワークのキーパーソンとなれる人にいかに上手く結びつけるか，連携を継続できるかということを考えながら働きかける必要がある。

医療機関側からの連携を求めていく場合，もっとも配慮を要する点は情報の守秘である。言うまでもなく医師の守秘義務は刑法第134条に定められている法的な義務である。また信頼関係の維持という観点からも，他領域の支援機関との連携にあたっては，患者・家族からの同意を得ることが必要である。

また連携機関より，事例についての情報の提供を求められることがある。医療領域以外の連携機関には，前記の守秘義務などについて，充分な理解が得られていない場合があり，注意を要する。

ただし児童虐待に関する場合，触法・犯罪行為の通報や捜査への協力の場合などでは，法令に基づき守秘義務を免れる場合がある。（第41章，第56章を参照のこと）

可能であれば，連携の開始にあたっては，受診時に同行してもらい，患者・家族同席の元で，今後の連携の方針などについて，確認ができるとよい。このとき，同行者の立場，氏名などとあわせて，連携の方針についても診療録に記載することが望ましい。同行が著しく困難である場合には，書面等により患者・家族の意向を確認すべきである。

連携機関に提供する情報の詳細についても，可能であれば，患者・家族とともに確認しておくとよい。通院の期間などが長く，充分な信頼関係が樹立されていると判断される場合などでは，包括的な情報提供の同意を得て，内容については医師の判断で行うこととすることもある。

3）カンファレンスへの参加，開催

課題が多く，複数の支援機関が関わる症例では，

関係者が集まって，カンファレンスが開催される場合がある。また医療機関側の必要性により，カンファレンスを主催することもあり得る。

カンファレンスへの参加に際しては，患者・家族の参加の有無を確認しておく必要がある。参加が予定されていない場合には，やはり参加の可否や，提供する情報の範囲などについて，患者・家族に確認を行うことが必要である。

3．連携の下地を作る

前述のような連携は，常にスムーズに行えるわけではない。実際には事例と関わってはじめて連携が取れることも少なくないが，可能であれば日頃から，地域の関連機関とはお互いに顔の見える関係をつくっておき，事例の発生に備えておけることが望ましい。診療圏が広い場合などでは，連携の必要性が生じる機関が多数に及び，現実的には困難であることも多いが，可能な範囲で日頃からの施設間の関係作りを行っておくべきである。

こうした連携の下地作りには多様な方法がある。もっとも一般的な方法は，医療機関の主催による講演やワークショップなどの開催，連携機関が開催する研修などへの講師の派遣などである。近年，児童精神科領域への関心は高く，そうした機会は多い。講演，研修そのものの効果は限定的であることも多いが，むしろ医療機関側の活動の周知，また連携の方法についての活動の周知の機会ともとらえ，積極的に応じる姿勢が必要である。

また可能であれば，定期的な研修の場を共有することが望ましい。守秘義務の問題など課題も多いが，多職種，多機関による共同の事例検討会などは，複数の視点からの議論が可能となり，その効果は高い。

その他，行政などが主催する地域での会議などもよい機会となる。地域自立支援協議会や要保護児童対策地域協議会，発達障害者支援体制整備検討委員会など，その機会は増加している。

4．連携のための施設内の態勢整備

こうした連携の推進に当たっては，院内での態勢整備が課題となることが多い。

その最大の課題の一つが，経営的な問題である。一般にこうした連携にあたっては，その費用が診療報酬などでまかなえないことが多い。現状では，医療機関同士の地域連携については，診療報酬体系の中で評価されるようになってきているが，その他の領域に関しての評価は不十分である。

特に医師が診察室を離れることで，本来得られていたはずの診療報酬が失われることとなり，経営上の問題を生じることとなる。この機会費用の問題を連携先機関に理解してもらうことは容易ではなく，また連携先に潤沢な予算があることも少ないため，医療外で収支を合わせることもまた困難である。

当面，医師が直接行う連携活動が，直接的に収益に結びつくことは考えがたいが，その必要性を訴えていく必要がある。もっとも重要なのは医療機関内でその治療上の必要性，紹介数の増加などの間接的な効果について，理解を得るように働きかけていくことである。

収益の問題とも大きく関連するが，もう一つの大きな課題は，連携に要するマンパワーの問題である。連携にあたって，医師が直接対応できることが望ましいが，時間的，技術的な制約も多い。

規模の大きな精神科医療機関，大規模な児童精神科を擁する医療機関などでは，医療ソーシャルワーカーや精神保健福祉士などが配置され，連携の実務を担当できる。また一部の児童精神科クリニックなどでも，連携を専門に担当する職員の配置などがはじまっている。

児童精神科領域専門の精神科の病棟または入院治療ユニットを持つ病院においては，平成26年現在では，児童・思春期精神科入院医療管理料の施設基準として，専従の精神保健福祉士の配置が求められている。また平成26年施行の改正精神保健福祉法においては，医療保護入院の事例に対して，退院後生活環境相談員として，精神保健福祉士，看護師などの関与を求めている。児童期の精神科病棟への入院は，その同意能力などの観点から，医療保護入院が選択されることが多く，専門病棟を持たない病院であっても，支援を受けやすい状況を作ることが可能である。

上記のように連携のための下地作りは，院外のみでなく，医療機関内部でも必要である。連携のしづらさを感じたときに，それが外部的な要因であるの

か，内部的な要因なのかという点についても，検討できるとよい。

5.「連携」を逃げ道にしないために

　連携というのはとても聞こえがよい言葉であり，医療に限らず，さまざまな領域から連携やネットワークの必要性が主張されている。確かに児童精神科での治療対象となる事例においては，その地域での生活を支援するために様々な領域からの支援を要することが多い。

　このときしばしば生じるのは，連携の名を借りた事例の押し付け合いである。それぞれの支援機関にはそれぞれの守備範囲があり，それを守ることは当然であるが，それを口実とした関与の拒否があっては，連携は上手く進まない。

　こうした事例からの回避が生じる理由の一つは，連携開始のタイミングの遅れである。教育，福祉などの領域で困難な事例を長く抱える中で，いつしか限界を超え，余裕をなくし，「もうこれ以上関われない」という状況になってから，連携が模索されることも少なくない。

　こうした状況を避けるためには，無理のない範囲で，できるだけ早く連携を開始することが望ましい。特に児童思春期の事例では，それぞれの領域での支援が限界を迎える前に多領域からの支援を行うことで，可能な限り地域での生活を保ちながら，子ども達の成長を保障することが可能となる。

　このとき医療機関側にできることは，受診や連携の開始のハードルを低くしておくこと，地域や学校など生活の場で必要となる支援を意識しながら診療を行うこと，また可能であれば医学的判断，知識に基づきながら，地域生活で活用できる助言を行うことである。また医療側が事例に関わり続ける意志を明確にしておくことも，連携を続けるための必須条件となる。

　また入院治療の可能な医療機関では，その病棟の位置づけも問題となる。児童精神科領域では入院期間が長期となることも多く，他領域からはそこが「生活の場」と見られることもある。しかしあくまでも病棟は地域での生活を支えるためにあることは意識しておくべきであろう。

　医療からの関与の継続，地域での生活を支える視点を持った積極的な入院治療などが，押し付け合いではない連携を支える一助となる。

6. 精神医学の知識を地域生活やソーシャルワークに応用しなければならない

　こうした地域生活との連携を念頭においた診療を行う際に，児童精神科医療が担わなければならない役割は大きい。狭義の医学的治療を行うことは当然であるが，それだけにとどまっては，多くの問題を抱えた困難な事例への対応は上手く進められない。

　連携の中で医療が果たすべき役割の一つが，医学的な視点からの事例の見立ての提供である。これには当然，包括的な診断体系などの疾患カテゴリーに沿った医学的診断が含まれるが，それにとどまらない，生活，発達の歴史，家族間の力動的関係，時には家族の精神医学的な見立てなども含まれる。

　そして医療者はこの見立てを伝えるだけではなく，それを実際の地域での生活の場面に応用するための具体的，実践的な助言を求められる。医学的な説明というのは，それを聞いて納得したとしても，その知識を活かして，実際に患者や周囲の人の行動を変えていくことは容易ではない。この医学的知識，判断から，実際の行動への翻訳を，連携先に担ってもらうことは非常に困難である。この部分の越境は，やはり医療の側が行うべきであろう。

　このとき，連携先で何が行われているかを知らないと，実効性のある助言や相談は難しくなる。相手の言葉を知らなければ翻訳家にはなれないのである。このために児童青年精神医学領域の臨床家には，関連領域での経験が幅広く求められることとなる。

　幸い，現状ではこうした機会を得ることは難しくない。教育領域では特別支援教育の専門家チームへの参加や精神科学校医の配置，教育センターなどでの精神保健相談など，OJT（on the job training）の機会は多い。他の領域でも乳幼児健診や事後相談への参加，保育所等への訪問指導，児童相談所での勤務や福祉施設の嘱託医業務など，業務の幅は拡大している。司法領域からも審判時点での関与や，少年院への勤務，嘱託などで，切実に児童精神科医の参加が求められている。

児童精神科医師の訓練期間中には，できるだけこうした関連領域での経験を積むことが望ましい。全ての領域を経験することは難しいが，生活の中での支援について，得るものは大きい。

また訓練期間には，ソーシャルワークについても，その実務を行う経験が必要である。近年では院内態勢の整備が進んでいるために，かえって医師がソーシャルワーク業務そのものに関わる機会が減少している。少なくとも訓練期間については，精神保健福祉士や熟練した医師などのスーパーバイズを受けながら，実務に携わることは貴重な経験となる。

他領域との連携は，相手の領域で何が行われているかを知ること，そこで行われている支援の理論やパラダイムを学ぶことから始まる。日頃から，自らの専門領域と同様に，時にはそれ以上の労力を注いで，知識の更新を続けることが望まれる。

文献

1) 橋本明　わが国における精神科ソーシャルワーカーの黎明. 愛知県立大学教育福祉学部論集 61：113-122. 2012

2 子どもの心身の発達

石井　卓

I. 発達とは

　人間の発達とは，各々の個人が，出生から死に至るまでの間に遂げる変化をいう。ただしそれは単なる変化ではなく，量的な増大あるいはなんらかの質的な向上が含意されている。身長や頭囲の増大など量的な増加を成長（growth）と呼び，言語能力の増大や運動能力の増大など機能の向上を発達（development）と呼び分ける場合がある。実際には，少なくとも日本語では「成長」と「発達」が截然と区別される訳ではなく，両者の意味内容は重複して用いられるのが普通である。それは人間の発達が様々な側面を持っており一様に評価できるものでないことに起因するのであろう。われわれの語感に従って両者を使い分けるのがよいと考える。

　人間は発達的な存在であり，発達とは何かを問うことは，人間とは何か，と問うことでもある。人間が段階を踏みながら発展していく姿は，早くも紀元前4～5世紀に孔子によって古代の発達観として鮮やかに記述されている（三十にして立つ。四十にして惑わず。五十にして天命を知る。云々)[1]。ここではまず人間の発達を俯瞰的にみる視点を得るために，現代の代表的な（古典的な）理論（Freud, S., Piaget, J., Erikson, E. H.）のあらましを紹介する。

II. 発達に関する代表的な理論

1. Freudによる精神─性的発達理論[2]

　Freud, S. は，成人が愛情対象を得て成熟した性生活を営むまでの経過を，幼児期からの持続的な発達

として捉えた。Freudによれば幼児にも性欲があり，ただしそれは思春期以降の性器の結合を目標とするものとは異なり，他の身体部位（口唇，肛門など）からの，あるいはペニスやクリトリスからの自体愛的な快感獲得に向かうものである。これらの性感帯を源泉として性欲動（リビドー，性的エネルギー）が発生し，その活動が段階を追って展開する。

　リビドー発達の最初の段階は，口唇期（oral phase）と呼ばれ，口（口唇粘膜，口唇，舌）が性感部位となる。赤ちゃんが自己保存本能に従って乳を吸う行為を通じて，乳首，乳房を吸う快感（口唇愛）を充足させる。この時期のリビドー充足は，対象の同化や同一視などの心的機能の原型となる。

　リビドー発達の第二の段階は，肛門期（anal phase）と呼ばれ，肛門（直腸粘膜，肛門括約筋）が性感部位になる。大便の排泄に伴う快感，さらに肛門括約筋の調整による大便の保持や排泄のコントロール（ここに排泄のしつけをめぐって母親との葛藤がからんでくる）の経験から，アンビヴァレンスの処理という課題が生じ，几帳面，完全癖，吝嗇といったいわゆる肛門性格の形成につながることがある。

　リビドー発達の第三の段階（3～5歳の幼児期に当たる）は，男根期（phallic phase）と呼ばれ，男の子はペニス，女の子はクリトリスに，欲動の源泉がある。子どもは男女の別に気づき，子どもがどこから生まれるかなどの好奇心が活発になる。この時期に，特に男の子で異性の親への愛着，同性の親への敵意，その敵意のために同性の親から罰せられる不安（去勢不安）の3点からなる観念複合体（エディプス・コンプレックス）を体験する。やがて同性の親との近親相姦願望（エディプス願望）は無意識下に抑圧され，同性の親との同一化がはかられ，男性

性，女性性の形成の基盤となる。

　男根期を過ぎると，幼児性欲の時期は終わりを告げ，潜伏期（児童期がこれにあたる）にはいる。思春期にはいると，成人の性活動が始まり，これまでの部分衝動（口唇愛，肛門愛，男根愛）が，異性間の性器の結合を目標とする性器愛に統合（性器統裁genital primacy）される。

　Freud の精神—性的発達理論は，性欲動という視点から人間の心のしくみを，日常の生活感覚からかけ離れてはいるが彼独特の用語を駆使して描出したものである。多分に思弁的な色調が強く，科学的な実証を経たというよりも，一種の比喩と考えるべきであろう。心の働きを身体と重ね合わせて理解を試みた点が括目すべきであり，その理論の核であるエディプス葛藤の構想は，人格の形成を理解する上で重要な手がかりの一つとなる。

2. Piaget の認知発達段階論[3]

　フランスの心理学者 Piaget, J. は，3 人のわが子の成長の緻密な観察記録を通して，子どもの認知が段階を追って発達していく経過を理論づけ，人間の発達に関わるあらゆる学問に多大な貢献をした。Piaget によれば，乳幼児は周囲の環境に自ら能動的に働きかけ，その結果を観察することを通して，世界の認識を精緻化していく。彼は人間の示す行為の構造をシェマと呼んだ。乳幼児は既存のシェマに基づいて様々な行為を行うが，新たに出会う事物を既存のシェマに取り込む（同化）一方，新しく出会った事物や経験に応じて既存のシェマを組み直していく（調節）。同化，調節を通して環境に適応していく過程を均衡化という。Piaget が明らかにした知能の本質は，均衡化の働きによって，新たな経験に対応できる能力と言い直すことができる。Piaget は，子どもの認知発達段階を以下のごとく整理した。

　感覚運動段階（0〜2 歳）：もっぱら感覚と運動を通して外界に働きかけ，学習していく。たとえば，紐のついた玩具に手を伸ばし引っ張るという行為は，対象への距離感の認識，引っ張ると何が起こるかという以前行った行為の記憶，行為に引き続いて起きる結果の予測，手の動作の発達などが協応して実現する。生後 1 年近くになると，子どもは物に関する重要な概念「物の永続性」を獲得する。Piaget

の行った実験によると，生後 8 ヵ月の子どもの目の前に玩具を置き，子どもが手を伸ばしてつかもうとしたときにハンカチで覆って隠してしまったところ，8 ヵ月児は，目の前から対象が消えた途端，興味を失ってしまった。同じ実験を 10 ヵ月児に行うと，ハンカチの下に玩具が隠されていることを知っていて，ハンカチを取り払おうとした。対象が見えなくても（子ども自身の感覚から独立して）存在し続けることに気づいたからである。また，この時期，模倣も発達する。モデルの行動を見て即座に再現する即時模倣，さらにモデルの行動を見てからある程度の時間が経過した後に生じる延滞模倣がみられる。延滞模倣は，子どもが目の前にない事象を心内に表象する力を獲得したことを示唆する。Piaget は眠ったふりをする 1 歳半女児の例を挙げ，眠るという事象（意味されるもの，所記）を，眠ったふりという行為（意味するもの，能記）によって記号化する象徴機能の萌芽とみなした。

　前操作段階（2〜6 歳）：事物の表象と音声による記号が結びつき，言語の萌芽となる。また見聞きした事象をふり遊びの中で再現する象徴遊びも盛んになる。目の前にない事物を表象する力は，思考の第一歩である。言語の発達に相俟って，事物に関する諸概念が形成されるが，この時期の子どもは，概念を正しく用いて心の中で分類，系列化，可逆的処理を行うこと，言い換えると頭の中での思考すなわち操作の能力が不十分で，知覚や直観に引きずられることが多い。Piaget が提示した例では，たとえば色の違うおはじきがそれぞれ同数並べられていても，片方のおはじきの列で，各々のおはじきの間隔を広げて提示されると，列が長くなったのを数が増えたと認識してしまう。また他者の見地で物を見ることの困難（自己中心性）のため，たとえば同じ三つ山の箱庭（いわゆる三つ山課題）を自分と別の角度から眺めている他児も，自分と同じ風景が見えていると認識してしまう傾向がある。無生物を，意図を持つものと考える傾向（アニミズム）も，この時期の子どもの思考の特徴である。

　具体的操作段階（6〜11 歳）：前操作段階で不十分だった操作が可能になってくる。前述のおはじきの例では，おはじきの間隔が異なっても数は変わらないこと，すなわち保存を理解するようになる。また頭の中でおはじきの間隔を広げたり戻したりという

可逆の操作が可能になったということでもある。複数の次元を同時に扱うことも可能になる。たとえば，茶色のビーズと白色のビーズがすべて木でできているとき，「茶色のビーズと木のビーズとではどちらが多いでしょう」という問い（類包含課題）にも正しく答えられるようになる。ただしこの時期は，物に関する論理操作（具体的操作）のレベルにとどまっている。

形式的操作段階（12歳〜成人）では抽象的形式的推理が可能になり「もし……であったら，〜はどうなるか」といった，仮定に基づいた推理（仮説演繹的思考）を行うことができる。

3．Eriksonの漸成的発達理論[4,5]

Erikson, E.H. は，Freud の精神性的発達理論を核としつつ，心理社会的視点を加え，生涯にわたる自我の発達の過程を，漸成的発達理論として8つの発達段階とともに示した。漸成的発達とは元来胎生学の用語である。胎内の器官が一定の順序と秩序をもって発生するのと同様に，ここでは人生行路のそれぞれの時期に優勢となる果たすべき課題があり，その課題が優勢になれば次の段階に進むことができるが，逆の傾向が優勢になると適応体制を確立できず，発達危機に陥るというものである。

彼の漸成的図式によると，自我は，I．基本的信頼 対 基本的不信（乳児期），II．自律性 対 恥と疑惑（幼児期初期），III．自主性 対 罪悪感（遊戯期），IV．勤勉性 対 劣等感（学童期），V．同一性 対 同一性混乱（思春期〜青年期），VI．親密 対 孤立（前成人期），VII．生殖性 対 停滞（成人期），VIII．統合 対 絶望と嫌悪（老年期）の8段階を踏んで展開していく。各段階の課題の成熟（及び危機）によって，より高次の課題のみならず，すでに達成した低次の課題にも，新たな意味づけが加わっていく。これら8段階の中で，第5段階の同一性確立が有名である。同一性 identity（自我同一性 ego identity）とは，端的にいうと「自分とは何者か」「自分はこれから何になろうとしているのか」の自覚である。自らの同一性の感覚が，他者からの承認を得て社会的な文脈の中で位置づけられて初めて同一性が確立したということができる。対照的に，自分が何をしたいのかわからず，目的的な活動に傾注でき

ない，あるいは社会との交流を回避するなどの状態は，同一性混乱（同一性拡散 identity diffusion）と呼ばれ，青年期の病理を考える上で重要な概念である。

III．乳児期

生後1ヵ月を新生児期と呼び，生後約1年間を乳児期という。出生時のヒトは，他の哺乳類と比較すると極めて未熟で，独力での移動どころか自分の身体を支えることすらできず，生存のためには養育者に完全に依存した状態である。他の哺乳類が胎内の安定した環境で生育する時期に，ヒトは早くも社会的刺激を含む様々な環境的刺激の影響下に置かれ，発達を遂げていく。Portmann, A. はこれを「生理的早産」と呼んだ[6]。

1．運動能力の発達[7,8]

新生児期には，特定の感覚刺激に対して不随意で自動的かつ迅速な身体の動きがみられ，原始反射あるいは新生児反射と呼ばれる。原始反射は，生後2〜4ヵ月から消失し始め，神経の成熟とともに，姿勢反射，さらに随意運動の発達と続く。

原始反射の中には，吸啜反射のように，生存に不可欠な食物摂取と結びついているものや，把握反射のように，後になって手を使った微細運動の基礎となるものが含まれている。Babinski 反射（出生時〜9〜12ヵ月）や Moro 反射（出生時〜4〜6ヵ月）が，消失すべき時期を過ぎても残存している場合には，神経系の障害が疑われる。

運動能力の発達は，頭尾法則（頭から足の方向へ成熟が進む）と近遠法則（体幹から末梢の方向へと成熟が進む）に従う。運動能力には，姿勢保持能力，移動の能力，手の操作能力の3つの側面がある。姿勢保持は，うつ伏せの姿勢で頭を上げる（定頸，2〜3ヵ月），支えなしで座れる（お座り，5〜8ヵ月），一人で立てる（11〜12ヵ月）の順で可能になる。移動能力の発達は，ハイハイ（5〜8ヵ月，下肢を使わず上肢で移動），四足での前進（5〜10ヵ月），二足歩行（10〜13ヵ月）の順に進む。

把握反射が消失する4〜5ヵ月には，目と手の協応が可能になり，物に手を伸ばしてつかむという随意運動が現れる。把握の発達は，手のひらの下の部分

から，手のひら全体，さらに指の方向へと進む。またその一方で，小指側から親指側へと進行し，1歳を過ぎると指先でつまむ動作が可能になる。

2. 知覚の発達[8]

かつて信じられていたように新生児は全く目が見えないというのは誤りであるが，出生時，網膜中心窩の細胞数，視覚中枢は未成熟であり，これらは生後1年〜1年半かけて成熟し，それに伴って視力も向上していく。生後2ヵ月には，母親の顔を，他の人の顔から弁別することが実験で確かめられている。両眼視ができるようになるのは，生後4ヵ月以降である。乳児の奥行き知覚の獲得を実証した有名な「視覚的断崖」の実験がある[9]。床に描かれた市松模様のパターン変化によってそこに断崖があるかのごとく見せかけた装置（実際は崖ではなく平らな平面になっている）を用意し，乳児の反応を観察する。生後6ヵ月以降では，そこに断崖があると認識して，その先へ行こうとしない回避行動が観察される。

胎児の時期から聴覚を有することは，母親の声を聞かせたときの心拍数の変化などのデータによって知られている。乳児による言語音の知覚に関して，新生児の段階から，母語のプロソディー（音声言語における抑揚，リズム，口調など）を，外国語から弁別する能力を有することが示されている。味覚，嗅覚も新生児期から有することが確かめられている。

上で述べた知覚入力は，それぞれ単独で経験されるのではなく，通常は，たとえば手に取ったモノの形と手触り，あるいは味と匂いなどのように，複数の感覚モダリティーを同時に経験する。複数の感覚モダリティーの情報を統合して，一つのものを認識する能力（感覚モダリティー間知覚）が，出生時から備わっていることが実証されている。

3. 模倣とコミュニケーションの萌芽

ヒトには，人間の顔に注目する傾向が生得的に備わっているようである。Johnson, M. H. らは，人の顔らしく見える図形（丸の上半分に目に当たる点が二つ並び，下半分に口にあたる点がある）と，人の顔らしく見えない図形を生後数日の新生児に提示し，

新生児が人の顔らしく見える図形の方を好んで注目することを示した[10]。

顔への注目のみならず，新生児は，自分の目では確認できない筈の相手の顔の表情（口の開閉，舌挺出など）を模倣することが知られている（新生児模倣）[11]。この新生児模倣は生後2ヵ月で消失する。新生児模倣の成り立ちを，大脳皮質の発達に伴って消失する原始反射とする説と，後になって発達する模倣の起源とする説とがある。

新生児模倣と同じ時期に現れる現象として，新生児微笑が知られている。これは，後の社会的微笑と異なり，目の前の他者に向けられたものではなく，新生児がまどろんでいる状態などで微笑んでいるような表情を見せるものである。新生児微笑も生後2ヵ月までに自然に消失する。

8〜9ヵ月になると，顔の表情や，「バイバイ」「イナイイナイバァ」などの複雑な身体模倣がみられるようになる。身体模倣が可能になる背景に，他者と自分との身体の同型性，等価性への気づき（身体マッピング）があると考えられる[12]。Rizzolatti, G. らは，サルの脳において，他者の行為を観察したときと，同じ行為を模倣したときの両方で活動する神経細胞群の存在を発見し，ミラーニューロン mirror neuron と命名した。ヒトの模倣行動においても，サルと全く同じではないが，共通する機能をもつミラーニューロンシステムがはたらいていることが，脳イメージング研究などから明らかになってきた[13]。

また9ヵ月ころには，大人の視線の先を目で追ったり（視線追従），大人が対象を注視する方向に目を向けようとする構え（共同注視）や，その対象に対して大人がどのような態度を示しているのか，親の視線や顔の表情から読み取ろうとする姿勢（社会的参照）がみられるようになる。また自らも指さしを行い，要求や注意喚起を行うようになる。

このように乳児は，模倣によって他者の行為を自らに重ね合わせ，他者の視線を通して物事を学んでいく。模倣による学習は，他者との確認の共有や情緒の交流を助け，コミュニケーション能力の発達へとつながっていく。

4. 愛着行動

乳幼児が示す愛着行動[14,15]，すなわち特定の人

総　論

（多くの場合，母親がそれに当たる。以下，母親と記す）が好きになり，より接近し，安心を得ようとする行動パターンは，その後の人生における社会性の発達に多くの影響を及ぼすと考えられる。英国の精神科医 Bowlby, J. は，人間の発達における愛着の意義に光を当て理論化した。

　Bowlby は，乳幼児の愛着行動の類型を，定位行動（母親を目で追ったり，耳で確かめようとする等），信号行動（泣き叫ぶ，微笑，喃語など，母親を引き寄せる効果がある），接近行動（母親を探し求める，後追い，しがみつく等）などの用語で整理した。Bowlby の共同研究者である Ainsworth, M. D. は[16]，さらに顔埋め行動（母親の身体に顔を埋める），歓迎反応（不在だった母親が戻ってきたときの行動），探索のよりどころとしての母親の利用（母親から離れた物や場所を探索し，時々母親の許へ戻ってくる）等を挙げている。愛着対象である人の姿を見たり，声を聞き，顔を埋めその匂いや皮膚の接触を感じることで，子どもは安心を得，同時に外界へ探索に乗り出す勇気と意欲が生まれる。このように愛着対象がいつでも帰って来られる拠り所としての機能を有していることを，Ainsworth は“安全基地（secure base）”と表現した。Bowlby によれば，愛着は通常，唯一の人物（通常母親）に対して向けられる（Bowlby は単向性と呼んだ）が，実際は母親の次に父親，祖父母，あるいは保育園の先生といった順位を伴う階層的なものである。

　Ainsworth[16]は，愛着の質を測定する方法として，新奇場面法（strange situation procedure）を考案した。実験室で幼児，母親，見知らぬ女性の三者がいる状況で，母子分離と再会場面を設定し，幼児の行動特徴を観察する方法である。子どもの反応の特徴から，Ainsworth は，安定的愛着タイプ（B 型：母子分離場面で不安を示し，再会場面で安堵の反応を示す。積極的な探索行動がみられる），不安―回避的愛着タイプ（A 型：分離場面で不安を示さない。再会場面で母親を回避する），不安―抵抗的愛着タイプ（C 型：分離場面で強い不安を示す。再会場面で，母親に接触を求める一方，抵抗や怒りを表す）に分類した。その後，どちらにも属さない不安定―不統合型（D 型）が提案され，通常これら 4 分類が用いられる。B 型の愛着を示す母子では，母親の養育パターンの傾向として，子どもの示す欲求や状態の変

化などのサインに敏感に応答し，一貫性のある態度で子どもと接することが指摘されている。Ainsworth の類型は，愛着障害や被虐待児の臨床において，母子関係を評価する際のモデルとして重要な価値をもっている。

5. 言語の発達

　言語は，人どうしのコミュニケーションの手段として，かつ自分をとりまく世界の認識と思考の道具として，ヒトという種に固有の機能であり，幼児期の数年間で劇的な発達を遂げる。言語の発達の遅れは，発達障害を示唆する最も重要な兆候の一つである。

　新生児期に叫喚を発していた乳児は，生後 1 ヵ月を過ぎると，非叫喚音から成る一連の音声パターンを発するようになり，これを喃語（babbling）と呼ぶ。喃語は，初期にはババババ，ダダダといった単純な音節の反復が特徴的であり，次第に多様化していく。喃語を発することで乳児は感覚運動的，聴覚的に刺激を受け，自分の発した声の自己模倣を反復することによって，音声言語のスキルを磨いていくと考えられる。

　すでに述べたように，子どもは胎児期から胎内で母親の発する母語のプロソディー（リズムとイントネーション）に接し親しんでいる。新生児期から 6 ヵ月ごろまでの乳児は，異なる言語の音素の弁別能力を有しているが，10 ヵ月を過ぎるころからその能力は弱くなり知覚できる音韻は母語に限られていく。たとえば，日本語を母語として話す子どもでは，生後 6 ヵ月ごろに判別できた「r」と「l」の差異が，12 ヵ月では区別できなくなる。これは，母語（この場合は日本語）に特有の音素のカテゴリー化が確立した結果である。この時期には喃語も母語の音韻とプロソディーに近づいていく。

　音素のカテゴリー化に続いて，ふだんしばしば耳にするいくつかの音素のかたまりのパターンが耳に親しいものとして記憶されるようになる（たとえば「ミルク」は「ミ」「ル」「ク」の 3 種類の音素のかたまりである）。最初は，子どもにとって「ミルク」という音声は単に聞き慣れた音素のかたまりにすぎない。この一連の音声が意味を伴うためには，その単語が発せられる状況や，五感を通じた経験と結びつ

28

く必要がある。親が，子どもへコップに注いだミルクを示しながら「ミルク」という音声を聞かせると，ミルクの色や冷たさ，味の記憶とともに「ミルク」という音声が印象づけられる。さらに，親が子どもに語りかける際，すでに述べた共同注視や社会的参照など社会性の機能も，単語の意味の理解に深く関与すると考えられる。子どもは，親の語りかけを媒介として身の回りの事物に接していく過程で，モノには名前があることへの気づきに至るのであろう。理解語彙獲得の背景に，子どもが内面の表象と，その表象の音声記号による象徴とを結合させる能力（象徴機能）を有することが示唆される。

　子どもに発声器官をコントロールする能力が育ってくると，有意語の表出が可能になる。子どもが最初に発する語は初語（first word）と呼ばれ，10ヵ月〜1歳にかけて認められる。通常，目の前の対象に対する慣用語による命名というかたちをとる。初語が聞かれてから数ヵ月の表出語彙の習得速度は遅く5〜6語が加わるに過ぎないが，1歳半前後から一気に増加する（語彙爆発と呼ばれる）。

IV． 幼児期

　幼児期は生後2年目から就学までの時期である。この時期，子どもは走る，投げるなど運動機能の幅が広がり，言語を使用できるようになり，基本的な身辺スキルを習得する。就園を機に，対人関係の幅が家族から同年齢の集団へと広がる。

1． 言語の発達

　村田[17]によると，幼児期の言語発達の段階は，以下のようにおおまかにスケッチできる。(1) 1〜2歳期：言語の基本的な働きへの気づき。(2) 3〜4歳期：ことばで生活しはじめ，そのための基礎を固める。語彙・発音・文法の初期の獲得と言語によるコミュニケーションの技能の発達 (3) 5〜6歳期：言語機能の画期的な拡張。文字の習得により「書きことば」の達成。思考の道具としての言語のはじまり。

　子どもは多くの場合，新しい語を一度耳にしただけで，次から自分で正しく使えるようになることが指摘されており，即時マッピングと呼ばれている。子どもが一つの語が含意しているカテゴリーの範囲

を即座に推論できる背景に，子どもが予め持っている認知上のバイアスがいくつか想定されている（事物全体バイアス：子どもは物につけられた名前を属性ではなく事物全体の名と考える，事物カテゴリーバイアス：初めて聞く語を固有名詞ではなくカテゴリー名と考える，相互排他性バイアス：子どもはカテゴリー名をただ一つと想定しているなど）[18]。

　1〜2歳にかけて一語発話が中心になるが，同じ「ママ」でも「ママ（来て）」「ママ（の車）」「ママ（と行ったよ）」等，叙述的な意味が含意されていることがしばしばである。1歳半〜2歳にかけて聞かれる二語文においても，「パパ，クルマ」という場合，「パパと同じ車」「パパは車で行ったよ」等，文脈や状況によって含意が異なる。

　一つの文に含まれる文節数は年を追うごとに多くなり，3〜4歳では多語文，5〜6歳になると複文，重文など，複雑な表現が可能になる。語形変化（文法規則）への気づきも早期からみられるが，過度の規則化による逸脱がしばしば生じる。ある2歳児は「ミドリイノツミキ（緑の積み木）」と言った。

　Piagetは，言語の機能面での発達段階として，自己中心的発話（伝達の意図がなく，自分自身のために話す，ひとりごと，集団的ひとりごとなど）から，質問を発したり情報を提供するための社会的発話への移行を指摘した。ひとりごとの意義については，Vygotsky[19]が後の思考のもとになる内言の原型であるとして，Piagetを批判した。両者の意見は，それぞれ幼児のひとりごとの持つ二つの側面を指摘したものであり，幼児の言語が，コミュニケーションの道具としての機能と，思考の道具としての機能へと発展していくことを示唆している。

2． 自己意識と他者の心の理解（心の理論）

　子どもは愛着対象ができる一方，生後7〜8ヵ月には，知らない顔と対面すると不安を示し，顔をそむけたり泣き出したりする。人見知り（stranger anxiety）といわれる現象で，0歳を過ぎると次第に減退する。生後9〜10ヵ月ころから，親から離れると不安を示すようになり，分離不安（separation anxiety）と呼ぶ。母親への愛着は2歳ごろがピークだが，次第に分離不安はおさまってくる。2歳後半から自分

総 論

の名前をはっきり意識するようになり，所有の意識
や自分の性別を意識した発話もみられるようにな
る。しばしば3歳前後から，親の指示にすべて「イ
ヤ」と拒絶的，否定的な反応を示し，親の手助けを
拒否し「ジブンデ（〜ヤル）」と主張する。親の手を
借りずに達成できたことを誇らしげに示す姿は微笑
ましい。自我の芽生え，または第一次反抗期と呼び
慣わされる現象である。これまでの母親と子との共
生的な関係から，互いに別個の人格として心理的距
離が生まれ，自立への一歩を踏み出したということ
ができる。

自我の形成は，他者の認識と不可分である。子ど
もは他者も自分と同様に心をもった存在であること
を次第に理解するようになる。2歳台の子どもは自
分のみならず他人の欲求や情動についてことばで表
現できる。4歳に達すると欲求と意図を区別するよ
うになり[20]，「したい」と「する」では異なることを
理解する。従って「したいが，我慢する」と自制が
可能になるのは4歳以降である[21]。

他者の行動を見て，他者の心の状態（意図，欲求，
思考，疑念等）を推測できるとき，その動物または
人間は「心の理論 theory of mind」を持つという[22]。
幼児期の心の理論の発達過程を調べるために，
WimmerとPernerによって始まった「誤った信念」
課題による一連の研究がある[23]（中でもBaron-
Cohenら[24]によるサリーとアン課題が有名）。「サ
リーの不在中にアンがサリーのかごからビー玉を持
ち出してアンの箱に入れる。そこにサリーが戻って
くる」というストーリーの寸劇を見せ，「サリーが
ビー玉を探すのはどこでしょう？」と質問する。3〜
4歳児のほとんどが正しく答えられないのに対し
て，4〜7歳児の回答率が有意に上がることが知られ
ている。誤解や，意図せずにしてしまう（わざとし
たのではない）事象を理解できるのは4歳以降であ
ることが示唆される。

3. 遊びの発達と仲間関係

Piaget[3]は，子どもの遊びを，(1)「練習遊び」（感
覚運動段階の原初的な遊び），(2)「象徴遊び」（たと
えば眠ったふりなど，ふり遊び），(3)「ルールのあ
る遊び」に分類した。中でも幼児期にピークとなる
象徴遊びに関して，子どもが実際に経験した事象を

自我へ同化する活動として，その意義を強調した。
現代の日本の子どもたちは，パソコンや電子ゲーム
の普及や精緻な玩具に恵まれているために，実物主
義の疑似体験が容易になった結果，象徴遊びへ向か
う余地が少なくなっているのではないだろうか。

Parten, M. B. による社会的観点からみた分類[25]に
よると，傍観（遊びに加わらないが他児の遊びを見
て学ぶ側面がある），一人遊び，並行遊び（そばで他
児と同じ遊びをするが相互交渉がない），連合遊び
（一緒に同じ遊びをする），さらに4歳ごろからは協
同遊び（同じ目的のために役割分担しながら協力し
て遊ぶ。たとえばままごと遊び等）へと発展してい
く。相互活動が盛んになるに従って，けんか，口げ
んかの機会も増える。勝つ喜びや負ける悔しさを通
して競争心が芽生えてくる。一方，負けて泣いてい
る子を慰めたり，互いに励まし合うといった仲間同
士として相応しい行動も育ってくる。

V. 児童期

学校が主たる生活の場となり，学習を通してリテ
ラシーの獲得や，同年齢集団における社会性の課題
に直面する。身体の発達もめざましく，早い子で小
学校高学年で第二次性徴も始まる。

1. 認知発達

すでに見たように，Piagetのモデルによると児童
期の初期（小学校低学年）は具体的操作期にあたり，
具体的事物に関する論理的思考が可能になる時期で
ある。効率的な問題解決のための方略を探索する試
みやプランニングを立てることも可能になってくる
（メタ認知の発達）。「どうしたら忘れずに記憶し続
けられるか」工夫を凝らすことは，メタ記憶を利用
した方略を練ることである。Piagetの項で触れた三
つ山課題において，他者の視線で物を見ることが可
能になる（自己中心性から脱中心化へ）。岡本[26]は，
就学前の子どもでは，親しい相手とのやりとりで機
能する「一次的ことば」の段階であったのに対して，
就学以降は，不特定多数の一般者に理解可能な「二
次的ことば」の獲得が課題になると述べた。学習内
容に抽象的思考を必要とする領域が増えてくる小学
校中学年は，次の形式的操作段階への移行期であ

30

る。この時期に学力の個人差が拡大し，学習についていけない子どもが増加することは，教育現場で「9歳の壁」として知られており，教育における課題の一つとなっている。小学5，6年生（11〜12歳）から，形式的操作段階にはいり「比例」「速度」「確率」等の概念が理解できるようになる。

2．社会性の発達

　小学校低学年までは幼児期の名残りで，親や教師の権威は子どもにとって重大な力を持っているが，小学校中学年以降になると，子どもは性格や好みに従って友人を選択するようになり，いわば波長の合った者どうしで集団が形成されるようになる。小学校低学年までは男女の別なく交流していたのが，次第に性別が意識され，同性集団がつくられることが多い。子どもどうしで性格や能力の相対的な差が意識されるようになり時に力関係や役割分担がおのずと形成されることがある（旧来児童期のギャンググループとして言及[27]され，小学校中学年から中学生にかけての期間をギャング期 gang age と呼ぶことがある）。もっとも近年では，社会の変化（治安も含む）に伴って子ども集団にとって活動の場が狭まり，また習い事や塾などで時間的余裕がなくなったこと，とりわけ電子ゲームの普及等によって，その様相は変化しつつある。運動が得意な子の中には，サッカークラブ等に所属しスポーツ漬けの毎日を送る子どもがいる一方，室内遊びを好む子どもたちが，ポケットサイズの電子ゲーム持参で，気の合った者どうし互いの家や公園に集合し，黙々とゲームにいそしむのが，現代の小学生の遊びの風景の一つになっている観がある。ゲームが現代の子どもどうしを繋ぐ重要なアイテムになっているのは確かなようだ。ゲームを媒介として，共通の時間を生きたという一種の仲間意識が育まれるのかもしれない。

VI．思春期・青年期

　性ホルモンの急激な上昇によって，第二次性徴が生じ，思春期が始まる。概ね中学生年代に当たり，青年期前期ともいわれる。通常，高校生の年代を青年期中期，大学生以降を青年期後期と呼ぶ。思春期・青年期は身体変化とともに，心理面での変化も著しい。Wells, J.[28]は，思春期の到来を親の視点から「子供は一夜で思春期に入るものではありません。時には，たっぷり一週間もかかります。ところが，ふつう，親には，それが突然の出来事のように思えてしまうのです。たとえば，ある朝，顔立ちは見慣れているのに全くの別人が食卓についている―，（中略）すべてのことに凄まじく敵対的で，聞いたこともないひどい言葉を投げつけたかと思うと，急に黙りこくってしまう―，約束の門限に大幅に遅れたり，家族の習慣を無視して自分の寝室に閉じこもる―，（中略）けれども，ほかならぬこうしたさまざまなことが，子供が思春期に入った最初のしるしなのです」と述べている。

　思春期・青年期は，突然襲ってくる身体の変化を背景に，子どもから大人へ未知の領域へ足を踏み出す不安感や違和感を感じながら，さらに他者の目を強く意識したり，自己に向かう意識が過剰になる時期でもある。それまで当然のごとくに享受していた親の庇護や援助を桎梏のように感じ始め，嫌悪，反発，反抗的態度を表出するようになる。親子の関係より，同世代の仲間との横のつながりが重要性を増し，問題を共有し相談し合える友人を求めるようになる。

　思春期・青年期で直面する主な三つの課題がある。性の問題，親からの自立，アイデンティティの確立である。

　性的成熟とともに，異性との関係が重要なテーマになる。性には，生物学的性（sex）に対して，社会的，文化的性意識（gender），自分自身の性別をどのように認識しているか（性自認，心の性），性愛対象として異性，同性，両性のいずれを選ぶのか（性的指向，セクシュアリティ sexuality）の側面があり，個々人の恋愛観，性行動に影響を与える。自らの生物学的性が，生活する時代と文化圏でそれぞれの性にふさわしいとされる行動様式（性役割）にどれだけ適合しているのかは，社会生活の様々な側面における適応状態に少なからず影響する。セクシュアリティに関しては，生来性の気質，体質，ライフイヴェント，生育環境その他，複数の要因の総体が，その方向性を決めるであろう。人生を豊かに生きるために，自らの性をいかに受け入れ，異性に（そして同性にも）どのように向かい合い，男女が共に生活している社会で互いに共存していくのかは，一生

を通じての課題である。

青年期に親からの依存から脱し独立へ向かう心性を，Hollingworth, L.S. は[29]「心理的離乳」と呼び，Blos, P. は[30]「第二の個体化過程」と呼んだ。親からの自立は一直線に実現するのではない。西平[31]によれば，子どもは親への依存から脱しようと反発，反抗するが，その後親を一人の人間として見直し関係を自覚的に修復し，さらに親から受け継いだ価値観を超えて自身の生き方の確立に向かう3段階の経過があるという。子どもの自立は親にとっても，自らの生き方を問い直される試練であり発達課題である。子どもは親への反発と依存を繰り返しながら，自らの道を模索する。親は，時にやむなく感情的になることはあっても，子どもを一個の人格として尊重しつつ，忍耐と寛容を持って，自立への過程に真摯に向き合い付き合っていかなくてはなるまい。

Erikson が青年期の最重要課題と位置づけたアイデンティティの確立は，進路，職業選択，配偶者選択のみならず，政治，宗教，世界観や信条，趣味の領域に至るまで，人生を通じてあらゆる側面で課題となる。中でも職業に関するアイデンティティの確立は，社会の中で自らの労力と能力をどのような方法で傾注し，いかに役割と責任を担っていくのか，その後の人生の中身を方向づける最たるものであろう。青年期のアイデンティティ形成の過程を示した研究として，Marcia, J.E. は[32]，Erikson のアイデアを発展させ，職業，政治，宗教の3領域について，アイデンティティ危機をどう克服したかについて調べ，青年のアイデンティティの状態（アイデンティティ・ステータス，identity status）の4類型（同一性達成，モラトリアム，早期完了，同一性拡散）を示した。同一性達成（identity achievement）は，自らの力で考え，解決に達し行動している状態，モラトリアム（moratorium）は，いくつかの可能性を模索している状態，早期完了（foreclosure）は，親など年長者の価値観をそのまま採用し，疑問を持たぬようにしている状態，同一性拡散（identity diffusion）は，いくつかの選択肢のいずれも選択できず無気力に陥っている状態である。われわれは，人生に出会うさまざまな領域について，何らかのアイデンティティ・ステータスにあるといってもよいであろう。幼年期から青年期に至るまでは，主として家庭において親への同一視を通じてつくられていくものだ

が，青年期に達すると，幼年期までのアイデンティティの枠組みに対する疑問とともに，友人，教師，理想とする人物なども含めた重要な他者への同一視も加わり，さらに親との関係も見直されて，再構築されていく。Erikson が述べているように，アイデンティティ形成は，青年期にのみ限局したものではない。生涯を通じて，発展途上の領域において成熟を遂げていく一方，領域によっては一旦達成したかに見えたアイデンティティの枠組みが新たに作り直されていく。アイデンティティ形成という着眼点は，われわれが青年を援助する上で，あるいはわれわれ自身の発達を検証し生き方を模索する上で，有用な手がかりを提供する。

VII. おわりに

乳児期から青年期までの発達の過程を，代表的な発達理論や研究を踏まえて大まかに述べた。実際の臨床場面では，個々の発達の過程は千差万別であり，各々の子どもの発達の姿がある。標準的な発達モデルは折々に参照するのがよいが，その旅程表に固執すべきではない。「四十にして惑わず」の文言を知っていたところで，迷わない人生があり得ないのと同様である。個々の子どもにとっての独自の展開を期待しつつ待ち，ほんのわずかな発達の芽を見逃さず評価することは，児童精神科臨床に従事するわれわれが経験できる面白さの一つである。

文 献

1) 吉川幸次郎　論語. 朝日新聞出版，1996.
2) Freud S. Drei Abhandlungen zur Sexualtheorie. 1920.［中山元編訳　性理論三篇［S. フロイト　エロス論集］. 筑波書房，1997.］
3) Piaget J, Inhelder B. La psychologie de l'enfant. Presses Universitaires de France, 1951.［波多野完治，須賀哲夫，周郷博訳　新しい児童心理学. 白水社，1969.］
4) Erikson EH. Childhood and Society. W. W. Norton & Company, Inc. New York. 1950.［仁科弥生訳　幼児期と社会. みすず書房，1977.］
5) Erikson EH, Erikson JM. The Life Cycle Completed. A Review, Expanded Edition, W. W. Norton & Company, Inc. New York. 1997.［村瀬孝雄，近藤邦夫訳　ライフサイクル，その完結＜増補版＞. みすず書房，2001.］
6) Portmann A. Biologische Fragmente zu einer Lehre vom Menschen. 1951.［高木正孝訳　人間はどこまで動物

か. 岩波書店, 1961.〕

7) 前川喜平 小児の神経と発達の診かた. 新興医学出版社, 1995.

8) Vauclair J. Développement du jeune enfant. motricité, perception, cognition. 2004.〔明和政子監訳, 鈴木光太郎訳 乳幼児の発達 運動・知覚・認知. 新曜社, 2012.〕

9) Gibson EJ & Walk RD. The visual cliff. Scientific American 202：64-71, 1960.

10) Johnson MH, Dziurawiec S, Ellis H, & Morton J. Newborns' preferential tracking of face-like stimuli and its subsequent decline. Cognition 40：1-19, 1991.

11) Melzoff AN & Moore MK. Imitation of facial and manual gestures by human neonates. Science 198：75-78, 1977.

12) 明和政子 まねが育むヒトの心. 岩波書店, 2012.

13) Rizzolatti G & Sinigaglia C. So quel che fai：il cervello che agisce e i neuroni specchio. 2006.〔柴田裕之訳, 茂木健一郎監修 ミラーニューロン. 紀伊國屋書店, 2009.〕

14) Bowlby J. Attachment and Loss, Vol. 1, Attachment. 1969.〔黒田実郎, 大羽蓁, 岡田洋子, 黒田聖一訳 母子関係の理論 Ⅰ愛着行動. 岩崎学術出版社, 1991.〕

15) Holmes J. John Bowlby & Attachment Theory. 1993.〔黒田実郎, 黒田聖一訳 ボウルビィとアタッチメント理論. 岩崎学術出版社, 1996.〕

16) Ainsworth MD, Blehar M, Waters E, Wall S. Patterns of Attachment：A Psychological Study of the Strange Situation. Lawrence Erlbaum Associates, Hillsdale, N. J. 1978.

17) 村田孝次 児童心理学入門. 培風館, 1981.

18) 今井むつみ, 針生悦子 言葉をおぼえるしくみ 母語から外国語まで. 筑摩書房, 2014.

19) ヴィゴツキー〔柴田義松訳〕思考と言語 新訳版. 新読社, 2001.

20) Astington JW. The Child's discovery of the mind. Harvard University Press, 1993.〔松村暢隆訳 子供はどのように心を発見するか. 新曜社, 1995.〕

21) 岩田純一 ＜わたし＞の世界の成り立ち. 金子書房, 1998.

22) 子安増生 心の理論 心を読む心の科学. 岩波書店, 2000.

23) Wimmer H, Perner J. Beliefs about beliefs：Representation and constraining function of wrong beliefs in young children's understanding deception. Cognition 13：103-128. 1983.

24) Baron-Cohen S, Leslie AM, Frith U. Does the autistic child have a theory of mind? Cognition 21：37-46. 1985.

25) Parten MB. Social participation among pre-school children. Journal of Abnormal and Social Psychology 27：243-269, 1932.

26) 岡本夏木 ことばと発達. 岩波書店, 1985.

27) Sullivan HS. The interpersonal theory of psychiatry. W. W. Norton & Company Inc., New York, 1953.〔中井久夫, 宮崎隆吉, 高木敬三, 鑪幹八郎訳 精神医学は対人関係論である. みすず書房, 1990.〕

28) Wells J. How to survive with your teen ager. The Thomas More Press, Chicago, 1982.〔鈴木グレース, 上田睦子訳 10代の子を持つ親の本. 岩波書店, 1984.〕

29) Hollingsworth LS. The Psychology of the adolescent. Appleton, New York. 1928.

30) Blos P. Son and father：Before and beyond the oedipus complex. The Free Press, New York. 1985.〔児玉憲典訳 息子と父親 エディプス・コンプレックス論をこえて─青年期臨床の精神分析理論. 誠信書房, 1990.〕

31) 西平直喜 成人になること─生育史心理学から. 東京大学出版会, 1990.

32) Marcia JE. Development and validation of ego-identity status. Journal of Personality & Social Psychology 3：551-558. 1966.

3 児童青年精神医学における見立て

村瀬聡美

本章のタイトルにある「見立て」という言葉は，たとえば「洋服を見立てる」という文の中で使われるように，あれやこれやさまざまなものが存在する中で，その人に良く似合い，その人らしさを際立たせるものを上手に用立てるというニュアンスがあると思われる。一方「見立てる人」は，洋服を着る人の人となりをよく知っている人であるか，あるいはその人の人となりを直感的に把握できる人であり，かつ洋服全般のことをよく知り，洋服選びのセンスのある人でなくては，見立てられる側，見立てる側双方ともに満足のいく「見立て」にはならないだろう。われわれは，児童精神医学を実践する中で，「子どもが表してくる問題」をより良く「見立てられる人」を目指さなければならない。すなわち，十分な児童精神医学の知識を持つことはもちろん，目の前の子どもならびに家族のことを直感的に把握し，またさまざまな情報源をもとに理解するよう努めることを目指さなければならないであろう。

精神医学全般に関して言えることではあるが，子どもが表してくる問題は，その子ども自身のもつ生物学的要因（遺伝子や素質等）と環境的要因（家庭，園・学校での人間関係やいじめ，被災等のストレスフルイベント等）との相互作用の結果生じてくるものである。世間でよく言われるように，子どもの問題を「親のせい」と安易に結論づけることなく，幅広い視点から子どもの問題に関する情報を集めていかねばならない。一方，子どもの問題を扱う際に特有の観点として，1) 成長，発達という時間軸をつねに考慮にいれなければならないこと，2) 親との協力関係が非常に重要であり，子どもの診断，治療を進めていく上で必要不可欠な子どもとの関係を作るための鍵ともなること等が成人の精神科臨床とは大き

く異なる点であろうと考えられる。

I. 初回面接の導入と組み立て

1. 初回面接の重要性

子どもが自ら苦痛を訴えて病院へ連れて行ってほしいと親に懇願することも非常にまれには存在するが，通常は，子どもに何らかの問題が生じており，親ではそれを何ともできないために，専門家の援助を求めるべく親が子どもを連れて児童精神科外来を受診する。そのような問題を抱えた親子との最初の出会いが初回面接である。

精神科でも内科や外科等の他科でも，いかに所見を取り，診断し，その後の治療につなげていくかという意味において初診が重要なことはいうまでもないが，他の身体科にはない精神科の特殊性として，その後の治療につなげていくために患者ならびに家族との間に強い信頼関係を築くという意味において初診は非常に重要である。いかに信頼関係が形成されるかが，その後の精神療法の行方を左右することを考えると，精神科における初診の意味づけは非常に大きなものであると言わざるをえないであろう。特に児童青年においては，成人の場合と異なり，治療者-患者関係だけを考えればよいのではなく，親，場合によっては祖父母や学校の先生等子どもを取り巻く人たちを幅広く扱っていかなければならない場合も多い。そのような意味で児童精神科における初回面接にはさまざまな工夫を要する点や留意する点が多いと考えられる。

2．初回面接をどう組み立てるか？

　誰が何を問題に思って受診の予約をとったのか，どんな問題が解決されれば子どもの成長につながるのかという点は，初回面接の際には，常に心にとめておく必要がある。子どもや親と会うのに先立って，簡単な問診票を準備し，親に記入を依頼すると良いであろう。あらかじめ問診票に目を通すことで，親の問題意識や考えの一端を知ることができるとともに子どもの持つ問題の大まかな絞り込み（不安，抑うつ等の内在的問題なのか，多動，非行等の外在的問題なのか等）が可能となる。

　前述したように，ほとんどの場合，症状を出しているのは「子ども」であるが，問題意識をもって受診するのは「親」の方である。初回面接を組み立てる上で大切なことは，まず誰と会うか，誰から会うか，どういうスタンスで親や子どもと会うのか，ということである。

　問診票をみた段階で最初に子どもだけに会って話を聞いた方がよいことがはっきりしている場合は別として，私自身は，これまでの問題の経緯を把握するために，まず親子一緒に診察室へ招き入れるようにしている。まず自己紹介をするが，子どもに対しては，家や園・学校で困ったことが起こって相談にくる親子はたくさんいること，自分はそういう人たちを助けることを専門にしている医師であることをまず伝えるようにしている。青年期の子どもの中には親や学校が悪いのであって，自分はまったく関係ないと主張する者もいる。そのような場合には「あなたの意見を十分に聞いた上で状況を理解し，医学的に援助できることはしたいと思うので協力してほしい」と明確に伝えていく必要があると思われる。

　これまでの問題等を時間軸にそって親に話してもらい，その後に親に退室して頂く。次に子どもから話を聞くが，「お母さん（お父さん）は，～と話していたが，本当ですか（＝あなたにも同じように感じられましたか）？」と子どもの気持ちや考えを聞いていく。親の話も重要ではあるが，子どもの話を十分尊重して聞こうという気持ちで子どもに接するようにするのがよいと思われる。子どものうつ病とも関連するが，親が心配するからという理由で死にたい気持ちを隠して親の前では明るく振る舞っている子どももいるように，一般的に親は子どもの行動上の問題点についてはよく把握しているが，子どもの不安や抑うつ等の内在的な問題については十分把握できていないことが知られている[1]。特に子ども自身からしか得られない不安，抑うつ等の症状については，子どもの発達や年齢を考慮してわかりやすい言葉で丁寧に聞いていく必要があるだろう。

　最後に，子どもに対して，初回面接でこちらが理解したこと，見立てを行うために今後必要になってくること（心理検査を含む諸検査や学校から情報提供を受けること等）を伝える。親に話してほしくない内容については親には話さないこと（例外については後述）を伝えた上で，最後は親に入ってもらい，子どもに伝えたのと同様の内容を親にも伝える。最後のフィードバックの部分では，親との同席を望む子どももいるし，同席を望まない子どももいる。青年期の子どもの場合には，前者が多いことからも，青年期の子どもに対しては，特に注意して，治療者―患者間のやり取りは，原則として秘密として守られることを初回面接からきちんと伝えた方がよいであろう。

　初診時，親が子ども抜きで会いたいという場合がある。たとえば養子であるという戸籍上の親子関係を子どもに隠している場合等，生育歴上重要な情報が提供される場合も多く，親のみと会って情報提供を受けた方が良いことも多いが，青年期の子どもの場合，親が自分抜きで自分の悪口を言っているかもしれないと邪推する場合も多く，その後の治療関係に影響を及ぼしかねない可能性もある。一つの工夫として，問診票に「担当医に知らせておきたいこと」という項目を作っておく。そういった情報を親が問診票に記載してくれれば，子どもに心的負荷を与えることなく重要な情報を知ることが可能となる。子どもには内緒と言って看護師や事務員経由で手紙を渡してくる親もいる。場合によっては，2回目以降，別の診察の機会を設け，親のみに来院してもらい，情報提供を受けた方がよいと判断される場合もあるだろう。このような親からの申し出をどのように取り扱うかについては，子どもの表している問題，子どもの年齢，発達，今後の治療についても十分考慮した上で慎重に判断する必要があると言えるであろう。

　また全く別の観点ではあるが，青年期の子どもが引きこもっていて受診したがらないため，親のみの

総　論

家族相談にならざるを得ない場合がしばしばある。親とだけで会う場合には，親が心配していることについて聞き，発達歴，家族歴等について詳細に聞いておき，次回以降子ども自身が受診する場合に備える。子どもに対しては，心配なので相談に行ってきたこと，解決に向けて専門家の援助を得る必要があることを冷静な時に繰り返し伝えていけばよいとアドバイスすることで親の不安をサポートするとよいと思われる。このように，たとえ子どもが受診できない場合でも，親との面接は，子どもに関する情報をもたらすだけではなく治療関係を構築するためにも必要不可欠であると考えて軽視してはならない。

どのような場合でも，児童精神科臨床においては，子どもとの関係が第一に重要ではあるが，子どもとの関係を損なわないことに留意しながら，親との関係を作ることが子どもにとっても大きな利益となる。初回面接では，見立てに必要な情報を得ることはもちろん，この点に留意しながら診察を行うことが重要である。

II. 見立てに必要な情報の集め方

多くの場合，初回面接のみで見立てに必要な情報すべてを得ることは不可能である。子どもの感情や行動は状況に依存しやすく，変化しがちであるため，子どもや親を繰り返し面接することには意味がある。また他の情報源から様々な情報を得ることで子どもの状態をより正確に把握することにも努めなくてはならない。

1. 子ども自身の面接からどの様な情報を得るか？

おおむね小学生までの年少の子どもの面接の場合は，家族やペット，好きな遊び等答えやすい日常的な話題からはじめる事が多い。言葉だけのやり取りではなく，絵（家族画や家の間取り図等）を書いてもらったりすることでも，その子どもの全体像や運動機能，人との関係の作り方，おおまかな知的水準等を伺い知ることができる。学齢期の子どもの場合，学校の成績や友だち関係，先生との関係等も聞いておく必要がある。

青年期の子どもの場合，問題の全体像を得るためには，面接の内容を問題領域だけに限定したりすることなく[2]，病的な症状や問題行動のみを聞き出すのではなく，得意な領域，興味関心領域等その子どもの持っている「強み」の部分を積極的に聞いていく。子どもの全体像を知ることによってこちらが興味を持っていることを理解してもらうことで青年期の子どもが「自分には関係ない」「親や学校のせい」と自分自身の問題を否定したり否認したりするのを避けることができる。

子どもの面接をする際には以下に述べるような諸点を念頭に置きながら，アセスメントを行うとよいと思われる[3]。

・全般的な外見と行動：明らかな身体的異常（打撲傷，切り傷，かすり傷等）はないか。季節や天候にふさわしい洋服であるか。幸せそうであるか，それとも不幸せであったり涙ぐんでいたり，心配そうであったりするか。

・運動機能：動きすぎるか，普通か，不活発か。不器用か器用か。チックのような異常運動はないか。右利きか左利きか。左右の区別はできるか。歩き方は普通か。字は書けるか。絵は描けるか，どのくらい上手か。

・話し方と言語：構音，語彙，言葉の使いかたはどうか。非言語的コミュニケーションが言語的コミュニケーションと一致しているか。どのくらいしゃべるか。読み書きの能力はどのくらいか。

・話や思考の内容：何について話すか。特定の話題へと会話のかじ取りをするのがどのくらい容易であるか。避けられている主題はないか。思考の流れが前後で論理的につながっているか。言葉や表現に異常な使い方がされていないか。幻覚や妄想の形跡はないか。

・知的機能：（子どもの年齢を考慮しながら）一般知識，会話の内容，遊びの水準，時間，年月日，場所，人物認識についての知識に基づいて，知的機能の水準を大まかに見積もることは有用である。

・気分と感情状態：（全般的な外見のところで観察されたことに付け加えて）：幸せ，元気，不幸，あきらかな落ち込み，不安，敵意，憤慨，疑い，両親から離れたことによるうろたえはないか。確立されたラポールの水準はどのくらいか。逃げ出したいと思っていないか。隠れたいと思っていないか。死に

たがったり，自殺企図はないか。子どもは泣くか，どのくらいよく泣くか，どのような状況で泣くか。特定のものを怖がるか。もしあるとしたらそれらをどんなふうに処理しているか。話されている主題に対する情緒状態は適切か。

・家族への態度：会話や遊びの中で示されるものは何か。

・学校への態度：学校は好きか。学業，教師や他の職員，生徒たち。遊びやゲームに対する態度はどうか。

・空想生活：3つの魔法の願い事は何か。無人島で一緒にいてほしいと思う3人は誰か。どんな夢が語られ作られたか。起りそうなことで最も悪いことと最も良いことは何か。将来，何になりたいか。遊び，描画，工作，会話の中で，どのような空想の題材が表現されるか。

・睡眠：睡眠に何らかの障害がないか。就寝不安，就眠不安があるか。暗闇に対する恐怖，悪夢，夜驚はないか，うれしい夢はどんなものか。

・行動の問題：行動の問題，非行，違法薬物の使用，家出，性的問題，警察や学校側とのいざこざ，裁判沙汰等はないか。

・家を離れた経験：家を離れた経験があるか。あるとしたら，いつどこにどのくらいの期間いたか。その理由を子どもはどう理解しているか。家を離れた経験に対する反応はどんなものか。

・紹介に対する態度：子どもはここへ紹介されてきたことやその理由をどう考えているか。問題に気付いているか。そうであれば，問題は何だと考えているか。

・社会適応の指標：友だちの人数，趣味，関心，したことのあるゲーム，所属している子ども団体，余暇活動等。自分を追従者，先導者，いじめられっ子のいずれと感じているか。いじめられているなら，誰からいじめられているのか。

・その他の問題：心配事，痛み，頭痛，その他の身体症状，人間関係の問題。

・遊び：全般的記述は子どもの遊びから得られるものである。何を使ってどのように遊ぶか。遊びはどの程度，象徴的なものであるか。遊びの内容はどうか。集中力，注意散漫，建設的であるか。

・自己イメージ：これは普通，子どもの言動，表現された望みや空想上の考え，他者が子どもをどう見

ているかについて子ども自身がどう考えているか，ということの全てを総合して推測すべきものである。

2. 親の面接からどの様な情報を得るか？

親を面接し子どもに関する情報を得ることは非常に重要である。しかしながら，親の評価は時間がずれていることが多かったり，特定の問題を否定していたり，過去の直接関係のある行動を思い出すことができなかったりする可能性があることがわかっている[4]。DSM-III-R のI軸障害の全てで，親と子どもの意見が一致する割合が少ないこと[5]等，親と子どもの不一致が報告されてはいるが，親は家族歴だけではなく，子どもの誕生，発達，現在の症状や生活状況等について見立てを行うために必要な情報を提供してくれる。特に発達障害が疑われる場合には親から生育歴を詳細に聞くことは不可欠である。さらに近親者における精神障害，遺伝負因，そして発達の遅れをもつ家族や親族の存在など特定の精神障害と関連した家族要因についての情報，また周産期のトラブル等は親でなければ知り得ない情報であり，これらは子どもの状態を理解する上で欠くことのできない重要な情報である。

しかしながら，親から得る情報は，親が抱いている感情，親の葛藤や無意識的，あるいは意識的な子どもへの期待，その他の力動的な問題における子どもの役割をたいてい含んでいるため，親の情報を利用するためには，親の気質や性格構成，そして精神病理等の特徴を評価することが大切である[6]。親を十分知った上で親から得られる情報の質を吟味することが重要であると言えるであろう。

3. 家族機能についての情報

両親がどこで生まれ育ち，どのような家族の中で大きくなったか，どのように出会い，結婚したか，いつ子どもが誕生したか，子どもの兄弟構成等を家系図を描いてもらいながら説明してもらうとよい。

最近では家族機能に関する様々な質問紙等もあり，家族機能のアセスメントを可能にしてくれる。しかしながら，子どもが家族の中ではどのような存在なのか，子どもにとって家族がどのように機能し

ているかについては，家族に尋ねるよりも，実際の家族のやり取りを見て得られることの方が多いと思われる。家族面接は，家族がどのように影響しあうかという情報を得るために必要なだけでなく，家族の結びつき，家族の考えや関心が集中している領域等についての情報を得たり，さらには家族が子どもの治療に取り組むことが可能かどうか等家族の能力を見極めたりすることにも役立つ。

4．園・学校関係者等他の情報源

　子どもの園・学校の先生等本人や家族以外の情報源からも役立つ情報が得られることが多い。家では問題があるのに，園・学校ではうまくやれているとすれば，それは見立てをする上で非常に大きな情報と言えるであろう。園・学校側が受診を勧めた場合には，初診時に親が担任あるいはスクールカウンセラー等がしたための紹介状を持参してくる場合があるが，そうでない場合には，親の同意を得たうえで園・学校側から情報提供を受けた方が子どもの全体像を知る上でよい場合が多い。文書よりも実際に診察に付き添って話してもらったり，それが無理であれば，両親の許可を得た上で電話で直接話をしたりする等の工夫も必要であろう。それをきっかけにして治療的な動きが生じる場合もあるので，単に情報提供という以上に，その先の治療を見越した協力関係をこちらが意識しておく方がよいであろう。

5．心理テスト・チェックリストの活用

　子どものことを理解するための一助として，心理テストやチェックリストが役に立つ場合がある。面接時子どもが十分協力してくれない場合，親と子どもの言動が矛盾する場合，園・学校の先生から客観的な情報を得たい場合，たとえば子どもの知的能力が劣っていることで問題行動が生じている可能性がある場合に学校環境に関しての助言を行う場合等には，知能検査，性格検査等の心理検査，CBCL（Child Behavior Checklist：子どもの行動チェックリスト）[7]をはじめとしてさまざまなチェックリストの活用が役に立つであろう（詳細については，心理検査の項目を参照）。

6．構造化あるいは半構造化面接の活用

　診察に関して補足的な情報を得るために，また子どもや親，家族機能を評価したり，治療を計画するにあたって有用な情報を体系的に集めるために，構造化あるいは半構造化面接法が使われることがある。DISC（Diagnostic Interview Schedule for Children）[8]，ChIPS（Children's Interview for Psychiatric Syndromes）[9]等の構造化面接，CAPA（Child and Adolescent Psychiatric Assessment）[10]，K-SADS（Schedule for Affective Disorders and Schizophrenia for School-Aged Chidren）[11]等半構造化された児童用の面接法の詳細については別項に譲る。

7．画像検査，脳波，心電図，血液検査等

　器質的な病気を示唆する徴候や身体的変調を示唆する所見がある場合には，諸検査を実施したり，小児科医の診察を依頼したりする必要がある。逆に小児科から紹介された子どもの場合「器質的な異常がない」という前提で考えがちになるので注意が必要である。たとえば，意識消失発作を繰り返すが脳波検査で異常がでないために，児童精神科へ紹介されてきたケースで，その後何度か脳波検査を実施していく中で脳波異常が認められることは，しばしば経験することである。検査はある一時点の状態を反映しているだけであるということと同時に検査の侵襲性を常にこころにとめた上で，心因論に傾きすぎることなく，必要な検査を適切なタイミングで行うよう努力すべきである。また近年，児童でも薬物療法の幅が広がっている。QTc延長等のリスクを伴う薬剤もあるので，心疾患に関する問診のみではなく，薬剤使用前に心電図チェック等を怠らないようにこころがけるべきであろう。

III．見立てを診断にどう結びつけるか

　山崎[12]によれば，Kannerは，「診断（diagnosis）」という語のギリシャ語の語源が「知識のすべて」を意味することから，診断とは，単なる「疾病」や「状

「態」の名称をつけることをこえて，その子どもについての知識を完全なものとするために，問題そのものについての認識，問題を生じた因子，問題をもつ患者についての認識のすべてを包含したものでなくてはならないとしている。すなわち Kanner は「神経症」等といったいわゆる診断学的用語を用いるよりも，たとえば「完全癖のある両親によって指摘され拒否されている学齢期前の子どもの不安定性と攻撃傾向」等のように，力動的なメカニズムをよく表現しうる個別的記載が望ましいとしている。Kanner の記述は，個々の子どもの問題点とその背景をうまく見立てている一例と言えるであろう。しかしながら，一方で個々の子どものもつ諸症状を共通項として抽出し，背後に想定される「疾病」や「状態」の名称をつけること（＝狭義の診断）の重要性も強調しなければならないであろう。個々人の「見立て」を超えて，それらに共通する症状を抽出して診断名をつけることにより，個々の精神疾患の予後や治療に関する様々な知見の集積が可能となるからである。

現在の精神医学的診断は，DSM–III（APA 1980）[13]の登場以来，すべての精神障害を操作的診断基準と五つの軸（精神障害を第 I 軸および II 軸（精神遅滞のみ）で診断し，III 軸では合併身体疾患，IV 軸では心理社会的および環境的問題，V 軸では機能の全体的評価をコードする）によって診断する多軸診断方式を採用している。I 軸，II 軸診断を確定するため特定の診断基準を満たすか否か，除外診断に当てはまるか否か鑑別診断がなされる。

多軸診断は，子どもの状態を多面的にとらえるという意味では有用性は高いが，DSM における診断分類の問題点として，まず併存障害の出現率の高さが上げられる。たとえば注意欠如・多動性障害（ADHD）では素行障害，学習障害，ある種の不安障害との高い併存率が示されている[14]。第二の問題点は，子どもの精神障害には，年齢とともに症状が軽減し臨床的問題を残さないものがある等発達により症状が変化する場合があるが，「発達」という視点がDSM では十分考慮されていないという点が挙げられる。また成人同様子どもでも，特定された症状が必ずしも事例性を規定しない場合があることも知られている。

以上のように DSM をはじめとする様々な疾患体系には，疾病概念の規定や分類について未だに多くの問題点があることは否めない。それにもかかわらず，現時点での研究成果をもとに，子どもが表してくる複雑で多彩な症状の背後にある問題を診断という形で名づけて伝え，現時点で確立されている対処法や治療法，予後等に関する情報を子どもや親と共有していくことは，問題に直面し不安になっている親ならびに子どもたちに安定した一定の枠組みを与えることにつながるという意味で重要であるといえる。そして，実際の治療を行う際には，前述したKanner の「個別的記載」という言葉通り，個々の症例を症例たらしめている問題の背後にある力動的なメカニズムを十分加味した上で治療に当たる必要があるということであろう。

IV. 所見・診断の共有そして治療へ

これまでの数回の診察や諸検査の中で得られた所見・診断，今後の治療方針や予後をどのようにして伝えていくかは，今後の治療につながるという意味で非常に重要である。

親と所見・診断，治療方針を共有する面接（＝告知面接）に先立って，まず子どもと所見，診断，治療方針の共有を行わなければならない。こちらが感じた印象や助言を伝えるということ自体が子どもにとっては治療的であるし，親ではなく，子どもが治療の中心人物であるという自覚を子どもに植えつけ治療同盟を確立する意味においても，まず子どもと会うことが重要である。

告知面接で親と話す内容については，まず第一に子どもと事前に話し合うが，親との告知面接において，子どもが特に強調してほしいと望む点について，子どもに尋ねるとよいであろう。また子どもが秘密にしておいてほしいと望む情報についても子どもに必ず尋ねるべきである。ただし，自傷他害の恐れのある情報，たとえば自殺企図，薬物乱用等については，守秘義務の枠外であり，親や親の代わりに子どもを守ることができる人たちと情報を共有すること，それは子どもを守ることに繋がること等を事前にきちんと子どもに伝えておかなければならない。

成人を専門としている精神科医が青年期の子どもを診る場合，大人に準じた厳格な守秘義務を守るために「親御さんといえども一切お話はできません」

といって親が完全にシャットアウトされたという親の嘆きを耳にすることが度々ある。子どもの家族，とくに親は子どもにとって最も重要な社会的サポート源である。子どもと同じく，時にはそれ以上に親との良好な治療同盟が子どもの治療にとって必要不可欠である。たとえば子どもが治療に抵抗し一時的に来院しなくなった場合，守秘義務の枠を超えるような危ない行動を子どもが起こした場合等には，特に重要になってくる。

　このような点を踏まえて，次に親と会うことになるが，年少の子どもの場合，あるいは知的障害を伴っている青年期の子どもの場合，告知面接に子どもを含む必要はなく，同席しないことを疑問に思う子どもはほとんどいない。青年期の子どもの場合は，子どもが望むなら同席を認めた方がよい場合が多いであろう。

　親への告知面接は，不安な親に安心感と支持を与えるものでなくてはならない[15]。所見・診断を親に伝える際には，こちらが一方的に話すだけになってはいけない。専門用語を避け，平易なことばでわかりやすく説明すべきである。「子どもの問題」は，子どもの感じ方や物事の見方，とらえ方に密接に結びついていること，親が問題の背景などを理解でき，疑問点については話し合えることが重要である。診断の過程で得られた子どもや，親自身，家族に関するこちらの見解を伝え，詳しく話し合うことによって，親の子どもに対する理解が進むであろう。

　知的障害を伴った自閉症や10代前半で発症した統合失調症のように，子どもの予後が厳しい場合には，特に注意が必要である。最新の知見に精通しておき，予後について期待できること，もしくは期待できないことについて常に最新の知識でもって親と議論できることが重要である。もしこのような重篤な障害を抱えており教室内で級友に暴力をふるう等の不適応行動を起こしているのに，子どもが普通学級で勉強することを親が継続して望むなら，子どもの問題はさらに大きくなっていくであろうが，親がより現実的に子どもを見ることができるようになり，子どもにあった教育環境を考慮するならば，子どもの問題は解決していく可能性があると思われる。

　家族が治療を続けて行くことができる背景には，治療者側の要因，家族側の要因等様々な要因が関連しているが，治療者が患者とのコミュニケーション

から気づくことに関して意見を述べる場合には，より治療が継続される傾向にあることが示されている[16]。子どもや親とよいコミュニケーションをとり，最新の知見ならびに臨床的経験から伝えるべき事を子どもや親に上手くフィードバックすることができれば，子どもや親は力づけられたと感じ，自分が治療の中で能動的な役割を果たしていると自覚できるようになる。所見・診断，治療方針について子どもや親と話し合う事それ自体が非常に治療的であり，その後に続く治療過程の大きな一歩になるだろう。

V. まとめ

　児童精神医学における見立てと題して初回面接の重要性，様々な情報の集め方，守秘義務の問題，親との治療同盟の大切さ等について述べた。子どもは発達途上にあり，親を支えとしなければならない存在である。親・子をどう扱って情報収集し，見立て，治療同盟を作り上げていくか，子どもとの守秘義務を守りながら，親とどのように上手く関係を築き上げるか等児童精神科の診療場面には，成人とは異なる種々の点がある。それらに十分留意していくことが児童精神科臨床においては重要である。

文献

1) Achenbach TM, McConaughy SH, Howell CT. Child/adolescent behavioral and emotional problems：implications of cross-informant correlations for situational specificity. Psychol Bull 101：213-232, 1987.

2) King RA, Schwab-Stone M, Peterson B, et al. Psychiatric assessment of the infant, child, and adolescent, in Kaplan and Sadock's Comprehensive Textbook of Psychiatry, 7th Edition, Vol 2. Edited by Kaplan HI, Kaplan VA. Baltimore, MD, Lippincott Williams & Wilkins, pp.2558-2586, 2000.

3) Barker P. Basic Child Psychiatry, 6th Edition. Blackwell Science Limited, Oxford, 1995.（山中康裕，岸本寛史監訳：児童精神医学の基礎．金剛出版，1999.）

4) Chess S, Thomas A, Birch HG. Distortions in developmental reporting made by parents of behaviorally disturbed children. J Am Acad Child Psychitar 5：226-234, 1966.

5) Kashani GH, Orvaschel H, Burk JP, et al. Informant variance：the issue of parent-child disagreement. J Am Acad Child Psychiatry 24：437-441, 1985.

6) Greenspan SI & Greenspan NT. The Clinical Interview of

the Child, 2nd Edition. Washington, DC, American Psychiatric Publishing, 2003.

7) Achenbach TM, Edelbrock CS. Manual for the Child Behavior Checklist and Revised Child Behavior Profile. Burlington, VT, University of Vermont, Department of Psychiatry, 1983.

8) Shaffer D, Fisher P, Lucas CP, et al. NIMH diagnostic interview schedule for children version IV (NIMH DISC-IV)：Description, differences from previous versions, and reliability of some common diagnoses. J Am Acad Child Adolesc Psychiatr 39：28-38, 2000.

9) Weller EB, Weller RA, Fristad MA, et al. Chidren's Interview for Psychiatric Syndromes (ChIPS). J Am Acad Child Adolesc Psychiatr 39：76-84, 2000.

10) Angold A, Costello EJ. The Child and Adolescent Psychiatric Assessment (CAPA). J Am Acad Child Adolesc Psychiatr 39：39-48, 2000.

11) Ambrosini PJ. Historical development and present status of the Schedule for Affective Disorders and Schizophrenia for School-Age Children (K-SADS). J Am Acad

Child Adolesc Psychiatr 39：49-58, 2000.

12) 山崎晃資　特定の状態を示す子どもの初回面接. （野沢栄司，山中康裕編）児童精神科臨床　初回面接．pp105-180，星和書店，1980.

13) American Psychiatric Association. Diagnostic and Statistical Manual of Mental Disorders. 3rd Edition. Washington, DC, American Psychiatric Association, 1980.

14) Geller B, Zimerman B, Williams M et al. Bipolar disorder at prospective follow-up of adults who had prepubertal major depressive disorder. Am J Psychiatry 158：125-127, 2001.

15) Cox AD. Interviews with parents, in Child and Adolescent Psychiatry：Modern Approaches. Edited by Rutter M, Taylor E, Hersov L. Oxford, UK, Blackwell Scientific, pp.34-50, 1994.

16) Rotor D. Which facets of communication have strong effects on outcome：a meta-analysis, in Communicating With Medical Patients. Edited by Stewart M, Rotor D. London, Sage, pp.183-196, 1989.

4 児童青年精神医学における心理査定

金子一史

I. はじめに

　児童精神科臨床において，患児をより深く理解するための一つの手段として，心理検査によるアセスメントがある。同じ疾患や障害を持っている患児であっても，一人一人の状態像は全く異なっている。重症度や社会的機能は異なっているし，パーソナリティや患児を取り巻く環境も，千差万別である。つまり，全く同じ患児は存在しない。したがって，患児の一人一人の個別性を考慮する上で，心理検査によるアセスメントは，重要な1つの手段である（松本，金子，2010）[1]。

　通常の診察ではとらえどころがなく，どのように理解して良いのか確たる印象が持てない患児に対し，心理検査を実施したところ，診察では表れていなかった側面が明らかとなり，患児の理解がより深まるということがある。このように，心理査定は，臨床場面において重要な役割を果たしている。

　患児に心理検査を施行することを考慮する際には，目的によって施行する検査が異なる点に注意する。例えば，児童精神科臨床で用いられる知能検査には，複数の検査が存在している。この背景には，知的能力を捉える際には，複数の考え方や視点が存在していることを意味している。そのため，状況や目的に応じて，最もふさわしいと思われる心理検査を選択して施行する。そのためには，各種の心理検査に関して，内容や特徴を良く理解しておく必要がある。

　当然のことではあるけれども，心理検査は，患児やその家族の利益となるように用いられなければならない。心理検査の施行が，単なるラベルやレッテル貼りだけに用いられるのであれば，その段階でケースをより深く理解しようとする営みは停止することになり，それ以上の理解が進むことはない。むしろ，患児の臨床的理解を妨げたり，かえって阻害することとなってしまうだろう。

II. 心理査定の実施にあたって

1. 心理検査への導入について

　心理検査への導入にあたっては，患児およびその保護者に，心理検査を試行することへの説明と同意を得る必要がある。低年齢の子どもの場合でも，挨拶ができてこちらが伝える内容を理解できる発達レベルに達していれば，子どもにあわせて心理検査の目的を簡潔に説明する。どのような内容を求めるのか，何のために実施するのかを，子どもにあわせて説明すれば，ほとんどの子どもは心理検査に前向きに取り組んでくれる。子ども自身が納得して，心理検査を受けることが重要である。

　心理検査に対して，不安を示している場合には，事前に十分な説明を行うことで，不安を解消しておく必要がある。ところが，子どもによっては，自身が抱えている不安を率直に表明しない場合もある。子どもの立場から見た場合，心理検査と言われても，それが何をするものなのか，全く想像がつかないこともあるだろう。子どもが持っている不安への配慮を怠ったままで心理検査へ導入すれば，心理検査の結果が影響を受けてしまい，結果の解釈が困難になりやすい。くれぐれも，心理検査の導入に際しては，子どもの様子に気を配り，子どもの気持ちへの配慮をないがしろにしてはならない。

施行時間については，時間を十分に確保する必要がある。心理検査は，施行時間や心理的な疲労など，患児に負担を強いる。特に，個別式検査については，課題をこなしていくのに費やす時間も，個人差が非常に大きい。子どもの状態によっては途中に休憩を入れたり，疲労が激しい場合などには，途中であっても検査を中止し，残りを別の日に設定したりする。同日に，負担が大きいと思われる心理検査を複数実施するのは，可能な限り避けるべきである。

2．手続きに習熟していること

心理検査では，マニュアルに指示されている通りに実施することが求められる。心理検査は，共通の施行方法の下で実施されることが前提となっており，実施の仕方が変更されていると，結果の意味が異なってくるからである。したがって，心理検査の実施方法を，自己流に変更して実施することは厳禁である。標準化されている心理検査は，あらかじめ定められた一定の実施方法の基に標準データが収集されている。実施方法が手続きから外れてしまえば，得られた結果の意味が異なってしまい，標準値などを参照することができなくなる。この点については，適用年齢の範囲を超えて検査を実施することにも当てはまる。

初心者は，知能検査などの複雑な検査において，マニュアル通りに実施すること自体が大変困難である。課題も多数から構成されており，教示もそれぞれの課題で異なっている。さらに，事前に覚えておかなければいけない事柄が多岐にわたる。そのため，事前に十分な練習と訓練を積まないと，正確に実施することは，ほぼ不可能である。結果を処理する際にも，操作を誤ることなく処理することが求められる。結果の解釈については，適切なレベルに到達するためには，指導者の下での一定期間の訓練が必要となる。

3．検査中の様子

検査を実施している間に，子どもの様子をよく観察しておくと良い。心理検査場面は，通常の生活場面と比べると，構造化された状況となっている。どの子どもに対しても，ほぼ同一の環境が提供され，その中でどの子どもに対しても，同一の働きかけによる応答が求められる。このような状況は，家庭や学校などでの生活状況とは大きく異なっているけれども，その一方で，個々の子どもの違いを捉えやすい構造になっている。

検査への取り組み方は，子どもによって様々である。最初はおとなしく座っていられた子どもが，途中からそわそわしだして，最後には椅子から立ち上がって机に乗りかかってくる様子が観察されたりする。説明を求める課題に対して，要点を短く答える子どももいれば，長々と説明を加えるけれども，かえって要点がわかりにくくなっている場合もある。作業を伴う課題では，テキパキと進めていく子どももいれば，ゆっくりと進めていく子どももいる。スピードは速いのに，誤りが多くなっている子どももいれば，慎重かつ確実に取り組む子どももいる。これらの検査への取り組み方も，検査結果の解釈に有益な情報となる。

検査者に対する態度も，子どもを理解する上での重要な情報となる。初対面でも，人なつっこく明るく接してくる子どももいれば，やや警戒しながら必要最小限のコミュニケーションしかとろうとしない子どももいる。口数が少なく，一見検査者を避けているように見えたけれども，ちょっとした言葉をきっかけに，検査者に自身のことを熱心に話し出す子どももいる。一方，自分からは決して口を開かないけれども，検査者に声をかけてほしい雰囲気を醸し出している子どももいる。検査中のこのような子どもの態度から，普段の生活場面における子どもの対人関係のあり方を推測することにより，報告書の作成に反映される。

4．テストバッテリー

テストバッテリーとは，2種類以上の複数の心理検査を組み合わせて，子どもに施行することをさす。個々の心理検査は，測定しようとしている領域に限界があるため，複数の検査を組み合わせることで，多角的にアセスメントすることを目指す。例えば，知能検査とパーソナリティ検査を組み合わせて，患児の姿を，知的能力の側面とパーソナリティの複数の側面から，多次元的に捉えることを試みる。

一方，知能検査の中から，複数の検査を組み合わ

せる場合もある。例えば，学習障害を疑われるケースに対して，ウェクスラー式のWISC-IVに加えて，K-ABCIIなど，他の知能検査を組み合わせて実施したりすることがある。この場合，WISC-IVの結果では，対象児童の知的能力にアンバランスは認められなくても，K-ABCIIの結果では，大きなアンバランスが認められたりすることがある。

　他の例として，パーソナリティ検査を複数組み合わせる場合もある。例えば，文章完成法に加えてロールシャッハ法を併せて実施する。この場合，文章完成法のみでは捉えられない内容が，ロールシャッハ法を実施することで捉えられたりする。

　テストバッテリーの際には，施行する検査の数が多くなりすぎないように注意する必要がある。そのため，長時間の心理検査を複数行う場合は，一日で全ての心理検査を施行するのではなく，場合によっては二日間にわけて実施するなど，児童の負担を考慮する必要がある。

III. 報告書およびフィードバック

1. 報告書の作成について

　心理検査の結果は，報告書としてまとめられる。報告書は，心理検査で得られたデータや数値のみで構成されるわけではない。最も重要なのは，心理検査で得られたデータや数値を，子どもの状況とあわせてどのような意味があるのかを考え，子どもをどのように理解すれば良いのかについての有益な示唆を与えることである。

　心理検査の報告書では，今後の指針や援助方針が提案されている必要がある。初心者が陥りやすい問題に，心理検査で得られた数値が羅列されており，報告書としてまとまりがないということがある。心理検査では多くの数値が得られるけれども，情報量の多さに混乱してしまい，それらを総合的にまとめる段階になると，どうすれば良いのか途方に暮れてしまう。心理検査で得られた数値のみを羅列するだけでは，報告書としての意義はほとんどないだろう。

　前述の状況を避けるには，まずは全体的な概要を理解することを努めると良い。細部の結果よりも，大枠を重視する。報告書を作成するにあたっては，

大枠から始めて，徐々に細部に至っていくのが望ましい（石隈）[2]。初心者が作成した報告書の中には，細部を詳細に述べているものもあるけれども，かえってわかりにくくなっていることが多い。

　子どもに援助方針を提案するには，子どもが苦手としている部分や，他児に比べて劣っている部分に注目するだけでは不十分であり，子どもが保持している強みや，使用している対処方略などに注目することが必要となる。そのためには，心理検査中の子どもの様子に注目している必要があるし，心理検査の場面のみではなく，学校や家庭での様子も，本児を理解する上で参考とすることが求められる。

　報告書の作成に当たっては，留意する点がいくつかある。一つは，読み手が誰になるのかを明確に想定して，報告書を作成することである。最も多いパターンは，検査を実施した心理士から，主治医をはじめとする医療スタッフへの報告書だろう。この場合は，専門用語をそのまま使用しても，特に大きな問題はない。一方，保護者向けに作成する場合は，専門用語をよりわかりやすい言葉に置き換える必要がある。読み手が理解できない報告書は，全く意味がない。読み手が理解しやすいように，記述を工夫する必要がある。

　なお，作成した報告書が，当初の想定とは異なった読み手が読む可能性があることも，頭にとどめておく必要がある。例えば，保護者向けに作成された報告書が，保護者から学校教師に見せられる場合もある。他には，保護者向けに作成された報告書が，紹介先などの他の治療支援施設のスタッフに提供されることがある。したがって，最終的には，子どもの関係者の中であれば，誰でも目に触れる可能性があることにも配慮して作成する。

2. 検査結果の伝え方

　心理検査の結果については，心理検査によって得られた結果とそれから導き出された指針を，保護者および対象児にわかりやすく伝えることが重要である。フィードバックは，保護者だけではなく，子ども本人に対しても行われる必要がある。子ども本人へのフィードバックでは，発達段階に応じた内容を心がける。おおよそ中学生以上であれば，保護者への内容と，ほぼ同等の内容をフィードバックできる

ことが多い。

　小学生以下の子どもであれば，より簡潔な内容にする必要がある。子どもは，細かい部分は気にしないかもしれない。けれども，検査結果や今後の指針が意味する内容を，発達段階に応じた言葉がけで伝えることで，子ども自身も理解することができる。

　検査結果のフィードバックでは，重要な点に絞って，わかりやすく概要を伝えることが望ましい。些細な点を羅列しても，かえってわかりにくいフィードバックとなっていることがある。医療場面において，患者が医療スタッフから説明された内容を，記憶にとどめておける情報量は，非常に限られている。したがって，伝える情報を絞って伝えることが肝要となる。これは，医療スタッフにとっては，患児の些末な部分ではなく，核心を的確に理解していることが重要であることを意味している。つまり，フィードバックを有効に行うためには，患児に関する重要なポイントを的確に理解していることが必須となる。

　フィードバックでは，相手にあわせてフィードバックの仕方を工夫する必要がある。専門用語は，一般的な言葉に言い換えて伝える。専門家の間のみでしか通用しない専門用語を多用しても，相手は全く理解できない。心理検査の中には，プロフィールがグラフとして算出されるものがある。それらのプロフィールを実際に提示しながらフィードバックを行うと，対象児の特徴を，より視覚的に理解しやすくなる。

　保護者や本人にとって有益となるフィードバックを心がける。保護者にとっては，今後の子どもへの関わり方についての指針が得られるようなフィードバックが望ましい。ともすれば特定の領域が苦手であったり，標準得点から下がっているなど，患児の弱みや標準からの低下が意識されやすい。現状を正確に理解することは重要であるけれども，それだけで有益なフィードバックになるとは限らない。本児の強みや得意とする領域についても関心を向け，場合によってはそれらを意識的にフィードバックすることが望ましい。

　知能指数や発達指数などの数値や指標のみをフィードバックしても，対象児を理解したことにはならない。利益となることは少ないし，いわゆる「数字のみが一人歩き」してしまう状態となり，かえっ

て，有害となる危険性をはらんでいることに留意する。

　検査結果をフィードバックした際には，フィードバック内容に対する感想を求めて，話し合いの機会を持つことが勧められる。フィードバックの内容に対して，おおむね同意する場合もある。場合によっては，普段の生活の様子を補足してくれたりする。フィードバック内容に同意が得られない場合については，フィードバック内容が当事者の実感と一致しないということであり，そのこと自体が，ケースを理解する上での重要なポイントとなることがある。したがって，フィードバック内容に対する保護者や子どもの反応も十分に観察し，確認しておくと良い。

IV. 各種の心理検査

　本論では，紙面の限りもあり，全ての心理検査を取り上げることはできない。そのため，児童精神科臨床で比較的用いられることが多い心理検査や，今後用いられる機会が増えるのではないかと考えられる心理検査を中心に取り上げる。

1. 知能検査と発達検査

1) WISC-IV知能検査

　Wechslerによって開発された知能検査で，現在の最新版は第4版である。対象年齢は，5歳0ヵ月～16歳11ヵ月である。知能検査の中では，最も用いられることが多い検査の一つである。特徴として，全検査IQに加えて，言語理解指標・知覚推理指標・ワーキングメモリー指標・処理速度指標の4つの指標得点が算出される。これらに加えて，下位検査の評価点のばらつきを検討することにより，対象児の知的能力がバランス良く発達しているかどうかを検討することができる。偏差IQ方式を使用している。注意点としては，IQ40以下については，標準化による得点の算出ができないため，中程度から重度の遅れが想定される場合は，他の知能検査の実施を検討する必要がある。

2) 田中ビネー知能検査V

　最新版は第5版で，2005年に改訂されている。対

象年齢は，2歳〜成人までである。特徴として，14歳未満については，精神年齢（Mental age：MA）を生活年齢（Calendar age：CA）で割って知能指数を算出する比率IQ方式を使用している。田中ビネー知能検査で測定しようとしている知能は，注意・想像・推理・判断などの様々な知的活動の基盤となる一般的知能である。それぞれの年齢段階に沿って，ふさわしい検査項目が配置されている。一般の児童精神科臨床では，幼児期で中程度の遅れが想定される児童などに対して，比較的用いやすい。行政機関による福祉手帳の発行の判断材料としても，広く用いられている。

3）K-ABC II 心理・教育アセスメントバッテリー

最新版は第2版で，日本語版は2013年に改訂された。対象年齢は，2歳6ヵ月〜18歳11ヵ月である。第1版は12歳が上限であったが，第2版では18歳まで可能となっている。認知尺度と習得尺度から構成される。認知尺度は，対象児童の現在の知的機能のレベルを測定する。認知尺度の下位尺度は，継次尺度・同時尺度・学習尺度・計画尺度から構成されている。習得尺度は，対象児が認知能力を応用して獲得した知識や技能を測定する。習得尺度の下位尺度は，語彙尺度・読み尺度・書き尺度・算数尺度から構成されている。このように，K-ABCでは，現在の子どもの能力を，認知機能と習得度に区別して理解することを目指している。

4）DN-CAS 認知評価システム

比較的新しく開発された認知機能を測定する検査で，日本語版は2007年に出版された。神経心理学者Luriaによる知見をもとに，Dasらが提唱した知能のPASS理論を基礎としている。子どもの知的発達を，プランニング，注意，同時処理，継次処理の4つの認知側面から捉える。同時処理と継次処理は，K-ABCにも含まれているけれども，DN-CASではプランニングと注意の尺度が含まれていることが，大きな特徴となっている。12種類の下位検査から構成されている。DN-CASでは，認知機能全体との指標として，全検査標準得点が算出される。これに加えて，PASS尺度が算出される。PASS尺度は，プランニング，注意，同時処理，継次処理の4つの認知処理尺

度からなっている。12種類全ての下位検査を行う標準実施に加えて，8種類で行う簡易検査も可能となっている。対象年齢は，5歳0ヵ月〜17歳11ヵ月までである。

5）津守式乳幼児精神発達検査

対象年齢は，0歳〜7歳までである。記録用紙は，0歳児用と，1歳〜3歳用と，3歳〜7歳用の3種類が用意されている。「運動」「探索・操作」「社会」「食事・排泄・生活習慣」「理解・言語」の5つの領域別に，月齢および年齢に沿って質問項目が作成されている。それぞれの質問項目について，母親に面接を行うことによって回答を得る。結果の指標として，発達年齢が算出される。加えて，5領域のバランスの様子を捉える発達輪郭表が得られる。母親（養育者）に記録用紙を手渡して，母親が直接回答することも可能となっている。母親が，実際の子どもの状況とは異なり，実際以上に「できる」と過大報告する場合が認められることに留意する必要がある。子どもの様子を直接観察しながら，実施するのが望ましい。

6）遠城寺式乳幼児分析的発達検査法

対象年齢は，0歳〜4歳8ヵ月までである。運動（移動運動，手の運動），社会性（基本的習慣，対人関係），言語（発語，言語理解）と，大きく3つの領域について，発達の状況を評価することができる。15分程度の短時間で実施でき，簡便で利用しやすい。結果については，領域ごとに，発達年齢と発達指数が算出され，6領域の発達指数の平均から全体の発達指数が算出される。また，領域ごとの発達の様子を捉えたプロフィールを得ることができる。

7）新版K式発達検査

京都市児童院（現，京都市児童福祉センター）で開発され標準化された検査である。最新版は，2001年に刊行されている。対象年齢は，0歳〜成人までとなっている。対象年齢がほぼ同一の田中ビネー知能検査と比較して，乳幼児期，特に0歳児の検査項目が充実していることが，特徴の1つとなっている。したがって，児童精神科における臨床では，乳児および発達の遅れが疑われる幼児に用いられることが多い。全体の発達指数（DQ）に加えて，「姿勢・運

動（P–M）」，「認知・適応（C–A）」，「言語・社会（L–S）」の３つの領域について，課題を実際に子どもに施行することによって，発達の評価を行う。検査項目は，月齢・年齢ごとに順に配列されている。通過から不通過に切り替わる境界を，線で結んで視覚的に表して，プロフィールを得る。得点は，領域別および全領域について算出し，得点から発達年齢を得る。生活年齢を用いて，各領域別および全領域における発達指数が算出される。

2. パーソナリティの査定に用いられる心理検査

パーソナリティを測定する心理検査は，測定方法の違いによって，大きく質問紙法と投影法の２つに分類できる。

質問紙法は，行動や感情に関する質問項目に対して，どの程度当てはまるか，用意された選択肢から選択して回答する形式の検査法である。利点は，簡便であり，回答者の負担が少なくてすむ点である。また，回答結果の処理は，手続きが明確ではっきりしており，結果の客観性が高い。欠点は，回答を意識的・無意識的に歪めることができてしまうことである。

投影法は，曖昧で多義的な刺激を対象者に提示し，その刺激に対する反応を分析することで，対象児を理解しようとする検査法である。投影法の特徴として，構造化の度合いが低くなっていることがあげられる。被検査者に提示される刺激や教示は曖昧であり，この心理検査で何が分かるのか容易にはわかりにくい。投影法の利点としては，パーソナリティの側面でも，通常は表に現れることが少ない深い側面を，捉えることが可能な点があげられる。欠点としては，結果の算出の手続きが複雑であり，実施と解釈を行うに当たって，より十分な訓練と経験を要する点である。

ここでは，児童精神科臨床で用いられることの多い投影法に基づいた心理検査について述べる。

1）ロールシャッハ・テスト

ロールシャッハ・テストは，投影法の中で最も代表的な心理検査である。10枚のインクのシミが印刷された図版を示し，「何に見えるか」を回答すること

を求める。回答の反応内容を分析することによって，対象児のパーソナリティの理解を試みる。単なるインクのシミが何に見えるかを回答するだけなのだが，対象児を深く理解しようとする際には，有効な手段となる。分析方法には，片口法，エクスナー法，名大法，阪大法など，複数の分析手法がある。

ロールシャッハ・テストの留意点としては，心理検査の中で最も心理的な侵襲性が高いと考えられることである。テストの結果がどのように分析されるのか，内容を知らない者にとっては，全く想像がつかない。このために，「これで，何がわかるのだろうか」「これが，どこまでわかってしまうのだろうか」と，心理検査に対する不安を誘発する場合がある。

また，他の心理検査に比べて，心理的な疲労を伴いやすい点にも注意する必要がある。子どもによっては，１時間を超える場合もある。患児の病状や状態によっては，施行自体が困難となる場合がある。

加えて，ロールシャッハ・テストは，投影法の検査の中でも，最も習熟を必要とする心理検査である。実施から報告書の作成に至る経過の全体にわたって，実施者の力量の差が明確に出やすい。ロールシャッハ・テストを有効に実施できるようになるには，年単位の訓練が必要とされている。

このように，実施にかかるコストが高い心理検査ではあるけれども，他の心理検査では捉えがたい患児のパーソナリティの領域を理解するためには，欠かすことができない心理検査である。

2）TAT（Thematic Apperception Test）

TATは，連続する曖昧な絵を見せて，児童に短い物語を構成させる。その結果をもとに，対人関係やパーソナリティに関する評価を行う。投影法の中でも代表的な心理検査であるけれども，ロールシャッハ・テストに比べると，臨床的な活用は進んでいない。この背景には，整理および解釈に関して，一定にコンセンサスの得られている方法が存在していないことや，複数の図版が開発されていて，統一されていないという点が上げられる。TATを幼児および児童用に適用を広げたのが，CAT（Children's Apperception Test）である。CATでは，図版の登場人物がすべて動物に置き換えられており，５歳〜10歳までの児童が適用となる。

総　論

3）文章完成法（Sentence Complication Test：SCT）

　途中まで書かれている未完成の文章を提示し，続きを自由に考えて完成させる心理検査である。文章完成法の解釈としては，ロールシャッハ・テストなどのように記号化などの操作を行った後に数量的統計的な分析に重心を置くのとは異なり，対象児が算出した文章をそのままの形で一文一文吟味し，直感的・了解的な解釈方法が用いられる。回答全体を概観することによって，対象児の内面の把握を試みる。

　精研式文章完成法は，販売されている文章完成法の中では，児童精神科臨床で最も広く利用されている。精研式文章完成法では，あわせて60項目の未完成の刺激文を用いる。小中学生用と，高校成人用が販売されている。所要時間は，おおよそ40分〜60分である。精研式文章完成法は，パーソナリティの領域として，知的側面・情意的側面・指向的側面・力動的側面の4つの側面から構成されている。また，決定因子のカテゴリーとして身体的要因・家族的要因・社会的要因から構成されている。

4）HTP法

　家（house），樹木（tree），人物（person）を描くように求める検査である。低年齢の幼児から成人まで，幅広い年齢層を対象とすることができる。どのような家・木・人を表現するのかは，被検査者の自由に任せられているので，それに被検査者の願望や感情など，被検査者の内面が投影されやすい。児童精神科臨床では，低年齢の子どもにも幅広く用いられている。

　HTPが開発された当初は，被検査者には，それぞれ別々の用紙に描くように求めていた。最後に，最初に描いた人物と反対の性の人物を描かせる方法もあり，これをHTPPテストと言う。一方，家・木・人をそれぞれ別の用紙に描くのではなく，1枚の絵の中に全てを含んで描くように求める方法が取られるようになってきた。これを，統合型HTP法（S-HTP）と言う。統合型HTP法では，家・木・人を，1枚の用紙の中に構成することになり，それぞれの相互関係が表現されやすい。家・木・人の組み合わせ方には，自由度が高く，被検査者の心的状態が反映されやすいと考えられている。家・木・人を構成

することによって1つの場面が構成され，そこから与える全体的な印象が，解釈に加えられる。

5）動的家族画（Kinetic Family Drawing：KFD）

　適応年齢は，おおよそ4歳以上の子どもであれば実施可能である。一般的には，「あなたも含めて，あなたの家族が何かをしているところを描いてください」として，対象児を含めた家族の様子を描いてもらう検査である。動的家族画は，日常生活における対象児の家族成員に対する認知を投影した物であると考えることができる。教示では，「何かをしているところ」という方向付けを行うことにより，日常生活での自身を含めた家族の様子を捉えることが可能となる。対象児が，普段の生活の中で，最も家族にふさわしいという場面を選ぶ過程が含まれており，対象児を含めた家族を最も特徴的に表す場面が描かれることが多い。描画の終了後には，描画に描かれた人物や場面について，対象児に説明を求めて，解釈の参考にする。

6）バウムテスト

　教示は様々であるけれども，「一本の実のなる木をできるだけ十分に描いてください」などと伝えて，樹木を描いてもらう。15分程度と短時間で簡便に実施することが可能であり，臨床現場でも用いやすい。解釈として用いられている方法は，主として全体的な印象を直感的に捉える方法である。次に，象徴的な解釈による検討を行うこととなる。象徴的な解釈では，結果の解釈が妥当であるのかについて，慎重に吟味すべきである。特に，原作者のKochが提唱した空間象徴という考え方には，批判が多いことにも留意しておく必要がある。児童に実施する場合には，発達年齢の要因を考慮する必要もある。その一方，一本の木を描くだけの単純な課題であるのだけれども，対象児の全般的なエネルギーや安定感，環境への適応能力や今後の可能性などが，存分に投影されていると考えられる樹が描かれることも多い。1枚の樹の画に，対象児の内面が象徴的に表現される。なお，解釈には，豊富な臨床経験が求められ，臨床像を踏まえての解釈が必須となる。

7）風景構成法

元々は，統合失調症患者への治療的接近を目的として，芸術療法の1つとして中井久夫によって開発された。現在では，投影法としての心理査定としても使用されている。

画用紙の周囲をサインペンで枠を描いて，被検査者に渡す。1つずつ，被検査者が描き終わるのを待って，次のアイテムを描くように求める。提示順は，以下の通りである。①川，②山，③田，④道，⑤家，⑥木，⑦人，⑧花，⑨動物，⑩石。10個のアイテムを描き終えた後に，付け加えたいものがあれば，自由に絵の中に描き加えてもらう。描き加えた後に，一度，絵を眺めてみる。その後，クレヨンを使って，風景に彩色することを求める。

風景構成法では，風景を構成していくことが特徴となっている。空間の構成様式が，統合失調症のタイプや，統合失調症と他の精神障害との違いについて，検討されている。解釈に関しては，標準化されておらず，検査者の主観にゆだねられる側面が大きい。

3. 神経心理学的検査

1）ベンダー・ゲシュタルト・テスト

9個の幾何図形を模写することを求め，描かれた図形の適切性を得点化して分析する検査法である。対象年齢は5歳以上～成人までと，低年齢の児童から幅広い年齢層に施行可能である。ベンダー・ゲシュタルト・テストは，図形を正確に模写することを重視しているのではなく，刺激を統合し体制化していく能力，およびその過程における逸脱や崩壊のあり方を捉えることを目的としている。ベンダー・ゲシュタルト・テストが最も得意とするところは，器質的脳機能障害の鑑別であるが，近年は高度医療の発展と共に，CTやMRIなどの画像診断機器に取って代わられている。10歳以下の児童に対しては，Koppitz法による整理法が用いられる。模写された図形に対して，「回転」「ボツ点の変形」などといった，おおよそ10項目程度の採点項目がある。

2）フロスティッグ視知覚発達検査

視知覚能力の分析的アセスメントを目的として開発された。対象は，4歳～7歳11ヵ月までである。視覚と運動の協応，図形と素地，形の恒常性，空間における位置，空間関係の5つの下位検査から構成されている。通常の視力を保持しているにも関わらず，図と地の弁別能力や，形態認識能力などに困難を伴う児童のアセスメントなどに使用される。

V. 診断と評価のための補助ツール

1. 構造化面接

構造化面接は，面接の手順があらかじめ決定されており，面接者はその手順に厳密に従って面接を実施する方法である。質問項目や，質問項目に当てはまらない場合の手続きなどについて，全て事前に決められており，面接者の裁量は最小限に抑えられている。精神科領域で用いられる構造化面接のほとんどは，診断を目的としたものである。

構造化面接の利点は，面接者の違いによって結果が異なるという事態を，最小限に抑えることができる点である。つまり，面接者によって診断が異なるという事態を，回避することを目指している。欠点としては，実施に時間がかかるものが多く，中には2時間程度かかるものがある。したがって，通常の児童精神科臨床では，現実的な制約から使用が難しい。構造化面接が使用されるのは，学問的な厳密性を求められる研究活動においてが最も多い。

1）M. I. N. I.（精神疾患簡易構造化面接法，Mini-International Neuropsychiatric Interview）

M. I. N. I は，精神障害を診断するための短時間で施行可能な構造化面接である。M. I. N. I. の最大の特徴は，15分という短時間で施行できるように開発されていることである。これは，SCIDなどの既存の構造化面接に比べて非常に短い。その一方，限られた時間で，幅広い精神障害を捉えることを目指している。M. I. N. I. では，疫学研究の結果を基に，12ヵ月有病率が高い19の精神障害を取り上げている。

M. I. N. I には，より詳細に 23 の疾患を捉える M. I. N. I.–Plus，簡潔なスクリーニングを目的とした自己記入式の M. I. N. I.–Screen に加えて，小児・思春期用を対象とした M. I. N. I.–Kid が開発されている。

2) Autism Diagnostic Interview-Revised（ADI-R）

自閉スペクトラム症の診断評価を目的とした半構造化面接法である。対象は，精神年齢が 2 歳 0 ヵ月以上の幼児～成人までである。対象者の保護者に対して，93 項目から構成される面接を実施する。面接プロトコルと包括的アルゴリズム用紙から構成される。

3) Autism Diagnostic Observation Schedule（ADOS）

本人の直接観察による検査法である。2012 年に ADOS–2 が出版されている。ADOS–2 では，1 歳～成人までを対象としている。対象児・者の発達段階および表出言語のレベルによって，以下の 4 つのモジュールが用意されている。モジュール 1：表出言語がない～1–2 語文レベル，モジュール 2：同士を含む 3 語文～流暢に話す幼児，モジュール 3：流暢に話せる 4 歳以上～思春期，モジュール 4：流暢に話せる青年～成人。全てのモジュールは，観察・評定・アルゴリズムから構成されている。あらかじめ指定された検査道具や質問項目を用いることで，半構造化された場面が設定される。行動観察の結果を数量的に評定する。結果はアルゴリズムに従って，自閉症，自閉スペクトラム症：ASD，非 ASD に分類される。ADOS を研究に使用する場合，欧米で開催されている ADOS 研修会に参加し，ADOS の研究者資格を得る必要がある。

2. 評価尺度

評価尺度の目的には，重症度評価，スクリーニング，症状プロフィールの把握，治療効果の判定など，多岐にわたっている。したがって，評価尺度の使用を検討する際には，目的に一致した評価尺度を選択する必要がある。

1) 子どもの行動チェックリスト（Child Behavior Checklist：CBCL）

Achenbach によって開発された，子どもの情緒と行動の問題に関する評価尺度である。保護者用の CBCL に加えて，教師用（Teacher Report Form：TRF）および自己評価用（Youth Self Report：YSR）が開発されている。CBCL は，2～3 歳用と，4～18 歳用の 2 種類にわかれている。YSR の対象は 11 歳～18 歳，TRF の対象は 5 歳～18 歳である。CBCL では，社会的コンピテンスと問題行動を測定する。問題行動は，「引きこもり」，「身体的訴え」，「不安・抑うつ」，「社会性の問題」，「思考の問題」，「注意の問題」，「非行的行動」，「攻撃的行動」，「その他の問題行動」から成り立っている。問題行動の項目を基に，内在化（internalizing）尺度得点と，外在化（externalizing）尺度得点，および総得点が算出される。

CBCL では，下位尺度の尺度名に注意を要する。例えば，「攻撃的行動」では，実際の攻撃行動というよりは，反抗的行動や非行について尋ねており，尺度名と実際の項目内容は，ぴったりと一致していない。「思考の問題」についても，思考障害の指標として捉えるのは控えた方が良い。

2) 日本語版 Strengths and Difficulties Questionnaire：SDQ

Goodman らによって開発された，子どもの心理社会特性を測定する尺度である。25 項目から構成されており，下位尺度は，情緒的症状，問題行動，多動・不注意，仲間関係の問題，向社会的行動の 5 つから構成されている。向社会的行動を除く 4 つの下位尺度を合計して，合計得点を算出する。日本語版は，4 歳～17 歳を対象とした養育者版および教師版と，11 歳～17 歳を対象とした自己記入式版が開発されている。また，2～4 歳児を対象とした養育者・教師版も開発されている。CBCL とともに世界中で，臨床および研究に使用されている。

3) Pervasive Developmental Disorders Autism Society Japan Rating Scale：PARS

広汎性発達障害の支援ニーズを評価するための評価尺度である。対象は，幼児～青年までである。評

定項目は，対人，コミュニケーション，こだわり，情動行動，困難性，過敏性の6領域からなり，合計57項目で構成されている。評定は，広汎性発達障害もしくはその疑いがある当事者の保護者に面接を行うことで，専門家が評定を行う。短縮版も開発されている。短縮版では，幼児期，児童期，青年期のそれぞれについて，12項目で評定する。

4) M-CHAT

Baron-Cohen らによって開発された乳幼児期自閉症チェックリスト（Checklist for Autism in Toddlers；CHAT）を基に，Robins らが項目を追加して修正を加えた評価尺度である。2歳前後の幼児に対して，自閉スペクトラム症のスクリーニングを目的に使用される。全23項目から構成され，母親（養育者）が回答する。日本語版では，指さしなどの社会的行動を親が適切に理解できるように，原版にはない絵が追加されている。また，日本では1歳半健診での実施を想定して，基準値が欧米版から変更されている。M-CHAT では2段階のスクリーニングを求めており，M-CHAT で基準値を超えて陽性となったケースに対して，第2段階のスクリーニングとして，電話面接を実施する。

5) SCQ 日本語版（Social Communication Questionnaire：SCQ）

自閉スペクトラム症に関連する症状を評価する質問紙である。対象年齢は，暦年齢が4歳以上，精神年齢が2歳以上である。質問紙は，「誕生から今まで」と「現在」の2種類から構成されており，それぞれ40項目に対して，保護者が回答する。自閉スペクトラム症の症状の重症度を把握することができる。

6) 対人応答性尺度（Social Responsiveness Scale：SRS）

自閉スペクトラム症児の行動特徴について，親または教師が評定する評価尺度である。対人的気づき，対人認知，対人コミュニケーション，対人的動機付け，自閉的常同症の，5つの領域による65項目で構成されている。SRS の特徴は，自閉スペクトラム症に特徴的な対人相互作用について，量的に評価する点である。

7) 新装版 CARS（The Childhood Autism Rating Scale）

アメリカノースカロライナ州で開発された自閉症の人たちへの治療教育プログラムである TEACCH（Treatment and Education of Autistic and related Communication handicapped CHildren）を開発した Shopler らによって，1980 年に作成された。自閉症児とそれ以外の発達障害児とを鑑別することを目的としている。CARS では，行動の観察に重点が置かれており，人との関係，模倣，情緒反応などからなる15項目の行動特性について，対象児が同年齢の子どもからの偏りの程度を評定する。どの程度を偏りとするのかについての基準については，それぞれの項目について，あらかじめ明記されている。CARS を使用することで，重症度の評定が可能となっている。

8) ADHD 評価スケール（ADHD Rating Scale-IV）

ADHD 評価スケールは，注意欠如・多動症（ADHD）のスクリーニングや治療効果の測定を目的に開発されている。家庭版と学校版が用意されており，子どもの親と教師が個別に回答する形式となっている。最近6ヵ月の子どもの行動について評定する。ADHD 評価スケールの項目は，DSM-IVの診断基準を元に作成されており，不注意と多動性-衝動性の2側面から構成されている。現在のところ，評価表の日本語版が出版されているけれども，基準値はアメリカの母集団から得られている。日本における基準値の検討が望まれている。

9) Conners 3™日本語版

ADHD の症状および ADHD に関連する問題を評価する質問紙である。質問紙は，本人用，保護者用，教師用の3種類がある。対象は，6歳〜18歳である。ただし，本人用の検査用紙の対象は，8歳〜18歳までとなっている。内容は，不注意，多動性/衝動性，学習の問題，実行機能，攻撃性，友人/家族関係の6つの主要因スケールと，ADHD 不注意，ADHD 多動性-衝動性，素行症（CD），反抗挑発症（ODD）の，4つの DSM-IV-TR 症状スケールから構成されている。過去1ヵ月間について，「全然当てはまらなかった」から「とても良く当てはまった」の4段階で回

総　論

答を求める。結果は，対象となる集団からどの程度偏りがあるかという相対的な視点と，症状が基準を満たすかどうかという絶対的な視点の両側面から検討される。世界的に広く用いられている。

10) Learning Disabilities Inventory-Revised（LDI-R）

LD をアセスメントするスクリーニング・ツールである。対象は，小学校 1 年生～中学 3 年生までである。基礎的学力（聞く，話す，読む，書く，計算する，推論する，英語，数学）と，行動および社会性の10領域で構成されている。小学生は英語と数学を除いた 8 領域，中学生は全ての 10 領域について評定する。子どもの学習状況を熟知した教師や専門家が，普段の子どもの様子に基づいて回答する。結果は，それぞれの領域の得点が標準化データに基づいたパーセンタイル順位に変換され，それぞれの子どもにおける個人内差がプロフィール表示される。

VI. 心理査定にまつわる諸問題

1. スクリーニング検査とカットオフポイント

スクリーニングを目的としている評価尺度では，開発段階において，スクリーニング検査の結果と実際の臨床診断との結果をつきあわせて，カットオフポイントが設定されている。カットオフポイントに則ってスクリーニングを実施した場合の感度（sensitivity）および特異度（specificity）も，あらかじめ調べられている。感度とは，臨床診断で該当の疾患を罹患している者のうち，スクリーニング検査で陽性となった者の割合である。特異度とは，臨床診断で該当の疾患には罹患していないとされた者のうち，スクリーニング検査で陰性となった者の割合である。理想的なスクリーニング検査は，感度と特異度が共に 100％であることだが，そのようなスクリーニング検査は，現実には存在しない。

スクリーニング検査の留意点として，区分点以上の陽性得点を示したとしても，必ずしも回答者が該当の精神障害に罹患しているとは限らない点に注意する必要がある。例えば，表 1 は，エジンバラ産後

表 1　EPDS によるスクリーニングと臨床診断との関係

	うつ病	うつ病ではない	合計
EPDS 陽性	3	3	6
EPDS 陰性	1	40	41
合計	4	43	47

岡野ら（1996）[3]より作成，セル内は人数を表す

うつ病自己評価票（Edinburgh Postnatal Depression Scale：EPDS）における，テスト得点と臨床診断との関係を示したものである（岡野ら，1996）[3]。臨床診断で実際にうつ病を発症していた者のうち，EPDS において区分点以上の陽性得点を示していた者は，75％であった。つまり，感度は 75％である。一方，スクリーニング検査で陽性となったけれども，臨床診断で疾患を罹患していなかった者を，偽陽性という。この場合，偽陽性が 50％存在する。つまり，スクリーニング検査で陽性となっても，そのうちの 50％は，疾患に罹患していないのに，誤ってスクリーニングされている。このように，スクリーニング検査では，一定の偽陽性が発生することは避けられない。したがって，スクリーニング検査で陽性となったからといって，直ちに疾患に罹患していると早急に判断することは，かえって不必要な心配を被検査者に与えてしまう点に留意する必要がある。

同様に，スクリーニング検査で陰性得点を示したものの中には，本当は疾患に罹患している者も含まれている。これを，偽陰性という。表 1 では，EPDS で区分点以下の陰性を示した 41 名のうち，1 名は臨床診断ではうつ病であった。つまり，本当は疾患に罹患しているのに，スクリーニング検査では陰性となっている。このように，スクリーニング検査での見落としは，ある程度避けられない。

これらのことは，スクリーニング検査の結果には，一定に限界があることを示している。スクリーニング検査で陽性となった場合は，その後に臨床面接などを行うなどして，総合的に判断する必要がある。

2. 測定誤差について

心理検査では，身長や体重などの物理量を測定する場合と比べると，測定における誤差の大きいことに留意する必要がある。例えば，WISC-IVでは，全

検査 IQ が 100 の時，90％信頼区間は 95〜105 にな
ることが，事前に調べられている。つまり，対象児
の IQ が 100 と算出されたとき，対象児の真の IQ は，
90％の確率で 95〜105 の範囲にあると言える。これ
は，知能指数にはおおよそ 10 の幅をもって捉えるの
が妥当であることを意味している。知能検査は，他
の心理検査と比べた場合，測定誤差は小さく IQ は
比較的安定した値であることが知られている。それ
でも，知能指数で 1 桁程度の違いは誤差の範囲で
あって，大きな意味を持たないことに注意する。

3. 著作権について

　一般の児童精神科臨床で多用されている心理検査
のほとんどは，出版社が著作権を保有している。こ
れらの心理検査を使用する際には，出版社から検査
道具や記録用紙を購入する。検査用紙をコピーして
使用することは，認められていない。

　海外で開発・販売されている心理検査や心理尺度
のなかには，日本語版が販売されていないものもあ
る。それらの心理尺度の使用を検討する際には，日
本語版の版権保持者について，海外の出版元もしく
は原著者に直接確認を取る方が良い。日本語版は既
に開発されているが，一般に公開されていないとい
う場合もあるためである。正式な日本語版が存在し
ているにもかかわらず，それを使用しなかった場
合，研究結果を公表することが不可能になるばかり
でなく，意図せず著作権を侵害してしまう恐れが出
てくる。

4. 異文化の問題

　知的能力や行動など，心理検査や評価尺度によっ
て測定する際には，文化の違いに留意する必要があ
る。心理検査や評価検査は，多くが欧米で開発され
ており，そのままの状態では，課題や設問そのもの
が日本の子どもたちには不適切であったりする。標
準点は欧米での母集団を基準としており，そのまま
日本に適用することはできない。これらの問題を回
避するために，日本語版の作成過程では，一部課題

に変更が加えられたり，日本の子どもたちを母集団
とした標準点が設定されている。したがって，日本
で標準化されている検査を，異文化を背景に持つ児
童にそのまま適用することはできない点に，留意す
る必要がある。

5. 評価尺度の日本語版の開発

　欧米で開発された評価尺度などについて，日本語
版を作成する場合には，複数の手続きを適切に経る
ことが求められる。まず，原著者もしくは著作権保
持者の出版社に対して，日本語版開発の許可を求め
る。許可を得た後に，実際に翻訳する際には，翻訳
された文章と翻訳前の文章が，一字一句正確に同一
であることに重点を置くのではなく，語句によって
表現されている概念がほぼ同質となっているかどう
かを重視する（WHO, 2014）[4]。

　日本語版の開発では，バックトランスレーション
の作業が必須となる。バックトランスレーションで
は，原文を知らない別の翻訳者が，日本語に翻訳さ
れた尺度項目を，再度元の言語（英語）に翻訳し直
す。そして，翻訳前の尺度項目と，バックトランス
レーションによって元の言語に戻された尺度項目を
比較検討する。バックトランスレーションでの再翻
訳の際には，母語が英語の翻訳者によって実施され
る。

文献

1) 松本真理子，金子一史（編）子どもの臨床心理アセ
　スメント―子ども・家族・学校支援のために．金剛
　出版，2010.
2) 石隈利紀　賢いアセスメントとアセスメントレポート
　の書き方．（藤田和弘他編著）WISC-Ⅲアセスメン
　ト事例集―理論と実際―．日本文化科学社，71-91,
　2005.
3) 岡野禎治，村田真理子，増地聡子，ほか　日本版エ
　ジンバラ産後うつ病自己評価票（EPDS）の信頼性と
　妥当性．精神科診断学，7；525-533, 1996.
4) WHO. Process of translation and adaptation of instru-
　ments http://www.who.int/substance_abuse/research_
　tools/translation/en/Accessed May 9, 2014.

児童青年期精神医学における生物学的評価

5

岡田　俊

　人が皆，生物−心理−社会的存在であるとするなら
ば，児童青年期の病態を見極める上で，心理面の評
価，家族関係や仲間関係の評価を行うとともに，生
物学的評価についても欠かすことはできない。しか
し，児童青年期精神医学においては，生物学的評価
を行うことは稀である。その背景には，児童・青年
の診療を行う診療所では，生物学的評価を実施する
だけの医療機材や人的資源が準備されていなかった
り，それらの備わった総合病院においても，医療ス
タッフが発達障害などへの対応に精通しておらず，
特性に応じた対応ができないと危惧される場合，あ
るいは，その余裕がない場合が多いこと，小児神経
科において発達障害等の診療を行うことも多い日本
では，生物学的な評価が必要であると思われた場合
には，小児神経科に評価を依頼することが多いこと
などもあり，児童精神科における生物学的評価が行
われなく，同時に行えなくなりつつあると思われ
る。しかし，生物学的評価が適切に行われないこと
で誤診を招くようではいけない。他方では，脳イ
メージングを用いた研究手法が進歩し，日本の児童
精神医学研究の主流となりつつあるのをみると，臨
床と研究はますます乖離し始めていると危惧され
る。生物学的評価は，すべての検査項目を網羅的に
実施するものではない。簡単な観察と身体所見から
始まり，必要に応じて侵襲性の低い検査から除外診
断，あるいは確定診断を目的として選択されるもの
であり，また，脳イメージングは，行動学的研究に
よって示された知見を脳機能との関連で理解させて
くれる。

　本稿では，児童青年期精神医学において実施され
ることのある生物学的評価のうち，主として精神生
理学ないしはイメージングを用いた手法についてま

とめるが，紙幅の関係でその詳細を述べることはで
きない。詳細については，それぞれの成書を参照さ
れたい。

I. 髄液検査

　髄液は脈絡叢で産生され，感染症や血管障害で変
化する。一般には側臥位で臍を覗き込むように両膝
を抱えさせ，左右の腸骨稜を結ぶJacoby線，およそ
第4〜第5腰椎間，または，第3〜第4腰椎間を穿刺
する。適切に針を進めれば，まず筋層，その後，黄
色靱帯で抵抗を感じたのち，軟膜空に到達する。天
幕下・後頭蓋窩腫瘍がある場合には，急激に髄液圧
が下がって，小脳テントヘルニアをきたし，延髄を
圧迫して呼吸停止に至る可能性があるので，その前
に画像診断等で確認しておくことが大切である。

　髄液検査では，髄液圧（初圧〔正常値は75〜175
mm〕，Queckenstedt試験〔両側頸動脈の圧迫により
液圧が上昇する。髄液腔に狭窄や閉塞があれば，上
昇は遅延する〕，終圧），外観（正常は水様透明，細
胞成分が増加すると混濁，血液が混入すると血性，
古い出血では黄色を示す），細胞数（正常はリンパ球
0〜5個/mm³，化膿性髄膜炎では多核白血球の増加，
ウイルス性・結核性・真菌性髄膜炎では単核球の増
加，寄生虫感染では好酸球の増加），蛋白（正常では
15〜45 mg/dl，中枢神経系の感染症や多発性硬化
症，脳腫瘍で増加。通常は細胞数増加と蛋白増加は
並行するが，細胞増加なく蛋白増加がある場合に
は，ギラン・バレー（Guillain−Barré）症候群や脳脊
髄腫瘍を疑う），糖（正常で50〜80 mg/dl，髄膜に感
染症があると糖は減少），病原微生物（正常はなし，
神経梅毒では梅毒スピロヘータ）。

II. 脳波検査

脳波とは，脳の神経活動によって起こる微少な電気活動を脳波計により測定したものである。電極の装着は，鼻根と後頭極を結ぶ線を10等分，鼻根と外耳孔と後頭極を結ぶ線を10等分した点を基準として電極を配置する国際10-20法に基づいて電極を配置する。これらの活性電極（探査電極）の電位を，耳朶に配置した基準電極（不関電極）との間の電位差で記録したものを単極導出法，2つの活性電極の間の電位差を記録したものを双極導出法である。

脳波は，覚醒下に安静閉眼で記録するのが基本である。ここで測定されるのが基礎律動であり，健常成人であれば，周波数が10 Hz前後，振幅が50 μV前後の α 波（8〜13 Hz）が，左右対称に後頭部優位に出現し，側頭部や前頭部に β 波（14〜30 Hz）が出現する。α 波の出現は，それ自身が1秒ないし数秒の単位で漸増漸減するなどのゆらぎがあるが，開眼や暗算等の課題により著明に減少する。α 波の出現が非常に乏しかったり，θ 波（4〜7 Hz）や δ 波（1〜3 Hz）といった徐波の混入がみられる場合，徐波化が顕著であり，脳波全体が θ 波や δ 波で形成される場合には異常所見であり，脳の機能低下を示唆する。あるいは，突発性に異常波が認められることがあり，典型的には棘波（spike）という持続が1/12秒以下の急峻な波や，持続が1/12秒を超える鋭波がみられる。棘波の後に徐波を伴う場合には棘徐波複合，棘波の連続は多棘波，多棘波のあとに徐波を伴う場合には多棘徐波複合と呼ばれるが，いずれもてんかん性の放電である。ただし，てんかん患者のすべてで異常所見を認めるわけでもなく，また，てんかんのない被検者でも突発異常波を認めることがあることから，突発異常波の有無だけでてんかんを除外診断あるいは確定診断してはならない。

しかし，神経発達の過程にある小児の脳波では，安静時脳波の基本的パターンが異なるので留意する必要がある。乳児期の脳波では，不規則な δ 波が非対称性に出現する。幼児期では，δ 波が減少して θ 波が出現する。成長とともに徐波は減少し，学童期には α 波が中心となり，10〜12歳頃には成人脳波と同様になる。そのため児童期の脳波は，成人期の基準に基づくとすべて異常脳波と判断されてしまうた

め，年齢相応の脳波とみなせるかどうかで判断しなければならない。

脳波異常を鋭敏に検出するため，いくつかの賦活法が用いられる。

1）開閉眼賦活法

開眼すると，安静閉眼時に認められた α 波が減少する。これが α 波減衰（α-blocking，または α-attenuation）であり，これが不十分な場合には，覚醒機構の異常が示唆される。

2）過呼吸賦活

閉眼したまま3分間の過呼吸を行う。過呼吸により脳波の振幅が増大し，周波数が遅くなることを build up というが，これ自身は成人ではおよそ10%に，小児では過半数に認められるので異常とはいえない。むしろ，過呼吸中止後，どの程度の時間で通常の安静閉眼時脳波に戻るかのほうが重要であり，30秒ないしは1分以上かかる場合を異常とする。また，過呼吸賦活中にてんかん波，特に欠神発作のある患者には3 Hzの棘徐波複合が誘発されるので留意する。

3）光刺激法

閉眼した被検者のおよそ30 cm眼前でストロボスコープの光を点滅させ，その点滅速度を上げていく。そのとき，頭頂後頭部の脳波と調和する光刺激を反復したとき，その周波数の律動的な脳波が誘発されることを光駆動反応（photic driving）という。光刺激によりてんかん性放電，特に棘徐波複合が誘発される場合には光けいれん反応，光刺激に一致して顔面にけいれん様の不随意運動が起こる場合には光ミオクローヌス反応と呼ばれる。

4）睡眠賦活法

脳波検査中に自然睡眠に移行する，あるいは，成人では pentobarbital，小児では chloral hydrate や trichlor を用いて睡眠を誘発することで，てんかん性放電が認められることがある。

誘発電位は，感覚刺激に対する脳の微細な電位変動を加算したものであり，刺激の種類により視覚誘発電位（visual evoked potential），聴覚誘発電位（auditory evoked potential），体性感覚誘発電位（somatosensory evoked potential）に分けられる。誘発電位の異常は、その感覚経路に異常があると変化する。その波形の出現位置から障害のある部位を同定できるため、神経疾患の診断に用いられる。

事象関連電位（event-related potential）は外界からの刺激に対して精神作業を行うときに出現する電位変動であり、統合失調症などの精神疾患で最も検討されているのはP300、すなわち潜時300 mSec付近に認められる陽性電位である。

III. 脳磁図 (magneto-encephalography；MEG)

脳磁図は、脳の電気的活動によって生じる磁界の変化磁場を超伝導量子干渉計（superconductive quatum interference device；SQUID）と呼ばれる高感度のデバイスを用いて計測するイメージング技術である。脳脊髄液や頭皮の影響をまったく受けないことから高い空間分解能が実現でき、また時間分解能にも優れる。また、非侵襲性で、被曝も伴わない。そのため、てんかんの外科手術など、てんかん放電の発生源を正確に推定する必要がある場合に役立てられるほか、誘発脳磁図や事象関連脳磁図の測定も可能であり、研究領域でも使用されている。

IV. 近赤外線分光法

（near-infrared spectroscopy；NIRS）

近赤外線（波長700〜900 nm）は、生体に対して総じて高い透過性を示し、生体物質で近赤外線を吸収するのは、血液中のヘモグロビンや筋肉中のミオグロビン、ミトコンドリア内にあるチトクロムオキシダーゼなどに限られる。そして、近赤外線の吸収される度合はヘモグロビン、ミオグロビンの酸素化─脱酸素化状態、チトクロムオキシダーゼの酸化─還元状態によって異なる。生体に対してエミッターから近赤外線を照射し、そこから数cm離れたところに設置したプローブで、体外に現れた光を検出する。そのとき、ベア・ランバート則によって、吸光度 $A = -\log I/I_0 = \varepsilon C L + S$ で表される。この計算式において、I_0：照射光の光量、I：検出光の光量、ε：モル吸光係数、C：光吸収物質の濃度、Lは照射された光が検出されるまでに通った生体内における経路の長さ（光路長）；個々の光子は違う経路を

通るのでそれらの平均光路長、S：散乱による光の減衰を示す項で定数、である。生体計測では、複数の波長を用いて酸素化Hb（oxy-Hb）、脱酸素化Hb（deoxy-Hb）、両者の和である総Hb（t-Hb）の濃度変化を求めるが、光路長を計測することはできない。そのため、Hb濃度変化（ΔC）に由来する吸光度変化（ΔA）は、ε と ΔC と部分光路長（partial PL）の積で表わされ、$\Delta A = \varepsilon \times \Delta C \times$ partial PL となる。そのため、NIRSで計測されるのは、oxy-Hb, deoxy-Hb, t-Hbの濃度そのものではなく、その変化量であることに留意する必要がある。

局所の脳活動が増加すると、その領域における酸素、グルコース消費が亢進して脳血流が増加する。この現象は、神経─血管─代謝カップリングと呼ばれており、この現象の存在によって脳血流や代謝変化の計測から脳の活動状態を知ることができると考えられる。血流増加の程度は酸素消費増加の程度を上回るため、NIRS計測では、活動領域でoxy-Hbとt-Hbの増加、deoxy-Hbの減少を認めることが多い。しかし、脳血流変化が小さい場合にはdeoxy-Hbは増加し、oxy-Hbの増加とdeoxy-Hbの減少が相殺してt-Hbの変化は認められない。また、deoxy-Hbは静脈血の酸素化状態のみならず血液量によっても変化するため、脳血流増加が大きい場合は細静脈も拡張してdeoxy-Hbが増加し、静脈血の酸素化によるdeoxy-Hbの減少を相殺あるいはそれを上回って増加を示すことがある。一方、oxy-Hbの変化方向は常に脳血流の変化を反映しているので、NIRS計測におけるoxy-Hbは局所脳血流変化の良い指標となる。

NIRSは、非侵襲的に身体的な拘束を伴うことなく、課題実施中の脳血流を測定できることから、特に日本では、発達障害などの児童・青年における研究が多く報告されている。近年では2チャンネル型よりもむしろ複数のエミッターとプローブを貼り付けて大脳皮質の広範囲の領域の脳血流を測定する多チャンネル近赤外線脳機能計測装置が用いられている。ただし、いずれも大脳表面の脳血流しか計り得ていないこと、頭表の毛細血管の血流の影響を受けていることは留意する必要がある。

なお、多チャンネル近赤外線脳機能計測装置は、うつ病の鑑別診断の補助として厚生労働省に先端医療として承認されている。

V. コンピュータ断層撮影

（computed tomography, CT）

　X線束を生体外から円形に走査し，反対束でX線束の減弱を測定する。測定値をコンピュータに読み込み，ボクセルごとの減弱値を算出して，二次元画像を構成する。X線吸収度が高く，X線減弱度の大きい骨などは白く描出され，X線吸収度が低く，X線減弱度の小さい脳脊髄液に満たされた脳室や脳溝は黒く描出される。濃度分解能は初期よりも大幅に改善し，脳の灰白質と白質の識別も可能になったが，解像度は核磁気共鳴画像（MRI）に劣る。また，走査子を螺旋状に動かすヘリカルCTの導入により，撮像時間は大幅に短縮した。通常は無処置で画像を撮る単純CTであるが，血管分布を増強し，脳腫瘍や脳動脈奇形を診断するためには，造影剤を用いる造影CTを撮像する。

　児童・青年では，放射線被曝を避ける意味でも，CTよりMRIが好まれるが，MRIでは撮像時間も長く，また体動によるアーティファクトも生じやすいため，むしろCTのほうが情報量が多い場合もある。撮像の目的に応じて，リスク・ベネフィットも勘案して選択されるべきである。

VI. 核磁気共鳴画像

（magnetic resonance imaging, MRI）

　原子核の中には，その原子核スピンにより磁石の性質を持つものが存在する。しかし，それぞれの核スピンの向きはばらばらである。ここに外部から強い静磁場を作用させると，核スピンの持つ磁化は磁場をかけた向きにわずかにそろう。これにより磁場をかけた向きに巨視的磁化ができる。この巨視的核磁化を，特定周波数のラジオ波を照射することにより，静磁場方向から傾けると，核磁化は，静磁場方向を軸として歳差運動を行う。歳差運動の周波数は各原子核に固有であり，かけた磁場の強さに比例する。そのパルスの照射をやめれば徐々に元の状態に戻る。このパルスをやめて定常状態に戻るまでの速さは，それぞれの組織によって異なる。核磁気共鳴画像法では，各組織における戻りかたの違いを画像化したものである。

　核磁気共鳴画像には，T1強調画像，T2強調画像，フレア画像などがある。T1強調画像では，白質が白く，灰白質は暗く，脳室は黒く描出され，解剖学的な解像度に優れる。T2強調画像では，逆に白質が黒く，脳室が白く描出される。T2強調画像では，解剖学的な解像度ではT1強調画像に劣るが，微小梗塞などを見出しやすい。フレア画像は，自由水の縦磁化がnull pointとなるタイミングで信号を収集し，自由水からの信号を抑制した画像を得る方法であり，脳脊髄液に接する病変を検出しやすい。血管のみを画像化することも可能であり，MRアンギオグラフィとして，脳動脈瘤や脳動静脈奇形の診断，脳ドックなどに利用されている。

　精神活動を実施しているときの脳活動の局在を知るためには，機能的MRI（fMRI）が利用されている。この原理は，deoxy-Hbがごく弱い磁性を持っていて，MRIの磁場をわずかに乱し，信号を減弱させるが，その部位の脳活動が活発になり脳血流が増加すると，oxy-Hbが流入し，deoxy-Hbが減少する。そのためにMRI信号の強度が回復することを利用している。

　また，MRスペクトロスコピーといって，原子核周囲の環境によりわずかに共鳴周波数に違いが生じること（化学シフト）と信号強度を利用して生体内の分子の種類，成分などを調べる手法がある。プロトン^{1}Hを利用したものを^{1}H-NMRスペクトロスコピー，^{31}Pを利用したものを^{31}P-NMRスペクトロスコピーというが，それらを用いて乳酸，N-アセチルアスパラギン酸，クレアチン，コリンなどの生体物質の分布が測定できる。

VII. 単一光子放射断層撮影

（single photon emission computed tomography, SPECT）

　単一光子放射断層撮影は，体内に投与した放射性同位体（^{99m}Tc, ^{201}Tl, ^{111}In, ^{123}I, ^{133}Xe）から放出されるγ線を検出し，その分布を断層画像にしたものである。一般的には，特定の組織と化学的に結合する化合物（リガンド）にマーカー放射性同位体が組み込まれた放射性リガンドが用いられる。このリガンドと放射性同位体の融合からなる放射性リガンドが，体内の観察したい部位でどのような濃度分布を示すかをガンマカメラで捕らえる。例えば，脳機能

総　論

イメージングでは，^{99m}Tc–ECD，^{123}I–IMP，99mTc–HMPAO などが用いられる。

VIII. 陽電子放射断層撮影
（positron emission tomography， PET）

陽電子放射断層撮影は，プラスの荷電を持った電子（陽電子）が，通常のマイナスの荷電を持つ電子と衝突すると消滅するが，そのとき高エネルギーガンマ線を 180 度反対の 2 方向に放出する。このガンマ線を対向する二つの検出器で同時測定することで画像を構成する。PET では，^{11}C，^{15}O，^{13}N，^{18}F の放射性核種を用いる。

PET の実施には，サイクロトロンが必要であるため，実施可能な施設は限定されている。糖代謝量を測定したいときにはトレーサーとして^{18}F–FDG（fluorodeoxy glucose）を用いる。^{18}F–FDG は，ブドウ糖類似の物質に放射性のフッ素（^{18}F）をつけたもので，体内にはグルコースと同じように取り込まれるがブドウ糖と異なり^{18}F–FDG は，腎臓，尿管，膀胱を経由し体外に排泄される。脳血流量や酸素代謝量の測定には，^{15}O でラベルした H_2O，CO_2，O_2などを用いる。PET は，中枢神経領域では器質性疾患の除外や研究目的での利用が多い。むしろ腫瘍性疾患の診断や転移巣の有無を確認するために使用されている。

文献

1) 森則夫　髄液検査，脳波検査，神経画像検査（野村総一郎，樋口輝彦，尾崎紀夫，朝田隆　編）標準精神医学. pp82–101，医学書院，2012.

2) 星詳子　近赤外線スペクトロスコピー：脳科学辞，2012（http://bsd.neuroinf.jp/wiki/近赤外線スペクトロスコピー）

6 児童青年精神医学における精神療法

本城秀次

I. 児童青年期における精神療法の特徴

　精神科の治療においては薬物療法のみでなく精神療法が重要な役割を果たすことが知られている。大人では精神療法の手段として，一般的には，言語的な方法が用いられる。しかし子どもでは言語的な表現能力が乏しいために，言語を用いた精神療法には限界があると考えられている。そのため子どもの精神療法には，遊びや絵画，箱庭，粘土など多様な媒体が用いられている。それ故，子どもの精神療法においては，子どもの得意な表現方法に合わせて精神療法を展開する柔軟性が治療者に要求される。

　まず，ここでは，子どもの精神科臨床の特徴を挙げておくことにする。やや古い用語の用い方であるが，情緒的問題に神経症といった言葉を用いている。

①大部分の成人期の神経症的問題は児童期にも発症しうる。
②さらに児童期に特徴的な神経症的問題が存在する。
③同じ症状でも子どもの年齢段階によって正常とも異常ともみなされうる。
④児童期の神経症的問題は主観的なものとして体験されにくく，身体症状や問題行動として表現されやすい。そのため体験が言語化されにくく，治療動機が得られにくい。治療に非言語的手段を用いる必要性が指摘される。
⑤子どもは両親に依存した存在であるため，家族力動（とりわけ両親との関係）が症状の発生に重要な役割を演じている。そのため，家族への治療的アプローチが必要とされる。

　児童期の子どもの精神的特徴については上に述べたような特徴があると言われている。そのため，子どもを対象とした精神療法についても成人とは異なった特徴が存在している。その特徴を一言で言い表すなら，大人の精神療法では言語的な手段が主として用いられるのに，子どもの精神療法では様々な非言語的手段が組み合わされて用いられると言うことができる。

II. 精神療法の発展と歴史

　子どもの精神療法は，一般的には，遊びを媒介として行われるため，遊戯療法（play therapy）と呼称されている。その際に用いられる道具や材料の種類により，遊戯療法はさらに細分化されて，絵画療法，箱庭療法などと呼ばれている。しかし，これらの様々な療法は別々に独立して存在するものではなく，子どもとの遊びのなかで相互に融合して用いられるのである。

　子どもの遊戯療法の歴史については，必ずしも明確ではないが，ここでは，いくつかの流れを取り上げ，概述することにする。

1. アメリカにおける遊戯療法

　黒丸（1955）[1]によると，1947～1948年頃より児童問題の研究は急速に発展してきたという。しかし，児童の心理的問題について十分な理解が届かなかったために「問題児」の治療や指導，診断には多くの混乱が生じてきた。

　そうした中で，Allen, FH. によって著わされた「子どもの心理療法」が翻訳された[1]。この本は，フィ

ラデルフィア児童相談所における臨床活動から生まれてきたものであり，臨床的な治療論であると考えられた。Allen教授の立場は，いわゆる狭い意味での精神分析論者ではなく，むしろその反対論者であると言えるものであった。いわば，Adolf Meyerの志を継ぐ米国正統派の力動的人格論者であった。さらに，ちょうどそのころ勃興してきた非指示的心理療法を加味した治療観を持っている臨床家であった。黒丸（1955）[1]は，Allenを紹介するに際して，児童の心理療法そのもののあり方を知ってもらいたいからであって，会話や遊び等を介して，児童を観察，治療していくとき，我々は何に重点を置き，何を評価していくべきであるか，この本は教えてくれると評価している。

このように米国ではCarl Rogersの非指示的心理療法（来談者中心療法）の影響下で子どもの遊戯療法は発展してきた。

Axlineの遊戯療法の著書には，ロジャース学派の治療者のバイブルとも言える8つの基本原理が記載されている[2]。ここでは若干言葉の言い回しを変えてあるが，その原理は以下のようである。

①治療者はできるだけ早く良いラポートが形成できるような，子どもとのあたたかい親密な関係を発展させなければならない。

②治療者は子どもをそのまま正確に受け入れる。

③治療者は，子どもに自分の気持ちを表現することが自由だと感じられるように，その関係におおらかな気持ちを作り出す。

④治療者は子どもの表現している気持ちを注意深く認知し，子どもが自分の行動を洞察できるようなやり方でその気持ちを反射してやる。

⑤治療者は，子どもにそのようにする機会が与えられれば，自分で自分の問題を解決しうるその能力に深い尊敬の念を持っている。選択したり，変化させたりする責任は子どもの側にあるのだ。

⑥治療者はどのような方法でも，子どもの行ないや会話を指導しようとはしない。あくまで子どもが先導するのだ。

⑦治療者はあくまで治療をやめようとしない。治療は緩慢な過程であって，治療者はそれをそのようなものとして認めている。

⑧治療者は，治療が現実の世界に根を下ろし，子どもにその関係における自分の責任を気付かせるのに

必要なだけの制限を設ける。

このようにAxlineの流れをくむ遊戯療法がわが国では受け入れられ，わが国における遊戯療法のもっとも一般的なスタイルとして流布することになった。

また，Moustakas（1959）[3]は子どものセラピーの基本的条件について述べている。

2. 精神分析的遊戯療法

これまで子どもの遊戯療法に大きな影響を与えてきた来談者中心療法に近い研究者について簡単に述べてきた。しかし，子どもの遊戯療法については多様な発展の歴史があり，その一つに精神分析に基づくものがある。精神分析に基礎づけられた児童分析については，Anna Freudの流れとMelanie Kleinの流派とがそれぞれの考え方を主張し，1920年代から論争を繰り返してきた。これはAnna Freud−Melanie Klein論争として知られている（Freud, A., 1974[4]；山崎，2012[5]）。子どもの遊戯療法についての論争の中心点の1つは，子どもの分析においては，大人の精神分析と比べ，技法の修正が必要かどうかというところであった。それらについてここで簡単に論じておく。

①まず注目されるのは，児童分析における導入期の必要性に関するものである。Anna Freudは，児童は自分自らの判断で，心理的な治療を求めることはないし，病気に対して洞察を持っておらず，病気を治そうと思って，治療者を訪れることはないとしている。このような子どもに児童分析を適用しようとすると，その前に子どもと治療者のあいだに信頼関係を形成しておくことが必要であるとしている。それに対して，Kleinは子どもの分析は大人のそれと原理的に一緒であり，子どもの分析に導入期は必要ないという。

②Freudの考え方では，子どもの分析では，子どもは家族とのかかわりの中で影響を受けているので，児童分析においては，情報の収集や子どもの状態の把握のために家族に対するアプローチが大切である。また，家族の教育的な側面も重視される。それに対し，Kleinはそのような態度は家族を葛藤に巻き込み，治療的には有効でないと考える。

③児童分析における転移の役割について，Freudは，子どもでは，自由連想が困難であり，子どもでは大

人の分析におけるような転移は生じないと考え，白昼夢や空想や描画が用いられた。それに対し，Kleinは子どもが示すすべての動きを大人の患者が行う自由連想と同じものだと考え，例えば，子どもが，街灯の柱や玩具の人物を倒すと，この動作を父親に向けられた攻撃行動だとKleinは解釈する。2台の車を子どもがわざと衝突させたときには，子どもが両親の性的行為を見た証拠だとするのである。
④Freudは，さらに児童分析において，教育的要素を重視している。子どもは，児童分析の過程で，治療者を自我理想として取り入れていくことが重要であるとしている。それに対して，クラインは児童分析において，教育的要素を重視することには反対している。

　これまで，Anna FreudとMelanie Kleinの論争を掻い摘んで述べてみた。この論争は児童分析が大人の精神分析の技法をそのまま適用することによって可能であるかどうかについて議論されたものであり，理論的には重要なものと思われる。しかしこれまで我が国においてはあまり注目されて来なかったものであり，このような問題を取り上げてみるのも意味があるかもしれない。

3．子どもの精神療法の技法について

　精神療法は，言語的な精神療法と非言語的な精神療法に大きく二分される。言語的な表現能力が十分発展している成人では主として言語的表現能力が用いられるが，言語表現能力が乏しい子どもでは，言語表現に代わるものとして，多様なアイテムが用いられる。ここでは，その代表的なものを紹介することにするが，子どもにとって，自分を表現しやすい素材を用いるべきであり，治療者が関心を持っている特異な素材や技法に無理に合わさせたりするのは，治療的な対応とは言えない。

1）絵画療法

　子どもは，基本的に絵を描くのが好きであり，新聞の切れ端でもあれば何処でもお絵描きを始めるものである。診察室でも，すぐに画用紙を持ち出し，治療者の前で絵を描き始める子どもは多い。そのため，子どもの非言語的な治療法として，絵画を用い

ることはもっとも一般的に認められることである。学校や診察室で全く話さなくなる選択緘黙児では子どもに対する心理的なアプローチとして，しばしば絵画が用いられる。

　しかし，絵画療法が治療に積極的に用いられるのは，単に言語的表現力に乏しい子どもであるという条件だけでなく，慢性統合失調症に対しても積極的に試みられている。どのような対象にどのように絵画を用いるかについては，それぞれ対象により異なっていると考えられる。

　子どもを対象とする場合，子どもは一人か，それとも集団かによって対応は全く違ってくるだろう。また，子どもが絵を描く場合，題材は自由か，課題が決められているか。それによって，子どもや治療者の関わり方は違ってくるだろう。

　絵画療法は，子どもの遊戯療法の中で，何か特別の技法として存在しているのではなく，遊戯療法を展開するための一つの媒体として存在しているのである。それ故，治療者は子どもの描いた絵が上手いか，下手かといったことで子どもを評価したりするのではなく，むしろ，絵を描くことによって子どもが治療者に何を伝えようとしているのか，また，治療者—患者関係にどのようなことが起こっているのか，それを理解するために治療者は子どもの心の奥深くに関心を向けるのである。

2）なぐり描き法

　なぐり描き法（scribble法）はNaumburg, M.（1966）[6]らによって開発されたもので米国の力動的芸術療法において中心的な役割を果たしてきた。芸術療法を活用する方法を学ぼうとする精神療法家にとって何が大切かと言えば，それは自分で絵を描けることではなく，患者の創造的努力に共感し，それを理解する力を持っているかどうかである。

　これまでの経験が示すところによると，自発的な絵画表現を比較的簡単に引き起こすためには，それに適した画材があり，中程度の堅さのクレヨンと水彩絵の具とポスターカラーなどが好まれる。形を描き，色を塗るといった経験に乏しい患者がこういう画材を使う場合，丁寧に使用法の説明をして，無意識的な表象化投影を解発しやすくしておくとよい。

　気分や空想の変化を表現するために，クレヨンならこういう使いかたをするという，使い方を何種類

か説明しておいて，「なぐり描き法」（scribble technique）と言われる方法を患者の目の前で実際にやって見せるのが良い。

　芸術療法で，なぐり描き法を実際に紹介するのは，それによって，患者が自発的絵画表現を開放しやすくなるからである。そのためには，大きな紙とクレヨンかポスターカラーのどちらかが必要である。患者に，ちょっと体操をして体をほぐすように勧めたりするが，そうすることによってのびのびと絵を描けるようにするためである。次に，クレヨンまたは鉛筆を紙の上につけたまま，意識しないで流れるように，一続きの線を即興的に描くように勧める。この線は不規則なパターンを示し，紙の上で何度も交差するかもしれない。そこでなぐり描きのパターンを眺めてみるように勧めて，そこに何か見えてこないか聞いてみる。何か見えたらそれを絵に仕上げるように，患者に促す。最初に紙が置かれていた位置から何も見えないなら，紙の方向を回して，別の3方向から見てみるように勧める。それから，暗示されたイメージの部分部分をはっきりさせ，修正するために加筆するように促す。こうした描画過程では，ロールシャッハ・テストや他の描画テストのように促しせきたてることはしない。なぐり描き法では，患者が元絵を描いており，そして，なぐり描きの線が暗示するままにイメージを展開するように促すからである。この自発画の主目的は，描画テストのように診断が目的ではなく，無意識から自発的にイメージを解発することである。芸術療法における絵画の価値は，自由連想を促す手段としての価値である。

　なぐり描き法は患者が治療者の前で，なぐり描きをし，それを眺めている中で，見えてくるものを絵に仕上げるのであり，あくまで患者一人が行うものである。

　それに対し，次に述べるものは治療者と患者が相互に役割を交換しながら，絵を完成させるものである。

3）スクイグル・ゲーム

　スクイグル・ゲームとは英語圏で伝承されてきた子どもの遊びである。この遊びを児童精神科臨床において有力な治療技法として発展させたのはイギリスの小児科医でありかつ精神分析家であったウイニ

コット（Winnicott, W, 1971）[7]であった。わが国へは，中井（1977）[8]によって紹介されたが，その後，子どもの遊戯療法だけでなく，広く大人の精神障害に対しても一つの心理的アプローチとして用いられている（**図1**）。

　具体的に，スクイグル・ゲームをどのように実施するか，その手順を説明する。

　まず，一般的には，これを治療場面で実施する前に，子どもにゲームの概略を説明し関心があるかどうか確認しておく。

①まず最初に治療者が白紙の画用紙になぐり描きで線を描く。それを子どもに渡し，この線を見て，何でもよいから，自分の描きたいものを描いて絵を完成するように伝える。

②子どもが絵を描いている間，それを鑑賞し，絵が完成したら，治療者と二人で絵を眺め，子どもに何を描いたか等について質問し，お互いに感じたことを述べ合う。

③次に治療者は子どもになぐり描きの線を描くように指示し，子どもに好きなように線を描かせる。

④子どもが線を描き上げたら，治療者は子どもから画用紙を受け取り，子どもの描いた画用紙に自分の思ったものを描き足して絵を完成する。治療者は子どもに対して何を描いたか説明し，子どもと二人でその絵を鑑賞する。

⑤一回の治療時間に，治療者は子どもと二人でこの一巡のプレーを何回か繰り返す。

　このようにスクイグルを繰り返すことにはどのような意味があるのだろうか。通常遊戯療法では，子どもは治療者が見守っている中で，一人で絵を描くことが多い。その場合，治療者と子どものあいだには，役割の分離が起こっており，子どもの行動を観察するものと，観察されるものというように，それぞれ距離のある別人として知覚される。それに対し，スクイグルでは，治療者と子どもが交互に相手が出した課題の絵を描くことによって，相互のやり取りがより緊密なものとなり，子どもが自己を表現するのが容易になると考えられる。それ故，より親密な関係が早期に形成できる可能性が考えられる。

　スクイグルの心理療法的な特徴について傳田（1996）[9]が述べていることをここで引用しておく。

①治療関係が深まる。患者の依存・退行を促す作用が強い。

《治療者》　　　　　　　　　　　　《子ども》

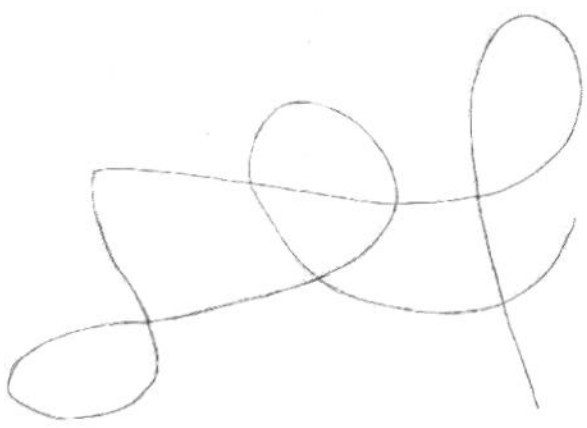

（1）治療者がスクイグルを描く

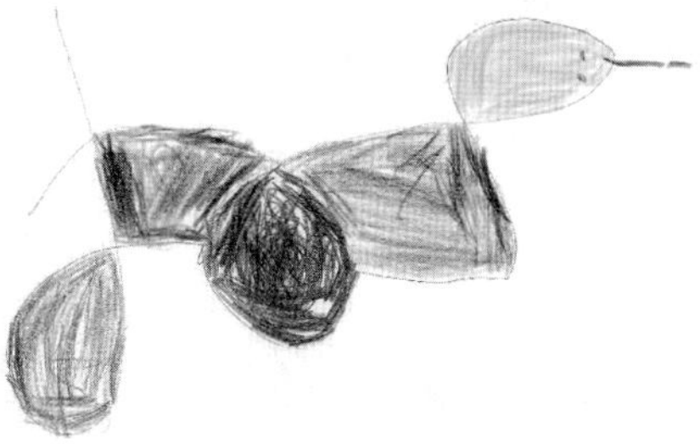

（2）子どもが絵を仕上げる

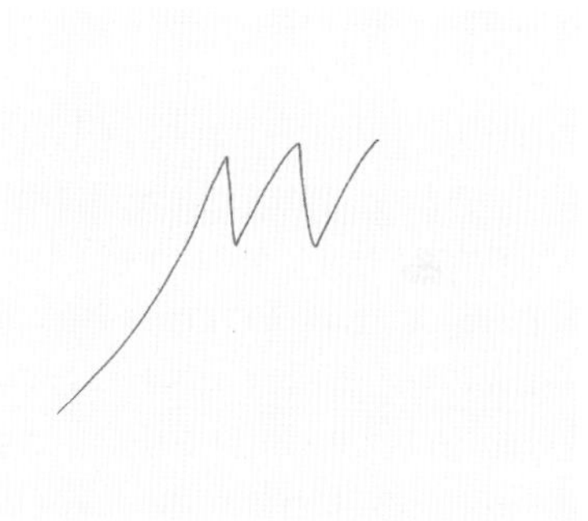

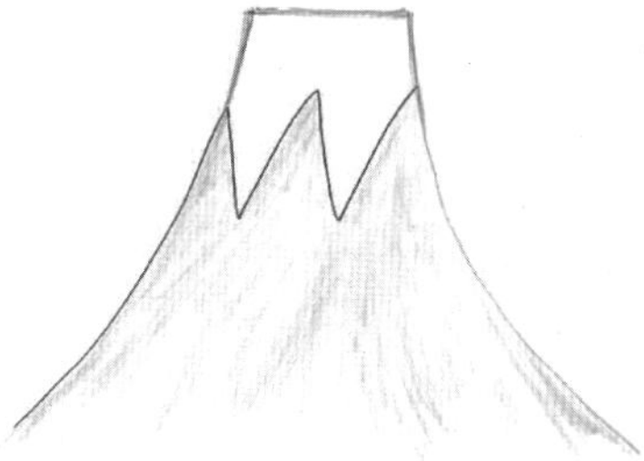

（4）治療者が絵を仕上げる

（3）子どもがスクイグルを描く

図1　スクイグル・ゲームの例。

②遊びの雰囲気が醸し出され，患者・治療者双方が緊張感から解放される。

③方法が手軽で，巧拙が直接あらわれず，さほど侵襲的でない。

④言葉によるコミュニケーションと同等のメッセージの交換としての意味を持つ。

⑤作品には，共同作業ともいえる表現がなされ，双方の描画が意味関連性を持つようになる。

⑥「関与しながらの観察」が可能になる。

⑦患者・治療者双方に，穏やかな「気づき」をもたらしうる。

⑧治療者自身の状態および治療関係の質を知ることができる。

⑨投影的でありながら，構成的である。

⑩客観性を発達促進させる。

このような特徴を理解して，スクイグル・ゲームを遊戯療法の一つとして含みこんでいくことが重要である。

4）コラージュ療法（Collage Therapy）

　コラージュというのは，フランス語の coller（糊付けする）を語源とするものである。このコラージュという美術製作の技法は，1910 年代にヨーロッパで開発され，ピカソによってもコラージュ作品が製作された。

　わが国において芸術療法としてのコラージュ療法が初めて発表されたのは，1990 年に森谷らによってである（海老澤，1996）[10]。

　森谷（1990）[12]らは，箱庭療法の適応可能性を箱庭療法の道具のない病棟や狭い部屋にまで拡大することを目的に検討を加えた。そして，箱庭の構成要素として何が重要かということを検討し，箱庭療法においては，砂を使うことに加えて，表現方法として，「レディーメイド（既製品）」を使うことであるとした。さらに，箱庭療法は砂を使うことによって，立体的なものとなっているが，箱庭は必ずしも立体的である必要はないと考えられ，こうして絵や写真を

切り貼りすることにより，新しい作品を作り出すコラージュ療法が考案された。

　この療法は，雑誌，カタログ，新聞の広告等の切り抜きを糊で台紙に貼り，作品を作るものである。この技法の特徴は，自分自身が絵を描くのではなく，既製品の組み合わせで表現するため，比較的抵抗感なしに作品を作ることができる。

　コラージュ療法を実際にどのようにやるのか，ここでは森谷 (1990)[11] に従って簡単に述べることにする。

①あらゆる分野の雑誌やパンフレット，新聞紙，包装紙，空き箱などを集める。

②その中から，クライエントが気に入りそうな図柄などをはさみで切りぬいておく。もし自分の部屋で面接しているなら，雑誌などを部屋に用意しておいて，クライエント自身に切り抜かせてもよいだろう。

③これらの絵は，A4 判程度の大きさで，厚さ 5 センチほどの箱の中にばらばらに入れておく（小学生が「お道具箱」として使っているもの）。この箱の中には，切り抜いた絵，はさみ（先の丸いもの），糊なども入れておく。

④面接場面での導入は，箱庭へのそれと同じ要領である。

⑤画用紙の大きさは，A4 判か B4 判を使用している。表現力のある神経症圏の人には大きい用紙（B4 判）を，エネルギーの乏しい精神病院入院患者などには小さめの A4 判を適宜使う。

⑥クライエントは多くの切り抜きの図柄の中なら，自分の気に入ったものをとりあえず手元に選び出す。

⑦クライエントは選び出した絵を取捨選択しながら，画面の上であれこれ並び替えた上で，納得のいく構成を作り出し，糊で張り付ける。

⑧もし必要があれば，はさみで切ってもよい。自発的にはさみを使うことは少ない。

⑨出来上がった絵をもとにして，その連想をたずねたり，題をつけてもらったり，質問などをする。

　以上がコラージュ法の概略である。

　さらにコラージュ法は，切り抜き材料の扱い方から，二つのやり方に分けられる。

①コラージュ・ボックス法，

　「持ち運べる箱庭」として発案されたもので，あらかじめ（ほとんどの場合治療者が）切り抜いた紙片を箱に入れておき，患者が選び台紙に貼る方法

②マガジン・ピクチャー・コラージュ法

　患者が雑誌から直接切り取り，台紙に貼りつける方法。

　以上，述べてきたように，コラージュ法は持ち運びのできる箱庭を目指したものであり，比較的場所を取らず実施でき，患者に対する負担も少なく臨床場面で実施するのに便利である。

5) 風景構成法

　風景構成法は，わが国の中井 (1985)[12] によって独自に考案された心理検査及び心理療法の新たな手法である。中井によると，当初は，箱庭療法を個々の症例に適用してもよいかどうかを判断するテストとして開発された。しかしその後，統合失調症の査定や精神療法を主としてその対象としていたが，臨床的知見が深まるとともに，その適応の幅は広がり，成人の統合失調症だけでなく，思春期の子どもの問題などに対してもしばしば用いられるようになった。

　風景構成法の実施法をここで簡単に紹介すると，まず最初に治療者が画用紙にサインペンで枠取りをする。枠ができたら，これから画用紙の上に治療者が言うものを順番に描いていき，絵を完成するように患者に話す。まず最初に川を描くように指示し，患者が川を描き上げるのをそばで見ている。そして，患者が川を描き終えたら，順次①川，②山，③田んぼ，④道，⑤家，⑥花，⑦動物，⑧石，を画用紙に描くように指示する。そして，これらのものを描き終えたところで，これにさらに何か付け加えたいものがあれば，書き加えてもよいと伝える。患者が描き終えれば，描画は終了となる。

　描き終えると，治療者と患者は 2 人で絵を取り上げて，「季節はいつごろでしょうか」とか，絵のイメージを高めるような質問をしてみる。

6) 箱庭療法

　箱庭療法は，1929 年に Lowenfeld, M によって開発された The World Technique（世界技法）をさらに改良して，分析心理学的な視点も導入されたものである (Lowenfeld, 1939)[13]。この療法の発展には，Jung, C. の弟子の Kalf, DM (1966)[14] の貢献が大であった。

　箱庭療法は，四角い箱に砂を入れたものに玩具棚の玩具から適当なものを選んで，その箱の中に自分

の好きな世界を形作るものである。砂箱は内法57×72×7（cm）の大きさで，内側は青く塗ってある。砂を掘った際に海や川をイメージできるようになっている。

玩具としては，できるだけ多様なものを作れるように，用意すべきである。人として老若男女，いろんな人を用意すべきで，兵隊，消防士，インディアン，警官などや，さらに宗教に関連してくるが，仏像，キリストや天使なども用意しておくとよい。また，動物，植物等も多くの種類を準備しておくべきである。乗り物も必要であり，通常の車のほか，戦車や軍艦，また，救急車や消防車が事故等の事態を表すために，象徴的に用いられる。ガソリンスタンドも「給油（エネルギーの補給）」を表現するために用いられる。様々な建物を用意するほか，神社，仏閣，教会，城なども重要なアイテムである。

箱庭を作るためにどのように促すかについては，特別難しいことはなく，箱庭を制作する人に，「これからこの棚の玩具を使って，自分の作りたいものを作ってください」と伝える。作成者が箱庭に取り組んでいる間，制作過程を関心を持ってみていることが多い。作品を制作中に，作成者から質問が出されたりするが，それに対しては，「自分の好きなものを好きなように作ってください」と製作者に判断をゆだねるようにする。

製作者が，作品を作りながら，話をしたり，説明をしたりするときは，メモを取っておいてよいかもしれない。

製作者が作品を作っている間，治療者は，製作者のそばにいて，製作者の制作過程をともに味わっていくように心掛ける。このようにして作品が完成すると，製作者と治療者はその作品について話し合ったりする。

遊戯療法と箱庭療法はそう截然と区別することはできず，遊戯療法の一部として，箱庭が用いられることがある。

1回，1回の箱庭が重視され，その意味が取り上げられることもあるが，箱庭は繰り返し実施されることによって時間の経過とともに，箱庭がどのように変化していくかが重視されることも多い。

III. 遊戯療法の実際

これまで子どもの精神療法について，いくつかの視点から見てきた。ここでは子どもの遊戯療法の具体的なやり方についてわが国で一般的に行われている折衷的なやり方について概説する。

1. 遊戯療法に対する姿勢

子どもは，遊戯療法において，遊びという形で直接的な喜びや楽しみを経験するのみならず，遊びの中でさまざまな無意識的葛藤や抑圧された願望を表現することによるカタルシス的な効果も期待される。さらには，遊びを通じて治療者と新しい人間関係を体験することによって，安定した対人関係への基礎が形成されると考えられる。

これまで，遊戯療法は，Rogers, C の来談者中心療法の流れをくむ Axline, V. (1947)[2]や，精神分析学の立場から児童分析を行う Freud, A (1974)[4]や Klein, M. (1975)[15]らによって発展させられてきた。それ故，遊戯療法といっても学派によって考え方に違いがあるのは当然である。わが国においてはこれまで，Rogers 学派の Axline の考え方に近い治療者が多く，比較的折衷的な立場に立つものが多かったように思われる。

先にもこれに関連したことに少しふれたが，村瀬は (1981)[16]，子どもの精神療法上の特殊性として，次の諸点を挙げている。
①精神的なものであるという自覚症状が少なく，病識を欠きやすい。それで周囲の大人の判断により，治療を求められることが多い。本人の治療理解，治療意欲があいまいで乏しい。
②身体症状や習癖が表れやすく，大人に比べて症状が不安定。そのため，大人の分類が当てはめにくい。
③交流の手段として，言語だけでなく，行動も含めなければならない。
④心身ともに発達途上にあり，環境の影響を受けやすい。

これらは，筆者がこの項目の最初に述べたこととほとんど同じことを言っていると思われる。さらに村瀬 (1981)[16]は，子どもの治療について，以下のよ

うな点に留意することが重要であると述べている。

①大人の精神療法に比べて，治療者の柔軟性・能動性が求められる。

②まず，子どもの発達程度を的確に理解し，症状を疾病学的に理解するのはもちろんのこと，症状によって，子どもが何を伝えようとしているか，その発生状況や生育・環境的背景を考慮して，症状の持つメッセージを受け取る。

③治療技法に柔軟性が求められる。子どもを治療者の特異な技法に乗せるのではなく，その子の今の状態にとって，どんな技法が良いのかを考えていく。音楽療法とか箱庭療法とかの技法が全体の治療の流れの中によく統合されて，技法全体が浮き上がらないことが大切である。

④患者自身ばかりでなく，その精神風土に関与している家族，保育園，幼稚園，学校などとの緊密な連携や調整活動が必要で，家族との面接（特に母親）が不可欠であろう。

これらの諸点は，子どもの治療を行う際に常に心がけておくべきものである。

子どもの精神療法では，遊戯療法をはじめ，種々の技法が用いられるが，それは，子どものこれらの特性に合わせた接近法を工夫しようとする努力から生じたものである。患児と治療者の関わりの本質は成人の精神療法と変わらないと考えられる。要は，言語を媒介とするものであれ，遊びを媒介とするものであれ，治療者と患者の関わりの中で，患者が自分の内的体験をどのように展開していくことができるか，またそれを治療者がどれくらい共有できるかということが重要である。

ここでは，子どもの精神療法として代表的な遊戯療法について具体的にわかりやすく記述し，実際の遊戯療法がどのように行われているか，例示する（本城，1984）[18]。

2. 遊戯療法に必要な場所，道具

児童，青年期の精神科を標榜している外来では，遊戯療法室（プレイルーム）を備えているところが増えてきた。一般的には，小教室程度のスペースのプレイルームが多いが，子どもの年齢や大きさなどを考慮して，複数の大きさのプレイルームを備えて

表1　プレイルームに備えるべき遊具

武　　　器——刀（プラスチック製，あまり刀身の堅くないもの），機関銃，ピストル。
乗　　　物——三輪車，小自動車，箱車，手で動かす各種自動車，汽車，飛行機，船など。
人　　　形——抱き人形，着せかえ人形と人形の服，家具，ドール・ハウスなど一式，ぬいぐるみ動物。
ま ま ご と——ままごと道具一式，ゴザ，マット。
水遊び用具——バケツ，ジョウロ，水鉄砲，魚つりゲームなど。
砂遊び用具——シャベル，ふるい，バケツなど。
積　　　木——大型箱積木，中型箱積木，小型木製積木，ダイヤブロックなど。
ボ ー ル——ビニール製大・小ボール，サッカーボール，ゴムまり，風船，パンチボールなど。
楽　　　器——太鼓，タンバリン，カスタネット，ハーモニカ，木琴，笛など。
ミニチュア・トイ——ミニカー，ミニ動物，小さい積木，家など。
そ の 他——電池入り電話，パンチキック，すべり台，トランポリンなど。

（引用：深谷，1974）[17]

いるところもある。床は子どもが転んでも怪我をしないような素材のものが望ましい。プレイルーム内には，砂場と水道の設備が整えられていることも多い。しかし，プレイルームに砂場を設けると，子どもが水を撒き散らしたりして，部屋の管理が困難になるため，水場を作らないプレイルームも見られる。窓ガラスや照明設備には子どもが物を投げたりしても，壊れないようにしておくべきである。

ところで，プレイルームが用意されていないと遊戯療法はできないといった類のものではなく，診察室に簡単な遊具を備え付けておいたり，その他の部屋をちょっと改造したりすることによって，十分プレイルームとして機能することが可能である。また逆にあまり構造化されていない空間の方が，患児自身によって自由に構成され，患児の内的イメージが投影されやすいという利点がみられる。

また，診察場面だけでなく，待合室でも子どもは，付き添ってきている母親などと様々な人間関係を展開している。それ故，児童精神科外来の待合室は，子どもがのびのびと過ごせる工夫をするとともに，そこでの対人関係を観察できるようにしておくのが便利である。

プレイルームに備えられているべき遊具としては，深谷（1974）[17]は**表1**に示すようなものを挙げて

いる。

要するに，遊具を選択する基準としては，子どもの発達程度に応じて，子どもに危険のないことがまず必須である。子どもの様々な空想や願望，無意識的な葛藤や攻撃性といったものを表現しやすい素材を選ぶべきだろう。

また，備えるべき遊具の数については，子どものさまざまな感情を表現するためにはある程度の種類の遊具が必要であるが，あまり数が多すぎると，子どもの遊びが散漫になる可能性がみられる。

3. 回数と時間

1回の遊戯療法の時間としてはどのくらいの時間が適当なのであろうか。わが国では，1回の遊戯療法の時間は大体30分〜1時間に設定されていることが多い。治療頻度は，1週間に1回というのが，一般的である。週2回の治療を勧める者もおり，週1回の治療より治療期間をかなり短縮できると主張しているが，わが国の保険診療下のもとでは困難が多く，実現は難しい。

4. 適応

遊戯療法の適応となるのはどのような症例であろうか。

一般的には，日常生活において，何らかの心理的要因によって，不適応を起こしている子どもが遊戯療法の適応となると考えられてきた。この点に関しては，今日においても妥当なものと考えられている。これに対して，脳の発達上の問題と考えられている自閉スペクトラム症も遊戯療法の適応の一つと考えられている。児童期の子どもでは稀であるが，統合失調症圏の子どもについては遊戯療法の適用について慎重であるべきであると考えられる。

遊戯療法が適用される年齢としては幼児期から小学校高学年にかけての年代である。もちろん子どもの状態により，低年齢の子どもでも言語的接近が可能な場合もあれば，もっと年齢の高い子どもでも言語的接近が困難であり，絵画，箱庭などの非言語的接近法が用いられることも多い。

要するに子どもに遊戯療法を適用するにあたっては，子どもの年齢，子どもの示す病態についての正確な診断を検討するとともに，遊戯療法を適用する目的並びに遊戯療法の限界を十分認識していることが必要である。

5. 遊戯療法への導入

遊戯療法の導入に際しては，まず家族（主に母親）に遊戯療法を適用する意義と目的，遊戯療法の実際について説明を行い，家族の同意を得るようにする。子どもに対しては，子どもをプレイルームに連れて行き（時には母親も同伴する），ここでは決められた時間，自由に行動したり，遊んだりしていいことを分かりやすく子どもに伝える。そして，子どもから同意を得るように努める。制限に関しては，最初からはすべてに触れないことも多い。

導入に当たって，問題になるのは，母子の分離が困難な場合である。母子が共生的関係にある場合など，子どもを母親から引き離して，無理にプレイルームに入れようとすると，子どもが激しい分離不安を示すことがある。そうした場合，母親は，不安を示す子どもにプレイルームに行くように励ましながら，母親自身が不安を示していることがある。この場合，無理に母子分離をおこなおうとはせず，母子を一緒にプレイルームに入室させることも多い。治療が進展し，子どもの不安が軽減してくるにつれて，徐々に母子分離を図っていくのが良いだろう。

6. 制限（リミット・セッティング）について

これまで遊戯療法において，治療者の取るべき態度についていくつかの点について述べてきた。そのような治療的かかわりを保証するものとして，治療の枠組み，あるいは治療構造というものが存在する。そして，その枠組を維持するために子どもが守らなければならない規則というのが決められている。

この規則は遊戯療法家によって多少の違いはあるが，おおよその点で，類似していることが多い。以下のような規則が一般的に多い。
①治療時間を守ること。
②備品・玩具を持ち帰らないこと。
③治療中はプレイルームから出ないこと。

67

④治療者を攻撃したり，玩具を破壊したりしないこと。

　これらは治療規則としては非常に基本的なことであり，治療者はこれらの規則を十分にわきまえていなければならない。しかし，筆者はこれまでの著者の多くが主張しているようには，これらの規則を厳格に実施してはいない。

　要は，治療者がこれらの基本原則を十分に認識し，その場，その場で柔軟に対応していくことであろう。制限を加える時は，患児の行動の意味を考え，患児の内面に共感しつつも，その行動はしっかりと制止すべきである。

7．治療の展開

　子どもとの治療的かかわりにおいて，治療がどのように展開するかについておおよその経過を知っておくことは，治療の見通しをつけるうえで役に立つと思われる。遊戯療法の治療過程については様々な分類が行われているが，筆者は以下の4期に分けて考えればよいと思っている。

①導入期：子どもは見慣れない治療室や治療者の前で警戒的である。子どもはそこが安全な場所であるか，治療者が信頼できる人であるかを見極めようと思っている。

　そこでの子どもの行動は表面的には様々であり，母親との分離不安の強い子どもは母親から離れるのに強い不安を示すであろうし，また最初から治療者に妙になれなれしい子どももいる。いずれにしろ，子どもはその場を慎重に探っているのである。

②展開期：子どもはその場が自分にとって，保護された場所であるとわかってくると，徐々に自分の内面の問題を表現するようになる。遊びの中にそれまで抑圧されていた攻撃性とか両価的な感情，あるいは依存欲求などが表現されるようになり，遊びに積極性が出てくる。

　家庭でも自己主張が激しく，攻撃的になったりという行動化傾向を示したり，また退行して母親にまとわりつくという現象が見られることもある。

③統合期：このように自己の激しい感情が遊びの中で表現され，それが治療者によって，受容されることを繰り返しているうちに，子どもの内面において，自我の再統合が徐々に起こってくる。それとと

もに治療場面でも子どもは落ち着きを見せ，遊びにもまとまりが出てきて持続的な遊びをするようになる。

　家庭では，行動化も次第に影を潜め，症状も改善し，明るくなり，一段と成長した感じを受けるようになる。

④終結期：子どもの症状は消失し，子どもの中で学校・友達などの現実生活の占める割合が大きくなってくる。それとともに，治療場面の魅力は次第に色褪せたものになり，子どもは治療に通うより，友達と遊ぶのを好むようになる。

　もちろん，このような治療経過の区分は，実際の治療場面では，それ程明確なものではなく，あくまでも模式的なものである。しかし，このような治療図式を頭に入れておくことは実際の治療場面でオリエンテーションをつけるのに便利である。

文献

1) Allen FH. Psychotherapy with Children. W. W. Norton & Company Inc. 1942. ［黒丸正四郎訳　問題児の心理療法，みすず書房，1955.］

2) Axline VM. Play Therapy：The Inner Dynamics of Childhood. Houghton Mifflin Boston. 1947. ［小林治夫訳，遊戯療法．岩崎学術出版，1972.］

3) Moustakas CE. Psychotherapy with children：Harper & Row, Publishers, Inc.1959.

4) Freud A.（1974）Writings of Anna Freud. Volume 1, Introduction to Psychoanalysis：Lectures for Child Analysts amd Teachers 1922-1935. ［牧田清志，黒丸正四郎監修　アンナ・フロイト著作集　第1巻　児童分析入門．岩崎学術出版，1981］

5) 山崎篤　アンナ・フロイト―その生涯と業績．中村学園大学・中村学園大学短期大学部研究紀要，44；95-102，2012.

6) Naumburg M. Dynamically Oriented Art Therapy：Its Principles and Practice. Grune, 1966.

7) Winnicott DW. Therapeutic consultation in child psychiatry. The Hogarth Press, London, 1971.

8) 中井久夫　ウイニコットの Squiggle．芸術療法，8；129-130，1977.

9) 傅田健三　非言語的アプローチの精神療法的意義に関する一考察―スクイグルを用いた症例の治療過程を通して―．児精医誌 35：487-500，1994.

10) 海老澤佐知江　コラージュ療法．臨床精神医学，25：1257-1258，1996.

11) 森谷寛之　心理療法におけるコラージュ（切り貼り遊び）の利用―砂遊び・箱庭・コラージュ―．日本

芸術療法学雑誌，21；27-37，1990.

12) 中井久夫　中井久夫著作集 2 巻　治療. 岩崎学術出版，1985.

13) Lowenfeld, V. The nature and use of the Lowenfeld World Technique in work with children and adults. J. Psychol., 30；325-331, 1950, 1950.

14) Kalff, DM. Sandspiel―Seine therapeutische Wirkung auf die Psyche. Rascher Verlag, Zurich and Stuttgarut 1966. ［大原貢，山中康裕訳　カルフ箱庭療法. 誠信書房，1972.］

15) Klein, M. The Writing of Melanie Klein Vol. 1 Love, Guilt and Reparation and Other Works（1921-1931）1975. ［西園昌久，牛島定信責任編集，メラニー・クライン著作集 1 子どもの心的発達　1921-1931, 誠信書房，1983.］

16) 村瀬嘉代子　子どもの精神療法における治療的な展開―目標と終結.（白橋宏一郎，小倉清編）児童精神科臨床 2, p. 19, 星和書店，1981.

17) 深谷和子　幼児・児童の遊戯療法. 黎明書房，1974.

18) 本城秀次　外来治療（若林慎一郎編）児童期の精神科臨床，pp. 286-309，1984.

7 児童青年期精神医学における生物学的治療

岡田　俊

　この章では，児童青年期精神医学における生物学的治療，特に頻用されている薬物療法についてまとめる。それぞれの発達障害や精神疾患の治療におけるエビデンスについては，各論において触れられることから，本章では総論を重視して述べることとしたい。なお，それぞれの記述の背景となる文献は，莫大な量になることから紙幅の関係で省略せざるを得ない。

I. 薬物療法とは何か

　薬物療法は，向精神薬，すなわち脳内の伝達物質の放出，受容，再取り込みに影響をもたらす薬剤を用いて，症状の緩和，再発予防，進行の抑制などを行う治療の営みである。根治的治療というべきものは，病因-病態-治療が1対1対応してこそ成り立ちうるものである。たとえば，細菌性肺炎は，細菌の感染，増殖が病因であり，その病態は炎症に伴うさまざまな諸症状であり，そして治療は抗生物質の投与である。しかし，精神疾患において，このようなシンプルなモデルが成立するのは，進行麻痺に限られる。注意欠如・多動性障害（ADHD）では，遺伝的要因と環境要因の相互作用で規定された実行機能，報酬系，小脳機能の機能障害がみられ，その事実は神経心理学的評価と脳機能画像によって実証されており，薬物療法がそれらの機能を改善するとともに臨床症状を改善することが示されている。ADHDに対する薬物療法の奏効率は8割に及ぶ。日本でも，二重盲検比較試験により有効性と安全性の検証がなされており，小児及び成人における適応が取得されている。このようにみると，ADHDこそが病因-病態-治療が明確にされた好例であると思える

かもしれない。しかし，ADHDの病態を調べた研究では，実行機能，報酬系，小脳機能のいずれにも障害のないADHD患者は4分の1ほどもいるのであり，またこれらの神経心理学的機能を持ち合わせた患者においても，個々の障害の有無は様々である。また，ADHD治療は根治的ではなく，服用中の症状を緩和するに過ぎない。すなわち，ADHDは年齢に不相応な不注意，多動性-衝動性で括られた異質性のある症候群に対して治療を実施しているに過ぎない可能性を考慮しなければならない。

　しかし，薬物療法の役割を症状の緩和に過ぎないと過小評価することは適切でない。たとえば，ADHDの児童では，報酬系機能に障害があり，金銭報酬の関与する課題においてもより大きな報酬にしか反応せず，報酬の獲得よりも報酬を失うことに強く反応する。また，意思決定においてもリスクのある選択を避けることができない。methylphenidateの投与により，報酬系の機能が改善すれば，より小さな報酬にも反応するし，意思決定においてもリスクのある状況を回避できるという。このことは，以前はより強い報酬，すなわち金銭や食べ物でなければ行動を変容できなかったものが，より小さな報酬，たとえば保護者の声かけや反応，本人の感じる誇らしさなどが報酬としての価値を持ちうると言うことであるし，そのことは行動療法による介入をあわせて行うことで，行動療法を単独で行うよりも，より大きな治療効果が得られる可能性を示唆している。そして，このことは米国で実施されたMultimodal Treatment of Attention Deficit Hyperactivity Disorder（MTA）studyによって支持される。

　このような臨床症状の改善は，子どもの二次障害，すなわち，その障害とともに育ちゆくことに

よって生じる心理的障害，たとえば，自尊心の低下などを予防することができる。また，中枢刺激薬によって治療した子どもとそうでない子どもの将来における併存障害の有無を調べた研究では，薬物療法が双極性障害を除く精神疾患や機能障害の併存を予防することが示されている。しかし，その一方では，意思決定においてリスクを避けることができる，という反面，リスクがない状況においてもより慎重になることが示されており，このことは「少し先の今」の感情や感覚で生きてきた子どもに分析的思考を与えることで，ときにおもしろみのなさを感じさせるかもしれないし，全体を見渡すことができ，様々なことがらに焦点を当てることができる日常は，ときに見えないものが見えるようになり，これまでとは別の不安や困惑をもたらすことになるかもしれない。そのように治療は新たな体験の獲得であり，それに伴う心理的なゆらぎを伴うことにも配慮し，適切な支えを行うことが必要である。そのことはその子の育ちを見守る保護者に対しても同様である。臨床的な意味での薬物療法の効果は，この点までを含めて考えるべきであり，薬物療法は，狭義の薬物療法とそれに伴う心理社会的なサポートを一体として考える必要があり，両者は不可分である。

　成人の統合失調症における薬物療法では，向精神薬の投与が急性期エピソードの再発を予防するだけでなく，olanzapine 投与中に経時的に脳容積を測定した研究では，統合失調症に伴う進行性の脳容積減少に対して予防的な影響をもたらす，すなわち神経保護作用があることが示唆されている。しかし，児童青年期領域においては，統合失調症発症の前駆状態とされたアットリスク精神状態を対象とした研究では，抗精神病薬の投与が認知行動療法とともに有効性を示し得ておらず，また児童青年期発症統合失調症の長期投与の研究もない。ADHD については，methylphenidate の投与が脳容積変化に対してネガティブな影響を及ぼさないことが示唆されているのみである。

　近年の向精神薬の開発は，新しい効能やさらに強い効果の期待される薬剤ではなく，従来薬に比べて効果は同等であるが，忍容性に優れた薬剤に向けられてきた。そのことは，児童青年期の患者に対する薬物療法の機会を飛躍的に増加させたことは想像に難くない。たとえば，米国における児童・青年期患者における抗精神病薬の処方数の推移を見ると，1993 年から 1995 年に比べ，2002 年には 6 倍に伸びており，その 92.3％は第二世代抗精神病薬であるという。しかし，精神病性障害に対する使用は 14.2％にとどまり，ほかは破壊的行動障害，抑うつ障害や双極性障害，チック症，自閉スペクトラム症（ASD），知的能力障害などであった。この背景には，ASD やADHD などの神経発達症に対するエビデンスが増加し，特に ASD については易刺激性に対する適応を取得したこと，青年期患者，とりわけ ADHD の併存障害として双極性障害が高頻度に認められることが強調されたことが関連している。ところが，アメリカ精神医学会は，2013 年 9 月 20 日に Choosing Wiselyを発表し，そのなかで，精神病性障害以外の児童・青年期患者に抗精神病薬を処方することのリスク・ベネフィットは明らかでないとして，第一次治療として投与すべきではないという注意喚起を行った。この発表は，児童青年期精神科医療にとって衝撃的であったが，現実に他の薬物療法の選択肢はないのが実情であり，児童青年期患者の薬物療法の実施に当たっては，適切な診断・評価とモニタリングのもと，神経発達のみならず身体的面においてもそのリスクとベネフィットを天秤にかけながら慎重に薬物療法を実施する姿勢が求められる。

II. 薬物療法を実施する上での留意点

　薬物療法を実施するに当たり，適切な診断と評価のもと，児童青年期患者を対象にしたエビデンスを適用しなければならない。しかし，自明にも思えるこの原則に従うにはいくつかの難しい問題がある。

　第一に，児童青年期患者の臨床像は，成人と異なるところが多く，非定型的であることが挙げられる。ここで求められる診断とは，操作的診断基準に基づく診断である。なぜなら，薬物療法におけるエビデンスは，操作的診断基準によって診断を下された児童・青年を対象として構築されており，エビデンスを適用する際には，操作的診断基準を無視することはできないからである。

　たとえば，児童青年期のうつ病について考えてみたい。力動的な視点が優勢であった頃，抑うつ的な子どもはいても超自我が十分に形成されていない児

童・青年には，真のうつ病はないと考えられてきた。しかし，1980年代以降，児童青年期のうつ病は，年齢と発達段階を考慮すれば，成人期と同様の診断基準で診断可能であると考えられるようになった。ただし，児童青年期のうつ病は，成人期と異なり，制止症状が乏しく，抑うつ気分よりも焦燥が前景にたつなどの非定型性を有しており，操作的診断基準においても，1)「抑うつ気分」ではなく「いらいら気分」，2)体重の減少ではなく期待される体重増加が見られないことでもよいことが記されている。

児童期うつ病と青年期うつ病の疫学的特徴や臨床像も異なることが示唆されている。DSM-IVによれば，児童期の有病率は0.5〜2.5％（男：女＝1：1），青年期の有病率は2.0〜8.0％（男：女＝1：2）とされている。性比の相違はDSM-5でも言及されており，青年期以降では，女性の有病率は男性の1.5〜3倍になることが述べられている。年齢別の新規罹患率を見ても12歳を境に有病率は急激に高まる。また，うつ病の診断を受けた児童は，同じ診断を受けた青年と比較し，焦燥が多く，希望のなさ，倦怠感，過眠，体重減少，自殺企図が少ない。また，併存障害については，分離不安症やADHDが多く，物質使用障害が少ないという。また，うつ病の成人を対象に，発症年齢によって区別したところ，12歳以下に発症した患者で，①青年期以降の発症に比べ重症度が高く，生活の質も低い，②18歳以降の発症に比べ，罹病期間も長く，エピソード数が多い，③青年期発症（12〜17歳）に比べ，心的外傷後ストレス障害の併存率が高い，④児童期発症例と青年期発症例は，それ以降の発症例に比べて社交不安，神経性過食症の併存率が高い，⑤児童期発症例と青年期発症例は他の年齢の発症例と比べて自殺企図の回数が多く，18〜44歳の発症例に比べて自殺リスクが高いという。こうしたエビデンスは，児童青年期のうつ病は，成人期と異なり非典型的であることが示唆されているが，児童期と青年期を一括することは適切ではなく，児童期うつ病，青年期うつ病，成人期うつ病は，それぞれ異なる臨床像であることが示される。

ここで問題になるのは，生物学的に同等のうつ病が，その年齢層によって異なる表現をとるのか，それとも児童期，青年期，成人期のうつ病が少なからず異なる病態であるのかが問題になる。児童青年期

のうつ病が，成人期になっても，自殺企図が多いなどの臨床特徴を示すことは，後者の可能性を示唆しているといえる。しかし，最もこの病態上の相違を支持するのは薬物療法への反応性である。

ここで第二の問題，すなわち，児童青年期患者の薬物療法への反応性が非定型的であることについて考える必要がある。このことは成人期の薬物療法のエビデンスを，児童青年に外挿できない所以でもある。

ここでも児童青年期のうつ病を例に考えてみたい。児童青年期のうつ病については，成人期のうつ病に対して一貫して有効性が示されてきた三環系抗うつ薬は，児童・青年期においては有効でないことが一貫して示されている。その背景には，三環系抗うつ薬に対する忍容性の低さがLOCF（Last Observation Carried Forward）では有効性の評価にネガティブに働くことに加え，プラセボ奏効率が高いことが挙げられる。うつ病の自然経過を見た研究では，1年以内におよそ90％は自然軽快をするが，一方では再発率が高いことが知られている。これには児童青年期のうつ病患者がレジリエンス（回復力）をもつ，というよりも，児童青年期のうつ病が双極性要素を持つ可能性を示唆している。

そのことが注目されたのは，児童青年期うつ病患者（ないしは，若年成人の患者を含む）において，新規抗うつ薬の投与開始，増量時に自殺関連事象が増加することが指摘され，この背景には，児童青年期患者のうつ病が双極性要素を伴うことが示唆されたことによる。児童青年期のうつ病患者に対する選択的セロトニン再取り込み阻害薬（SSRI）の有用性は，プラセボ対照二重盲検試験で示されている。そして，実際，米国では8歳〜18歳のうつ病に対してfluoxetineが，12〜18歳のうつ病に対してescitalopramが適応を取得している。

ところが，2003年に英国医薬品医療機器庁は，児童青年期患者を対象にした強迫症，社交不安症，うつ病を対象とした9つの比較対照試験を検討し，うつ病では明確な有効性が確認できず，情動不安定（泣き，気分変動，自傷，希死念慮および自殺企図）がプラセボ群の1.5％に対してparoxetine群では3.2％であったことから，paroxetine投与のベネフィットがリスクを上回らないと判断した。さらに，英国医薬品安全委員会は，他の新規抗うつ薬に

ついても検討を加え，fluoxetine を除くすべての薬剤において，リスクとベネフィットのバランスは好ましくなく，18歳未満のうつ病患者に対して使用すべきではないと結論づけた。

しかし，その後の米国，欧州の規制当局における詳細な解析のもと，以下の事実が明らかになっている。欧州医薬品評価委員会は，paroxetine，ならびにその他の抗うつ薬（atomoxetine, citalopram, duloxetine, escitalopram, fluoxetine, fluvoxamine, mianserine, milnacipran, mirtazapine, reboxetine, sertraline, venlafaxine）について，28のプラセボ対照比較臨床試験および医学雑誌に公表されている8つの比較試験と複数の観察的試験データのレビューを行った。その結果，SSRI およびセロトニン・ノルアドレナリン再取り込み阻害薬（SNRI）を服用している児童青年期患者において，自殺企図および希死念慮を含む自殺関連事象，自傷行動，敵意，情動不安定が増加することを指摘し，特に治療初期中止時に注意深い観察が必要なこと，また，薬剤中止時には退薬症候の出現に注意すべきであることを指摘した。

一方，米国では，臨床試験において「自殺関連事象」として集計された事象には，自殺の意図がない自傷行為なども含まれていたことから，各臨床試験において「自殺関連事象」として集計された事象を分類し，再解析が行われた。その結果，新規抗うつ薬投与後に激越，不穏，運動亢進，脱抑制，アカシジア，易刺激性，敵意等が出現し，希死念慮や自殺企図等との関連が示唆されること，抗うつ薬投与に伴う躁病エピソード誘発の危険性があることを指摘した。さらに，米国食品医薬品局（FDA）は9つの抗うつ薬に関する24の臨床試験における自殺関連事象を再分類したコロンビア研究の結果（自殺行動/希死念慮の相対リスク1.95；自殺行動/希死念慮の可能性のある行動の相対リスク2.19）を踏まえ，児童青年期患者において自殺関連事象のリスクが高まるという知見は検討されたすべての薬剤（fluoxetine, sertraline, mirtazapine, paroxetine, fluvoxamine, escitalopram, venlafaxine, citalopram, bupropion, nefadozon）に当てはまることを指摘した。その後，FDA は paroxetine をはじめとする11種類の抗うつ薬の372件の治験データの解析結果を報告し，18～24歳の患者においても自殺関連事象がプラセボ群に比べて有意に多くみられることを報告した。

日本では，2013年3月に独立行政法人医薬品医療機器総合機構は「新規抗うつ薬（SSRI, SNRI, mirtazapine）における18歳未満の大うつ病性障害患者を対象とした海外臨床試験に関する調査について」と題する報告書を公表し，6～17歳を対象にしたプラセボ対照無作為化試験において，ベースラインから最終評価時までの評価尺度 CDRS-R 得点の変化量，ならびに，CDRS-R を用いて調べた反応率について，実薬群とプラセボ群の間で統計学的有意差が認められなかったことから添付文書改訂を求めている。この発表を受けて，日本児童青年期精神医学会と日本うつ病学会は共同見解を発表しており，そのなかでは，児童青年期うつ病に対する多面的な評価と包括的治療，慎重な薬物療法の実施が推奨されている。ところが薬物療法を含めた包括的治療に関するエビデンスは少ない。薬物（fluoxetine）と認知行動療法の併用，薬物療法のみ，認知行動療法のみ，プラセボの4群間のうつ病に対する治療効果の比較した研究では，併用療法と薬物療法群は，プラセボ群と比較し有意な改善を示した。この結果は，併用療法が単独治療より児童・青年期のうつ病の治療に効果があったこと，fluoxetine が認知行動療法よりも有効であったことを示した。認知行動療法についてはこの報告では，抑うつ症状の軽減に関してはプラセボ群と有意差はなかったが，自殺に関連した行動の削減に関して効果が認められた。この研究は，児童青年期のうつ病には，薬物と精神療法の併用が最も有効であることを示している。

この児童，青年，ないしは若年成人におけるうつ病の薬物療法を巡る問題は，うつ病の双極性要素を想定することで解決するようにみえた。しかし，実際はさらに混沌とした問題を含むことになる。それは，第三の問題，すなわち児童青年期の操作的診断そのものの抱える問題が挙げられる。そして，その最たる問題が，児童青年期の双極性障害である。

児童期の双極性障害の報告は古く，1884年に英国の医師 Greves が，体重減少，身体愁訴，気力低下を伴ううつ病エピソードの後，3週間にわたる急性躁病エピソードを呈した5歳の女児を報告したことに遡る。1921年に発刊された Kraepelin の教科書でも，15歳以下の発症は3%，10歳以前の発症は1%未満にみられると記されている。そして，Kasanin は，1931年に子どもの双極性障害の臨床症状が行動障

害としての色彩を帯びることを指摘する一方で，ADHDとの鑑別がしばしば困難になることを指摘し，双極性障害の診断にあたっては気分症状の存在に着目することの必要性を説いている。気分症状の軽視がもたらす過剰診断の危険性は，現在では最も注目される話題であるが，既に警鐘がならされていたことは特筆すべきである。1976年にWeinbergとBrumbackは，児童青年期双極性障害の診断基準を作成し，躁うつ混合が多い，易刺激性が多いことを特徴に据えた。1979年にDavisは「情動の嵐」という表現を用いて，児童青年期のうつ病の特異性を表現している。児童青年期の双極性障害は，当初は成人期との相違が強調されていたが，そのような特異性こそが児童青年期の双極性障害の典型像であるととらえられるようになり，診断が拡大する素地が作られた。その後，1991年にBiedermanらは，ADHDと診断される児童の3分の1に双極性障害があることを報告した。Lewinsohnらの報告では，子どもの双極性障害の有病率は1％，閾値下の障害を含めると4.3％の有病率と報告している。そして，GoodmanとJamisonの教科書の2007年版では，双極性障害の4分の1は15歳以下で発症すると記載されるに至ったのである。児童青年期の双極性障害の薬物療法についてもさまざまな臨床試験が実施され，気分安定薬よりも新規抗精神病薬についてのエビデンスが集積され，児童青年期患者に対する新規抗精神病薬の処方が急増するなど，児童青年期における双極性障害の存在は広く受け入れられた。

　当初の追跡研究は，子どもの双極性障害が成人期の双極性障害と連続性を有することを示唆している。Gellerらの調査によれば，双極性障害の児童の第一度親族では，28.2％に双極Ⅰ型障害を伴い，対照群やADHD群より多かったことを報告している。また，Gellerらの別の研究では，双極Ⅰ型障害と診断された児童を8年間追跡すると，その44.4％に躁病エピソードが，35.2％に物質使用障害が併存していた。また，Lewinsohnらの追跡調査でも，半数強の子どもが24歳まで双極性障害と診断されたという。しかし，一方では，児童・青年期の双極性障害の過剰診断についても警鐘が鳴らされた。とりわけ，不機嫌など慢性のいらだちを前景とする気分の異常を双極性障害に含めて良いかの議論が行われた。そのために提出されたのがSevere Mood Dys-regulation（SMD）の概念である。SMDは，一過性の躁状態が一日も持続せず，気分症状と過覚醒が12歳前に出現し慢性的に持続するという気分エピソードによって特徴付けられ，「気分の異常：慢性のいらだちがほぼ毎日半年以上続く。否定的な感情刺激に対する過剰反応が週に3回以上」，「関連症状：不眠，興奮，注意散漫，競い合う考え観念奔逸，行為心迫などのうち3項目以上」，「機能障害：家，学校，友人関係の一つで重度，別の場所でも軽度見られる」によって診断される。そして，その有病率を調べた研究では，有病率が3.3％，うち1.8％が重度の機能障害を有していた。追跡調査によれば，SMD患者が躁病，混合性エピソードを呈することはなく，小児期の慢性の易刺激性は成人のうつ病，全般性不安症のリスク上昇と関連し，双極性障害，Ⅱ軸障害とは関連しなかった。このことは，児童青年期発症双極性障害の妥当性に疑問を投げかけるものであり，児童青年期の双極性障害と呼ばれてきた病像は，むしろうつ病の特徴を示していることを示唆することになる。また，発達障害に併存する双極性障害について多くのエビデンスを提出してきた研究者らが利益相反を適切に申告していなかったという事実が指摘され，ADHDの患者に対し，新規抗精神病薬が処方されるよう便宜を図ったのではないかとの懸念も提出され，事態は混沌とした。DSM-5では，このような一連の動きを反映し，SMDにかわり，重篤気分調節症（Disruptive Mood Dysregulation Disorder）の概念が採用され，抑うつ障害の一型に位置づけられた。しかし，その診断と治療における位置づけは曖昧なままである。児童・青年期においては双極性障害としての疾患形成は未完成であり，うつ病との判別も不十分である。DSM-5において，抑うつ病障害と双極性障害は，病態が異なるとして別のカテゴリーに位置づけられた。

　このことから私たちは2つの学びを得なければならない。ひとつは，児童・青年期においては，疾患像が確立していない場合があり，このことは操作的診断になじまない一面を持ち合わせるという事実である。実際，児童青年期においては，うつ病は双極性要素を有して焦燥が前景にたち，双極性障害は不機嫌が前景にたち，辺縁群はうつ病との関連が指摘されるなど，その重なりは大きい。次に学ぶべきは，エビデンスと実臨床の相違である。二重盲検比較試

験の実施される状況を考えてみると，6週間ないしは12週間，おおむね1週間に1回保護者同伴で通院し，プラセボか実薬かわからない状況の下，試験に参加するわけである。重篤な身体疾患や精神疾患を併存する例や他の向精神薬の併用を要する例は除外されることが多い。当然ながら，家族環境が安定し，重篤な機能障害や併存障害がない例のみがエントリーされる。長期投与試験では，およそ1年間にわたり，2週間，その後は4週間ごとに来院する。このような患者層は，我々が臨床で扱うことの多い，多様な心理社会的状況を伴い，環境調整や心理的サポートも含めて包括的な支援を要する患者とは異なるわけである。一見，相矛盾するようであるが，薬物療法の実施には，操作的診断基準に基づくエビデンスを参照することが不可欠である。しかし同時に，エビデンスの作られる状況と，個別的な患者の置かれた状況や病像の相違にも十分に配慮しなければならない。そして，薬物療法に対する反応性はエビデンス通りとは行かない。そのためには薬物療法に対する反応性の相違に留意しながら診立てを改め，また適切にモニタリングを実施し，有害作用の出現を防ぐ営みこそが大切なのである。

　もうひとつの問題は，利益相反を巡る問題が事態を混乱させている点である。世論のなかには，利益相反こそが悪の元凶であり，すべての臨床と研究はそこから線を引くべきだ，という考え方もあるであろう。しかし，薬剤の開発は薬剤提供等において企業の関与なしには成立せず，また資金面においても産学協同としてしか実施し得ないものも多い。また，我が国では米国に比べて児童青年期のエビデンスに乏しいことが問題視されるが，では米国の研究がどのように実施されているかというと，国や企業の資金がインセンティブとなっていることはいうまでもない。資金を調達するためには，どのような研究がスポンサーによって求められるかを意識するとすれば，自ずと研究の方向性はゆがめられる。そのため，国家的な研究予算はピア・レビューによって分配されているし，企業からの研究費の提供においても使途に制限を加えないことが前提となっているが，今後はこのような方向性がより推進されるであろう。利益相反がないことのみが是とされるのではなく，そのことが結果に及ぼす影響を予測できるように利益相反の実態が開示されていること，また利益相反によって研究内容が甚大な影響を受けないようにする体制作りが進められることが大切である。

　エビデンスを用いて臨床に適用する上では，エビデンスに含まれるバイアスを理解しなければならない。2つの薬剤の比較試験があるとすれば，その比較方法が妥当であるかを見極めなければならない。たとえば，比較的高用量から薬剤を開始するモデルを組めば，投与初期の副作用で十分な効果の得られる前に脱落し，LOCFでは不利に働くかもしれない。また，投与期間を短くするほど，効果の発現に時間のかかる薬剤にとって不利に働くであろう。維持用量が適切でなければ，十分な効果が得られないことは言うまでもない。また，効果や副作用の判定に用いる評価尺度によっては，その薬剤の利点や欠点がより強調されることも考えられる。投与量の推移，投与期間，評価尺度などの妥当性をみるとともに，脱落率なども含めたデータから結果的にその試験が信頼に足るものであるかどうかを検証する。また，複数の同様の試験がある場合には，その結果を比較して，さらに解釈を深めなければならない。ところが多くの臨床医がどちらの薬剤が勝ったか，という情報を得るにとどまっているのが実情である。そのようなときに参考にするのがレビュー（展望論文）であろう。レビューを発信する際には，自らの利益相反がその発信の信頼性に影響しないよう，自身の利益相反が自らに及ぼす影響に敏感でなければならない。それは金額の多寡によって解決される問題ではなく，その発信が我が国の臨床に与える影響について責任を持つことである。

III. 薬物療法実施に際してのインフォームド・アセント

　児童・青年期患者の受診に当たっては，主訴は保護者や学校など周囲の大人の側にあることが多い。また，本人が言語的表現力に乏しいだけに，周囲の観察に基づいて問診を進めたり，生育歴を記した母子手帳や幼稚園・保育園や学校との通信など，客観的な指標を参考にしながら診断に至る。しかし，このことは本人の語りを軽視してよいとか，あるいは，薬物療法の開始に当たって，適切な説明や了解を得る必要がないということを意味しない。これらが存在しなければ，本人の服薬に基づく薬物療法は

成立せず，また保護者も薬物療法の継続に不安を抱き，薬物療法の中断に至ることになる。特に日本では，児童青年期の薬物療法についてのエビデンスが乏しいことは，多くの適応外処方を生み出している。また，向精神薬は，その薬剤が使用される疾患名に基づいて，たとえば抗精神病薬のように名付けられていたり，その作用機序に基づいて，選択的セロトニン再取り込み薬のように名付けられている。しかし，実際には抗精神病薬を精神病性障害だけでなく，ASDや双極性障害に用いることも多く，十分に説明をしておかなければ，帰宅後にインターネットで調べて不安を抱くことになりかねない。特に近年は精神科薬物療法，特に児童・青年に対する薬物療法に対する批判的な情報発信も多いことから，なおさら不安になりやすい。そのため，児童・青年とその保護者に対する適切な説明と同意の取得が求められる。

しかし，その一方では，児童青年期の患者においては，その理解力と同意能力に一定の制限があると考えられている。1949年に発表されたNuremberg Codeでは，研究同意を想定した同意能力が議論されたが，被験者による自由同意が絶対的条件とされ，同意能力に制限のある児童青年期患者は研究対象から除外された。このことによって，研究参加リスクから保護するが，研究成果の恩恵も受けられないことが問題になった。そのため，World Medical Association（1964-2013）によるヘルシンキ宣言では，同意能力がない被験者が研究に参加する場合，法的に権利が付与された代理人からコンセントと患者からのアセントを得なければならないとされた。

その後のガイドラインでは，保護者からのコンセントが法的な規制として求められる一方，未成年者からはアセントの取得が自発的努力として求められているが，アセントの内容は，積極的反対がないことから，積極的同意までさまざまである。近年，患者の自己決定権を尊重する機運から積極的な同意が求められているが，コンセントが不能であるが積極的な同意（アセント）が可能とする根拠は明確でなく，また，すべての患者は理解できる言葉や用語で可能な限り十分な説明を受けるべきとされるが，どの程度の理解は可能であり，どのような説明を実施すべきかについては，説明を行う医師の判断に委ねられている。

最近では，児童・青年期の患者においても同意無能力ではなく，同意能力を前提とすべきであり，また，子の同意能力が親よりも低いとは限らないとされる。ただし，アセントは医師との治療関係や，同席する保護者との関係性を反映する可能性がある。その一方では，親は子の意思とは無関係に単独に意思決定をしているのではなく，子どもの行動や言葉で判断を代行しているのであり，家族における意思決定を重視すべきとの考え方もある。しかし，子どもに必要な医療を受けさせないネグレクト，子どもを病気に仕立て上げ医療を受けさせる代理ミュンヒハウゼン症候群，虐待のために子が治療や保護の対象となるなどの事例を考えれば，その家庭状況においては，親がコンセントを行うことがふさわしくない場合も少なくない。

アセントの必要要件について，The National Commission for the Protection of Human Subjects of Biomedical and Behavioral Researchでは，1）どのような手順が行われるのかがわかる，2）その手順を経験するか自由に選択できる，3）この選択について明確にやりとりができる，4）断ることができることがわかっている，ことをあげている。Committee on Bioethics, American Academy of Pediatricsは，1）病状を年齢相応の理解を得る，2）治療選択肢の性質とその内容について開示する，3）与えられた情報を理解する能力があるか，病状に対する思いにどのような影響を与えるかを評価する，4）介入を積極的に受け入れるかどうか表明するよう働きかけることが求められるとされる。すなわち，アセントの成立には，対象の能力と適切な手続きを踏むことの重要性が認識されている。アセント能力については，厚生労働省の小児集団における医薬品の臨床試験に関するガイダンスのように「中学生以降はアセントを取得する。7歳以上は簡単な説明に対し理解可能であり，理解できると思われる事項があれば説明し，アセントを取得すべき」とされることが多いが，実際には，自由意思と同意撤回の理解，抽象概念，自律的判断，利他行為の理解など，アセントで求められる能力の内容によって，どの年齢で可能とするか明確な線は引けないと考えられ，同意能力評価には，個別的な能力評価が必要であるとされる。

成人期の治療同意能力のアセスメントツールは，これまでに15種類が報告されている。日本では，理

解，認識，論理的思考，選択の表明の 4 領域について半構造化面接によって評価する MacArthur Competence Assessment Tool-Treatment（MacCAT-T）(Grisso et al. 1998；日本語版は北村，2000) や Kitamura ら (1993) によって作成された Structured Interview for Competency and Incompetency Assessment Testing and Ranking Inventory が存在する。小児については，研究へのアセントについては，Hein ら (2012) は，MacCAT-CR（Clinical Research）小児版を作成しているが，その信頼性と妥当性は検証中である。また，Palmer ら (2011) は，MacCAT-T で評価されるアセント能力は，以下の神経心理学的機能によって遂行されることを提唱した：理解(ワーキングメモリー，結晶性言語知識，ヘルス・リテラシー)，認識（社会的認知，セルフ・モニタリング，実行機能)，論理的思考（ワーキングメモリー，抽象概念化能力，プランニング，洞察能力)，選択の表明（心的柔軟性，セットの転換，表出性言語)。しかし，小児の治療へのアセントについては，アセスメントツールは開発されておらず，また，どのような神経心理学的背景で遂行されているかは明らかでない。

また，アセントを可能にする説明方法の検討もなされており，実演，図解，ビデオなどの使用が有効であると示唆されるが，明確なガイドラインは存在しない。

薬物療法におけるアセント取得については，頻繁に行われていながら定式化されておらず，治療継続のための実務的な手続きにとどまっている感が否めない。アセント取得そのものが精神療法としての意味をもち，かつ，薬物療法のアドヒアランスにも直結する治療的行為であることに鑑み，適切に実施していくことが求められる。

IV. 児童青年期患者に対する薬物療法の実際

1. 中枢刺激薬

methylphenidate

ドパミントランスポーター，ノルアドレナリントランスポーターに結合し再取り込みを阻害することで，前頭前野におけるドパミンとノルアドレナリンの濃度，側坐核におけるドパミン濃度を上昇させ，実行機能と報酬系の機能を改善することで臨床効果を発揮する。速放錠と徐放錠があるが，そのいずれもが日本では第三者委員会による管理，処方する医師・薬局の限定を含めた流通規制の対象となっている。また，前者の適応症はナルコレプシーに限られ，後者は ADHD に承認されている。

methylphenidate 徐放性製剤を朝食後に服用すると，錠剤表面の methylphenidate が溶解し，血中濃度が速やかに立ち上がる。その後，錠剤内部に水分がしみこんで，押し出しコンパートメントが膨張し，錠剤に開けられた小穴から少しずつ methylphenidate が放出される。methylphenidate の濃度も二相性に調整されており，12 時間にわたり日中の時間をカバーできるため，およそ夕方まで薬物の効果を期待できる。

methylphenidate は，学童から成人に至るすべての年齢層において 80％程度の奏効率を示し，不注意，多動性-衝動性のみならず，反抗性，攻撃性，学習困難を改善する。副作用として，食欲不振，不眠，頭痛，胃痛，チックの増悪，けいれん閾値の低下，依存性，成長抑制，易刺激性，気分変動，反跳現象が挙げられる。

methylphenidate 服用者では突然死のリスクが高まることが報告されていることから，心疾患を持つ者への使用を避けなければならない。また，マウスを用いた発癌性試験で，methylphenidate による肝芽細胞腫の増加が示されたことから，同薬剤の持つ発癌性が懸念されているが，ヒトでの発癌例の報告は確認されていない。本剤服用中に身長や体重の伸びが抑制されることを示す報告はあるが，最終身長や体重への影響はわずかである。また，中枢刺激薬は依存性を有するものの，そもそも ADHD のあることが最大の薬物依存のリスク要因であり，適切な治療はむしろ依存の出現を防ぐことを示す報告もある。

また，ASD に併存する ADHD に対する有効性も示されている。自閉性障害の児童・青年を対象にした 4 つの臨床研究がある。ADHD 症状を併存する自閉性障害の 7～11 歳の 10 人の児童について，プラセボと methylphenidate 10/20 mg（1 日 2 回）の二重盲検クロスオーバー法（各 2 週間）で試験を実施した。その結果，プラセボ群に比べて methylphenidate 群の方が有意な改善を示し，常同性の増強などの副作用はみられなかった。

ADHD症状を伴う自閉性障害/特定不能の広汎性発達障害のある5.6〜11.2歳の児童13人（平均知能から重度/最重度知的障害までを含む；男児10人，女児3人）をプラセボとmethylphenidate 0.3/0.6 mg/kgの二重盲検クロスオーバー法（各1週間）で試験を実施した。その結果，プラセボに比べてmethylphenidate投与下ではADHD症状（Conners評価尺度）と異常行動チェックリスト（ABC）のうち2項目（多動，不適切な発語）において有意な改善を認めたが，自閉症症状（CARS）には変化を認めなかった。methylphenidateを投与中に，社会的引きこもり，易刺激性を認めた児童がおり，特に0.6 mg/kg投与時に多くみられたことから副作用の発現に注意が必要と思われた。

二重盲検プラセボ対照クロスオーバー試験（4週間）とそれに続く非盲検継続試験（8週間）では，中等度から重度の多動性を有する72人の5〜14歳のASDの児童（平均7.5±2.2歳，男児59人，女児13人）が参加した。プラセボ，あるいは低用量，中用量，高用量（体重によりそれぞれの投与量は異なる）のmethylphenidateが投与され，臨床全般改善度（CGI）ならびに親，教師評価のABCのスコアでアウトカムを評価した。その結果，methylphenidateは，プラセボに勝る有効性を示し（エフェクトサイズ（ES）0.20-0.54），奏効率は49％であり，有害事象による中断が13％であり，ADHD単独例に比べて有効性が低く，有害事象による中断が多いことが示唆された。また，このデータを二次解析し，評価尺度によって対人コミュニケーション（共同注意の開始，反応，要請），競合する要請課題時の自己制御・感情統制能力を調べた研究（n=33，5〜13歳）では，methylphenidateがこれらの改善に有効であることが示唆されている。

ADHD症状を伴うASD（n=12）または知的障害（n=2）の14人の就学前児童（3〜5歳）に対し，methylphenidateの至適用量を決定した後，4週間の二重盲検プラセボ対照クロスオーバー試験（プラセボ2週間と至適用量のmethylphenidate 2週間）を実施した。その結果，親の評価に基づくADHD症状の重症度評価（Conners尺度）の得点は発達障害群でプラセボ群に比べて有意な改善を示した（p=0.005，Cohen d=0.97；発達障害全体ではp=0.08にとどまった）。しかし，半数で，常同行動の増加，胃部不快感，睡眠障害，易刺激性などの有害事象が認められ，1人は有害事象のために中止した。

これらの試験のメタ解析から，ASDに併存するADHD症状に対しmethylphenidateは有意な改善を示し（ES＝0.6，p＜0.05），その中でも多動性（ES＝0.67，p＜0.001）に有効である。その他，有意差には至らないも易刺激性（ES＝0.52，p＝0.08），常同性（ES＝0.47，p＝0.11）に対する効果も示唆される。副作用としては食欲低下（絶対リスク差（ARD）＝0.17；害必要数（NNH）＝5.9；p＜0.05），不眠の増強（ARD＝0.19；NNH＝5.3，p＜0.05），抑うつ症状の増強（ARD＝0.07；NNH＝14.3；p＜0.05），易刺激性の増強（ARD＝0.14，NNH＝7.1；p＜0.01），社会的引きこもりの増強（ARD＝0.07；NNH＝14.3，p＜0.05）が認められた。

pemoline

pemolineは，米国をはじめ世界各国で重篤な肝不全のために発売中止となったが，日本ではナルコレプシー治療薬として販売が継続されている。効果はmethylphenidateに比べて弱く，また，肝不全のリスクがあること，適応外であることを勘案すると，pemolineを使用するベネフィットは概ね否定的である。

2. ノルアドレナリン再取り込み阻害薬

ノルアドレナリントランスポーターの再取り込みを阻害することにより，前頭前野におけるシナプス間隙のノルアドレナリンとドパミンの濃度を上昇させ，実行機能を改善させる薬剤である。元来は抗うつ薬として開発が試みられたものの，有意な抗うつ作用を認めず，米国ではADHDの治療薬として認可，日本でもADHD治療薬として承認されている。日本では，カプセル剤だけでなく，液剤も使用可能である。

atomoxetine

児童，青年，成人のADHDの不注意，多動性-衝動性に有効性を認めるが，中枢刺激薬に比べて依存性が少ない。とりわけ，ADHDに不安症，チック症，睡眠障害を併存する場合に使用される。半減期が短く，一日2回の服薬を要し，一日1回の服用では効果が有意に劣るが，それでもプラセボに比べて

有意な効果を示すことから，アドヒアランスに問題のある場合には1日2回の服用も可能である。チトクローム酵素による代謝を受け，その多型によりextensive metabolizerとpoor metabolizerが存在する。日本人では，poor metabolizerは極めて少ないものの，その場合，半減期は4倍に延長する。ただし，そのことで副作用の出現率に差があるという報告はない。

副作用としては，腹痛，頭痛，悪心・嘔吐，食欲減退などの腹部症状が中心であり，服用開始から1ヵ月以内に認めることが多い。その他として，眠気や倦怠感，成長抑制，血圧上昇や頻拍，性機能障害が挙げられる。海外では，本剤の服用中に希死念慮が増幅する可能性があるとして警告が出されているほか，重篤な肝障害の報告もあるが，いずれも稀である。

ASDに併存するADHDに対する有効性を調べた研究もある。ADHDを併存するASDの5〜15歳の児童16人を対象に，atomoxetineとプラセボを1週間のウォッシュアウト期間を挟んで各々6週間ずつ二重盲検クロスオーバー法で投与し，その有効性を比較した。その結果，ABCの多動性サブスコアにおいてatomoxetineはプラセボに比べて有意な改善を示し（p＝.043，d＝0.90），DSM-IVの多動性-衝動性の9項目においても有意な改善がみられたが（p＝.005，d＝1.27），不注意項目では有意差には至らなかった（p＝.053，d＝0.89）。忍容性は高く，常同性の増強はみられなかった。

6〜17歳のADHD症状を併存するASD児童97人をプラセボと1.2 mg/kg/日のatomoxetineに無作為割り付けし，8週間の治療効果をADHD-RS，医師評価による臨床全般改善度（CGI-I），教師評価Conners尺度短縮版を用いて比較したものである。その結果，atomoxetine群は40.7→31.6，プラセボ群は38.6→38.3へと改善し，有意差が認められた（p＜.001）。また，教師評価では多動性のみatomoxetine群でプラセボ群に比べて有意な改善を認めた。有害事象の発現率はatomoxetine群の81.3%（プラセボ群は65.3%，n. s.）に認められ，多くは嘔気，食欲低下，倦怠，早朝覚醒であった。

3. α$_2$アゴニスト

α$_2$アゴニストは，シナプス前部のα$_2$アドレナリン受容体に対してアゴニスト作用を示し，ノルアドレナリン神経の発火を抑制したり，ノルアドレナリンの血中濃度を減少させたりすることで降圧作用をもたらす薬剤である。しかし，他の作用機序に基づく降圧剤に比べて降圧作用は弱く，むしろ精神科領域において，ADHD，反抗挑発症，Tourette症，心的外傷後ストレス障害などに対して使用されることが多い。

clonidine

日本では経口製剤のみが使用可能であるが，米国では経皮または経口での投与が可能であり，それぞれの投与経路での有効性が検討されている。ADHDの多動性-衝動性，不注意，とりわけ攻撃性，あるいは，Tourette症，睡眠障害を合併したADHDの児童に有効であることが報告されている。副作用として鎮静，倦怠感，低血圧，易刺激性，抑うつが挙げられる。

ASDに対する有効性も検討されている。自閉症の9人（5〜33歳；すべて男性）を対象に二重盲検クロスオーバー法を用いて，経皮的clonidine（約0.005 mg/kg/日）とプラセボを，2週間のウォッシュアウト期間を挟んで4週間ずつ投与し，親評価と医師評価で効果を調べた。その結果，ASDの臨床症状を調べるRitvo-Freeman Real Life Rating Scaleのうちの3つの下位尺度（対人関係，情緒反応，感覚反応）ならびにCGIで，プラセボに比べて有意な改善を示した。投与から2週間の間に鎮静と倦怠が認められた。

Tourette症に対する本剤の有効性は確立しているが，抗精神病薬に比べるとその効果は弱く，眠気があること，半減期が短く一日に複数回の服用を要することなどから，日本ではその処方があまり普及していない。軽症のTourette症であったり，抗精神病薬が忍容できない場合には，本剤の使用を考慮しうる。

guanfacine

ADHDの不注意，多動性-衝動性に対して有効であり，atomoxetineと本剤の徐放性製剤を比較した研究では，guanfacineの方が早期より有意に優れた効果を示している。ASDの児童を対象にした臨床試験でもおよそ4分の1において，多動，不注意，不眠，

チックに奏効することが報告されている。副作用として，血圧低下，眠気，倦怠感などが挙げられる。

guanfacine の徐放性製剤が現在承認申請中である。

4. 三環系抗うつ薬

三環系抗うつ薬は，セロトニン，ノルアドレナリンなどに対する再取り込み阻害作用をもち，シナプス間隙におけるモノアミン濃度を上昇させて，抗うつ効果を示す薬剤である。しかし，児童においては，プラセボ対照二重盲検試験で，プラセボを上回る抗うつ効果は確認されていない。そのため，うつ病よりも，ADHD，チック症，強迫症，夜尿，睡眠障害などに使用されることが多い。ASD においても強迫，儀式的行動，多動，攻撃性，怒りなどへの効果が示されている。三環系抗うつ薬が，以前ほどには使用されなくなった理由は，その忍容性の低さにある。抗コリン作用のために口渇，便秘，排尿障害，霧視，認知機能障害を来すほか，性機能障害や心毒性が認められる。

nortriptyline

ADHD や ASD の児童における多動，攻撃性，反抗挑戦性に対して有効であるが，副作用として，焦燥，鎮静，体重増加が認められる。

imipramine

ASD における不安や抑うつが改善したという症例報告もあるが，多くの児童では忍容できない。

amitriptyline

夜尿の治療薬として使用されることがある。副作用は他の三環系抗うつ薬と同様である。

clomipramine

セロトニン再取り込み阻害作用が強く，抗強迫作用が強い。ASD の児童を対象にした二重盲検試験で，怒り，強迫，儀式的行動，多動に対する有効性が認められたが，副作用として QT 時間の延長，頻脈，けいれん発作がみられた。

trazodone

自閉スペクトラム症の攻撃性や自傷が軽減したとの症例報告があるが，副作用として持続勃起症を来したとの報告もあり，総じて忍容性が低い。

5. 選択的セロトニン再取り込み阻害薬（SSRI）

SSRI は，セロトニンの再取り込みを阻害し，シナプス間隙におけるセロトニン濃度を上昇させることで，抗うつ作用，抗強迫作用，抗不安作用を示す薬剤である。SSRI については，三環系抗うつ薬と異なり，複数の二重盲検比較試験でプラセボを上回る有効性が示されている。しかし，うつ病の児童・青年を対象にした臨床試験のデータを解析しなおすと，プラセボに比べて自殺関連事象を増加させる可能性があること，fluoxetine を除いてリスクを上回る臨床効果が確認されないこと，薬剤の投与初期や増量時に，不眠，不安，焦燥，敵意，攻撃性，衝動性，アカシジア，躁状態などがみられることがあること（activation syndrome），薬剤の急激な減量・中断により中止後発現症状（discontinuation symptom）が出現するおそれがあることが指摘されている。特に，児童青年期のうつ病では，双極性を少なからず持ち合わせていることが多く，躁転あるいは急速交替化がみられ，双極性障害の存在が明らかになることもある。薬剤の投与後には気分状態の変化にも注意深い観察が必要である。

ASD を対象にした臨床試験も数多く行われているが，強迫や常同行動に有効であるが，効果は一時的であることが多く，薬剤の増量で焦燥や不眠が出現することもあるので注意を要する。

fluoxetine

複数の二重盲検試験で，児童期のうつ病に対する有効性が示されている。加えて，ASD に対する有効性も検討されている。ASD の児童 45 人に対し，fluoxetine 液剤（最終投与量 9.9±4.35 mg/日）とプラセボをそれぞれ 8 週間ずつ投与する二重盲検プラセボ対照クロスオーバー試験が実施された。その結果，fluoxetine 服用時に小児 Yale-Brown 強迫症状尺度（Children's Yale-Brown Obsessive Compulsive Scale：CY-BOCS）の強迫行動スコアがプラセボ群に比べて有意な改善を示したが，全般的な改善ではわずかな差に留まった。副作用発現率に差はなかった。

ASD の成人 37 人を，fluoxetine 群（n＝22，10〜80 mg/日）とプラセボ群（n＝15）に無作為に割り付け，12 週間の治療効果を比較した。Y-BOCS を用い

て反復的行動を調べた。Y–BOCS あるいは CGI でみた反応者の割合は，それぞれ fluoxetine 群が 35％（プラセボ群は 0％），fluoxetine 群が 50％（プラセボ群は 8％）と有意な改善を示した。

fluvoxamine

FDA は，8 歳以上の小児における強迫症に対して適応を認可している。自閉性障害のある 30 人の成人をプラセボ群と fluvoxamine 群に割り付け，12 週間の治療効果を比較した。反応率は，fluvoxamine 群は 53％（プラセボ群 0％）で有意に高く（p＝0.001），反復的考えと行動（p＜0.001），不適応行動（p＜0.001），攻撃性（p＜0.03），対人関係（p＜0.04），特に言語使用（p＜0.008）に有意な改善がみられた。副作用として鎮静と嘔気が認められた。

paroxetine

抗うつ薬としての有効性は明確でなく，有効例が存在することは否定できないが，リスクとベネフィットのバランスがポジティブであるかどうかについて議論があることは既に述べたとおりである。ASD の症例において，自傷，易刺激性，かんしゃく，強迫の改善が報告されているが，効果は一時的で，薬剤の増量により焦燥や不眠が出現している。

sertraline

FDA は，6 歳以上の小児における強迫症に対して適応を認可している。ASD については，非盲検試験で，強迫，常同行動，攻撃性，自傷，パニックの改善が認められたが，効果は一時的で，増量により焦燥が出現している。

citalopram

6 機関共同で ASD の診断を受け CGI が中等度以上の 149 人の 5〜17 歳の児童（9.4±3.1 歳）を無作為に割り付け，citalopram 群（n＝73，平均 16.5±6.5 mg）とプラセボ群（n＝76）に分け 12 週間の治療効果を CY–BOCS で評価した。その結果，CGI，Y–BOCS ともに両群間に有意差を認めなかった。citalopram 群は，エネルギー水準の増大，衝動性の増加，集中力減退，多動，常同性，下痢，不眠，皮膚乾燥，掻痒感と関連していた。

6. 選択的セロトニン・ノルアドレナリン再取り込み阻害薬（SNRI）

セロトニンとノルアドレナリンの再取り込みを特異的に阻害して抗うつ作用を示す薬剤である。児童・青年に対する milnacipran と duloxetine の有効性は明確でない。

venlafaxine

ASD を対象にしたオープン試験で，反復的行動，関心の限局，多動，不注意などに有効であったが，副作用として焦燥や落ちつきのなさが認められた。

7. ノルアドレナリン作動性・特異的セロトニン作動性抗うつ薬

mirtazapine

mirtazapine は，ノルアドレナリン作動性神経のシナプス前 α_2-自己受容体を阻害することでノルアドレナリン分泌を増加させる。ノルアドレナリン分泌の増大はセロトニン分泌を増大させるが，セロトニン作動性神経の α_2-ヘテロ受容体を阻害することで，セロトニン分泌の分泌増大を維持する。シナプス後部では，セロトニン 5–HT$_2$，5–HT$_3$ 受容体を阻害し，結果としてセロトニン 5–HT$_1$ 受容体が選択的に刺激される。また，GABA 作動性神経の 5–HT$_2$ 受容体の遮断は GABA 分泌の増大をもたらし，ノルアドレナリン作動性神経からのノルアドレナリンの分泌を高める。本剤の作用機序は極めて複雑であるが，簡潔に言えば，再取り込み阻害作用ではなく，すべてアンタゴニスト作用によってノルアドレナリン分泌の増大，5–HT$_{1A}$ 受容体刺激をもたらし，抗うつ，抗不安効果を発揮する薬剤であるといえる。

本剤は SSRI に多い嘔気や食欲減退がなく，性機能障害をもたらさないというメリットがあるが，抗ヒスタミン作用のために，特に初期に強い眠気がある。これまでには，児童・青年のうつ病に対する報告は乏しく，社会恐怖に対する非盲検試験で有意な改善効果，神経性食思不振症で改善の有意傾向が認められている。ASD を対象にしたオープン試験では，攻撃性，自傷，易刺激性，多動，抑うつ，不眠の改善が認められているが，逆に易刺激的になったり，食思亢進，一過性の鎮静が見られた症例もあった。また，自閉症における強迫的な自慰行為を改善したとの報告もある。

8. 気分安定薬

気分安定薬は，双極性障害，またはてんかんの治療薬として使用される。一方では，ASDのある児童・青年・成人にみられる過活動，易刺激性，攻撃性，感覚過敏，気分変動などに対して，しばしば気分安定薬が使用され，症例によっては明らかな効果が認められることもある。しかし，過去のエビデンスは症例報告や非盲検試験が中心であり，二重盲検試験では一貫した有効性が示されていない。

lithium carbonate

児童青年期の双極性障害を対象に2つの二重盲検比較試験と5つのクロスオーバー試験が行われている。クロスオーバー試験では有効性が示され，33〜80%の反応率であるが，二重盲検比較試験では有意な抗躁効果を認めず，併存する物質濫用の改善を認めている。しかし，臨床的には有用な薬剤であると考えられ，児童・青年に使用されることも少なくない。本剤使用中には，甲状腺機能低下，食欲不振，振戦などの副作用が出現することがあるので，リスク・ベネフィットのバランスに留意する必要がある。

divalproate

divalproateは複数のオープン試験で，児童青年期の双極性障害に対する有効性が示されている（反応率：53〜55%）。副作用として，食欲亢進，皮疹などが認められた。その他の副作用として，鎮静，悪心，めまい，体重増加，血球減少，多嚢胞卵巣症候群などが起こりうる。

ASDを対象にした非盲検試験では，7割の症例において効果が認められ，情緒不安定，衝動性，攻撃性が改善したとされるが，二重盲検試験では反復的行動または易刺激性に有効であったという報告と，有効性を見いだせなかったという報告があり一貫しない。

顕著な攻撃性のあるASD 30人（6〜20歳，男児20人，女児10人）を無作為にdivalproate（4週時点で75.5 mcg/mL，8週時点で77.8 mcg/mL）とプラセボ群に割り付け，8週間の治療を行った。その結果，ABCの易刺激性サブスケール，CGIともに有意差を認めなかった。食欲の増進，紅斑，血中アンモニアの上昇，発語不明瞭，軽度認知機能低下が認められた。

ASDのある5〜17歳の児童と40歳の成人1人の合計13人を対象に，プラセボ群とdivalproate群に無作為に割り付け，8週間の治療効果を調べた。その結果，小児Yale-Brown強迫症状尺度（CY-BOCS）で評価した反復的行動がdivalproate群ではプラセボ群に比べて有意に改善した（p=0.037；d=1.616）。

ASDの27人の児童（平均9.46±2.46歳；OQ 63.3±23.9）を無作為に2群に割り付け，divalproate酸またはプラセボを12週間にわたり投与した。その結果，反応者はジバルプロ酸群の62.5%（プラセボ群9%）であり，CGI-易刺激性（オッズ比：16.7, Fisher's exact p=0.008），ABC-易刺激性スコア（p=0.048）にも有意な改善が認められた。

lamotrigine

オープン試験では，ASDの児童・青年において行動面の改善がみられているが，二重盲検試験では有効性が見出されなかった。本剤の投与により，Stevens-Johnson症候群を来す可能性があることから，本剤の使用にあたってリスク・ベネフィットを十分に考慮しなければならない。投与する場合には，少量より開始し緩徐に増量する。

levetiracetam

ASD児童を対象にした非盲検試験において，多動，衝動性，攻撃性，情動不安定に有効性が報告されている。

topiramate

ASDの児童・青年を対象にした非盲検試験で，半数強で有効性が報告されているが，副作用として認知障害や発疹が認められた。

carbamazepine

ASDにおける攻撃性，多動性-衝動性，情緒不安定，感覚過敏などに用いられることがある。しかし，眠気，悪心，嘔吐，めまい，霧視，複視，血球減少，Stevens-Johnson症候群など副作用も多い。また，肝酵素を誘導し，他の薬剤の血中濃度を低下させることが多いので注意を要する。

9. 抗精神病薬（神経遮断薬）

ドパミンD_2受容体の遮断作用を持ち，統合失調症の精神病症状に対して有効性を示す薬剤である。近年では，D_2受容体に加えてセロトニン$5-HT_{2A}$受容体に対する遮断作用を持つ新規抗精神病薬が発売されているが，錐体外路性副作用が出現しにくく，統

合失調症の陽性症状のみならず陰性症状，認知障害，不安・抑うつの改善が期待できると考えられており，既に統合失調症治療の第一選択薬に位置づけられている。しかし，新規抗精神病薬は，従来薬(高力価薬)に比べて，耐糖能障害，脂質異常症などの代謝系副作用を引き起こしやすい。ドパミンパーシャルアゴニストのaripiprazoleは，錐体外路症状，代謝系副作用ともに出現しにくい。

新規抗精神病薬の双極性障害に対する有効性も示唆されている。児童青年期の双極性障害についてもolanzapineとquetiapineの有効性が非盲検試験において示されている。ASD，ADHDおよび破壊的行動障害についても，risperidoneやaripiprazoleを中心に新規抗精神病薬の有効性が数多く報告されているが，過量になれば非特異的な鎮静に薬効を求めることになりかねない。臨床効果と長期的なリスクを加味した薬剤選択，投与量の設定が重要である。

haloperidol

ASDにおける易刺激性，攻撃性，多動，かんしゃくへの有効性が報告されているが，副作用として錐体外路症状，遅発性ジスキネジアが報告されている。

risperidone

統合失調症急性増悪期の青年（13～17歳）160人をプラセボ群（n＝54），risperidone 1～3 mg群（n＝55），risperidone 4～6 mg群（n＝51）に割り付け，PANSSスコアと反応率（PANSSスコアの20%以上の低下）により6週間の有効性が評価されている。その結果，プラセボ群（－8.9±16.1）に比べてrisperidone 1～3 mg群（－21.3±19.6），risperidone 4～6 mg群（－21.2±18.3）は有意な改善を示し（p＜0.001），改善率もそれぞれ35%，65%，72%，であった。有害事象は，プラセボ群（54%）よりもrisperidone 1～3 mg群（75%），risperidone 4～6 mg群（76%）で高く，特にrisperidone 4～6 mg群では1～3 mgよりも錐体外路症状，めまい，倦怠感などが多くみられている。

統合失調症の急性エピソードの青年（13～17歳）を，risperidone 1.5～6 mg群（n＝125）とrisperidone 0.15～0.6 mg群（n＝132）に無作為割り付けし，8週間の効果を比較した。その結果，両群ともベースラインに比べてPANSSスコアの有意な改善を示した（P＜0.001；effect size＝0.49；1.5～6 mg 96.4±15.39→72.8±22.52，0.15～0.6 mg 93.3±14.14→80.8

±24.33）。1.5～6 mg群の方がベースラインからの改善は大きかったが，0.15～0.6 mg群との間に有意差は認めなかった。有害事象は，1.5～6 mg群の74%，0.15～0.6 mg群の65%に認められ，体重は1.5～6 mg群が3.2±3.49 kg，0.15～0.6 mg群が1.7±3.29 kgの増加であった。

ASDを対象にした非盲検試験に加え，複数の二重盲検試験が実施されている。自閉性障害（17人）または特定不能の広汎性発達障害（14人）の成人31人（平均28.1±7.3歳）を対象に12週間のプラセボ対照二重盲検比較試験が実施された（risperidone投与量2.9±1.4 mg/日，1～6 mg/日）。奏効したのはrisperidone群の57%，プラセボ群の0%であり，攻撃性（p＜0.001），易刺激性（p＜0.01），反復行動（p＜0.001），抑うつ（p＜0.03），不安と神経質（p＜0.02）であり，副作用として軽度の一過性の鎮静が認められた。

101人の自閉症児（8.8±2.7歳）を対象とした8週間のプラセボ対照二重盲検比較試験を実施した（risperidone 1.8±0.7 mg/日，0.5～3.5 mg/日）。その結果，易刺激性（risperidone群56.9%，プラセボ群の14.1%；p＜0.001），臨床全般改善度（risperidone群の69%，プラセボ群の12% p＜0.001）が改善したが，体重増加(risperidone群2.7 kg対 プラセボ群0.8 kg)，食思亢進，全身倦怠感，眠気，めまい，流涎といった副作用が認められた。その後，risperidoneが奏効した34人とプラセボに無反応で，risperidoneを投与して奏効した29人の計63人について16週間の追跡試験を実施しrisperidone（2.1±0.8 mg/日）の効果を調べたところ，その効果は長期に持続していた。

79人のASD児童（5～12歳）を対象にプラセボを対照としてrisperidone内用液(0.01～0.06 mg/kg/日，平均1.17 mg/日)の効果を8週間にわたり検証した。その結果，易刺激性（RIS群の64%，PBO群の31%が改善）を改善し，行動障害，不安，多動，感覚過敏にも改善がみられた。副作用として，体重増加（risperidone 2.7 kg対 プラセボ1.0 kg），傾眠，食思亢進が認められた。

paliperidone

paliperidoneは，risperidoneの活性代謝物9-hydroxyrisperidoneを浸透圧放出システムを利用した錠剤内に包含した製剤である。統合失調症の青年（12～17歳）201人を，プラセボ群，paliperidone低

用量群，中用量群，高用量群（体重が29〜51 kgの場合には低用量 1.5 mg，中用量 3 mg，高用量 6 mg，体重が51 kgを越える場合には，低用量 1.5 mg，中用量 6 mg，高用量 12 mg）に人数比が 1：1：1：1になるように無作為割り付けし，陽性・陰性症状評価尺度（PANSS）スコアのベースラインからの改善を指標として6週間の治療効果を比較した。その結果，プラセボ群（−7.9±20.15；n＝51）に比べて，中用量群（−17.3±14.33；p＜.05；n＝54）は有意な改善を示したが，低用量群（−9.8±16.31；n＝48）と高用量群（−13.8±15.74；n＝47）は有意な改善を示さなかった。用量別では，プラセボ群（−7.9±20.15）に比べて 3 mg（−19.0±15.45），6 mg（−13.8±14.75），12 mg（−16.3±15.41）とも有意な改善を示した（all ps＜0.05）。忍容性は高かった。

aripiprazole

ドパミン受容体に対する部分アゴニスト作用を持つ薬剤である。統合失調症の青年302人（13〜17歳，PANSSスコア70点以上，平均94.1）をプラセボ群と aripiprazole 10 mg 群，aripiprazole 30 mg 群に人数比が 1：1：1になるように無作為割り付けし，6週間の効果を比較した。その結果，aripiprazole 10 mg 群，30 mg 群ともにプラセボ群に比べて PANSSスコアを有意に改善した（プラセボ群−26.7±1.9，aripiprazole 10 mg 群−26.7±1.9，30 mg 群−28.6±0.9）。プラセボ群，aripiprazole 10 mg 群，30 mg 群では，プロラクチン値がそれぞれ−8.45，−11.93，−15.14 ng/ml，体重変化量はそれぞれ−0.8，0.0，0.2 kg であった。この試験を PANSS 敵意クラスタ（興奮，敵意，非協調性，衝動性制御の欠如）に関してサブ解析した Robb らの研究では，10 mg 群，30 mg 群のいずれもプラセボ群に比べ PANSS 敵意クラスタを有意に改善することが報告されている（それぞれ−3.0，−3.7，対 −2.1；p＜0.05）。特に，30 mg 群では3週目より PANSS 敵意クラスタの有意な改善効果が認められたほか，エンドポイントにおいて PANSS の敵意，非協調，衝動性の調節障害の各項目も有意に改善されていた。

ASDに対するエビデンスも蓄積されている。痙攣，攻撃性，自傷行為などを伴う自閉症の児童・青年98人（6〜17歳）を対象に aripiprazole 群（5 mg，10 mg，15 mg の可変用量で，標的用量は33％が 5 mg，41％が 10 mg，21％が 15 mg）の有効性をプラ

セボと比較した8週間の二重盲検試験では aripiprazole 群はプラセボ群に比べ1週目より認められた保護者評価の ABC 興奮性スコアの有意な改善が8週目まで持続し（それぞれ−12.9，−5.0，d＝−7.9 [95％CI：−11.7〜−4.1]，p＜0.001），そのエフェクトサイズは0.87であった。同様に，CGI（医師評価）も1週目より aripiprazole 群で有意な改善を示して8週目まで持続した（2.2，3.6，d＝−1.4 [95％CI：−1.9〜−1.0]，p＜0.001）ほか，治療反応（ABC 興奮性スコアが25％改善，CGI 改善度スコアが2以下）を示した患児の割合も2週目より aripiprazole 群が有意に多くなり，8週目ではプラセボ群の14.3％に比べ aripiprazole 群は52.2％であった（p＜0.001）。主な有害事象は疲労，傾眠，錐体外路症状などであった。また，8週目における有害事象による治療脱落率はプラセボ群の6.0％に対して aripiprazole 群は10.6％であり，体重増加もプラセボ群に比べて aripiprazole 群で有意に高いという結果であった（LOCF 解析でそれぞれ2.0 kg，0.8 kg，p＜0.005）。

痙攣，攻撃性，自傷行為などの問題行動を呈する自閉症の児童・青年218人（6〜17歳）を対象とした aripiprazole（2 mg 開始，5 mg，10 mg，15 mg が標的用量）の有効性と安全性を検討した8週間のプラセボ対照二重盲検では，ABC 興奮性スコア（保護者評価）の有意な改善は，15 mg 群では1週目から，5 mg 群および 10 mg 群は2週目より認められ，8週目まで持続した。また，全実薬群で8週目の CGI（医師評価）がプラセボ群に比べて有意に低かった。有害事象はほとんどが軽度または中等度のもので，治療脱落率はプラセボ群の7.7％に対して5 mg 群が9.4％，10 mg 群が13.6％，15 mg 群が7.4％と同等またはやや高く，治療中断に至る主な事象は鎮静，流涎，振戦であった。体重増加はプラセボ群の0.3 kg 増に対して，実薬群では1.3〜1.5 kg 増と有意に高かった（いずれの実薬群も p＜0.05）。

上述の2試験データを併合して ABC 興奮性スコア下位項目について post hoc 解析したところ，aripiprazole の固定用量群と可変用量群のいずれも ABC 興奮性スコアならびにそのうち痙攣に関連する下位項目を有意に改善した。さらに，両群とも ABC 常同行動スコアおよび ABC 多動スコアに対して一貫して有効性を示した。

olanzapine

統合失調症の青年107人をolanzapine群（n＝72,平均16.1歳）とプラセボ群（n＝35,平均16.3歳）に人数比が2：1になるように無作為割り付けし,2.5～25 mg/日のflexible doseで治療を行い,6週間の効果を比較した。その結果,治験期間終了時まで服用した患者の割合が,プラセボ群に比べてolanzapine群の方が高く（68.1％対42.9％；p＝0.02）,olanzapine群はプラセボ群に比べ簡易精神症状評価尺度（BPRS）（olanzapine群−19.4,プラセボ群−9.3；p＝0.003）,CGI（p＝0.04）,PANSS（p＝0.005）の改善がみられた。olanzapine群ではプラセボ群に比べて有意な体重増加が認められ（4.3 kg vs 0.1 kg；p＜.001）,7％以上の体重増加が認められた患者の割合も有意に高かった（45.8％ vs 14.7％；p＝0.002）。また,プラセボ群に比べてトリグリセリドとプロラクチン値が有意に高かった。

双極性障害を対象にした非盲検試験で臨床症状の改善を認めている。反応率は61％であった。ASDのある11人（6～14歳）を対象に,8週間にわたるプラセボとolanzapineの二重盲検クロスオーバー試験を実施した。その結果,olanzapine服用時にはプラセボ服用時に比べてCGIで改善がみられ,反応者の割合も50％（プラセボ20％）と高かった。しかし,olanzapine服用時には7.5±4.8ポンド（プラセボ1.5±1.5ポンド）の体重増加が認められた。

quetiapine

統合失調症の青年（13～17歳）220人をプラセボ群とquetiapine群400 mg,800 mgに無作為割り付けしPANSSスコアを指標として,6週間の治療効果を検討した。プラセボ群（−19.15）に比べてquetiapine 400 mg群（−27.31）,800 mg群（−28.44）は有意な改善を示し（それぞれp＝0.043,0.009）,CGIでも有意な改善を認めた。体重は,プラセボ群が−0.4 kgに対し,quetiapine 400 mg群は＋2.2 kg,800 mg群は＋1.8 kgであった。生化学検査では,総コレステロール値とtriglicerido がプラセボ群に比べてquetiapine群では有意に高かった。

双極性障害を対象にした無作為並行群間比較試験において,divalproate への追加使用の効果が検討され有効性が示されている。ASDを対象にした非盲検試験において,行動面,不注意,多動に有効性が報告されているが,眠気,鎮静,けいれん発作などの副作用も報告されており,メタ解析の結果,有効性は見出されていない。

ziprasidone

統合失調症の青年（13～17歳）283人を人数比が2：1になるようにziprasidone群（flexible dose, 40-160 mg；n＝193）とプラセボ群（n＝90）に無作為割り付けし,6週間の治療効果を調べ,その後26週間の非盲検延長試験を行った。その結果,6週後のBPRSスコアの変化量は有意差がなかった（ziprasidone群−14.16±0.78,プラセボ群−12.35±1.05；p＝0.15）。非盲検延長試験には221人が参加し,二重盲検試験終了時より−6.9±8.9の改善をみた。副作用は眠気と錐体外路症状であり,1名が自殺した。QT延長は認められなかった。

10. 抗不安薬

抗不安薬として最も多く使用されているのはbenzodiazepineである。しかし,児童・青年では脱抑制を来すことが多く,また認知機能を低下させることから避けられることが多い。セロトニン5-HT1A作動薬であり,azapirone系に属するtandospironeも発売されているが,児童・青年への有効性を示すエビデンスは乏しい。

11. 睡眠薬

睡眠薬で最も多く使用されているのはbenzodiazepine系の睡眠薬である。しかし,児童・青年ではしばしば奇異反応を起こすこと,翌日への持ち越し（ハングオーバー）が認知機能を低下させ,日常生活への支障も大きいことから避けられることが多い。そのため,melatonin受容体アゴニストであるramerteonが使用されることが多い。新規に発売されたsuvolexantは,orexin受容体拮抗作用をもち,不覚醒促進神経ペプチドのorexin Aとorexin Bが,orexin 1受容体およびorexin 2受容体に結合するのを阻害することで,覚醒状態を抑制すると考えられている。しかし,本剤の児童・青年への有効性と安全性の評価は全く行われておらず,また日本が世界に先行して発売しており,全世界的にも使用経験が乏しいことから,現時点では投与を避けざるを得ない。

ASDに併存する睡眠障害については,melatoninの

みエビデンスが存在する。11人のASD児童を対象に，無作為割り付け二重盲検クロスオーバー法でプラセボ，melatoninを投与したところ，プラセボに比べてmelatonin投与時には，睡眠潜時が短縮，中途覚醒回数が減少，総睡眠時間が延長した。ASDの児童・青年51人（2〜18歳）を対象に，3ヵ月の非盲検試験の後，徐放性melatonin 5 mgまたはプラセボを投与し，親記入の睡眠記録とアクティグラフで睡眠状態を評価した。その結果，総睡眠時間を延長し，睡眠潜時を約30分短縮した。22人のASD児童に，二重盲検クロスオーバー法を用いて，プラセボ，melatonin（最大10 mg）を投与したところ，総睡眠時間が平均52分延長し，睡眠潜時が平均47分短縮した。4〜10歳のASD児童160人を（1）徐放性メラトニンと認知行動療法，（2）徐放性melatonin，（3）認知行動療法，（4）プラセボに無作為割り付けし，12週間の治療をおこない，アクティグラフ，睡眠日誌，睡眠質問紙によって評価した。その結果，徐放

性melatoninは睡眠時間を延長し，認知行動療法は睡眠潜時を短縮した。さらに，併用療法が最も良好な効果を示し，標準睡眠効果基準＞85％が63.38％，30分未満の睡眠潜時が84.62％に認められた。しかし，ASDに併存する睡眠障害に対するramelteonの有効性はまだ検討されていない。

文献
参照文献は極めて多数であり，紙幅が限られていることからそのすべてを掲載することはできない。以下には，参考となる図書を掲げる。
1. ティモシー・E・ウィレンズ　わかりやすい子どもの精神科薬物療法ガイドブック（岡田俊　監訳・監修），星和書店，2006.

本書は，Straight talk about psychiatric medications for kids, 2nd Edition の邦訳（原著は第3版が刊行）であり，本来は親向けに書かれた内容である。しかし，専門家が読んでも十分なだけのエビデンスに基づく記述となっていることに驚かされる。

8 児童青年期患者の入院治療

大村　豊

I. 精神保健医療政策

　厚生労働省の調査によると，2011 年時点でのわが国の精神科病床数は 34 万 4 千床，精神科入院患者数は 30 万 7 千人である。近年病床数はやや減り，入院患者は緩やかに減少を続けている。これは入院から地域へと精神医療の場が移行してきた 20 世紀後半の世界的潮流が，ようやくわが国にも波及してきたあらわれであろう。移行の速度はまだまだゆっくりだが，この流れは精神保健医療政策の大枠に反映され，もはや精神科病床が増えることはないように見える。一方，児童青年精神医療においては，久しく入院できる場が限られてきた。児童精神科専門病院である東京都立梅ヶ丘病院（1952 年），三重県立あすなろ学園（1964 年），児童精神科専門病棟を有する国立国府台病院（1948 年）などの先駆的施設，いくつかの医療型障害児入所施設があったが，それらの専門施設が利用できない多くの地域では，一般の精神科病棟，あるいは，小児科病棟を例外的に利用するほかはなかった。

　2002 年に，「児童・思春期精神科入院医療管理加算」（1 日あたり 350 点）の診療報酬が新設され，国の精神保健医療政策において，児童青年期の精神科入院医療を整備していくという方向性があきらかにされた。当初は，新規の専門病棟は容易には増えず，先駆けて開設されていた施設の収支をいくらか改善するにとどまった。診療報酬の改定ごとに診療点数が引き上げられたり，病棟内の一部を専門病床にできるなどの施設基準の緩和がなされたりして，徐々に保険診療報酬面での環境が整えられた。精神科病床数全体は抑制して，慢性期の入院医療から救急急

性期医療へシフトするという流れを先導する形で，国公立病院の病床削減と病棟機能の再編が行われ，病棟改築にあわせて児童・思春期病棟をもつ公的病院が広がりつつある。最近では一部の民間精神科病院にも児童・思春期病棟あるいは専門病床を有するところが現れてきた（**図 1**）。平成 24 年度（2012 年度）の診療報酬改定では，児童・思春期精神科入院医療管理加算が廃止され，かわって「児童・思春期精神科入院医療管理料」が新設された。児童・思春期精神科入院医療管理料は特定入院料であり，精神科専門療法などは包括評価となったが，総合的に見れば児童・思春期精神科病棟の収支はさらに改善されると思われる。

II. 法と倫理

　「児童の権利に関する条約（子どもの権利条約）」は，子どもの基本的人権を国際的に保障するために定められた条約である。18 歳未満を「児童（子ども）」と定義し，国際人権規約（第 21 回国連総会で採択・1976 年発効）が定める基本的人権を，その生存，成長，発達の過程で特別な保護と援助を必要とする子どもの視点から詳しく説いている。子どもの生存，発達，保護，参加という包括的な権利を実現・確保するために必要となる具体的な事項を規定している。1989 年の第 44 回国連総会において採択され，1990 年に発効した。わが国は 1994 年に批准した。

《資料》子どもの権利条約（日本ユニセフ協会サイトより抜粋）http://www.unicef.or.jp/about_unicef/about_rig_all.html

総 論

単科精神科病院など
①札幌市児童心療センター　　　　　　　　北海道
（病棟 28 床）
②旭川圭泉会病院　　　　　　　　　　　　北海道
（病床 14 床）
③五稜会病院　　　　　　　　　　　　　　北海道
（病床 16 床）
④青森県立つくしが丘病院　　　　　　　　青森県
（病床 10 床）
⑤東北福祉大学せんだんホスピタル　　　　宮城県
（病棟 48 床）
⑥新潟県立精神医療センター　　　　　　　新潟県
（病棟 40 床）
⑦茨城県立こころの医療センター　　　　　茨城県
（病棟 35 床）
⑧埼玉県立精神医療センター　　　　　　　埼玉県
（病棟 30 床）
⑨東京都立松沢病院　　　　　　　　　　　東京都
（病棟 40 床青年期）
⑩駒木野病院　　　　　　　　　　　　　　東京都
（病棟 33 床）
⑪横浜カメリアホスピタル　　　　　　　　神奈川県
（病床 39 床）
⑫山梨県立北病院　　　　　　　　　　　　山梨県
（病床 18 床）
⑬長野県立こころの医療センター駒ヶ根　　長野県
（病棟 15 床）
⑭松南病院　　　　　　　　　　　　　　　長野県
（病棟 30 床）
⑮国立病院機構東尾張病院　　　　　　　　愛知県
（病床 12 床）
⑯大阪府立精神医療センター　　　　　　　大阪府
（病棟 25 床）
⑰阪南病院　　　　　　　　　　　　　　　大阪府
（病棟 25 床）
⑱兵庫県立光風病院　　　　　　　　　　　兵庫県
（児童病棟 25 床・思春期病棟 40 床）
⑲岡山県精神科医療センター　　　　　　　岡山県
（病棟 16 床）
⑳島根県立こころの医療センター　　　　　島根県
（病床 26 床開放）
㉑松田病院　広島県（病棟 18 床）
㉒国立病院機構肥前精神医療センター　　　佐賀県
（病棟 30 床）
㉓長崎県立精神医療センター　　　　　　　長崎県
（病棟 32 床）

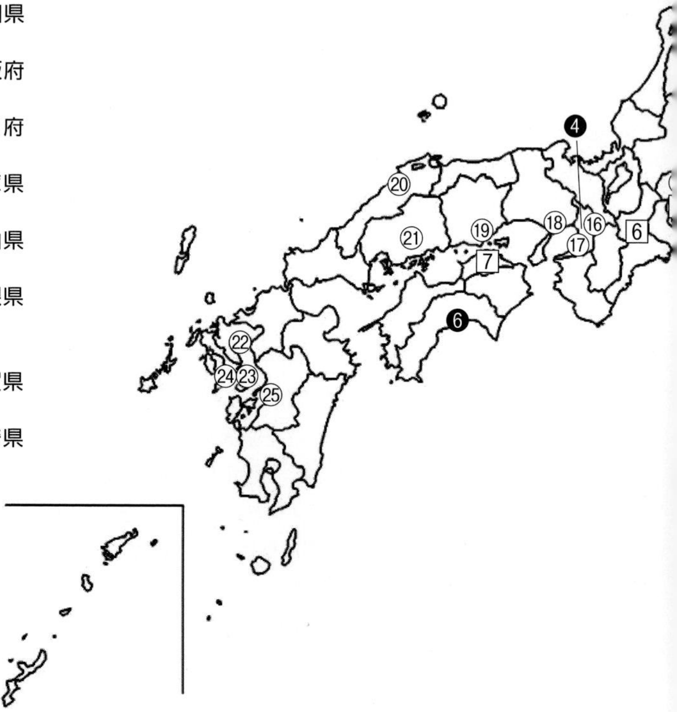

図 1　児童青年期精神科専門病棟の分布（小児科の標榜を含む）

8 児童青年期患者の入院治療

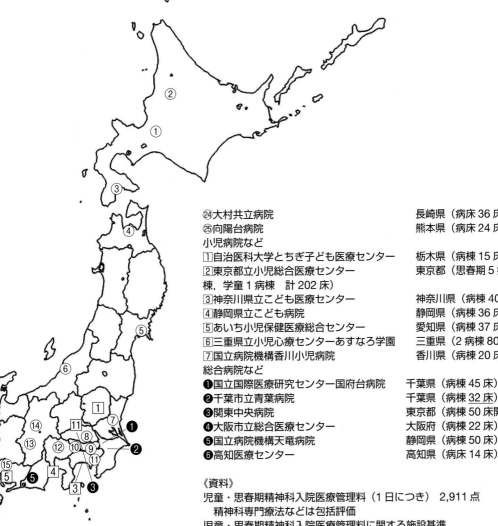

㉔大村共立病院	長崎県（病床36床）
㉕向陽台病院	熊本県（病床24床）

小児病院など

①自治医科大学とちぎ子ども医療センター	栃木県（病棟15床）
②東京都立小児総合医療センター	東京都（思春期5病棟，自閉症1病棟，学童1病棟　計202床）
③神奈川県立こども医療センター	神奈川県（病棟40床）
④静岡県立こども病院	静岡県（病棟36床）
⑤あいち小児保健医療総合センター	愛知県（病棟37床）
⑥三重県立小児心療センターあすなろ学園	三重県（2病棟80床）
⑦国立病院機構香川小児病院	香川県（病床20床）

総合病院など

❶国立国際医療研究センター国府台病院	千葉県（病棟45床）
❷千葉市立青葉病院	千葉県（病棟<u>32床</u>）
❸関東中央病院	東京都（病棟50床開放）
❹大阪市立総合医療センター	大阪府（病棟22床）
❺国立病院機構天竜病院	静岡県（病棟50床）
❻高知医療センター	高知県（病床14床）

《資料》
児童・思春期精神科入院医療管理料（1日につき）　2,911点
　精神科専門療法などは包括評価
児童・思春期精神科入院医療管理料に関する施設基準
(1) 精神科を標榜する病院において精神病棟又は治療室を単位とすること。
(2) 当該病棟又は治療室における直近1か月間の入院患者数の概ね8割以上が，20歳未満の精神疾患を有する患者（精神作用物質使用による精神及び行動の障害の患者並びに知的障害の患者を除く。）であること。
(3) 当該病棟又は治療室に小児医療及び児童・思春期の精神医療の経験を有する常勤の医師が2名以上配置されており，うち1名は精神保健指定医であること。
(4) 当該病棟又は当該治療室を有する病棟において，一日に看護を行う看護師の数は，常時，当該病棟又は当該治療室を有する病棟の入院患者の数が十又はその端数を増すごとに一以上であること。ただし，当該病棟又は当該治療室を有する病棟において，一日に看護を行う看護師が本文に規定する数に相当する数以上である場合には，当該病棟における夜勤を行う看護師の数は，本文の規定にかかわらず，二以上であることとする。
(5) 当該病棟又は治療室に専従の常勤の精神保健福祉士及び常勤の臨床心理技術者がそれぞれ1名以上配置されていること。
(6) 病院内に学習室が設けられていること。
(7) 当該治療室の病床は30床以下であり，浴室，廊下，デイルーム，食堂，面会室，便所，学習室が，当該病棟の他の治療室とは別に設置されていること。

第3条

1．児童に関するすべての措置をとるに当たっては，公的若しくは私的な社会福祉施設，裁判所，行政当局又は立法機関のいずれによって行われるものであっても，児童の最善の利益が主として考慮されるものとする。

2．締約国は，児童の父母，法定保護者又は児童について法的に責任を有する他の者の権利及び義務を考慮に入れて，児童の福祉に必要な保護及び養護を確保することを約束し，このため，すべての適当な立法上及び行政上の措置をとる。

3．締約国は，児童の養護又は保護のための施設，役務の提供及び設備が，特に安全及び健康の分野に関し並びにこれらの職員の数及び適格性並びに適正な監督に関し権限のある当局の設定した基準に適合することを確保する。

第4条

締約国は，この条約において認められる権利の実現のため，すべての適当な立法措置，行政措置その他の措置を講ずる。締約国は，経済的，社会的及び文化的権利に関しては，自国における利用可能な手段の最大限の範囲内で，また，必要な場合には国際協力の枠内で，これらの措置を講ずる。

第12条

1．締約国は，自己の意見を形成する能力のある児童がその児童に影響を及ぼすすべての事項について自由に自己の意見を表明する権利を確保する。この場合において，児童の意見は，その児童の年齢及び成熟度に従って相応に考慮されるものとする。

2．このため，児童は，特に，自己に影響を及ぼすあらゆる司法上及び行政上の手続において，国内法の手続規則に合致する方法により直接に又は代理人若しくは適当な団体を通じて聴取される機会を与えられる。

第25条

締約国は，児童の身体又は精神の養護，保護又は治療を目的として権限のある当局によって収容された児童に対する処遇及びその収容に関連する他のすべての状況に関する定期的な審査が行われることについての児童の権利を認める。

第37条

締約国は，次のことを確保する。

a．いかなる児童も，拷問又は他の残虐な，非人道的な若しくは品位を傷つける取扱い若しくは刑罰を受けないこと。死刑又は釈放の可能性がない終身刑は，18歳未満の者が行った犯罪について科さないこと。

b．いかなる児童も，不法に又は恣意的にその自由を奪われないこと。児童の逮捕，抑留又は拘禁は，法律に従って行うものとし，最後の解決手段として最も短い適当な期間のみ用いること。

c．自由を奪われたすべての児童は，人道的に，人間の固有の尊厳を尊重して，かつ，その年齢の者の必要を考慮した方法で取り扱われること。特に，自由を奪われたすべての児童は，成人とは分離されないことがその最善の利益であると認められない限り成人とは分離されるものとし，例外的な事情がある場合を除くほか，通信及び訪問を通じてその家族との接触を維持する権利を有すること。

d．自由を奪われたすべての児童は，弁護人その他適当な援助を行う者と速やかに接触する権利を有し，裁判所その他の権限のある，独立の，かつ，公平な当局においてその自由の剥奪の合法性を争い並びにこれについての決定を速やかに受ける権利を有すること。

注目すべきことに，第37条cにおいて，自由を奪われた児童は，原則，成人とは分離されることが求められている。少年院などの矯正施設と同様に，精神科入院では非自発的入院が必要になる場合が少なからずある。一般の精神科病棟に児童を入院させ成人患者と同居する事態を避けるためには，児童・青年期の専門病棟が必要ということになる。第3条において，子どもの最善の利益が考慮されること，第4条において，利用可能な最大限の手段の範囲内で，子どもの権利を実現するための措置を講ずることが，条約締結国に求められている。児童・思春期専門病棟の整備を進めることはこれらの要請に沿ったものといえる。

第12条では，子どもの意見表明権が定められ，第37条bにおいて，子どもであっても身体の自由が保障されることが規定されている。わが国における精神科病棟への入院に関する規定は，精神保健及び精神障害者福祉に関する法律（精神保健福祉法）に定

められている。

《参考》精神保健及び精神障害者福祉に関する法律（平成 25 年 6 月 19 日改正，平成 26 年 4 月 1 日施行）
任意入院と医療保護入院の規定
第五章　医療及び保護
　第一節　任意入院（旧第二節）
第二十条(旧第二十二条の三)　　精神科病院の管理者は，精神障害者を入院させる場合においては，本人の同意に基づいて入院が行われるように努めなければならない。

第二十一条(旧第二十二条の四)　　精神障害者が自ら入院する場合においては，精神科病院の管理者は，その入院に際し，当該精神障害者に対して第三十八条の四の規定による退院等の請求に関することその他厚生労働省令で定める事項を書面で知らせ，当該精神障害者から自ら入院する旨を記載した書面を受けなければならない。

2　精神科病院の管理者は，自ら入院した精神障害者（以下「任意入院者」という。）から退院の申出があつた場合においては，その者を退院させなければならない。

3　前項に規定する場合において，精神科病院の管理者は，指定医による診察の結果，当該任意入院者の医療及び保護のため入院を継続する必要があると認めたときは，同項の規定にかかわらず，七十二時間を限り，その者を退院させないことができる。

4　前項に規定する場合において，精神科病院（厚生労働省令で定める基準に適合すると都道府県知事が認めるものに限る。）の管理者は，緊急その他やむを得ない理由があるときは，指定医に代えて指定医以外の医師（医師法（昭和二十三年法律第二百一号）第十六条の四第一項の規定による登録を受けていることその他厚生労働省令で定める基準に該当する者に限る。以下「特定医師」という。）に任意入院者の診察を行わせることができる。この場合において，診察の結果，当該任意入院者の医療及び保護のため入院を継続する必要があると認めたときは，前二項の規定にかかわらず，十二時間を限り，その者を退院させないことができる。

5　第十九条の四の二の規定は，前項の規定により診察を行つた場合について準用する。この場合において，同条中「指定医は，前条第一項」とあるのは「第二十一条の四第四項に規定する特定医師は，同項」と，「当該指定医」とあるのは「当該特定医師」と読み替えるものとする。

6　精神科病院の管理者は，第四項後段の規定による措置を採つたときは，遅滞なく，厚生労働省令で定めるところにより，当該措置に関する記録を作成し，これを保存しなければならない。

7　精神科病院の管理者は，第三項又は第四項後段の規定による措置を採る場合においては，当該任意入院者に対し，当該措置を採る旨，第三十八条の四の規定による退院等の請求に関することその他厚生労働省令で定める事項を書面で知らせなければならない。

　第三節　医療保護入院等（旧第四節）
（医療保護入院）
第三十三条　　精神科病院の管理者は，次に掲げる者について，その家族等のうちいずれかの者の同意があるときは，本人の同意がなくてもその者を入院させることができる。

一　指定医による診察の結果，精神障害者であり，かつ，医療及び保護のため入院の必要がある者であって当該精神障害のために第二十条の規定による入院が行われる状態にないと判定されたもの

二　第三十四条第一項の規定により移送された者

2　前項の「家族等」とは，当該精神障害者の配偶者，親権を行う者，扶養義務者及び後見人又は保佐人をいう。ただし，次の各号のいずれかに該当する者を除く。

一　行方の知れない者

二　当該精神障害者に対して訴訟をしている者，又はした者並びにその配偶者及び直系血族

三　家庭裁判所で免ぜられた法定代理人，保佐人又は補助人

四　成年被後見人又は被保佐人

五　未成年者

3　精神科病院の管理者は，第一項第一号に掲げる者について，その家族等（前項に規定する家族等をいう。以下同じ。）がない場合又はその家族等の全員がその意思を表示することができない場合において，その者の居住地（居住地がないか，又は明らかでないときは，その者の現在地。第四十五条第一項を除き，以下同じ。）を管轄する市町村長

（特別区の長を含む。以下同じ。）の同意があるときは，本人の同意がなくてもその者を入院させることができる。第三十四条第二項の規定により移送された者について，その者の居住地を管轄する市町村長の同意があるときも，同様とする。

4　第一項又は前項に規定する場合において，精神科病院（厚生労働省令で定める基準に適合すると都道府県知事が認めるものに限る。）の管理者は，緊急その他やむを得ない理由があるときは，指定医に代えて特定医師に診察を行わせることができる。この場合において，診察の結果，精神障害者であり，かつ，医療及び保護のため入院の必要がある者であつて当該精神障害のために第二十条の規定による入院が行われる状態にないと判定されたときは，第一項又は第二項の規定にかかわらず，本人の同意がなくても，十二時間を限り，その者を入院させることができる。

5　第十九条の四の二の規定は，前項の規定により診察を行つた場合について準用する。この場合において，同条中「指定医は，前条第一項」とあるのは「第二十一条第四項に規定する特定医師は，第三十三条第四項」と，「当該指定医」とあるのは「当該特定医師」と読み替えるものとする。

6　精神科病院の管理者は，第四項後段の規定による措置を採つたときは，遅滞なく，厚生労働省令で定めるところにより，当該措置に関する記録を作成し，これを保存しなければならない。

7　精神科病院の管理者は，第一項，第三項又は第四項後段の規定による措置を採つたときは，十日以内に，その者の症状その他厚生労働省令で定める事項を当該入院について同意をした者の同意書を添え，最寄りの保健所長を経て都道府県知事に届け出なければならない。

　精神科病棟に入院する場合，精神保健福祉法の規定により児童青年期患者においても，まず，本人の同意に基づく任意入院の可能性が追求されなければならない。児童青年の人権を尊重するという観点から必要なことであるとともに，将来にわたる良好な治療関係を維持するためにも，本人の意思が十分に配慮されなければならない。「任意入院における同意は，病院管理者との入院契約のような民法上の法律行為としての同意と必ずしも一致するものではな

く，患者が自らの入院について拒むことができるにもかかわらず，積極的に拒んでいない状態を含むものとされている」[1]。したがって，入院契約とは異なり，親権者などの同意をさらに必要とするものではない。

　任意入院が行われる状態でないと判断されるときには，なんらかの強制的な入院がとられることになる。入院が必要な状態と考えられるにもかかわらず，本人の同意が得られないという状況は，本人の病識がない場合，あるいは，本人の同意能力がない場合に生じる。ここでの同意能力とは，法律行為としての同意する能力ではなく，「自らの行為の性質を判断し，それに基づいて意志決定する能力……具体的には，医師の説明を理解し，治療を受けるか否かの判断能力，あるいは，患者本人において自己の状態，当該医療行為の意義・内容およびそれに伴う危険性につき認識しうる程度の能力」[2]である。「患者に同意能力があるのに家族等の同意だけで医療を行うのは違法」[2]である。

　また，英国では判例の積み重ねにより同意能力を示すためには，人はつぎのことができなければならないとされている[3]。

・その治療が何であるか，その性質と目的，なぜその治療が提案されているのかについて単純な言葉で理解すること。
・その治療の主たる利点，危険性，およびそれ以外の治療法を理解すること。
・その治療を受けないとどうなるかを大まかに理解すること。
・情報を保持し，それを利用しかつ比較考量して意志決定に到達すること。

　このように同意能力の有無は年齢によって一律に決められているものではなく，個々の事例において判断されなければならない。そのため，医師には，「患者に対し，提案している治療の利益と危険性およびそれに代わる治療法について，簡単な言葉で説明する義務がある」[3]といえる。

　精神保健福祉法に規定されている精神科病棟への強制的な入院としては，医療保護入院，措置入院，応急入院がある。平成25年度の法改正により，保護者制度が廃止され，医療保護入院は，「家族等」のうちのいずれかの者の同意と精神保健指定医の診察とを要件とすることになった。「家族等」とは，本人の

配偶者，親権を行う者，扶養義務者および後見人又は保佐人をいう。ただし，行方の知れない者，本人に対して訴訟をしている者，またはした者ならびにその配偶者および直系血族，未成年者などは除かれる。今回の改正までは，医療保護入院には保護者の同意が必要であり，未成年者においては共同して親権を行う両親，あるいは離婚などにより親権者が父母のうちひとりである場合はそのひとりの同意が必要であった。保護者である親に非常に大きな責任と権限をもたせる制度といえるが，虐待，マルトリートメントが親子の間に存在する場合に，医療と保護のためにその親の同意が必要という不合理が生じかねない。この困難を回避する対応が必要であるが，平成24年に施行された改正民法により親権の停止制度が新設されたことに伴い，同年3月に厚生労働省から発せられた通知がそのよりどころになる。この通知によれば，医療保護入院を行う場合には，親権停止の審判により親権が停止した後，未成年後見人または親権を代行する児童相談所長等が同意する，または，審判の効力が生じるまでの間，保全処分を申し立て，選任された職務代行者，あるいは職務代行者がない場合には親権を代行する児童相談所長等が同意する必要がある。すなわち，児童相談所長が家庭裁判所に親権停止の審判を請求することが前提になる。ただし，児童相談所長が親権を代行するのは親権者の所在が不明な場合，親権者が収監されていて親権が行使できない場合などに限られる。

　なお，当該児童に自傷他害のおそれがある場合には，措置入院により対応する。

《参考》医療ネグレクトにより児童の生命・身体に重大な影響がある場合の対応（平24.3.9雇児総発0309第2号）より抜粋
3　対応方法
(1) 親権停止の審判による未成年後見人又は親権を代行する児童相談所長等による措置
　改正法により，新たに親権停止制度が設けられ，「父又は母による親権の行使が困難又は不適当であることにより子の利益を害するとき」に家庭裁判所が2年以内の期間を定め，親権を停止することができることとなった（民法第834条の2）。
　また，親権喪失の原因がある場合でも，2年以内にその原因が消滅する見込みがあるときは，親権喪失の審判をすることができないとされた（同法第834条ただし書）。

　このため，従来，親権喪失制度により対応していた医療ネグレクトの事案には，原則として親権停止の審判により対応することとなる。具体的には，児童相談所長が家庭裁判所に親権停止の審判を請求し，審判の確定により親権が停止した後，未成年後見人又は親権を代行する児童相談所長等が医療行為に同意することにより，医療機関が必要な医療行為を行うことができる。

　なお，当該医療ネグレクト以外にも児童への虐待行為が認められるなど，親権喪失の原因が2年以内に消滅する見込みのない場合には，当初から親権喪失審判を請求することもできるが，要件がより厳格となることに留意されたい。

　一方，親権停止の要件は，従来の親権喪失とは異なることから，これまで親権喪失の要件を満たさなかった事案についても，家庭裁判所の判断により親権停止の対象となり得るため，親権者が児童に必要とされる医療を受けさせない場合には，必要に応じ親権停止審判の請求を検討されたい。

　また，同意入所等（施設入所等の措置であって，児童福祉法第28条の規定によるものを除く。）による措置児童について親権停止審判を請求する場合に，親権者が入所等への同意を撤回したときには，児童相談所長は，当該措置の解除及び一時保護をした上で対応することとなる。
(2) (1)の親権停止審判の請求を本案とする保全処分（親権者の職務執行停止・職務代行者選任）による職務代行者又は親権を代行する児童相談所長等による措置
　児童相談所長が親権停止の審判を請求した場合に，これを本案として，本案の審判の効力が生じるまでの間，親権者の職務執行を停止し，更に必要に応じて職務代行者を選任する審判前の保全処分を申し立てることができる（家事審判規則第74条）。家庭裁判所は，申立てにより，子の利益のため必要があるときは，親権者の職務の執行を停止し，また必要に応じて，その職務代行者を選任する。

　職務代行者が選任された場合には職務代行者が，職務代行者がない場合には親権を代行する児童相談所長等が医療行為に同意し，医療機関が必要な医療行為を行うことができる。

（3）児童の生命・身体の安全確保のため緊急の必要があると認めるときに親権者等の意に反しても行うことができる旨の規定に基づく児童相談所長等による措置

改正法により，児童相談所長等による監護措置については，児童の生命・身体の安全を確保するため緊急の必要があると認めるときは，親権者等の意に反してもとることができる旨が明確化された（児童福祉法第33条の2第4項，同法第47条第5項）。

よって，生命・身体に危険が生じている緊急事態であるにもかかわらず親権者等による医療行為への同意を得られない場合（緊急に親権者等の意向を把握できない場合を含む。）には，この規定を根拠として児童相談所長等が医療行為に同意し，医療機関が必要な医療行為を行うことができる。

4 方法の選択

（1）選択順位

いずれの対応方法を選択するかは，医療行為を行う緊急性の程度により判断することが原則となる。具体的には，医療行為が行われなかった場合の生命・身体への影響の重大性を前提として，医療の観点からの時間的な緊急性のみならず，各手続に要する日数等の時間的余裕などの諸事情も考慮に入れ，時間的な観点から緊急の程度を個別事案ごとに判断する必要がある。

その結果，緊急性が極めて高く，親権停止審判及び保全処分の手続では時間的に間に合わないと判断される場合には，3（3）の措置をとる。他方，児童の生命・身体に重大な影響があると考えられるため対応が急がれるものの親権停止審判及び保全処分の手続によっても時間的に間に合う場合には3（1）及び3（2）の措置をとる。保全処分によらず，親権停止審判の確定を待っても時間的に間に合う場合には3（1）のみの措置をとる。

ただし，3（1）及び3（2）の措置や3（1）のみの措置をとった場合であっても，保全処分の決定又は親権停止審判の確定がなされる前に，児童の状態が急変するなどにより生命・身体の安全確保のために緊急に医療行為が必要になったときにはためらうことなく3（3）の措置により対応する。

また，3（3）の措置をとった上で引き続き継続的に医療行為が必要な場合にも3（1）及び3（2）の措置をとる。

（2）選択上の留意事項

これらの判断に当たっては，客観性を担保する観点から，時間的な余裕があれば可能な限り都道府県児童福祉審議会の意見や主治医以外の医師の意見の聴取等を行うことが望ましいが，対応に遅れが生じないよう留意する必要がある。

また，日頃から家庭裁判所との間で，この種の事案を家庭裁判所に請求するに当たっての留意点，審判手続上の問題点，調査及び審理に関する留意点等について協議するとともに，家庭裁判所における円滑な審理に資するように，適時適切な審判請求等を行うことが必要である。

なお，親権停止審判又は保全処分の手続に要する日数は，事案により異なることから，一概にはいえないが，上記の日頃からの家庭裁判所との協議の中で一般的に手続に要する期間についての情報を得ておくことが考えられる。

上記の手続の選択に当たっては，児童相談所において個別の事案の実情を十分に考慮し，児童の生命・身体の安全確保を第一に考え，適切に対応されたい。

（3）精神保健福祉法との関係

精神疾患の対象事例について，精神科病院への入院を要する場合には，任意入院によることが考えられるが，これによることができない場合には，医療保護入院によることが考えられる。

医療保護入院を行う場合には，親権者等の同意が要件とされていることから3（3）の措置によることはできないため，緊急性が高い場合には3（1）及び3（2）の措置により対応し，親権停止審判の確定を待っても時間的に間に合う場合には3（1）のみの措置をとることとなる。

ただし，当該児童に自傷他害のおそれがある場合には，任意入院や医療保護入院ではなく，措置入院により対応する。措置入院の解除後も引き続き入院が必要な場合には，改めて入院形態ごとに必要な手続をとる。

III. 入院治療の実際

1. 入院適応

入院治療が必要になる状況には以下のようなもの

がある。

・精神障害により，本人あるいは他人に対する制御困難な暴力または切迫した自殺念慮があるとき。緊急の医療と保護が必要な状況であり，都道府県知事（指定市の市長）の命令により精神保健指定医が診察して，措置入院となることもある。入院期間はさまざまである。

・在宅治療あるいは施設入所が不可能なほど重い精神症状，行動障害があるとき。多くの入院施設での主たる入院理由である。あらゆる精神障害が対象になり，入院治療に要する期間もさまざまである。自傷行為，摂食障害などにおける限界設定としての入院治療では比較的短期の入院で足りるが，被虐待のケースなどでは，病棟が家庭の役割を引き受けて，患者が成長するための安定した時間と空間を提供する必要があり，長期の入院となることは珍しくない。重度の行動障害があり，家庭や施設での看護が困難な発達障害の患者も長い入院を要することがある。

・特殊な治療を受ける必要があるが，なんらかの理由で通院が困難なとき。強迫症，心的外傷後ストレス障害，不安症，その他に対する認知行動療法，発達障害に対する集中的な行動療法，児童，青年期のグループプログラムなど，施行している医療機関が限られている治療プログラムを受ける必要があるが，居住地が遠方である，あるいは治療に対する反応のケアが家庭では困難と予想される場合などに入院治療が選ばれる。

・診断を確定するとき。集中的に面接，検査を行い，入院生活の行動を観察して確定診断を得るための入院である。ふつう入院期間は短期である。

・家庭や入所施設での生活および看護を継続するために，休息が必要なとき。患者本人，家族，施設職員の休息を保障することが在宅，入所治療の継続に重要な役割を果たすことがしばしばある。入院期間は短期に限定される。

2．入院環境

入院治療において病棟空間と病棟のスタッフが最も重要な治療のための装置である。児童青年期の患者はこれまで一般の精神科病棟に例外的に入院せざるを得ない状況が長く続いていたが，近年，児童青年期精神科の専門病棟が全国各地で開設され，専門的治療のために建築が工夫され，専門治療に必要なスタッフが配置されるようになってきた。児童・思春期精神科入院医療管理料を算定するための病棟施設条件は以下のとおりである。

・病院内に学習室が設けられていること。

・当該治療室の病床は 30 床以下であること。

・児童・思春期専門病床が他の治療室と同じ病棟に設けられるときは，浴室，廊下，デイルーム，食堂，面会室，便所，学習室が，当該病棟の他の治療室とは別に設置されていること。

この基準は必要最低限のものであり，診察室，心理面接室など当然のスペースのほかに，作業療法室，プレイルーム，運動場，庭園，音楽室，図書室，静養室など医療機関ごとに特色あるものが用意されている。患者のプライバシーと患者同士のコミュニケーションの両立を図るため，入院病室は個室または個室的多床室が主流となる一方，病棟内をいくつかのクラスターに分けてそれぞれのクラスターに患者同士の交流のためのリビングルームを配するなどの工夫がなされている。また，重い行動の障害のある患者を含めて幅広い児童青年期の精神疾患に対応するため，保護室を有している病棟が一般的である。さらに，一時的な興奮鎮静のためのタイムアウトなどに使用する施錠を行わない静養室をもつ病棟もみられる。児童・思春期病棟に学習室の設置が義務づけられているのは特徴的である。義務教育年齢の子どもたちに訪問教育のための部屋を用意している施設や院内学級を併設している施設もある。

児童・思春期精神科入院医療管理料を算定するための人員条件は以下のとおりである。

・常勤医師 2 名以上。小児医療および児童思春期精神医療の経験を有し，うち 1 名は精神保健指定医。

・10：1 看護。

・専従の常勤精神保健福祉士および同臨床心理技術者がそれぞれ 1 名以上。

多職種のチームによって入院治療を行うのが基本である。チームの構成員は，医師，看護師，精神保健福祉士および臨床心理士を最小限とし，その他に，作業療法士，言語療法士，保育士，チャイルドライフスペシャリスト，教師などが加わることがある。普通，医師がチームのリーダーを務める。看護師は身体のケア，精神面のサポート，さらに病室，

総論

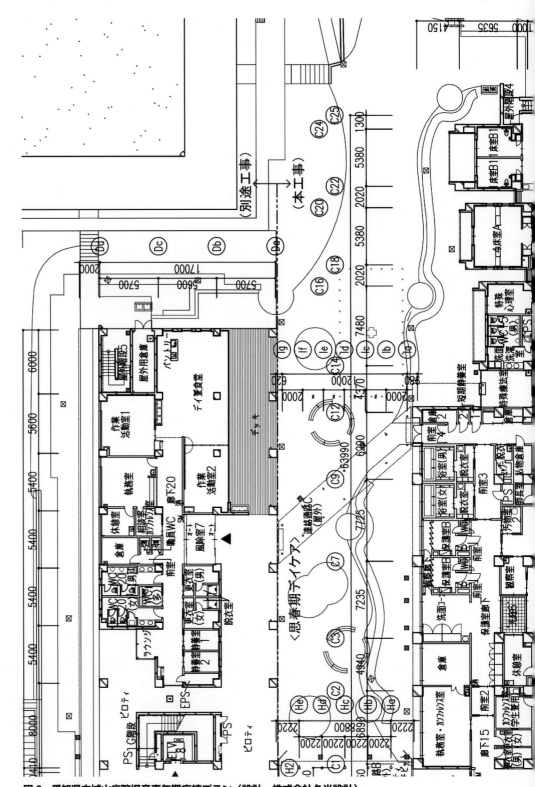

図2 愛知県立城山病院児童青年期病棟プラン（設計　株式会社久米設計）
22床の閉鎖病棟である。閉鎖空間内の屋外にミニグラウンド，デッキを有し，病棟廊下の二つの端と保護室側にリビングスペースがある。思春期デイケアが隣接している。入院から地域へという精神科医療の潮流を受けて，今後，児童青年期のデイケア治療の重要性が高まると考えられる。

8 児童青年期患者の入院治療

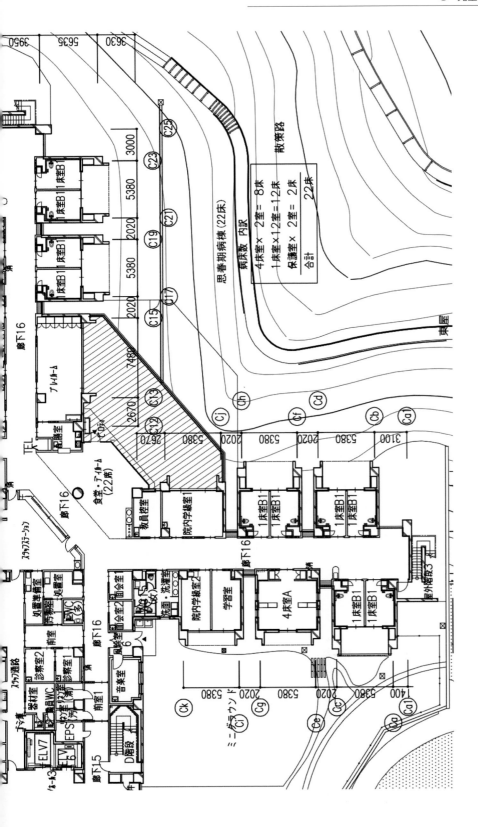

総 論

チームの環境に気を配ることにより，病棟そのもの
の治療的雰囲気を形づくる。精神保健福祉士は家族
関係の調整，他機関との連携コーディネートを行
う。臨床心理士は個人および集団での言語的，非言
語的心理療法を担当するほか，患者，チームスタッ
フ間，病棟のスタッフ間に生じる集団力動をよくみ
て適切な助言をする役割がある。作業療法士，言語
療法士，保育士はそれぞれの専門性を活かして，言
語レベルだけではない身体的，非言語的コミュニ
ケーションによる患者のサポートを行う。発達水準
がさまざまな児童青年期病棟においては，特に柔軟
で幅広い治療的アプローチができることが重要であ
る。小児科病棟などでは，患児や家族に対する心理
社会的サポートを行うチャイルドライフスペシャリ
ストを配しているところもある。医師はチームの
リーダーとして，いつも患者のためによいことは何
かという考えに立ち返り，自分たちにできることが
何かを探り，チーム全体のサポーティブな雰囲気を
維持することによって，チームの患者を抱える力を
確固たるものにするという役割が期待される。

　義務教育年齢の児童には，訪問教育あるいは院内
学級により教育が行われる。教師は医療スタッフで
はないが，子どもたちが良質な教育を受けられるこ
とは，社会に出て生活していく上で極めて重要なこ
とである。入院により教育の機会が失われてはなら
ない。さらに，重篤な行動障害をもつ子どもたちに
おいては，訪問教育の場が治療への貴重な糸口にな
ることがしばしばある。したがって，義務教育年齢
の患者の場合，教師との連携は欠かせないものであ
り，教師は治療チームの実質的な一員になっている。

3. 治療プログラム

　緊急避難的な短期の入院では，薬物療法，精神療
法と環境調整などによる急性期治療が行われる。特
殊治療や診断のための入院では，必要な一連の検
査，治療が行われる。児童青年期の入院治療の中核
をなすのは，在宅治療が不可能なほど重篤な精神症
状・行動障害がある患者に対し，長期に病棟が抱え
ることにより，成長するための時間と場所を提供す
る入院である。このような入院における治療は薬物
療法のほか各種治療が組み合わされた複合的なもの
になる。各種治療プログラムはふつう週間スケ

ジュール，年間スケジュールとして明示され，一日
のタイムテーブルとともに時間的な構造化に寄与す
る。明確な時間的構造は患者に安心感を与え，病棟
のもつ抱える力の一つの要素になる。

　個人か集団か，治療の周期が長いか短いかなどに
より治療的関わりを分類することができる。個人を
対象にした毎週行われるものとして，医師，心理士
が行う支持的精神療法，絵画療法，箱庭療法などの
非言語的精神療法，不安症，強迫症などを対象にし
た認知行動療法，疾病理解と再発防止を目的にした
心理社会教育，社会生活技能訓練（Social skills train-
ing：SST），創作，園芸など各種作業療法などがあ
る。心理社会教育，SST，作業療法は集団で実施さ
れることも多い。家族療法により家族内力動に介入
することもある。また，家庭への適応訓練を目的と
して面会，外泊が行われる。集団を対象にした週間
治療プログラムとしては，摂食症，発達障害，素行
症など疾患を特定したあるいは特定しない，固定メ
ンバーに対する集団精神療法，スポーツ，ゲームな
どのレクリエーション療法，心理士，ソーシャル
ワーカー，看護師がファシリテーターとして関与す
る病棟自治会などがある。月例行事として，誕生会
のほか，クリスマス会，節分，花見，ハイキング，
七夕，盆踊り，月見など季節感のある病棟行事を工
夫することは，患者間のコミュニケーションを活発
化するだけでなく，治療スタッフのチームワークを
高め，病棟の温かな治療的雰囲気を育む上で有用で
ある。運動会，文化祭など年間の病院行事は日常活
動の節目として活用することができる。また義務教
育年齢では教師による個別の訪問教育，小集団で行
う院内学級が教育のプログラムとして加わる。教育
の場がしばしば患者の治療にとっても重要な役割を
果たすことがある。入院の枠を超え，デイケアとの
合同プログラムとして治療キャンプを行う場合もあ
り，よりダイナミックな変化，成長を見ることがあ
る[4]。

　これらの用意された治療プログラムのほか，食
事，おやつ，入浴，洗面，学習，余暇，就眠，起床
などにより，一日のタイムテーブルが構成される。
こういった生活的要素は入院の時間の大半を占め，
ここで患者が受容され抱えられることが極めて重要
であり，治療プログラムを実施するための必要条件
になる。受容した上で十分に抱えるためには病棟は

98

「患者が適応的な行動を強化し，不適応行動を消去するような人工的で矯正的なしっかりとした構造をもった環境を提供すること」[5]が必要である。ギャングエイジの軽躁的な集団行動，青年期には一般的に見られるアクティングアウト，スプリッティングなどは当然予想されることであり，医師，心理士は現在起きている事態を正しく理解し，治療的に対応する役割が要求される。明示されたスケジュール，明確なルール，システマティックな多職種チームによるしっかりした構造は，患者，スタッフ，医師らそれぞれを守ってくれる。したがって，用意された治療プログラム以外の生活場面こそが，実は治療の成否を左右する入院治療の本体ということもできる。

IV. まとめ

精神医療政策の後押しもあり，ようやく全国各地に児童青年期の精神科専門病棟が開設されるようになった。救急急性期医療へシフトして在院日数を短縮するのが世の動きであるが，児童・思春期精神科入院医療管理料を算定する要件には入院期間の規定はない。児童青年期の入院においては発達の観点が重要であり，その目的を達成するためには時間を要するということであろう。

入院治療の有害反応として，「地域の重要な専門関係者への連絡を失わせてしまうこと」，「仲間同士の悪影響」，「家族力動に破局的な影響が及ぶこと」[2]が考えられる。これらは入院に当たって十分に考慮されなければならないが，多職種チームと地域との連携，患者関係の細やかな調整，患者と家族との関わりを適切に保ち家族をサポートすることなどにより最小限にとどめることが可能であると思われる。

児童青年期の精神医療では，子どもたちの人権を十分に尊重し，子どもたちの言い分をよく聞き，両親，家族，関係者の意見を考慮し，関係機関と連携し，多職種チームで慎重に検討したうえで，必要なときには大胆に入院治療を決断して，ときには長期にわたる入院をおそれずにしっかり抱えて，子どもたちの成長を支える覚悟が必要である。

本稿の執筆にあたり，多田弁護士事務所の多田元先生に，入院と法についてご指導いただきました。深く感謝申しあげます。

文献

1) 精神保健福祉研究会　三訂精神保健福祉法詳解. 中央法規，p.211，2007.
2) 大谷實　新版　精神保健福祉法講義. 成文堂，p.62，2010.
3) 英国医師協会　イギリス成年後見ハンドブック. 勁草書房，pp.121-123，2005.
4) 大村豊　アスペルガー症候群のグループワーク. 精神科治療学 19：1166-1167，2004.
5) 遊佐安一郎　入院治療の意義と病棟運営の戦略. (成田善弘編) 青年期患者の入院治療. 金剛出版，p.196，1991.
6) Green J　集中治療について──入院，デイケアおよび訪問治療. Rutter M, Taylor E (ed)；児童青年精神医学. 明石書店，p.1218，2007.

9 療育とリハビリテーション

吉川　徹

I. 基本的な療育の考え方

　療育という言葉は多義的な言葉であり，使う人によりそこに込められている意味が異なっている。この用語は「肢体不自由児の支援の父」とも呼ばれる整形外科医高木憲次による造語であり，高木は「療育とは，現代の科学を総動員して不自由な肢体をできるだけ克服し，それによって幸いにも恢復したる恢復能力と残存せる能力と代償能力の三者の総和であるところの復活能力をできるだけ有効に活用させ，以て自活の途の立つように育成することである」と述べている。しかし現在では「療育」は非常に広い対象範囲を持つ概念となり，肢体不自由児に留まらず，知的能力障害やその他の発達障害などあらゆる種類の障害のある子どもについて用いられることがある。高松鶴吉は知的能力障害分野での経験にも即して「療育とは，現在のあらゆる科学と文明を駆使して障害児の自由度を拡大しようとするもので，その努力は優れた『子育て』でなければならない。」と述べている。

　現在では療育の語は法律用語ともなっており，児童福祉法などでも用いられ，また知的能力障害を有する児者の福祉手帳の一般的な名称ともなっている。それにもかかわらず現在でもこの言葉には一義的に定まるような明確な定義はなく，専門機関で行われる介入から家庭での養育までを含み，医学的，心理学的，教育学的など諸学に基づく支援に対し，包括的に用いられている。

1. リハビリテーションとハビリテーション

　失われた機能を回復することを目的とする訓練などはリハビリテーションと呼ばれるが，この用語はラテン語の *habil*（有能・役立つ・生きる）という語を語源としており，これに「再び」を意味する接頭語 *re* が付加されている。しかし発達に大きな遅れや偏りのある子どもの場合，そもそもその機能が獲得されていた時期はなく，はじめてそれを獲得するために介入が行われる。このための介入をハビリテーションと呼ぶことがある。

　1950年代より用いられるようになったハビリテーションという用語は，先天的な障害などのために，支援や教育を受ける機会が乏しかった子ども達が，その能力を顕在化させ，社会参加していくための支援を拡大する一つの契機となった。その思想は現在では機能障害を改善する働きかけに留まらない，更に広い射程を持ったノーマライゼーション概念，更にはソーシャル・インクルージョンの概念に繋がっている。

2. ICF（国際生活能力分類）

　世界保健機構（World Health Organization：WHO）は1980年に国際疾病分類（International Classification of Diseases：ICD）の補助分類として国際障害分類（International Classification of Impairments, Disabilities and Handicaps：ICIDH）を作成した。その後，WHOによる改訂作業を経て，2001年に発表されたのが国際生活能力分類（International Classification of Functioning, Disability and Health）である（WHO, 2002）[1]。

ICFの大きな特徴は従来のICIDHなどでは、疾患や障害（disease or disorder）から機能・形態障害（impairment），能力障害（disability）を経て社会的不利（handicap）に至る直線的な因果関係として捉えられていたモデルを、環境因子や個人因子を含めた階層的，相互作用的モデルに発展させたところにある（図1）。

仮に同じ疾患を持ち，同じ心身機能障害を持っていたとしても、それぞれの人が置かれた環境（使える道具，家庭や職場の状況，社会制度や人々の態度など）や個人の背景（性別，年齢や生育歴，教育歴，困難への対処スタイルなど）によって，活動や参加の状況は大きく異なってくる。ICFではこのようなモデルに基づいたコードを提供することにより，研究やサービスの提供，施策の策定などに必要な共通の認識基盤を提供することを目指している。

このICFの考え方は従来の医学モデルと社会モデルの対立を止揚した統合的な生物・心理・社会的なモデルであるとされており，現在のリハビリテーションの領域では広く受け入れられている。現代のリハビリテーションは疾病や機能障害はもちろんであるが，その背景因子，個人因子も視野に入れた上で，実施していくことが求められている。

3. 医療機関外でのリハビリテーション

障害のある子どもの療育全体を視野に入れ、またICFで述べられているような複雑なモデルを考慮に入れて考えるとき、障害を狭義の機能障害のみの枠組みで捉えず、活動や参加を目的とすると、そのハビリテーション，リハビリテーションの射程は医療機関内で行われるいわゆる「訓練」の枠を超える。

現在児童福祉法の中でも児童発達支援センターなどの療育機関からのアウトリーチ活動が「保育所等訪問支援」事業として実施されており，その対象は保育所，幼稚園，小学校などに在籍する障害のある児童であり、児童本人への介入のみでなく、訪問先施設のスタッフへの支援も行うことが可能である。この訪問支援は作業療法士などの専門職が担当することも可能である。

また医療として行う場合であっても、訪問看護制度を用いて、作業療法士，理学療法士，言語聴覚士

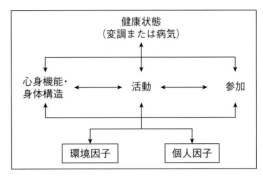

図1 ICFモデル。心身機能・身体構造，活動，参加をあわせて生活機能と呼び、その状態をコーディングすることがICFの軸となる。現在、活動と参加は明確に区分されておらず、同一のリストの中でコーディングされている。生活機能に影響する要因として健康状態があり、これは国際疾病分類（International Classification of Diseases：ICD）に沿ってコードされる。更に生活機能に影響を与える要因として、環境因子，個人因子からなる背景要因が置かれているのが、ICFの大きな特徴である。

が家庭などに出向いて介入を行うことも可能となっている。児童を対象として、こうしたサービスを提供している事業所はまだ少ないが、今後拡大していく可能性が見込まれる。

障害のある子ども達の自由度の拡大，つまりは活動と参加の保障を目的とするならば，背景因子への介入も視野にいれたこうしたアウトリーチ的な支援がますます重要となってくる。発達障害の有病率の高さ、またコミュニケーションスキルや日常生活動作の獲得に支援を要する児童が多数いることを考慮すると、すべての子どもに医療機関等での十分な個別訓練を実施することは当面、現実的ではない。各種療法士がスーパーバイザーとしても機能し、家庭や保育、教育機関など子どもの生活に関わる多くの場面での支援を保障していくことが求められている。

4. ゲートキーパーとしての役割

しかし上記と矛盾するようであるが、現状では各種の個別訓練への家族や支援者の期待は高く、一方で地域の中で、専門の療法士によるサービスが潤沢に供給されていることは稀である。

専門の言語聴覚士，作業療法士などによる直接的なサービスは，少なくとも保険医療として実施する場合には、医師による指示を必要とする。その際、

医学的適応について子どもの能力障害の状況を評価することはもちろん必要であるが，その背景因子への目配りも必要となってくる。

さらには，もし可能であれば，地域での個別訓練の供給量，各種療法士による地域支援の状況など，地域背景に関する状況も視野に入れた上で，個別訓練の適応について判断することが望ましい。

個別訓練に対するニーズが高い事例にもれなくサービスが提供できる体制を整えることが必要であるが，このためにはある種のトリアージを必要とし，また訓練期間についても一定の基準を設けることが必要となる。医療機関での個別訓練が突出するような状況を作らず，養育者や支援者のスキルアップなどを含めた，療育環境の整備の一環として機能することを目指す必要がある。

II. アセスメントと目標設定

医療によって療育の支援を行う場合，特に医療機関でリハビリテーションを行う場合，それぞれの児童の生活機能の評価を行うことが必要である。発達障害などの事例の場合，生活機能評価は診断のためのアセスメントと重なる部分も多いが，療育，リハビリテーション的な介入や助言を行う場合，更に踏み込んで生活上の適応や困難を評価することが望ましい。

アセスメントは問診による生活機能の評価が基礎となる。ICFでは活動と参加の課題を①学習と知識の応用　②一般的な課題と要求　③コミュニケーション　④運動・移動　⑤セルフケア　⑥家庭生活　⑦対人関係として整理し，更に教育や雇用などについて　⑧主要な生活領域として参加の状況を分類している。

また生活機能の評価のために，標準化されたツールを使うことも有用である。Vineland-II適応行動尺度（Vineland Adaptive Behavior Scales, Second Edition）（辻井ら，2014）[2]は養育者などを対象とした半構造化面接であり，コミュニケーション，日常生活スキル，社会性，運動スキル，不適応行動の下位領域から構成され，包括的に生活機能の評価を行うのに適している。

このような児童の状態の評価に基づいて課題の設定，抽出を行っていくが，具体的には，現在最も資源を投入して介入すべき生活機能の領域はどの部分であるか，また逆に今は片目をつぶってやり過ごし，後にまで課題が残った場合にあらためて取り組む領域はどこかという点を整理する作業を，養育者，支援者とともに行うこととなる。

このとき養育者や支援者の「余力」についても評価が必要であり，また児童の生活機能が養育者や支援者に与えている影響についても評価することが必要である。児童の発達を願う立場からは，すべての生活領域のあらゆる課題に取り組みたくなるが，実際には児童のレディネスや気力，体力，また養育者や支援者の時間，気力，体力，経済力などには限界があり，それを考慮して優先順位を決めていく必要がある。可能な範囲を越えて課題を設定すると児童本人や養育者に限界を越えた負担が生じ，むしろ発達が阻害されたり，不適応的な行動が増加したりすることがある。また，例えば移動やセルフケアの状態によっては，養育者の負担が著しく大きくなることがあり，そうした課題の優先度は上昇する。

医師はこのような評価に基づき，家庭などでの養育を中心に療育を進めるのか，医療機関や外部の機関などでの専門的ないわゆる療育や訓練を組み込んでいくのかといった点について，養育者や本人と相談を進めていくことになる。

医療機関での専門の療法士による介入が適応であると考えられる場合，医師がオーダーを行うことになるが，可能であれば，継続的な治療の開始の前に1〜数回のセッションを設定し，それぞれの専門職による評価を併せて行うことが望ましい。事例によっては専門職による適切な評価と同時に行われる若干の助言のみによっても，発達の促進が期待できる場合もある。限られた医療資源の有効活用の観点からも，医師のみの判断による開始を避け，適切な評価を行うことが望ましい。

専門的な療法のオーダーの際には前述の評価に基づき，介入効果の評価，測定が可能となるように，課題を明確に設定する。目標の設定に際して，留意しておくべきなのはリハビリテーションの目標設定にはトップダウンな視点とボトムアップ視点の双方が求められるという点である（井上，2012）[3]。ボトムアップとは，獲得したい（させたい）発達的な目標を設定し，スモールステップで子どもの能力をその目標まで近づけていくという発想であり，トップ

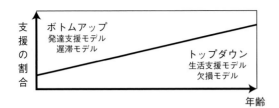

図2 ボトムアップ的支援は、個人の能力の発達を目指すアプローチであり、発達支援モデルや遅滞モデルに基づく介入であると説明されることもある。トップダウン的支援は環境の調整やツールの使用などによって課題の達成を目指すアプローチであり、生活支援モデルや欠損モデルに基づく介入であるとされることもある。

ダウンはその子どもに役だつと思われるスキルを今すぐ実現することを目標にし、できないことに関しては、環境の工夫や周囲の力を借りて最短ルートでの達成を目指す発想である。例えば「学校に安全に登校する」という課題は、ボトムアップ的に「歩道からはみ出さずに歩く」「信号に従う」などの能力を獲得、向上していくことで達成していけるが、それを獲得できるまで待ってもよい課題ではない。その場合トップダウン的視点から、「保護者が付き添う」「上級生と手を繋いで登校する」などの方法を用いる必要がある。児童が低年齢の間はボトムアップ的なアプローチが相対的に大きくなるが、年齢が上昇するにつれトップダウンの比率が上昇する（**図2**）。しかし低年齢でもトップダウン的な視点は必要であり、また成人したとしてもボトムアップのアプローチが不要となることはない。

III. 行動療法と包括的療育プログラム

1．行動療法の基礎

　行動療法とは、行動科学実験から得られた行動変容に関する知見を基盤としており、そこから導き出された学習理論や技法を応用した心理療法の総称である。その治療目標の設定や手続きなどが具体的に設定され、介入や効果の測定もできるだけ客観的に行われることも大きな特徴である。現代の多くの療育的技法の多くは行動科学、行動療法から大きな影響を受けていると言える。

　行動療法の領域では生物の行動変容に関する幅広い知見が得られており、人がどのように新しい行動のパターンを獲得するのか、教えるのか、またどのように行動の変容を動機づけるのかといった観点から、多くの技法が開発され、検証されている。また獲得された行動を他の場面に拡大する（般化）技法についても多くの研究がなされている。

　自閉スペクトラム症への介入についても古くから取り組みがなされ、初期のものとしてはLovaasによる早期高密度行動介入（Early Intensive Behavioral Intervention：EIBI）（Lovaas, 1987）[4]などが知られている。2～3歳の自閉症児に対し、平均週40時間の療育を実施した群では、対照群と比して、知能指数の改善が見られ、通常学級への編入など適応面でも改善が報告された。こうした初期の取り組みは療育場面の設定の不自然さ、介入時間の長さなど難点も見られたが、介入法自体の改良が進められ、また各種の包括的なパッケージへと発展している。

2．行動療法を基盤とした療育の基本的な考え方

1）応用行動分析

　現在、特に発達障害を持つ児童への介入技法として頻用されているのは応用行動分析（Applied Behavioral Therapy：ABA）である（Alberto & Troutman, 2004）[5]。このABA技法の基礎となっているのは、ある行動の契機（先行条件：antecedent event）と行動そのもの（行動：behavior）、行動に対するフィードバック（結果：consequence）について解析する方法である。この連鎖を三項随伴性と呼ぶが、この連鎖に働きかけることにより、行動の生起頻度を増大もしくは減少させることが可能であり、人の行動変容に繋がると考えられている。

a）先行条件への介入

　先行条件への介入としては、わかりやすい行動の手掛かりの提供や、不適切な行動の契機となっている刺激の除去などが用いられる。

b）行動への働きかけ

　子どもに新しい行動を伝える技法として、プロンプトやモデリング、シェイピング、チェイニングな

どの技法が用いられる。問題となる行動がある場合，その代替となる行動を教えることで，問題行動を減少させることが期待できることもある。行動そのものに働きかける場合には，その目標とする行動が，その子どもに獲得可能であるかを評価することが必要である。

c) 結果への介入

ある行動に対する結果は，適切な行動を増やし，不適切な行動を減らすものであることが望ましい。適切な行動に対し充分な報酬（強化子：reinforcement）を与え，不適切な行動に対する強化子を減らすことが介入の基本となる。これを体系的に用いていく技法として，トークン・エコノミー法などが行われることも多い。

不適切な行動に対して罰（罰刺激：punisher）を用いることでも生起頻度を減らすことができる場合があるが，対象となる人の人権擁護の観点から，また罰刺激による短期〜長期的な有害作用が大きいことから，非常に限定して用いられるべきであると考えられている。罰を比較的安全に，有効に用いる方法として，レスポンス・コスト法，オーバー・コレクション法などが用いられているが，充分な検討と準備の上で用いる必要がある。

応用行動分析の技法はいわゆる問題行動への対処において，特に有用であると考えられており，特に個々に焦点を当てた積極的行動支援法（positive behavior interventions and supports：PBIS）（Carr et al., 2002）[6]などが開発されている。

2) ソーシャル・スキル・トレーニング

一般の療育場面でよく用いられる行動療法的技法としてソーシャル・スキル・トレーニング（social skill training：SST）がある。わが国では児童の領域では，主に学校現場を中心に導入がなされている（佐藤ら，2006）[7]が，医療機関にて実施されている場合もある。

児童を対象として SST には集団によるもの，個人を対象としたものなど各種の取り組みや技法が存在する。集団を対象としたもの，特に児童が所属している学級などを対象に行われる SST は，日常生活への般化効果も高いものと考えられ，その有用性が期待される。仲間を媒介とする（peer mediated）介入

（Goldstein, Kaczmarek, et al., 1992）[8]，つまり自閉スペクトラム症などの子どもの同級生などに対しても何らかの介入を行い，社会的相互作用などの機能を高める技法についても，効果の検証が行われ，関心が高まっている。

3) ペアレント・トレーニング

発達障害のある児童の養育者などを対象として行われるペアレント・トレーニングは，行動理論に基づき，子どもの適応的行動を増やし，不適応行動を減らすことを目的として行われる。

ペアレント・トレーニングは数回から十数回程度のセッションで構成されており，多くはグループで実施される。レクチャー，ロールプレイ，ホームワークなどを通じて，養育者が効果的な関わり方，行動変容の技法を身に付けることが目標とされている。集団で実施される場合には，養育者同士の意見交換や交流の促進による効果も期待できる。

わが国でも主に ADHD の児童の養育者を対象としたペアレント・トレーニング・プログラムが複数開発されており，マニュアルが発売されている（岩坂ら，2004[9]；肥前精神医療センター情動行動障害センター，2005）[10]。また自閉スペクトラム症の児童の養育者を対象とした取り組みも各地で行われており（井上，2012）[11]，更により早期の介入を目指して，必ずしも特定の疾患の診断を前提としない，一般の育児支援の一環として実施することを目指す取り組みも見られる（井上，2012）[11]。

ペアレント・トレーニングは医療機関など専門機関で実施されることもあるが，必ずしも明確に障害の診断を受けていない児童の養育者を対象とすることができる点から，保健や保育などの領域での実施も有効である。

4) 一般再来での行動療法的介入

行動療法の基本的な考え方は，一般再来においても重要となる。この場合，対象は必ずしも発達障害を持つ児童や養育者には限らず，幅広い適用が可能である。新たなスキルの獲得やいわゆる問題行動への対処について助言を行う場合，基本的な学習理論に基づいた提案や，前述の三項随伴性に基づく分析法は有用である。ペアレント・トレーニングで行われるような，児童との関わり方の習得をゆっくりと

目指していけるとよい。可能であれば，できるだけ教えるという形にならないように，養育者らとの対話の中で，その方法に近づいてゆけるように働きかけていくことが望ましい。

　まず心がけておくべきであるのは，それぞれの児童の発達段階や認知能力に応じた，適切な学習の方法について，提案を行えるようにしておくことである。具体的には，それぞれの児童の他者の行動への関心，模倣の能力，図や言語，文字の理解などの抽象的なコミュニケーションの能力などに応じて，直接手を取って動きを教える方法や，目の前でモデルを示し模倣させる方法，言葉や図で望ましい行動を示す方法などを検討してゆくこととなる。

　また児童の行動の動機づけの観点から，検討を行っていくことも重要である。社会的な報酬（他者からの注目や賞賛など）に反応しやすい子どもと，自閉スペクトラム症に代表される反応しづらい子どもの場合では，同じ行動を教える場合であっても別の動機づけ方法をとらなければいけない場合もある。また獲得した行動を維持する場合にも，適切な報酬によらなければならない。例えば歯磨きのスキルなども最初習得するまでは，好奇心，スキル獲得の達成感などが支えとなるが，一旦できるようになってしまうと，上記の様な効果は消失してしまう。自然な社会的報酬への反応が乏しい児童の場合には，行動が定着するまで更に動機づけの支援を要することがある。

　またある課題に対する報酬をどの程度待つことができるのかということも，子どもによって大きな差がある。報酬の遅延に対しもっとも脆弱であるのがADHDの子ども達である。子どもが待つことができないタイミングに報酬を用意したとしても，待てないことで失敗に繋がったり，課題との因果関係が不明確になったりすることで，報酬の効果を得ることが困難となる。用意された報酬を与え損なう，受け取り損なうことを繰り返すことで，子どもは将来に用意された報酬は「どうせ手に入らない」ということを学習していく。これは更に報酬の遅延を嫌うこととなり，悪循環が生じる。

　動機づけについて考えるとき，報酬による行動の変容が罰による行動の変容よりも，持続しやすく，有害事象も少ないものであることを併せて伝えてゆけるとよい。またある課題の習得に報酬を用いる場合，それを後に減らしていくことも可能であること，減らしていくテクニック（報酬の間隔を徐々に延ばしていくこと，ランダムな感覚での報酬に変えていくことなど）が存在することを伝えることも重要である。養育者や身近な支援者は報酬への依存を形成するおそれを感じていることが多い。

　また重症のチックなどに対しては，ハビットリバーサルや機能分析を中心とした CBIT（comprehensive behavioral intervention of tic disorders）（Wilhelm et al., 2012）[12]が開発されている。

3. 包括的療育プログラム

　特に自閉スペクトラム症を対象として多くの療育プログラムが作成されている。これらはアセスメント，目標設定，行動変容技法，ペアレント・トレーニングなどを含んだ包括的なプログラムとなっており，行動主義心理学，行動療法が少なくともその基盤の一つとなっている。このような包括的プログラムをそのまま日常臨床に導入することは多くの困難を伴うが，特に課題設定などに関して参考となる点は多い。それぞれのプログラムが背景としている理論，技法とともに学んでおく価値は高い。

1）TEACCH

　その代表的なものである TEACCH（Treatment and Education of Autistic and Related Communication Handicapped Children）は自閉スペクトラム症へのプログラムとして最も成功しているものの一つである。我が国では時として行動療法と対立するものとして，また時には行動療法の一部として語られることがあるが，実際には行動理論が認知理論とともにTEACCH プログラムのなかに取り入れられている（内山，2012）[13]。

　TEACCH はアメリカのノースカロライナ州立大学を中心に提供されているノースカロライナ州の自閉スペクトラム症の人とその家族，支援者，雇用主など，を対象にする包括的プログラムのことを指している。これは自閉スペクトラム症に対する幼児期の介入から成人期の生活，就労までを幅広くカバーしており，その全容を理解することは容易ではない。またプログラム自体が常に進化しており，近年も大きな変化を遂げている。

しかし TEACCH プログラムの中核をなすのが，構造化による指導法であることは一貫している。自閉スペクトラム症児者支援における構造化による指導とは，彼らの持つ認知的個性に合わせて，周囲の環境を整え，各個人が理解しやすい方法で教えることをいう（Mesibov et al., 2012）[14]。

2) Early Start Denver Model（ESDM）

Early Start Denver Model（ESDM）（Smith et al., 2008）[15]は，Denver Model を拡張する形で開発され，当初 12 ヵ月から対応できるようなカリキュラム構成を行っていたが，現在では 9 ヵ月からの介入も視野に入れた超早期の介入プログラムとして発展している。自然な環境（家庭）において，セラピストと養育者がともに介入をすることを特徴とし，社会的相互性やコミュニケーションに関連する課題への取り組みが協調されており，RCT 等によりその有効性が確認されている（Dawson et al., 2010）[16]。近日中に日本語版のマニュアルの発売が予定されている。

3) その他の自閉スペクトラム症向けプログラム

その他にも行動理論や発達理論に基づいて開発された実証的プログラムが多数あり，フロアタイム技法を含む DIR 治療プログラム（Developmental, Individual-Diffrence, Relationship-Based Aproach）（Greenspan & Wieder, 2009）[17]，機軸行動発達支援法（Pivotal Response Treatments for Autism：PRT）（Koegel, 2009）[18]SCERTS モデル（Social Communication, Emotional Regulation, Transactional Support model）（Prizant, 2006[19], Prizant, 2006[20]）など，我が国にも多数が翻訳，紹介されている。

4) 一般の育児を想定したプログラム

学習理論や行動療法に基づく介入プログラムは，必ずしも発達障害を想定したものばかりではない。
コモンセンスペアレンティング（Common Sense Parenting：CSP）は，アメリカで開発された非行を行う少年や被虐待児の養育者の支援のペアレント・トレーニングを中心としたプログラムである。日本語の訳書（Burke & Herron, 2002）[21]もあり，研修も実施されている（ボーイズタウン・コモンセンスペアレンティング実行委員会事務局）[22]。

Triple-P（Saunders, 1999）[23]は社会学習理論に基づいてオーストラリアで開発されたプログラムであり，子どもの行動的，情緒的問題の予防を目的に開発されており，日本でも研修会などが実施されている（トリプル P ジャパン）[24]。

セカンドステップ（Second Step）（Grossman et al., 1997）[25]は 1980 年代に，子どもの暴力の防止を主目的に，アメリカで開発された。ソーシャルスキルの習得やアンガーマネージメントで現在では対象年齢を拡大し 3〜6 歳を対象としたコース 0 から 12〜16 歳を対象としたコース 5 までが開発され，日本でも研修が実施されている（日本子どものための委員会）[26]。

IV. 作業療法

1. 知的能力障害，発達障害のある子どもへの作業療法

1) 適応

知的障害や発達障害のある児童では，必ずしも発達性協調運動症と診断されない場合であっても，粗大運動，微細運動の困難が見られ，日常生活動作の獲得が遅れることが少なくない。また一部の発達障害児には，感覚の極端な過敏性や鈍麻を伴うことがあり，こうした運動機能や感覚の問題が著しい場合，専門の療法士による作業療法的介入の対象となりうる。

2) 評価と目標設定

医療機関で作業療法士によるリハビリテーションを行う場合，開始時に作業療法士による機能評価を行うことが望ましい。発達検査による一般的な発達の評価は，運動機能の評価や前述の日常生活動作の獲得状況に加え，感覚機能についても評価を行うことが必要となる場合がある。Sensory Profile（Dunn, 1999[27], Dunn, 2002[28], Brown & Dunn, 2002[29]）は乳幼児用（6 ヵ月〜36 ヵ月），児童用（3〜10 歳），成人用（11 歳〜）に開発されており，日本語版が開発されている。
また感覚統合的な観点からの介入を行う場合には JMAP（日本版ミラー幼児発達スクリーニング検査）

（日本感覚統合学会，1992）[30]，JSI-R（Japanese Sensory Inventory Revised）（太田，2002）[31]，JPAN 感覚処理・行為機能検査（Japanese Playful Assessment for Neuropsychological Abilities）（日本感覚統合学会，2011）[32]等の実施も考慮すべきである。

身辺自立動作の獲得困難は，必ずしも運動機能の問題のみに起因するわけではなく，他者の活動への関心の程度，模倣の能力，コミュニケーションスキルなど，多くの要因が関与するため，全般的な発達の評価と併せて行うことが必要となる。

このような評価に基づき，できるだけ具体的に介入の目的を設定し，効果測定を可能にしておくことが望ましい。

3）訓練期間

医療機関において作業療法士による集中的な介入を実施する場合，本人や養育者のリソース，また地域のリソースを最大限に活用するという観点から，効果の乏しい介入を漫然と継続することがないよう，開始時点において一定の訓練期間を設定することが必要である。設定された訓練期間が終了した時点で，ベースラインからの変化，今後の経過の予測，本人や家族のニーズについて再評価を行い，終了や期間の延長，期間をあけての再開などの方針を決定すべきである。

2．感覚統合療法

感覚統合療法（Sensory Integration Approach：SI）（Ayres et al., 1978）[33]はアメリカの作業療法士 Ayres によって 1970 年代に開発された技法で，学習障害，ADHD，自閉スペクトラム症などの発達障害に用いられることがある。感覚統合療法では前庭覚，深部覚，聴覚，触覚などの多様な感覚入力を用いて感覚の統合性を高めることを目的として行われるとされ，米国や我が国でも広く普及している。

しかし残念ながらその背景理論の科学的実証性の乏しさ，効果についての実証的な研究の乏しさが指摘されており，他の支援技法と組み合わせて行うなど，適応を慎重に判断することが求められる（Section on Complementary and Integrative Medicine, Council on Children with Disabilities, American Academy of Pediatrics）（Zimmer, & Desch, 2012）[34]。我が国でも効

果検証の取り組み（Iwanaga, 2014）[35]がようやく開始されており，今後の研究の蓄積が待たれる領域である。

3．一般再来での日常生活動作獲得支援

作業療法士による介入などを行わない場合，一般的な再来場面において日常生活動作の獲得支援を行うこととなる。この場合，行動療法的介入の基礎的な技法を援用して相談を進めることとなるが，発達の偏りの大きな事例などでは，短時間の面接のみで効果が得られることは期待しがたい。養育者の身近に支援者が得られているかどうかを確認すること，また養育者や支援者の方針と医療機関で行われる助言の方向性が大きくずれていないことを確認していく作業も必要である。また短時間の再来では，ついつい話題となった課題それぞれについて介入の方法を相談する形となりやすいが，前述のように課題の優先度の確認，整理を行いながら進める必要がある。

一般再来で可能な日常生活動作獲得に際しては，今つまずいているのが，動作そのものを伝えることが困難であるためなのか，獲得された動作を維持することが難しいのかという点を見極める必要がある。また子どもの状態に対してやや困難な課題の設定がなされていることもしばしば見られる。この場合，目標とする課題自体を修正することは必ずしも必要ではなく，より細分化した小目標（スモールステップ）を設定することで，順に達成できることもある。

知的な発達の遅れの大きい児童，対人的な関心が極端に乏しく模倣の苦手な子どもの場合には，身体プロンプトを多用した動作の獲得を助言することが有効となる場合がある。この際，できるだけプロンプトを減らしやすくするために，子どもの視界外から二人羽織のように手を添えるようにすると上手くいく場合が多い。動作ができるようになったら，完了の直前で手を離すようにし，順に手を離すタイミングを前に持っていくことが基本的な手順となる（バックワード・チェイニング）。

また子どもによっては模倣することを楽しむこと，上手になることを目標とすることもある。模倣が極端に少なく，苦手な子どもの場合，大人が相手

総 論

の行動を真似てやり，真似されて楽しむという経験を通して模倣という概念の獲得を目指す方法もある。

一方で行動の動機づけに困難があり，新しい生活動作の獲得やその維持（習慣化）が上手くいかないことも多い。この場合適切なタイミング（動作中や動作終了直後）の肯定的な注目，賞賛の声かけや物質的報酬（シールなど）の設定，認知機能の高い子どもであればトークン・エコノミー法の導入など，児童の行動の動機を助けるような介入を検討していくことが必要となる。可能であれば，診察室での終了時の片付けや着靴の場面などを利用して，実演や練習ができるとよい。

4．一般再来での感覚の問題への介入

特に自閉スペクトラム症の児童の臨床などでは，感覚の過敏性，鈍麻，また感覚活動への没頭や強い感覚刺激の記憶への対処などを行う必要があることも多い。

自閉スペクトラム症の場合であったとしても，感覚活動への没頭自体は，決して発達を阻害するものではなく，それを消失させることを目的としないほうがよい。むしろ介入の対象は興味・関心や活動の限局であり，感覚活動をなくすことではなく，より幅広い感覚活動や複雑な手続きを要する活動に広げて行くことを目指すとよい。

また日常生活動作の獲得が困難であるとき，感覚に関する問題が背景にあることも多く，配慮が必要である。特に摂食・偏食や排泄などの領域において，感覚の問題が前面に立つことは多い。また日常生活動作の訓練の際に，（そのような意図がなくても）罰刺激が多く用いられた場合などでは，それによる学習が妨げとなることもある。

こうした困難の多くは適切なレディネスの評価と教示法，動機づけによって解決が可能であるが，時に穏やかな曝露反応妨害法などにより，刺激への脱感作を行う必要がある場合がある。

V．言語聴覚療法と代替コミュニケーション

1．知的能力障害，発達障害のある子どもへの言語聴覚療法

1）適応

知的能力障害群，また自閉スペクトラム症や言語症，社会的コミュニケーション症などの診断を受ける児童では，全般的なコミュニケーションスキルの発達に何らかの支援を要することが多い。しかしその全てが言語聴覚士による特別な訓練の適応となるわけではなく，家庭や就学前教育などでの適切な配慮により，充分な発達が得られる事例も多い。また多くの行動療法的支援，時には作業療法による支援であってもコミュニケーションスキルの獲得は，その到達目標とされることがある。言語聴覚療法の適応の判断は，子どもの全般的な発達の状況や得られている支援の全体像，また本人や家族の余力や地域資源の状況などを幅広く視野に入れて行うべきである。

語音症（構音障害）についても，訓練のニーズは高いが，定型的な発達の児童であっても母音の獲得は3歳頃までに行われるが，全ての子音の獲得は6，7歳になることがある。訓練の適応は，対象児の年齢，構音の誤りの種類（発達途上よく見られる誤りか，特異な構音操作の誤りか）などを手掛かりとするが，本人に自覚がある場合や，構音の誤りを周囲から指摘されたり，それに起因する不適応を起こしたりしている場合などは早期に訓練を行うべきである。構音に関する訓練開始年齢は知的発達に大きな遅れがない場合，少なくとも4歳～5歳以降が適切といわれている。

また小児期発症流暢症（吃音）の場合にも言語聴覚療法の適応となる場合がある。ただし小児を対象として業務を行っている言語聴覚士であっても，吃音の治療を得意とはしていないことも少なくない。また行動療法を用いた吃音の治療が行える地域もあり，利用できる最も適切な治療を選択すべきである。

2）評価と目標設定

まず行っておくべき検査として，聴覚の障害を疑う所見があれば，耳鼻咽喉科とも連携し，聴覚障害について精査すべきである。

さらに子どもの診断や全般的な発達の状況，獲得されている言語的，非言語的なコミュニケーションスキルの評価を行う。この際には問診や診察室での行動観察に基づき，また多くの発達検査や知能検査に言語やコミュニケーションの発達に関する項目があるので，これを参考とすべきである。

特に言語発達の遅れの大きい児童の場合にまず着目すべき点は，日常生活における児童の要求行動の種類や頻度である。大人への要求行動が見られているのか，その方法が実物を持ってくる，大人の手を引くなどの具体的な方法であるのか，指さし，絵カード，言語など多少の抽象性を持つものであるのかを評価しておく。

これに加えて，大人からの指示に応答する能力を評価する。普段の生活の中で，どのような方法での指示に応じられるか，どの程度複雑な指示に応じられるか，またどのような質問に応えられるのかなどを聴き取る必要がある。この時，指示への応答の確実性などを参考に，認知的な側面による応答困難と動機づけの困難による応答の困難の程度をそれぞれ大まかに評価できるとよい。

音声言語の表現や理解が獲得されている児童では，表現できる，理解できる語の概数，二語文，三語文による表現や助詞の使用，接続詞や複文の表現や理解などを評価しておく。言語聴覚療法の開始にあたっては，国リハ式〈S-S法〉言語発達遅滞検査（小寺ら，1998）[36]やLCスケール（大伴ら，2013）[37]等も実施し，詳細な評価を行うとよい。

また発話がどの程度実際のコミュニケーションの成功体験に結びついているのかを見極めることも必要である。エコラリアや遅延エコラリアが多く見られる児童では，発語の状況とコミュニケーションスキルに乖離が見られることがある。

この他，共同注視の能力の評価，養育者のいない場所で起こった出来事などをどの程度自発的に報告するかなどの点についても評価を行っておくとよい。

上記のような観点から，児の全般的な発達の状況から期待できるコミュニケーションスキルが充分に獲得されていない場合，コミュニケーションの失敗が本人や家族の生活を大きく妨げている場合などに，専門的な言語聴覚療法の実施を検討することとなる。

3）訓練期間

言語聴覚療法を行う場合であっても，一定の期間の目安や達成目標を定めておくのがよい。コミュニケーションに関する課題は，シンプルなものから，非常に高度なものに至るまで非常に多少であるが，一定のコミュニケーションへの動機と基本的なスキルが習得され始めれば，一般的な養育，教育の環境の中で充分に獲得されていくことも多い。言語聴覚療法継続のコストとベネフィットを検討の上，期間を設定していくのがよい。

2. 拡大・代替コミュニケーション

コミュニケーションに大きな困難を持つ児童の場合や感覚器や運動器の障害など他の障害の重複が見られる場合などでは，必ずしも音声言語の獲得のみが目的となるわけではない。このような場合に音声言語に替わって用いられる技法を拡大・代替コミュニケーション（Augmentative and Alternative Communication：AAC）と呼ぶ。

代替的なコミュニケーション技法について検討する際に，養育者や支援者によく見られる懸念の一つは，AACの獲得によって音声言語の発達が阻害されるのではないかということである。しかし何らかのコミュニケーション手段が獲得されそれが適切に用いられた場合には，児童には成功したコミュニケーションの体験が蓄積されることとなり，それはコミュニケーション動機の向上に繋がる。それは音声言語の使用についてのレディネスを持つ児童の場合には，実際の言語の使用に結びつく契機となりうる。自閉症に対するAACの代表的技法であるPicture Exchange Communication System（PECS）においては音声言語の獲得に関して，他の介入技法と比較して劣ることはないとするRCT（Schreibman, 2014）[38]も報告されている。AACの獲得，使用と共に適度な音声言語による刺激が得られる環境であれば，音声言語獲得の障害を過剰に怖れる必要はない。

代表的なAACの技法には以下のようなものがあ

総　論

る。それぞれの技法の利点，欠点を考慮の上，児童
の特性にあわせて選択できるとよい。

1）実物を用いたコミュニケーション

　自然にも獲得されやすい実物を用いたコミュニ
ケーションも代替的なコミュニケーション技法の一
つと言える。発信にも受信にも用いることができ，
お茶を飲みたいときに児童がコップを持ってくるこ
とや，外出するときに靴を見せるなどの方法がよく
用いられる。より抽象性を増し，ミニチュアなどに
置き換える方法，型はめのパーツなどに行動の
キューとしての機能を持たせる方法（例えば△の型
を持つとそれがはまる枠がおいてあるトイレに向か
う，など）に拡張することもできる。

2）サイン言語

　自然発生的にもよく用いられる非言語的コミュニ
ケーションであるが，より複雑化，体系化して用い
られることもある。マカトン法などに代表される児
童の身体を用いたサイン言語の技法は，他の道具の
使用を必要とせず簡便である利点があるが，複雑な
サインを用いる場合，受信側がその知識を有してい
ることを求められる点に留意する必要がある。

3）写真・絵カード，PECS

　写真や絵を描いたカードをコミュニケーションに
用いる技法は広く普及しているが，それ故に不適切
な導入がなされていたり，不慣れな方法で導入され
たりすることで，充分な効果をあげていないことも
多い。

　まず前提として，子どもの抽象化の能力の程度を
評価して行うことが必要である。写真あるいは絵と
実物のマッチングがうまくできない場合には，写
真・絵カードよりも実物を用いたコミュニケーショ
ンを教える方が適切な場合がある。また文字が読め
るようであれば，必ずしも写真・絵を用いる必要は
なく文字によってもよい。

　また絵カードによるコミュニケーションを導入す
る際に最初から大人の指示，命令を子どもに伝える
手段として用いることは，避けた方がよい。適切な
フィードバックがない状況で命令の手段としてのみ
用いられると，子どもがカードを嫌うようになり，
見ると捨てる，破るなどの行動に繋がることがあ

る。これは写真・絵カードをスケジュール提示の手
段として用いる場合にも注意すべきである。

　他の AAC の導入に際しても同様であるが，道具
や技法は可能な限りまず児童からの要求に用いるよ
うにさせ，それによって児童にとって好ましい報酬
を得られるように設定すべきである。

　このような写真・絵カードの導入についての技法
を洗練させ，実証的な効果検証が進んでいるのが前
述の PECS（picture exchange communication system）
技法である（Frost & Bondy, 2012）[39]。この技法は応
用行動分析に立脚し，絵カードを強化子と交換する
方法を体系的に教えることから導入を開始し，その
後の発展法までが詳細にマニュアライズされてい
る。国内でも研修が開催されており，導入も比較的
容易である。

4）VOCA

　音声出力コミュニケーションエイド（voice output
communication aids：VOCA）は，絵や文字のかかれ
たボタンを押すと，電子音声や録音された音声が再
生される機器の総称である。ボタンを1〜数個しか
持たないシンプルなものから，アルファベット，
五十音を入力できるキーボードを備えた複雑なもの
まで多様な機種が開発，販売されている。また近年
ではコンピューターやタブレット，スマートフォン
用に VOCA 機能を持つアプリケーションが開発さ
れている。

3．一般再来でのコミュニケーション発達支援

　専門的な言語聴覚療法などを実施しない場合，一
般再来の中でコミュニケーションの発達支援を行う
こととなる。多くの事例でコミュニケーション，と
りわけ音声言語の発達は養育者が強いニーズを感じ
やすい領域であるため，積極的に対応すべきであ
る。相談や助言は子どもの発達や周囲の環境をアセ
スメントしながら進めることとなり個別性が高い
が，初期の発達段階では一般的に以下のような助言
を行うことが多い。

　コミュニケーションを教える場合にも，模倣を楽
しませるアプローチは有効である。音声の模倣がで
きない場合には，まず大人がその子どもが出してい

110

る音を真似てやり，真似られていることに気づくこと，またそれを楽しむことを教えられるとよい。すでにエコラリアが見られるなど音声の模倣ができる場合には，それを相互的，交代的な発声遊びに発展させられるとよい。

自発的に発声できる母音，子音の種類が少ない場合，口唇や舌，呼吸に関連する運動機能を発達させることを目的とした遊びを教えることがある。模倣ができるようであればあかんべえや顔真似，風車や吹き戻しなどを用いた遊びなどを勧めてみる。また音の出るおもちゃなどを用意して，音への関心を高めるのもよい方法である。

子どもに対する声かけももちろん必要であるが，多ければよいわけではない。より簡潔な声かけを心がけ，また同じ場面ではできるだけ同じ表現を用いるのが手堅い方法である。音声言語が出現し，理解の程度が評価できる場合には，それよりもやや複雑な程度の言葉かけを中心とすることを勧めるようにする。

コミュニケーション行動を教える場合にもその動機づけが大きなポイントとなる。わずかであっても非言語的なものを含む何らかの方法で大人に対して何かを要求する行動ができる場合には，できるだけその機会を増やし，また大人がそれに応じられるようにしていくことが望ましい。少し意地の悪い方法ではあるが，子どもが好むおもちゃなどを手の届かない棚の上などに置き，大人に要求が伝わったときに遊べるように設定する方法もある。

また積極的に「高い高い」や「くすぐり遊び」など，相手に関わりを求めることで楽しめる遊びのレパートリーを開発し，要求の機会を増やしていくことなども有効である。

要求のコミュニケーションが充分にできるようになってきたら，これを選択，交渉などに発展させていくことを検討する。また質問への応答などを経て，自発的な報告を楽しむことを目標にできるとよい。

VI. 視覚訓練

従来，弱視や斜視など視覚機能の障害を持つ児童に対し，視覚訓練が実施され成果を上げてきた。近年，特異的学習症を中心とした発達障害領域の児童に対し，必ずしも従来の視覚訓練の対象にならない児童であっても，訓練が有効であるとの主張がなされ，実際に訓練を行っている機関が増えている。わが国でもヴィジョン・セラピー，ヴィジョン・トレーニングなどの名称で視覚訓練が実施されている。

しかしこうした介入に対し，アメリカ小児科学会はアメリカ小児眼科学会などと共同で，これを有効とする充分なエビデンスはないとするレポートを公表している（Handler et al., 2011）[40]。またこうした群に，カラーフィルター，偏光レンズなどを用いる介入が有効であるとも主張されているが，やはりその効果は充分に立証されていない（Ritchie et al., 2011）[41]。

将来的にこうした介入の安全性と効果が証明される可能性はあり，また介入が有効であるサブポピュレーションが同定される可能性も否定できないが，現時点では慎重な導入が求められる。その安全性がおおむね確認できること，本人や家族の時間的，経済的な負担などが大きくならないこと，教育や医療などによる介入の妨げとならないことが条件となるであろう。

文献

1) WHO. ICF 国際生活機能分類.（障害者福祉研究会）中央法規出版，2002.

2) 辻井正次，村上隆　日本版ヴァインランド II 適応行動尺度. 日本文化科学社，2014.

3) 井上雅彦　家庭で無理なく楽しくできる生活・自立課題 36. 学習研究社，2012.

4) Lovaas OI. Behavioral treatment and normal educational and intellectual functioning in young autistic children. Journal of Consulting and Clinical Psychology, 55：3-9, 1987.

5) Alberto PA, Troutman AC. はじめての応用行動分析. 二瓶社，2004.

6) Carr EG, Dunlap G, Horner RH, et al. Positive Behavior Support Evolution of an Applied Science. Journal of Positive Behavior Interventions 4：4-16, 2002

7) 佐藤正二，佐藤容子　学校における SST 実践ガイド. 金剛出版，2006.

8) Goldstein H, Kaczmarek L, Pennington R et al. Peer-mediated intervention：attending to, commenting on, and acknowledging the behavior of preschoolers with autism. Journal of Applied Behavior Analysis, 25：289-305, 1992.

9) 岩坂英巳，中田洋二郎，井澗知美　AD/HD 児へのペアレント・トレーニングガイドブック. じほう，

2004.

10) 肥前精神医療センター情動行動障害センター　AD/HDをもつ子どものお母さんの学習室. 二瓶社, 2005.

11) 井上雅彦　自閉症スペクトラムに対するペアレントトレーニング. 小児の精神と神経52：313-316, 2012.

12) Wilhelm S, Peterson AL, Piacentini J, Woods DW, et al. Randomized trial of behavior therapy for adults with Tourette syndrome. Archives of General Psychiatry, 69：795-803, 2012.

13) 内山登紀夫　本当の TEACCH. 学習研究社, 2012.

14) Mesibov, GB, Shea V, Schopler E. TEACCH とは何か. エンパワメント研究所, 2012.

15) Smith M, Rogers SJ, Dawson G. The Early Start Denver Model：a comprehensive early intervention approach for toddlers with autism. Handleman JS, Harris SL（ed）；Preschool Education Programs for Children With Autism. Pro-Ed Corporation, 2008.

16) Dawson G, Rogers SJ, Munson J et al. Randomized, controlled trial of an intervention for toddlers with autism：the Early Start Denver Model. Pediatrics, 125：e17-23, 2010.

17) Greenspan SI, Wieder S. 自閉症の DIR 治療プログラム. 創元社, 2009.

18) Koegel RL. 機軸行動発達支援法. 二瓶社, 2009.

19) Prizant BM. The SCERTS Model：第 1 巻アセスメント. 日本文化学社, 2010.

20) Prizant BM. The SCERTS Model：第 2 巻プログラムの計画と介入. 日本文化学社, 2010.

21) Burke R, Herron R. 親の目・子の目. THOMSON, 2002.

22) ボーイズタウン・コモンセンスペアレンティング実行委員会事務局　「愛情」と「社会スキル」で子どもを育む「ボーイズタウン・コモンセンスペアレンティング（CSP）」. http://www.csp-child.info/

23) Saunders MR. Triple P-Positive Parenting Program：Towards an Empirically Validated Multilevel Parenting and Family Support Strategy for the Prevention of Behavior and Emotional Problems in Children. Clinical Child and Family Psychology Review. 2：71-90, 1999.

24) トリプル P ジャパン　子育て支援, 相談なら, NPO 法人トリプル P ジャパン. http://www.triplep-japan.org/index.html

25) Grossman DC, Neckerman HJ, Koepsell TD et al. Effectiveness of a Violence Prevention Curriculum Among Children in Elementary School：A Randomized Controlled Trial. JAMA：the Journal of the American Medical Association, 277：1605-1611, 1997.

26) 日本子どものための委員会　セカンドステップとは. http://www.cfc-j.org/secondstep/about

27) Dunn W. The Sensory Profile. User's Manual. Psychological Corporation, 1999.

28) Dunn, W. Infant/Toddler Sensory Profile. Psychological Corporation, 2002.

29) Brown CE, Dunn W. Adolescent/Adult Sensory Profile. Psychological Corporation, 2002.

30) 日本感覚統合学会　JMAP　日本版ミラー幼児発達スクリーニング検査. パシフィックサプライ株式会社, 1992.

31) 太田篤　感覚発達チェックリスト改訂版（JSI-R）標準化に関する研究. 感覚統合研究 9：45-63, 2002.

32) 日本感覚統合学会　JPAN 感覚処理・行為機能検査実施マニュアル. パシフィックサプライ株式会社, 2011.

33) Ayres AJ. 感覚統合と学習障害. 協同医書出版社, 1978.

34) Section on Complementary and Integrative Medicine, Council on Children with Disabilities, American Academy of Pediatrics, Zimmer, M, Desch L. Sensory integration therapies for children with developmental and behavioral disorders. Pediatrics 129（6）：1186-1189, 2012.

35) Iwanaga R, Honda S, Nakane H, et al. Pilot study：efficacy of sensory integration therapy for Japanese children with high-functioning autism spectrum disorder. Occupational Therapy International 21：4-11, 2014.

36) 小寺富子, 倉井成子, 佐竹恒夫　国リハ式〈S-S 法〉言語発達遅滞検査マニュアル〔第 4 版〕. エスコアール, 1998.

37) 大伴潔, 林安紀子, 橋本創一ほか. LC スケール：言語・コミュニケーション発達スケール. 学苑社, 2013.

38) Schreibman L. A randomized trial comparison of the effects of verbal and pictorial naturalistic communication strategies on spoken language for young children with autism. Journal of Autism and Developmental Disorders, 44（5）：1244-1251, 2014.

39) Frost L, Bundy AS. Picture Exchange Communication System. それいゆ, 2012.

40) Handler SM, Fierson WM, Section on Ophthalmology, Council on Children with Disabilities, American Academy of Ophthalmology, American Association for Pediatric Ophthalmology and Strabismus, American Association of Certified Orthoptists. Learning disabilities, dyslexia, and vision. Pediatrics 127：e818-56, 2011.

41) Ritchie SJ, Sala DS, McIntosh RD. Irlen colored overlays do not alleviate reading difficulties. Pediatrics 128：e932-8, 2011.

各　論

10 知的障害

若子理恵

I. 概念と用語

　児童における「発達」には，身体発育，運動発達，感覚機能の発達などとともに，精神機能の発達すなわち「精神発達」がある。「精神発達」の状態を評価する時には，二つの軸の組み合わせとして考えるとわかりやすい。一つはその全体的な発達のスピード，一定期間に獲得できる発達の量という軸であり，もう一つは発達のバランス，質的な均一さという軸である。いわゆる定型発達は，年齢相応のスピードでバランスの整った発達をしていく状態である。知的障害は，前者において「発達の速度がゆっくりであり，同年代の子どもと比べて得られた発達の量が不足する」状態としてとらえられる。後者における発達のアンバランスや質的な偏りを同時に持つ場合もあり，知的障害を併存する自閉スペクトラム症などが含まれる。（発達障害者支援法における「発達障害」は「遅れ」がなく「偏り」が大きい場合にあたる）

　日本では「知的障害」という言葉は「全般的な認知の発達の遅れ」がみられる子どもたち，またそれが成長後に固定した成人期の人々の状態をさし示す場合が多い。福祉や教育における支援対象となる一つの分野を意味する側面が強く，医療機関での専門用語としてはDSM-IVでの「精神遅滞 mental retardation（MR）」の方が多用されてきた。しかし，DSM-5（2013）[1]では「知的能力障害 intellectual disabilities/知的発達障害　intellectual developmental disorder」という用語が使用されることとなり，ICDでも同様の変更がなされる見込みで，今後は医療現場でも変化していくと考えられる。背景として諸外国で「retar-dation」という単語のもつ差別的な印象が避けられる傾向にあり，例えば国際発達障害学会（IASSIDD）では「intellectual disability（ID）」が使用される。これは我が国の法律用語が「精神薄弱」から「知的障害」に改められた（1999）事情と似ている。

II. 歴史

　「知的障害」については，古くからほかの精神疾患よりも身近な存在として知られていたが，注目されるようになったのは子どもの発達に関心が高まる18世紀末〜19世紀初めである。アベロンの野生児として知られる知的障害児の訓練に取り組んだイタール（Itard）や，弟子のセガン（Seguin）による教育的介入や系統的な療育などが知られている。ビネー（Binet）の開発した知能検査に始まる検査法の改良と信頼性の高まりから20世紀前半には評価方法も確立されるようになった。20世紀半ば以降には，医学的な原因の解明なども進む（ダウン（Down）症が染色体異常によることとの判明：1959など）一方で，司法・福祉・教育制度の整備など発達支援の分野でも発展がみられるようになった。

　日本では，古来には「障害のある子どもを大事に育てると福がくる」といわれる民間信仰があったとされているが，近代では「白痴」などと呼ばれ差別や憐憫の対象である時代が長く続いた。その中で知的障害に光をあてたのは知的障害福祉・教育の嚆矢として知られる石井亮一であり19世紀末に知的障害児のための「滝乃川学園」を創立したことが有名である。しかし，知的障害に対する支援制度や法律が確立するのは第二次世界大戦以降であり，例えば，精神薄弱者福祉法は1960年に制定されている。

各　論

重度の知的障害児にも義務教育が適用されたのは養護学校（現在の特別支援学校）制度が始まる 1979 年であり，就学猶予という名目で教育の対象から外されていた期間は短くはない。

21 世紀に入り，法律が障害者自立支援法(2005)，そして障害者総合支援法（2012）にみるように知的障害児者をとりまく支援は時流にあわせ変遷している。特殊教育から特別支援教育への変更(2007)は，発達障害児を意図したものだが，普通クラスに在籍する軽度知的障害児にも個別支援を広げている。統合保育や放課後等デイサービスなどの拡充により幼小児期から知的障害児が様々な地域支援を経験するようになった。高等特別支援学校や就労支援事業所の充実は，「障害者雇用」の増加にもつながっている（2013 年には 8 万人を越えているが，これは 10 年間で倍以上の伸びである）。

発達支援の変遷の中で，障害児医療は，母子保健，療育・統合保育・特別支援教育・福祉サービス行政など多分野との連携の中で援助の一端を担う立場と位置付けられる。

III. 臨床症状と診断

1. 診断基準となる症状

DSM や ICD などの操作的診断基準に共通する知的障害は，①精神機能の発達する期間中に発症すること，②全般的な知能機能の量的な不足があること，③そのために自立した生活や社会適応について困難があり，何らかの支援を必要とすること，である。

1）発症する時期

多くは乳幼児期であるが，遅くとも思春期までに知的な遅れや差があきらかになると考えてよいだろう。例えば，アメリカ知的・発達障害協会（AAIDD）は「18 歳までに生じる」としている。ほとんどの知的障害は先天的，生来性に起因して生じるが，そうであっても定型発達との差があきらかになるのは，出生直後よりも発語の遅れなどがみられる幼児期前半のことが多く，遅れが軽度の場合には文字の読み書きの覚えの悪さや学業不振といった就学前後の状況ではじめて気づかれることもある。ただし，生来

性ではなくても，周産期のトラブルや乳児期の脳炎といった神経疾患の罹患など発達途中での後天的な原因によるものも含まれている。一方，発達期を過ぎて成人期に発症する精神機能の低下，例えば頭部外傷や脳血管疾患などによる高次機能障害や Alzheimer 病といった認知症などによるものは除外する。（Down 症の Alzheimer 病など両者の合併もある）

2）知能機能の不足

知的能力については「発達のスピード」「発達の獲得量」を客観的に計測することで，評価がなされる。わが国では，何種類かの日本人集団で標準化された知能検査，発達検査が普遍的，一般的な評価方法として用いられている。WISC（Wechsler Intelligence Scale for Children）などのウェクスラー式の知能検査，田中ビネー式知能検査，新版 K 式発達検査，遠城寺式乳幼児分析的発達検査などがあげられる。小児科や児童精神科などの臨床場面で医学的な検査の一つとして行われるだけではなく，療育手帳の判定として児童相談所で実施されたり，教育機関で特別支援教育の検討のために行われたり，様々な場面で活用されている。

知能（発達）指数は概ね正規分布を示すとされており，知能検査の結果から算出される「知能（発達）指数 intelligence (developmental) quotient」が，−2 SD 以下にあたる 70 以下（多くの知能検査は 100 を平均，標準偏差を 15 とする）を「知的障害」として扱うことが一般的である。知能検査は子どもの意欲や実施環境などに左右され，一定の誤差があることも含め判断する必要がある。同じ時期に実施しても検査方式により数値に違いがでることもあり，発達のスピードや応答性の伸びがみられる時期も個人差があるため，知能指数が変化することは特に幼児期，学童期前期では珍しくない。横断的な状態としてとらえ，必要に応じて継時的に再評価をするべきである。

3）機能，適応行動の問題

2）であげられた知的能力だけでは計測できない生活上の困難，すなわち所属する社会で不適応がみられる，自立に援助を要するといった状態も加味しての確定診断が求められる。知的レベルと社会生活で

必要な支援はある程度相関するが，個人差や教育及び養育環境や経験によって大きく幅がみられるため，その重症度分類として，「援助の必要度」に視点をおいてDSM-5では概念的，社会的，実用的のそれぞれの分野で示す状態から「軽度」「中等度」「重度」「最重度」に分類されている。DSM-IVなどのIQ値を参考にした重症度分類も，例えば我が国での福祉サービスの基準となる療育手帳の重症度判定などでは用いられる。ほどよい支援が幼児期より得られていて知能指数から期待できる以上に「適応のよい生活」を送っている場合もあれば，虐待や貧困などの影響から生活能力の低さや学習の定着の難しさがみられ本来の知的能力が生かされず不適応や行動上の問題がみられるといった場合もある。今後は知能検査だけではなくVineland適応行動スケール（Sparrow, 1984）[2]などの評価方法も併用した評価，判断が有用となっていくと考えられる。

2．診断分類

知的障害は症候群であり，その原因によって2群に分類することができる。一つは知能の正規分布の下端に属する人たちであり，生物的原因が明確でない（おそらく遺伝と環境の両方の影響をうけている），多くは定義上からも遅れが軽度である群である。もう一つは生物的原因が明らかで，重度の障害が多く，てんかんなどの神経症状や運動障害などの合併がみられやすい群である。ただし，ごく少数の−3 SD以下の重度IDも統計学的には存在しうるし，プラダー−ウィリー（Prder-Willi）症候群のように遺伝形式がはっきりしていても，ほとんどが知的障害としては軽度という場合もあり，この分類はクリアカットなものではない。対応や支援方策の検討のためには，むしろ原因よりもDSM-IVで用いられていたような知能指数による分類のほうが現実的といえよう。すなわち，知的能力の遅滞の程度で，Mild軽度（おおよそIQ50〜55-70），Moderate中等度（35〜40—50〜55），Severe重度（35〜40—20〜25）Profound最重度（＜20〜25）で分類するものである。それぞれ知的障害の中で占める割合は，85％，10％，3〜4％，1〜2％である。しかし，先に述べたように知的障害としての重症度と知能指数は相関するが必ずしも同じではないことに注意が必要であ

る。とはいえ，群を大きくこえての差が生じることは少ないので目安となると考えられる。

遅れのレベルが軽度である場合には，就学時にはおおよそ3〜5歳相当の知的能力であり，義務教育の期間には支援クラスや通級指導などの特別支援教育をうけることが一般的である。成人期には精神年齢9〜12歳程度を示し，簡単な日常会話はできるが読み書きには遜色があり，感情のコントロールや社会性においてしばしば未熟である。福祉就労や単純作業での仕事をする者もおり，結婚や独立した自立生活を送る場合も高い割合ではないが存在する。

中等度の遅れがある場合には，就学時にはおおよそ2〜3歳程度の能力を獲得しており，義務教育は特別支援学級ないしは特別支援学校で受けていることが多い。成人期になると，6〜9歳程度の精神年齢に達しており基本的な身辺自立はしていてごく簡単なコミュニケーションはとれるが，福祉的な通所施設で日中すごすことが普通である。中等度以上の遅れに対する支援は常時必要なことが多いため家族との同居やグループホームなど保護的環境下での生活が主となる。

重度，最重度の場合には就学時にはおおよそ2歳以下の程度のレベルであり，成人期になってもそれぞれ6歳以下，3歳以下の水準にとどまる。義務教育では特別支援学校での援助が中心となり，コミュニケーションや自立活動は限定的である。軽度，中等度に比べて，運動障害，てんかんなどの神経症状，自閉スペクトラム症などによる強度行動障害などの精神症状の併存する場合も少なくなく，それらの症状にもあわせた個別支援を知的な発達レベルとともに考慮する必要がある。

なお，知的能力が何歳の定型発達児に相応するかについては，その発達年齢の子どもと同等に扱うということを意味しているのではない。特に軽度の知的障害の場合には，例えば10歳の子どもで知能検査上は精神年齢6歳であったとしても10歳としての人生経験（6歳児の知らない学校生活や同年代の子どもとの交流など）に基づいた知識や自尊心をもっているものである。

3．鑑別および併存診断

ほかの発達関連の精神疾患とは，鑑別や併存に注

意が必要である。例えば、主診断が注意欠如・多動性障害（ADHD）や学習障害の子どもでは知的障害がないかあってもごく軽度～境界知能であるとされている。しかし、ADHD と診断されていたが、実は知的障害のために学習レベルがあっておらず多動などの似た症状を呈している症例が散見される。このような場合に知的障害としての対応、例えば個別学習課題の提供で ADHD 症状が消失するといったこともよくみられる。逆に知的障害による未熟のための集中困難と思われていた児童に、ADHD に当てはまらないかとの検討と対応をしたことで発達促進につながる場合もある。学業不振のために知的障害が疑われていたが、知能検査上では総 IQ は低くなく、WISC のプロフィールなどから学習障害の診断が適切であった症例もある。自閉スペクトラム症（ASD）ついては知的障害が重くなるにつれて合併率が上昇することが知られている。重度知的障害にみられる自閉スペクトラム症の症状の中に、感覚刺激、人的な関わり要求、不快に関する表現と関係するような自傷（自己刺激的に顔を叩くなど）、他害（突発的なかみつきなど）、興奮などがある。

また知的な能力は生来的な獲得能力だけではなく、獲得の基礎となる身体能力や栄養状態、学習の機会、心理的な安定さなどに影響されることはしばしばある。見逃されていた軽度難聴の改善で言語能力がのびて遅れの幅が小さくなったり、被虐待児が安心できる養育および教育の環境を得られることで知的レベルが上昇したりすることを経験するので注意が必要である。

発達関連ではない他の精神疾患についてもハイリスクであることが知られている。かつて接枝分裂病（pfropfhebephrenie）とよばれた知的障害者での統合失調症の発症は定型発達よりも多いとされるが、青年期の知的障害の反応性の急性短期精神病様症状がその中に含まれることも想定される。日本の精神科病院の慢性期病棟には思春期にそのような状態で入院したまま長期間退院できなくなった中高年患者にしばしば出会う。気分障害については、特に自閉スペクトラム症を伴う知的障害には双極性障害と考えられる気分変動（mood swing）がよくみられる。

そのほか定型発達と比べると、知的障害ではストレス耐性が弱い子どもが少なくなく環境調整やストレスマネージメントがより必要である。知的能力の限界のために言語表現が適切にできない場合には、精神症状、問題行動、身体症状で表現されやすい。すなわち、心因性のうつ状態、幻覚妄想状態、解離症状や、盗癖、暴力などの行動、不眠、食欲不振、腹痛、夜尿などの状態がみられることがある。

また、知的障害を呈する症候群の中には特徴的な精神症状を呈することがしられているものがある。例えば、Down 症の知的障害は中等度であることが多いが青年期退行や Alzheimer 病により成人後レベルが低下することがある。脆弱 X 染色体症候群や結節性硬化症では自閉スペクトラム症の併存が多くみられる。Prader-Willi 症候群では軽度の遅れにとどまるが、過食や強迫でしばしば精神科治療を受けている。

IV. 病因

知的障害のうち病因が明確に判明することは、特に軽度の子どもたちでは多くはない。医学的な原因が知られているものとしては以下のようなものがある[3]。

①染色体異常：22×2 本の常染色体、XX/XY の性染色体の数や形態に異常があるものである。21 trisomy（Down 症）、13（18）trisomy、4（5）p 症候群、Klinfelter 症候群、脆弱 x 症候群などが代表的なものである。

②代謝変性疾患：細胞の形成や機能に関する代謝のシステムが生来的に不完全なものである。フェニルケトン尿症などのアミノ酸代謝異常、ガラクトース血症などの糖代謝異常、ムコ多糖症、Gaucher 病などのライソゾーム疾患、Wilson 病などの金属代謝異常、クレチン症などの内分泌異常、などが含まれる。

③神経皮膚症候群：外胚葉から形成される器官をつくるプログラムが異常なものである。結節性硬化症、Sturge-Weber 症候群、von Recklinghausen 氏病などが含まれる。

④脳形成異常：脳神経形成が胎生期に不具合を生じたもので先天性水頭症などがある。

⑤感染症：感染による炎症などで脳神経の形成や機能が非可逆的に変化するものである。胎生期のサイトメガロウイルスやトキソプラズマ感染症などが有名であるほか、出生後の日本脳炎、インフル

エンザ脳症，髄膜炎，麻疹脳炎などの後遺症として知的障害を残すものがある。

⑥その他の症候群ほか：頭部外傷，頭蓋内出血，周産期無酸素脳症，低栄養などによるもの。

今後，遺伝的な研究が進むにつれて原因が同定できるものが増加すると考えられる。原因の確定は，知的障害の予防につなげられるものがある。新生児マススクリーニングによるフェニルケトン尿症の発見と食事療法が利用できた場合などである。また原因となる症候群のこれまでの知見が予後の予想に役立つ，保護者の障害受容への一助となるなどの意義がある。その一方で，知的障害を発症する疾患の出生前診断に対しては，人工妊娠中絶につながることへの危惧や疑問の声も挙げられている。

V．疫学

対象集団によるバイアスが小さくないが，有病率は1〜2％とする報告が多い。ごく軽度な場合などで未診断な症例が少なからず存在するため正確な調査は難しい。成長に伴って遅れの幅が減少し診断基準を満たさなくなるケースや進行性疾患に伴い知的能力も低下していくケースなどの割合なども影響する。Down症などのリスクを上昇させる高齢出産の増加，超低体重出生などのハイリスク児に対する生存率の向上，低栄養などのリスクを増加させる貧困の改善，血族結婚の割合など，調査する集団における社会的因子も有病率を左右している。性別では男性が1.2〜1.5倍で多いとされている。原因疾患や，併存する発達関連疾患などにより知的障害の存在する率は異なる。Down症のように知的障害がほとんどをしめる症候群もあれば低率なものもある。自閉スペクトラム症では，診断率が上昇した近年では知的障害の割合は以前より低くなっている。

VI．経過と予後

1．経過

染色体異常に起因する知的障害などは，出生直後の診断ともにその存在が予想される場合があるが，そうでない場合には，乳幼児健診や小児科などで発達の遅れを指摘されて発見されることが多い。一定の遅れがある場合には外来療育や障害児保育を療育センターなどでうけたり，医療機関で障害リハビリ，地域の保育園などでの統合保育をうけたりする。遅れが軽い場合には就園後の集団行動で幼さがみられて気づかれることや，学業の問題で就学後に診断されるということもある。就学時の学校やクラスの選択など特別支援教育の方法は保護者の希望がより尊重されるようになったが，実際には障害のレベルや合併する精神疾患や系統疾患によるところが大きい。義務教育後は特別支援学校高等部ないしは高等特別支援学校に進むことが一般的である。成人期には何らかの福祉サービスを組み合わせて利用しながら地域での生活が選択される。在宅生活が難しい場合，かつては郊外の大規模入所施設が利用される傾向にあったが，現在は地元のグループホームやプライバシーに配慮された少人数の入所施設で暮らすスタイルに移行しつつある。仕事をしているケースでは一般就労ができる軽度知的障害者もいるが，障害者雇用などの福祉就労に多く，経済的には障害年金制度などがなくては自立困難である。近年ジョブコーチの活用など就労支援や就労継続支援が強化されるようになった。

一部の知的障害児者は児童期から成人期の一時期または継続して，精神症状や神経症状のため精神科での通院や治療が必要である。健康への意識の持ちにくさや保護者による生活面コントロールの困難による生活習慣病などの罹患もしばしばみられる。かつては短命とされた知的障害者の平均寿命も延びてきているが，高齢者での知見の集積はまだこれからである。

2．予後

予後については，それを自立度で測るのであれば知的レベルに相関するが，適応という視点で測るのであれば，重度知的障害であっても安定した精神状態を保ちつつ通所施設などで家庭外の居場所や他者との交流がある規則正しい生活ができれば「予後は良い」と考えられよう。この場合には安定した家族関係，知能指数，脳器質性疾患の有無が予後を左右するとのRichardsonらの報告がある。逆に，知的レベルは知的障害よりも軽度である境界知能（IQ70〜

各論

85）児が支援対象としてとらえられにくく二次的な不適応を起こしやすいことや，支援の必要性が低下して自立度が高くなったはずの軽度知的障害者がライフイベントや支援者の交代などで容易に不安や問題行動を呈して不適応状況にいたりやすいといったことにも注意が必要である。知的障害の状態像は様々であり必要な援助の内容や時期の個人差は大きいが，早期診断，早期介入，教育支援の充実，地域サービスや社会資源の活用などが児童期から実施されることが成人期の適応，将来的予後のために必要なことは明らかである。

VII. 予防と治療

　知的障害の発症の予防としては原因疾患や危険因子へのアプローチがあげられる。代謝疾患での治療食，水頭症などでの外科治療，てんかんのコントロールの促進，中枢性症状をきたす感染症への予防接種などがあげられる。欧米では妊婦による葉酸サプリメントの服用（二分脊椎の予防）が行われている。胎内感染症や妊娠時のアルコール摂取や喫煙に対する啓発活動や頭部外傷や低栄養につながる虐待の防止など親世代への働きかけも重要である。しかし，知的障害の多くは原因不明の生来的なものが大半であり，原因が判明したとしても染色体異常など根本的な治療が困難な場合が多い。そのため，子どもたちが潜在的にもっている能力を最大限に発揮できるように乳児期，幼児期前半からの療育や育児支援などの発達促進にむけた支援を充実させることが現実的である。障害児臨床における早期診断に続く療育相談や，言語聴覚療法，作業療法などの障害児リハビリテーションなども含まれよう。

　医療的なアプローチとしては，ほかに二次的症状，併存症状への薬物治療がある。知的障害にみられやすい睡眠障害や30％に合併するてんかんへの薬物療法は，日中生活の質の向上に役立つ。また不安や興奮，気分変動に対しても抗不安薬，抗精神病薬，気分安定剤などが使用される。知的障害でのADHD症状への中枢神経刺激薬の有効性は定型発達ほど高くない[4]。自閉スペクトラム症を伴った知的障害では，いわゆる思春期パニックや強度行動障害に対してリスペリドンやアリピプラゾールなどの抗精神病薬が使用されている。このような場合に

は，もちろん薬物療法の開始前に心理的なストレスの軽減や環境調整が十分なされていること，行動療法的なアプローチが試みられていることが前提となる。知的障害では，定型発達児より長期間にわたり必要となることが少なくないこと，定型発達児者より悪性症候群 malignant syndrome の危険性があることなどから，安易な使用は慎むべきである。

VIII. 症例呈示

［症例］　初診時年齢16歳，女児，軽度知的障害。
［初診時主訴］　精神運動興奮状態。
［生育歴］　口唇口蓋裂で手術の既往あり。言葉が遅い大人しい子どもだった。幼稚園では，製作活動などで幼さが目立ち，級友が世話をしていた。就学後はいつも笑顔で周囲を和ませたが，学業不振があり，療育手帳の判定をうけ，FIQ72と軽度知的障害とわかり4年生から特別支援学級に移った。
［現病歴］　特別支援学校高等部2年生に進級した頃より生気を欠き，学校に行き渋るようになった。数日休むと一旦落ち着いたが，しばらくすると「誰かがずっと叱る声がきこえる」「見張られている」と興奮しながら叫ぶなど幻聴や被害妄想が明確となり精神科病院を受診。統合失調症の診断で入院となった。
［治療経過］　入院後 risperidone を3 mgから開始し，12 mgを服用したところ鎮静が得られたが，個室内で被害的な内容を独語して過ごすことが続いた。独語について「頭の中の人としゃべっている」と表現した。身の回りを整えたり他の患者と談笑したりできるようになり3ヵ月後に通院治療に切り替えた。経過中に貧血と低カルシウム血症がみとめられ，染色体検査で Velocardiofacial 症候群（VCFS）と判明した。復学後は，学外実習の免除などの配慮がなされた。卒業後は精神科デイケアも検討されたが，知的障害者のため通所作業所に通うことになった。「頭の中の人」は時々本児にひどい発言をするので，時に職員にやつ当たりしてしまうという。不調の時は作業時間を減らしたり早退させたりしてもらっている。減薬で被害的な言動が悪化したため9 mgに戻して服用を続け，数年安定状態が継続している。
［考察］　VCFS は22q11.2 の欠失によって起こる症候群で，正常〜軽度知的障害を呈することが知られている。約30％が精神疾患（その多くが統合失調症）

に罹患する[4]。生育歴をたどると口蓋裂や低カルシウム血症，おだやかで内向的な性格など本症候群でしばしばみられる症状に合致する点がいくつか散見するが，未診断であった。基礎疾患の判明により知的障害の程度や発症する精神疾患の予想が可能な場合もあり，単なる知的水準の計測のみでなく医学的なアセスメントも必要である。

IX. まとめ

知的障害は，普遍的な状態にも関わらず精神科臨床においては関心があまりもたれにくい傾向にある。しかし，知的水準はどのような精神疾患においても個体のもつ背景として重要であり，医療は知的障害児者を支援する専門領域の中で欠かせない分野であることは忘れてはならない。

文献

1) APA. Diagnostic and Statistical Manual of Mental Disorders-5, 2013〔髙橋三郎ほか監訳　DSM-5　精神疾患の診断・統計マニュアル．pp33-39，医学書院，2013.〕
2) Sparrow S. Vineland Adaptive Behavior Scales, American Guidance Service, 1984.
3) Volkmer F, Dykens E. 精神遅滞．児童青年精神医学，pp807-821，明石書店，2007.
4) Einfeld S, Emerson E. Intellectual Disability, Rutter's Child and Adolescent Psychiatry 5th edition Blackwell Publishing, pp820-835, 2008.

11 広汎性発達障害

髙橋 脩

I. 概念

広汎性発達障害（pervasive developmental disorders：PDD）は，精神疾患の診断・統計マニュアル第IV版新訂版（Diagnostic and Statistical Manual of Mental Disorders, Fourth Edition Text Revision：DSM–IV–TR）[1]に従えば，①対人的相互反応における質的な障害，②意思伝達の質的な障害，③行動，興味および活動の限定され反復的で常同的な様式，を特徴とする精神発達の障害の総称である。PDDという診断名は，障害が一領域にとどまらず，対人関係，コミュニケーション，日常行動様式など広汎な領域に及んでいることによる。

PDDは精神疾患の診断・統計マニュアル第III版（DSM–III；1980）において登場した対概念である。対照概念は特異的発達障害（specific developmental disorders：SDD）であり，これは，学習障害やコミュニケーション障害など，障害が一領域のみに限定されている障害の包括概念であった。しかしながら，DSM–第IV版（DSM–IV）ではSDDは採用されず，学習障害，言語障害などに細分類され，PDDのみDSM–IV–TRまで踏襲されている。

PDDには，上記3領域の症状の程度，知的障害の有無，発症時期及び発症様式などにより以下の5種類の障害が包含される。自閉性障害（autistic disorder），Asperger障害（Asperger's disorder），小児期崩壊性障害（childhood disintegrative disorder），Rett障害（Rett's disorder），特定不能の広汎性発達障害（非定型自閉症を含む）（pervasive developmental disorder not otherwise specified, including atypical autism）である（IV．臨床症状と下位分類，で詳述）。

米国精神医学会は，2013年3月に精神疾患の診断・統計マニュアルを改訂し第5版（Diagnostic and Statistical Manual of Mental Disorders, Fifth Edition：DSM–5）[2]を刊行した。それに伴い，PDDという障害名は自閉スペクトラム症（autism spectrum disorder：ASD）に変更された。これは名称の変更に留まらず，概念の大幅な変更も意味していた。

症候群を構成する3領域の症状についての変更は一部に留まるものの，DSM–IVと異なり，対人的相互関係における質的な障害と意思伝達の質的な障害が，社会的コミュニケーション及び対人的相互反応における持続的な欠陥，として1つにまとめられた。また，DSM–IVでは包括的なPDDの下に5種類の異なった障害を仮定していたが，Rett障害については，X染色体上のMECP2遺伝子などの変異に起因する神経疾患であることが確定したため，DSM–5ではASDから除外された。残りの4障害については，程度と発症時期の違いはあるが症状の特異性は共通しており，単一障害（症候群）であるとした（しかしながら，後述するように，特定不能の広汎性発達障害は極めて概念と診断基準が曖昧であり，これがASDに包含されうるかは検証すべきと考える）。

障害名も，PDDから，従来から伝統的に使用されてきた自閉症が復活した。しかし，症状の程度，発症時期，知的機能については多様であることを踏まえ，ASDの名称を採用している（ただし，DSM–5でASDが採用されるようになる以前にも，ASDという名称はしばしば用いられていた。この場合の正式な名称は，PDDと同様に，autism spectrum disordersと複数形であることが多い。これは，包括概念としてのPDDと同義的に使われていることを意味しており，DSM–5のASD概念とは異なっている。以下，

PDDと同義的に使用されている場合にはASDsと表記する）。

　もう1つDSM-5における重要な変更がある。DSM-IVでは，Asperger障害と特定不能の広汎性発達障害に代表されるように，3主徴をすべて満たさなくてもPDD圏の障害と診断できたが，ASDでは，①社会的コミュニケーションの持続的な欠陥，②対人的相互反応における持続的な欠陥，③行動，興味又は活動の限定された反復的な様式，のいずれの症状も満たす必要があるとしたことである。DSM-5の症候群概念は，30年間の迷走を経て，Kanner L.からDSM-IIIまで引き継がれてきた単一障害との妥当な認識に回帰した。

II. 歴史

　PDDの歴史は米国初の児童精神医学者Kanner, L.の1943年の論文「情緒的交流の自閉的障害（Autistic Disturbances of Affective Contact）」[3]に始まる。この論文においてKannerは，「生まれたときから人と状況に通常の豊富な関わりをもつことができないこと」を特徴とする11例の子どもたちを報告し，翌年に，発症が幼児期以前であり対人交流がきわめて限定的であることから，早期幼児自閉症（early infantile autism）と命名した。

　Kannerが最初の論文を発表した翌年にオーストリア・ウィーンの小児科医Asperger, H. は，Kannerの事例とよく似た症状の4例を報告[4]し，小児期の自閉性精神病質（autistischen psychopathen im kindesalter）と命名した。

　以後，自閉症からPDDに至る研究史は，病因論，神経心理学的障害の本態，類縁障害との異同，支援方法論などを巡る論争の歴史と言える。

　2人のパイオニアに続き重要な貢献をした欧米の研究者としては，自閉症と小児期統合失調症（childhood schizophrenia）の発症時期に関する比較研究を通じて，両障害が異なったものであることを明らかにしたKolvin, J.，予後研究などを通じて自閉症の心因説を否定し脳障害であることを明らかにするとともに診断基準を確立したRutter M.，認知研究の礎を築いたHermelin, B. とO'Connor, N.，知的障害のない自閉症（Asperger症候群）の類型化及び精緻な症候学的研究を通じて自閉症が単一障害（スペクトラム）

であることを明らかにしたWing, L.，認知理論と行動理論に基づき障害特性を踏まえた包括的な支援プログラム（Treatment and Education of Autistic and Communication handicapped Children : TEACCH）を創設したSchopler, E. などが挙げられる。

　我が国では，Kolvinより早く，類似の方法論により実証的に統合失調説を否定した牧田清志，折れ線型自閉症[5]を発見した石井高明の貢献が特筆される。

III. 有病率，累積発生率

　PDDの本格的な有病率研究は，1966年のLotter, V. の論文を嚆矢とする。Lotterは，英国ミドルセックス州の8歳〜10歳の児童における自閉症の有病率は，1万人当たり4.5人と報告した。以後，1970年代は欧米及び我が国ともに同程度の報告で推移した。1980年代になると，石井[6]が1,000人に1.6人と報告した。以後は，いずれの研究も1970年代より1桁多く報告がなされるようなった。2000年代に入ると，さらに高い有病率又は累積発生率が報告されるようになり，100人に1人または2人となった。現在，最も高い有病率は，Kim, YS. ら[7]の2.64％である。有病率は，Lotterの報告以来おおよそ50年間に60倍も上昇したことになる（ただし，DSM-5の診断基準に変更されても，知的障害併存群の把握率は変わらないであろうが，知的障害のない群については変化する可能性がある。診断基準の変更が疫学研究に及ぼす影響についても注目しておく必要があろう）。

　有病率の飛躍的上昇の原因については，PDDの真の増加によるものか，概念及び診断基準の拡大，障害についての周知や発見・診断体制の整備などによるものか，について論争がなされてきたが，後者の社会的要因説が有力である。

　性比に関しては，男性が女性の3〜4倍多いことが知られているが，その原因は不明である。女性のPDDは男性より知的障害を伴う割合が高い傾向があるが，知的障害を伴わない場合には，Wingの対人交流による臨床類型[8]では3主徴が比較的際立たない受動型（V. 併存症の註を参照）であることも多い。男性と比較して発見の見落としや誤診がなされている可能性もあり，診断には注意を要する。

各 論

IV. 臨床症状と診断（診断基準と下位分類）

1．臨床症状

　PDD は，①対人的相互反応における質的な障害，②意思伝達の質的な障害，③行動，興味および活動の限定され反復的で常同的な様式，を特徴とする精神発達の障害である。DSM–IV や世界保健機構の国際疾病分類第 10 版（International Statistical Classification of Diseases and Related Health Problems, Tenth Edition：ICD–10）の診断基準で診断の根拠となっているこれら 3 領域の臨床症状は，主として知的障害を伴う PDD で幼児期後期（3 歳以降）から学童前期に認められる特異性（specificity）や感受性（sensitivity）の高い行動をまとめたものである。乳児期から前期幼児期（1〜2 歳児），知的障害を伴わない PDD（高機能自閉症，Asperger 障害，特定不能の高機能 PDD）では，上記の 3 主徴に含まれる諸症状を認めても，診断閾値を下回ることもしばしばである。また，当然ながら発達や加齢に伴い症状には変化が認められる。症状は，横断的に捉えるだけではなく，縦断的にその変化・推移をよく認識して，診断を行う必要がある。

　DSM–IV の診断基準に挙げられた各項目は抽象的な記述が多い（例：自閉性障害の診断基準 A（1）(b)：発達の水準に相応した仲間関係をつくることの失敗；表1参照）。操作的診断基準を用いて診断する場合には，抽象的な診断項目の根拠となる具体的な行動についてよく認識している必要がある。それらを逐一確認しながら各項目の有無を判断していきたい。操作的診断基準を機械的に用いる愚は避けたいものである。また，PDD の診断は，臨床症状による行動学的なものであり，発達検査や知能検査に現れる認知パターンなどで行うものでもない。これらは，あくまでも補助的に用いるものである。

2．下位分類と診断

　PDD は，3 領域の症状の程度，知的障害の有無，発症時期及び発症様式などにより 5 種類の障害に下位分類される。自閉性障害，Asperger 障害，小児期崩壊性障害，Rett 障害，特定不能の広汎性発達障害である（Rett 障害を除く各障害の DSM–IV 診断基準については，表1から表4を参照）。

1）自閉性障害（表1を参照）

　Kanner 型自閉症とも呼ばれる。幼児期早期から 3 領域の症状が最も顕著である。特異的行動は小児期を通じて一貫しており，1 歳代から診断は容易である。症状が顕著であるため，すべての子どもが知的障害を合併するように思われるが，そうではない。3 歳から言語機能が急速に向上し，境界知能の水準に達する事例（高機能自閉症）もよく認められる。

　自閉性障害には，下記の小児期崩壊性障害とは異なる折れ線型自閉症[5]（欧米での呼称は setback type または regressive type の自閉性障害など）と呼ばれる，特異な発症様式をとる一群がある。折れ線型自閉症は，乳児期の発達は順調である場合も遅れや PDD の特異的行動がすでに認められている場合もあるが，主として 1 歳代後半に急速又は徐々に退行を来し，言語消失，視線を合わせなくなる，身近な人にさえ関心を示さなくなるなど，PDD に特異的諸症状が出現する。女児にやや多い傾向がある。

　2000 年代後半から，PDD の年少同胞を対象とした乳児期からの前方視的研究が盛んになるに従い，このタイプを含め PDD の多様な初期発達像が明らかになり，乳児期での発見と対応に応用される時代に入ってきた[9]。

2）Asperger 障害（表2を参照）

　この障害は，診断基準にある臨床的に著しい言語の遅れを認めないこと，認知の発達と年齢にふさわしい自己管理能力があることなどを根拠に，自閉性障害とは異なった障害とされている（因みに ICD–10 では，Asperger 症候群（ICD–10 の診断名）は，独立した障害とされてはいるものの，他の PDD と異なるか否かについては，賢明にも結論を保留している）。具体的には，対人的相互反応や行動の固執性・興味限局などは自閉性障害と同程度の症状を認めるが，2 歳までに単語を使い，3 歳までにコミュニケーション的な句を用いることが，両障害の鑑別の要点となっている。

　しかしながら，標準的な発達では 2 語文表出は 2 歳であることを考えれば，3 歳での 2 語文表出は言

124

11 広汎性発達障害

表1　自閉性障害（Autistic Disorder）の診断基準（DSM-IV）

A．(1)，(2)，(3) から合計6つ（またはそれ以上），うち少なくとも (1) から2つ，(2) と (3) から1つずつの項目を含む。
　(1) 対人的相互反応における質的な障害で以下の少なくとも2つによって明らかになる：
　　　(a) 目と目で見つめ合う，顔の表情，体の姿勢，身振りなど，対人的相互反応を調節する多彩な非言語性行動の使用の顕著な障害。
　　　(b) 発達の水準に相応した仲間関係をつくることの失敗。
　　　(c) 楽しみ，興味，成し遂げたものを他人と共有すること（例：興味のあるものを見せる，もって来る，指さす）を自発的に求めることの欠如。
　　　(d) 対人的または情緒的相互性の欠如。
　(2) 以下のうち少なくとも1つによって示される意思伝達の質的な障害：
　　　(a) 話し言葉の発達の遅れまたは完全な欠如（身振りや物まねのような代わりの意思伝達の仕方により補おうという努力を伴わない）。
　　　(b) 十分な会話のある者では，他人と会話を開始し継続する能力の著明な障害。
　　　(c) 常同的で反復的な言語の使用または独特な言語。
　　　(d) 発達水準に相応した，変化に富んだ自発的なごっこ遊びや社会性を持った物まね遊びの欠如。
　(3) 行動，興味および活動の限定され，反復的で常同的な様式で，以下の少なくとも1つによって明らかになる：
　　　(a) 強度または対象において異常なほど，常同的で限定された型の，1つまたはいくつかの興味だけに熱中すること。
　　　(b) 特定の，機能的でない習慣や儀式にかたくなにこだわるのが明らかである。
　　　(c) 常同的で反復的な衒奇的運動（例えば，手や指をぱたぱたさせたりねじ曲げる，または複雑な全身の動き）。
　　　(d) 物体の一部に持続的に熱中する。
B．3歳以前に始まる，以下の領域の少なくとも1つにおける機能の遅れまたは異常：(1) 対人的相互作用，(2) 対人的意思伝達に用いられる言語，または (3) 象徴的または想像的遊び。
C．この障害はレット障害または小児期崩壊性障害ではうまく説明されない。

（引用：APA. DSM-IV, 1994［髙橋三郎ほか訳　DSM-IV 精神疾患の診断・統計マニュアル. 医学書院, 1996.]）

表2　アスペルガー障害の診断基準（DSM-IV）

A．以下のうち少なくとも2つにより示される対人的相互反応の質的な障害：
　(1) 目と目で見つめ合う，顔の表情，体の姿勢，身振りなど，対人的相互反応を調節する多彩な非言語性行動の使用の著明な障害。
　(2) 発達の水準に相応した仲間関係をつくることの失敗。
　(3) 楽しみ，興味，成し遂げたものを他人と共有すること（例えば，他の人達に興味のあるものを見せる，もって来る，指さす）を自発的に求めることの欠如。
　(4) 対人的または情緒的相互性の欠如。
B．行動，興味および活動の，限定され反復的で常同的な様式で，以下の少なくとも1つによって明らかになる：
　(1) その強度または対象において異常なほど，常同的で限定された型の1つまたはそれ以上の興味だけに熱中すること。
　(2) 特定の，機能的でない習慣や儀式にかたくなにこだわるのが明らかである。
　(3) 常同的で反復的な衒奇的運動（例えば，手や指をぱたぱたさせたりねじ曲げる，または複雑な全身の動き）。
　(4) 物体の一部に持続的に熱中する。
C．その障害は社会的，職業的，または他の重要な領域における機能の臨床的に著しい障害を引き起こしている。
D．臨床的に著しい言語の遅れがない（例えば，2歳までに単語を用い，3歳までに意思伝達的な句を用いる）。
E．認知の発達，年齢に相応した自己管理能力，（対人関係以外の）適応行動，および小児期における環境への好奇心について臨床的に明らかな遅れがない。
F．他の特定の広汎性発達障害または統合失調症の基準を満たさない。

（引用：APA. DSM-IV, 1994［髙橋三郎ほか訳　DSM-IV 精神疾患の診断・統計マニュアル. 医学書院, 1996.]）

語の遅れがあると判断するのが妥当である。また，Asperger 障害でも，高機能自閉症と同様に，prosody や語用論的な問題は認められる。Asperger 障害では言語を含めコミュニケーションに遅れや特異性が認められないと断定すること，さらに，それを根拠に両障害を異なった障害と断定するのは無理というものであろう。1980 年代初頭から，高機能自閉症と Asperger 障害の異同が30年間の長きにわたり論じられたが，結局同一であったとの結論に至ったのは当然である。

各 論

表3　小児期崩壊性障害の診断基準（DSM-IV）

A．生後の少なくとも2年間の明らかに正常な発達があり，それは年齢に相応した言語的および非言語的意思伝達，対人的相互作用，遊び，適応行動の存在により示される。
B．以下の少なくとも2つの領域における，以前に（10歳未満に）獲得された技能の臨床的に著しい喪失：
　（1）表出性または受容性言語
　（2）対人的技能または適応行動
　（3）排便または排尿の機能
　（4）遊び
　（5）運動能力
C．以下の少なくとも2つの領域における機能の異常：
　（1）対人的相互反応における質的な障害（例えば，非言語的な行動の障害，仲間関係の発達の失敗，対人的ないし情緒的な相互性の欠如）
　（2）意思伝達の質的な障害（例えば，話し言葉の遅れないし欠如，会話の開始または継続することが不能，常同的で反復的な言語の使用，変化に富んだごっこ遊びの欠如）
　（3）運動性の常同症や衒奇症を含む，限定され，反復的で，常同的な，行動，興味，活動の型
D．障害は他の特定の広汎性発達障害または統合失調症ではうまく説明されない。

（引用：APA．DSM-IV，1994 [髙橋三郎ほか訳　DSM-IV 精神疾患の診断・統計マニュアル．医学書院，1996.]）

3）小児期崩壊性障害（表3を参照）

本障害と考えられる事例の最初の発見者オーストリアの治療教育学者 Heller, T. の名前を冠し Heller 症候群（Heller's syndrome）または幼児認知症（dementia infantilis）などとも呼ばれてきた。小児期崩壊性障害の特徴は，生後少なくとも2年間の正常発達と推測される期間に引き続いて，言葉を話さなくなり，呼名に反応せず，人への関心を失い，常同行動が出現するなど PDD に特異的な行動が出現することである。しかしながら，麻痺や不随意運動など明らかな神経学的な異常は認められない。

発症年齢は3歳，4歳が多く，数週間から数ヵ月の間に徐々に発症する漸次発症型と数日で発症する急性発症型に分かれる。脳波異常の割合が高い。退行を来す幼児期発症の脳変性疾患などの神経疾患を除外する必要がある。

DSM-5 では ASD の中に包含された。これは，症候学的な観点では妥当であろうが，なぜこのような発症をするのかについて，折れ線型自閉症とともに特異な発症群として究明する必要性は変わらない。

4）Rett 障害

この障害は，1966年にオーストリアの小児神経科医 Rett A. によって初めて報告された疾患である。第1節で既述したように，X 染色体上の長腕（Xq28）に存在する MECP2 遺伝子（Methyl-CpG-binding protein）などの変異に起因する進行性の神経疾患であることが確定し，DSM-5 では ASD から除外された。

Rett 障害はほぼ女性のみが発症し，有病率は女児1万人から1万5千人に1人と推定されている。乳児期前期は正常発達しているように見える。しかし，6ヵ月を過ぎると，頭囲の成長速度が遅れ，獲得していた手の機能を喪失し，粗大運動発達も遅れる。体幹や歩行の失調も特徴的であり，歩行は不能な例も多い。幼児期に入ると，顕著な精神発達の遅滞や PDD 類似の症状が目立つようになる。呼名への反応が乏しく，視線が合いにくくなり，特有の手の常同行動（両手を合わせて揉むようなしぐさ）が出現する。過呼吸，啼泣，怯えなども目立つが，これらは感覚過敏性に起因する反応性の行動であることが多い。幼児期の急速な退行期に引き続いて，退行した状態での安定期に移行する。てんかん，脊柱側弯症，ジストニアなど多くの合併症がある。

Rett 障害の典型的な初期経過は上記の通りであるが，発語のある例もあり，発達像は意外と多様である。また，最近の研究で非典型的な状態像を示す事例では，X 染色体上の CDKL5 遺伝子（cyclin-dependent kinase-like 5 gene）の変異，14番染色体長腕上の FOXG1 遺伝子（forkhead box G1 gene）の変異が同定されており，留意して鑑別を行いたい。

5）特定不能の広汎性発達障害（非定型自閉症を含む；表4を参照）

この障害概念と診断基準は混乱しており，信頼性と妥当性に欠けている。DSM-IV の診断基準に従えば，3つの特異的行動群のうち1領域（すなわち，いずれも重傷で広汎な相互的人間関係または言語的

11 広汎性発達障害

表4 特定不能の広汎性発達障害（非定型自閉症を含む）の診断基準（DSM-IV）

　このカテゴリーは，相互的人間関係または言語的，非言語的意思伝達能力の発達に重症で広汎な障害のある場合，または常同的な行動，興味，活動が存在しているが，特定の広汎性発達障害，統合失調症，失調性パーソナリティ障害，回避性パーソナリティ障害の基準を満たさない場合に用いるべきである。例えば，このカテゴリーには，"非定型自閉症"―発症年齢が遅いこと，非定型の症状，または閾値に達しない症状，またはこのすべてがあるために自閉性障害の基準を満たさないような病像が入れられる。

(引用：APA. DSM-IV, 1994［髙橋三郎ほか訳　DSM-IV 精神疾患の診断・統計マニュアル．医学書院，1996.］)

および非言語的コミュニケーション能力の障害，常同行動，興味，活動）でも認められれば診断できることになる。また，重症で広汎な対人関係またはコミュニケーションの障害がありながら，他方が存在しない障害とは一体どのようなものであろうか。しかも，基準の後半には自閉性障害の診断閾値に達しない症状等を示すもの，すなわち症状が軽微である事例もこの障害に含めてもよいと解釈できるような記載もある。

　この診断基準が極めて曖昧であり乱用されると気づいたのであろう。DSM-IV-TR では，この診断名が不用意に使用されることを避けるために前半部分が，相互的人間関係の発達に重症で広汎な障害があり，加えてコミュニケーションの障害または常同行動，興味，活動のいずれかを伴っている，と変更された。しかしながら，後半部はそのままである。問題の本質は DSM-IV と変わらない。

　この度の DSM の改訂に伴い，DSM-5 の ASD 診断基準が DSM-IV または DSM-IV-TR の各 PDD に適用できるか，両診断基準の一致率についての研究がなされてきたが，特定不能の広汎性発達障害の一致率は低いことが明らかになっている。DSM-IV，DSM-IV-TR，DSM-5 それぞれの診断基準で診断した事例の比較研究を行う場合には，特定不能の広汎性発達障害については余程慎重に取り扱う必要があろう。

3. 鑑別診断

　PDD と鑑別すべき障害としては，難聴，選択性緘黙，発達性言語障害，知的障害，注意欠如・多動症（attention-deficit/hyperactivity disorder：ADHD）などがある。初診では診断が確定できない場合もあるのは当然である。なぜ，診断を保留するのかを受診者などに説明し，慎重に鑑別を進めればよい。しかしながら，支援は速やかに開始する必要があることに

ついては言うまでもない。

4. 障害の本態

　PDD の特異的行動はなぜ起こるのか，3 主徴のうち，どれが一次障害なのか，一次障害と他の 2 障害の関係はどのようなものか，障害の本態を巡って Kanner に始まり現在に至るまで，さまざまな仮説が提起されてきた。

　障害仮説の前提となる PDD の病因論については，1960 年代までは主として心因説（知的だが共感性に欠ける親による心理的防衛説），最早期発症の統合失調症説が併存していた。その後，1966 年に Makita, K. 次いで 1971 年に Kolvin らが，それぞれ自閉症と統合失調症とは発症時期が異なることを明らかにし，PDD の統合失調説は否定された。同時期に，Rutter ら，Chess, S. らをはじめ多くの研究者によって，PDD ではてんかんや知的障害の併存率が高いこと，PDD は先天性風疹症候群など様々な脳疾患にも認められることが明らかにされ，次第に心因説も否定され，1970 年代の後半には脳の発達障害説が定着し現在に至っている。

　心因説と統合失調説が否定され脳障害説に転換されるに従い，様々な認知及び神経心理学仮説が提起されてきた。最初は言語認知障害説（主たる提唱者は Rutter。以下同様）であり，次いで心の理論障害説（Baron-Cohen, S.），実行機能障害説（Ozonoff, S.），全体的統合障害仮説（weak central coherence theory；Frith, U.），共同注視障害仮説（Sigman, M.）など枚挙に暇がないほどである。近年は，認知論的な研究が行き詰まりを見せていることもあり，再び共感性など社会的感情が注目され，社会性の障害が一次的であるとの考えが台頭している。これに合わせて，PDD に関連した脳科学研究も，情動や社会性に関連すると考えられている脳領域を中心に行われているが，いずれの知見も特異性，感受性，再現性が低く，

127

各 論

3 主徴を包括的に説明するには説得性に欠け，行き詰まりを見せている。

改めて本態研究史を振り返り，歴史から学ぶとともに，信頼性の高い神経心理学的な知見を基に，障害仮説を再検討する時期が到来しているようだ。その意味では，Kanner が最初の論文を発表した 2 年後に，神経心理学者の立場から優れた批判を行った Scheerer, M. らの論文[10]は秀逸である。

V. 併存症

PDD の併存症は，知的障害，ADHD，てんかん，うつ病性障害，双極性障害，統合失調症，不安障害，睡眠障害，選択性緘黙，チック障害など多彩である。一方で，物質関連障害は少ないことが知られている。

1. 知的障害

PDD の知的障害の併存率については，高機能 PDD（境界知能以上の PDD：高機能自閉症及び Asperger 障害の多くが含まれる）の存在が周知されていなかった 1990 年代までの有病率研究における高機能群の割合は 15～30％であり，大多数が知的障害を併存しているとされていた。

その後，高機能 PDD の周知度が高まるに従い，知的障害の併存率は急速に下がってきた。2000 年以降で 1％以上の有病率または累積発生率を報告した疫学研究（コミュニティーサンプルを対象に，研究者が直接に面接又は診断した欧米先進諸国及び我が国の研究に限定）では，すべての研究で高機能群が 66.4～74.2％と 70％前後の高い割合を示している。知的障害の程度は，最重度水準（知能指数 20 以下）から軽度（おおよそ知能指数 70 未満）までとさまざまである。

知的障害と PDD の特異的症状との関係では，知的障害が重度であるほど，診断基準に記載されている古典的な症状（視線が合わない・合いにくい，呼名反応がない・乏しい，逆手のバイバイ，反響言語，常同行動など）が，幼児期のみならず青年期に至るまで認められる。

2. ADHD

PDD と ADHD の併存は DSM-IV では認めていないが，PDD でも多動性，不注意，衝動性などの症状はしばしば認められる。国際的な研究動向を受けて，DSM-5 では併存が認められた。

ADHD の診断はその診断基準に従って行われる。しかしながら，重度の知的障害を伴った PDD では言語指示や状況が理解できないために，逸脱行動や規則違反を犯すことが多い。このような事例では，言語理解や状況理解が良くなるに従い，ADHD 類似の症状は軽快していくのが通例である。知的障害の有無にかかわらず，幼児期から学童期前期の PDD では環境の変化などに対応できず，多動や衝動性の亢進などを含む不適応状態を示すこともしばしばである。このような事例を機械的に診断基準に当てはめて，ADHD と診断しないようにしたい。これらを勘案すれば，併存症として ADHD を診断する時期は学童期に入ってからが適当であろう。

Wing の臨床類型の積極型（次頁の 4. 註を参照）は，ADHD と類似の状態像を示すことも多いが，両者の関係についてはまとまった研究はなく，今後の課題である。短絡的に積極型は ADHD を併存した PDD と見做すことには慎重でありたい。

PDD のある子どもに併存した ADHD の薬物療法の効果はどうであろうか。methylphenidate については，ADHD 単独群に比べ劣るものの ADHD 症状への効果があることが確認されているが，一方で副作用（食欲低下，不眠，イライラなど）の割合が高いことも指摘されている。atomoxetine の効果については十分なエビデンスが蓄積されていない[11]。

3. てんかん

てんかんは PDD の併存症として早くから知られていたものである。特発性の PDD におけるてんかんの併存率は，知的障害群では 20～35％であり，知的障害が重度になるに従い併存率は上昇していく。これに対し，知的障害のない PDD では一般小児のてんかん有病率より少し高い程度である。また，発症類型との関連では，折れ線型自閉症や小児期崩壊性障害で高く，性別では女性がやや高い。

発作は幼児期と思春期に初発しやすいことが知ら

れているが，成人期に発症することもある。発作型としては，部分発作（二次性全般化を含む）が多く全般発作は少ない。最近の研究によると，発作の寛解率は低く，必ずしも予後は楽観を許さないようだ[12]。

4．気分障害

うつ病性障害や双極性障害の併存は学童中期頃から認められるようになる。大うつ病性障害，気分変調性障害，双極性障害のいずれも認められる。大うつ病性障害と気分変調性障害は，Wing の臨床類型[8]（下記の註を参照）で受動型に多く，双極性障害は積極型に限定して認められる。双極性障害は意外に多い。Munesue ら[13]の報告では，外来通院中で DSM-IV の基準に従って診断された高機能 ASDs の青年の36.4％が抑うつ障害か双極性障害であり，そのうち75％はいずれかの双極性障害であった。思春期から成人期の PDD でよく認められる精神運動興奮状態（いわゆる PDD の思春期パニック）を呈する事例の一定割合は，双極性障害であることを認識しておきたい。
（註：Wing は，ASD を対人行動の様式によって，孤立型〔aloof type〕，受動型〔passive type〕，積極的だが風変りな型〔active but odd type：積極型〕の3類型に分類した。孤立型は対人交流が限定的・回避的，こだわりが強く変化への対応が困難，行動は多動から寡動まで様々，重度の知的障害を伴うことが多いタイプである。受動型は，指示や交流の誘いに応じて人と関わるタイプで，こだわりが少なく穏やか，知的発達は中等度知的障害から良好な事例まで様々である。積極型は，対人行動は積極的だが一方的で，こだわりが強く落ち着きがない，発達は受動型と同様に様々である。高機能群は受動型と積極型がそれぞれ半数を占め，孤立型は少ない。これら各類型は固定したものではなく，タイプの移行や状態の変化も認められる〔例えば，孤立型から受動型への移行，積極型ではあるが多動性や易興奮性が軽減し，対人距離が上手に取れ適応性が高まるようになるなど〕）。

5．統合失調症

1960年代までは，PDD は統合失調症の最早期発症型と見做す考えが根強かったが，現在では否定されている。しかしながら，PDD に統合失調症の併存がないわけではない。信頼できる有病率は明らかではないが，思春期以降では統合失調症を併存する事例も認められる。

6．その他

その他，しばしば認められる併存症として，環境変化やコミュニケーション及び社会的認知の困難性などに起因する各種の適応障害，不安障害（全般性不安障害，特定の恐怖症，社交不安障害，強迫性障害，外傷後ストレス障害など），睡眠障害（主として入眠障害や中間覚醒），チック障害がある。緊張病は専門誌でよく取り上げられるが多いものではない。

VI．病因

PDD は，病因論的には特発性と症候性（非特発性）に分けられる。特発性は明らかな脳障害の原因疾患がなく，多因子遺伝による PDD と考えられる群である。これに対し，症候性は，多少でも PDD の成因に関与すると推定される出生前及び乳児期早期の脳疾患などの併存が認められる群である（しかし，「症候性」という用語は，機能障害の直接原因となる疾患がある場合に妥当する用語であり，曖昧さがあることは否めない）。

1．症候性 PDD

症候性 PDD は，おおよそ 5～10％である。PDD の併存率が最も高い疾患は結節性硬化症であり，25～50％程度である。次いで，乳児重症ミオクロニーてんかん（Dravet 症候群），Down 症候群，点頭てんかん，Duchenne 型筋ジストロフィーなどが続く。その他，神経線維腫症 I 型，Turner 症候群，Williams 症候群，脳性麻痺など実に様々な疾患で認められる。また，難聴や盲など視聴覚の障害にもしばしば併存する。併存率が高い疾患や障害については，PDD の併存がないかどうか注意する必要がある。なお，欧米では脆弱 X 症候群（fragile X syndrome）における PDD の併存率は，自閉性障害（full autism）が 30％，特定不能の広汎性発達障害が 30％と極めて高い割

合を示しているが，わが国では，脆弱 X 症候群の発生率及び PDD の併存率はいずれも低いようだ。

結節性硬化症などの PDD の併存率が高い遺伝子疾患については，PDD 併存群に特異的な遺伝子変異に着目した研究もなされているが，残念ながら捗々しい成果は得られていない。

2．特発性 PDD

特発性 PDD は，おおよそ 90～95％である。特発群の成因としては多因子遺伝が考えられている。従来の双生児研究では，自閉性障害の一致率は，一卵性群で 73～95％，二卵性群で 5～6％であり，遺伝率（heritability）は 90％以上とされ，これを根拠に，PDD は環境要因よりも遺伝的要因の関与が高いとされてきた。しかしながら，米国の Hallmayer, J. ら[14]の大規模かつ精緻な双生児研究では，自閉性障害（strict autism）の発端者一致率（probandwise concordance rate）は，一卵性の男児群は 58％，女児群は 60％であるのに対し，二卵性の男児群は 21％，女児群は 27％であり，二卵性群が従来の報告より高い一致率を示した。これに基づくと，自閉性障害の発症に関与する遺伝的要因の比率（遺伝率）は 37％であり，環境要因が 55％との結果であった。その後，スウェーデンで行われた Sandin, S. ら[15]の研究でも，自閉性障害の遺伝率は 54％であり，同様に低い結果であった。従来考えられていたよりも環境因子の関与が高いことが示唆されるようになってきている。

同胞発生率についても，従来は 3～10％と報告されていたが，Ozonoff, S. ら[9]の ASDs の年少同胞を対象とした乳児期からの前方視的研究では，18.7％がASDs であったと報告している。また，先の Sandin, S. ら[15]の研究では，発端者と同様の両親から生まれた同胞の ASDs（ICD-10 の PDD 診断基準による）出現率は 12.9％であった。近年の同胞発生率の報告は，従来より高い。なお，同胞における発生危険率は，男児が女児より 2～4 倍高いことも知られている。

環境的な危険因子として諸家の研究結果が一致している外因として，父親の年齢が 40 歳以上で出生した子，第一子，早産，切迫流産，新生児仮死，低出生体重などがある。

特発性 PDD については，核型分析や連鎖解析から始まり，蛍光 in situ ハイブリダイゼーション，染色体マイクロアレイ，次世代 DNA シークエンシングに至るさまざまな解析技術を用いて，関連遺伝子や原因遺伝子の同定を試みる研究が精力的に行われて久しい[16]。最初に報告された PDD 関連のコピー数多型（copy number variation：CNV）として 16p11.2 欠失症候群があるが，後にこの部位の欠失は PDD を伴わない知的障害や肥満とも関連し，PDD に特異的ではないことが明らかとなった。関連性が話題になる他の CNV として，1q21.1，15q13.3，22q11.2 などがあるが，いずれも特異性が低い。22 番染色体に存在する SHANK3 遺伝子（SH3 and multiple ankyrin repeat domains 3 gene）は，シナプス機能に関連する遺伝子であり，後シナプス肥厚部に局在しグルタミン酸受容体などの機能分子と相互作用することが明らかになっており，PDD の原因遺伝子であるとの主張も認められる。しかしながら，これとて，再現性は比較的高いものの，PDD に特異的ではなく，またシナプス機能の不全で PDD に神経心理学的特性を説明できるわけでもない。PDD に関わる現在の分子細胞遺伝学的研究の知見は，特異性，感受性，神経心理学的特性との関連性，再現性などにおいて説得性に欠ける。PDD の生物学的指標として活用できる関連遺伝子や感受性遺伝子を見出そうとする研究は，当分は目的を達成するのは困難であろう。また，そのような時代が到来したとしても，それをいかに臨床現場で適用するか，重大な生命倫理的難問に直面することになることも，認識しておく必要がある。

VII．治療

PDD における治療は，認知・行動特性を踏まえた発達支援と併存症の発生予防・早期発見・治療が目標である。PDD のある子は，定型発達とは異なるユニークな特性をそなえて生まれてきた，障害というより発達的マイノリティである。定型発達児に近づけること（同化）を目標とすべきではなく，PDD のある子として健やかに成長し，自己実現を果たせるよう支えるのが，治療と考えたい。また，PDD としての特性は共通していても，その程度，知的発達，社会環境などは，当然ながら異なっている。これら諸条件を勘案し，特性，発達段階，習得段階を踏まえて，無理なく健やかに育つよう支援したい。

PDDのある子を含め，子どもは大人と異なり短期間に発達・変化していく。発達支援は現状の評価から始まる。まず，子どもの特性と各領域の発達段階（到達水準）を評価する。その評価に基づき当面の発達課題を設定するが，本人が達成感を感じ自信を持ち，親の子育てへの安心感と仄かな自信を育むためにも，設定する課題は短期間のうちに無理なく達成できるものでありたい。この反復による成功体験の積み重ねが発達支援の要諦である。

発達の評価については，大まかな評価は各種発達検査，知能検査，PDD用に開発された評価尺度などを用いる。そのうえで，きめ細やかに目標設定をしていくと良い。発達的マイノリティーであるPDDの発達過程は，定型発達と同様の部分もあるが，言語発達，愛着，同輩関係など様々な領域で異なる部分も多い。これらについてもよく認識し支援を行う必要がある。

PDDのある子のユニークな行動は，定型発達児の行動と比較して異質性が高く，病的な行動と解釈され，矯正や消去の対象とされやすいが，そうではない。例えば，幼児期中期頃によくみられる行動に母親の耳たぶを触る行為がある。これは，よく観察していると，ユニークな愛着行動であることが分かる。それを，母親に伝えると喜ばれることは間違いない。子どもをよく観察し，その意図を理解したうえで適切に対応することが子ども主体の支援である。

障害のある子に接すると，我々は何かをしてやりたくなる。親もそれを期待する。しかし，子どもの多くの問題は，余分な介入をしなくても，発達に伴い解決していくことが多い。何をするかも支援（治療）であるが，時間とともに解決していくことについては，余分なことをしないことも，これまた支援である。介入すべきこととすべきでないことをよく認識するためにも，子どもと長く付き合い，PDDの自然な発達経過をよく認識しておきたい。

PDDのある子を含め，子どもは家族の中で育てられる。子どもの発達支援は，同時に家族への支援であることを忘れないようにしたい。通常の子どもとは異なる養育が困難なPDDのある子の子育ては難しい。親が安心感と仄かな希望に支えられて子育てができるよう配慮したい。家族には同胞や祖父母も含まれる。それぞれが特有の悩みや喜びを感じつつ共に暮らしている。両親以外の家族への配慮も忘れ

ず，PDDのある子がいることで家族が育ち合い，絆が深まるよう支援したいものである。

併存症のうち，不安障害や適応障害などは発生予防や早期発見と対応が比較的容易である。また，その他の併存症についても，よく認識し早期発見と対応に努めたい。

高機能PDDの子どもは，思春期になるとコミュニケーション，同胞関係，職業選択などで悩むようになることも多い。普段から子どもと良好な関係を築き，少し悩む時期をとらえ，親の同席のもとに本人への障害説明を行うことも医師の重要な役割である。

PDDのある子の発達支援と家族支援は，障害の発見から始まり成人するまで，長期にわたる息の長いものである。ライフステージに沿って総合的で一貫性のある支援が継続して行えるよう，地域の関係機関と連携し発達支援の仕組づくりにも貢献したい。

VIII. 経過と予後

PDDの発達経過は，乳児期から幼児期初期はよく似た発達経過を示すが，その後の経過と社会的予後は，知的発達とWingの臨床類型によって異なるようだ。最初に，初期発達に触れ，次いで，知的障害群と高機能群の発達経過と社会的予後，最後に，生命予後についてまとめる。

PDD研究における近年のトピックスの1つは，乳児期研究である。PDDは，小児期崩壊性障害や折れ線型自閉症の一部（乳児期の発達は順調で幼児期初期に退行を示すタイプ）を除き生来性の障害であるが，乳児期の状態像については不明のままであった。しかし，近年の前方視的研究[9]で乳児期の発達像とその後の経過が明らかになってきている。

乳児期前期は，特異的行動ははっきりしないようだ。しかし，6ヵ月から12ヵ月の間に対人関係と前言語的コミュニケーションの領域で特異的行動が次第に顕在化する。視線が合わない，表情が乏しく笑顔が少ない，呼名に反応しない，発声が乏しい，模倣が少ないなどである。その後，首を左右に振る，上目遣いをする，ミニカーのタイヤを眺めるなどの常同行動が加わる。1歳台の後半には周知の3主徴が揃うようになり，発見と診断が容易になっていく。言語消失や周囲への関心が乏しくなるなどの退行現象が出現するのも，この時期である。その後の

発達及び社会的予後を予測する因子としては，小児期の知能が最も重要である。5～6歳で知能指数が高かった群は，成人期の社会的予後が良好との認識が定着している。知能指数が50未満の社会的自立度は最も低く，50～70は様々である[17]。

1. 重度から中等度の知的障害を併存したグループ

　幼児期を通じて知的発達は乳児期から幼児期中期の段階にある。言語指示の理解は限定的で変化への適応も困難，食事や排泄などの基本的な日常生活動作も未自立から半自立の状態である。しかしながら，幼児期の後半から学童期に入ると，言語理解力が向上し，言語表出が可能になる例もある。それとともに，指示理解が良くなり，生活の流れが理解できるようになっていく。就学先については，通常は特別支援学校か特別支援学級である。食事や衣服の着脱などの日常生活動作も遅くとも学童期後期には何とか身に付くようになる。

　思春期に入ると，孤立型の子どもは，第二次性徴の発現や学校環境の複雑化などに適切に対応できず，聴覚過敏症や適応障害などが起こることもしばしばである。環境調整を怠らないようにしたい。てんかんや双極性障害を発症するのもこの時期が多い。

　孤立型から受動型に移行した場合には比較的適応は良く，安定した生活をしつつ成人期に移行していく。特別支援学校の高等部を卒業すると，生活介護事業所か就労継続支援事業所（B型）を利用することが多い。中等度知的障害を併存した受動型では，一般就労する事例もある。住まいについては，成人になっても，家族と同居を続けるかグループホーム・入所施設で暮らし，余暇活動，交友関係，外出，その他の社会的活動についても，親や支援者に依存した生活を続けるのが通例である。

　この群は，診断基準にあるような特異的行動を成人期に至るまで一貫して認めることが多く，成人期になっても診断は容易である。

2. 幼児期前中期に軽度知的障害から高機能との知的評価を受けたグループ

　このグループの子どもは，幼児期中期から学童期にかけて順調な発達を示す。荻原ら[18]によると，大多数の子どもは，小学校に入学する頃には少なくとも境界知能以上の知的水準に達することが多い。特異的行動は，3歳までは顕著であるが，4歳に入ると，受動型では次第に軽減していく。言語発達は3歳台には反響言語やprosodyの問題はあるが，少なくとも2～3語文は話すようになる。4歳になると，prosodyも少しずつではあるが自然さが感じられるようになっていく。多動や注意の転導性が際立つ積極型の一部を除きこだわり行動も少しずつ軽減し，保育園などでの集団行動にも次第に加われるようになる。基本的な日常生活動作は，幼児期後半には一通り確立し，就学先は通常の学級（通級制度の利用含む）か特別支援学級である。学童中期までは，友人を欲しがらず一人でも平気な子が多い。積極型では欲求不満耐性が低く，外在化型の問題（癇癪や拒否など）が家庭や学校でしばしば生じる。これに対し，受動型は，積極型に比べると少ないものの，不安耐性が低く内在化型（恐怖や不登校など）の問題が生じることがある。しかしながら，中期から後期になると，多くは適応性が高まり安定化していく。

　学童期の後期になると，実行機能の発達に伴い，自分の言動に対する周囲の反応に気づき過敏になる例もある。些細なことで激昂すること，友人ができないこと，人とのコミュニケーションが困難なことなどに悩むようになる子もいる。本人の悩みを共有し，共に問題解決を図っていくと，次第に安定していくことが多い。中学校は，普通知能以上の子の多くは通常の学級を選択する。対人関係の困難性や学業不振がある一部の子は特別支援学級に所属する。境界知能の子は特別支援学級，一部は通常学級に所属する。引き続き，次第に安定していくことが多いが，一部では聴覚過敏症，社交不安障害（主として受動型），双極性障害（積極型のみ）などを発症することもある。

　中学校卒業後の進路は多様である。高等学校か高等専修学校への進学が多いが，一部は特別支援学校（主として高等特別支援学校）に進む子もいる。この

時期は，周囲の生徒が冷静な対人行動がとれるようになることも影響し，大多数は中学生の頃よりも一層安定する。真面目であり，学業不振から落第する子は極めて少なく，中途退学者もほとんどいない。しかしながら，この時期には，自分の特性を少しずつ自覚するようになり，進学や就職を考える時期になって，はたと悩み当惑することもしばしばである。PDDについて，本人へ説明をすることが増える時期である。本人の意思を尊重しながら，折に触れて悩み事などの問題解決を図っていくと，周囲の人々への信頼感も芽生え，支援を活用しながら自身の特性を踏まえた堅実な進路選択を行うようになる。このような，支援を継続するうちに，次第にコミュニケーション力，社会的な知識や振る舞いも身につき，最終的には適性に合った就職先を選び，実社会に巣立っていく。

仕事は，工具や事務職など物を相手とした職種がほとんどである。当初はあえて，営業職や介護職など人を相手にした仕事を選ぶ人もいるが，最終的には，適していないことを自覚し，物を相手の仕事に転職し，定着していく人もいる。定着率は高く，勤務態度も良好である。

大学に進学する人も増えている。高等学校までと異なり，自由度の高いキャンパスライフに当初は戸惑うが次第に慣れていく。積極型では友人もでき，受動型は孤立するか，少数にとどまる。卒業論文と就職活動が最大の問題である。就職については，本人への障害説明がなされている場合には，適性に合った就職先を選び，巣立っていく。

知能指数が70あれば，確実に普通自動車の免許証を取得する。しかし，元来が真面目で慎重なので事故や交通違反は少なく，積極型の一部を除き運転は好まない人が多い。

暮らしぶりは堅実で，浪費家は少ないが，親から独立して生活をしていくことには自信がなく，多くの人は成人に達しても親と同居する。しかし，就職は構造化された安定した社会の中で毎日過ごすことを意味しており，PDDの人にとっては社会性やコミュニケーションを学習するには適した環境のようだ。就職して3年も経つと，見違えるように社会性が身に付き，コミュニケーションも上達する。それに伴い，自立心も高まり，単独行動が増え，その範囲も拡大していくようだ。積極型の青年は，いつか

は親元から独立したいと考えるようにもなっていく。いずれにしても，成人後も，一般の青年と同様に，試行錯誤しながらも着実に成長を続けていくようだ。恋愛・結婚・子育ての実情については，まとまった研究はなく，今後の課題である。

受動型の青年は，生真面目，物静か，口下手な印象を与える。積極的に関わらなければ，異質性は目立たない。穏やかな青年は，周囲から支えられて安定した生活を続けていく。積極型の青年は，成人になっても異質性が目立ちやすいので，受動型より診断は容易である。落ち着いてきても，どこか一方的で興奮しやすく，対人的な距離の調整が難しい。しかし，適切な社会的行動などについて助言をしていくと，次第に相手の反応に対応し，自分の言動を少しずつ調整できるようになり，安定感を増していく。

3. 生命予後

PDDの死亡率については，最重度知的障害群と高機能群で高いという報告がある。死因はてんかんと事故が多い。性別では女性が多いという報告もある。デンマークのMouridsenらの報告[19]では，一般対照群の約2倍の死亡率であり，性別では女性に多かった。一方で，PDD群は，喫煙，飲酒，交通事故，労災事故が少ないことでは，諸家の報告は一致している。PDDのある人の真面目さや慎重さが反映しているのであろう。自殺が少ないのも，嬉しい。

IX. 症例呈示

[症例]　20歳，男子，Asperger障害。

[初診時主訴]　人への関心が乏しい，特に子どもに興味がないこと（両親）。

[家族歴]　特記すべき家族歴は認めず。

[生育歴]　出生前は問題なく，在胎36週，安産で出生。出生体重は2,430gであり，2日間保育器を使用した。乳児期は大人しく手のかからない子で，始歩は1歳2ヵ月であった。行動はマイペースで，視線が合いにくかった。

[現病歴]　1歳6ヵ月児健診で，母子療育グループを勧められ2歳から通いだした。独り言と即時性反響言語が多く会話にならず，他児への関心も乏しく，赤ん坊の泣き声に過敏であった。2歳半で平仮

名を読み，3歳で九九を暗唱した。「9階から8階を見て怖かった」などと，何事も数字を入れて表現することを好んだ。通園施設の療育中に，保母が手遊び歌の順番を変えると怒った。

［治療経過］　3歳11ヵ月で初診，Asperger障害と診断した。1987年全訂版田中ビネー検査で知能指数は90であった。4歳で保育園に入園。偏食がひどく給食をあまり食べなかった。5歳になると，仮名はすべて書けるようになり，「お父さん女だね？」などと冗談を言うようになった。間違いを指摘されるとひどく怒り，やはり，赤ん坊の泣き声や子どもが争う声が苦手であった。ピアノを習い始めた。

　6歳，小学校入学。学校での不適応を心配した保護者は，学校側に障害について伝え，特別支援学級でスタートすることにした。学力的には問題なく，ほとんどの授業は通常学級で受け，疲れると支援学級で過ごした。友達には関心がなく，放課後は一人で過ごした。4年生から通常学級に移った。成績は良好でピアノの演奏も上達した。「僕は仲間外れにされている」と孤立感を感じ始めた。独り言も少し増えてきた。5年生になり「どうして僕には友達ができないの？　つらい」と時々訴えはじめた。近所に住む好きな女児に付きまとうことがあった。6年生になって，子犬を飼いだした。母の報告によると，扱いは乱暴だが，犬の方が本人に合わせてくれているとのこと。

　地域の中学校に入学。両親は小学校と同様に学校側に障害について伝えた。クラスメートから君付けで呼ばれるのを嫌い，名前を呼び捨てにされたがった。「仲良しでない感じがするから」とのことであった。両親と相談の上，医師から障害について説明を行った。成績は良好で，合唱コンクールのピアノ伴奏者に選ばれたりもした。しかし，部活（卓球部）では，「部員に声をかけることができないので，練習相手が得られない」と診察時に悩みを訴えた。顧問教師から，部員に対して，本人の悩みとそれに対する対応について話してもらうことで，悩みは解決した。この過程を通じて，人に相談できることの安心感と相談は悩みの解決に役立つことを学んだようだ。

　高校は地域の進学校に進んだ。入学後の学校生活について不安を訴えたので，本人を含め対応を検討し，保護者から学校に障害と対応について説明してもらった。以後も，主として学校での同級生との交流や学習についての悩みが続いたが，その都度自ら受診を希望し，本人，両親，主治医で対応を検討し解決をしていった。大学は，自宅から通学できる理系の大学を希望，地元の私立大学に合格した。大学にも障害について説明し，支援を受けながら安定した学校生活を送っている。

［考察］　1歳6ヵ月児健診で障害を疑われ，療育グループでの支援を経て，診察に至ったAsperger障害の男児である。高機能PDDでは，実行機能が発達する小学校高学年頃より，子どもへの関心が高まると同時に，適切なコミュニケーションと対人行動ができない自分に気づき，学校場面で不適応状態を呈するようになることがある。このようなタイミングを選んで，本人への障害説明を行い，親，主治医，学校関係者の支援に支えられて，安定した学校生活を送り，特性を踏まえた堅実な歩みを進めつつある事例である。本人の意思を尊重し，息長く継続して支援することの重要性を強調したい。

X. まとめ

　PDDの概要について，DSM-IVの概念に基づき述べた。2013年に改訂されたDSM-5との関係，最近の研究動向についても触れた。PDDの病因論，神経心理学的障害の本態を巡っては，膨大な研究が行われ，日々新たな知見が報告されているが，いまだ説得性のあるものは少ない。情報にいたずらに翻弄されることなく，自らのうちに科学的知見に対する評価尺度を持ち，批判的に接したい。治療論については，PDDを障害としてではなく，定型発達とは異なる発達的マイノリティーとして支援することの重要性を強調した。

文献

1) American Psychiatric Association. Diagnostic and Statistical Manual of Mental Disorders, Fourth Edition Text Revision, 2000.［髙橋三郎ほか訳，DSM-IV-TR　精神疾患の診断・統計マニュアル．医学書院，2002.］

2) American Psychiatric Association. Diagnostic and Statistical Manual of Mental Disorders, Fifth Edition, 2013.

3) Kanner L. Autistic Disturbances of Affective Contact. Nervous Child 2：217-250, 1943.

4) Asperger H. Die "autistischen Psychopathen" im Kindesalter. Archiv für Psychiatrie und Nervenklankheiten 117：76-136, 1944.

5）石井高明　幼児自閉症の診断. 日本医事新報 2459：27-30, 1971.

6）石井高明, 髙橋　脩　豊田市調査による自閉症の疫学（1）―有病率―. 児精医誌 24（5）：311-321, 1983.

7）Kim YS, Leventhal BL, Koh YJ, et al. Prevalence of Autism Spectrum Dsorders in a Total Population Sample. Am J Psychiatry 168（9）：904-912, 2011.

8）Wing L, Gould J. Severe impairment of social interaction and associated abnormalities in children：Epidemiology and classification. J Autism Dev Disord 9：11-29, 1979.

9）Ozonoff S, Iosif AM, Baquio F, et al. A prospective study of the emergence of early behavioral signs of autism. J Ame Acad Child Adolesc Psychiatry 49（3）：256-266, 2010.

10）Scheerer M, Rothmann E, Goldstein K. A case of "idiot savant"：An experimental study of personality organization. Psychological Monographs 58（4）：1-63, 1945.

11）Reichow BR, Volkmar FR, Bloch MH. Systematic Review and Meat-Analysis of Pharmacological Treatment of the Symptoms of Attention-Deficit/Hyperactivity Disorder in children with Pervasive Developmental Disorders. J Autism Dev Disord 43（10）：2435-2441, 2013.

12）Sansa G, Carlson C, Doyle W, et al. Medically refractory epilepsy in autism. Epilepsia 52（6）：1071-1075, 2011.

13）Munesue T, Ono Y, Mutoh K, et al. High prevalence of bipolar disorder comorbidity in adolescents and young adults with high-functioning autism spectrum disorder：a preliminary study of 44 outpatients. J Affect Disord 111：170-175, 2008.

14）Hallmayer J, Cleveland S, Torres A, et al. Genetic heritability and shared environmental factors among twin pairs with autism. Arch Gen Psychiatry 68（11）：1095-1102, 2011.

15）Sandin S, Lichtenstein P, Kuja-Halkola R, et al. The Familial Risk of Autism. JAMA 311（17）：1770-1777, 2014.

16）Mefford HC, Batshaw ML, Hoffamn EP. Genomics, Intellectual Disability, and Autism. N ENGL J MED 366：733-743, 2012.

17）Levy A, Perry A. Outcomes in adolescents and adults with autism：A review of the literature. Research in Autism Spectrum Disorders 5：1271-1282, 2011.

18）荻原はるみ, 髙橋　脩　自閉症の幼児期における発達・知能指数の推移. 児精医誌 46（4）：439-448, 2005.

19）Mouridsen SE, Brønnum-Hansen H, Rich B, et al. Mortality and causes of death in autism spectrum disorders：an update. Autism 12（4）：403-414, 2008.

12 注意欠如・多動症と 反抗挑発症，素行症

岡田　俊

I. 概念

1. 歴史的展望

　注意欠如・多動症（ADHD）の医学的記述は，1902年に Still が，知的能力障害や脳損傷がないにもかかわらず「道徳的抑制の病的欠陥」を認める児童の存在を報告したことに始まる。ADHD については，当初より器質的な障害の存在が疑われており，脳損傷との関連，あるいは，エコノモ脳炎流行後に見られた行動障害との類似性から，脳炎後の行動障害との見方もなされた。

　1934 年に Kahn と Cohen が，多動性，破壊的行動と脳損傷の関連性を発表した。1937 年に Bradley らは，アンフェタミン投与により行動障害が改善したこと発表し，Still が報告した児童の多動性-衝動性について再び注目されるようになり，1960 年に開催された国際小児神経学会議で，このような児童の病態を微細脳機能障害（Minimal Brain Dysfunction）と名付けた。

　その後，精神医学の診断は病態論を排して観察可能な臨床症状による診断へと移行していく。1968年に DSM-II，および ICD-9 で小児期多動性反応と呼ばれるようになり，1980 年には DSM-III では注意欠如障害と呼ばれ，1987 年には注意欠如多動性障害と呼ばれるようになった。DSM-IV では，不注意，多動性-衝動性の一方または両方によって診断され，不注意優勢型，多動性-衝動性優勢型，多動性-衝動性と不注意の両方が顕著に認められる混合型に分けられたことから注意欠如/多動性障害（Attention-Deficit/Hyperactivity Disorder）と表記された。この表

記は 2013 年の DSM-5 においても同様であるが，訳語として注意欠如・多動症が当てられている。

2. DSM-IV から DSM-5 へ

　DSM-IV においては，7 歳以前から学校，家庭，職場などで認められる発達水準に不相応な不注意，多動性-衝動性のいずれか，あるいは両方が存在し，社会的学業的機能において著しい障害がある場合に診断される。不注意，多動性-衝動性の項目の多くが疾患特異性を欠き，また，そのうちのいくつかがあったとしても ADHD だけでなく，精神疾患やその他の発達障害であることを規定しない。それらの症状が一定水準以上あること，発達水準に不相応であること，すなわち正常知能であれば，同年齢と比べたときに有意な相違があるか，知的障害のある場合であれば，同じ知的発達の水準と比べたときに有意な相違があるか，で判断される。また，特定の状況においてのみ不注意や多動性-衝動性が認められるのであれば，その状況の要因，例えば，学級崩壊や家庭内の問題がないか検討されなければならない。そのため，ADHD の診断基準では症状の普遍性が問われているのである。

　DSM-5 においては，多動性-衝動性と不注意の一方または両方で診断されることは変わりない。DSM-IV における多動性-衝動性，不注意の症状リストは，児童期の ADHD の行動特性を基本に作成されている。したがって，近年，その臨床的意義が認識されてきた成人期 ADHD の診断にはなじまないという問題が指摘されていた。また，不注意が 9 項目，多動性が 6 項目，衝動性が 3 項目あり，症状項目数のアンバランスも指摘されていた。しかし，公

表された DSM-5 をみると，それぞれの症状の項目はまったく同一であった。しかし，症状の具体例として年長の青年・成人例の記載が加えられていること，それぞれ6項目以上の該当で診断が下されるが，年長の青年・成人（17歳以上）では5項目で足りるとされるなど，成人期の ADHD を念頭に置いた改変が前面に出ている。

実際，経時的な追跡において成人例ではおよそ半数が診断基準を満たさなくなるが，その多くが診断閾値に近い ADHD（閾値下 ADHD）の症状を有していること，また診断基準に非該当となった成人においても日常生活への支障が大きいことが指摘され，成人期の診断基準の緩和が求められてきた。しかし，その一方，閾値下 ADHD の成人における併存障害，記述的情報，機能障害，治療，親族の有病率のパターンは，ADHD の診断基準を満たす成人とはかなり異なるとして，診断基準の緩和に否定的な見解も提出された。そのため，17歳以上における項目数の緩和はいったん DSM-5 のドラフトから消滅したが，最終的に復活して DSM-5 に採用された。

また，DSM-IV では，ADHD の症状が7歳以前から認められることが条件とされていたが，DSM-5 では12歳に引き上げられた。集団行動などが要求されやすい7〜12歳になって初めて ADHD の症状が確認できることが少なくなく，また，この年齢で ADHD の症状が認められた者の併存障害，記述的情報，機能障害，治療，親族の有病率のパターンが，7歳以前より ADHD 症状の認められる患者群と類似しているという実証的データからこの基準が採用された。

もう一つの変化は，「社会的，学業的，または職業的機能において，臨床的に著しい障害があるという明確な証拠が存在しなければならない」という表現が DSM-5 では「症状が社会的，学業的，または職業的機能を妨げる，または質を低下させているという明確な証拠が存在しなければならない」と改められ，現在の重症度について，障害の程度に応じて軽度，中等度，重度が区別されている。この軽度は「わずかな障害」にすぎない。このことは日常生活への著しい障害のない，障害の程度が軽度なケースまでを ADHD の診断に含める可能性を示唆している。

併存障害のパターンにおいては，自閉スペクトラム症との併存を認めること，従来の下位分類は年齢とともに下位分類が変化することがしばしばであったことから表現を改め，混合して存在，不注意優勢に存在，多動性−衝動性優勢に存在という current presentation という表現が採用されている。

DSM-IV から DSM-5 への改変は，エビデンスに基づく合理的な改変である。しかし，この改変では児童期よりも成人期の有病率の増加が見込まれ，この妥当性については議論を呼ぶことになろう。

3．神経発達症群としての ADHD

ADHD が発達障害の一つであるという考え方は，日本では浸透しており，発達障害者支援法においても，発達障害を「自閉症，アスペルガー症候群その他の広汎性発達障害，学習障害，注意欠陥多動性障害その他これに類する脳機能の障害であってその症状が通常低年齢において発現するものとして政令で定めるもの」と定義している。しかし，国際的に発達障害とみなされてきたのは，ICD-10 で知的障害（F7）または心理的発達の障害（F8；学習能力の特異的発達の障害や広汎性発達障害など）に分類される障害群であり，ADHD は素行症やチック症などとともに小児期及び青年期に通常発症する行動及び情緒の障害に含まれていた。

DSM-5 においては，発達期に出現，すなわち，発達早期，多くは学童期以前に出現し，通常の発達と異なることで特徴付けられ，そのために日常生活上の困難を来す状態を神経発達症群（Neurodevelopmental Disorders）として分類し，知的（能力）障害，コミュニケーション症，自閉スペクトラム症，注意欠如・多動症，特異的学習症，運動症（チック症を含む），他の神経発達症が含まれた。一方，反抗挑発症や素行症は，秩序破壊的，衝動制御，素行症群に分類されており，生涯にわたって持続する発達障害としての側面と，二次的に併存してくる症状群を区別している。この点は，ADHD とその併存障害に対する新たな見方を提供しているといえる。

不安症，抑うつ障害，双極性障害などの内在化障害に対して反抗挑発症や素行症は，外在化障害と呼ばれる。反抗挑発症は，怒りの爆発，口論，不服従，反抗などで表出される拒絶的，反抗的，挑戦的な行動様式であり，素行障害とは，他者の個人的人権，または社会的規範を侵害する行為を反復し，その程

度が年齢相応として社会から容認されている範囲を大きく超えているものをいう。これらを有する児童は確かに存在するが，ADHD，特に多動性−衝動性の強いADHDの児童に多くみられ，ADHDの関連症状という側面と，二次的併存障害としての側面の両方を持ち合わせる。反抗挑発症や素行症の生物学的基盤はほとんど明らかにされておらず，その疾患としての位置づけも含め，さらなる検討が求められる。

II. 臨床症状と診断

1. 診断

〔注意欠如・多動症〕

注意欠如・多動症の診断は，12歳以前から学校，家庭，職場の複数の場面で認められる発達水準に不相応な不注意，多動性−衝動性の両方または一方が持続的に認められ，機能や発達に支障を来すことで下される。

不注意，あるいは，多動性−衝動性は，以下の症状のうち6項目以上(17歳以上では5項目以上)が，知的障害のない場合であれば同年代と比較したとき，知的障害のある場合では同じ発達水準の人と比較したときに顕著に見いだされ，それが6ヵ月以上持続することで判断される。17歳以上の年長の青年や成人の場合には，不注意，多動性−衝動性の症状例が記載されているので，それを参考にする。

成人の診断は，12歳以前から不注意，多動性−衝動性が見いだされることが前提となり，発達歴の詳細な聴取が必須となるが，すでに親が死亡していたり，高齢であることもある。また，診察への協力が得られない場合もあり，そのような場合に注意欠如・多動症の確からしい診断は困難となる。現実には，児童期に明確な不注意，多動性−衝動性の見いだされない遅発性の「注意欠如・多動症」(現行の診断基準では注意欠如・多動症に含めるべきではない)があるとの指摘もあるが，成人期の診断は議論があり，慎重さが要求される。

不注意

a．しばしば学業，仕事，その他の活動において，綿密に注意することができない，または不注意な過ちをおかす(例えば，細かな点を見逃したり間違える，作業が不正確である)

b．しばしば課題または遊びの活動で注意を持続することが困難である(例えば，授業，会話，長文を読むときに注意を持続することが難しい)

c．しばしば直接話しかけられた時に聞いていないようにみえる(例えば，明らかな気が散るようなものがなくても，心が別のところにあるように見える)

d．しばしば指示に従えず，宿題，家事，職場での義務をやり遂げることができない(例えば，課題に手をつけるがすぐに集中できなくなり，注意が他のことにそれやすい)

e．しばしば課題や活動を順序だてることが困難である(例えば，一連の課題を遂行することができない，ものや所有物を整頓しておくことができない，作業が乱雑で秩序だっていない，時間管理が難しい，締め切りに間に合わない)

f．しばしば精神的努力の持続を要する課題に従事することを避ける，嫌う，またはいやいや行う(例えば，学業や宿題：年長の青年，成人では，報告書の準備，文書の記入，長い書類に目を通す)

g．しばしば課題や活動に必要な物を紛失する(例えば，学校のもの，鉛筆，本，道具，財布，鍵，書類，眼鏡，携帯電話)

h．しばしば外部からの刺激によって容易に注意をそらされる(年長の青年，成人では，無関係な思考を含む)

i．しばしば毎日の日課を忘れてしまう(例えば，家事，用事，年長の青年，成人では，電話の折り返し，請求額の支払い，約束を守る)

多動性−衝動性

a．しばしば手足をそわそわと動かし，またはいすの上でもじもじする

b．しばしば座っていることを要求される状況で席を離れる(例えば，教室，会社やその他の職場，その場に留まることが要求される状況で席を離れる)

c．しばしば，そうすることが不適切な状況で，走り回ったり高いところへ上がったりする(注意：青年，成人では，落ち着かない感じの自覚のみに限られることもある)

d．しばしば静かに遊んだり余暇活動に従事することができない

e．しばしばあちこち動き回ったり，エンジンで動かされるように行動する(例えば，レストランや会

議のような場所で，長い時間じっとしていられな
かったり，そうすることが落ち着かない。周囲から，
落ち着きがなく，じっとしていられないと見えるか
もしれない）

f．しばしばしゃべりすぎる

g．しばしば質問が終わる前に出し抜けに答えてし
まう（例えば，文章が終わるまで待てない，会話の
順番を待てない）

h．しばしば順番を待つことが困難である（例えば，
一列に並んで待つ）

i　しばしば他人の邪魔をしたり干渉する（例えば，
会話，ゲーム，活動に割り込む。他人のものを使っ
てよいか訊ねたり，了解を得る前に使い始める。青
年，成人では，他人のしていることに割り込んだり，
自分でやり出したりする）

〔反抗挑発症〕

　反抗挑発症は，怒り/易刺激的な気分，論争的/挑
戦的な行動，復讐といったカテゴリーに属する少な
くとも4つの行動特徴が，同胞以外の少なくとも1
人との対人交流において認められ，6ヵ月以上持続
する場合に診断される。重篤気分調節症など，他の
精神障害に基づく反抗挑発性の場合には，反抗挑発
症と診断しない。

怒り/易刺激的な気分

しばしばかんしゃくを起こす

しばしばピリピリとしているか，すぐにいらだつ

しばしば怒っていて，憤慨している

論争的/挑戦的な行動

4．しばしば権威のある人物，児童や青年の場合で
あれば大人と論争する

5．しばしば権威のある人物からの要請や規則に従
うことに反発したり従うことを拒む

6．しばしば故意に他者を困らせる

7．しばしば自身の間違いや不正行為について他者
を責める

復讐

8．過去6ヵ月の間に少なくとも2回，意地悪や復
讐が見られた

B．行動上の問題が，その時点における社会的な文
脈（例えば，家族，同胞集団，職場の同僚）におい
て自身あるいは他者の苦痛と関連している，また
は，社会，学業，職業，その他の重要な機能領域に
悪影響を及ぼす。

〔素行症〕

　他者の基本的人権または年齢相応の主要な社会的
規範または規則を侵害することが反復し持続する行
動様式で，人や動物に対する攻撃性，所有物の破壊，
嘘あるいは盗み，重大な規則違反のカテゴリーに属
する15項目のうち，少なくとも3つが過去12ヵ月
の間に存在し，少なくとも1項目は過去6ヵ月の間
に存在し，社会，学業，あるいは職業において臨床
的に重大な機能障害を来す。

人や動物に対する攻撃性

1．しばしば他人をいじめ，脅迫し，威嚇する

2．しばしば取っ組み合いの喧嘩を始める

3．他人に重大な身体的危害を与えるような武器を
使用したことがある（例：バット，煉瓦，割れた瓶，
ナイフ，銃）

4．人に対して残酷な身体的暴力を加えたことがあ
る

5．動物に対して残酷な身体的暴力を加えたことが
ある

6．被害者の面前での盗みをしたことがある（例：
人に襲いかかる強盗，ひったくり，強奪，武器を
使っての強盗）

7．性行為を強いたことがある

所有物の破壊

8．重大な損害を与えるために故意に放火したこと
がある

9．故意に他人の所有物を破壊したことがある（放
火以外で）

嘘あるいは盗み

10．他人の住居，建造物，または車に侵入したこと
がある

11．物や好意を得たり，または義務を逃れるためし
ばしば嘘をつく（すなわち，他人を「だます」）

12．被害者の面前ではなく，多少価値のある物品を
盗んだことがある（例：万引き，ただし破壊や侵入
のないもの；偽造）

重大な規則違反

13．親の禁止にもかかわらず，しばしば夜遅く外出
する行為が13歳以前から始まる

14．親または親代わりの人の家に住み，一晩中，家
を空けたことが少なくとも2回あった（または，長
期にわたって家に帰らないことが1回）

15．しばしば学校を怠ける行為が13歳以前から始ま

る

・疫学

注意欠如・多動症の有病率は児童期の 5％，成人期の 2.5％，反抗挑発症の有病率は 3％（性比は，児童期 1.4：1，青年期と成人では 1：1），素行症の有病率は 4％（児童期よりも青年期の方が有病率が高く，男児の方が女児よりも多い）。

・鑑別診断と併存障害

ADHD の鑑別においては，注意欠如・多動症の症状は疾患特異性に乏しく，他の精神疾患や発達障害の症状としても認めうることに留意しなければならない。すなわち，ADHD を疑う症状を認めたならば，他の ADHD 症状があるか，それが 12 歳以前から一貫して認められるか，他の精神疾患や発達障害がないか，あるとすれば，それらの障害の症状として「ADHD の存在が疑われる症状」を説明できないか，を考える。ADHD を疑わせる症状を伴う者の中には，てんかんをはじめ，神経学的障害の患者も存在する。何らかの非典型性がうかがわれた場合には，脳波検査や脳画像検査など器質的要因の除外を怠ってはならない。

ADHD は，児童，青年においても単独に存在する例は 3 割程度に留まる。反抗挑発症や素行症などの外在化障害，不安障害や気分障害などの内在化障害を高率に伴う。また，成人期においても気分障害，強迫性障害やその他の不安障害，物質使用障害の併存は高率である。併存障害の適切な診断と評価は，患者の生活の支障に影響する要因を評価し，治療戦略を組み立てる上でも重要である。

III. 病因

1. 遺伝的要因と環境要因

遺伝学的研究から，ADHD の罹患には遺伝的要因が重要な役割を担っていることが明らかにされている。双生児研究のメタ解析によれば，ADHD の平均遺伝率の推定値は 76％とされる。また，分子遺伝学的研究のメタ解析から，ADHD 発症に関連するリスクファクターとして，シナプソトーム関連タンパクである SNAP–25，ドパミントランスポーター（DAT），ドパミン D4 受容体（DRD4），DRD5，ドパミン β 水酸化酵素（DBH），およびセロトニントラ

ンスポーター（5–HTT），セロトニン受容体 1B（HTR1B）の 7 つの遺伝子が挙げられ，モノアミンに関連する神経系の機能不全が関与すると考えられる。また，7〜18 歳の双生児のいる家族を対象にそれぞれの双生児の ADHD 症状，遺伝子多型と妊娠時の母親の喫煙歴を調査した研究では，DRD4 ならびに DAT の遺伝子変異と妊娠中の喫煙曝露の組み合わせが，ADHD 診断を受けるオッズ比を最も高くすることが報告された。複数の遺伝子変異と環境要因との組み合わせが，ADHD 発症のリスクを高めると考えられる。

2. 脳内の神経化学的異常

脳内ドパミン活性を検討するために，^{11}C 標識 L–ジヒドロキシフェニルアラニン（L–$[^{11}C]$ DOPA）ポジトロン放出断層撮影法（PET）により脳内のドパミン前シナプスにおけるドパミン活性を測定したところ，ADHD では皮質下領域を中心に L–$[^{11}C]$ DOPA の放射活性の低下を認め，その程度は不注意症状の重症度と相関していた。このことから皮質下領域のドパミンの活性低下が ADHD の臨床症状に関与しているとされる。また，ノルアドレナリンも注意機能や覚醒に関与することから，ADHD への関与が示唆される。

3. 脳構造異常

既報の脳画像研究のメタ解析を行った結果，ADHD 群は健常群に比べて，小脳の後下虫部・小葉，小脳虫部，脳梁膨大部，総大脳容積，小脳，尾状核で有意に低容積であることが報告されている。ADHD 患者にみられる脳部位の容積低下が中枢刺激薬の影響であるか否かを検証するために行われた症例対照試験では，ADHD 群では対照群に比べて大脳および小脳容積が有意に低容積であったが，未治療の児童・青年と中枢刺激薬の投与を受けた児童・青年の間には有意な差が認められなかった。このことから，ADHD における脳容積の低下は薬物治療歴によるものではなく ADHD の病態に基づくものであると考えられた。さらに，ADHD における脳容積の減少は ADHD の重症度に比例することも確認されている。

また，高解像度 MRI を経時的に撮像し，大脳皮質の厚みを調べた研究では，皮質の厚みがピークになる年齢が ADHD の児童では 3 年遅れ，その薄さは中・上前頭野と中心前野で強く認められることが報告されている。

4．脳機能異常

実行機能課題施行時の ADHD 患者の脳賦活を調べた脳画像研究をメタ解析したところ，前頭皮質−線条体および前頭皮質−頭頂野の賦活が有意に低いことが確認された。特に前頭前野の機能不全は広域（前部帯状回皮質，外背側前頭皮質，下前頭皮質，眼窩前頭皮質）にわたり，基底核や頭頂皮質でも有意な低下がみられた。一方，左前頭葉の一部，左視床と右中心旁小葉では有意な活性の上昇が認められ，これは機能低下を起こしている脳部位の機能を代償するためと考えられた。

さらに報酬系課題施行時の ADHD 患者（成人 2 試験，児童・青年 1 試験）を対象とした画像研究も行われている。Monetary incentive delay という金銭報酬の関与する課題を用い，ADHD の青年および健常群の脳活動を機能的 MRI（fMRI）によって調べたところ，ADHD 群では報酬期待時の腹側線条体の活性が対照群よりも有意に低いことが認められた。他の研究結果も報酬系の主要部位である側坐核や前部帯状回の賦活が，ADHD 群では健常対照群よりも有意に低いことを支持している。

5．神経心理学的障害

Barkley が，行動抑制の欠如が ADHD の本態であることを提唱して以来，実行機能障害に基づく ADHD の神経心理学的仮説が広く受け入れられていた。実行機能障害とは，目標の設定，計画，計画の実行，行動の選択が適切に行えないことを指し，つまり意図したことを柔軟かつ計画的に考えて行動に移すことができないという，自己コントロールの困難をいう。空間作業記憶，反応抑制，Signal Detection，Stroop Naming Test などの神経心理テストで測れる空間認知や行動抑制，注意の持続などの障害が ADHD では顕著に認められる。しかし，すべての実行機能が一様に障害されるわけではなく，ADHD と

実行機能の相関も様々であることも指摘されている。

近年の脳機能画像研究は，ADHD における報酬系の障害を報告している。そこで，Sonuga-Barke は，実行機能と報酬系の不全を並列にした dual pathway model を提唱した。Sonuga-Barke によれば，動機付けに深くかかわる報酬系の障害には，報酬の遅延に耐えられずに衝動的に代替の報酬を選択するというパターンと，報酬を得るまでの主観的な時間を短縮させるために注意を他のものに逸らす，あるいは気を紛らわすための代償行為を行うというパターンがある。ADHD の報酬系の障害として，前者のパターンは衝動性，後者は不注意や多動性の症状として現れる。さらに，その背景には，実行機能と報酬強化を司る皮質−線条体−視床−皮質（CSTS）回路を中心とした形態的・機能的異常があり，これらによって ADHD の神経生物学的基盤が説明されると考えられている。

さらに Sonuga-Barke は，ADHD におけるタイミング（時間感覚）の障害を報告し，これらは小脳を含む神経ネットワークが司ると考えた。また，デフォルト・モード・ネットワークの障害が指摘されるなど，ADHD の病態仮説は多様であり，ADHD は異質性をもった症候群との考え方が肝要である。

IV．治療

1．中枢刺激薬

日本では，methylphenidate 徐放錠が児童期の ADHD 治療薬として承認されている。methylphenidate は，ドパミントランスポーター，ノルアドレナリントランスポーターの阻害薬（ドパミントランスポーターへの親和性はノルアドレナリントランスポーターへの親和性の 10 倍；阻害定数 Ki 値がドパミントランスポーターへの Ki 値の方がノルアドレナリントランスポーターへの Ki 値の 10 分の 1）であり，前頭前野に高密度に分布するノルアドレナリントランスポーターを阻害して前頭前野のドパミン，ノルアドレナリンの濃度を高め（ノルアドレナリントランスポーターは，ドパミンとノルアドレナリンの再取り込みに関与），実行機能を改善する。

また，側坐核に高密度に分布するドパミントランスポーターを阻害して，側坐核のドパミン濃度を高

め（ドパミントランスポーターは，ドパミンの再取り込みに関与），報酬系機能を改善する。金銭の損得に関する意思決定課題中のfMRIを撮像し，ADHD児の脳賦活を定型発達児と比較したMizunoらの研究では，定型発達児で高い金銭報酬，低い金銭報酬の両方で有意な腹側線条体の活動を認めるが，ADHD児では低い金銭報酬では有意な腹側線条体の活動を認めなかった。しかし，methylphenidate服用後は低い金銭報酬に対しても弱いながらも腹側線条体の活動を認めており，methylphenidateによる報酬系の賦活が確認されている。

methylphenidate徐放錠は，浸透圧を利用した制御システムにより，最初は錠剤表面からの溶解，そして引き続いて徐々に錠剤内部から薬剤が放出するように設計されているため，朝食後に服用してからおよそ12時間にわたり効果が持続する。全年齢層において60～80％に有効であり，不注意，多動性－衝動性のみならず，反抗挑発性，攻撃性，対人関係上の問題，学習困難への有効性が示されている。副作用として，食欲不振，不眠，頭痛，消化器症状，チックの増悪，けいれん閾値の低下，血圧上昇，易刺激性，気分変動，リバウンド現象が挙げられる。心疾患を有する小児では，中枢刺激薬の投与により突然死が生じたとの報告もあることから，注意を要する。

側坐核，ひいては報酬系に対する作用は，その薬剤が依存性を持つことを意味する。実際，この薬剤は依存リスクを有しており，そのため流通規制が行われており，登録された医師しか処方できず，また登録した薬剤師でなければ調剤できない。しかし，ADHD患者については，むしろmethylphenidateによる治療を受けた群の方が無治療の群よりも，薬物依存症になるリスクが低いことを示すというデータがある。ADHD患者の報酬系に働きは低く，そのため自己治療として依存性薬物を摂取しがちである。しかし，もともと働きが低い報酬系をmethylphenidate投与により本来のレベルまで高めることができれば，methylphenidateの依存にもならず，むしろ他の薬物依存のリスクを低めることも理解し得る。またmethylphenidate徐放錠は血中濃度の変動がゆるやかでありこの点でも依存リスクは軽減さてれいる。

もう一つの懸念は成長抑制である。これについてはADHDの児童は，年齢が比較的高くなってから身長が伸びる傾向があり，最終身長に及ぼす影響は小さいとも考えられている。6～13歳のADHD児に対する21ヵ月の追跡データからは，同年齢の予想される身長，体重からみると，平均で$-0.1\,\mathrm{cm}$/年，体重が$-0.54\,\mathrm{kg}$/年のわずかな抑制があることが示唆される。

2. ノルアドレナリン再取り込み阻害薬

atomoxetineはノルアドレナリントランスポーターを阻害し，前頭前野のドパミン，ノルアドレナリン濃度を高める。しかし側坐核のドパミントランスポーターには作用しないことから依存性が低い。そのため本剤の服用において流通規制はない。

半減期は4～5時間であり，1日2回の服用を要するが，効果のon-offがなく終日に渡る効果を期待できる。1日1回の服用でも有意な効果は得られるが，2回服用の方が効果が高い。なお，効果発現には6～8週間を有する。一方，副作用の多くは投与初期に多いので，初期の脱落を防ぐ意味でも，投与開始時に副作用の現れ方や効果の発現時期について十分に説明しておく必要がある。副作用は主として消化器系の症状であり，悪心，嘔吐，食欲低下，口渇，便秘などが挙げられる。その他の副作用としては，頻拍，血圧上昇，眠気などである。投与後に，頻拍等が確認されてもそれが薬剤性であるのかどうかを判断することは困難であるので，投与前の心拍数，血圧を測定しておく方が望ましい。成長抑制の報告もあるが，それは一過性であり，最終的にはキャッチアップすると考えられている。なお，atomoxetineを代謝するチトクローム酵素CYP2D6のタイプにより代謝速度に違いがあり，代謝の遅い人では薬物の半減期が4倍になることが知られている。ただし，そのために副作用が多く出現するというデータはない。

atomoxetineは，ADHD症状だけでなく，不安障害を伴うADHDの不安症状を改善することが知られている。また，併存するチックを改善することを示唆するデータもある。中枢刺激薬とatomoxetineのエフェクトサイズをみると，中枢刺激薬のほうがエフェクトサイズは大きい。しかし，終日にわたる作用が期待されること，副作用のプロフィールの相違，併存障害に対する効果の違いなどからatomoxetineの投与を優先すべき事例も存在する。また，

atomoxetine はカプセル製剤だけでなく，液剤もあり，錠剤内服が困難な症例にも使用できる。

3. 抗うつ薬

desipramine や nortriptyline などの三環系抗うつ薬は，中枢刺激薬に比べて効果は弱いものの，その有効性は確立されている。しかし，心毒性を持つことから，抑うつ，強迫症状の合併例，チックや睡眠障害の合併例にのみ用いられる。選択的セロトニン再取り込み阻害薬は，多動性−衝動性に明らかな効果を示さないことが多い。

4. その他の薬物療法

多動性−衝動性が著しい場合，睡眠障害や気分障害を合併する場合には，risperidone などの非定型抗精神病薬を使用することがある。また，衝動性が著しい場合や脳波異常を伴う場合には，carbamazepine やバルプロ酸などの抗てんかん薬が用いられる。また，多動性−衝動性に対して，α_2アゴニストの clonidine を併用することがある。

5. 家庭での介入

多動性−衝動性のある児童では，親が対応に苦慮して，過剰な叱責を加えざるを得なくなっていたり，体罰に至っていることも少なくない。このような親の言動がモデルとなって，ADHD がある児童の荒っぽい言動を形成するという悪循環をきたしやすい。また，不注意のある児童においても，親の命令的・指示的な態度が増加し，生活態度のだらしなさや学業成績の低さに対して親が否定的態度をとり続けていることも多い。さらに，親は養育への自信を失い，慢性的なストレスを受け続け，親がアルコール依存症や大うつ病性障害になったり，両親の関係にも亀裂が入っていることもある。一方，ADHD の児童は自尊感情が傷つけられたり，不安が高まっていることが多い。

家庭への介入の第一歩は，親に ADHD の特性について説明し，自信をもって養育にあたれるようにするための家族ガイダンスであり，その過程では親の苦悩に共感する支持的な対応が求められる。問題行動への行動療法においては，行動 Behavior の先行状況 Antecedent と後続状況 Consequence を分析（Antecedent−Behavior−Consequence〔ABC〕analysis）し，先行状況と後続状況のそれぞれに対する介入を行う。また，適切な行動を行えた場合には十分にほめること，強化したくない行動は適切な無視をすること，トークンシステムを用いた動機付け，感情が爆発したときに自らを落ち着ける場所（カームダウンエリア）を準備する，感情的に対応しないなどといった取り組みが重要である。

6. 学校での介入

ADHD がある児童は，落ち着きがなく，種々の刺激で注意も転導しやすいことから，窓外の風景や周囲の児童が視界に入りにくい座席に座らせて注意を妨げる要因を可能な限り排除したり，教卓に近い座席に座らせて個別の具体的な指示を与えやすくなるように配慮する。黒板や教室の物品も整理し，卓上にも余計なものを置かず，注意がそれにくい工夫を行う。また，長時間にわたる課題の持続遂行が困難なことから，短時間で区切り，休憩を入れながら課題に取り組ませる。教材の工夫も重要である。もし1ページにわたる課題の達成が困難であれば，紙を折って半分ずつ課題に取り組ませるなどという方法もしばしば用いられる。家庭の場合と同様に，行動療法の手法を用いた対応も有効である。

V. 症例呈示

［症例］11 歳女児，注意欠如・多動症。
［現病歴］

周産期に異常はなく，定頸，定坐，始歩，始語なども遅れはなかった。しかし，癇が強く，夜泣きも多かった。幼稚園では，いつも快活で，他の子との交流も活発であったが，木に登って落ちたり自転車に衝突するなど怪我も多く，他の子がもたついていると待たされるのが耐えきれず，「先に私にやらせて」と強引に割り込んだりしたので，相手の子が泣き出すなどトラブルも多かったという。

小学校入学後，成績はおおむね良好であった。しかし，授業中に当てられてもいないのに答えてしまったり，授業中の不規則発言も多かった。宿題を

なかなか始めなかったり，忘れ物も多いので，いつも母親がチェックをしていたが，配布物などが母親の手もとに届かず，PTA総会や参観日をいつも他の親から聞いて知っていたという。小学校4年生の時からクラスが荒れ始め，授業中に騒がしくなった。以来，授業に集中できないと訴え，他の児童に話しかけたり，白昼夢にふけったり，ノートにアニメのキャラクターの絵を黙々と描いたりするようになった。そのため，授業態度が悪い，と教師に叱責されたが，「だって，他の子もやっているじゃない」，「騒がしいから集中できない」などと言い返すので，教師はますます強く叱責していたという。自宅でも5歳下の弟に意地悪をしたり，ことばでやりこめたりすることも増え，親も頭を悩ませていた。教育相談に行ったところ，児の発達障害の可能性を指摘され，児童精神科受診を勧められたという。なお，教育センターで実施されたWISC-IVでは，全検査IQは92，言語理解は110と高く，知覚推理，ワーキングメモリーは100前後であったが，処理速度は72と落ち込んでいた。

[診察所見]

児は「学校できちんとしないといけないのに，みんなが騒がしい」といい，そのような学校でも何とか過ごしていることが強調された。また，診察室に同席した母親も，「うちの子の悪いこともわかります。しかし，あんな言い方をしなくっても」と目を潤ませ，学校での対応に納得がいかないことがうかがえた。診察室の行動からは多動さは見られなかったが，感情の調節は困難であり，また，複雑な話になるとすぐにぼんやりとして，あとで聞き返すなど，注意集中の困難があることがうかがえた。

[診断]

幼稚園の頃から多動-衝動性，不注意の存在がうかがえ，ADHDの存在がうかがえた。小学校4年生以降は，学級の状況が思わしくなく，そのために学校生活上の困難が増し，また情緒的にも不安定となっていた。

[治療]

幼稚園の頃から小学校4年生までの経過から，児がADHDの混合像を呈していること，現在の行動上の問題がADHDに関連していることは明らかであったが，そのことを単に指摘するだけでは，児の怒り，不条理感，大人への不信を受け止めることが

できず，また，母親も現状への困惑や教師への不信を受容されぬまま，特性に向き合うことは困難と思われた。そのため，これまでの経過を丁寧に振り返った上で，本児は快活で向こう見ずであったり気が散りやすいなど，不器用なところはあるが，さまざまに工夫をしたり，母親のサポートを得ながら立派にやってこれたこと，しかし，小学校4年生以降，周囲が騒がしく，そのために気の散りやすい児は，人一倍苦労していること，しかし，学校に行かないとというまじめな思いから，何とか過ごしている。でも，その頑張っているところは理解してもらえず，先生に荒っぽくしかられることに納得がいかないことを確認した。その上で，まず，学校に連絡を取って配慮をお願いすること，そのうえでも苦労があるようであれば，ADHDの薬剤が役立つ可能性があることなどを説明した。

教師によれば，現状の学級運営が困難であり，なんとかコントロールしなければという思いから強く叱責していたとのことである。否定的な言葉で叱責を加えるのではなく，どのようなことをしてほしいのかを明確に伝え，それが達成された場合には肯定的な評価をしていただくようにお願いした。席替えによって，児の席は教卓脇になったが，教室の喧噪は変わらなかった。そのため，教頭が可能な時間は補助的に教室に入るようにして教室運営を支えた。授業についても，講義形式だけでなく，適宜短い課題を入れてフィードバックするなどの工夫が行われた。その結果，教室全体に落ち着きがあり，本児も勉強に取り組みやすくなったという。

夏休み明けに，本児と母親からADHD治療薬を試みてみたいとの希望があった。そのためメチルフェニデート徐放錠を漸増し，36 mg/日で維持した。その結果，昼食時の食欲が低下し，給食を残すことがあるそうであるが，夜の7時頃，ちょうど薬の効果が切れてきた時間帯に間食を希望することから，その時間に補食をするようにしたとのことである。授業中は集中しやすくなり，課題やノートの字もきれいになり，成績も上昇した。そのため褒められることが増えたという。児も「あのときのことはよく思い出せない。訳がわかならなかった」といい，母親も「失いかけていた自信が，もう一度取り戻されているようで良かった」と語った。

文献

本章において参照すべき文献は多数に及び，そのすべてを挙げることはできない。参考になる書籍は以下の通りである。

岡田　俊，山下裕次朗　ADHD の薬物療法と心理社会的治療．星和書店，2011.

市川宏伸，大澤真木子　ADHD の新しい治療戦略：アトモキセチンを中心として．メディカルレビュー社，2011.

齋藤万比古，樋口輝彦　成人期 ADHD 診療ガイドブック．じほう，2013.

13 学習障害（限局性学習症）

宇野洋太

I. 概念

限局性学習症とは，学校等による通常の教育を受けているにもかかわらず，個人の全般的な知的能力と比し，特定の領域において学業的技能を習得することが困難である病態で，神経発達症群に属する障害のひとつである。特定の領域とは，単語の読みの正確性・流暢性，読解力，書字や文法・文章のまとめ方，綴字，計算や数概念，および数学的推埋などである。これらが学習の機会の乏しさ（学習に用いる言語の習得が不十分である場合なども含む）や不適切さ，また身体的・神経学的問題などによって二次的に生じた場合，あるいは全般的な能力の障害に伴う場合などを除き，発達期に特徴が明らかになってくるときに診断される。

また限局性学習症と診断する場合，どの領域の困難さがあるのかを全て確認する必要があり，それに基づき，下位技能（読字の障害を伴う，書字表出の障害を伴う，算数の障害を伴う）と，どの領域かを特定し，診断とする。例えば限局性学習症で文法と句読点の正確さの問題，書字表出の明確さまたは構成力，さらに計算の正確さまたは流暢性に問題がある場合，「書字表出の障害を伴う限局性学習症，文法と句読点の正確さおよび書字表出の明確さまたは構成力の障害を伴う」および「算数障害を伴う限局性学習症，計算の正確さまたは流暢性の障害を伴う」となる。

困難さの生じている学業領域の数や程度から，重症度を軽度，中等度，重度の三段階で特定する必要がある。中等度とはひとつ以上の学業領域に明らかな困難さがあり，集中的特別な指導を必要とする場合で，正確かつ効率的に遂行するためには支援を必要とするレベルを指す。それより軽微であれば軽症であり，より困難が強かったり，支援が必要である場合，重症となる。

II. 学習障害の歴史と2つの学習障害

前述では精神障害の診断と統計マニュアル第5版（Diagnostic and Statistical Manual of Mental Disorders；DSM-5）における定義を基に概説したが，日本含め世界的に用いられている学習障害（一般にLDと呼ばれているが）の名称は，立場・考えなどにより様々な定義が用いられ，一部では混乱や誤解を生じている。以下に，それぞれの学習障害を説明するため，学習障害の歴史的変遷を紹介する。

かねてから脳梗塞などにより失読症が起こることは知られていた。1877年，Kussmaul, A.は視力や知力，発話力には問題ないが文字列が読めないことを'語盲（word blindness）'という言葉を用いて表現した[1]。また1887年にはBerlin, R.はディスレクシアという語を使って示した[2]。その後，先天性に生じていると考えられる語盲の症例が報告[3]され，以降多くの先天性語盲の報告が相次いだ。一方で，1917年から18年にかけて流行した嗜眠性（エコノモ）脳炎の後遺症として注意や多動性，衝動性の問題がみられたことから，1948年にA. Straussは脳の器質的障害に基づく行動や認知，運動の問題を示す児を脳損傷児と称した[4]。こうした病態は微細脳損傷（minimal brain damage：MBD）[5]，後には微細脳機能障害（minimal brain dysfunction）[6]と命名された。MBD概念が普及する中で，先天性語盲もその概念の中に含

まれて議論されるようになった。

その後 S. Kirk は 1962 年に，教育上特別のニードを持つ子どもたちという側面に焦点を当て，学習障害（learning disabilities）という名称を提唱[7]し，この用語が 1975 年米国の全障害児教育法の中で取り入れられた。同法では学習障害（learning disabilities）は「聞く，話す，読む，書く，推理する，計算するなどの能力および社会的技能の獲得と使用の著しい困難としてあらわれる，異種類の障害群をあらわす用語」（米国学習障害合同委員会，1987）と定義された。これにより教育分野で注目され，発展を遂げた。本邦においてもこの米国の法律用語であり，教育用語がそのまま導入され，1999 年に文部科学省が学習障害（learning disabilities：LD）を「基本的には全般的な知的発達に遅れはないが，聞く，話す，読む，書く，計算する又は推論する能力のうち特定のものの習得と使用に著しい困難を示す様々な状態を指すもの」で，「中枢神経系に何らかの機能障害」に起因するものと定義した。

一方，医学の分野では神経心理学的な見地から学習障害を定義し，1968 年 DSM-II に Special Symptoms の中で特異的学習障害（specific learning disturbance）として登壇した。その後，DSM-III において学習能力障害（academic skills disorders）となり，DSM-IV-TR においては大分類を学習障害（Learning Disorders）とし，読字障害，書字表出障害，算数障害の 3 つに下位分類されている。さらに DSM-5 では神経発達症群という診断領域が設けられ，その内に限局性学習症（specific learning disorder）として位置付けられた。また‘該当すれば特定せよ’の項目として読字の障害を伴う，書字表出の障害を伴う，算数の障害を伴うが設けられ，さらには重症度も軽度，中等度，重度から特定することとなっている。

これらの経緯よって日本国内で教育用語の LD（learning disabilities）と医学用語の LD（learning disorders）が存在することとなっている。なお英語圏においては知的能力障害なども含めた学業または情動などの習得に困難さを認める場合，学習困難（learning difficulty）の用語を用いることがあり，同じ LD と略されるが，主として知的能力障害と意味する語として使用されているので注意が必要である。

III. 2 つの学習障害と診断をめぐる問題

日本において LD の定義は 2 つ存在し，learning disabilities は「聞く」「話す」「読む」「書く」「計算する」又は「推論する」能力のいずれかの問題であり，learning disorders は「読む」，「書く」，「計算する」能力のいずれかの問題である。前者に含まれる「聞く」「話す」の能力はコミュニケーションの質的問題と，「推論する」の能力は想像力の質的問題と関連する可能性がある。コミュニケーションや想像力の質的問題は自閉スペクトラム症（autism spectrum disorder：ASD）の特性と関連する。つまり learning disabilities の異種類の障害群には learning disorders に加えて ASD が包含されてしまっている可能性がある。Learning Disorders と ASD とでは，その支援の方略は大きく異なる。支援プランに直結する医学診断を行うという視点からは，学習障害には learning disorders の定義を用いることが妥当であると考える。

IV. 臨床症状

以下に限局性学習症のそれぞれの学習領域を示す。

1. 読字障害

文章を読むためには，まず一文字一文字が読めるようになることが必要である。次にひとつの単語のまとまりとして認識できるようになる。その上で，意味を理解する。読字障害では，文字の形を捉えること，文字から音へ変換すること，視空間認知や同時処理などに問題がみられる。具体的なあらわれ方としては，一文字ずつ読み，まとまった単語として読めないため途切れながら読んだり，読み間違いをしたりする場合がある。また視覚認知の問題と関係し，読める文字だけ読む「拾い読み」や「飛ばし読み」がみられる。ゆっくり何回も読まないと理解できないという形で症状が現れる場合もある。書字と音読の正確さや流暢さの困難をディスレクシア（dyslexia）と呼ぶこともある。

2．書字表出障害

　書字には文字の形態を正確に捉え，記憶し，目と手を協応させて記す必要がある。書字障害では綴りの間違いや似ている文字の間違い，鏡文字や形態のアンバランス，書き写しができないなどがみられる。困難さは平仮名・片仮名，漢字，英語の順で顕著となる場合が多い。平仮名，片仮名は文字と音が一対一で対応しているのに対し，漢字，英語は対応していないからと考えられている。

　そもそも読むことができない文字は，書くことが難しい。つまり書字表出の困難さの背景に，読字の問題が存在している場合もある。したがって書字表出障害の場合，読字障害も合併していないか確認する必要がある。また不器用さから書字が苦手となる場合も多いため，発達性協調運動障害の有無の確認も必要である。

3．算数障害

　算数障害のあらわれ方としては，九九が覚えられない，暗算ができない，用語などの概念理解や文章・数式の解読ができないなど言語性能力と関連する場合（継次性障害）と，数量概念や図形の理解・イメージが困難，筆算で桁がずれるなど視空間認知と関連する場合（同時性障害）がある。

V．疫学

1．有病率

　世界的にみると，書字と読字に困難を持つディスレクシアの有病率は5～12％程度と見積もられている[8]。また本邦において宇野らは1,200名の小学生を対象にした調査で，−2 SD以上の音読の遅れがみられた児童は平仮名・片仮名で約1％，漢字で約3％と報告[9]している。他方，算数障害の有病率であるが，こちらも3～6％程度[10]と見積もられ，ディスレクシアと算数障害とで有病率に大きな差はないと考えられている[11]。言語圏の違いによる有病率の差に関しても，いずれの言語圏であっても差はないといわれている。ただし日本語（平仮名・片仮名）のような文字と音が一致するような言語圏の方が，英語のよ

うに一致しない言語圏より，臨床的には事例化する割合が少ない可能性がある[12]。実際，書字読字障害が軽度なものでは平仮名や片仮名，また漢字も簡単なうちはある程度問題なくついていく。しかし漢字が難しくなるにつれ，困難さが現れるようになり，さらに英語の授業の開始とともに障害が顕在化する場合もある。

　またディスレクシアの男女比は男性1.5～3に対し，女性1程度と考えられている[13]。男性に多い理由としては不明だが，ADHDなどの外在化障害との併存率が高く，それが男性の方が多いため，その影響ではないかと考えられている。一方，算数障害に関しては女性の方が多いという報告もある[10,14]。

2．併存症

　次に限局性学習症の下位分類同士あるいは他の疾患との併存である。算数障害のあるものでは，ないものと比べ読字障害や書字表出障害が約4倍多く，算数障害と読字障害は25％程度で併存しているという報告がある[14]。また限局性学習症同士以外では，ADHDとの併存も多く，ディスレクシアでは25～40％程度，算数障害では10～60％程度，ADHDを併存しているとの報告[15-18]もある。その他，言語症，語音症との併存も多く，これらは後の読字障害の早期徴候となることもある[19,20]。

VI．病因

　限局性学習症の発症は遺伝環境相互作用によって生じると考えられている。多くの遺伝子が多様に関連することがわかっている[21]。特に第一度親族に限局性学習症があると，発症率は高まり，相対危険度は概ね5～10倍程度である。他方，双生児研究から遺伝率は30％～75％程度で，遺伝要因のみならず環境要因も大きく関与している[11,22]。環境要因としてのリスク因子としては早産や低体重出生，妊娠中の喫煙などが想定されている。しかし未だ不明な点も多い。

VII. 診断

1. 除外診断

個人の年齢，就学，知的水準から期待される能力より低い特定領域における学業的技能習得の困難さを認める場合に，限局性学習症の診断となるが，前提として身体・神経疾患によらない，知的能力障害で説明されない，学習の機会の問題によらないことが前提となる。つまりこれらの除外がまず必要となる。

例えば視覚あるいは聴覚に障害があることで，学習上の支障をきたしていることもある。また神経疾患によって運動機能の障害をきたし，そのことで書字の問題などが生じている場合もある。したがってこれらがないのかを確認することは重要である。

また知的能力障害があり，全般の学力が低い場合，当然限局性学習症に関連する領域においても，学習上の困難さをきたす。こういう場合，知的能力障害として捉える方が妥当である。全般的な知的能力と比して，特定領域に困難がある場合に診断されるため，個人の全般の能力を把握する必要があり，そのためには知能検査は必須となる。知的能力障害があるものにおいても，限局性学習症を併存する場合もある。その場合，全般の知的能力から期待される水準より，特定の学習領域の障害が過度である場合に診断することができる。

さらに限局性学習症では長期間，通常の学校教育等の学習環境で教育を受けてきたにもかかわらず問題が生じていることとなっている。例えばネグレクトを含む虐待などがあり登校が不規則であったり，家庭での学習のサポートが受けられてない場合，また分離不安症などなんらかの本人の問題から登校が困難となっている場合，あるいは日本語を母国語とせず，言語等の理解に困難がある場合などでは当然学業習得に困難が生じる。こういった場合を除外する必要がある。ただ一方で，元々限局性学習症があり，学習が困難となってきたことで登校が不規則となったり，学習を拒否するようになり，そのことがさらなる学業上の問題を生じさせていることもあり，こうした場合，誤解を招きやすく，評価を一層困難にする。

2. 診断上の手続き

身体的・神経学的疾患の影響がないことを確認した上で，さらに全般の知的発達や学習環境を踏まえ検討し，限局性学習症かどうかの診断を行っていく。診断に際しては，主訴・現疾のほか，発達歴を含めたこれまでの経過と，通知表，テスト結果，ノート，作文，絵などが参考になる。また学習を評価する客観的定量的方法として Learning Disabilities Inventory-Revised（LDI-R）[23]が国内では標準化されている。ただ DSM-5 などの概念に準拠したものはなく，臨床情報をなるべく多く集める必要がある。また学業的技能は正常/異常の境があるものではなく，連続体であるため，固有の境界点は存在しない。したがって臨床情報を多く集め，その中で判断せざるを得ない。

また前述の通り，限局性学習症には ASD や ADHD，また発達性協調運動症が高率に併存する。したがってこれらの有無を確認することも重要である。青年期・成人期になると限局性学習症のため学校あるいは社会適応が困難となり，さらに不安症や抑うつ状態等を呈し[24]，時には自殺関連行動に発展する場合がある。したがって不安・うつ状態等の評価や併存疾患の存在の確認も必要となる。

VIII. 治療・支援

ひとえに限局性学習症といっても，読字障害，書字表出障害，算数障害があり，またその中でも困難となっている領域は個々異なる。また困難さの程度も様々である。治療介入の一番の目標は，極力他の学習領域にネガティブな影響を与えないこと，またそのことで学習や生活に対する自尊心・モチベーションを損なわないことである。そのことを通じて個人の QOL を最大限高めることである。

支援・介入の最も基本となるのは，個人の能力水準と困難さの把握・評価することである。それを周囲が理解し，また評価に基づいて支援していく。まずは苦手となる領域に支障をきたさないように，代替できるツール・方法を活用したり，他の能力で補完することである。こうした取り組みは，合理的配慮と呼ばれ，2016 年 4 月から実施されている障害者差別解消法において，学校を含めた公的機関は合理

的配慮を行うことが義務となっている。具体的には，読字の困難さに対しては文章の体裁の工夫や文字の拡大，電子教科書・読み上げソフトの利用，口頭試問による評価などである。また書字の困難さに対しては，ノートのマスなどの大きさの工夫やパソコン・ワープロ等といった入力機器の使用，書字の負荷の軽減（黒板の写真撮影，プリントの配布，代筆，電子黒板の利用）などである。さらに算数の苦手に対しては，計算機の活用などがあげられる。昨今の情報通信技術（information and communication technology；ICT）の発展・普及により，これらの技術活用で今まで以上に支援の幅が広がり，限局性学習症の困難さを補完できるようになってきている。

一方，困難な部分については，個々の到達・習熟度に応じた課題を設定し，具体的目標をたて，1対1で，スモールステップで，繰り返し取り組む必要がある。また取り組みには動機が重要で，そのためには達成可能な目標を設定し，成功体験を増やすことで内発的な動機を高めることができる。また賞賛等の外発的動機づけも時に有効である場合もある。

IX. 症例呈示

［事例］9歳，男児（小学4年生）。
［主訴］学校に行きたくない，勉強が面倒くさい（本人）
［発達歴および現病歴］

教員をしている両親のもと，第一子として出生した。妊娠経過および出産に特記事項はない。乳児期からアイコンタクトは良好で，あやしてもらうことを好んだ。お母さんなどの関心をひくために泣いたり，また微笑みに対して微笑んで返す様子が生後4〜5ヵ月頃からみられるようになった。8ヵ月頃からは人見知りや，ハイハイで後追いする時期がみられた。喃語も増え，徐々に長くなっていった。13ヵ月頃からは‘ママ’‘パパ’などと話すようになり，その後も語彙は徐々に増え，20ヵ月頃からは二語文も出るようになった。言葉が出始めるのと同じくらいの時期から始歩もみられるようになった。歩けるようになり出すと危険を顧みず勝手に行ってしまおうとしたり，棚などの高い所も平気でどんどん登ろうとして目が離せなくなった。同年代の子どもたちには関心が高く，2，3歳頃には公園とかでも遊んでいる子たちの輪に入ろうとしていた。

3歳から就園したが園には楽しく通った。ただ園では自由時間に盛り上がり過ぎて他の子どもを叩く，突き飛ばすなどがしばしばみられた。制作などをしていても，飽きてしまい，勝手に玩具で遊びだすことも多かった。本読みは好きで，年齢より難しいものでもよく読んでいた。読みだすと集中し，周りがみえないようであった。絵画は苦手で，状況は想定されておらず，ただ人物などを描くだけであった。その人物の絵も，丸と棒で描かれたもので，立体感はなく，非常に稚拙なものであった。また登園時の着替えや荷物整理はなかなか定着しなかった。

小学校は普通学級に就学したが，身の回りの整理整頓などはできず，荷物が散乱したり，机やランドセルの中でプリントがグチャグチャになっていることも多かった。落とし物やなくし物も多く，鉛筆や消しゴムは親が気を付け，常に多く筆箱にいれていた。授業中に立ち歩くことはないが，筆箱をいじったり，ノートなどに落書きをしたりしていて注意されることは日常であった。

帰宅しても遊んでしまい，宿題になかなか取りかかることができなかった。そのことで母親から叱られることがよくあった。また取りかかろうとしても連絡帳が乱雑に書かれているため読解できなかったり，途中から書かれていない日も多かった。そのため宿題などの範囲を親が他の子どもの家に連絡し，確認することも多かった。算数は比較的好きで計算ドリルなどには積極的に取り組んだ。しかし漢字の練習はなかなか取り組まず，取り組んでもすぐに他の事をしだしたり，最終的には乱雑にするだけであった。結局宿題を提出しても，乱雑であったり，止め・はね・払いがきちんと書けていないため，やり直しとなることも多かった。そのためやり直しも含め漢字の宿題がどんどんたまる状況にあった。

3年生になり，好きだった算数でもテストで文字が乱雑なため何を書いているのかわからずバツになったり，自分でも見間違うこともあった。また筆算をしていても列が合わず，間違ってしまうことも時々あった。文章題に関しては，授業中および宿題において問題文の書き写しがあったが，授業時間内に間に合わないことも多かった。他の教科でも同様の傾向がみられるようになった。また漢字に関しては，毎週漢字テストが実施されることになった。多

くの課題の中から10問だけ出題され，ほとんどの回で数問も合わない状況であった。そのため，テストのやり直しの練習と再テストがどんどんたまっていった。次第に漢字テストの前日を中心にイライラしたり不安定になるようになってきた。登校することを拒んだりするようにもなってきた。そのため心配した両親に連れられ受診となった。

[診察・検査]

明るく快活で，会話もスムーズであった。礼節も年齢相応に保たれていた。友達関係は良好のようであるが，特に学習面に関して本人としても主訴の通り，負担感が強かった。

WISC–IV による知能検査を実施した。FSIQ では明らかな遅れはなく，全般的に知識は豊富で言語理解指数は高かった。処理速度は記号探し課題に対して符号課題が目立って低く，それぞれ誤りも3個と2個みられた。符号は力強く記載され，枠をはみ出しているものもあった。またバランスは悪かった。

[診断]

上記より，「ADHD」および「書字表出の障害を伴う限局性学習症，書字表出の明確さまたは構成力の障害を伴う」と診断した。

[その後の経過]

本人の特性を家庭および学校と共有した。ADHDの問題に対しては座席の配慮等やチェックリストの活用などを行った。また家庭でも帰宅後あるいは学習中に，好きな遊びが目につきにくいよう部屋のレイアウトを工夫するなどを行った。また持ち物などはチェックリストや片付けの仕方などの工夫を行った。これらによって課題に取り組みやすくなったり，忘れ物が減った。

また算数などについては問題文の書き写しはやめ，テストやプリントも問題間のスペースを広めに取ってもらい，大き目の文字であっても書き込めるよう体裁を整えてもらった。またノートも筆算がずれにくいようにマスのあるものに替えた。

漢字については出題範囲を狭めてもらい，集中して学習する項目を減らしてもらった。またまずは全体の形を覚えることに主眼を置き，止め・はね・払いなどは現段階では問わないとしてもらった。

板書の多い場合は，主要な部分が虫食いになったプリントを用意してもらい，必要な生徒はそれを使用できるよう全体に対して先生から提案をしていた

だき，本人はそれを使うこととした。また連絡帳は黒板の所定の位置に，決まったフォームで記載していただくようにし，本人には所定のフォームのメモ用紙を用意し，ページなどの情報を書き込むだけで記録し終えられるようにした。

その結果，元来好きだった算数で再び点数が取れるようになった。また漢字も課題数が減ったことでより集中して取り組め，またそのことが結果に繋がりだしたため，本人としても意欲的に取り組むようになった。その後，満点の記録を続けられるようにもなり，「漢字は好きじゃないけど，でも大丈夫」と言えるまでになった。成功体験を通じ自己肯定感が高まったことで，苦手にたいしても前向きに取り組めるようになってきている。

X. まとめ

限局性学習症は，全般的な個人の能力と比し，読字，書字表出，算数といった特定の領域における困難で，脳の器質的な問題に起因する。見過ごされると他の学業的領域においても支障をきたしたり，場合によっては不登校等の問題や不安・抑うつ状態を呈し，QOL を下げることになる。また ADHD など他の神経発達症群の併存も多く，適切な診断と評価が重要である。

支援としてはまずは個人の苦手が生活・学習に支障をきたさないよう支援のツールを活用することである。その上で困難な領域を個別に課題設定し，スモールステップで取り組むことである。このことを通じて達成感を得て，本人たちの自己肯定感を育んだり，QOL を最大限高めることが重要である。

文献

1) Kussmaul A. Disturbances of speech. An Attempt in the Pathology of Speech. Hv Ziemssen (ed)：Cyclopaedia of the Practice of Medicine. pp581–875, William Wood, 1877.

2) Wagner RF. Rudolf berlin：Originator of the term dyslexia. Ann Dyslexia 23：57–63, 1973.

3) Morgan WP：A Case of Congenital Word Blindness. Br Med J 2：1378, 1896.

4) Cruickshank WM, Hallahan DP. Alfred A. Strauss：pioneer in learning disabilities. Except Child 39：321–327, 1973.

5) Knobloch H, Pasamanick B. Syndrome of minimal cere-

bral damage in infancy. J Am Med Assoc 170：1384–1387, 1959.

6) Clements SD, Peters JE. Minimal brain dysfunctions in the school–age child. Diagnosis and treatment. Arch Gen Psychiatry 6：185–197, 1962.

7) Kirk SA, Bateman B. Diagnosis and remediation of learning disabilities. Except Child, 1962.

8) Norton ES, Beach SD, Gabrieli JD. Neurobiology of dyslexia. Curr Opin Neurobiol 30：73–78, 2015.

9) 宇野彰　発達性 dyslexia とは（笹沼澄子，編）発達期言語コミュニケーション障害の新しい視点と介入理論．pp83–92，医学書院，2007.

10) Kucian K, von Aster M. Developmental dyscalculia. European journal of pediatrics 174：1–13, 2015.

11) Gabrieli JD. Dyslexia：a new synergy between education and cognitive neuroscience. Science 325：280–283, 2009.

12) Share DL. On the Anglocentricities of current reading research and practice：the perils of overreliance on an "outlier" orthography. Psychol Bull 134：584–615, 2008.

13) Rutter M, et al. Sex differences in developmental reading disability：new findings from 4 epidemiological studies. JAMA 291：2007–2012, 2004.

14) Landerl K, Moll K. Comorbidity of learning disorders：prevalence and familial transmission. J Child Psychol Psychiatry 51：287–294, 2010.

15) Owens JA. The ADHD and sleep conundrum：a review. J Dev Behav Pediatr 26：312–322, 2005.

16) Gillberg C, et al. Co–existing disorders in ADHD—implications for diagnosis and intervention. Eur Child Adolesc Psychiatry 13 Suppl 1：I80–92, 2004.

17) Bhatia MS, et al. Attention deficit disorder with hyperactivity among paediatric outpatients. J Child Psychol Psychiatry 32：297–306, 1991.

18) Willcutt EG, et al. Neuropsychological analyses of comorbidity between reading disability and attention deficit hyperactivity disorder：in search of the common deficit. Dev Neuropsychol 27：35–78, 2005.

19) Pennington BF, Bishop DV. Relations among speech, language, and reading disorders. Annu Rev Psychol 60：283–306, 2009.

20) Willcutt EG, et al. Understanding the complex etiologies of developmental disorders：behavioral and molecular genetic approaches. J Dev Behav Pediatr 31：533–544, 2010.

21) Demonet JF, Taylor MJ, Chaix Y. Developmental dyslexia. Lancet 363：1451–1460, 2004.

22) Tosto MG, et al. Why do we differ in number sense? Evidence from a genetically sensitive investigation. Intelligence 43：35–46, 2014.

23) 上野一彦，篁倫子，海津亜希子　LDI–R–LD 判断のための調査票．日本文化，2005.

24) Goldston DB, et al. Reading problems, psychiatric disorders, and functional impairment from mid– to late adolescence. J Am Acad Child Adolesc Psychiatry 46：25–32, 2007.

14 協調運動障害

河村雄一

I. はじめに

人間が普段から何気なく行っている運動，すなわち歩いたり，走ったり，物を手でつまんだり，食事をしたりといった行為は，単一の筋肉によって行われているわけではない。全身の様々な感覚器官，脳神経，筋肉などが絶妙なバランスやタイミングで制御され，ヒトの単なる「動き」は，人間の「意味のある動作」へと変化する。さらに視点を広げれば，顔の表情，呼吸，心拍に至るまで，随意・不随意は別にして，人間の活動そのものが無数の器官の協調と捉えることもできる。

「協調運動」とは，もともと別々の動作がひとつにまとまった一連の運動と定義される。しかし一言で協調運動といっても，物をつかむといった比較的単純で習得しやすいものから，自転車や縄跳び，さらにはアクロバティックな体操やフィギュアスケートなどのように極めて複雑なものまで，たいへん幅が広い。生活上どの範囲の協調運動が必要かは，それぞれの年齢，環境，文化的背景が大きく影響する。一例を挙げるなら，アメリカ人が箸を使えなくても協調運動障害とは呼ばない。

児童精神科の日常臨床では，ついつい言語や対人関係の発達に目を奪われがちである。しかし話に耳を傾けると，乳児期から身辺の自立が遅れており保護者自身のしつけが悪いのではないかと自責的になっていることもある。また学齢期では体育や図工が難しく友人から指摘されて自己評価が低下しているという例も多い。そのため，子どもや家族全体の支援を考える上で，運動能力を含めた包括的な発達評価が不可欠である。本稿では協調運動に焦点を当

てながら，その特徴と支援方法について考察する。

II. 歴史

昔から不器用な子どもは存在したと思われるが，麻痺など明らかな神経症状がある場合を除くと，特に疾患概念としては捉えられず，単に両親の育て方や性格が原因とされてきたようである。その後研究により，「微細脳損傷症候群（minimal brain damage：MBD）」という概念が提唱され[1]，脳の軽微な障害が不器用の原因になるという仮説が有力となった。しかし微細な障害を実証することは困難で，1962年から1963年にかけて開かれた米国でのシンポジウム以降は「微細脳機能不全症候群（minimal brain dysfunction，略語はかわらず MBD）」と言われるようになった。これら MBD と呼ばれる児童は，興奮しやすく，注意集中困難があり，多動で落ちつきがなく，不安や緊張も高く，言葉の発達や協調運動の遅れがあるような状態とされた。現在では概念が整理され，DSM-IV-TR では，行動面に着目すると「注意欠如多動性障害」，学習面は「学習障害」，そして運動面については「発達性協調運動障害」と分類されるようになった。

III. 臨床症状と診断

1. 診断基準

DSM-IV-TR での診断基準を**表1**に示す。協調運動が「年齢や知能に応じて期待されるよりも」下手であること，そしてそれが日常生活や学業成績に障害をもたらしていることが基準になっている。逆に

各論

表1　DSM-Ⅳ-TR による診断基準

315.4 発達性協調運動障害
- A．運動の協調が必要な日常の活動における行為が，その人の暦年齢や測定された知能に応じて期待されるものより十分に下手である。これは運動発達の里程標の著名な遅れ（例：歩くこと，はうこと，座ること），物を落とすこと，"不器用"，スポーツが下手，書字が下手などで明らかになるかもしれない。
- B．基準Aの障害が学業成績や日常の活動を著名に妨害している。
- C．この障害は一般身体疾患（例：脳性まひ，片まひ，筋ジストロフィー）によるものではなく，広汎性発達障害の基準を満たすものでもない。
- D．発達遅滞が存在する場合，運動の困難は通常それに伴うものより過剰である。

（引用：APA. DSM-Ⅳ-TR, 2000.［髙橋三郎ほか訳　DSM-Ⅳ-TR 精神疾患の診断・統計マニュアル. 医学書院, 2002.］）

言えば，周囲が発達特性を理解して無理のない課題を与えるよう配慮すれば，診断基準を満たさなくなる。また広汎性発達障害を除外しているが，DSM-5ではこの項目は削除され，併記が可能となる。後述のとおり実際の臨床場面では両者の合併が多く見られるため，それに即した改訂であると考える。以下に，臨床的な特徴を，乳幼児期と学齢期に分けて記述する。

2．乳児期の特性と理解

　乳児期には定頸の遅れや筋緊張の低下など，全体的な運動発達の遅れとして保護者により気づかれることが多い。歩行の開始が1歳半以降まで遅れたり，その後もジャンプや片足立ち，スキップなどの粗大運動ができなかったり，バランスがとりづらいことがある。また就園後は描画，食事や着替えなどを一人で行う機会が増えるとともに，集団内での比較もされるようになり，不得意さが目立つようになる。

　この時期の課題は，日常生活に直接役立つ重要なものが多い。そのため保護者が焦ってしまうことや，しつけが悪いのではないかという無用の自責感を抱くこともある。

3．学齢期の特性と試練・支援

　入学後は学校課題での困難が見られることが多

い。例えば体育（球技，鉄棒をはじめ全般），音楽（リコーダーなど），図工（はさみやのりを使っての工作），算数（コンパス），書写，そして運動会などの行事である。これらの不得意さが劣等感につながりやすい。さらに，忘れてはならないのが休み時間である。ドッジボールなどの集団に入ることを避けてしまい，友人関係にも影響しかねない。

4．臨床検査

　先に述べたとおり，発達の遅れやアンバランスを主訴として児童精神科を訪れる多くの子どもたちは協調運動障害を合併している。そのため，日常診療や心理検査からも運動面の問題点を見落とさないことが重要である。

1）新版K式発達検査

　幼児期に最もよく行われる発達検査の一つで，「姿勢・運動」「認知・適応」「言語・社会」の3領域での発達指数が算出される。このうち「姿勢・運動」は粗大運動との関連が高い。ただし3歳レベルの「ケンケン」以降の課題はなく，評価の対象外となる。また「認知・適応」は微細運動との関連が大きく，特に形の模写や人物完成では，手先の不器用さや身体イメージの評価につながる。さらにパズル課題などで検査態度を観察することにより，手先の動かしにくさなどを確認することもできる。

2）遠城寺式乳幼児分析的発達検査

　これも幼児期に多用される発達検査である。日常生活に密着した項目が多く，家庭や保育現場でよく利用されている。この検査では「移動運動」「手の運動」「基本的習慣」「対人関係」「発語」「言語理解」の6項目で評価される。このうち「移動運動」は粗大運動と，「手の運動」は微細運動との関連が大きい。さらに，これらの運動能力が日常生活に生かされているかどうかを知るため，「基本的習慣」との差がないかどうか見るのも重要である。またプロフィール全体では，例えば言語能力が高い割に運動能力が低い場合には，「理解はしているけれども思い通りに身体を動かせない」といった状況になり，かんしゃくなどを起こしやすくなることも推測される。

表2　年齢別ソフトサイン一覧

（下の年齢用で陽性のものは陽性とする。）

5〜6歳用

開眼片足立ち	：5秒以下を陽性とする。
片足飛び	：不可能なものやぎこちないものを陽性とする。
スキップ	：不可能なものを陽性とする。
爪先歩行	：1〜2歩しか歩けないものを陽性とする。
指の対向テスト	：スムーズにできない。また鏡像運動が出現するものを陽性とする。
指折りテスト	：同上

7〜8歳用

開眼片足立ち	：年齢の秒数秒以下を陽性とする。
片足飛び	：10回以内を陽性とする。
舞踏病用運動	：直立，閉眼で両腕を前方へ進展し指を広げさせる。手肢に捻るような運動がみられるものを陽性とする。
変換運動	：両手を同時に膝上で回内回外させる。ついで片手ずつ手のひらの上で，回内回外運動を行わせる。著しく拙劣なものを陽性とする。

9〜10歳用

変換運動	：円滑にいかないもの，また前腕を挙上させ片側ずつ回内回外をさせたとき鏡像運動が出るのも陽性とする。
2点刺激識別	：閉眼させ手のひらを下にして机の上におき，同じ指もしくは異なった指に同時に触れ，何本の指に触れたか当てさせる。識別できないものを陽性とする。

左右の弁別	：開眼で右手，左手を挙げさせる。ついで検査者の右手，左手を当てさせる。自己の左右の識別ができないものを左右弁別陽性，検査者の左右の識別ができないものを対向左右弁別陽性とする。
手指の弁別	：開眼で手のひらを下にして机の上におき，指に触れて，その名前を当てさせる。滞りなくできるまで繰り返し教えたのち，閉眼で同様に指の名前を当てさせる。正しく識別できないものを，手指弁別陽性とする。

3）ソフトサイン

　診察場面では一般的な神経学的所見（姿勢，筋緊張，腱反射）により，まず神経疾患を鑑別することが重要である。その上で，さらに微細な異常所見や遅滞を評価するため，神経学的ソフトサインとよばれる徴候が参考になる。杉山ら[2]による，診察室内で簡便に評価できるソフトサインの一覧を**表2**に示す。

4）日本版ミラー幼児発達スクリーニング検査（JMAP）

　主に作業療法士が用いる検査である。対象年齢は2歳9ヵ月〜6歳2ヵ月である。5つの検査領域があり，基礎（基本的な感覚運動機能），協応性（複合的な粗大運動，巧緻運動），言語，非言語，複合能力（感覚運動能力と認知能力の複合課題）に分けられる。これらのスコアを分析することにより，感覚運動や認知の基礎的能力を知り，作業療法や日常生活動作の支援に役立てることができる。

5）ベンダー・ゲシュタルト・テスト

　Benderらによって開発された，古くから使われている視覚・運動能力のスクリーニングのための検査である。9種類の図形を写すことにより評価される。協調運動障害，特に微細運動との関連が強い。**図1**に，実際の検査結果の一例を示す。

IV．病因

　協調運動は様々な器官の協調により行われているため，その障害の原因についても単一に説明することはできない。神経心理学的には，視床から大脳半球にかけての体性感覚情報処理や，後頭葉から頭頂葉にかけての視空間認知処理の問題，あるいは小脳の関与が考えられる。また極低出生体重児のフォローアップ研究で，協調運動障害の合併が多いことも指摘されている[3]。

各論

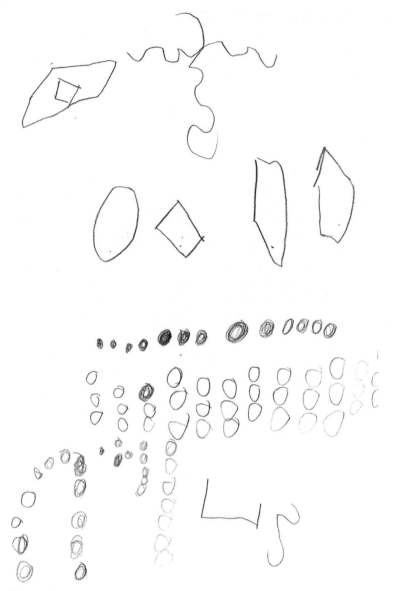

図1 7歳女児ベンダー・ゲシュタルト・テスト，コピッツ法13点。

V. 疫学　合併症

協調運動障害の有病率については，診断基準があいまいなこともあり，あまり多く報告されていない。横浜市の小学生を対象にした調査では，全児童の3.2%が「協応性に障害の疑いがある」とされ，さらに支援を必要とする可能性がある不器用な児童（Clumsy Child）を含めると，全体の17%にも及ぶという。つまり，協調運動障害はありふれた発達特徴とも言える[4]。また性別は男児に多いとされ，比率は4：1との報告もある[5]。注意欠如多動性障害との合併については，同じMBDという概念で考えられてきたことからもわかるように頻繁にみられる。両者を合併したものをDAMP症候群と呼ぶこともある。Gillbergらのスウェーデンでの調査によれば，注意欠如多動性障害のうち，約半数に協調運動障害の合併が見られた[6]。さらに，DAMP症候群の追跡調査によれば，読み書き算数の学習障害が，65〜80%にみられたという[7]。

また，広汎性発達障害との併存は DSM-IV-TR では認められていないものの，実際には両者の診断基準を満たす者も多いことが報告されている[8]。

VI. 支援の実際

協調運動障害への支援方法として，二つの方向性が考えられる。一つには，運動の背景にあるプロセスに焦点を当ててアプローチする感覚統合療法，もう一つは日常生活での運動課題を実践的に支援していく方法である。

1. 感覚統合療法

感覚統合療法は，自閉症などの発達障害への支援方法として，アメリカの作業療法士 Ayres らの理論に基づいている[9]。協調運動障害は「感覚や行為を調整する障害」と捉えられており，前庭系や，固有受容覚・触覚などの体性感覚系にアプローチするという。実際の臨床場面では，ブランコやボールプールなどの粗大遊具を用いて，作業療法士による感覚統合療法が行われている。これらは「感覚統合」という本来の目的以外に，身体を動かす楽しさを感じたり，対人関係を広げるきっかけとしても有効であると考える。

2. 症例呈示

日常の課題に対して支援を行ったものを 2 例示す。

[症例 1]

幼稚園での工作課題が難しくなり，ときにかんしゃくを起こすようになった 5 歳の男児に対して，はさみの操作方法について支援した例を紹介する。

はさみを使うためには，目と手，右手と左手，それぞれの指などを協応させる必要がある。また園や家庭での日常場面でも頻繁に使われるため，支援の対象とした。

まず椅子に座った姿勢を見ると，背もたれに寄りかかって身体が曲がっていた。そのため，肘掛けのあるやや小さな椅子に取り替え，座布団も利用して姿勢を保持しやすくした。次に，実際に切る様子を見ると，はさみと紙の場所をうまく固定できない様子であった。そこで机に肘をしっかりとつけて紙を

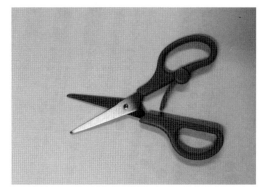

図2

持つ練習をした。

こんどは，紙は使わずに，はさみの開閉だけを試してみた。すると閉じたままの時間が長くなり，タイミングよく開く動作に移行できないことがわかった。そのためバネのついたはさみ（図2）を利用して，まずは紙を用いずに開閉動作のみの練習をした。慣れてきた段階で，子どもが持っているはさみに合わせて治療者が細長い紙を挿入し，切れる感覚を味わえるようにした。そうしていくうちに，補助がなくても 1 回切りができるようになってきた。

次は連続切りの準備として，はさみの開閉動作をやや速くする練習をした。一方では，治療者の方がはさみを開閉し，そのリズムに合わせて子どもが紙を動かすようにした。徐々にこの二つの動作が「協調」するようになり，連続切りができるようになった。幼稚園でも工作の時間が楽しくなってきたとのことである。

[症例 2]

次に，縄跳びが跳べないことで自己評価が低下していた 9 歳男児への支援を示す。

縄跳びはリズムとバランスが必要な協調運動であり，各種の運動の基礎ともなるため幼稚園や学校で課題とされることも多い。これも運動を細かく分割して，ゆっくり練習することにより，ある程度まで達成が可能である。

いきなり縄を跳ぼうとすると，縄の方にばかり注意がいきがちになる。そこでまずはジャンプだけの練習を行った。身体全体が適度に緊張する状態で，足をそろえてつま先で連続して跳躍する。このときに膝を曲げないように注意する。それに慣れてきた

ら，縄を両手に持って1回のみ回して跳びこえる練習を繰り返した。次に片手に縄を持って，連続して回しながらジャンプをしてみた。当初はタイミングがつかめなかったが，徐々に縄が地面につく瞬間に跳べるようになってきた。

ここまでの段階を踏んでから，連続跳びの課題に進んでいった。ゆっくりとタイミングよく跳ぶように促したが，膝が曲がってしまい，以前できていたはずのジャンプの基礎が忘れられていた。そのためもういちど前の段階に戻って練習を少ししたあと，あらためて連続跳びに挑戦したところ，比較的スムーズに跳ぶことができた。本人の苦手意識は軽減し，その後は「縄が自然に回る」といって楽しめるようになった。

VII. まとめ

上記の通り協調運動障害は他の発達障害との共通点も多いが，以下のような相違点も留意した上で支援にあたる必要がある。

1. 周囲から見えやすい

仮に国語や算数のテストで低い点数をとったとしても，答案が貼りだされるわけではない。しかし体育ができないとクラスの誰の目にもとまり，「さらし者」になりかねない。また筋緊張が弱い子どもも多く，その外見は一見したところではサボっていると誤解される恐れがある。

2. いじめの温床になりやすい

日本の学校では運動会をはじめ様々な団体競技が年に何回もある。不得意であってもいずれかの競技への参加が強制されてしまう。そこでチームが負けた場合，「○○のせいで負けた」「もう一緒のチームにはなりたくない」と，排除やいじめのきっかけになりやすい。

特別支援学級を利用している中学生が，「自分が失敗してもクラスの失点にはしない」という特別な「配慮」を受けて，普通学級の一員として（？）体育祭に参加したというエピソードを聞いた。一方で，ある幼稚園の年長組では「リレーで○○ちゃんが遅

くても，次に速い子が走って追いつけばいい！」とクラスの皆で話し合ったという，実にほほえましく，頼もしい話も聞いたことがある。どちらが真の「クラスの和」と呼ぶにふさわしいかは，賢明な読者諸氏にとっては明らかであろう。つまり園や学校の行事は，障害のある子どもたちがクラスの仲間として参加できる絶好の機会である反面，一歩間違えると差別や偏見を助長する危険をはらんでいる。

3. 特別支援教育の対象になりにくい

国語や算数の勉強，あるいは対人関係に対する個別の支援は，徐々に理解が進んでいる。一方で体育を対象とした特別な教育支援はほとんど行われていない，いや，必要性さえ気づかれていないのが現状かもしれない。逆に，普段は特別支援学級を利用している児童が「体育と音楽のみ普通学級で過ごしている」という話もよくきく。本来ならばそれぞれの児童の発達特性に合わせて力を発揮しやすい環境づくりを行うべきであるが，本当にそのような理由で「交流」が行われているのであろうか？「体育なら座っていなくてもよい」「できなくても参加していればよい」といった大人側の都合が見え隠れする。

以上のような特性をふまえて，最後に協調運動障害の児童の学齢期とその後について若干考察をする。

乳幼児期までの課題としては，食事や着替えをはじめとして，日常生活を送る上で重要なものが多い。そのため家庭を中心に保育士や作業療法士など専門職が協力しながら，習得に向けたきめ細かな支援が必要となる。しかし，小学校入学後に困る課題といえば，鉄棒，縄跳び，飛び箱，コンパス，リコーダーなど，社会で生きていくスキルとは全く関係ないことがほとんどである。そのため，本人へのアプローチよりも周囲の理解が優先される。「3年生になるとリコーダーが出てくるので困る。2年生のうちに音楽に興味を持たせたい」と保護者に述べた教員もいるが，それは「3年生のリコーダーの課題で何の配慮もないと困る」だけであって，卒業後も一生涯にわたり困ることは何もない。2年生の担任の役割は，3年生の担任に発達特性を伝えて，無理をさせないよう申し送ることが先である。

運動の課題を達成するためにスモールステップで

支援を行い，達成感や自信をつけることももちろん大切である。しかしそれ以上に，運動が不得意なことを気にし過ぎず，むしろ別の得意分野を見つけて自信をつけることの方が重要であると考える。

運動が不得意であると，それが外傷体験につながりやすく，忌避するうちにさらに不得意になっていくという悪循環になってしまう。そして将来にわたっても身体を動かすこと自体が嫌いになりかねない。成人期の健康管理の上で適度な運動が必要なのは言うまでもない。何か好きな運動を一つでも見つけ，仲間とともに一生涯楽しく続けられ，身体的にも健康に過ごすための基礎を作ることが，協調運動障害の児童への一つの支援目標であると考える。

文献

1) Knobloch H, Pasamanick B. Syndrome of minimal cerebral damage in infancy. J Am Med Assoc 170：1384-1387, 1959.
2) 杉山登志郎　児童精神科臨床における不器用さの問題. （辻井正次, 宮原資英編）子どもの不器用さ―その影響と発達的援助. p.177, ブレーン出版, 1999.
3) Davis NM, Ford GW, Anderson PJ, et al. Developmental coordination disorder at 8 years of age in a regional cohort of extremely-low-birthweight or very preterm infants., Dev Med Child Neurol 49：325-30, 2007.
4) 是枝喜代治，小林芳文　小学校での Clumsy Children の身体協応性に関する研究. 横浜国立大学教育紀要 32：221-239, 1992.
5) Gibbs J, Appleton J, Appleton R. Dyspraxia or developmental coordination disorder? Unravelling the enigma. Arch Dis Child 92：534-539, 2007.
6) Kadesjö B, Gillberg C. Attention deficits and clumsiness in Swedish 7-year-old children. Dev Med Child Neurol 12：796-804, 1998.
7) Gillberg C. Deficits in attention, motor control, and perception：a brief review. Arch Dis Child 88：904-910, 2003.
8) Klin A, Volkmar FR, Sparrow SS, et al. Validity and neuropsychological characterization of Asperger syndrome：convergence with nonverbal learning disabilities syndrome. J Child Psychol Psychiatry 7：1127-1140, 1995.
9) Ayres A. 子どもの発達と感覚統合（宮前珠子訳）. 協同医書出版社, 1985.

15 コミュニケーション障害

大岡治恵

I. 概念

コミュニケーションとは人と人が意志を伝達しあうことであり，コミュニケーション障害とはその伝達に何らかの障害が生じている状態を指す。コミュニケーションに障害が生じる要因は多岐に渡っており，知的障害や発達期の聴覚障害があれば言語発達自体に遅延が生じてコミュニケーションが取りにくくなり，広汎性発達障害により社会的相互関係の障害があれば，言語的にも非言語的にもコミュニケーションの相互性が阻害される。

コミュニケーション障害（communication disorder）という用語は一般にこの「コミュニケーションの取りにくさ」を指して用いる場合が多いが，DSM-IVにおける分類では聴覚障害などの感覚器の障害に起因するものや知的障害，広汎性発達障害を除外した上で，会話および言語における困難さにより特徴づけられるものとしている。表出性言語障害（expressive language disorder），受容-表出混合性言語障害（mixed receptive-expressive language disorder），音韻障害（phonological disorder），吃音症（stuttering），特定不能のコミュニケーション障害（communication disorders not otherwise specified）の5つに分類される。DSM-5では表出性言語障害と受容-表出混合性言語障害は一元化され language disorder（言語症），音韻障害は speech sound disorder（語音症），吃音症は childhood-onset fluency disorder（stuttering）（小児期発症流暢症〔吃音〕），特定不能のコミュニケーション障害は unspecified communication disorder（特定不能のコミュニケーション症）という表現になり，social (pragmatic) communication disorder（社会的〔語用論的〕コミュニケーション症）という新たな概念が加わった。

II. 歴史

知的障害によらない言語の習得に関する障害は発達性失語，言語発達遅滞，機能性構音障害などと称されてきた。DSM-III においては特異的発達障害として，発達性言語障害（表出型・受容型），発達性構音障害に分類されていた。

言語を獲得済みの成人が脳血管障害などによる局所の損傷を受けた場合，聴覚的言語理解のみが損傷される純粋語聾，言語表出のみが損傷される純粋語唖という状態が起こりうる。しかし言語獲得途上の小児では理解と表出では理解が少しだけ先行し，理解面が発達していない場合には表出面の発達は望めない。このため理解だけが遅れ，表出には問題がないという臨床像は実際にはまれで，多くは表出面の遅れを伴うことになる。このため DSM-IV では受容型発達性言語障害という概念はなくなり，表出性言語障害と受容-表出混合性言語障害と表現されている。ICD-10 には受容性言語障害の用語が残っているが，事実上殆どの例で表出性言語も障害されていることが併記されている。DSM-5 では表出性言語障害と受容-表出混合性言語障害は language disorder（言語症）としてひとつにまとめられ，受容と表出の重症度が異なる場合があるため，両モダリティを評価すべきであるとしている。

また DSM-IV における音韻障害は，DSM-5 では音韻認識の障害と構音障害を含む概念として speech sound disorder（語音症）という表現に変更された。

さらに新たに加わった social (pragmatic) communication disorder（社会的（語用論的）コミュニケーション症）は，DSM-IVにおいて広汎性発達障害で挙げられていた基準のうち，行動，興味や活動の限定された反復的な様式がみられず，ことばの社会的文脈における使用の問題，ターンテイキングや詳しさの調節などといった会話の原則の困難さ，あいまいな表現の理解困難など，コミュニケーション面の問題のみが生じている場合を示す概念である。

III. 表出性言語障害および受容–表出混合性言語障害

1. 臨床症状と診断

診断に先立ち，耳鼻科に依頼し聴覚障害の有無について確認しておくべきである。聴覚障害などの感覚器障害はあってもよいが，それらに通常みられるものより明らかに重篤な場合に診断される。広汎性発達障害についても除外の規定があるが，受容–表出混合性言語障害ではしばしば社会性の問題との併存や，加齢とともにその傾向が顕在化してくる例が多いことなどが指摘されており，その境界はあいまいである。

知的発達の遅れの有無については標準化された知能検査を実施することが望ましいが，言語面と非言語面を分けて測定できない田中ビネーV知能検査などは，算出されるIQ自体に言語発達の遅れが反映されてしまうことに留意が必要である。その点Wechsler系の知能検査であれば言語性IQと動作性IQ，もしくは言語理解合成得点とそれ以外の合成得点が分けて算出できるため，言語以外の側面に遅れがないことを確かめることが可能である。ただし検査適応年齢よりも暦年齢が低い場合は，新版K式発達検査，KIDS乳幼児発達スケールなどの発達検査を用いて言語面以外の発達に遅れがないことを確かめておくとよい。

上記により聴覚障害，広汎性発達障害，知的障害によることばの遅れでないことを確認した後，言語発達の遅れについて評価する。診察場面で把握する場合には言語の定型発達に関する知識が必須である。言語発達について理解面，表出面，やりとりの相互性などを総合的に評価できる検査としては，ITPA言語学習能力診断検査[1]，国リハ式〈S-S法〉

言語発達遅滞検査[2]，LCスケール[3]などがある。これらの結果から，理解面，表出面ともに著しい遅れが認められれば，受容–表出混合性言語障害，理解面に遅れがみられず表出面のみに遅れが認められる場合には表出性言語障害と診断されてきた。「著しい遅れがある」とは標準化された検査で2標準偏差以下が目安である。

2. 病因

発達性（先天性）のものと，脳血管障害，感染症，頭部外傷，脳腫瘍，てんかんなどによる脳の局所損傷による後天性のものとに分けられる。発達性のものも何らかの中枢神経系の機能障害が推定されるが，画像診断などでは明らかでないことも多く，近年脳神経学・分子生物学的な研究により原因究明がすすめられている。ICD-10においては「てんかんを伴う獲得性失語」が別のカテゴリーとして存在するが，DSM-IVでは各種神経疾患や頭部外傷など後天性の要因によるものは除外していないため，このカテゴリーに包含されているものと思われる。小児期における後天性の要因としては脳梗塞などの脳血管障害よりも頭部外傷，脳炎などが多く，一旦獲得された言語機能が崩壊され，小児失語症，聴覚失認などをきたす。てんかんに伴う後天性の受容–表出混合性障害はランドー・クレフナー（Landau-Kleffner）症候群と呼ばれる。

3. 疫学

学齢期における受容–表出混合性言語障害の有病率は3%，表出性言語障害の有病率は3〜7%とされ，やや男児に多い。前述のように受容–表出混合性言語障害では社会性の問題が併存する率が高く，注意欠如/多動性障害，発達性協調運動障害などとの併発が少なくないことも指摘されている。

4. 経過と予後

表出性言語障害と，受容–表出混合性言語障害を比較すると，表出性言語障害の方が予後良好とされ，5歳までに追いついてくるものが多いが，5歳以降になっても有意味な単語の音声表出が見られない

場合は予後不良といわれる。また経過とともに音韻障害に移行する例，学齢期に読み書きの問題が顕在化してくる例もみられる。

　小児失語症は従来成人と比較し予後良好と考えられていたが，長期的にみると学習に必要な程度の言語力獲得の不良，読み書き困難などが残存することが明らかになってきた[4]。

5. 治療

　ことばの遅れがある場合，物の名前を言わせようとしがちであるが，理解面の遅れを伴う場合には，まず理解面の発達を促すことが必要である。具体的な名詞の理解がまだできていない場合，事物を見せて名称を繰り返し言ってきかせるだけでは理解は促進されない。表象と言語記号の結びつきを理解する前段階として，まず物と物との一対一の結びつきができていること，相手への注目ができていることが必要となる。そのためには車のカギを見せると車に乗るとわかる，積み木の箱をみせると積み木を片づけるとわかるなど，日常生活において物と物との結びつきを理解させるよう，片方を見せてもう片方を推測させるような働きかけが重要となる。こういった働きかけで十分関係性が理解でき，また働きかける側への注目もできるようになれば次第に身振りや言語記号に注目でき理解できるようになってくる。理解させる語は，初期には身体部位や家族の名前，身近な食べ物や動物，日用品の名前などがよいであろう。

　理解できる語が増えてくれば，理解に少し遅れて表出も増加してくる。ただし表出性言語障害が持続する場合，視覚シンボル[5]や文字，代替機器の利用，PECS[6]，マカトン法[7]など音声表出にかわる手段によって表出させることも検討すべきである。これらの代替手段は音声表出を抑制するものではなく，「要求を伝達できた」というコミュニケーションすることの喜びや達成感を体験させるためにも有効である。

　ある程度音声言語の理解表出を獲得できている場合は，子どもの語彙，文法のレベルに応じて段階的に複雑な言語獲得がなされるよう働きかけを行っていく。これらの言語発達段階の評価とそれに見合った治療的対応は言語聴覚士によって行われるが，日常生活の大部分をともに過ごす養育者への助言指導も重要である。指示に従うことや単語を復唱することを強制するのではなく，子どもが楽しめる雰囲気の中で，コミュニケーションすることの楽しさを十分味わうことができるよう指導していくことが求められる。

6. 症例呈示

[症例] 表出性言語障害，初診時年齢3歳3ヵ月，女児。

[主訴] ことばが遅い。出生時体重2930g　胎生期，周産期の異常はなし。始歩1歳2ヵ月，初語1歳時「ママ」，1歳半健診時，絵の指さしには応じたが表出単語は「パパ」「ママ」「オチャ」のみで，その後3歳までに10語程度増えたのみであった。3歳0ヵ月時に療育センターへ相談に行き聴力検査を受けたが異常は認められず，田中ビネーV知能検査ではIQ75，理解ができているので心配ないといわれた。地域の幼稚園年少クラスに就園し，担任からことばが遅いことを指摘され3歳3ヵ月時に当院初診となった。KIDS乳幼児発達スケールで発達年齢は運動3歳2ヵ月，操作3歳3ヵ月，理解言語3歳1ヵ月，表出言語1歳8ヵ月，概念2歳9ヵ月，対子ども社会性3歳1ヵ月，対成人社会性3歳4ヵ月，しつけ4歳1ヵ月，食事2歳6ヵ月であった。国リハ式〈S−S法〉言語発達遅滞検査では受信3歳1ヵ月，3語連鎖までの理解が可能だったのに対し，発信1歳10ヵ月，具体名詞の単語表出にとどまり，動作語は幼児語，大小や色などの抽象概念の表出はみられなかった。園での友達との対人関係は良好で，弟ともやり取り遊びが成立している。知的な遅れや社会性の遅れがなく，理解面よりも表出面の発達の遅れが顕著であるため，表出性言語障害と考えられた。その後5歳まで2週に1回の言語聴覚療法を実施するとともに，家庭での働きかけの留意点などを助言指導し，3語文程度の助詞を用いた表出がみられるようになったが，助詞の誤用が残存し，暦年齢と比較して語彙の広がりも乏しい。サ行音がチャ行音に置換するなどの構音障害，転置がみられるなどの音韻障害が残存するため，今後読み書きの問題が表面化してくることも予測され，現在は構音訓練とともに

に音韻障害の経過観察を実施している。

IV. 音韻障害

1. 臨床症状と診断

　発達期に期待される会話音声を適切な程度に用いることができない状態を音韻障害という。完成していない構音の種類や数，その誤り方が，ある時代の同地域の同年齢の集団の中で著しく逸脱しておりかつ器質的原因がみつからない場合，一般に機能性構音障害という用語が用いられる。サ行音がタ行音やチャ行音に置換するような幼児語に見られる誤りが，学童期になっても残存している場合である。ただ発達期には単純に個々の音素の産出に問題を抱えるだけでないため，音類や音群といった大きな単位によって音の変化を捉える音韻プロセスという考え方を用いた分析にも注目が集まり[8]，こういった音韻体系全体の習得の未熟や，誤った音韻体系の習得という症状をあらわすものとしてDSM-IVでは音韻障害という語が用いられている。機能性構音障害の定義から除外する器質的原因とは，聴覚障害や発声発語器官の形態の異常，麻痺などの運動障害を示しているが，こういった器質的問題をもつ子どもにおいても音韻障害は起こり得る。さらには発達性読み書き障害にみられる音韻認識（phonological awareness）の異常との関連も議論されており，DSM-IVのカテゴリーとしての音韻障害は，機能性構音障害よりやや広い概念と考えられる。DSM-5では構音障害と音韻認識の障害の両者を含む概念としてspeech sound disorder（語音症）という表現に変更され，用語の境界がより明確化されている。

　診断はまず器質的原因についての精査を行う。聴力検査を実施し聴覚障害がないことを確認しておくことが必須であるが，中耳炎を繰り返すなどの耳鼻科疾患の既往がある場合，特定の周波数のみ閾値が上昇しそれが構音に影響を及ぼしている場合があり，簡易聴力検査では見過ごされることもあるので注意が必要である。口蓋裂のような明らかな形態異常ではない軽微な形態異常が見過ごされている場合もある。先天性鼻咽腔閉鎖機能不全症とは軟口蓋の軽微な麻痺，軟口蓋短縮，深咽頭などがあり鼻咽腔の閉鎖に不全が生じるもので，開鼻声となる。粘膜下口蓋裂は，唇裂口蓋裂のような明らかな裂は外側から観察されないものの，粘膜下の筋走行が離断されており軟口蓋の挙上が不全となる状態であり，やはり開鼻声となる。口蓋骨後端のV字欠損，口蓋垂裂などの徴候から発見できる。その他，咬合不全，強度の舌小帯短縮，小舌症，巨舌症なども構音不明瞭を来す器質的原因となりうる。

　また知能検査，発達検査などで，運動や認知の発達が構音の成熟に必要な程度に達しているかどうかを確認しておく必要がある。音の習得には個人差が大きいが，おおよそ6歳から7歳にはサ行音やラ行音など産出が難しいと言われる音も含め，殆どの音素を獲得すると言われている。発達年齢がそれよりも低い場合には，構音の発達にも未熟さが認められる場合がある。脳性麻痺やその他神経疾患による運動麻痺の有無についてもチェックしておくべきである。以上のような器質的原因がないか，あってもこれらに伴う程度よりも重度である場合診断される。

　構音の誤りの評価には新版構音検査[9]などを用い，日本語で用いる音素すべてを含む単音節，単語，短文について絵カードの呼称，復唱，音読などでサンプルを採集し，音の誤りを国際音声記号（IPA：International Phonetic Alphabet）などにより記録して誤りパターンを分析する。単語では前後の音の影響を含めた音韻プロセスによる分析もできるよう，ターゲットとなる音が語頭，語中，語尾に含まれるものが網羅されていることが望ましい。通常発達過程でみられるような未熟構音であるか，側音化構音，口蓋化構音，声門破裂音，鼻咽腔構音などの異常構音がみられるのか，誤り音を分類し，発話全体の明瞭度は5段階の会話明瞭度検査によって評定する。

　また構音の誤りを呈する要因を分析するため，誤り音と正しい音の聴覚的弁別検査，音韻認識能力の検査，発声発語器官の協調運動の検査などを実施する。音韻認識についての標準化された検査はないが，音韻認識障害がある場合単語の逆唱や音削除課題が困難になる。発声発語器官の協調運動の検査には，改定版随意運動発達検査[10]，新版構音検査[9]の構音類似運動検査などがある。

各　論

2．病因

　これといって器質的な原因が特定できない場合に
「機能性」という語が用いられるが，これは現在のと
ころ特定できていないという意味であり，語音の知
覚弁別の未熟，音韻認識の発達の遅れ，構音器官の
協調運動の未熟など，軽微な問題が様々な程度に重
なり生じるものと推定されている。養育者や同胞な
どに音韻障害が存在する場合もあり，音韻獲得期に
手本となる言語環境に問題がある場合にも生じるこ
とが指摘されているが，純粋に環境のみによるもの
か，前述のような問題に関わる生物学的要因が遺伝
的に存在するのかについては明らかにはなっていな
い。

3．疫学

　自然消失するものが多く有病率に関する報告には
国や地域，調査対象児の年齢，評価者の職種などに
よって差異がある。本邦では学童期で3％前後とさ
れ青年期までには更に減少するといわれているが，
根拠となるデータに乏しいのが現状である。男女比
は3：1と男児に多い。音韻認識の脆弱性が根底にあ
る場合，学童期以降読み書きの問題が顕在化してく
る場合がある。

　精神医学的障害を併発することは少ないが，音の
誤りを日常会話中頻回に指摘し修正させようとす
る，学童期に周囲からからかわれるなどの不適切な
対応がある場合には，遺尿症やチック，吃音の憎悪，
抑うつ，不安症状などの二次的な問題を呈する場合
があるため，周囲の対応の仕方には注意が必要であ
る。

4．経過と予後

　6歳から7歳くらいまでに自然消失する可能性が
高いが，複数の音に置換がある場合，未熟構音だけ
でなく側音化構音などの異常構音がみられる場合な
どには，学童期以降残存する可能性が高い。注意欠
如/多動性障害や広汎性発達障害などが併存する場
合にも音韻障害が遷延化する。また同化や転置など
の音韻プロセスが残存する場合は，読字障害，書字
表出障害に移行する可能性がある。

5．治療

　聴覚障害や神経学的要因，形態異常など医学的治
療を要する場合には必要な治療を優先させる。こう
いった器質的問題がある場合でも，医学的治療終了
後は機能性の場合と同様の構音の訓練が必要となる
場合が多い。

　器質的問題がみられない場合には就学まで経過を
観察していてよい場合もあるが，学童期以降は構音
運動が習癖化し修正が難しいこと，定期的トレーニ
ングを実施するための通院に時間的制約が大きいこ
となどから，幼児期に介入を開始する場合が多い。
ただし介入に際しては5歳前後の言語発達と音韻認
識能力の発達が必要であるため，適応条件に満たな
い場合は定期的経過観察を行い，レディネスが整っ
た段階で開始する。経過観察中，誤りに一貫性がな
い場合や被刺激性がある場合などは，自然消失が期
待できる。適応年齢以前であっても，子ども自身に
不明瞭さの自覚があり不安が生じている場合や，集
団生活上いじめやからかいといった問題が生じてい
る場合などは早めに介入を開始すべきである。

　要因となる障害が存在する場合には，誤り音と正
確な音の知覚弁別訓練，発声発語器官の運動機能訓
練，音韻認識の訓練などを必要に応じて実施する。
音の産出には構音点を視覚的，触覚的に示す方法，
うがいや舌うちなど類似の動作から誘導する方法，
構音点が近い他の音から誘導する方法などがある。
誤りのある音を正しく産出できるようになれば，音
節，単語，短文，会話へと習慣的に使用できるよう
になるまで系統的に訓練していく。段階を上げてい
く場合には十分定着したかどうかの判断が重要であ
り，無理な段階の引き上げや段階に見合わない修正
の強要は，話すことへの抵抗感をもたらし二次障害
を引き起こす恐れがあるため，系統的訓練は専門的
知識を持った言語聴覚士が実施することが望ましい。

V．吃音症

1．臨床症状と診断

　発声発語器官に運動麻痺などの問題がないにもか
かわらず，頻繁な音や音節の反復，引き延ばし，ブ
ロックなどが生じ，話しことばの流暢性が年齢に不

相応に障害されている状態を吃音症という。聴覚障害や知的障害，言語発達の遅れなどがあってもよいが，それらの障害で説明できない程度に流暢性が損なわれている場合に診断する。吃音の中核症状は音，音節あるいは一音節語を何度か繰り返す連発性吃音，音や息の流れがある程度持続して引き延ばされる伸発性吃音，息や声の流れ，構音動作などが不自然に止まってしまう阻止（ブロック，難発性吃音）といった発話に限定した症状である。その他間投詞などの不必要な語句を挿入したり，発話のイントネーションが乱れたりする場合もある。吃音が進展すると，中核症状を阻止しようとして誤学習された二次性の吃音（随伴症状）と呼ばれる行動を呈するようになることが多い。吃っている状態から逃避しようとして不必要に瞬きをする，うなずく，余分な声を出すなどの行動である。また吃りそうなことを予期して苦手な音を含む語とは別の語に言い換えをおこなうなどの回避行動もみられるようになる。更には吃ることに対する不安から対人的場面に対する恐怖心が芽生え，発話を避ける，自己肯定感が低下するなど吃に対する否定的な感情が生じ，この感情が更に吃音を進展させる結果となる。このように進展した状態では，不安の大きさによって吃る程度に変動がみられる。歌謡や斉読では比較的生じにくく，親しい人や不安の少ない対象（幼児や動物など）に話しかけるときよりも，新規の人や大勢の前で話すなど緊張する場面の方が吃りやすい。こういった吃音に対する態度や感情も，発話行動と同様に吃音を構成する症状と捉え，評価，治療を行っていく必要がある。

従来吃音の評価は吃音検査法（試案 1）[11]のように発話症状の評価が中心であった。これらは発話症状の詳細な分析法であるが，評定に時間がかかる上二次症状や感情面，態度面の評価が不十分な点が課題である。吃音にみられる症状を多面的に評価する方法として本邦では学齢期吃音の ICF に基づく包括的アセスメントチェックシート[12]がある。Healey の CALMS モデルは言語面，口腔運動能力だけでなく，心理・感情面，自己の吃音の同定や認識といった知識面，社会性など感情や態度の側面も含め評価し，それぞれに対して支援をしていくという多面的モデルであり，近年注目されている評価法である[13]。

2. 病因

病因の詳細は不明である。古くは精神的な緊張により誤学習された行動であると捉えられていたが，近年自己の発話のモニタリング異常や脳の半球間の機能差などの観点から脳科学的な研究が進められつつある。周囲の誤った対応や環境的ストレスによって増悪することも知られており，遺伝・生物学的要因とこれら環境要因などが相互に関連する多因子遺伝疾患であろうと推定されている。DSM-5 では Childhood-Onset Fluency Disorder（小児期発症流暢症〔吃音〕）という表現が用いられ，神経学的な損傷や精神疾患と関連した成人期発症の非流暢性とは明確に区別されている。

3. 疫学

有病率は世界各国共通に 1%弱とされ男女比は 3：1 と男児に多い。家族性が認められ，生物学的第一度親族では一般人口の約 3 倍程度頻度が高い。また青年期以降では社会不安障害を合併することが多いことが指摘されている他[14]，注意欠如/多動性障害，チック，音韻障害，表出性言語障害などを伴う場合がある。

4. 経過と予後

発吃は 2 歳から 7 歳の間が多く，3 歳から 5 歳の間にピークがある。自然治癒率は 20～80%と研究によって開きがあり，発吃から 20 ヵ月まで持続するかどうかで予後に差があると報告されている[15]。初期には流暢さの程度には変動がみられ，一般に症状は発話に限定しており心理的な進展は少ないが，学童期に入ると自己の吃音への認識が芽生え，心理的な進展が起こり始める。青年期以降まで持続する吃音症では，随伴症状が増加し社会不安が強くなる場合が多い。成人期に至る重篤な吃音症では，回避行動などのため表面上ひどい音節の反復が見られない場合でも，仕事や人間関係の失敗が吃音症状のためであるという自動思考に陥り柔軟な思考や行動が妨げられるなど，心理的な問題が深刻になっている場合がある。

5. 治療

　吃音症状自体への薬物療法の効果はみられないが，社会不安障害やうつ病などを併発している場合には，それらの治療のための薬物治療を検討する。

　従来幼児期吃音症には直接的な指導をせず，適切なかかわり方を養育者に指導する環境調整や遊戯療法などによる関わりが主流とされていた。しかし近年は，幼児期においても Easy Relaxed Speech[16]や Lidcombe Program[17]など，発話への直接介入により流暢性が促進されることが報告されている。Easy Relaxed Speech とは，軟起声で母音を引き延ばし気味にした，ゆっくりとした楽な発話モデルにより流暢性を促進する方法である。まずは指導者が楽な発話モデルを用いて子どもに関わる遊戯場面を養育者に観察させ，その後養育者にも練習させて生活場面へと汎化させていく。養育者へは時間的プレッシャーを軽減させる，否定的な態度を避ける，言語的にも環境的にも要求レベルを下げるなど，徹底した環境調整のための指導を行うことが必須であり，就園先，就学先との連携も重要である。学童期になってから治療を開始する場合はこれらだけでは完治しない場合があり，課題を設定して系統的に発話の言語学的レベルを上げていくとともに，自己の吃音の状態を客観的にモニタリングできるよう指導していくことが必要である。合わせて気軽に吃音のことを話題にできる環境を作り，特別なことでないという安心感を与えられるような関わりから，子ども自身が吃音症状を受容し自己肯定感を育てていくことで，心理面への進展を抑制することが重要である。

　随伴症状が進展した青年期以降に治療を開始する場合は，発話の流暢性促進を指導するだけでなく，不安による筋緊張亢進や呼吸数の変化に対して，筋弛緩法や呼吸法などのリラクゼーション法を指導する，困難な場面をイメージして脱感作するなどの方法が必要となる。吃音症状に対する誤った対処方法が固定化している場合には，認知行動療法の有効性が報告されている[18]。

文献

1) 上野一彦，越智啓子，服部美佳子　日本版 ITPA 言語学習能力診断検査手引き—1993 改訂版．日本文化科学社，1993.

2) 小寺富子，倉井成子，佐竹恒夫　国リハ式〈S-S法〉言語発達遅滞検査マニュアル（改訂第4版）．エスコアール，2004.

3) 大伴潔，林安紀子，橋本創一ほか　LC スケール．学苑社，2008.

4) Watamori T, Sasanuma S, Ueda S. Recovery and plasticity in child-onset aphasics：ultimate outcome at adulthood. Aphasiology 4：9-30, 1990.

5) 藤澤和子，井上智義，清水寛之ほか　視覚シンボルによるコミュニケーション　日本版 PIC．ブレーン出版，1995.

6) Frost L, Bondy A. 絵カード交換式コミュニケーションシステム（PECS）トレーニングマニュアル第2版．ピラミッド教育コンサルタントオブジャパン，2006.

7) 磯部美也子編著　マカトン法への招待．日本マカトン協会，2008.

8) Bernthal JE, Bankson NW. Articulation and Phonological Disorders 4th ed. Allynn and Bacon, 1998.

9) 構音臨床研究会編　新版構音検査，千葉テストセンター，2010.

10) 田中美郷監修　改訂版随意運動発達検査，発達科学研究教育センター，1992.

11) 小林宏明　学齢期吃音の指導・支援，第3章学齢期吃音の ICF に基づく包括的アセスメントチェックシート，pp65-82，学苑社，2009.

12) 日本音声言語医学会吃音検査法小委員会　吃音検査法（試案1）について，音声言語医学 22：194-208, 1981.

13) Healey EC, Scott-Trautman, L, Susca M. Clinical applications of a multidimensional model for the assessment and treatment of stuttering. Contemporary Issues in Communication Science and Disorders, 31：40-48, 2004.

14) Blumgart E, Tran Y, Craig AC. Social Anxiety Disorder in Adults who Stutter. Depress. Anxiety：1-6, 2010.

15) Yairi E, Ambrose N. Early childhood stuttering. Austin（TX），Pro-Ed. 2005.

16) Gregory HH. Stuttering Therapy Rationale and Procedures, Pearson Education, 2003.

17) Onslow M, Packman A, Harrison E. The Lidcombe Program of early stuttering intervention. Overview of the Lidcombe Program. PRO-ED：3-15, 2003.

18) 川合紀宗　吃音に対する認知行動療法的アプローチ，音声言語医学 51：269-273, 2010.

16 児童期の強迫症

本城秀次

I. 概念

強迫症（obsessive-compulsive disorder：OCD）は、強迫観念（obsession）と強迫行為（compulsion）から成り立つ障害である。DSM-IV-TR によると、強迫観念は不適切で、不合理な観念が意志に反して、繰り返し侵入してくるものであり、それによって著しい不安や不快を引き起こすようなものである。それらの観念を抑圧したり、振り払おうとしても通常うまく行かない。患者は、統合失調症の病的体験と異なり、それらの観念が自分自身の心の産物であることを知っている。

強迫行為は強迫観念に対する反応として、あるいは厳密に行われなければならない規則として、駆り立てられるように行われる反復的で目的志向的で意図的な行動あるいは心の中の行為である。

II. 歴史

強迫症と今日呼ばれる病態が初めて記載されたのは、19 世紀中頃、フランスの Pinel, Esquirol, Falret などによってである。その後、強迫神経症と一般に呼び習わされてきたが、1980 年に DSM-III で強迫症と命名され、それ以後、神経症という名称はあまり使われなくなっている。

子どもの強迫症について初めて記載したのは Janet であり、1903 年に強迫観念を呈した 5 歳児の事例を報告した。また、Berman は小児期の強迫症を報告し、成人期の症例との類似点について論じている。Despert は 68 名の「強迫神経症」患者について患者が強く苦痛を感じているにもかかわらず、自分

の強迫観念、強迫行為を隠すことを報告した。Adams[1]は、49 名の小児患者について詳細な記述を行っている。このように 20 世紀に入って、子どもの強迫症についていくつかの報告がなされているが、組織的に子どもの強迫症について研究が進められるようになるのは 1980 年台後半になってからである。

従来、強迫症はもっぱら成人期の障害であり、児童期には比較的稀なものと考えられていた。しかし、児童期に強迫症がこれまで考えられていたほど稀なものではないということが明らかとなってきた。また、それとともに、発達過程における生理的または正常あるいは準正常の現象として幼児期などに強迫現象が見られることがある。その代表的なものとして、幼児に見られる就眠儀礼を挙げることができる。Adams[1]は、子どもは強迫を遊戯的に用いる傾向が強いとして、強迫現象を正常から病的なものに至るひとつのスペクトラムとして捉えた。そのスペクトラムは、①儀式的な集団あそび、②年齢にふさわしい儀式性、③儀式的なひとり遊び、④強迫的な収集癖、⑤限られた興味や衝動性、⑥強迫的性格、⑦強迫神経症、⑧精神病あるいは脳損傷による二次的強迫症状、によって構成される。

さらに、児童期の正常な強迫性が児童期の強迫症とどのような関連性を有しているかについて検討がなされている。Leonard は、児童期の儀式的行動と児童期の強迫症の違いを検討しているが、それによると、正常な発達的儀式行動は一過性で、年齢特異的であるが、強迫的儀式行動は青年期まで持続する。強迫症の特徴的な行動は、過剰な洗浄、ため込み、確認であるが、児童の発達的儀式行動は、正常機能と一体となった規則や活動を反映している。さらに、正常児童の発達的儀式行動は、子どもの社会

各　論

表1　強迫症の受診年齢

受診年齢（歳）	男	女	計
3			0
4			0
5		1	1
6	1		1
7	2	1	3
8	3		4
9	1	1	2
10		1	1
11	3	2	5
12	1	3	4
13	2	3	5
14	2		2
15	4	1	5
16	7		7
17	7	2	9
計	33	16	49

表2　強迫症の発症年齢

発症年齢（歳）	男	女	計
3	1		1
4			0
5	4	1	5
6		1	1
7	2	1	3
8	1	1	2
9			0
10	3	2	5
11	3	4	7
12	3	2	5
13	6	3	9
14	2		2
15	2		2
16	5		5
17	1	1	2
計	33	16	49

化を強化し，子どもの能力を高めるのに役立つが，強迫的儀式は子どもを無力にし，苦痛を与えるものとなる。そのため，児童の強迫症は正常発達で出会う儀式的行動の誇張されたものとして片づけられるべきではない。Leonard によると，子どもの強迫症は，子どもの発達性儀式行動と異なり，子どもの心の発達にマイナスの影響を与える可能性を有しており，治療的対応が検討されなければならない。

　ここで OCD 概念が DSM-IV-TR から DSM-5 に改訂されることによってどのような変更が生じたか述べておきたい。DSM-IV-TR では，OCD は不安障害群の下位項目の一つにしか位置付けられていなかったが，DSM-5 では，独立した診断カテゴリーの一つとその位置づけが変わった。子どもではさらに，年齢が小さい場合，非合理性の洞察，自我違和性の認識といった特徴を欠いていてもよいことになった。さらに子どもでは，ためこみ症が強迫症とは別のものと位置付けられた，これらが強迫症的な新しい特徴として取り上げられている。

III.　疫学

　子どもの強迫症の発生頻度や発症年齢，男女比などに関する正確な資料はわが国には存在しない。こ

こでは，名古屋大学の親と子どもの心療科のデータを参照することにする。

　本城ら[2]は，児童期，とりわけ幼児期の強迫症を検討するために，2000 年から 2004 年までの 5 年間に名古屋大学医学部附属病院親と子どもの心療科を受診した症例の臨床データを抽出し，幼児期・児童期の強迫症の特徴について検討を試みた。2000 年から 2004 年までの外来新患数 1,761 名（18 歳未満）のうち，主診断が強迫症（強迫神経症と診断がついているものも含む）である症例は 49 名（男 33 名，女 16 名）であり，全患者の 2.8％を占めていた。その男女別年齢分布を**表1，2，図1，2**に示した。

　子どもの強迫性障害の最年少症例は発症年齢 3 歳の症例であり，発症年齢 10 歳以降の年齢において増加傾向が顕著であった。このデータは，これまでの Adams[1]，本城ら[3]，Rapoport ら[4]の報告とほぼ一致していた。

　強迫行為の平均出現年齢が 10.6 歳であったのに対して，強迫観念の平均出現年齢は 12.0 歳であった。これには，強迫行為の出現年齢が強迫観念に比べて低いことが関係していると考えられる。これらの結果は，Honjo ら[5]の報告とほぼ同様の結果であった。男女による発症年齢の違いに関しては，男子 11.4 歳，女子 10.7 歳とやや女子の発症年齢が低い傾向が

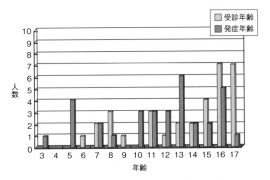

図1 強迫症患者の受診年齢と発症年齢（男子）

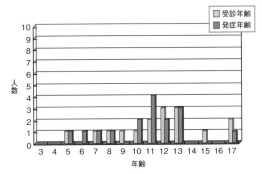

図2 強迫症患者の受診年齢と発症年齢（女子）

みられた。しかし，その差は統計的に有意なものではなかった。

また，男女比について検討すると，男子：女子＝2.3：1であり，男子に多く認められた。これまでの報告でも，男子の割合を高く報告しているものが多く（たとえば，Adams[1]，Honjo et al.[5]），従来と同様の傾向を示していた。

IV. 臨床症状と診断

1. 診断基準

強迫症の診断は基本的には強迫症の定義に基づいてなされるべきであり，幻覚症状，自生思考などが鑑別されなければならない。しかし，今日では，一般的に精神障害の診断はDSMによって診断されているので，ここでもそれに倣うことにする。DSM-IV-TRの強迫症の診断基準は表3に示すとおりである。子どもも成人と同じ基準で診断されるが，成人では，強迫観念，強迫行為が経過中に過剰である，または不合理であるという認識がどこかであることを求めているのに対し，このような認識は子どもでは必ずしも必要とされない。

なお，子どもの強迫性障害の症状評価に用いられる尺度としては，児童イエール・ブラウン強迫尺度（Children's Yale-Brown Obsessive Compulsive Scale；CY-BOCS）がある。

2. 下位分類

DSM-IV-TRでは，強迫症の下位分類を定めていない。しかし，強迫症状の成り立ちはいくつかの下位分類が想定され，病態，疫学，転帰，介入などとの関係が検討されてきた。

1）強迫症状の下位因子

強迫症状は，手洗い，確認など多様な症状からなっている。それらの症状がどのような因子構造を持つかを検討することによって，児童期の強迫症状は，生涯を通して比較的強固な4因子構造を保っていることが明らかにされている。

その4因子構造とは，①対称性因子（symmetry factor），②禁じられた思考因子（forbidden thoughts factor），③清潔因子（cleaning factor），④ため込み因子（hoarding factor）である。このうち，一次的なため込み症状を持つ子どもは他の強迫症状を持つ子どもより長期予後が悪く，ため込み症状を持つ子どもの寛解率が10％であるのに対し，他の強迫症状を持つ子どもの寛解率は54％であると報告されている。ゲノムワイド関連研究によって14番染色体の特定の領域が強迫的ため込みと関連し，他の強迫症状と関連していないことが報告されている[6]。

2）発症年齢との関連

これまで児童期の強迫症の特徴を調べた研究はかなりの数に登り，多くの知見の集積がおこなわれている。しかし，それらが対象としている年齢は，必ずしも一致していない。例えば，15歳以下をearly onset，15歳以上をlate onsetとした研究[7]，平均発症年齢8.0歳（範囲4～13歳）を対象とした研究[13]などが見られる。このため先行する知見の相違は，対象とする年齢による相違である可能性がある。換言

各 論

表3 DSM-IV-TR 強迫症の診断基準

A．強迫観念または強迫行為のどちらか。
　（1）と（2）と（3）と（4）によって定義される強迫観念。
　（1）反復的，持続的な思考，衝動，または心像であり，それは障害の期間の一時期には，侵入的で不適切なものとして体験されており，強い不安や苦痛を引き起こすことがある。
　（2）その思考，衝動または心像は，単に現実生活の問題についての過剰な心配ではない。
　（3）その人は，この思考，衝動，または心像を無視したり抑制したり，または何か他の思考または行為によって中和しようと試みる。
　（4）その人は，その強迫的な思考，衝動，または心像が（思考吹入の場合のように外部から強制されたものでなく）自分自身の心の産物であると認識している。
　（1）と（2）によって定義される強迫行為。
　（1）反復的行動（例：手を洗うこと，順番に並べること，確認すること）または心の中の行為（例：祈ること，数を数えること，声を出さずに言葉を繰り返すこと）であり，その人は強迫観念に反応して，または厳密に適用しなくてはならない規則にしたがって，それを行うよう駆り立てられていると感じている。
　（2）その行動や心の中の行為は，苦痛を予防したり，緩和したり，または何か恐ろしい出来事や状況を避けることを目的としている。しかし，この行動や心の中の行為は，それによって中和したり予防したりしようとした物とは現実的関連を持っていないし，または明らかに過剰である。
B．この障害の経過のある時点で，その人は，その強迫観念または強迫行為が過剰である。または不合理であると認識したことがある。
　注：これは子どもには適用されない。
C．強迫観念または強迫行為は，強い苦痛を生じ，時間を浪費させ（1日1時間以上かかる），またはその人の正常な毎日の生活習慣，職業（または学業）機能，または日常の社会的活動，他者との人間関係を著明に障害している。
D．他の第I軸の障害が存在している場合，強迫観念または強迫行為の内容がそれに限定されていない（例：摂食障害が存在する場合の食物へのとらわれ；抜毛癖が存在している場合の抜毛；身体醜形障害が存在している場合の外見についての心配；物質使用障害が存在している場合の薬物へのとらわれ；心気症が存在している場合の重篤な病気にかかっているというとらわれ；または大うつ性障害が存在している場合の罪悪感の反復思考）。
E．その障害は，物質（例：乱用薬物，投薬）または一般身体疾患の直接的な生理学的作用によるものではない。
該当すれば特定せよ：
洞察に乏しいもの　現在のエピソードのほとんどの期間，その人はその強迫観念および強迫行為が過剰であり，または不合理であることを認識していない。

（引用：APA．Quick Reference to DSM-IV-TR. 2000. [髙橋三郎ほか訳，DSM-IV-TR 精神疾患の分類と診断の手引，p.177，医学書院，2002]）

すれば，児童期の強迫症は，年齢によって異なる臨床像を示し，年齢による分類が可能であるかもしれない。

Garcia ら[8]は，早期児童期発症（early childhood onset）の症例はこれまであまり発表されていないと述べ，平均発症年齢4.95歳（SD＝1.52，範囲2〜6歳）の症例58名（男児23名，女児35名）を対象に，研究を行なっている。その結果，発症年齢が早いほど強迫症状が重篤であった。従来の研究は本研究よりも高い年齢層で研究が行われているが，これまでの研究では，発症年齢と症状の重篤度の間に関連は見出されていない。したがって，本研究の結果は，早期児童発症例の特異性を示唆している。

3）チック症との関連

9歳以前に強迫症を発症した患者では，強迫症の家族歴があることが多く，またチック症との関連も認められる。10歳以前に発症した成人患者では，17歳以降に発症した成人患者より高率にチック様の強迫行為（tic-like compulsion）を認め，また，チック症の併存も高率であった。

Garcia ら[8]も，早期児童期発症例にチック様の強迫行為が見られることを指摘しており，早期児童期発症強迫症にチックと関連したサブタイプが存在することを主張している。しかし，その意義についてはまだ明確になっているとは言えない。

4）レンサ球菌感染との関連

近年，強迫症と免疫異常との関連性が注目され，サブタイプを構成する可能性が指摘されている。

小児期の強迫症に罹患した子どものなかに，前思春期にA群β型溶血性レンサ球菌（Group-A β-

hemolytic Streptococcus：GABHS）への感染を契機に
強迫症状が突然出現し，急性の増悪と寛解を繰り返
す児童がいることが明らかになり，レンサ球菌感染
関連性小児自己免疫性神経精神障害（pediatric auto-
immune neuropsychiatric disorders associated with strep-
tococcal infection：PANDAS）の一つと考えられてい
る。

　Swedo ら[19]は，リウマチ熱の子どもに起こる小舞
踏病に強迫症が多いことを指摘し，小舞踏病では基
底核領域が抗ニューロン抗体により傷害されやす
く，基底核の機能不全が共通の病因と考えられると
している。さらに，Swedo らは，強迫症の患者は尾
状核の容積が少ないことを指摘し，尾状核の炎症が
発症の契機となったとも考えることができると述べ
ている。

　また，Allen ら[10]も，子どもの強迫症において，突
然の発症によって特徴づけられるサブグループの存
在に注目しており，レンサ球菌感染が強迫症やチッ
ク障害の突然の発症や悪化を引き起こしうると考
え，免疫調整療法が強迫症を改善する可能性を示唆
している。

　PANDAS 群の子どもたちの特徴を纏めると次の 5
つになる；①強迫症またはチック障害が存在する，
②前思春期に発症する，③劇的な発症と重篤な症状
悪化が挿話的な経過をたどる，④GABHS 感染と症
状悪化の間に時間的関連性がある，⑤神経学的な異
常と関連が認められる。

5）症状への巻き込みの有無

　成田[11]は，強迫神経症を自己完結型と巻き込み型
に分けている。自己完結型とは強迫症状をひとりで
行うもので，巻き込み型とは強迫行為に周りの人間
を巻き込むものである。成田は，巻き込み型は青年
期よりも成人の女性に多いと述べている。しかし，
Kanner や若林らは，子どもの強迫症状は，母親や周
りの人々を症状行為に巻き込む傾向があることを指
摘している。筆者らの症例では，患児の 30％が他者
を症状に巻き込んでいた。10 歳以上と 10 歳未満の
症例に分けて検討すると，10 歳未満の症例では64％
の子どもが他者を症状に巻き込んでいたのに対し
て，10 歳以上の症例では，22％の者が他者を巻き込
んでいたに過ぎなかった。さらに，Bolton らは，青
年期の強迫症においても，成人に比して親を儀式に

まきこむ傾向が顕著であることを指摘している。こ
れらの指摘からすると，子どもの強迫症では他者を
症状に巻き込む傾向が顕著であると考えられる。子
どもが家族など周囲の人間に依存した存在であるこ
とを考えると，不安を解消するのに他者を利用する
のはむしろ当然のことと思われる。

3．併存障害

　児童青年期の強迫症では高率に併存症が見られる
ことが指摘されている[12]。併存がよく見られる障害
としては，以下のようなものが挙げられる。

- 全般性不安症（46.8％）
- 分離不安症（26.6％）
- パニック症（17.0％）
- 社会恐怖（36.2％）
- 単一恐怖（19.1％）
- うつ病（29.8％）
- 双極性障害（24.5％）
- 注意欠如・多動症（ADHD）（25.5％）
- 反抗挑発症（13.8％）
- 素行症（11.7％）
- チック症（27.7％）

　このうち，チックを併存する者は強迫症状の寛解
までの時間が短い，という報告[13]や，逆にチックの
併存は治療を困難にするという報告[12]も見られる。

　また，最早期発症の強迫症に双極性障害の併存率
が高いという報告がある[12]。しかし，16 歳〜54 歳ま
での幅広い年齢の人に面接調査を行ったところ，子
どもの強迫性障害と成人のそれとの間に併存障害の
パターンに差異は認められなかった。このように，
対象としている年齢や併存症状の違いによって，結
果は異なっており，今後の研究を待つところが多い。

V．病因

　子どもの強迫症の病因はまだ十分には明らかに
なっていない。しかし，近年の画像診断などの進歩
により，従来の心理学的な病因論に代わって，生物
学的な病因の解明が進んでいる。すなわち，前頭葉-
辺縁系-基底核の機能不全が強迫症の病因として考
えられるようになってきた。

　Behar ら[14]は，CT スキャンで脳室拡大を示す頻度

が高いこと，神経心理学的検査で前頭葉の機能障害を示すことを報告した。また，Swedo ら[15]は，児童期に発症した平均年齢 27.8 歳の強迫症の患者 18 名を対象にポジトロン断層法（positron emission tomography；PET）を用いて脳のブドウ糖代謝率の変化を調べ，強迫症の患者では前頭葉と前部帯状回のブドウ糖代謝率の増大と，尾状核の代謝率の増大傾向がみられることを報告した。さらに Swedo ら[16]は，これらの患者を 1 年後に再検査し，前回の結果と比較検討している。その結果，この間に薬物療法に反応した患者では，眼窩前頭部のブドウ糖代謝率と強迫症の長期改善の間に関連がみられた。さらに，眼窩前頭部のブドウ糖代謝率と clomipramine の血中濃度との間に強い相関がみられた。これらの所見は，薬物療法の生物学的基盤を考えるうえでも興味深い。

また，前述したように，強迫症と溶血性レンサ球菌感染に伴う免疫学的機序も注目されており[9]，強迫症に対する免疫調整療法の可能性も提示されている[10]。

VI. 治療

1. 薬物療法

強迫症の治療に関しては，clomipramine を初め，SSRI（選択的セロトニン再取り込み阻害薬）の有効性が一般的に認められているが，統制された研究がなされている薬物は少数であり，特に子どもの薬物療法についての検討が行われているものはごく限られている。

Millet ら[7]は，15 歳以上発症を late onset 群，15 歳以下発症を early onset 群として，抗強迫薬治療による効果を検討している。その結果，late onset 群と early onset 群で治療効果に有意差は見られなかった。また，Masi ら[12]は，平均発症年齢 10.6 歳の症例を対象に薬物療法の効果について検討を行なっているが，薬物療法への反応率は 67.0％であった。Rosario-Campos ら[17]は，17 歳以上を late onset 群，10 歳以下を early onset 群として薬物の効果に関連する要因を検討しているが，その結果，発症年齢だけが治療効果に有意に関連していた。

このように，現在のところでは，薬物療法と発症年齢の関係については，関連があるという報告とな

いという報告の両方があり，まだ一定した結論は得られていない。

これまでの研究成果をまとめると子どもの強迫症については，だいたい以下のようになると考えられる。

clomipramine は強迫症状に有効であるが，抗強迫効果は抗うつ効果とは独立しているように思われる。さらに，fluoxetine, fluvoxamine, sertraline などの選択的セロトニン再取り込み阻害薬も強迫症状に有効であることが知られているが，子どもの強迫症におけるこれらの薬物の検討はまだあまり行われていない。一方，imipramine などの選択的セロトニン再取り込み阻害薬以外の抗うつ薬は強迫症に有効ではない。clomipramine の効果は短期的なものであり，単独の治療戦略として clomipramine を用いることは勧められない。

2. 心理療法

子どもの強迫症に対する心理療法について，これまでの研究のいくつかを紹介しておく。

強迫症の心理療法としては，一般的に認知行動療法の有効性が報告されており，子どもの強迫症においても認知行動療法が心理療法として第一に選択すべき方法であると言われている。なかでも，曝露反応妨害法（exposure and response prevention, ERP）が最も頻繁に用いられている。

Bulton ら[18]は，青年期の強迫症 15 例を対象に ERP を行い，11 例（73％）によい治療効果が得られたとしている。Scahill らは，8〜16 歳の 7 人の子どもに認知行動療法の中の ERP を行い，終了時点で，61％の子どもに中等度の改善が認められ，3 ヵ月後のフォローアップで 51％の子どもに中等度の改善が認められた。また，Franklin らは，児童・青年期の強迫症 14 人に ERP を実施し，終了時点で 67％，フォローアップ時において 62％で中等度の症状の改善を認めたとしている。この研究では，認知行動療法が毎週行われる場合と毎日行われる場合とで，反応性に差はなかったと報告している。

Millet ら[7]は，early onset 群（15 歳以下）で，行動療法に関して，家庭での暴露課題を完了することがより困難であったとしている。年齢の小さい子どもでは，認知行動療法の治療プログラムを完了するこ

とが困難である可能性が示唆されている。

また，Masi ら[12]は認知行動療法単独と薬物療法単独，薬物療法と認知行動療法の併用療法の治療効果について検討しており，7歳から17歳の症例で，認知行動療法単独，sertraline 単独及び併用療法はプラセボ群より優れていたが，認知行動療法単独，sertraline 単独より，併用療法がより優れていたとしている。

このように現在のところ，反応阻止法を伴うエクスポージャーを主とする行動療法の有効性が言われているが，まだ一定の見解には達していないというのが現状であろう。

わが国では本格的な認知行動療法を行っている医療機関は少なく，多くは折衷的な心理療法あるいは，薬物と心理療法の併用が行われているというのが，実情である。

3．その他の治療法

従来強迫症の治療について一般的に用いられてきた精神力動的精神療法は，今日では患者の強迫観念や強迫行為に対して有効な治療法ではないと考えられている。精神力動的精神療法だけで，強迫行為が消失した症例の報告は今日見られないとされている。しかし，強迫症の治療において，精神力動的精神療法が重要な役割を担う面も指摘されており，強迫症の症状により直接的に焦点を当てる行動療法や心理行動療法に対するコンプライアンスを高める役割を果たすと考えられている。

家族に対する治療的アプローチも子どもの強迫症においては重視されている。Bolton ら[18]は，青年期の強迫症15例に反応阻止法と家族療法を併用して治療を行い，87％に症状の改善を見たとしている。また，Wolff ら[19]は，子どもの行動療法の報告には，すべて家族の関与を含んでおり，家族成員を治療に参加させる子どもの強迫症の治療に重要であるとしている。

VII．臨床経過

早期発症強迫症の経過に関しては，Garcia ら[8]の研究が見られる。平均発症年齢4.95歳（範囲4〜8歳）の子どもについて，発症形態を見てみると，

・24％が急性発症
・50％が緩徐発症
・26％が発症形態不明

であった。

それらの症例について，経過を見てみると，

・29％が慢性経過を示した。
・28％が波状経過を示した。
・17％がエピソード的経過を示した。
・5％が評価から2ヵ月以内で経過は不明であった。
・21％は経過が不明であった。

というものであった。

強迫症状の発症が急であった子どもは発症が緩徐であった子どもに比べ，エピソード的な経過を取りがちであった。男女で発症形態に差は認められなかった。女子のほうが男子より，持続的あるいは慢性的経過を取りやすかった。緩徐な発症形態の子どもは，急性の発症形態の子どもより発症年齢が早かった。経過のタイプに発症年齢の違いは見いだされなかった。

このような早期発症強迫症の発症形態と経過様式がこの年齢に特徴的なものであるかどうかについてはいくつかの年齢段階について同様の調査をすることが必要である。

VIII．予後

子どもの強迫症の予後についての研究は関連する要因が多いため，容易ではないと考えられている。

Masi ら[12]によると，平均年齢10.6±3.1歳の症例を対象にフォローアップ調査を行ったところ67％の患者が薬物療法に反応したという。そのうち，先に述べたように，ため込み強迫（hoarding）が治療への反応性が乏しいと指摘している。Millet ら[7]は，患者の78.4％が治療により改善したと述べ，他のセロトニン再取り込み阻害薬の研究と同様の結果であったとしている。そして，発症年齢はセロトニン再取り込み阻止薬治療に関して考慮すべき重要な点ではないと述べている。Bloch ら[13]は，発症年齢8.0±2.5歳の症例について検討を行い，寛解者の割合44〜58％であったと報告している。そして，児童期の評価時点で強迫症状の重篤度が軽いこと，チック症を併存していること，ため込み症状がないことが成人期における寛解と関連していたと述べている。

さらに，Kalra ら[20]は，児童期発症の強迫症は成人期になると，寛解するかもしれないとしている。このように，子どもの強迫症については比較的良好な予後を持つという報告が多いように思われる。

IX. 他の病態との関係

子どもの強迫症では，成人の強迫症との関連のみならず，統合失調症との関連性が注目されている。

若林[21]は自験例の追跡から，子どもの強迫症は比較的予後が良好なものが多いが，なかに，境界例，統合失調症に移行するものがあると指摘している。Bloch ら[12]は，平均発症年齢 8.0 歳の子どもを 21.1 歳でフォローし，1 例（4％）が精神病性障害と診断されたとしている。わが国の Iida ら[22]は，初診時に強迫症状を主訴とした統合失調症群（OCS）と強迫症状を呈しない統合失調症群（non-OCS）を比較している。

OCS 群 16 名，non-OCS 群 23 名であり，平均発症年齢 14.62±1.17 歳であった。その結果，
・OCS 群に non-OCS 群より男子の割合が多い。
・OCS 群より non-OCS 群の方が遺伝負因が高かった。
・OCS 群の方が non-OCS 群より周産期異常が多かった。
・OCS 群に non-OCS 群より CT 異常が有意に多かった。
・OCS 群に潜在性発症が多かった。
・OCS 群に予後の悪さを予想させるが，OCS 群と non-OCS 群の間で，予後に有意な差異は認められなかった。

このように，明確な頻度は分からないが児童青年期に強迫症状から始まり，統合失調症に移行するケースがかなり存在することが考えられる。この点は子どもの強迫症の臨床を行っていく上で重要な点と考えられる。

X. 症例呈示

[症例] 13 歳，男子，強迫症。
[初診時主訴] 確認行動がひどい（両親）。
[家族歴] 父親に本人とよく似た確認行動が見られる。

[生育歴] 母親は，妊娠 34 週で切迫早産の危険性のため，2 週間ほど入院した。乳幼児期には人見知りはなかったが，視線が合わないとか，抱きにくいという特徴は認められなかった。しかし，小児科クリニックで子ども用のベットの上を飛び回り，地域療育センターを受診するように勧められた。そこでアスペルガー障害の診断を受けている。

[現病歴] X−1 年 2 月頃より確認行動が目立つようになった。物の位置がゆがんでいないか，なくなっていないか気にしていた。本人は「物と物の隙間が気になる」と言い，タンスとタンスの隙間に物が落ちていないか確認していた。そのため，X 年 1 月に両親と本児が来院した。初診時 13 歳であった。

初診時，本児から話すことはほとんどなく，目で両親に話すよう促す態度が目立った。症状的には典型的な強迫症状であり，精神病や脳器質疾患を疑わせる所見はなく，強迫症と診断した。

知能検査の結果は全検査 IQ109 であり，正常知能であった。また，幼児期に診断を受けたというアスペルガー障害については，両親から詳細に生育歴を聴取したが，診断できるだけの所見は得られなかった。

[治療経過] 本児は，年齢に比し言語的交流が乏しく，認知行動療法的アプローチは困難であると判断した。それで，できるだけ症状を我慢するように方向づけをした上で，薬物療法を実施することにした。

Fluvoxamine 25 mg を投与し，2 ヵ月かけて 75 mg まで増量した。服用当初，いらいらするといった訴えが少しみられたが，特に目立った副作用は見られなかった。3 週間後には，本人は，前より少し気にならなくなったと言い，母親は，「良いときは確認行動を減らしてみようという気が出てきた」と述べていた。最終的には，X 年 8 月に fluvoxamine を 125 mg まで増量した。その間，症状は軽減しつつも持続していた。しかし，頭を壁に打ち付けたり，泣き騒いだりすることはなくなった。

X＋1 年 4 月には中学に進学したが，新しい環境の中で，処理しなければならないことも多く，症状がひどくなることもあった。母親は，「ちょっと頭の中で処理できないと，おれは駄目だ，おれは駄目だといって泣いている」と述べていた。

しかし，中学に慣れてくるとともに，本人も次第に落ち着き，現在は，本人は学校に通っており，母

親が 2 ヵ月に 1 回程度報告がてら薬をとりに来ている。強迫症状はほとんど目立たない状態である。

［考察］本例は幼児期にアスペルガー障害と診断されているが，現時点では，診断を確定することは困難であった。そのため，児童期の強迫症として治療を行ってきた。強迫症状は SSRI により顕著に改善し，現在の所，服薬を続けていれば日常生活に大きな支障はない。

現在，症状的には落ち着いており，本人はほとんど来院せず，母親が 2 ヵ月に 1 回程度薬物を取りに来院するだけである。薬物による症状のコントロールはほぼ満足の行くものであり，特に問題はない。そのため現在までのところ，家族に対するアプローチなどは行われていない。今後薬物療法をいつまで続けるべきかなど検討課題は多い。

XI. まとめ

児童の強迫症について，現在の学問的到達点を示した。強迫症は現在，生物学的視点からの解明が急速に進んでいる分野であり，今後さらに知識の集積が期待される。

文献

1) Adams P L. Obsessive Children. A Socio-psychiatric Study. Brunner/Mazel, New York,1973 ［山田真理子，山下景子訳　強迫的な子どもたち. 星和書店，東京，1983.］

2) 本城秀次，小倉正義，田中裕子ほか　幼児期の強迫性障害に関する研究―児童精神科外来調査とコミュニティ調査の結果から―. 厚生労働省　精神・神経疾患研究委託費　17 指-2 児童思春期強迫性障害（OCD）の実態解明と診断・治療法の標準化に関する研究　平成 17-19 年度総括・分担研究報告書, pp.67-77, 2008.

3) 本城秀次，西出弓枝，土岐篤史　児童期の強迫性障害について. 児童青年精神医学とその近接領域，39；166-175, 1998.

4) Rapoport J. Childhood obsessive compulsive disorder. Journal of Child Psychology and Psychiatry 27；289-295, 1986.

5) Honjo S, Hirano C, Murase S, et al. Obsessive-compulsive symptoms in childhood and Adolescence. Acta Psychiatr Scand 80；83-91, 1989.

6) Samuels J, Shugart Y Y, Grados M A. Significant linkages to compulsive hoarding on chromosome 14 in families with obsessive-compulsive disorder：Results from the OCD Collaborative Genetics Study. Am J Psychiatry 164；493-499, 2007.

7) Millet B, Kochman F, Gallarda T, et al. Phenomenological and comorbid features associated in obsessive-compulsive disorder：influence of age of onset. Journal of Affective Disorders, 79；241-246, 2002.

8) Garcia A M, Freeman J B, Himle M B, et al. Phenomenology of early child hood onset obsessive compulsive disorder. J Psychopathol Behav Assess 31；104-111, 2009.

9) Swedo S E, Leonard H L. Childhood movement disorders and obsessive compulsive disorders. J Clin Psychiatry 55（suppl 3）；32-37, 1994.

10) Allen A, Leonard H L, Swedo S E. Case study；A new infection- triggered, autoimmune subtype of pediatric OCD and Tourette's. J Am Acad Child Adolesc Psychiatry 34；307-311, 1995.

11) 成田善弘，中村勇二郎，水野信義ほか　強迫神経症についての一考察―自己完結型と巻き込み型について―. 精神医 16；957-964, 1974.

12) Masi G, Millepiedi S, Mucci M, et al. A naturalistic study of referred children and adolescents with obsessive-compulsive disorder. J Am Acad Child Adolesc Psychiatry 44；673-681, 2005.

13) Bloch M H, Craiglaw B G, Landeros-Weisenberger A, et al. Predictors of early adult outcomes in pediatric-onset obsessive-compulsive disorder. Pediatrics 124；1085-1093, 2009.

14) Behar D, Rapoport J L, Berg C J. Computerized tomography neuropsychological test measures in adolescents with obsessive-compulsive disorder. Am J Psychiatry 141；363-369, 1984.

15) Swedo S E, Schapiro M B, Grady C H, et al. Cerebral glucose metabolism in childhood-onset obsessive-compulsive disorder. Arch Gen Psychiatry, 46；518-523, 1989.

16) Swedo S E, Pietrini P, Leonard H L, et al. Cerebral glucose metabolism in child hood-onset obsessive-compulsive disorder：Revisualization during pharmacotherapy. Arch Gen Psychiatry 49；690-694, 1992.

17) Rosario-Campos M C, Leckman J F, Mercadante M T, et al. Adults with early-onset obsessive compulsive disorder. Am J Psychiatry 158；1899-1903. 2001.

18) Bolton D, Collins S, Steinberg D. The treatment of obsessive-compulsive disorder in adolescence；A report of fifteen cases. Br J Psychiatry 142；456-464, 1983.

19) Wolff R P, Rapoport J L. Behavioral treatment of childhood obsessive-compulsive disorder. Behav Modif 12；252-266, 1988.

20) Kalra S K, Swedo S E. Children with obsessive-compulsive disorder：Are they just "little adults"? The Journal of Clinical Investigation 119；737-746, 2009.

21) 若林慎一郎　強迫症. （若林慎一郎編）児童期の精神科臨床, pp195-213, 金剛出版, 1983.

各 論

22) Iida J, Iwasaka H, Hirao F, et al. Clinical features of child-hood-onset schizophrenia with obsessive-compulsive symptoms during the prodromal phase. Psychiatry and Clinical Neuroscience 49 ; 201-207, 1995.

17 全般性不安症，パニック症—過剰不安障害を含む

小川しおり

I. 概念

不安とは誰しもが抱く感情の一つで，とくに成長発達の途上にある子どもにとっては大きいものである。たとえば幼児では些細なことでびっくりしたり，見知らぬ相手に恐怖を抱いたりする。暗い場所，想像上の生き物を怖がり，母親と離れて別々になることを心配するかもしれない。学童ではケガや死ぬこと，地震などの災害を恐れ，思春期の子どもでは学校の成績，友達付き合い，病気のことも気になるものである。こうした当たり前の恐怖であっても長引いて子どもの日常生活をおびやかすような深刻さがあれば問題である。発達的に適度な範囲の不安や恥ずかしさなのか，あるいは介入や治療を要する不安症なのかを判断し手助けを行っていくのが我々専門家の役割であろう。不安を抱えた子どもは心配や恐れに心を悩ませていても，それがあまりに理屈に合わない内容だったり，度を超えていたりすることを自覚していないことがある。不安の認識および表現の未熟から腹痛や頭痛といった身体症状を訴えることもある。気づきの有無に関わらず本人なりの対処行動（回避行動）がみられる場合もある。不安症状が生じる状況を吟味しながら注意深く特定の不安症の診断を絞り込んでいく作業が必要となる。

II. 疫学

不安症といっても幅広く，外傷後ストレス障害（post traumatic stress disorder，PTSD），強迫症，特定の恐怖症などを含めて考えると，成人と同様に児童・青年においても最も頻度の高い精神疾患である

ことがわかっている。子どもの不安症の有病率は6〜20％，男児よりも女児に多く，特に特定の恐怖症，パニック症，広場恐怖，分離不安症で顕著である[1]。Muris ら[2]は8〜13歳の症例において，男性の3.8％，女性の9％が全般性不安症（generalized anxiety disorder：GAD）の診断基準を満たしていると報告した。その後の研究においてGADの生涯有病率は13歳〜18歳で1％，パニック障害は13〜18歳で2.3％，不安症すべて含めると25.1％との報告もある[3]。アメリカで行われた大規模調査では13〜18歳の思春期の子どもの8％が不安症を抱えており，多くの場合6歳頃から症状が明らかになっていた。しかしながらメンタルヘルス面の支援を受けているのはそのうちわずか18％と低く，今後の課題となっている[4]。

III. 臨床症状と診断

GADの子どもは成績や家族のこと，友達関係，運動能力など様々なことに過剰な心配をする。自分に厳しく，完璧を目指そうとすることが多い。周りから常に認められたい，あなたは大丈夫だと保証されたい思いも強い。パニック障害は明らかなきっかけがないのに，突然にパニックまたは不安発作が2回以上起こり，また同じようになるのではないか，コントロールがきかなくなって"おかしくなってしまう"のではないかと心配することが1ヵ月以上続いたときに診断される。GADとパニック障害に関しては，ほとんどの領域でDSM-IV-TRとDSM-5で大きな変更はないが，基準項目や生涯にわたる症状の変化についてはわかりやすく記述された。子どもの発達的アプローチの視点および成人においては生涯にわたって症状がどう移り変わるかを調べるとい

各　論

表1　DSM-5 におけるパニック症の診断基準の概要

- 予期しないパニック発作が反復する。パニック発作は強い恐怖または不快の突然の高まりで，数分以内にその頂点に達するもので，それは平穏な状態でも不安な状態でも起こりえる（動悸，発汗，震え，息切れや息苦しさ，窒息感，胸痛や胸部不快感，めまい感やふらつき感，冷感や熱感，異常感覚，現実感喪失，コントロールを失うことへの恐怖，死への恐怖のうち4つ以上）
- 少なくとも1回の発作の後，以下のどちらかまたは両方が1ヵ月以上続く：もっと発作が起こるのではと心配したり，コントロールを失うなど発作の結果への心配をし続ける，慣れない状況を回避するなど，発作と関連した不適応的な行動変化
- 物質の生理学的影響や他の医学的疾患によるものではなく，他の精神疾患でも説明されない

表2　DSM-5 における全般性不安症の診断基準の概要

- さまざまな活動や出来事について過剰な不安と心配（予期憂慮）が起こる日の方が起こらない日よりも多い状態が6ヵ月以上続く
- その心配を抑制することが難しいと感じている
- 不安と心配は，以下のうち3つ以上（子どもの場合は1つ以上）：落ち着きのなさや緊張感や神経の高ぶり，疲労しやすい，集中困難または心が空白になること，易怒性，筋肉の緊張，睡眠障害
- 不安，心配，身体症状のために苦痛を伴う，または，日常生活に明らかな支障がある
- 物質または他の身体疾患の生理学的作用によるものではなく，他の精神障害では説明されない

う視点が導入されたことは意義があるだろう。診断基準の閾値を下げれば，より若年から，さらに多くの不安障害が認められる可能性はある。逆に子どもにとって厳しい診断基準の設定は，治療や対応が必要な子どもを見過ごすことにつながりかねない。それゆえ年代に応じて適切な診断を行う柔軟性が必要とされる[5]。DSM-5 の診断基準は**表1，2** に示す通りである。児童思春期の GAD においてより注意が必要となるのは神経発達症の併存である。注意欠如・多動症（attention deficit hyperactivity disorder：ADHD），自閉スペクトラム症（autism spectrum disorder：ASD）と不安症の合併については本章終わりに症例を挙げる。

IV. 病因

不安症の原因は単一ではない。生物学的及び環境要因の相互作用により生じ，その背景は個人個人で異なる。発症においては遺伝負因の関与が大きく，同時に子どもの気質やパーソナリティの傾向も影響が大きい。不安障害の第一度親族では一般人口に比しその発症危険率は4〜6倍といわれ，双生児研究での発症一致率は一卵性で12〜26％，二卵性で4〜15％である[6]。児童における不安障害の発症には，遺伝・気質，養育者への愛着，親の不安，育児様式，人生経験（とくに否定的な体験）の5つの領域が重

要である。安定した愛着が絶たれた乳児では児童・青年期において不安症のリスクが高いとされている[7]。

疾患の背景にある生物学的異種性，正常不安と病的な不安の境界線が明確にしにくいこと，サンプルサイズが不十分であったことなどから不安障害の遺伝的背景についての解明はまだその道のりが遠い。近年，発症リスクの予測を目的とした生物学的マーカー（遺伝子やホルモン濃度など）の解明が進められており，今後の研究によっては新薬や心理療法の開発に役立つことが期待される[8,9,10]。

パニック障害，GAD のある子どもでは扁桃体・前頭前野および前部帯状回からなる恐怖ネットワーク（fear network）の構造的・機能的異常が示唆されている[11,12]。不安障害は前部帯状回と海馬による扁桃体の活動調節（top-down regulation）の不具合から生じている可能性がある。小児・思春期の GAD では大脳辺縁系前部 anterior limbic network（ALN）を構成する扁桃体，腹外側前頭前野（VLPFC），前部帯状皮質での神経活動の異常，およびこれらの脳部位間の連絡異常が知られている[13]。扁桃体の大きさや機能的結合性から子どもの不安レベルを発症前からでも予測することができるという研究もある。7歳から9歳の子どもにおいて fMRI を用いた研究で扁桃体基底外側部の拡大がある群ではコントロール群と比べ不安チェックリストで有意にスコアが高く，

扁桃体と他の感情調整に関係する脳領域との機能的なつながりが強いほど不安レベルが高いことが示唆された[14]。

V. 治療と予後

不安症をもつ子どもや家族それぞれのニーズに合わせた治療計画を立てていくにあたり，様々な選択肢とその組み合わせがあることを知っておくことは重要である。軽度の不安症であれば第一選択は心理療法であろう。広く用いられているのは認知行動療法（cognitive behavior therapy：CBT）である。障害の程度が重い場合や心理療法では効果が不十分である場合は薬物療法の併用が有効である可能性がある。第一選択薬は選択的セロトニン再取り込み阻害薬（selective serotonin reuptake inhibitor：SSRI）である。保護者と治療者でリスクとベネフィットをよく話し合って薬物療法を始めることになる。併存症のない不安症の児童よりも行動上の問題，うつ病，複数の不安症を併存した不安症の児童のほうが，予後が悪いと言われている。しかし治療効果に着目すると治療前の時点での併存症の有無は治療効果に影響しない，つまり併存症があっても有意に治療に反応すると Kendall らは述べている[15]。成人の不安症やうつ病などの精神疾患に発展していくケースもあるが，全体としての予後は決して悪くはない。治療の予後は，障害の重症度，治療的介入を開始した年齢，治療期間と継続性，情緒または行動面での二次的な問題の有無，患児の回復力などに左右される。早期治療により多くの患児が自身の不安のコントロール方法を学習する。周囲の理解とサポートをうまく受け入れて適切な対処行動が取れるようになること，本人なりのコーピングスキルの発達を促していくことがより良い転帰に繋がるといえよう。

1. 心理療法

不安の高い子どもはあいまいな状況を否定的に捉えてしまう傾向があり，自己評価も低いとの報告がある[16]。CBT は問題行動と患者の機能に支障をきたしている症状を標的とする。子ども自身に症状を自覚させ，何が症状の出現や悪化に関係しているか考えることで，その不安は誘因に比して不合理で過剰であることに気付かせることを治療目標とする。子どもの不安障害に対する CBT は 10〜20 セッションで完結するものが主であり，学んだことを本人と家族が実生活で生かせることを目指す。Barrett[17] らは 14〜21 歳を対象にフォローアップを行い，6 年後では 85.7% が経過良好（診断に該当しない）であったと報告している。

2. 薬物療法

GAD をもつ子どもに対する薬物療法のランダム化比較試験（RCT）では選択的セロトニン再取り込み阻害薬（SSRI）とセロトニン・ノルアドレナリン再取り込み阻害薬（serotonin and norepinephrine reuptake inhibitor：SNRI）の有効性が示唆されている。小児の不安障害に対する薬物療法については，Rynn ら[18] は 5 歳〜17 歳の 22 名の GAD の子どもを対象に 9 週間の臨床試験を行い，sertraline がプラセボに対して有意な改善率を示したと報告している。GAD 患者の多くは SSRI によく反応することは知られており，効果が不十分あるいは合わなかった場合に抗不安薬を用いることもある。これまでの研究から得られたエビデンスに基づくと不安障害の子どもへの薬物療法の第一選択薬は SSRI であり，CBT と薬物療法の併用療法は CBT 単独，薬物療法単独よりも有効で，併用療法の治療効果が持続することがわかっている[19]。

VI. 症例呈示

a）ケース 1

[症例] 9 歳，女子，注意欠如・多動症（ADHD），全般性不安症（GAD）。

[主訴]「順番が待てない」「言うことをきかない」（母親），「忘れっぽい」（本人）。

[家族歴] 弟が自閉スペクトラム症。

[生育歴・現病歴] 運動・言語発達には遅れなし。保育園では分離困難・かんしゃく・落ち着きのなさがみられた。就学後も離席・私語が多く，忘れ物や整理整頓の苦手さが目立った。家庭でもおしゃべりが止まらず気分のムラが激しい子どもだった。小学 4 年生時にスクールカウンセラーの勧めで児童精神科受診となった。初診時，身体を常にゴソゴソさせな

がらも，優等生的な返答が多く，自分が評価される場面に敏感な印象であった。都合の悪い話題になると母をにらみつけて，「それは違う」「たまたま出来なかっただけ」などと口を挟んで認めたがらない。面倒なことは後回しにしてしまうので取りかかりは遅いが，学習の取り組み自体は几帳面であった。気に入らないと何度も消してやり直すが上手くいかなくなると泣いて騒ぎ，母を叩いたり物を投げたりしていた。

[見立てと治療方針] ADHD（混合型）と診断し，本人の行動と親子関係の改善に向けて，学校担任とのやりとり（頑張り表の取り組み，ADHD-RS の担任・保護者評価）を本人・母親とも共有し，スクールカウンセラーの本人へのサポート方法についても相談に乗った。症状軽快の兆しはみられたが不十分であり，本人の同意を得て薬物療法（メチルフェニデート）を開始した。不安をコントロールすることが難しく，うまくいかなかったことで気分の落ち込み，イライラ感や易疲労感などの症状もあり不安障害の合併もあると考え，適応外使用であること及び低年齢での使用について安全性が確立されていないことなどを保護者に説明し同意のもとで SSRI（セルトラリン）も併用した。

[治療経過] 高学年になっても，夕食後ゲームをしながら居間で寝てしまい宿題・着替え・入浴などがおろそかになっており家庭では叱られる場面が多かった。課題が間に合わないと登校しない，忘れ物がないか通学の途中でカバンを確認していて遅刻する，友達との待ち合わせの時間や場所を勘違いするなど生活面の問題が目立った。授業中も板書をすべて写しきれたか心配になったり，他生徒の言動で嫌われているのではないか不安になったりした。他罰的になったり自暴自棄的な言動が出たりするため，家族は接しにくさや苛立ちを感じ，それを察知した本人が挑発的な行動をとるという悪循環に陥っていた。診察場面では主治医が本人と母親別々で面接を行い，お互いの思いをそれぞれにフィードバックすることを心がけた。上手く行った場面・こじれた場面の振り返りを行い，本人なりの工夫や保護者なりの対処で良いものは継続するよう助言した。薬物療法の効果もあり，家庭での生活態度は改善し，休みがちであった学校になんとか登校できるようになった。

[考察] ADHD の子どもでは，幼児期からの多動が改善すると学童・思春期以降に元来の臆病さや不安症状が顕在化するケースがしばしばみられ，不登校や引きこもり，社会的不適応のリスクになることがある。幼児期から低学年の間は人懐こく誰とでも遊べる活発な子どもとして気にならなかった情緒・行動面の幼さが高学年になると目立つようになり，衝動性や不注意によるミスの多さから仲間関係がうまくいかなくなることがある。順序立てて状況や気持ちを説明するのが苦手であり，誤解されやすく叱責の対象にもなりやすい。なんとか関係を維持しようと周りに合わせるための努力を試みるも空回りして疲れてしまったり，周囲の気を引くため不適切な行動が出たりすることもある。同年代集団の中での居場所が重要である思春期を乗り切るためには，身近な支持的存在とともに力を合わせて本人の強みを伸ばしていける環境が望ましい。子どもの治療では，親に連れられて受診することがほとんどであり，保護者への聞き取りや説明が主になりがちである。しかしあくまで主人公は子どもであり，「問題」に対する子ども自身の捉え方をくみとり言語化していくこと，何が起こっているのか整理して一緒に検証していくことは重要な作業である[20]。

b) ケース 2

[症例] 6 歳，男子，自閉スペクトラム症（ASD），全般性不安症（GAD）。

[初診時主訴]「登園しぶりが強い」（母親），「朝お腹が痛い」（本人）。

[家族歴] 母がうつ病の既往あり。

[生育歴・現病歴] 周産期異常なし。定頸 3 ヵ月，四つ這いと伝い歩きの期間が長く独歩は 19 ヵ月とやや遅め，始語は 18 ヵ月で「アンパンマン」。おとなしく手がかからない子どもで，ひらがなを覚える前に自分でカタカナが読めるようになったりキャラクターの名前を暗記したりしていた。親とも手をつなぎたがらず，移動は自分で歩くよりも抱っこをせがむことが多かった。3 歳児健診にて場所・人見知りが強いこと，偏食が強いことから親子教室への参加を勧められた。園では他児と身体が接触すると「叩かれた」「いじめられた」と過敏に反応，保育士が他児を叱っている場面を見聞きするのをとても怖がって耳塞ぎをする姿も見られた。「園庭に出ると（まぶしくて）目が痛い」「手足に砂がつくのがいや」と外

遊びには消極的。お遊戯会でも人前で歌ったり踊ったりすることには気分が乗りにくく，大勢に注目されることも好まなかった。声をかけられると仲間と遊ぶこともあったが，大人と遊ぶかブロックやお絵描きの一人遊びを好んだ。給食も苦手で，促されて口に入れると吐いてしまうことがあった。腹痛，頭痛，咳嗽などで近医を受診することが多かったが身体的には明らかな異常は指摘されていない。秋頃より「園に行こうとすると調子が悪くなる」「夜泣きがひどい」とかかりつけの小児科にて相談，A病院児童精神科に紹介受診となった。

［見立てと治療方針］母子からの聞き取りと行動観察，幼稚園からの情報に基づき筆者がASDと診断し，定期診察では保護者・本人への助言を行い，担当心理士が園に巡回相談に出かけて保育士をサポートした。また運動の不器用さや感覚の偏りの改善を目的として個別の作業療法も開始した。就学後は担任とのやりとりを続け，特性の理解とそれに対する配慮を依頼した。不眠症状にはramelteonの内服により改善が見られた。診察場面では本人の頑張りを評価しながら関係作りを心がけ，予定の視覚化，活動内容の予告，短時間登園から時間を伸ばしていく工夫について相談を重ねた。

［治療経過］小学校入学後は担任の配慮のもと嫌がらずに登校できていたが，クラスメートと会話がかみ合わない，遊びのルールが理解できない，からかわれても「やめて」と言えず泣いてしまう，トイレの失敗や腹痛を心配して水分摂取を控える，給食を食べないなどの状態が続いた。自分の気持ちや身体的な疲れ具合を自覚することも不得手なため，本人も周りも気付かないまま頑張りすぎてしまう傾向がみられた。本人の心配を減らすため，家族が通学班に付き添い登校し，授業でやりきれなかった課題は帰宅後の学習で補った。学校では通級学級の利用や学級運営補助員のサポートに恵まれ，徐々に教室で安心して過ごせるに至った。好きな生き物の知識を生かして理科の学習や飼育係，花の水やりなどで活躍する場面ができたことも自己肯定感につながった。

［考察］ASDでは感覚過敏をもつ子どもが多く，環境刺激に不快感を呈することがあり，見通しのつきにくさや応用力の乏しさから不安感情を持ちやすい。一旦記憶に残った嫌な出来事を繰り返し思い出したり鮮明なフラッシュバックが生じたりすること

もある。定型発達の抑うつ・不安傾向の高い子どもにおいても他者の意図を誤解したり悲観的な捉え方をしたりすることがあるが，ASDのある子どもではとくに同年代の集団でのやりとりの意味を適切に読み取れず疎外感を強め，いじめられるのではないかと臆病になりやすい。支援としては双方の気持ちを通訳してもらうことで場面の理解を促すなど社会的スキルを教えていくことが有用である。「着ぐるみが怖い」「換気扇が目の形に見えて怖い」など特有の視覚認知により，この年齢の定型発達の子どもにあまり認められない恐怖症も見られる。苦手に対し無理強いはしないこと，慣れることが必要であれば少しずつ見て触れて慣れていけるよう気長な援助を要することを述べておきたい。

VII. まとめ

今後，脳の画像研究や分子生物学的アプローチ，そして遺伝子研究の発展により不安障害の基盤となっている脳のメカニズムに対する手がかりが得られることで，リスクの高い子どもをいち早く見つけ出し介入につなげられること，それぞれの患者に適した治療法の選択に役立てることが期待される。将来的に薬物療法のターゲットが明らかになれば，より効果のある安全な治療薬の開発に近づくであろう。薬物療法をためらうことで遷延化や二次的なこじれは避けなければならないが，軽症の段階で行動・体調の変化に気づき，本人に寄り添う丁寧な関わりを行うことも重要である。支持的に接するのみならず，場合によっては子どもや養育者が一歩踏み出す勇気を持てるよう具体的な目標を設定しステップアップを促していくことも子どもたちにとっては心強く欠かせないものである。

文献

1) Connolly SD, Bernstein GA. Work Group on Quality Issues：Practice parameter for the assessment and treatment of children and adolescents with anxiety disorder. J Am Acad Child Adolesc Psychiatry 46：267-283, 2007

2) Muris P, Meesters C, Merckelbach H, et al. Worry in normal children. J Am Acad Child Adolesc Psychiatry 37（7）：703-10, 1998.

3) Merikangas KR, He JP, Burstein M, et al. Lifetime prevalence of mental disoders in U. S. adolescents. J Am Acad

Child Adolesc Psychiatry 49 (10):980-9, 2010.

4) Anxiety Disorders in Children and Adolescents Fact Sheet. National Institute of Mental Health.

5) 広沢郁子　全般性不安障害.（齋藤万比古総編集）: 子どものこころの診療シリーズ4, 子どもの不安障害と抑うつ. pp71-80, 中山書店, 2010.

6) Smoller JW, Block SR, Young MM. Genetics of anxiety disorders:complex road from DSM to DNA. Depress Anxiety:26 (11);965-75, 2007.

7) Warren SL, Huston L, Egeland B, Sroufe LA. Child and adolescent anxiety disorders and attachment. J Am Acad Child Adolesc Psychiatry 36 (5):637-44, 1997.

8) Fox AS, Oler SE, Shelton SA, et al. Central amygdala nucleus (Ce) gene expression linked to increased trait-like Ce metabolism and anxious temperament in young primates. Proc Natl Acad Sci U S A. 30:109 (44), 2012.

9) Owens M, Goodyer IM, Wilkinson P, et al. 5-HTTLPR and early childhood adversities moderate cognitive and emotional processing in adolescence. PloS ONE 7 (11): e48482, 2012.

10) Santos M, D'Amico D, Spadoni, et al. Hippocampal hyperexcitability underlies enhanced fear memories in TgNTRK3, a panic disorder mouse model. Journal of Neuroscience 33 (38):15259-15271, 2013.

11) Gorman JM, Kent JM, Sullivan GM, et al. Neuroanatomical hypothesis of panic disorder, revised. Am J Psychiatry 57 (4):493-505, 2000.

12) Cannistraro PA, Rauch SL. Neural circuitry of anxiety. Evidence from structural and functional neuroimaging studies. Psychopharmacol Bull 37:8-25, 2003.

13) Strawn JR, Wehry AM, DelBello MP, et al. Establishing the neurobiologic basis of treatment in children and adolescents with generalized anxiety disorder. Depression and Anxiety 29:328-339, 2012.

14) Qin S, Young CB, Duan X, et al. Amygdala subregional structure and intrinsic functional connectivity predicts individual differences in anxiety during early childhood. Biol Psychiatry 75 (11):892-900, 2014.

15) Kendall PC, Brady EU, Verduin TL. Comorbidity in childhood anxiety disorders and treatment outcome. J Am Acad Child Adolesc Psychiatry 40:787-794, 2001.

16) Bogels and Zigterman, Dysfunctional cognitions in children with social phobia, separation anxiety disorder, and generalized anxiety disorder. J Abnorm Child Psychol 28 (2):205-11, 2000.

17) Barrett PM, Duffy AL, Rapee RM, et al. Cognitive-behavioral Treatment of Anxiety Disorders in Children:Long-Term (6-Year) Follow-Up. Journal of Counseling and Clinical Psychology 69 (1):135-141, 2001.

18) Rynn M, Puliafico A, Heleniak C, et al. Advances in pharmacotherapy for pediatric anxiety disorders. Depress Anxiety 28 (1):76-87, 2011.

19) 渡部京太, 齋藤万比古　子どもの不安障害. 児童青年精神医学とその近接領域 54 (2):148-158, 2013.

20) ポール・スタラード（下山晴彦監訳）　子どもと若者のための認知行動療法ワークブック第5版. 金剛出版, 2008.

18 恐怖症

鈴木　太

本章では，DSM-5 における限局性恐怖症（specific phobia：SP）と，社交不安症（social anxiety disorder：SAD）について論じる。SP と SAD は，DSM-5 では，いずれも不安症に分類されているが，パニック症や全般不安症と異なり，発症年齢が早く，SP の患者の75％は児童期または青年期早期までに，SAD の患者の75％は青年期までに発症する（Kessler et al., 2005[1]；Viana and Andrade, 2012[2]）。児童精神科医は SP や SAD の症例に対して，発症後数年以内に早期介入することが可能な専門家であり，これらの概念の診断と治療に精通することが求められる。

I. 概念

SP と SAD の共通点は，恐怖または不安の出現が特定の状況や対象の存在する場面に限定されていることである。DSM-5 の SP では，これを恐怖刺激と称しており，動物，血液や注射，高所や閉所などの自然環境が代表的なものとして挙げられる。SAD では，他者によって注視されるかもしれない社交状況が恐怖または不安の対象となる。**表1**に SP の DSM-5 診断基準，**表2**に SAD の DSM-5 診断基準の概要を示した。

SP は古くからその存在が知られているが，SP を主訴に精神科を受診する患者は稀であり（Anthony and Barlow, 2002[3]），不安症を含む他の精神障害の併存症として観察されることが多い。SAD は，社会的状況や社会的行為に対する恐怖症的不安および恐怖症的回避によって特徴づけられる精神障害であり，かつては，社会恐怖 social phobia と呼ばれ，恐怖症の一型とされていた。SAD は対人恐怖とほぼ重なる概念であり，日本では森田療法，英国やカナダでは行動療法の対象として，世界各地で治療が行われてきた（原井ら，2007[4]）。

II. 疫学

米国では，青年期 SP の3ヵ月有病率は0.3〜0.5％，青年期 SAD の6ヵ月有病率は5.1〜9.2％と報告されており（Costello et al.,2004[5]），成人期における SAD の生涯有病率は10％前後に達している（Nagata et al.,2015[6]）。SAD の有病率は世界各地で増加傾向にあるが，本邦における有病率は青年では明らかではなく，成人では12ヵ月有病率で2.3％に留まっている（Nagata et al.,2015[6]）。SP や SAD を含めた児童青年期の不安症の危険因子として，不安症の家族歴，

表1　DSM-5 における限局性恐怖症の診断基準の概要

- ・高所，注射，動物といった特定の対象または状況への顕著な恐怖や不安を感じて，泣いたり，かんしゃくを起こしたり，凍りついたり，まといついたり，といった形で，恐怖や不安が表現されることがある。
- ・その対象や状況は，ほとんどいつも，恐怖や不安をすぐに引き起こす。
- ・その対象や状況は，避けられるか，恐怖や不安を感じつつ堪えられている。
- ・その対象や状況が引き起こす実際の危険性に，恐怖や不安が釣り合わない。
- ・恐怖，不安，回避は，典型的には6ヵ月以上持続している。
- ・臨床的に意味のある苦痛，または社会的機能障害を伴う。
- ・強迫症，心的外傷後ストレス障害，他の不安症などではうまく説明されない。

各　論

表2　DSM-5における社交不安症の診断基準の概要

- ・他者に注目されるかもしれない社交場面に対する，著しい恐怖または不安であり，成人との交流だけではなく，同世代の子どもとの間でも不安が生じる。
- ・その人は，ある振る舞いをすること，不安症状を見せることが，ネガティヴに評価されることを恐れている。
- ・その社交的状況は，ほとんどいつも，恐怖や不安を引き起こし，泣いたり，かんしゃくを起こしたり，凍りついたり，まといついたり，うまく話せないといった形で，恐怖や不安が表現されることがある。
- ・その社交的状況は，避けられるか，恐怖や不安を感じつつ堪えられている。
- ・その社交的状況が引き起こす実際の危険性に，恐怖や不安が釣り合わない。
- ・恐怖，不安，回避は，典型的には6ヵ月以上持続している。
- ・臨床的に意味のある苦痛，または社会的機能障害を伴う。
- ・物質や身体疾患の生理学的作用によるものではない。
- ・パニック症，醜形恐怖症，自閉スペクトラム症などではうまく説明されない。
- ・身体疾患が存在しているなら，恐怖，不安，回避は，無関係または過剰である。

乳児期における内気さと抑制的な行動，幼少期の心理社会的ストレッサーが挙げられる（Tannock，2009）[7]。

III.　臨床症状と診断

　不安症の診断で重要な点の一つは，不安症は互いに併存しやすいということである。年齢を経るにつれて，併存率は増加するが（Beesdo et al.，2009）[8]，このような症例では，治療は一般に複雑となる（Kearney and Albano，2007）[9]。

1.　限局性恐怖症の診断

　SPを伴う児童や青年は「特定の対象または状況への顕著な恐怖と不安」が持続的に認められ，典型的には6ヵ月以上続いている（DSM-5基準A，E）（American Psychiatric Association，2013）[10]。恐怖や不安は，泣く，かんしゃくを起こす，凍りつく，愛着対象にまといつく，などの形で表現されることがある（American Psychiatric Association，2013）[10]。DSM-5では，恐怖の対象に対して，時折しか不安を呈さない人はSPから除外されるように定義されており，SPと診断するためには，恐怖の対象または状況が「ほとんどいつも」恐怖や不安を即座に誘発し，その恐怖の対象は積極的に回避されるか，強い恐怖や不安を感じながら耐え忍ばれていなければならない（DSM-5基準B，C）（American Psychiatric Association，2013）[10]。

2.　社交不安症の診断

　SADを伴う児童や青年は「他者によってその人が注視されるかもしれない社交場面に関する著明または強烈な恐怖または不安」が持続的に認められ（DSM-5基準A），その不安は現実の危険に相応せず，過剰であり（同基準E），典型的には6ヵ月以上続いている（同基準F）（American Psychiatric Association，2013）[10]。Liebowitz Social Anxiety Scale for Children and Adolescents（LSAS-CA）は，児童や青年がどのような社交場面を恐れていて，回避しているか，確認するのに有用である（岡島ら，2008[11]；須見ら，2010[12]）。社交不安や回避について語ることは恥の感情を伴うため，SAD患者がそれを自ら陳述することは少なく（Zimmerman et al.，2003）[13]，質問紙の結果を解釈する際は，児童や青年が来院した文脈に留意する必要がある。

　SADであると診断するためには，さらに「その人は，ある振る舞いをするか，または不安症状を見せることが，否定的な評価を受けることになると恐れている」ことを確認する必要がある（同基準B）（American Psychiatric Association，2013）[10]。不安症状とは，赤面，震え，発汗，言葉に詰まること，凝視といったものであり，社交場面でのこれらの症状について尋ねることはSADのスクリーニングとして有効と考えられる（例えば「緊張したときに掌に汗は出ますか」）。SADを伴う児童や青年は社交場面での振る舞いや不安症状の結果として，「恥をかいたり恥ずかしい思いをするだろう」「拒絶されたり，他者の迷惑になるだろう」と予測し，「不安が強い，弱い，気が狂っている，バカである，退屈である，威

圧的である，汚い，人から好かれないと自分が判断される」のを心配している（American Psychiatric Association, 2013）[10]。

DSM-5 では，社交的状況で時折しか不安を呈さない人は SAD から除外されるように定義されており，SAD と診断するためには「その社交的状況はほとんど常に恐怖または不安を誘発する」必要がある（同基準C）。迫り来る社交的状況よりもかなり前から予期不安を生じることがあり，スピーチ，発表会，体育祭，林間学校や修学旅行などの合宿，スクーリングなどの数週間も前からその行事を心配しているかもしれない。診断基準では必須項目とされていないが，SAD を伴う児童や青年は，葛藤場面で主張しなかったり，視線を避ける，極端に小さな声で話す，発汗に気づかれるのを恐れて握手を避ける，振戦に気づかれるのを恐れて書字を避けるといった特徴的な回避行動が認められることがある（American Psychiatric Association, 2013）[10]。このような回避行動は，SAD の認知モデルにおいて安全行動（safety behaviors）と呼ばれており，SAD を伴う児童や青年において高率に認められ（Kley et al., 2012）[14]，SAD の寛解を阻害すると考えられている（Hofmann, 2007）[15]。

3．併存症

児童青年期の不安症の臨床例では，患者が注意欠如・多動症（attention deficit/hyperactivity disorder：ADHD）や自閉スペクトラム症を併存している可能性に留意すべきである（鈴木と本城，2010）[16]。児童青年期の ADHD における不安症の併存率は，海外の報告では 27〜34％（Tannock, 2009）[7]，本邦の報告では 7〜45％である（鈴木，2005）[17]。児童青年期の不安症における ADHD の併存率は 17〜27％と報告されている（Tannock, 2009）[7]。児童青年期の自閉スペクトラム症は不安を伴う傾向があり（Guttmann-Steinmetz et al., 2010）[18]，あるメタアナリシスでは，患者の 30％は SP を併存し，患者の 17％は SAD を併存していた（van Steensel et al., 2011）[19]。

児童青年期における SP の併存症パターンは恐怖刺激によって異なり，血液・注射・負傷の場合は ADHD，高所などの自然環境の場合は他の不安症を併存していることが多く，動物恐怖に比べて，血液・注射・負傷，または，自然環境を恐怖の対象とした SP の患者では，さまざまな精神病理が重篤であったという報告がある（Kim et al., 2010）[20]。SAD を伴う症例，特に男児では，反抗挑発症や素行症の併存に留意すべきである（American Psychiatric Association, 2013）[10]。

4．鑑別診断

SP や SAD の確定診断は診断基準に基づいて行われるが，不安や回避傾向はこの時期におけるさまざまな精神障害に認められるため，不安症状を伴いやすい他の精神障害の鑑別を要する。DSM-5 の SAD では，「その恐怖，不安，または回避はパニック症，醜形恐怖症，自閉スペクトラム症といった他の精神疾患の症状ではうまく説明されない」との基準が含まれている。

統合失調症及び他の精神病性障害：SAD を伴う人の多くは，その社交場面によって生じている現実的な脅威に対して，自らの信念が過大であるという洞察を有している（American Psychiatric Association, 2013）[9]。恐怖や回避が幻覚や妄想を背景としている場合，SP や SAD は除外される。

醜形恐怖症：醜形恐怖症と SAD はいずれも社交不安を伴い，発症年齢の低さでも類似しているが（醜形恐怖症の 2/3 は 18 歳以前に発症する），醜形恐怖症は外見に関連した際立ったとらわれを含んでおり，その関心はしばしば妄想的である（American Psychiatric Association, 2013）[10]。

心的外傷及びストレス因関連障害群：心的外傷体験の後に SP や SAD 様の行動変化を生じて，それが慢性化した症例は，心的外傷後ストレス障害（Post-traumatic Stress Disorder, PTSD）の基準を満たしていることがあり，このような場合，再体験症状や覚醒亢進症状の有無，重症度，頻度を確認すべきである。SAD の青年はしばしば PTSD 症状を伴い，PTSD 症状を伴う症例は治療を求めることがより多かったという報告がある（Gren-Landell et al., 2013）[21]。

IV．病因

SP と SAD の病因は特定されていない。SAD は家族性であり，その人が SAD を呈しやすい特性，例え

ば行動抑制は，遺伝に強く影響されている（American Psychiatric Association, 2013）[10]。

V. 経過と予後

前述したように，SP と SAD の平均発症年齢は若く，SP の患者の 75％は児童期または青年期早期までに，SAD の患者の 75％は青年期までに発症する（Kessler et al., 2005[1]；Viana and Andrade, 2012[2]）。SAD の発症には，自閉スペクトラム症，SP，分離不安症，いじめ被害，屈辱的な経験などが先行することがある（American Psychiatric Association, 2013）[10]。

1. 限局性恐怖症の経過

SP は児童青年期に発症し，寛解する傾向があるが，SAD を含む他の不安症，身体症状症，大うつ病性障害，物質使用障害，依存性パーソナリティ障害などを発症しやすい（American Psychiatric Association, 2013）[10]。

2. 社交不安症の経過

SAD は慢性に経過して，成人期まで持続することが多い（Nagata et al., 2015）[5]。Child/Adolescent Anxiety Multimodal Extended Long-term Study（CAMELS）では，SAD を含む不安症の児童と青年が，sertraline のみ，認知行動療法 cognitive behavioral therapy（CBT）のみ，sertraline と CBT の併用療法，プラセボで初期治療を受け，288 例が追跡調査に参加したが，平均 6 年後の追跡調査（追跡率 59％，平均 17 歳）では，寛解率は 46.5％であり，女児，または家族機能の低い症例は寛解を得られないことが多かった（Ginsburg et al., 2014）[22]。オーストラリアで行われた青年 1943 名のコホート調査では，両親が別居または離婚していたり，SAD やうつ病の症状の持続期間が長いと，成人期まで精神障害が持続しやすいことが報告されている（Patton et al., 2014）[23]。しかし，SAD は児童期や青年期には治療が行われないことも多く，米国在住の成人期 SAD では，治療が開始されたのは，発症から平均 13 年後であった（Iza et al., 2013）[24]。

コミュニティでは，SAD を伴う成人の約 30％は 1 年以内に寛解を経験し，2,3 年で約 50％が寛解を経験するが，臨床例はより寛解しにくい（American Psychiatric Association, 2013）[10]。成人期の SAD は，SAD でない人に比べて，教育年数が短く（Katzelnick et al., 2001[25]；Davidson et al., 1993[26]），収入が低く（Katzelnick et al., 2001[25]；Davidson et al., 1993[26]），責任ある地位に着くことが少なく（Katzelnick et al., 2001）[25]，欠勤や遅刻，解雇，離婚を経験することが多い（Davidson et al., 1993[26]）。

SAD を伴う青年は，アルコールを好む傾向があり（Zimmerman et al., 2003）[27]，うつ病や物質使用障害を発症しやすい（American Psychiatric Association, 2013[10]；Van Ameringen et al., 1991[28]）。SAD の青年では，社交性や対人的敏感性が改善すると，成人期にうつ病を発症しにくい（Starr et al., 2014）[29]。

VI. 症例呈示

［症例］15 歳（中 3）の女児。乳幼児期の精神運動発達に特記すべき異常なし。内気でやや不器用なところのある子どもであったが，特に問題なく過ごしていた。通知表には，担任からのメッセージとして，「もっと声を大きく！」などと書かれていた。高所を怖がり，家族旅行で出掛けたときに吊り橋を徒歩で渡れずに立ち往生したことがある。X-2 年 4 月に中学入学したが，他の小学校からやってきた 3 名の同級生女児からたびたびバカにされるようになり，たまたま彼女らと共に所属した吹奏楽部でも「鈍臭い」と陰口を繰り返し叩かれるようになった。担任は吹奏楽部の顧問でもあり，本人がそのことを相談したところ，「陰口は良くないことだが，ちょっとしたことを気にし過ぎるのも良くない」とのアドバイスを受けた。

X-1 年 4 月，中学 2 年生に進級。本人のことをバカにしていた女児らと同じクラスとなった。同年 5 月初旬，登校する時間帯になると頭痛や腹痛を生じるようになり，近医小児科を受診したところ，起立試験にて「陽性」と判断され，「起立性調節障害」と診断。midodrine を処方され，夏休みに入ると同時に症状軽快したため，midodrine 有効と判断された。同年 8 月下旬より再び頭痛を訴えるようになり，夏休み明けは 1 日登校したのみで以後登校できず。その後，etizolam，alprazolam，小建中湯，半夏白朮天麻

湯，苓桂朮甘湯などを処方されたが症状軽快せず，外出時に視線が気になると訴えるようになり，精神障害を疑われて近医精神科に転院。精神科転院後，ロールシャッハ・テスト，バウムテスト，文章完成テストといった心理テストによる評価を受けて，「境界水準」の「適応障害」と診断され，「ゆっくり休みましょう」「学校に無理に連れていくのはやめましょう」とのアドバイスを受けた。臨床心理士による月一回の支持的なカウンセリングが開始され，その後，約半年間にわたって，lorazepam，clonazepam，brotizolam，flunitrazepam，risperidone，perospirone，sulpiride などを処方されたが症状軽快せず。医師診察時はマスクをしたまま受けることが多かった。X年3月，fluvoxamine 50 mg を処方された直後の手首自傷を契機に「双極性障害」を疑われてバルプロ酸200 mg を追加され，同年5月，不登校開始後約1年間の経過にて大学病院紹介となった。

［初診時主訴］

・学校に行くのが怖い，誰かに見られるかもしれないので外に出るのも怖い（本人）

・外出もせずにパソコンばかりしている，このままでは高校に行けない（母）

　上記の症例は，小学生年代に潜在的に発症し，中学生年代にいじめを契機に事例化したSADの症例を想定して作成した。小児科医，精神科医，臨床心理士といった専門家の多くは，SADを見逃しやすく（Nagata et al., 2015）[5]，この症例では，二つの医療機関において，（実質的にはプラセボと同等の）「さまざまな薬剤の多剤少量処方」が試行錯誤されている。青年期のSADはプラセボに反応しにくいことが知られている（Cohen et al., 2008）[30]。

VII. 治療

　不安症の治療としては，薬物療法と精神療法が選択肢であるが，SPとSADの治療は異なっている。まず，SPでは，選択的セロトニン再取り込み阻害薬（selective serotonin reuptake inhibitor：SSRI）の有効性が確立しておらず（Khalil, 2013）[31]，行動療法が主たる介入となる。一方，青年期のSADの経過に関する研究を概観すると，より速やかに症状を寛解させること，家庭内不和の影響を最小限に留めることが，SADの経過を改善させると考えられる（Iza et al., 2013[24]；Starr et al., 2014[29]；Patton et al., 2014[23]；Ginsburg et al., 2014[22]）。SADに関する短期的な寛解率の高さという点では，SSRI，CBT，または両者の併用が選択肢となる。抑うつ症状や家庭内不和を伴う青年では対人関係療法 Interpersonal Psychotherapy（IPT）は，CBTに代わる選択肢となるかもしれない（Mufson et al., 2004）[32]。

1. 限局性恐怖症の行動療法

　SPは最も容易に治療できる精神障害の一つであり，曝露を主体としたCBTのエビデンスが最も良好である（Wolitzky-Taylor et al., 2008）[33]。さまざまな形態の曝露のうち，現実場面での曝露 in vivo exposure が短期的には最も有効であるが（Wolitzky-Taylor et al., 2008）[33]，長期的な経過観察では，現実曝露とイメージによる曝露の効果に差はない（Wolitzky-Taylor et al., 2008）[33]。曝露が組み込まれていない「プラセボ」精神療法も，無治療よりは有効であり（Wolitzky-Taylor et al., 2008[33]；Ollendick et al., 2009[34]），治療者が患者に親切に接したり，患者の自律性を尊重することが，SPに対して，非特異的な治療効果を生じると考えられる。

2. 社交不安症の薬物療法

　児童青年期のSADに対して，paroxetine（Wagner et al., 2004）[35]，fluvoxamine（Walkup et al., 2001）[36]，sertraline（Walkup et al., 2008）[37]といったSSRIは，短期的にはプラセボよりも有効であることが報告されている。ただし，これらの臨床試験は，いずれもかなりの高用量で行われていること，不登校の状態にある症例や自閉スペクトラム症などの「複雑な」症例が除外されていることに留意すべきである。

3. 社交不安症の認知行動療法

　Child/Adolescent Anxiety Multimodal Study（CAMS）は，児童青年期のSADを対象に含めた無作為化試験のうち，最も大規模なものであり（Rapp et al., 2013[38]；Walkup et al., 2008[37]），Coping Cat と名付けられたCBTプログラムが用いられ，CBTに割り付けられた患者に対して，平均12〜13回の60分間

セッションが行われた。Coping Cat は，9〜13 歳の不安症の治療のために開発されたプログラムであり，不安な感情とそれに伴って生じる身体反応や認知への気づきを高め，親と協力しながら対処スキルを実践させるというものである。CAMS の被験者全体としては，Coping Cat プログラムとセルトラリンの併用群が短期的には最も有効であったが，青年や SAD 併存例には効果が乏しく（Walkup et al., 2008）[37]，Coping Cat プログラム，セルトラリン，両者の併用療法は，いずれも長期的にはプラセボと差がなかった（Ginsburg et al., 2014）[22]。

CBT プログラムは，通常，複数の技法的なコンポーネントから構成されており，コンポーネントをどのように組み合わせ，理論的に統合するかによって，CBT プログラムの有効性は改善すると考えられる。SAD の CBT の要点として，次のようなものが提案されている。まず，SP と同様に曝露の手続きを含むこと（Kearney and Albano, 2007[9]；Ougrin, 2011[39]；Sung et al., 2011[40]），次に，安全行動への介入（例えば，視線をそらさずに会話を続けてみる）を含むことで曝露の効果を改善すること（Kearney and Albano, 2007[9]；Morgan and Raffle, 1999[41]；Hoffart et al., 2009[42]），第三に，認知に介入するコンポーネントを含むこと（Kearney and Albano, 2007[9]；Ougrin, 2011[39]）。第四に，ソーシャル・スキル・トレーニングを組み込むこと（Biedel et al., 2010）[43]。CBT とよく対比される IPT は，SAD の治療という点では，ロールプレイによる曝露とソーシャル・スキル・トレーニングを主体とした治療と見なすことができる。成人期 SAD を対象として，10 週間の CBT または IPT による変化のプロセスを検討した研究では，安全行動の減少は CBT と IPT で同等であり，CBT と IPT のいずれにおいても，安全行動の減少が社交不安の減少を予測していた（Hoffart et al., 2009）[42]。

4．社交不安症の力動的精神療法

児童や青年における力動的精神療法のエビデンスは乏しいが，成人期 SAD では，短期力動的精神療法と CBT の比較試験が行われている。ドイツで行われた大規模ランダム化比較試験：RCT では，25 セッションの短期力動的精神療法は，無治療で待機する

よりも有効だが，同じセッション数の CBT よりは効果が乏しかった（Leichsenring et al., 2013）[44]。同様に，オランダで行われた小規模 RCT では，平均 31.4 セッションの短期力動的精神療法と，平均 19.8 セッションの CBT の効果が同等であり，パーソナリティ障害の併存の有無は，両群の効果に影響しなかった（Bögels et al., 2014）[45]。セッション数の違いは臨床的にはわずかであり，CBT を提供困難な状況では，短期力動的精神療法は青年期 SAD に対しても選択肢となると考えられる。なお，長期間の力動的精神療法の意義は，まだ明らかになっていない。

文献

1) Kessler RC, Berglund P, Demler O et al. Lifetime Prevalence and Age−of−Onset Distributions of DSM−IV Disorders in the National Comorbidity Survey Replication. Arch Gen Psychiatry 62：593−602. 2005.

2) Viana MC, Andrade LH. Lifetime Prevalence, age and gender distribution and age−of−onset of psychiatric disorders in the Sao Paulo Metropolitan Area, Brazil：results from the Sao Paulo Megacity Mental Health Survey. Rev Bras Psiquiatr Oct；34 (3)：249−60. 2012.

3) Anthony MM, Barlow DH. Specific Phobias. In：Barlow DH (ed.)：Anxiety and Its Disorders, Second Edition：The Nature and Treatment of Anxiety and Panic, pp380−417. Guilford Press, 2004.

4) 原井宏明，岡嶋美代，中島俊　社会不安障害の薬物療法　臨床試験と一般臨床の違い・認知行動療法との併用．臨床精神医学 36 (12)：1535−1541．2007.

5) Costello EJ, Egger HL, Angold A. Developmental epidemiology of anxiety disorders. In：Ollendick TH, March JS (ed.)：Phobic and Anxiety Diosrders in Children and Adolescents, pp61−91. Oxford University Press, 2004.

6) Nagata T, Suzuki F, Teo AR. Generalized social anxiety disorder: A still−neglected anxiety disorder 3 decades since Liebowitz's review. Psychiatry Clin Neurosci. 2015 Dec;69 (12)：724−40. https://www.ncbi.nlm.nih.gov/pubmed/26121185

7) Tannock R. ADHD with Anxiety Disorders. In：Brown TE (ed.)：ADHD Comorbidities：Handbook for ADHD Complications in Children and Adults, pp.131−155. American Psychiatric Publishing, 2009.

8) Beesdo K, Knappe S, Pine DS. Anxiety and anxiety disorders in children and adolescents：developmental issues and implications for DSM−V. Psychiatr Clin North Am. Sep；32 (3)：483−524. 2009.

9) Kearney CA, Albano AM. When Children Refuse School：A Cognitive—Behavioral Therapy Approach, Therapist Guide, 2nd edition. Oxford University Press, 2007.［佐藤容子，佐藤寛監訳　不登校の認知行動療

法　セラピストマニュアル. 岩崎学術出版, 東京, 2014.〕

10) American Psychiatric Association. Diagnostic and Statistical Manual of Mental Disorders：Dsm-5. Washington, DC：American Psychiatric Publishing, 2013.

11) 岡島義, 福原佑佳子, 秋田久美, 坂野雄二　Liebowitz Social Anxiety Scale for Children and Adolescents (LSAS-CA) 日本語版の作成. 児童青年精神医学とその近接領域 49（5）：531-540. 2008.

12) 須見よし乃, 國重美紀, 館農勝ほか　Liebowitz Social Anxiety Scale for Children and Adolescents 日本語版の信頼性と妥当性の検討. 日本小児科学会雑誌 114（8）：1185-1193. 2010.

13) Zimmermann P, Wittchen HU, Höfler M, et al. Primary anxiety disorders and the development of subsequent alcohol use disorders：a 4-year community study of adolescents and young adults. Psychol Med Oct；33（7）：1211-22, 2003.

14) Kley H, Tuschen-Caffier B, Heinrichs N. Safety behaviors, self-focused attention and negative thinking in children with social anxiety disorder, socially anxious and non-anxious children. J Behav Ther Exp Psychiatry Mar；43（1）：548-55, 2012.

15) Hofmann SG. Cognitive factors that maintain social anxiety disorder：a comprehensive model and its treatment implications. Cogn Behav The 36（4）：193-209. 2007.

16) 鈴木太, 本城秀次　小児期に特異的に発症する情緒障害. 精神科治療学 25（増）：280-282. 2010.

17) 鈴木太　学童期の注意欠陥多動性障害児における併存症. 児童青年精神医学とその近接領域 46（1）：35-48, 2005.

18) Guttmann-Steinmetz S, Gadow KD, DeVincent CJ, Crowell J. Anxiety symptoms in boys with autism spectrum disorder, attention-deficit hyperactivity disorder, or chronic multiple tic disorder and community controls. J Autism Dev Disord Aug；40（8）：1006-16, 2010.

19) van Steensel FJ, Bogels SM, Perrin S. Anxiety disorders in children and adolescents with autistic spectrum disorders：a meta-analysis. Clin Child Fam Psychol Rev Sep；14（3）：302-17, 2011.

20) Kim SJ, Kim BN, Cho SC, et al. The prevalence of specific phobia and associated co-morbid features in children and adolescents. J Anxiety Disord Aug;24（6）：629-34, 2010 . https://www.ncbi.nlm.nih.gov/pubmed/20439148

21) Gren-Landell M, Aho N, Carlsson E, et al. Posttraumatic stress symptoms and mental health services utilization in adolescents with social anxiety disorder and experiences of victimization. Eur Child Adolesc Psychiatry Mar；22（3）：177-84, 2013.

22) Ginsburg GS, Becker EM, Keeton CP et al. Naturalistic follow-up of youths treated for pediatric anxiety disorders. JAMA Psychiatry Mar；71（3）：310-8, 2014.

23) Patton GC, Coffey C, Romaniuk H et al. The prognosis of common mental disorders in adolescents：a 14-year prospective cohort study. Lancet Apr 19；383（9926）：1404-11, 2014.

24) Iza M, Olfson M, Vermes D, et al. Probability and predictors of first treatment contact for anxiety disorders in the United States：analysis of data from the National Epidemiologic Survey on Alcohol and Related Conditions (NESARC). J Clin Psychiatry 74（11）：1093-100, 2013.

25) Katzelnick DJ, Kobak KA, DeLeire T, et al. Impact of generalized social anxiety disorder in managed care. Am J Psychiatry Dec；158（12）：1999-2007, 2001.

26) Davidson JR, Hughes DL, George LK, Blazer DG. The epidemiology of social phobia：findings from the Duke Epidemiological Catchment Area Study. Psychol Med Aug；23（3）：709-18, 1993.

27) Zimmerman M, Chelminski I. Clinician recognition of anxiety disorders in depressed outpatients. J Psychiatr Res Jul-Aug；37（4）：325-33, 2003.

28) Van Ameringen M, Mancini C, Styan G, Donison D. Relationship of social phobia with other psychiatric illness. J Affect Disord Feb；21（2）：93-9, 1991.

29) Starr LR, Hammen C, Connolly NP, Brennan PA. Does relational dysfunction mediate the association between anxiety disorders and later depression? Testing an interpersonal model of comorbidity. Depress Anxiety Jan；31（1）：77-86, 2014 .

30) Cohen D, Deniau E, Maturana A, et al. Are child and adolescent responses to placebo higher in major depression than in anxiety disorders? A systematic review of placebo-controlled trials. PLoS One Jul 9；3（7）：e2632,P 2008.

31) Khalil RB. Non-Antidepressant Psychopharmacologic Treatment of Specific Phobias. Curr Clin Pharmacol Feb 4.〔Epub ahead of print〕2013.

32) Mufson L, Dorta KP, Moreau D, Weissman MM. Interpersonal Psychotherapy for Depressed Adolescents, 2nd edition.Guilford Press, 2004.〔鈴木太 訳（永田利彦監訳）思春期うつ病の対人関係療法. 創元社, 2016.〕

33) Wolitzky-Taylor KB, Horowitz JD, Powers MB, Telch MJ. Psychological approaches in the treatment of specific phobias：a meta-analysis. Clin Psychol Rev Jul；28（6）：1021-37, 2008.

34) Ollendick TH, Ost LG, Reuterskiöld L, et al. One-session treatment of specific phobias in youth：a randomized clinical trial in the United States and Sweden. J Consult Clin Psychol Jun；77（3）：504-16, 2009.

35) Wagner KD, Berard R, Stein MB, et al. A multicenter, randomized, double-blind, placebo-controlled trial of paroxetine in children and adolescents with social anxiety disorder. Arch Gen Psychiatry Nov；61（11）：1153-62, 2004.

36) Walkup J, Labellarte M, Riddle MA, et al. Research Units on Pediatric Psychopharmacology Anxiety Study Group.

各　論

Fluvoxamine for the treatment of anxiety disorders in children and adolescents. N Engl J Med 344 : 1279–1285, 2001.

37) Walkup JT, Albano AM, Piacentini J, et al. Cognitive Behavioral Therapy, Sertraline, or a Combination in Childhood Anxiety. N Engl J Med 359 (26) : 2753–2766, 2008.

38) Rapp A, Dodds A, Walkup JT, Rynn M. Treatment of pediatric anxiety disorders. Ann N Y Acad Sci Nov ; 1304 : 52–61, 2013.

39) Ougrin D. Efficacy of exposure versus cognitive therapy in anxiety disorders : systematic review and meta–analysis. BMC Psychiatry Dec 20 ; 11 : 200, 2011.

40) Sung M, Ooi YP, Goh TJ, et al. Effects of cognitive–behavioral therapy on anxiety in children with autism spectrum disorders : a randomized controlled trial. Child Psychiatry Hum Dev Dec ; 42 (6) : 634–49, 2011.

41) Morgan H, Raffle C. Does reducing safety behaviours

improve treatment response in patients with social phobia? Aust N Z J Psychiatry Aug ; 33 (4) : 503–10,1999.

42) Hoffart A, Borge FM, Sexton H, Clark DM. Change processes in residential cognitive and interpersonal psychotherapy for social phobia : a process–outcome study. Behav Ther Mar ; 40 (1) : 10–22, 2009.

43) Beidel DC, Rao PA, Scharfstein L, et al. Social skills and social phobia : an investigation of DSM–IV subtypes. Behav Res Ther Oct ; 48 (10) : 992–1001, 2010.

44) Leichsenring F, Salzer S, Beutel ME, et al. Psychodynamic therapy and cognitive–behavioral therapy in social anxiety disorder : a multicenter randomized controlled trial. Am J Psychiatry Jul ; 170 (7) : 759–67, 2013.

45) Bögels SM, Wijts P, Oort FJ, Sallaerts SJ. Psychodynamic psychotherapy versus cognitive behavior therapy for social anxiety disorder : an efficacy and partial effectiveness trial. Depress Anxiety May ; 31 (5) : 363–73, 2014.

19 愛着障害と分離不安障害

栗山貴久子

I. 愛着（アタッチメント）

愛着とは，ある人物が特定の他者との間に結ぶ情緒的な絆のことを指す。子どもが養育者（主には母親）との間に結ぶ絆を指すことが多い。子どもにとって，母親との関係は人生の中で最初に経験する人間関係であり，その後のさまざまな人間関係の基盤となると考えられている。愛着行動は，本来，子どもにとって危機的な状況で，それを避けるために養育対象者に接近したり，接近した状態を維持することで安全を確保する行動のことをいう。

Bowlby は，乳幼児期の愛着行動の発達段階を4段階に分けて説明している。第一段階は生後3ヵ月頃までにみられる。この時期には，相手からのかかわりを引き出すような，関わりをもとめる行動は，養育者に限らず誰に対してもほぼ同じようにみられる。第二段階は生後3～6ヵ月頃にみられる。この時期には，主養育者に対してだけ向けられる行動が増え，養育者から子どもへの共感的な対応により自分の情動状態を認識することができる。その後，少しずつ家族を中心とする特定の人物（父親や祖父母）にも愛着行動を向けるようになる。第三段階は生後6ヵ月から3歳頃にみられる。この時期は移動行動が発達し，主養育者への後追い，不在時の泣き叫びや再会時の喜びやしがみつきがみられる。さらには，主養育者から少し離れて探索行動を行うようになる。このとき，主養育者は子どもにとって「安全基地」となる。探索行動と主養育者との接近・接触という子どもの往復行動に，主養育者が情緒的に応答し，近づきやすい主養育者の存在がきわめて重要である。このことにより，子どもは自立感，有能感

を得られるようになる。第四段階は3歳以降にみられる。この時期になると，主養育者が短時間程度の不在であれば心の安定が維持できるようになる。これらの愛着行動により子どもの安全が保証されるためには，養育者側の母性的な保護行動が伴うことが必要である。

Ainsworth は，ストレンジ・シチュエーション法（SSP）を開発し，安定した愛着パターン（安定型）と2つの不安定な愛着パターン（回避型，アンヴィバレント型）の3つに分類した。安定型は，母親との再会時に自ら接近したり，再会を喜ぶ行動がみられ，分離時のストレスを母親の存在により緩和・安定化することができる。その後は母親を安全基地として活発な探索行動を展開できる。回避型は，母親にまるで無関心な振る舞い，再会時にはむしろ母親を回避する傾向がみられる。アンヴィバレント型では探索行動は乏しく，分離時に激しい抵抗を示し，再会時に強く接触を求める一方で怒りや抵抗を顕著に表す。その後の研究から，これら三つの愛着パターンに適合しない群が，特に貧困や不適切養育，養育者の精神障害罹患などの子どもたちに見られることが指摘された。Main らはこれらの群を「無秩序・無方向型」とした。この群の行動特徴は，養育者との関係で，不合理でまとまりがなく混乱している，たとえば「顔をそむけつつ母親に接近する」「分離時に強く抵抗を示すが，再会時には回避する」などである。この「無秩序・無方向型」の愛着パターンは，虐待，養育者の喪失体験などと強く関連している一方で，直接的な外傷体験が関与しない場合でも15%程度の乳児に観察される。「無秩序・無方向型」の愛着パターンを示す養育者を対象とした研究では，養育者の親からの虐待や喪失にまつわる驚異

各 論

的な体験を未解決のまま心の中に抱えている傾向があることがわかった。

養育者に対する愛着の質を評価する面接法が，成人アタッチメントインタビュー（AAI）である。Mainらは，乳児にSSPを，養育者にAAIを行い，成人の愛着表象を四つの型に分類した。愛着の安定性を意味する「自律型」と，不安定アタッチメントに相当する「愛着軽視型」，「とらわれ型」，「未解決型」の三つである。「愛着軽視型」は，子ども時代の記憶の想起しにくさなど，愛着そのものに価値をおいていない，「とらわれ型」は，過去の愛着関係に現在も過剰にとらわれている，「未解決型」は愛着に関連する過去の外傷的経験を心理的に解決できず，抱え続けているという特徴を示す。乳児の愛着パターンと養育者の愛着表象との関連では，安定型と自律型，回避型と愛着軽視型，アンヴィバレント型ととらわれ型，無秩序・無方向型と未解決型との関連が示され，養育者の愛着に関連する外傷体験が解決されないときに，親自身の恐怖から乳児に対して非常に混乱した情緒的コミュニケーションを呈し，乳児の愛着行動システムを崩壊させ，後の子どもの問題行動につながるという世代間伝達につながることが実証された。

II. 愛着障害

1. 概要

児童相談所で対応した子ども虐待の相談対応件数は，年々増加し，平成24年度には66,807件となっている。子ども虐待の精神病理は，心的外傷後ストレス障害と愛着の問題・障害であると考えられている。この分野に携わるものにとっては，子ども虐待に関連した問題は現在では避けて通ることはできないものとなっている。このように愛着障害の臨床的意義は高まっているが，愛着の問題と愛着障害については，研究や臨床について概念的な混乱がしばしばみられている。

2. 歴史

反応性愛着障害の診断用定義が最初に示されたのは，DSM-IIIであるが，主要な行動上の特徴はそれより半世紀近くさかのぼる施設収容児に関する著書の中で，すでに明白に記載されている。これらの中の最も初期の記載の一つでは，1937年にLevyが子どもたちの他者に対するときの行動を，「表面的に親密な」という言葉を用いた。また，Goldfarbは，施設収容児は不慣れな人に対して差別的な行動をとる率が高いことを強調し，里親に引き取られた後も長期にわたって「過剰に大人の注目を要求する」ことを記した。ルーマニアの施設において深刻で根深い剥奪経験を受け，その後カナダや英国の家庭で養子にされた子どもたちの調査では，同じような脱抑制された行動がみられた。その後，施設児や被虐待・ネグレクトをうけた乳幼児についての研究などの結果が集積され，DSM-IIIに正式な診断分類として初めて反応性愛着障害として登場した。

3. 臨床症状と診断

1）臨床症状

反応性愛着障害は，二つのタイプにわけられる。一つ目は，DSM-IVで抑制型，DSM-5で反応性アタッチメント障害と診断されるタイプである。異常なほどのこだわり，範囲の著しく狭い興味，社交性の欠如などがみられる。もう一つのタイプは，DSM-IVで脱抑制型，DSM-5で脱抑制性対人交流障害と診断されるタイプである。慣れない大人への不適切な接近，見知らぬ人に対する警戒心の欠如，知らない人に進んでついていこうとしたり，養育者よりふらふら離れていくなどの行動がある。

2）診断基準

DSM-IV-TRの診断基準[1]を**表1**に示す。この診断基準を満たす子どもは，特定の愛着対象を持っていないことが示唆されている。改訂されたDSM-5では，抑制型がReactive Attachment Disorder（反応性アタッチメント障害），脱抑制型がDisinhibited Social Engagement Disorder（脱抑制性対人交流障害）という新しい診断名に変更され，二つの別の障害として区別されている。各々の診断基準は**表2**と**表3**に示した。反応性アタッチメント障害では，愛着行動の障害に焦点があてられ，自閉スペクトラム症は併記されないが，脱抑制性対人交流障害では，愛着行動

19 愛着障害と分離不安障害

表1　幼児期または小児期早期の反応性愛着障害（DSM-Ⅳ-TR）[1]

A	5歳以前に始まり，ほとんどの状況において著しく障害され十分に発達していない対人関係で，以下の（1）または（2）によって示される。

（1）対人的相互反応のほとんどで，発達的に適切な形で開始したり反応したりできないことが持続しており，それは過度に抑制された，非常に警戒した，または非常に両価的で矛盾した形で明らかになる（例：子供は世話人に対して接近，回避，および気楽にさせることへの抵抗の混在で反応する，または固く緊張した警戒を示すかもしれない）。

（2）拡散した愛着で，それは適切に選択的な愛着を示す能力の著しい欠如を伴う無分別な社交性という形で明らかになる（例：あまりよく知らない人に対しての過度ななれなれしさ，または愛着の対象人物選びにおける選択力の欠如）。

B　基準Aの障害は発達の遅れ（精神遅滞のような）のみではうまく説明されず，広汎性発達障害の診断基準も満たさない。

C　以下の少なくとも1つによって示される病的な養育：

（1）安楽，刺激，および愛着に対する子供の基本的な情緒的欲求の持続的無視

（2）子供の基本的な身体的欲求の無視

（3）主要な世話人が繰り返し変わることによる，安定した愛着形成の阻害（例：養父母が頻繁に変わること）

D　基準Cにあげた養育が基準Aにあげた行動障害の原因であるとみなされる（例：基準Aにあげた障害が基準Cにあげた病的な養育に続いて始まった）。

病型を特定せよ
　抑制型　基準A1が臨床像で優勢な場合
　脱抑制型　基準A2が臨床像で優性な場合

（引用：APA. Diagnostic and Statistical Manual of Mental Disorders-Ⅳ-TR, 2000.［高橋三郎ほか訳 DSM-Ⅳ-TR 精神疾患の診断・統計マニュアル. 医学書院，2002.］）

表2　DSM-5における反応性アタッチメント障害の診断基準の概要

・大人の養育者に対する抑制され情動的に引きこもった行動様式であり，苦痛なときでもめったに安楽を求めない，かつ，安楽に反応しない。

・持続的な対人交流と情動の障害であり，他者に対して対人交流と情動の反応がわずかであること，陽性の感情が制限されていること，大人の養育者に対して説明できない顕著ないらだたしさ，悲しみ，恐怖を示す，のうち少なくとも2つ。

・極端に不十分な養育の様式であり，以下のうち少なくとも一つによって特徴付けられる：安楽，刺激，および愛情に対する基本的な情動欲求が養育する大人によって満たされることがないという社会的ネグレクトまたは剥奪，安定したアタッチメント形成を困難にする主たる養育者の頻回な変更，選択的アタッチメントの形成を困難にする特異な状況での養育。

・前項の養育が大人の養育者に対する抑制され情動的に引きこもった行動様式の原因である

・自閉スペクトラム症の診断基準を満たさない

・5歳以前から見られる

・子どもは少なくとも9ヵ月の発達年齢である

表3　DSM-5における脱抑制型対人交流障害の診断基準の概要

・見慣れない大人に積極的に近づき交流する子どもの行動様式が見られ，以下のうち少なくとも2つによって示される：見慣れない大人に近づき交流することにためらいが少ない，またはためらいがない，過度に馴れ馴れしい言葉や行動，遠くに離れていった後に大人の養育者を振り返って確認することが少ない，または確認しない，ためらいなく，あるいはためらいがほとんどなく，見慣れない大人に進んで付いていく。

・上記は，注意欠如・多動症の衝動性に限定されず，社会的な脱抑制である。

・その子どもは，以下の少なくとも一つの不十分な養育を経験している：安楽，刺激，および愛情に対する基本的な情動欲求が養育する大人によって満たされることがないという社会的ネグレクトまたは剥奪，安定したアタッチメント形成を困難にする主たる養育者の頻回な変更，選択的アタッチメントの形成を困難にする特異な状況での養育

・前項の養育が見慣れない大人に積極的に近づき交流する子どもの行動様式の原因である

・子どもは少なくとも9ヵ月の発達年齢である

より障害の中核である社会行動に焦点があてられ，注意欠如・多動性障害（ADHD）に起因する衝動性は省かれるという違いがある。一方，この二つの診断に共通する項目として，ネグレクトや養育者の頻回な変更などの病的な養育であること，これらの養育が診断基準にある症状の原因とみなされること，少なくとも9ヵ月の発達年齢であることが明記され，これら二つの診断は病的な養育と関連した障害であることが明確化された。

3）鑑別診断

DSM-5の診断基準[2]に明記されているように，反応性アタッチメント障害は自閉スペクトラム症との，脱抑制性対人交流障害は注意欠如・多動性障害との鑑別が必要となってくる。適切な治療的介入が行われれば，反応性アタッチメント障害は，6歳頃までに自閉症類似の症状は徐々に消失していき，また，典型的な自閉症児よりは対人接近やコミュニケーションの柔軟性を示す。

4．病因

DSM-IVの診断基準のC項目にあげられているように，虐待やネグレクト，劣悪な施設養育が病因としてあげられる。前述した愛着理論に基づいた説明が理解しやすい。劣悪な養育状況や，虐待・ネグレクトの場合，愛着対象者から暴力など危険な言動をうけるため，愛着システムは機能しない。このため，乳幼児の愛着形成は深刻な打撃をうけ，愛着障害が発症すると考えられる。

5．疫学

DSM-IVの反応性愛着障害の診断基準を作成した米国のワーキンググループの報告では，一般人口において1％に満たないと試算した。一方では，極端に劣悪な環境での報告によると，ルーマニアの劣悪な施設児の罹患率は40％，ニューオリンズの被虐待児の調査でも同様の数値と高い罹患率を示す[3]。

6．経過と予後

1970年代の施設児研究の中にある予後研究の結果は，8歳児の教師の評価で外向的症状が多く，16歳では35～50％が反抗的で，いらいらし，同世代との暴力が多いとされている[4]。一方，1992年より開始されたRutterらの行ったイギリス・ルーマニア養子研究では，ルーマニアでの劣悪な施設から英国の家庭への養子となった子どもたちを15歳まで追った研究における報告によると，ほとんどのケースは明確な改善が得られつつもその特徴はみられているとしている。その後の18～20歳の時点でのインタビューでは就職の時点では苦労したことが明らかにされている[5]。

7．治療

反応性愛着障害の場合，「病的な養育」がこの障害の病因であり，精神病理の重症度も深刻であることから，虐待の通告機関などへの報告・連携が必須である。その上で，愛着の適応的な形成を促すために，情緒的および身体的に子どもをケアできる養育者を提供したり，支えたりしていくことが必要である。安全な環境が与えられた後も，里親や施設職員との関係で，お試し行動などの問題行動に発展しやすいため，これら代理養育者をサポートしながら，代理養育者との相互交流を育てるなどして安全な愛着形成を促進していく。

一方，分離が困難な場合は養育者に対する介入が必要となる。愛着に基づいた介入の考え方を基本とする。愛着障害の子どもはその育ちの中で自分が愛着欲求を養育者に直接向けると，養育者に苦痛な感情を引き起こすということを学習している。そのため，子ども側が根源的な愛着欲求を養育者にまっすぐ伝えることができない。このような関係にあると，養育者自身は子どもにとってかけがえのない存在であるとは思えない。自分には価値がないという確信から，子どもが要求を表現すると養育者は否定的な理由づけを投影することが多い。これは養育者自身の生育歴の中で自分が尊重されているように感じてこなかったことに由来する場合が多い。このような関係性の中では，養育者が子どもの立場で物事を見たり，問題行動をとる背景に子どもなりの動機を共感的に理解したりできることが治療の進展にとって重要な一歩となる。養育者と子どもの相互作用を観察し，その相互作用の中における子どもの考

えや気持ちを養育者に思い起こしてもらう。子ども
に対して敵意を抱いたような態度で話している親で
も，数少なくても子どもについて多面的で洞察力に
富んだ言動をしており，それを特定することは可能
であり，その変化を支えていくことが重要である。
治療者は養育者との関係の中で養育者にとっての安
全基地となり，養育者と一緒に感情を調整すること
を通じて子どもに応答する能力を阻害していた感情
を受けとめられるように援助していく。これらのこ
とを通じて，養育者が子どもの情緒的なシグナルに
親が敏感にかつ適切に対応する力をつけていくこと
ができる。

　一方，不安定な愛着行動をもつ子どもは負の感情
によって圧倒されやすく，一般的に怒りやすく攻撃
的となりやすい。その攻撃性は不安や恐れの感情の
反映であると考えられる。行動変容の技法や向社会
的な対処技能の教示など心理教育的アプローチを安
全な環境づくりと愛着形成の過程に織り込んでいく。

8. 症例呈示

［症例］初診時 5 歳，男児。
［主訴］落ち着かない，集団活動が難しい。
［家族背景］父親（30 代後半）は無職で，キレやす
く，母親や兄へ暴力ふるった。専業主婦の母親（40
代前半）は父親からの DV から逃れるため，兄（10
歳）と児をつれて，X 年 6 月に A 県内へ転居した。
母親は X-1 年 10 月よりうつ病にて B クリニックで
加療される。兄も我慢ができず，キレやすいため，
B クリニックで注意欠如・多動症と診断を受けた。
児とはけんかになりやすい。
［発達歴・既往歴］妊娠中から母親は父親から暴力を
受け，低出生体重児として出生した。人見知りなく，
睡眠は不規則だった。乳児期よりかんが強く，父親
からは A 県内へ転居するまで，しつけと称して，日
常的にぶたれたり，足蹴りされたりしていた。始歩
は 11 ヵ月だったが，親から平気で離れて，迷子にな
ることも多かった。2 歳頃から道順へのこだわりを
認め，一つのおもちゃで落ち着いて遊べなかった。
言葉の発達は遅めで，幼児期には吃音が目立つよう
になった。乳幼児検診では特に異常を指摘されな
かった。1 歳で保育園へ入園し，運動会などの集団
行動は可能だったが，何もしていない子に対して

引っ掻いたり，パンチしたりすることが多かった。
父親がいると人が違ったように大人しく過ごした。
［現病歴］5 歳時に母親が父親の DV から逃れるた
め，兄とともに A 県内へ転居，母子寮へ入寮した。
多動や衝動性が主に母子寮内でひどく，X 年 7 月に
母親の通院先である B クリニックを初診，注意欠
如・多動症と診断を受け，抗精神病薬を処方される
が無効で，抗多動薬に多少の効果は見られたが，兄
弟けんかもひどく，母親の余裕もなかったため，X
年 10 月当科へ紹介となった。転園した保育園では
「殺してやる」など言葉遣いが悪いが，意味がわから
ず使用している印象とのことだった。
［初診時所見と診断］着席可能で，問われたことへの
反応は早いが，構音が不明瞭で何を言っているのか
がわかりにくかった。分離後の心理士面接でも，児
なりにコミュニケーションをとろうとする様子が見
られるが，家族のことなどを聞かれるといやがる様
子がみられた。B クリニックで行われた知能検査
（田中ビネー）からは軽度知的障害（IQ=70）があ
り，ADHD 傾向に虐待による影響が強くでており，
反応性愛着障害（脱抑制型）と診断した。薬物療法
は前医の処方を継続し，状況が悪化すれば，入院治
療も考慮しつつ慎重に状況を見ていく必要があると
判断した。
［臨床経過］外来では，逆説的な行動も見られるが，
手伝ってもらったことに感謝の意を示すと，うれし
そうな表情を見せることもあった。母親も上手に関
わる様子も見られたため，それを認めると母親の表
情も落ち着いてきた。児童相談所の介入もあり，小
学校は特別支援学級へ就学した。午前中は落ち着い
ているが，午後になると落ち着かないことが多かっ
た。X 年 10 月，母親の病状が悪化し，精神科病院へ
緊急入院となったため，兄とともに一時保護所へ入
所した。児童相談所と，児・兄の処遇を検討したが，
兄弟を一緒の施設に処遇することが困難であり，母
親の退院後は児童相談所への定期通所と心理療法の
継続を条件に母子 3 人の生活となった。しかし，外
来でも児は落ち着きのなさと構音障害が明らかに悪
化し，母親も養育困難感を訴えたため，家庭での養
育困難と判断し，X+1 年 1 月より母子分離の上で，
治療的な介入を行うため，入院治療を行った。入院
後の行動観察より環境要因の影響が強いと判断し，
服薬をいったん中止した。両親のことを聞くと，母

親のことは良いことしか話さない一方で、父親のことは「生きていてほしくない」と切り捨てた。年齢に比し、中学生と関わることを好み、言動も粗暴で、非行系の言葉（警察のことをサツなどという）を口にすることが目立ち、同世代と関わるようにアドバイスしても、体が勝手に動いて中学生の方へ近寄ってしまう様子も見受けられた。一方で、併設された特別支援学校では大きな問題なく、日常生活課題も年齢相当に行うことができていた。約3ヵ月の入院期間を通じて、「No」と言えない状況が問題行動への発展に関連しているのではないか、と考え、退院後の外来において「嫌だと思ったら断る練習」を取り入れた。入院中も家庭外の養育を視野に検討したが適切な施設がなく、児童相談所が定期的な支援を継続し、福祉サービスの利用による母親の支援を強化する体制を整えて退院となった。退院直後は、母親へほしいものを強く要求し、聞いてもらえないと財布からお金を盗むなどの行為が見られた。外来では、対人距離の取り方、プライベートパーツの教育を、入院中に見られた年齢相当にできていたことを褒めるように繰り返し伝えて自尊心を高めることを意識しながら行った。「嫌だと思ったら断る練習」では、初回は顔がこわばっているにもかかわらず、相手との距離が5cmほどのところでしか断ることができなかった。嫌なときは断って良いことを伝え、繰り返し行ったところ、2回目には2m、3回目には3.5mの距離で断ることができ、すっきりした表情であった。X＋1年4月に両親の離婚が成立、母親にも安堵感が見られた。少量の向精神薬の使用と、いらいらしたときの対処法を一緒に考えるようにしたことで、暴力や窃盗などの問題行動は激減した。X＋1年6月頃より登校しぶりが見られ徐々に欠席日数が増加、児相職員が月2回家庭訪問して児と関わること、移動支援を利用することで、登校意欲も安定し、同世代の男児と遊べるようになった。このころ外来受診時には、診察室のベッドに寝そべって漫画を読むことが多かったが、こちらの話は聞いている様子だったので、許容して見守った。X＋3年4月より着席して主治医と会話することができるようになった。放課後には、障害者児童デイを利用し、職員からかわいがられ、歴史関連の本を薦められると、受診時にはうれしそうに報告した。薬物は漸減し、同年7月には中止したが、兄とのけんかはみら

れるものの、家庭では働き始めた母親が不在時には、自分でチャーハンを作って食べるなど、母親から見ても成長したと感じさせた。中学入学後も大きな問題なく過ごせている。

III. 分離不安障害

1. 概要

分離不安とは、乳幼児が愛着を持っている人（主に母親）から引き離されるときに生じる不安をさす。母親が自分にとって特別な存在であると認識し始める時期に起こり、乳幼児のほとんどすべての子どもにみられる。幼児期には母親から離れなければならないことを知り、分離不安を増大させる。自分が母親とは別の個体であると認識するようになり、分離に伴う心理的な苦痛に対処していくことになる。この頃に母親がうまく情緒的に子どもの心の動きに対応できないと、分離不安が非常に強いものとなる。

2. 臨床症状と診断

1）臨床症状

母親などの愛着を持っている人から離れたときに、過剰な分離不安反応を起こし、様々な身体的、精神的な症状を起こすようになり、社会的にも障害を受けるような状態になったものを、分離不安障害と診断する。通常、分離不安障害は幼児期から学童期の子どもが生活上で急に大きな変化（就園や就学、身近な人との別れ（両親の離婚など）・死別、恐ろしい体験など）を契機に起こりやすい。身体症状は、頭痛、腹痛、嘔吐などが多く、精神症状は執拗な甘え（時には赤ちゃん返り）、夜尿、遺尿、多動、乱暴行動などが見られやすい。また、学童期以降の頻度は低下するものの、時には抑うつ、怒り、無気力などの精神症状がみられて、不登校の原因となることもある。不登校が長く続き、不安や恐怖などの訴えが過剰だったり、極端だったりした場合は、分離不安障害の可能性を考える必要がある。

また、当初は分離時に泣いて怒っていた子どもが、長期化するにつれてケロッと分かれるようになり、分離とその反応の因果関係が不明確になる場合

19 愛着障害と分離不安障害

表4 分離不安障害 診断基準（DSM-IV-TR）[1]

A	家庭または愛着をもっている人からの分離に対する，発達的に不適切で，過剰な不安で，以下の項目のうち3つ（またはそれ以上）が証拠として存在する
(1)	家庭または愛着をもっている重要人物からの分離がおこる，または予測される場合の反復的な苦痛
(2)	愛着をもっている重要人物を失う，またはその人に危険がふりかかるかもしれないという持続的で過剰な心配
(3)	厄介な出来事によって，愛着をもっている重要人物から引き離されるのではないかという持続的で過剰な心配（例 迷子になる，または誘拐される）
(4)	分離に対する恐怖のために，学校やその他の場所へ行くことについて持続的な抵抗または拒否
(5)	1人で，または愛着をもっている重要人物がいない家にいること，またはその他の状況で頼りになる大人がいないこと，に対する持続的な恐怖または抵抗
(6)	愛着をもっている重要人物が側にいないで寝たり，家を離れて寝ることに対する持続的な抵抗または拒否
(7)	分離を主題として悪夢の繰り返し
(8)	愛着をもっている重要な人物から引き離される，または分離が起こる，または予測される場合の，反復する身体症状の訴え（例：頭痛，腹痛，嘔気，嘔吐）
B	この障害の持続期間は少なくとも4週間
C	発症は18歳以前
D	この障害は臨床的に著しい苦痛，または社会的，学業的（職業的），または他の重要な領域における機能の障害を引き起こしている。
E	この障害は広汎性発達障害，統合失調症，または他の精神病性障害の経過中にのみ起こるものではなく，青年期および成人期においては，広場恐怖を伴うパニック障害ではうまく説明されない。

早発性：6歳以前の発症の場合

（引用：APA. Diagnostic and Statistical Manual of Mental Disorders IV-TR, 2000. ［髙橋三郎ほか訳 DSN-IV-TR 精神疾患の診断・統計マニュアル. 医学書院，2002.］）

がある。悲哀反応というより怒りや拒絶が持続するなど，子どもの状態によってさまざまな反応を示すため，周囲が分離に対する不安と読み取れないケースがある。このように分離不安障害の診断は意外と難しい。

2）診断基準

分離不安障害の DSM-IV-TR の診断基準[1]を**表4**に示す。分離不安障害の診断は，子どもの病態が主に「分離不安」に基づいていることを把握することが最も重要な診断の根拠となる。また，分離不安障害の診断に際しては，発達障害や知的障害の有無を確認しておく必要がある。

DSM-5 での大きな変更点[2]は，DSM-IV-TR では明記されていた発症年齢の削除である。また，分離不安障害の症状の継続期間が小児では4週間以上であることと明記されていたことに加え，成人では6ヵ月以上の継続期間が必要であることが明記された。

3．病因

障害と呼べないような分離不安は，誰もが経験するものであり，多くの場合一過性で，そのときの周囲の対応により数日間で解消される。しかし，さまざま要因が重なり障害と呼ばれる程度となる。分離不安を強める要素は，親が安心できる対象でなくなり，安全基地として機能しなくなったり，自己感覚の安定感を失ったために親のいない世界（外）が安心できない，といったもので，むしろうまく甘えられないために不安が強まっている状態と理解される[6]。

4．疫学

有病率は，小児期では約4％，青年期では1.6％，青年期では0.9〜1.9％と年齢が高くなるにつれ低下する[2]。男女比では女児に多く見られる。

5．経過と予後

分離不安障害は，不登校や幼稚園や保育園などの

登園拒否という形をとることが多い。その中には，いったん回復したかのようにみえたケースが，10歳前後以降にみられるとされる「社交恐怖」として表面化することもある。しっかりとした理解と対応が求められる。

6. 治療

　治療の基本は，母親が子どもにとっての安全基地としての機能が発揮できるような心の状態となるように援助していくことである。そのために，母親が子どもの不安を理解して温かく受け止める対応を根気よく続けていけるように，治療者が母親を支援していくことが最初のステップである。治療者は，母親が子どもの不安をどう感じ，対応しているのかを見届ける必要がある。また，年長児であれば，子どもへの介入方法として，子どもの不安障害に有効であるとされる認知行動療法，選択的セロトニン再取り込み阻害剤を中心とした薬物療法，さらには両者の併用療法が分離不安障害にも有効であると報告されている[7]。また，母親を支える周囲の環境についても考慮する必要があり，母親が周囲との葛藤を抱えている状態があれば，それを理解できるように一緒に考えていく必要がある。このような治療を行っていくと，子どもが退行している状態を穏やかに母親が受け止められるようになる。次第に子どもは自立の欲求が高まり，元の生活に戻っていけるようになる。この時期には，周囲が焦らずに子どもの状態をよく判断して進めていくような配慮を必要とする。

7. 症例呈示

[症例] 初診時6歳（小1）女児。
[主訴] 母親と一緒でないと教室にいられない。
[家族背景] 両親は3歳半に離婚し，事務職の母親と二人暮らし。離婚後も父親とは月に1回母親と一緒に会う機会があり，児は喜んでいた。しかし，母親は離婚した事を直接児に説明していなかった。
[発達歴・既往歴] 乳幼児期は外面が良く受動的な対人交流であったが，集団生活に大きな問題は無かった。
[現病歴] X年8月児がいない場所で両親がけんかをして以来，父親と会えなくなった。しかし，児から

母親へ父親の事を話題にすることはなかった。夏休み中，児が学童保育へ行くのを嫌がったため，母親は仕事を辞めた。その後，2学期に入ると母親が一緒にいないと登校できなくなり，その範囲が少しずつ広がり教室内に母親がいないと泣き叫ぶようになったため，10月に当科を初診した。受診2週間前には，無表情，無気力な状況が1週間くらい続いていた。
[初診時所見と診断] 初診時は，母親の隣にくっついて座り，主治医の質問には背を向けて答えようとはしなかった。心理士との面接のために母子分離を必要とした際には，心理室までは母親と一緒に行く必要はあったが，しばらくすると突然意を決したように「（部屋から）出て行って！」と母親を追い出した後は，心理士と主従関係のやりとりを続けた。母親には父親に突然会えなくなり，母親とも会えなくなるのではないかという思いから分離不安障害の状況になっていると説明した。この説明に母親は納得し，教室にいることを厭わないようになった。
[臨床経過] 教室で母親は後ろから見守るようにしていた。休み時間になると児は母親に抱っこをせがんで安心しているとのことだった。外来では初診時と同じように母親の横にくっついて座ったり，時には膝の上に座りたがったりすることもあった。1ヵ月後には，自分から母親が帰ってよい時間を指定し早く帰らせるようになった。3ヵ月後には，外来でも母親から離れておもちゃで遊ぶ余裕も生まれた。母親へは経済的な心配よりも児との関わりを重視している状況をたたえ，児には自分の中で不安を解消しつつあることを誉めて伝えた。そんな中，教室内にいるはずの母親がいないと不安になることがあるようだと，母親から報告があった。半年後には通学団の途中までの付添で大丈夫となり，7ヵ月後には完全に一人で通学が可能となった。外来では，どのあたりまで母親と一緒に行っているのかを児本人が地図を書きながら主治医に説明するようになっていた。この頃に自宅で母親から児へ両親が離婚したこと，しかし父親とは会えることを説明されていた。説明を聞いた際，児はぐずぐずした様子ながらすっきりした表情となり，児の方から「今度はいつ会える？」と聞けるようになった。その後も安定していたため，約9ヵ月のフォロー期間で外来を終結とした。

文献

1) American Psychiatric Association . Diagnostic and Statistical Manual of Mental Disorder IV-TR, 2000.［髙橋三郎ほか訳 DSM-IV-TR 精神疾患の診断・統計マニュアル. 医学書院, 2002］

2) Scott Benson（Speaker）；Diagnostic and Statistical Manual of Mental Disorder, Fifth Edition（DSM-V）. American Psychiatric Association, 2013.

3) 青木豊　愛着障害.（齊藤万比古総編集）子どもの心の診療シリーズ　子ども虐待と関連する精神障害. pp97-115, 中山書店, 2008.

4) 青木豊　アタッチメント障害の診断と治療. 庄司順一, 奥山眞紀子, 久保田まり；アタッチメント　子ども虐待・トラウマ・対象喪失・社会的養護をめぐって. pp122-142, 明石書店, 2011.

5) 上鹿渡和宏　イギリス・ルーマニア養子研究から社会的養護への示唆　施設から養子縁組された子どもに関する質問. pp33-43, 福村出版, 2012.

6) 川畑友二　分離不安障害.（齊藤万比古総編集）子どもの心の診療シリーズ　子どもの不安障害と抑うつ. pp81-89, 中山書店, 2010.

7) Walkup JT, Albano AM, Piacentini J et al. Cognitive behavioral therapy, sertraline or a combination in childhood anxiety. N Eng J Med 2008；359：2753.

20 転換性・解離性障害

東　誠

I. 概念

解離性障害（dissociative disorder）とは，ショックな出来事に直面するなど強い衝撃を受けた時，あまりにも耐えがたい心理的な葛藤が生じ，受け入れがたい情報や感情を意識的な思考から切り離さざるをえなくなった場合に，その体験に関する意識や記憶が失われたり，自己同一性（自分が自分であるという感覚）が失われている状態になったり，また自分の精神あるいは身体から自分自身が遊離しているという感覚になって現実感がなくなったり，ある時期の記憶が全く失われたり，いつの間にか自分の知らない場所にいるなどの症状が，持続的あるいは反復的に表れ，生活面で様々な支障をきたす障害である。DSM-IV-TR では，離人症性障害，解離性健忘/解離性遁走，解離性同一性障害などに分類される。ICD-10 においては，解離性障害に該当するものは解離性（転換性）障害であるが，その範囲は異なる。

「解離」には誰にでも経験される正常な範囲から，治療が必要な障害と診断される状態まで，さまざまな段階がある。誰にでもときには，記憶，認知，自己同一性，意識を統合するのに多少の問題が生じることがある。例えば，退屈な講演会を受講したとき，終了の合図で我に返り，そしてその講演の内容を全く覚えていないのに気づくことがある。個人的な心配事にとらわれていたかもしれないし，隣の席の人との会話に夢中になっていたかもしれないし，あるいは空想の世界に入り込んでいたために思い出せないのかもしれない。また，18～19 世紀のヨーロッパの小説では，ショックを受けた女性がよく目眩を起こし気絶しているシーンを見かける。これらは正常

解離と呼ばれ，通常は日常の活動に障害を与えることはない。更に大きな精神的苦痛を受けた場合でも，自分の許容範囲を超えたその精神的苦痛を記憶喪失や体外離脱体験という形で自分の心から切り離して自分の心を守ろうとすることがある。これらは，防衛機制として発動された解離であり，防衛としての正常な解離は日常生活において心の安定を守ってくれる有益な現象であり，日常的な症状とは言えないが，一過性であれば，障害とは言えない。

それに対し，激しい外傷的な出来事または耐え難い内面の葛藤といった極度のストレスに曝されることによって，数分，数時間，あるいは，もっと長期間にわたる一連の活動を完全に忘れ，その状況が慢性的かつ恒常化し，ついには自己が体験した中の一定期間の記憶が欠落することがある。そして，自己持続性を失ったことで別の形の精神的苦痛を生じたり，社会生活上の支障までをきたす段階にまで至った状態を解離性障害という。解離性同一性障害はその中でもっとも重度の段階であり，切り離した自分の感情や記憶が裏で成長し，あたかもそれ自身が一つの人格のようになって，一時的，あるいは長期間にわたって表に現れる状態である。

II. 診断分類と臨床症状

1. 離人症性障害

1）臨床症状

離人症性障害とは，自分の意識が自分の身体や精神過程から遊離し，自分がまるで夢の中に存在するように感じ，現実の出来事に現実感がなく，テレビ

20 転換性・解離性障害

表1　DSM-5における離人感・現実感消失症の診断基準の概要

- ・離人感，現実感喪失，の一方または両方が持続あるいは反復する。ここでいう離人感とは，考え，感情，感覚，身体，行為が現実でない，離脱，外から傍観しているように感じることをいう。現実感消失とは，周囲が現実でない，あるいは，離脱したような体験をいう。
- ・離人感，現実感喪失の間，現実検討は正常
- ・これらの症状が，本人の苦痛，または，日常生活の支障となる
- ・乱用薬物などの物質やてんかん発作などの医学的な状態によるものではなく，その他の精神疾患でも説明できない

の画面を見ているように感じられる状態のことである。また，しばしば自分の生活を外部から傍観しているような感覚をともなう。このような離人感は，例えば入眠時や徹夜明けなどの疲労時，またテレビゲームに熱中していると周囲からの呼びかけが聞こえない時など，しばしば健常者にもみられることがある。他にも，事故，暴力，重篤な病気や怪我といった，生命を脅かすような危険に関連して高頻度に生じる。また多くの精神疾患（統合失調症，パニック障害，急性ストレス障害，心的外傷後ストレス障害，大うつ病性障害），認知症，脳腫瘍，中毒（マリファナ，幻覚剤）およびてんかんなどの発作性疾患の一症状としてみられることもある。

しかし，離人症が他の精神疾患または身体疾患とは独立して起こり，その症状が重く，持続的または反復的に起こり，かつ慢性的であり，日常生活に支障をきたすような場合に「障害」とされる。しばしば不安，パニックまたは抑うつの症状や慢性的な疎外感をともない，日常的な能力が損なわれることもある。患者は自分の症状を説明することがむずかしく，気が狂うのではないかと恐れたり信じ込んだりする。また患者は自分の体験が現実のものではなく，自分が感じているだけであることを認識している。

DSM-5では離人感・現実感消失（depersonalization/derealization disorder）に名称変更された（**表1**）。

2）疫学

この障害は人口の約0.8〜2%に起こると推定されている[1,2]。

3）鑑別と診断

身体疾患，薬物乱用，他の一般的精神疾患（特に不安および抑うつ）ならびに他の解離性障害を除外

した上で，症状に基づいて行われる。心理学的検査および離人症状に焦点を当てた診断的面接が有用である。

4）治療

障害の原因となったストレスだけではなく，小児期の心理的虐待やネグレクトといった早期のストレスにも対処すべきである。早期のストレスは，離人症発症の引き金となる精神的侵襲への素地となっている可能性があるからである。一部の患者には各種の精神療法（例，精神力動的精神療法，認知行動療法，催眠）が有効である。認知的技法は，非現実的な状態に対する強迫的思考を軽減するために，また行動的技法は，課題に従事することで患者の思いを離人症からそらすために有用である。また，離人症に併発する精神疾患や離人症によって生じた他の精神疾患も治療の必要性がある。抗精神病薬や抗うつ薬は併存する不安や抑うつによって離人症が増悪している患者に有用である。

5）予後

多くの患者，特に治療で対処可能なストレスに関係して症状が起こる患者，および症状が遷延していない患者は完治の見込みがある。患者の中には治療なしで徐々に改善するも人もいる。慢性的で難治性の離人症へと進行する人もいる。

2. 解離性健忘/解離性遁走

1）臨床症状

解離性健忘/解離性遁走は自分の過去の一部やすべての重要な個人的情報（例えば，自分が誰であるか，行動，場所，会話，思考，経験）を思い出せな

201

各 論

表 2　DSM-5 での解離性健忘の診断基準の概要

・通常の物忘れではなく，重要な自伝的情報で，心的外傷やストレスの強い性質の事柄を想起できない
・この症状が，本人の苦痛，または，日常生活の支障となる
・乱用薬物などの物質やてんかん発作などの医学的な状態によるものではなく，その他の精神疾患でも説明できない

い障害で，それが広範囲にわたるため正常な物忘れでは説明できないものである。

解離性健忘の記憶の途絶は，過去の一時期の記憶を失うことが多いが，何年もあるいは全生涯，全生活史についての記憶を失うこともある。通常，記憶のない時期は明確に区切られている。

解離性遁走では，すべての自己の同一性の喪失あるいは新しい同一性の形成が起こるような健忘エピソードが起こり，そのまま「蒸発」してしまい，全く別の場所で全く別の人間として生活を始めているところを発見されることもある。遁走の期間は数時間から数ヵ月にわたり，ときにはそれ以上長くなることもある。遁走が終わり，元の同一性が蘇ってくると，差恥心，悲哀感，抑うつ，葛藤，および自殺衝動または攻撃衝動が現れることがある。

健忘と遁走との違いは発見された場所の違いであるため，DSM-IV-TR では解離性健忘と解離性遁走は分かれているが，DSM-5 ではまとめて解離性健忘（dissociative amnesia）となり，解離性遁走は解離性遁走を伴う（with dissociative fugue）として下位分類に位置付けられている（**表 2**）。

2）病因

解離性健忘は心的外傷経験あるいはストレスの多い経験に耐えるもしくは目撃すること（身体的または性的虐待，レイプ，戦争，愛する人の死，財政的破綻など），または大きな内的葛藤（罪悪感にとらわれた衝動による混乱，解決不能な対人関係の問題，犯罪行動）により生じると考えられる。解離性遁走の原因も同様であるが，遁走によって本人が自らの行為に対する責任や特定の責任から逃れ得ること，または危険な状況に曝されることが少なくなることなどの他の要因もある。

3）疫学

解離性健忘の発現率は不明であるが，若年成人に最もよくみられる。解離性遁走の発生率は 0.2% と推定されているが[3]，戦争，事故，および自然災害に伴って発生率は上昇する。

4）治療

健忘が短期間である場合，特に辛い出来事の記憶を回復する必要性や利点が明らかでない場合は，支持的介入以外の治療は必要ではない。より重度の記憶喪失の治療は，安全で支持的な環境を作ることから始まる。この方法だけでも，失われた記憶が徐々に回復することがある。

遁走後の治療には精神療法や催眠または薬物での誘導による面接があるが，記憶が改善しないことが多い。むしろ，遁走の引き金となったような状況や気分に対する本人の対処の方法を明らかにし，再発を予防することが重要である。

5）予後

解離性健忘のほとんどは失った記憶を回復し，健忘は消失するが，中には失った過去を取り戻せない人々もいる。予後を決定づけるのは健忘に関連したストレスや葛藤の大きさと全般的な精神的適応である。解離性遁走のほとんどは短期間で自然に治まる。遁走後の障害は通常軽度であり，期間も短い。

3．解離性同一性障害

1）臨床症状

解離性同一性障害は，以前は多重人格障害と呼ばれていた。その特徴は，明確に区別できる二つ以上の同一性または人格が同一人に存在し，それらの人格は無能な状態から有能な状態まで様々なレベルがあり，交互に現れ，交代で本人の行動を支配する。重症になると，人格が変わるごとにいくつかの人格に関係する重要な個人情報を思い出せず，生活に混

表3　DSM-5 での解離性同一性症の診断基準の概要

・他から区別される複数のパーソナリティ状態が見られ，同一性が破綻している（憑依体験と記述されることもある）。ここでいう同一性の破綻とは，自己感覚や意志作用感が連続性を欠き，感情，行動，意識，記憶，知覚，感覚運動機能の変容を伴うもので，本人あるいは他者の観察によって報告されるものである。
・日々の出来事，重要な個人的情報，心的外傷的な出来事を想起できないことがしばしばである
・これらの症状が，本人の苦痛，または，日常生活の支障となる
・文化や宗教的な慣習ではない（子どもの場合には想像上の遊び友達やその他の空想的な遊びではない）
・アルコール中毒のブラックアウトや他の医学的な状態によるものではない

乱をもたらす。また，人格が解離する原因になったつらい過去の時期の記憶が抜け落ちているケースもよくみられる。典型的な例では，他の人格間でなされる自分について意見を言ったり話しかけたりする会話が聞こえることがある。症状が悪化すると，感情のコントロールが悪化し，不安障害，気分障害，心的外傷後ストレス障害（PTSD），境界性パーソナリティ障害，摂食障害，統合失調症，および発作性疾患などに類似した一連の症状をしばしば示し，自傷行動，自殺念慮および自殺企図もよくみられる。また，多くの患者に物質乱用がみられる。

　DSM-5 では解離性同一症（dissociative identity disorder）に名称変更された（**表3**）。

2）病因

　患者の多くは小児期の身体的虐待，心理的虐待，性的虐待，ネグレクトといった極度のストレスによる心的外傷（trauma）を体験している。虐待以外に，学校や兄弟間でのいじめ，殺傷事件や交通事故の目撃，幼少期の親の死などの重大な喪失や重篤な疾患，戦争などのストレスに満ちた出来事を経験していることもある。そして虐待を受けた子どもの臨床像の推移として，幼児期に反応性愛着障害，学童期前後には多動性行動障害を呈し，その後 PTSD の症状の出現と解離症状が明確となり，解離性同一性障害に至るといわれている[4]。また，虐待を受けた子どもに見られる解離性同一性障害には，未成熟な部分人格が存在しやすいという特徴も挙げられる[4]。

　解離症状を呈する要因として，Putnam, FW. による「離散的行動状態モデル（discrete behavioral states）」がある。小児は生まれつき統合された同一性を持たず，もともと解離した状態にあり，多くの情報と経験によって発達し，人格が統合されていくのであるが，虐待などの過度なストレスに曝され続けた子ど

もは，それぞれの未熟な人格の中に『逃げ込む』ことで虐待から逃れる能力を発達させ，様々な知覚や感情が切り離されたまま，一体となるべき多くの部分がばらばらな状態にとどまるためではないかという説がある[5]。

　養育者からの虐待による「安心していられる場所の喪失」が原因であるという説もある。本来なら心の傷を癒してくれるはずの養育者が，自分を肉体的，精神的に傷つける人間となってしまったために心の傷を他者との関係で癒すことができず，居場所を喪失し，愛着関係から裏切られ，孤独となり，現実に絶望し，空想に没入して逃避することで解離へと至るのではないかといわれている[6]。

　また，幼児期の生育環境による愛着関係（attachment）と解離性障害の関係も指摘されている。発達心理学の愛着理論では虐待をうけた乳幼児の80%がDタイプ（無秩序・無方向型）の愛着行動を示すといわれているが，このDタイプを示すような養育状況が，明確な心的外傷がなくても解離性障害への脆弱性を増大させるといわれている[7,8]。

　他にも「解離する資質」すなわち脳の「脆弱性（vulnerability）」の特徴が関連するという説や，その反対の概念である「レジリエンス（resilience）」すなわち「極度の不利な状況に直面しても，正常な平衡状態を維持することができる能力」をもった人間は解離を呈しにくいという説もある。

3）疫学

　有病率は，研究や報告により様々だが，アメリカでは全精神科患者の5%が同障害に相当するという報告がある[9]。

4）診断

　診断は病歴に基づいて行う。統合失調症，急速交

代型の双極性障害，境界性パーソナリティ障害，詐病，複雑部分てんかん，その他の解離性障害，不安障害，物質乱用（アルコール・薬物乱用），適応障害，身体化障害，摂食障害，器質性精神障害などとの鑑別診断が必要である。

5）治療

治療は精神療法であり，ときに薬物療法と併用される。治療の到達点として，以前は，最も望ましい転帰は人格の統合であるといわれていたが，現在では，それぞれの人格間のコミュニケーションを促し，分かれてしまっている記憶や体験を結び，つなげていくことが大切であるとされる。そのために最優先事項は，有害となる刺激を取り除いて患者を安定させ，安全な環境と安心感を確保することである。そのためには特に小児の患者には入院が有益であり，その間に，支持的に接し，生活一般について具体的に助言し，自己評価の低下を防いで人格の発達を促し，つねに回復の希望がもてるように支えることが大事である。また，家族や学校，社会（児童相談所，保健所など）との連携を図ることも大切である[4]。

抗精神病薬などの投薬は抑うつ，不安，衝動性，および物質乱用の症状を軽減することを目的として行う。

6）予後

予後として，解離性同一性障害が自然に消失することはないといわれているが，解離そのものを治療するのではなく，合併症や患者の生活状況を改善させることが治療であると考えれば，治療には時間が必要ではあるが，予後は決して悪いとは言えないと考えられる。

4．特定不能の解離性障害

DSM-IV-TR では，解離障害だが，解離性健忘，解離性遁走，離人症性障害，解離性同一性障害などの基準を満たさない症例として分類される。
1）解離性同一性障害に類似するもの
2）離人症を伴わない現実感喪失…DSM-5 では離人症性障害に含まれる。
3）洗脳を受けた者に起こる解離性障害

4）解離性トランス障害
5）身体疾患によらない意識の消失，混迷，昏睡など
6）ガンザー（Ganser）症候群

解離性同一性障害には「重要な個人的情報の想起が不能」との項目があるため，たとえば主人格と交代人格が記憶を共有している場合には，特定不能の解離性障害に分類される。

DSM-5 では他の特定される解離症（other specified dissociative disorder）と特定不能の解離症（unspecified dissociative disorder）の二つに分類されている（**表4**）。

III. 転換性障害と解離性障害

転換性障害（conversion disorder）とは，「神経学的にその症状を充分には説明できない状況で，随意運動機能，感覚機能等の神経学的症状が無意識かつ非意図的に発現する状態」である。転換（conversion）とは，さまざまな欲求や心理的葛藤による抑圧が身体症状として現れる状態を意味する精神分析用語で，その症状が転換症状であり，かつてはヒステリーと呼ばれていた症状群がこれにあたる。現代の精神科診断分類上，ヒステリーという語は用いられなくなり，身体と心が密接に関連する症状群について，主に身体面に症状が現れるタイプを転換性障害，意識や人格に症状が現れるタイプを解離性障害と称するようになった。

ICD-10 での分類では，このかつてヒステリーと称された障害の解離性のタイプも転換性のタイプも「解離（Dissociative）」という概念でまとめ，「解離性（転換性）障害」として「過去の記憶，同一性と直接的感覚，および身体運動のコントロールの間の正常な統合が部分的，あるいは完全に失われていること」と定義している。ICD-10 にも「身体表現性障害」（F45）という区分はあるが，転換性のタイプをそちらに含めず，転換性障害と解離性障害を併記して「解離性障害」に含めているのは，解離性のタイプも転換性のタイプも多くの似た特徴を共有していること，一人の患者がしばしば，同時に，あるいは別の時期にもう一方の症状を呈することがあるからである。例えば，心因性非てんかん性発作は，身体のけいれんは転換症状であるが，意識消失は解離症状といえる。

表4　DSM-5での他の解離症

他の特定される解離症 other specified dissociative disorder 300.15（F44.89）
　　1．混合性解離症の慢性及び反復性症候群
　　2．長期及び集中的な威圧的説得による同一性の混乱
　　3．ストレスの強い出来事に対する急性解離反応
　　4．解離性トランス

特定不能の解離症 unspecified dissociative disorder 300.15（F44.9）

表5　ICD10の解離性（転換性）障害

F44.0	解離性健忘
F44.1	解離性遁走［フーグ］
F44.2	解離性昏迷
F44.3	トランスおよび憑依障害
F44.4	解離性運動障害
F44.5	解離性けいれん
F44.6	解離性知覚麻痺および感覚脱失
F44.7	混合性解離性（転換性）障害
F44.8	他の解離性（転換性）障害
F44.80	ガンザー症候群
F44.81	多重人格障害
F44.82	小児期あるいは青年期にみられる一過性解離性（転換性）障害
F44.88	他の特定の解離性（転換性）障害
F44.9	解離性（転換性）障害，特定不能のもの

（引用：融道男ほか訳　ICD-10精神および行動の障害—臨床記述と診断ガイドライン，医学書院，2005）

なお，ICD-10の転換性のタイプのうち，DSM-IV-TRの身体表現性障害の分類下の転換性障害（300.11）に含まれるものは，解離性運動障害（F44.4），解離性けいれん（F44.5），解離性知覚麻痺および感覚脱失（F44.6）である。

その一方で離人症状と現実感喪失はICD-10には含まれない。人格的同一性の限られた側面しか通常は障害されず，感覚，記憶，運動の遂行に関する損失はないからである。

解離性同一性障害は多重人格障害との名称で「F44.8　その他の解離性（転換性）障害」の下に位置づけられている（**表5**）。

IV． スクリーニングテスト

1．SCID-D-R

Structured Clinical Interview for DSM-IV-TR Dissociative Disorders は日本語では「DSM-IV-TR 解離性障害のための構造化された臨床面接」と呼ぶ。スティンバーグ（Steinberg, M.）が1994年に発表した，DSM-IVの定義に基づく解離性障害のための構造化面接である。解離現象を「健忘」「離人症」「現実感喪失」「同一性変容」「同一性混乱」という5つの症状にわけて質問し評価する。2000年のDSM-IV-TRに合わせて改訂したのがSCID-D-Rである[10]。

2．DESとA-DES

DES（Dissociative Experience Scale）は日本語では「解離性体験尺度」。解離性障害の診断のためではなく，診断名までは特定できないが，スクリーニングテストとして優れている[11]。Waller, NG.とDESの開発者Putnam, FW.がDESの28項目から，病的な解離性障害に関わる8項目に絞ったものがDES-Taxonである。2010年には，DESの改訂版であるDES-R（The Dissociative Experiences Scale-Revised）が出されている。

A-DES（Adolescent Dissociative Experience Scale）は思春期青年期の解離症状を測定する尺度で，日本語版は30項目から成る。各項目の得点を合計し，項目数で割り，得点を算出する。37点からが病理性が疑われるとしている。

3．CDC

「子どもの解離症状に関するチェックリスト（The Child Dissociative Checklist：CDC）」。Putnam, FW.により，多重人格性障害（現在の解離性同一性障害）の子どもの頃の予見因子に関する研究をベースに作られた。質問項目は解離性障害と診断された子どもたちとの臨床経験に基づいて考案されている。現在のバージョン3は20の質問項目から構成されてお

各　論

表6　CDC（The Child Dissociative Checklist）v3.0

1，あったはずの苦痛な体験を思い出せなかったり，あるいは「なかった」と否定することがある。
2，ぼんやりしたり夢中になったり，もうろうとしているように見えることがある。学校では空想ばかりしていると教師から報告されることがよくある。
3，性格が急に変わる。内気な態度から積極的な態度へ，あるいは女っぽい態度から男っぽい態度へ，あるいは臆病な態度から攻撃的な態度に変化する。
4，当然知っているべきことについて全く忘れていたり，とまどったりする。たとえばその人との経験や関係について知らなかったり，忘れていたりする。
5，日時の感覚が非常にとぼしい。時間の見当がつかず，実際には午後なのに朝だと思ったり，今日が何の日であるとか，何がいつ起ったかをたずねられてとまどうことがある。
6，日によってあるいは時間によって，技術，知識，食べ物の好み，運動能力などにムラがある。（例えば，読み書き，九九，図工，音楽など）
7，退行（幼児返り）がみられる。たとえば12歳の子どもが4歳の子どものように親指をくわえたり，赤ちゃん言葉でしゃべったりする。
8，経験から学ぶことが難しい。説明しても，しつけや罰によっても，行動を変えられない。
9，明らかな証拠があるときでも自分の間違った行動を否定し続ける。
10，自分のことを，ときどき「あいつ」「あの子」などと人ごとのように言ったり，また時には自分を別の名前で呼ぶように求める。あるいは本当は自分がしたことを他人がしたことのように思いこんでいる。
11，頭痛や腹痛などのからだの症状の訴えがコロコロ変わる。たとえば，少しのあいだ頭痛を訴えていても次の瞬間にはもう忘れている。
12，性的に早熟で，他の子どもや大人たちに対して年齢にはふさわしくない性的なことを言ったり，したりする。
13，原因のわからない傷があったり，時々自分で自分を傷つける（自傷行為）がある。
14，誰かの声が話しかけてくると言うことがある。声は親切であったり，怒っていたり，空想の友だちであったり，両親か友だちか教師のような口調をしていることもある。
15，はっきりした空想の友だちあるいは仲間がいる。
16，はっきりした理由もなく激しい怒りを爆発させることがあるが，このような時は普段とは違った強い力を出すこともある。
17，夢遊歩行することがある。（寝ぼけて，歩きまわる）
18，夜に奇妙な体験をする。例えば「幽霊を見たよ」と報告したり，オモチャが壊れていた，どうしてかわからないが怪我をしたと報告する。
19，自分自身と話していることがよくある。いつもと違った声であったり，いいあったりすることもある。
20，その子の行動を支配しているはっきりとしたいくつかの別人格がある。

配点	全く当てはまらない	0点
	少しあるいは時々当てはまる	1点
	とてもよく当てはまる	2点

り，(1) 解離性健忘，(2) 態度，情報，知識，能力，および行動の年齢相応性の急激な変化，(3) 自発的なトランス状態，(4) 幻覚，(5) アイデンティティの変容，(6) 攻撃的行動および性的行動という6つのタイプの解離性行動を評価できるようになっている[12]（**表6**）。

米国の調査では，12点以上は解離性障害の疑いが強い。特定不能の解離性障害では16.8±4.2，解離性同一性障害では24.5±5.2，健常群では2.3±2.3である[13]。

V．症例呈示

[症例]　14歳，女性，転換性障害および解離性同一性障害。

[初診時主訴]　本人の中でいくつもの人格が入れ替わる。

[家族歴]　両親と妹の4人家族。他に特記すべき事なし。

[生育歴]　出生時，幼少時には明らかな異常を認めない。

[現病歴]　患児の近隣には幼少時からの知り合いである30代の男性が住んでおり，家族ぐるみの付き合いがあり，本人同士も仲良くしていた。X年6月9日にその男性から電話で男性の自宅に呼び出され，性交渉を強いられた。翌日以降は普通に登校していたが，徐々に不眠がちとなり，6月16日夜に突然両上下肢のけいれん発作をきたし，翌17日にA病院

小児科を受診，当日入院し，精査されたものの身体的な異常はなく，徐々に回復し，6月21日に退院した。入院中，患児は同級生にこの出来事について相談していたが，ソーシャルネットワークでうわさを広められてしまい，6月24日に登校した時にクラス中の話題になっており，同級生からの悪質なからかいを受けた。24日の夜に再び両上下肢けいれん発作をきたし，A病院救急外来を受診。身体的異常は認めなかったが，以後不登校となり，母親を友人と間違えるような錯視や中年男性の幻視を訴えるようになった。11月6日から，放心状態で覇気がなくなったり，突然ハイテンションになったり，突然意識消失発作をきたしたり，不安定になって泣き出したり，ひもで首を絞めたり等の様々な症状を呈し，それらを全く覚えていないと言った解離症状を示すようになった。その後，徐々に新しい別人格が見られるようになった。X年7月5日にB病院精神科を受診。解離性同一性障害と診断された。

X年7月16日に当院を初診。初診時は2～3歳の幼児の人格になっており，こちらの問いかけにもニコニコするばかりでコミュニケーションが取れない状態。両親によると，もともとの人格①以外に「②よく泣く3歳の落ち着きのない人格」「③20歳くらいの大人しい人格」「④15歳のハイテンションの人格」があり，他にも初診時は消失していたが「⑤35歳の凶暴な男性の人格」もあったそうである。③・④人格は他の人格のことを知っており，③人格によると「もともとの①人格は，⑤の人格によって押し込められて出てきにくい」また，④人格は「その後⑤は消えちゃった」と話したとのこと。

初診時も人格が入れ替わっており，特に②人格になることが多く，夜間に騒いだり，自宅を飛び出そうとして危険であるため，X年7月18日の当院思春期エリアに医療保護入院とした。

［治療経過］　入院後は解離状態になることはほとんど見られず，落ち着いて過ごせていた。生理の不順が妊娠の兆候ではないかとの不安があり，腹痛や吐き気をしばしば訴えていた。8月24日にはじめての外泊をしたが，夜間に②人格が現れて不穏になることがみられた。入院中の心理面接で，男性からの性的嫌がらせは小学校低学年の頃から頻繁に続いており，両親にも相談できなかったことを話している。診察では心的外傷となる出来事の想起についての空白はなく，両親への面接によって本人の解離状態の人格の受け入れもよくなり，本人も両親から受け入れてもらえているという安心感が出たことで，外泊中にも解離することが激減し，9月30日に退院とした。現在は外来にて心理面接を継続し，中学校は転校したうえで通学できるようになっている。

［考察］　成人男性による強制的な性交渉という心的外傷を原因とした転換性障害，および小児に特有の未成熟な部分人格②も含む解離性同一性障害の一例である。心的外傷によってつくり出された機能的障害が，両上下肢脱力発作や，失聴，嘔気など身体面の症状としての転換性障害と，人格の交代や意識消失発作といった解離性障害の両面で現われており，ICD-10の解離性（転換性）障害の分類方法の整合性が証明された。入院環境下で治療を行うことによって安全な環境と安心感を確保し，支持的に接し，家族との話し合いを重ね，家族に患児を解離した人格ごと受け入れてもらえたことが，症状の改善につながったと考える。

VI. まとめ

現在においても，解離性障害，特に解離性同一性障害は臨床家からはなかなか受け入れられにくい疾患である。また，その病因についても，虐待などの過去のトラウマや，愛着の問題，脳の脆弱性など，さまざまな議論がなされている。DSM-5においても，「トラウマ関連障害」として，適応障害，急性ストレス障害，PTSDに解離性障害を含めるべきではないかという議論がなされていた[14]。また，子ども虐待が大きな社会問題となっていることを含め，解離性障害の研究の発展が待たれる。

文献

1) Hunter ECM, Sierra M, David AS. The epidemiology of depersonalization and derealization : a systematic review : Social Psychiatry and Psychiatric Epidemiology, 39 (1) : 9-18, 2004.

2) Johnson JG, Cohen P, Kasen S et al. Dissociative disorders among adults in the community, impaired functioning, and axis I and II co morbidity : Journal of Psychiatric Research, 40 (2) : 131-140, 2006.

3) Diagnostic and Statistical Manual of Mental Disorders, 4th Edition, Text Revision (DSM-IV-TR) ; June, 2000 by American Psychiatric Association (Author).

4) 杉山登志郎　子ども虐待という第四の発達障害. 学習研究社, 2007.

5) Putnam FW. Dissociation in Children and Adolescents：A Developmental Perspective. Guilford Press：1997.

6) Holmes EA, Brown RJ, et al. Are there two qualitatively distinct forms of dissociation? A review and some clinical implications：Clinical Psychology Review 25：1-23, 2005.

7) Barach PM. Multiple personality disorder as an attachment disorder. Dissociation：Progress in the Dissociative Disorders 4（3）：117-123, 1991.

8) Liotti G. A model of dissociation based on attachment theory and research：Journal of Trauma & Dissociation, 7（4）：55-73, 2006.

9) Foote B, Smolin Y, et al. Prevalence of Dissociative Disorders in Psychiatric Outpatients：The American Journal of Psychiatry, 163（4）：623-629, 2006.

10) Steinberg M. Advances in the clinical assessment of dissociation：The SCID-D-R：Bulletin of the Menninger Clinic 64（2）：146-163, 2000.

11) Bernstein EM, Putnam FW. Development, reliability, and validity of a dissociation scale：The Journal of Nervous and Mental Disease. 174（12）：727-735, 1986.

12) Putnam FW, Helmers K, Trickett PK. Development, reliability, and validity of a child dissociation scale：Child Abuse & Neglect, 17：731-741, 1993.

13) 厚生労働省精神神経疾患研究委託費外傷ストレス関連障害の病態と治療ガイドラインに関する研究班：心的トラウマの理解とケア. じほう, 2001.

14) Spiegel D. Dissociation in the DSM5：Journal of trauma & dissociation, 11（3）：261-265, 2010.

21 身体表現性障害

栗山貴久子

I. 概要

　子どもは心理的な負荷がかかったときに，身体症状として表れることは決してまれなことではない。心身の発達が未熟で未分化であり，大人に比べると自分のことを言葉でうまく表現できないこと，学童期から思春期にかけての身体的・心理的に急激に成長する時期であれば，身体面の発達と心理面の発達のバランスが崩れやすいこと，子どもの未熟なこころは被暗示性が強く，周囲の人の症状や状態を取り込みやすく，家族の病気やけがの影響を受けやすいこと，などが原因としてあげられる。このような身体症状の形で現れた場合は，身体が代わりにSOSを発していると考えることが大切である。

　このように，子どもたちは様々な身体症状を訴えて，小児科を受診し，検査や診察所見では，子どもの訴える症状を示すような所見が得られず，精神面の問題を疑われて児童精神科や小児科の中でもこころの問題を扱う専門医療機関を訪れることとなる。

II. 歴史

　身体表現性障害という名称が最初に登場するのは，DSM–IIIからである[1]が，従来「ヒステリー」と呼ばれていたものの一つとされており，その歴史は古い。DSM–IIIの中で，神経症という呼称がなくなり，その結果あらわれた呼称の一つが身体表現性障害である，と言われている。その後，改訂されたDSM–IV，DSM–IV–TRでも引き継がれているが，2015年に発表されたDSM–5では，身体表現性障害という名称からsomatic symptom and related disorder

（身体症状症）に変更された[2]。一方，世界保健機構による国際疾病分類では，ICD–10から登場した[1]。

III. 臨床症状と診断

1. 臨床症状

　次項で米国精神医学会の診断基準の説明を行うが，小児では診断基準を満たす典型的な身体表現性障害はまれである。典型例は高校生年代以降になるとみられるようになる。年少児では腹痛，頭痛，疲労感，吐き気など単一症状を繰り返し訴えることが多く，年齢が高くなるに従い，さまざまな症状を訴えるようになる。

　両親の症状に対する反応は重要で，重症度にも影響する。両親（特に母親）が，身体科医師の説明に理解を示さず，身体症状に固執すると，身体症状の訴えは継続し，結果として不登校など社会適応が悪化にいたることも多い。

　身体症状を訴えて病院を受診するため，まずは小児科などの身体科を受診する場合が大半である。そこで診察や検査などの身体的検索を行い，多くの場合は訴える症状と身体的検索の結果とは乖離している。身体症状として表出している疾患であるため，その背景にある心理的要因に触れることを無意識的に避けていることが多いため，ストレス因について尋ねてもはっきりしない場合が多い。

2. 診断基準

　DSM–IV–TRでは，身体表現性障害は，身体化障害，鑑別不能型身体表現性障害，転換性障害，疼痛

209

各　論

表1　身体化障害（DSM-Ⅳ-TR）

A	30歳以前に始まった多数の身体的愁訴の病歴で，それは数年間にわたって持続しており，その結果治療を求め，または社会的，職業的，または他の重要な領域における機能の著しい紹介を引き起こしている。
B	以下の基準のおのおのを満たしたことがなければならず，個々の症状は障害の経過中のいずれかの時点で生じている。
（1）	4つの疼痛症状：少なくとも4つの異なった部位または機能に関連した疼痛の病歴（例：頭部，腹部，背部，関節，四肢，胸部，直腸；月経時，性交時，または排尿時）
（2）	2つの胃腸症状：疼痛以外の少なくとも2つの胃腸症状の病歴（例：嘔気，鼓腸，妊娠時以外の嘔吐，下痢，または数種類の食物への不耐性）
（3）	1つの性的症状：疼痛以外の少なくとも1つの性的または生殖器症状の病歴（例：性的無関心，勃起または射精機能不全，月経不順，月経過多，妊娠中を通じての嘔吐）
（4）	1つの偽神経学的症状：疼痛に限らず，神経学的疾患を示唆する少なくとも1つの症状または欠損の病歴（協調運動または平衡の障害，麻痺または部分的な脱力，嚥下困難または喉に塊がある感じ，失声，尿閉，幻覚，触覚または痛覚の消失，複視，盲，聾，けいれんなどの転換性障害；記憶喪失などの解離性症状；または失神以外の意識消失）
C	（1）か（2）のどちらか：
（1）	適切な検索を行っても，基準Bの個々の症状は，既知の一般的身体疾患または部物質（例：乱用薬物，投薬）の直接的な作用によって十分に説明できない
（2）	関連する一般身体疾患がある場合，身体的愁訴または結果として生じている社会的，職業的障害が，既往歴，身体診察所見，または臨床検査所見から予測されるものをはるかに超えている。
D	症状は，（虚偽性障害または詐病のように）意図的に作り出されたりねつ造されたりしたものではない。

（引用：APA. Diagnostic and Statistical Manual of Mental Disorder IV-TR. 2000，[髙橋三郎ほか訳　DSM-IV-TR精神疾患の診断・統計マニュアル．医学書院，2002．]）

性障害，心気症，身体醜形障害，特定不能の身体表現性障害が含まれ，ICD-10では，身体化障害，鑑別不能型身体表現性障害，心気障害，身体表現性自律機能不全，身体表現性疼痛障害，他の身体表現性障害，特定不能の身体表現性障害が含まれている。

　DSM-IV-TRとICD-10の共通した概念として，①身体疾患を思わせる身体症状の訴えがあり，②身体症状を完全に説明できず身体疾患，物質の直接的な作用，または他の精神疾患がなく，③身体症状のため，日常生活，社会生活，職業上において著しい苦痛や支障をきたし，④身体症状は意図的でなく，⑤医師が身体的問題のないことを保障しても，医学的な検索を執拗に求めるものがあげられる。これらの身体症状には，発症と関連する心理的要因があり，症状の変動に心理的要因が影響されやすいことが特徴の一つである。身体表現性障害とは，このように医学的に十分に説明されない身体症状からなる症状の一群である。

　細かな用語の違いはあるが，DSM-IV-TRとICD-10の主な相違点は，①転換性障害は，DSM-IV-TRでは身体表現性障害に，ICD-10は別項目に記載されている，②身体醜形障害は，DSM-IV-TRでは身体表現性障害に，ICD-10では身体表現性障害の中の心気障害に含まれる，③ICD-10で記載されてい

る身体表現性自律機能不全がDSM-IV-TRにはない，の3点である。次に，DSM-IV-TRとDSM-5について詳しく述べる。なお，転換性障害については，20章で述べられているため，詳細はそちらに譲ることとする。

1）DSM-IV-TRにおける身体表現性障害

a）身体化障害

　診断基準の詳細は，表1に示した[3]。数年以上の長期間にわたって持続する多彩な症状があるにもかかわらず，それを説明づけられる身体検査所見や薬物の使用がみつからないものをいう。症状は30歳までに始まること，症状は意図的ではないことも明記されている。

b）鑑別不能型身体表現性障害

　6ヵ月以上持続する医学的に説明不能な身体症状の数が身体化障害の診断基準を満たさない場合（数以外は身体化障害の基準を満たしている）に診断される。小児の場合は，症状が多彩となることはまれであるため，正確にはこちらに診断されることが多い。

21 身体表現性障害

表2　DSM-5における身体症状症の診断基準の概要

- ・苦痛を伴う，または，日常生活に明らかな混乱を引き起こす身体症状がある
- ・身体症状，または，それに伴う健康への懸念に関連した過度な思考，感情，行動（自分の身体症状の深刻さについて過度にとらえる，健康や身体症状について強い不安を持ち続ける，身体症状または健康への懸念に過度に時間と労力を費やす，のうち少なくとも一つ）

c）転換性障害（20章参照）

d）疼痛性障害

　激しく苦しい痛みを訴え，心理的要因で増悪するが，検査では完全に痛みの説明がつかないものである。その訴えは意図的ではない。

e）心気症

　6ヵ月以上の長期にわたり，重篤な病気にかかっているのではないか，という恐れへのとらわれである。身体検査で異常がなく，医師が異常ないことを保障しても，その疑いは払拭されず，繰り返し検査を希望することが多い。妄想性障害との違いは，妄想的な頑固さはないことである。

f）身体醜形障害

　正常な外見をもちながら，想像上の，または誇張された身体外見上の欠陥に対する著しく過剰なとらわれである。つまり，目や鼻の形や顔の輪郭にこだわり，苦しみ，その結果，社会生活に大きな障害を生じている状態である。

g）特定不能の身体表現性障害

　身体表現性障害のどの診断基準を満たさない身体表現性の症状をもつものである。ここには，想像妊娠，持続期間が6ヵ月未満の非精神性心気症状についての障害，持続期間が6ヵ月未満の説明できない身体的愁訴についての障害などが含まれている。

2）DSM-5における身体症状症および関連症群

　DSM-IV-TRからの変更点を述べる。前述したように，身体表現性障害という呼称からSomatic Symptom and Related Disorder（身体症状症および関連症群）に変更され，下位診断も大きく変更された。DSM-5では，患者の主観的な苦痛や障害の程度，QOLの低下などに焦点があてられるようになった。また，この疾患が疑われるケースの大半は，精神科以外の身体科（小児科など）を受診することが想定されているため，精神科以外の医師に，より利用されやすいようにとの視点で変更された。DSM-IV-TRでは，「医学的に説明のつかない症状」であることが強調されていたが，実際には症状には様々な程度があり医学的な診断が伴うことも多いため，混乱されることも多かった。このため，身体症状の存在を基本として，異常な考えや感じ方，症状に対する過度な行動を持ち，そのため日常生活に困難さを感じているものとすることとされた。

　また，DSM-IV-TRでは，別項目とされていたfactitious disorder（作為症）が同じカテゴリー内に入っている。

a）Somatic symptom disorder（身体症状症）

　表2にDSM-5の診断基準の概要を示す[2]。6ヵ月以上継続するひとつ以上の身体症状があり，結果として日常生活に支障をきたしているもので，症状が重症だとする過度で固執的な考え，症状に対する高いレベルの不安や心配，症状や健康への関心に過度な時間やエネルギーをつぎこむことなどの偏った考え，感じ方，過度な行動がひとつ以上みられるものとしている。

　なお，痛みが優位であるか，継続性（6ヵ月未満か，6ヵ月か），重症度について同定するように求められている。

b）Illness anxiety disorder（病気不安症）

　表3にDSM-5の診断基準の概要を示す[2]。実際には身体症状がない，もしくはあってもごく軽度であるにもかかわらず，重大な病気に罹患するのではないかとの先入観を強くもち，そのため健康に関して高い不安を持ち，健康情報などに容易に影響をうけやすい。そのため，健康に関する過度な行動，もしくは極端に回避する行動がみられる。これらの症状が6ヵ月以上継続している。

211

各 論

表3　DSM-5における病気不安症の診断基準の概要

- 重い病気である，または病気にかかりつつあるという考えにとらわれる
- 身体症状は存在しないか軽度である。身体疾患があったり，発症する危険があったとしても，とらわれは明らかに過度か不釣り合いである。
- 健康に対する強い不安を抱いたり，恐怖を感じやすい
- 何度も健康診断を受けるなど過度な健康関連行動をとるか，受診予約や病院を避けるなど不適切な回避を示す
- 病気についてのとらわれが6ヵ月以上持続する
- 他の精神疾患では説明されない

c) Conversion disorder（転換性障害）20章参照

d) Psychological factors affecting other medical conditions（他の医学的疾患に影響する心理学的要因）

　身体疾患と診断してされている前提があり，身体症状の発症，増悪，回復の遅延に心理的な要因が関与されていると考えられる状態をさす。治療反応性や疾病へのリスク，病態に何らかの影響を与えていると考えられる。

e) Factitious disorder（作為症）

　自分自身，もしくは別の誰かに対して，身体的，心理的な症状を偽造するものであり，それはなんらかの対価を要求するものではない。

　症状を作り出すことにより，医療の介入を求めたがる。虚偽の症状を作り上げるために，異物を尿や血液に混入するなどする。

　ミュンヒハウゼン症候群は，虚偽性障害のひとつであり，自分以外の人の身体症状をねつ造した場合，代理ミュンヒハウゼン症候群と呼ばれ，対象が自分の子どもである場合，子ども虐待と考えられる。

f) Other specified somatic symptom and related disorder（他の特定される身体症状症）

　身体症状症や病気不安症の診断基準の中で，継続期間のみ6ヵ月未満であり診断基準を満たさないもの（短期身体症状症，短期病気不安症），病気不安症の診断基準の中で過度な健康に関連するものがなく診断基準を満たさないもの（過剰な健康関連行動を伴わない病気不安症），想像妊娠がここにあてはまる。

g) Unspecified somatic symptom and related disorder（特定不能の身体症状症）

　臨床的には日常生活において社会的，職業的にな

んらかの障害があるが，どの疾患の診断基準もみたさないものが，ここにあてはまる。

IV. 鑑別診断

　児童精神科に紹介されてきたときに，すでに小児科・内科で身体疾患の検査をされていることが多いが，多彩な症状，珍しい病態を示す身体疾患の可能性を忘れないことも重要である。また，身体表現性障害は長い経過をとる場合も多く，新たな身体疾患を発症している場合も，まれではあるが認められる。すべてを心理的要因とせずに，小児科・内科などの身体科とは連携をとり，場合によっては身体的検索を依頼していくことも大切である。すでに発達障害と診断を受けていたり，家族背景が複雑であったりすると，より精神的なものとして判断されがちであるため，その点も注意していく必要がある。

　全身性エリテマトーデス（SLE）などの膠原病，多発性硬化症，甲状腺・副甲状腺疾患，てんかん，後天性免疫不全症候群（AIDS）などは多彩な身体症状が出現し，派手で演技的なふるまいにみえることもある[4]。また，脳腫瘍などの悪性新生物も，初期症状のみのときには身体表現性障害と診断されている場合もある。

　一方，身体的検索は必要最小限にとどめる。これは，不必要な身体的検索を繰り返し行うことで，まだ何か病気がかくれているのではないか，と疑心暗鬼をうみ，身体症状を強化してしまう可能性があるためである。現時点で適切であると思われる検査を終えたら，次の検査までは一定の間隔をあけて，不必要な検査を繰り返さないように心がける。

V. 過敏性腸症候群と線維性筋痛症

1. 過敏性腸症候群

過敏性腸症候群とは，機能性腸疾患で，腹痛や腹部不快感が，排便や排便習慣の変化，かつまた排便障害の諸特徴を伴うものと定義されている[5]。診断には，排便頻度の異常（1日4回以上または週2回以下の排便），便性状の異常（硬便，兎糞便あるいは軟便，水溶便），便の出方の異常（怒責，緊迫あるいは不全感），粘液分泌，腹部膨満または腹満感の各項目が重なるほど確実となる。症状がある程度固定し，便通異常が便秘もしくは下痢のどちらかに分化してくるのは前思春期以降と考えられる。過敏性腸症候群の生理学的特徴として内臓知覚過敏が指摘されている。胃直腸反射に始まり直腸肛門反射に終る一連の流れのどこに障害が起きても排便がスムーズに行われない。これらの生理的機能を回復させるために，食事療法，生活療法，薬物療法などを組み合わせて健康な排便習慣を取り戻していく。

2. 線維性筋痛症

線維性筋痛症とは，広範囲に慢性疼痛が持続し，体幹部の特異的な圧痛点を有し，多彩な身体的・機能的・精神的な症状を呈する比較的新しい疾患概念である。筋骨格筋の痛みを主体とした多様な慢性疼痛に加え，不眠や抑うつ状態など種々の精神症状を伴う中枢性の神経因性疼痛に起因するものである。痛みは主に体幹部や肩関節に始まり，QOLの低下のみならず，生活機能障害をも引き起こす。疼痛とうつ状態の関係がらせん状に悪化する病像は，painful depressionと呼ばれている。全体の75％以上が女性で，特に20〜60歳に発生率が高いと言われている。また線維性筋痛症に大うつ病が高率に合併するとの報告が多い。抗うつ剤の中でもセロトニン・ノルアドレナリン再取り込み阻害薬（SNRI），プレガバリン，ガバペンチンが疼痛に有効であるとの報告がある[6]。

VI. 病因・疫学

身体化障害の一般人口における障害発生率は女性が0.2〜2％，男性が0.2％で，男女比は1対5と圧倒的に女性に多く，疼痛性疾患も男女比1対2と女性に多い傾向にある[7]。一方，心気症では，男女差はない。

身体化障害の病前性格として，まじめ，律儀，几帳面などの執着性格や，内省的で物事を気にしやすい性質傾向がある。身体症状障害では，神経質，不安が高い，抑うつ傾向のある人に多いとされている[2]。また，低所得者層や教育を十分に受けられなかった人たちにリスクが高いと言われている[2]が，小児期の種々の虐待や外傷後ストレス障害などの既往など，幼少時の養育環境が強く関与すると言われている。

VII. 経過と予後

児童精神科受診時には，すでに症状を繰り返したり，二次的に社会適応が悪化している場合が多いため，まずは，小児科や内科での検査結果から，身体的に重篤な状況ではないことを保障する。その上で，子どもが自覚する身体症状とつきあいながら，どのように生活していくのかを長期間にわたって援助することを目標とする。多くは，治療効果も容易には得られにくく，慢性で動揺性の経過をとり，寛解することはまれである。小児の場合の特徴として，両親が医師の説明に納得せず，身体症状に固執する態度に変化が見られないと，症状は継続してしまう。さらに，納得できる説明を求めて，ドクターショッピングしてしまうことで，慢性化してしまうことも多い。

VIII. 治療

繰り返しになるが，多くの場合，小児科や内科で身体症状について受診し，なんらかの検査が行われた上で，児童精神科の外来を受診する。この場合，前医で「検査で異常がない/説明がつかないから，精神的な問題」と言われている場合が多く，患児だけでなく，家族も見捨てられたように感じていたり，

医療機関に不信感をもっていることが多い。総合病院などで，小児科や内科との連携が容易な場合は，紹介される前に，児童精神科への受診の意味を理解してもらうことや，並行して身体科の受診も継続するように依頼する必要がある。

心理的な要因に直面化することが不可能であるからこそ身体化せざるをえないのが，身体表現性障害である。このため，心理的要因に直面化させようとすると，強い抵抗を示される場合が多い。まずは身体科で評価された内容と精神面との関連を説明することで，児童精神科での治療関係を深めることにもなる。患者は，身体症状に固執する傾向が強いため，早期の回復を求める患者のペースに巻き込まれないように，焦らない態度が必須である。

小児の場合，困難な状況をうまく言語化できず，そのため無意識的に身体症状をとおして，つらい状況を訴えていることが少なくない。詳細に問診を取ることで，患児の症状がどのような意味や役割をもっているかを読み解き，症状がなくても，患児が少しでも居心地よい環境で過ごせるように環境を調整していくことが重要である。身体の不調に対するかかわり（「お腹痛くない？」「体調どう？」「薬，飲んだ？」など）が日常生活の主要部分となると，子どもにとって周囲との関係が，ただ患者としての役割になっていることがある。そのような状況では，患児の身体の症状が改善すれば，自分の居場所・役割を失っていく不安が生じてしまうだろう。そうならないように周囲との関係が健全なものになるように環境を調整することも重要である。子どもに対しては，「現在の症状によって生命を脅かされるものではない」ことを保障することが大切で，「症状をなくすことが目標ではなく，上手くつきあえるようになることを目標にすること」を共有する。一方，保護者に対しては，症状の意味合いを伝え，身体症状を中心とした関わりにならないように，子どもとの健全な生活を送れるように心理教育的に理解を促していく。

現在のところ，確立された治療法はなく，有効とされる薬物療法の報告もない。気分障害などの他の精神疾患と共存することが多いため，抗うつ薬や抗不安薬などを使用される場合が多い。投薬の際には，その目的を明確にし，できるだけシンプルに必要最小限の投薬にとどめるように心がける。また，依存性の高い薬剤の使用は控える。身体表現性障害に対する漢方治療にも，明確なエビデンスがあるわけではなく，治療が困難である場合も多いが，漢方医学的に病態を解釈し，良好な治療関係を作りやすく，治療者と患者間の治療上のストレスが少ないなどのメリットがある。漢方医学では，非特異的症状も重視し，患児は自分の身体症状を理解してもらえるという実感を得ることができ，治療者側も漢方医学的に病態の解釈をすることで，治療者側のストレスも軽減されることによる。これらをふまえると，薬剤の選定に当たっては，自覚症状を最も重要な目標として捉え，それに虚実の区別を加味して決めていくことが大切である。

IX. 症例呈示

[症例]　16歳，高2，女性　（初診時11歳，小5）。
[主訴]　全身（膝，足関節，指先，腰など）が痛く，登校できない。
[家族背景]　会社員の父親とパート勤務の母親は，X-1年10月に離婚。母親は父親とは再婚で，前夫との間に2名の異父兄がいた。再婚後，異父兄と父親は関係が悪く，反抗的な異父兄に対して父親が暴力をふるうことが多く，それが原因で離婚した。父親は本児に対して支配的で，そんな父親を本児は嫌っていたが，態度に表すことはできなかった。このため，母親はそんな児の思いを察することはできなかった。母親自身も気分障害のため，他院精神科クリニックにてフォローされていた。
[発達歴・既往歴]　妊娠分娩歴は異常なく，発達歴にも問題なかった。3歳で保育園に就園し，対人関係は良好であったが，年齢を重ねるに従い，他児に従わされることが多く，嫌とは言えなかった。就学後は，時に身体症状（頭痛，嘔吐，発熱）を訴えて，学校を欠席することがあったが，母親はあまり気にしていなかった。
[現病歴]　両親の離婚に伴い，小4の3学期に転居・転校した。新しい小学校は，前籍校と比べ，規模も大きく，すでにできあがっていた女児のグループに入れてもらえず，孤立気味だった。母親に相談し担任に介入してもらっても，状況には変化なく，身体症状を訴えることが増え，学校にも通えなかった。小6への進級のときに，環境調整してもらい，

登校が可能となるが、その頃には自信を喪失し、無理に他児に合わせるようになっていたことに、母親は気がついていた。X年7月に野外活動での運動中に他児とぶつかり、左手首を亜脱臼した。その頃から様々な部位の痛み（腰、膝、手関節、足関節等）を訴えるようになった。このため、かかりつけの小児科を受診、散発性の発熱もみられたため、地域の市民病院小児科を紹介され、検査入院した。検査にて、自己抗体が陽性（抗核抗体x160、抗SSA抗体82）となった以外は、血液、尿、各種画像検索（胸腹部単純X線、腹部CT、頭部MRI等）で異常所見なく、線維性筋痛症と診断される。その後も症状が増悪し登校も困難な状況が続いたため、9月に当センター感染免疫科に紹介され、心理社会的因子が強いと判断され、当科への対診の相談があった。このため、感染免疫科担当医に当科への受診への抵抗を確認する上で、母親へ説明したところ、母親も心療科への受診に同意したため、10月1日当科初診となる。

[初診時所見と診断]　独歩にて入室し、目が合うとほほえみ、受け答えはスムーズだった。痛みのため登校できない状況を不安そうに話した。

　両親の離婚、父親から異父兄への一方的な暴力の目撃、転校にともなう孤立感など心理社会的要因が強く、身体的諸検査には全身の疼痛を生じさせるような器質的な異常を見いだせないことから、鑑別不能型身体表現性障害と診断し、母親と本人に疾患のメカニズムについて説明した。また、感染免疫科との並行受診を継続した。向精神薬は、抗精神病薬と抗うつ剤の少量投与を開始した。

[臨床経過]　2回目の受診時は、痛みのため、病院内は車いすを使用して入室するが、父親や学校に関連する児の思いを話せ、母親は聞き役に回っていた。その後は、歩行はスムーズとなり、疲労を訴えつつも登校が可能となった。しかし、児自身が言った覚えのないことを友人に指摘されてトラブルとなる、ということが続いて、学校での孤立感を深め、中学入学を機に、離婚前に在籍していた友人達が入学する中学へ通うことを希望した。母親の経済的な問題により、父親と復縁する必要があった。主治医は父親に対する児の複雑な思いを代弁し、母親の役割の重要性を伝えた。中学入学後は、以前より顔見知りの友人も多く、比較的スムーズに適応できた。

ところが、やはり言った覚えのないことを友人から指摘されることも多く、2学期開始時の外来では、久しぶりに母親に支えられるようにして入室することもあった。診察室では、その場でゆっくりとしゃがみこむように言うと、痛い表情をしつつも下肢の関節の屈曲には問題なかった。このため、このような状態は医学的には器質的な痛みとはいえないが、「痛み」というのは様々なストレスにより生じるものであり、「詐病」ではなく、児自身が痛いと感じてしまっていて、友人とのトラブルや父親との関わり方ができるようになっていく中で、うまくつきあっていけるようになる、と話すと、納得したような表情で聞いていた。また、具体的に、忘れやすい状況に対しては記録をこまめにとっていくこと、父親には母親に相談しながら言いたいことを伝えていくことなどに取り組んだ。約20日後には歩行もスムーズとなり、学校ではクラス内の活動に積極的に取り組み、うまくいったことから少しずつ自信を取り戻したようだった。家庭内で、父親と異父兄とのけんかが激しく異父兄が家庭から飛び出すことが続いた頃には、診察の場で主治医が、自宅の近くで頼れる人などを探してみてはどうかと話したところ、「結局、誰も助けてはくれない！」と怒りをあらわにすることもあった。しかし、少しずつ父親に対して、年齢相当の反抗も示せるようになり、母親は児の変化に驚いていた。感染免疫科の受診の際には、線維性筋痛症の圧痛点は数ヵ所痛みを訴えることはあったが、特別な治療は必要とせず、その後は疲労感を訴えつつも、中学への登校は可能で、公立高校へ進学した。児も母親も父親の児へのストーカーのような支配的な関わりの程度が度を超えていると感じていた。すでに異父兄達も成人年齢に達し、自立していたことから、母親も児を連れての離婚に踏み切る決断をし、高1の夏休みに両親が離婚、母子家庭となった。診察の場で、児及び母親から「離婚することになった」と報告された際には、「二人暮らしになるのだから、お互いに役割分担して支え合って生活していけると良いね」と話すと、素直に頷き、実際に家事を手伝うなど、母親と協力して生活している。母親もそんな児の様子をうれしそうに報告した。その後も月1回の受診を続けているが、診察室では、高校の担任教師に対する文句や、友人関係などの悩みを、時には涙を流して話す場面も見られる

が，高2からアルバイトも開始し，高校生活とアルバイトをこなすことが可能となっている。薬剤も漸減していき，疲労の強い時には漢方薬を処方することで，身体とうまくつきあえるように支援した。母親は多忙な児の様子を心配そうに見守り，児の悩みにも耳を傾けて，必要なときには学校の教師との面談の場で相談をしているようだった。

X. おわりに

　児童・思春期の子どもたちは，自らの考えや気持ちを言葉に置き換える能力は，発達過程にあるものの未熟である。そのため，怒りや不安，悲しみなどの感情を十分に言葉で表現し，適切な援助を受ける，ということが難しい。一方，子どもたちは，表情や行動，態度などのいわゆる非言語的な表現で，自らの思いや本人も意識されていないこころの中を伝えようとしている。

　身体表現性障害と診断される子どもたちは，身体症状という非言語的なメッセージで，医療機関に表れる。我々治療者は，援助を得る場として医療機関での出会いを大切にし，子どもとの関わりを続けていくことで，その症状が警告する子どもに迫っている危機を探り出し，その症状があることで子どもが決定的な自我の崩壊から守られ，最悪の状況を回避する安全弁として機能している意義を認め，ねぎらっていくことが必要である。そして，その症状の意味することを読み解き，精神的な負荷となってい

る本人の問題や，家族や環境の中の本質的な問題を解決していくためのきっかけとしていく。そうすることで，その症状が，厄介者とならないように治療・介入していく必要がある。そうすることを援助することで，こどものつらい状況を改善させ，最後には子どもがその症状を手放しても，安心して生きていけるように促していくことが，身体表現性障害を治療する専門職として必要なことではないかと考える。

文献

1) 宮岡等　身体表現性障害とは．こころの科学 167：10-13，2013.
2) Somatic Symptom and Related Disorder. Scott Benson（Speaker）；Diagnostic and Statistical Manual of Mental Disorder, Fifth Edition（DSM-5）. American Psychiatric Association. pp309-328, 2013.
3) American Psychiatric Association. Quick Reterence to the Diagnostic Criteria from DSM-IV-TR, 2000.［髙橋三郎ほか訳　DSM-IV-TR 精神疾患の分類と診断の手引 pp187-192，医学書院，2002.］
4) 神谷俊介，井上勝夫　子どもの身体表現性障害と診断における注意点．こころの科学 167：66-70，2013.
5) 島田章　小児の過敏性腸症候群（IBS）．子どもの身体表現性障害と摂食障害．中山書店．Pp177-183，2010.
6) 長田賢一　線維筋痛症．こころの科学 167：83-86，2013.
7) 根來秀樹，飯田順三　身体表現性障害．精神科治療学 23（増）：365-369，2008.

22 ストレス関連性障害

新井康祥

I. トラウマ，PTSD の歴史

　この章では，ストレス関連性障害として，「急性ス
トレス障害（acute stress disorder；ASD）」「（心的）外
傷後ストレス障害（posttraumatic stress disorder；
PTSD）」「適応障害（adjustment disorder）」について
述べるが，まずは，それらの疾患概念の基本となる
トラウマ（心的外傷）と，PTSD の歴史から説明す
る。

　トラウマ研究の歴史は，19 世紀後半に Charkot ら
が行ったヒステリー研究が初めと言われている。一
旦下火となるが，その後の戦争の歴史によって再び
その概念が広まることとなった。第一次世界大戦で
心身に異常を来した兵士を診察した Myers は，それ
が至近距離に砲弾が落ちた衝撃による影響と考え
「砲弾神経症（Shell Shock）」と命名した。しかし，
直接被害を受けていない，つまり器質的な問題のな
い兵士にも同様の症状が見られることが知られるよ
うになり，その後の Kardiner による，「戦闘におけ
る外傷神経症（The Traumatic Neuroses of War）」
（1941）において PTSD の臨床像が描かれた。そし
て，ベトナム戦争の研究をきっかけに，1980 年に初
めて診断名として PTSD が DSM–III に登場すること
となった。しかし，ベトナム戦争の退役軍人を想定
していたため，例えば DSM–III（1980）では原因と
なる外傷的出来事について，「ほとんどすべての人
に，苦痛による顕著な症状を引き起こすような出来
事」，DSM–III–R（1987）「人が通常経験する範囲を
越えており，ほとんどすべての人に顕著な苦痛を生
じるような出来事」（例えば生命や身体的保全への深
刻な脅威，子供や配偶者あるいは近しい親族や友人

への深刻な脅威や傷害，家や共同体の突然の崩壊，
他人が事故や身体暴行により重症を負ったり殺され
たりするのを目撃した。）と，非常に深刻な出来事に
限定されていた。

　戦争以外にも，Burgess が，レイプ被害者の示す症
状と戦闘参加帰還兵の示す症状が類似することを指
摘し，「レイプ・トラウマ症候群（rape trauma syn-
drome）」（1974）と呼んだ。また，Walker は DV
（domestic violence）被害者の示す症状についてまと
め，「被殴打女性症候群（battered woman syndrome）」
（1979）と呼んだが，次第にレイプや DV，子供への
性的虐待の被害者に見られる症状が，PTSD と本質
的に同じものであることが明らかにされていった。

　PTSD の診断基準は，結果的に複数回の被害を受
けることもあるが一般的には単回の被害が想定され
ており，これをシングル・トラウマと呼ぶ。これに
対して，長期にわたる被虐待体験のような長期反復
性外傷を受けた被害者については，解離症状や特徴
的な人格変化を示すなど，対人関係や社会生活にお
いてはるかに大きな問題を抱えており，従来の
PTSD の定義では不十分だとして「複雑性外傷後ス
トレス障害（複雑性 PTSD）」という新しい診断名が
Herman によって提唱された[1]。

　わが国で PTSD が注目されるまでには，1995 年 1
月の阪神淡路大震災と同年 3 月の地下鉄サリン事件
を待つこととなるが，被災者・被害者らに対する心
のケアの必要性が，その後の震災などの度にニュー
スや新聞などで盛んに叫ばれたことで広く一般にも
注目され，近年その疾患概念が虐待や暴力による被
害などにも徐々に広まりつつある。

各論

表1　急性ストレス障害 Acute Stress Disorder の診断基準

A. その人は，以下の2つがともに認められる外傷性の出来事に暴露されたことがある。
(1) 実際にまたは危うく死ぬまたは重症を負うような出来事を，1度または数度，あるいは自分または他人の身体の保全に迫る危険を，その人が体験し，目撃し，または直面した。
(2) その人の反応は強い恐怖，無力感または戦慄に関するものである。
B. 苦痛なできごとを体験している間，またはその後に，以下の解離性症状の3つ（またはそれ以上）がある。
(1) 麻痺した，孤立した，または感情反応がないという主観的感覚
(2) 自分の周囲に対する注意の減弱（例："ぼうっとしている"）
(3) 現実感消失
(4) 離人症
(5) 解離性健忘（すなわち，外傷の重要な側面の想起不能）
C. 外傷的な出来事は，少なくとも以下の1つの形で再体験され続けている：反復する心象，思考，夢，錯覚，フラッシュバックのエピソード，またはもとの体験を再体験する感覚；または，外傷的な出来事を想起させるものに暴露されたときの苦痛
D. 外傷を想起させる刺激（例：思考，感情，会話，活動，場所，人物）の著しい回避
E. 強い不安症状または覚醒亢進（例：睡眠障害，易怒性，集中困難，過度の警戒心，過剰な驚愕反応，運動性不安）
F. その障害は，臨床上著しい苦痛，または社会的，職業的または他の重要な領域における機能の障害を引き起こしている，または外傷的な体験を家族に話すことで必要な助けを得たり，人的資源を動員するなど，必要な課題を遂行する能力を傷害している。
G. その障害は，最低2日間，最大4週間持続し，外傷的出来事の4週間以内に起こっている。
H. 障害が，物質（例：乱用薬物，投薬）または一般身体疾患の直接的な生理学的作用によるものでなく，短期精神病障害ではうまく説明されず，すでに存在していた第I軸または第II軸の障害の単なる悪化ではない。

（引用：APA. Quick Reference to the Diagnostic Criteria from DSM-IV-TR, 2000. [高橋三郎ほか訳 DSM-IV-TR 精神疾患の分類と診断の手引，医学書院，2002]）

II. 疫学

　アメリカで行われた調査では，男性の60％，女性の51％が生涯において1度以上のトラウマとなる出来事を体験し，PTSDの生涯診断有病率については7.8％と報告されている[2]。

　本邦では世界保健機構（WHO）が主導する調査によると，68.3％が生涯において1度以上のトラウマとなる出来事を体験し，PTSDの生涯診断有病率については1.0％であり，女性や若年，複数の外傷体験，性的外傷体験の場合に生涯リスクが優位に高かったとある[3]。

　思春期児童において，アメリカでの13〜17歳の6,483名を対象にした調査で，61.8％がトラウマとなる出来事を体験し，生涯有病率は4.7％であり，女性が7.3％と男性の2.2％と比較して著しく高かったとの報告がある[4]。

III. 臨床症状と診断

1. 診断基準

1）急性ストレス障害（ASD）

　トラウマとなる出来事を体験した直後には，多くの人が①過活動や不眠，食思不振などの身体的変化や，②いらいらや抑うつ，無力感，罪責感などの感情の変化，③思考がまとまらない，注意力が散漫になるといった思考の変化，④対人関係が疎遠になったり，家族内での衝突が増えたりするなどの対人関係の変化といった様々な反応を示すが，一過性である。

　より症状が重く，狭窄症状（回避症状）や再体験，過覚醒といったPTSDの症状に意識障害（解離症状）が加わったものがみられるものがASDである。外傷的出来事の直後（4週間以内）に症状が見られ，2日から4週間以内に回復するものであるが，PTSDに移行することもある。診断基準を**表1**に示す。

218

22 ストレス関連性障害

表2　外傷後ストレス障害 Posttraumatic Stress Disorder の診断基準

A．その人は，以下の2つがともに認められる外傷的な出来事に暴露されたことがある。
（1）実際にまたは危うく死ぬまたは重傷を負うような出来事を，1度または数度，あるいは自分または他人の身体の保全に迫る危険を，その人が体験し，目撃し，または直面した。
（2）その人の反応は強い恐怖，無力感または戦慄に関するものである。
　注：子どもの場合はむしろ，まとまりのないまたは興奮した行動によって表現されることがある。
B．外傷的な出来事が，以下の1つ（またはそれ以上）の形で再体験され続けている。
（1）出来事の反復的，侵入的，かつ苦痛な想起で，それは心像，思考，または知覚を含む。
　注：小さい子供の場合，外傷の主題または側面を表現する遊びを繰り返すことがある。
（2）出来事についての反復的で苦痛な夢
　注：子供の場合は，はっきりとした内容のない恐ろしい夢であることがある。
（3）外傷的な出来事が再び起こっているかのように行動したり，感じたりする（その体験を再体験する感覚，錯覚，幻覚，および解離性フラッシュバックのエピソード含む，また，覚醒時または中毒時に起こるものを含む）
　注：小さい子供の場合，外傷特異的なことの再演が行われることがある。
（4）外傷的出来事の1つの側面を象徴し，または類似している内的または外的きっかけに暴露された場合に生じる，強い心理的苦痛
（5）外傷的出来事の1つの側面を象徴し，または類似している内的または外的きっかけに暴露された場合の生理学的反応性。
C．以下の3つ（またはそれ以上）によって示される，（外傷以前には存在していなかった）外傷と関連した刺激の持続的回避と，全般的反応性の麻痺：
（1）外傷と関連した思考，感情または会話を回避しようとする努力
（2）外傷を想起させる活動，場所または人物をさけようとする努力
（3）外傷の重要な側面の想起不能
（4）重要な活動への関心または参加の著しい減退
（5）他の人から孤立している，または疎遠になっているという感覚
（6）感情の範囲の縮小（例：愛の感情を持つことができない）
（7）未来が短縮した感覚（例：仕事，結婚，子ども，または正常な寿命を期待しない）
D．（外傷以前には存在していなかった）持続的な覚醒亢進症状で，以下の2つ（またはそれ以上）によって示される。
（1）入眠，または睡眠維持の困難
（2）易怒性または怒りの爆発
（3）集中困難
（4）過度の警戒心
（5）過剰な驚愕反応
E．障害（基準B，C，およびDの症状）の持続期間が1ヵ月以上
F．障害は，臨床上著しい苦痛，または社会的，職業的，または他の重要な領域における機能の障害を引き起こしている。
▶該当すれば特定せよ
急性　症状の持続期間が3ヵ月未満の場合
慢性　症状の持続期間が3ヵ月以上の場合
▶該当すれば特定せよ
発症遅延　症状の発現がストレス因子から少なくとも6ヵ月の場合

（引用：APA. Quick Reference to the Diagnostic Criteria from DSM-IV-TR, 2000. [髙橋三郎ほか訳 DSM-IV-TR 精神疾患の分類と診断の手引，医学書院，2002]）

2）外傷後ストレス障害（PTSD）

　これが1ヵ月を超えて慢性化したものである。診断基準を**表2**に示す。

3）適応障害

　何らかのストレスとなる出来事の後，早期に起こる異常な心理的反応であり，他のI軸診断の基準を満たさないが，治療を必要とする患者に診断される。ストレス因子はいかなる程度でもよく，制限はない。子どもに適用する場合の注意として，保護者の反応が子どもの反応に影響を与えることを心に留めて置かなければならない。診断基準を**表3**に示す。

219

各 論

表3　適応障害 Adjustment Disorders の診断基準

A. はっきりと確認できるストレス因子に反応して，そのストレス因子の始まりから3ヵ月以内に情緒面または行動面の症状の出現。

B. これらの症状や行動は臨床的に著しく，それは以下のどちらかによって裏付けられている。

（1）そのストレス因子に暴露されたときに予測されるものをはるかに超えた苦痛。

（2）社会的または職業的（学業上の）機能の著しい障害。

C. ストレス関連性障害は他の特定の第Ⅰ軸障害の基準を満たしてないし，すでに存在しているⅠ軸障害またはⅡ軸障害の単なる悪化でもない。

D. 症状は死別反応を示すものではない。

E. そのストレス因子（またはその結果）がひとたび終結すると，症状がその後さらに6ヵ月以上持続することはない。

▶該当すれば特定せよ

急性　症状の持続期間が6ヵ月未満の場合

慢性　症状の持続期間が6ヵ月以上の場合

◆適応障害は，主要な症状に従って選択した病型に基づいてコード番号つけられる。特定のストレス因子はⅣ軸で特定することができる。

309.0　抑うつ気分を伴うもの　優勢にみられるものが，抑うつ気分，涙もろさ，または絶望感などの症状である場合

309.24　不安を伴うもの　優勢にみられるものが，神経質，心配，または過敏などの症状，または子供の場合には主要な愛着の対象からの分離に対する恐怖の症状である場合。

309.28　不安と抑うつ気分の混合を伴うもの　優勢にみられるものが，不安と抑うつの混合である場合

309.3　行為の障害を伴うもの　優勢にみられるものが，他人の権利，または年齢相応の主要な社会的規範や規則をおかす行為の障害（例：無断欠席，破壊，無謀運転，喧嘩，法的責任の不履行）である場合

309.4　情緒と行為の混合した障害を伴うもの　優勢にみられるものが，情緒的症状（例：抑うつ，不安）と行為の障害（上記の病型を参照）の両方である場合

309.9　特定不能　ストレス因子に対する不適応的な反応（例：身体的愁訴，社会的引きこもり，または職業上または学業上の停滞）で，適応障害のどの特定の病型にも分類できないもの

コード番号をつけるうえでの注意　多軸評定を行うとき，ストレス因子の性質はⅣ軸にそれをあげておくことによって示すことができる（例：離婚）

（引用：APA. Quick Reference to the Diagnostic Criteria from DSM-IV-TR, 2000. ［髙橋三郎ほか訳 DSM-IV-TR 精神疾患の分類と診断の手引，医学書院，2002］）

表4　DSM-5 における PTSD の診断基準 A の概要

実際にまたは危うく死ぬ，重症を負う，性的暴力を受ける出来事への曝露が，以下のうち1つ以上ある：心的外傷的出来事の直接体験，他人に起こった出来事の目撃，近親者また親しい友人に起こった心的外傷的出来事を耳にする（家族または友人が死んだ，あるいは，危うく死ぬことになった出来事の場合，暴力的または偶発的なものに限る），心的外傷的出来事の強い不快感をいだく細部に，繰り返しまたは極端に曝露される（遺体を収集する緊急対応要員や児童虐待の詳細を聞く警官など）

2. トラウマの定義

ASD や PTSD は診断基準 A が示すように，トラウマとなる出来事への暴露が，診断の条件となっているが，前述のように，PTSD の診断基準がベトナム戦争をきっかけに登場したものであったため，その適用の判断がなかなか難しかった。DSM-5 の診断基準の概要（**表4**）と，DSM-5 にトラウマとなる出来事の例として記載されているものの概要を示す（**表5**）。この改定により，虐待臨床を含め，幅広く診断されていくのではないかと考える。

3. 臨床症状

トラウマによる症状は主に3つに分類される。

1）再体験

外傷性の記憶を再体験するものだが，何の誘因もない場面でも苦痛な出来事が繰り返し思い出されるため侵入的と表現される。それは，外傷となる出来事が，再び起こっているかのような錯覚を覚え，繰り返し体験される。幻聴や幻視や，身体感覚となって想起されることや，悪夢，覚醒時にはフラッシュ

表5　DSM-5における診断基準Aの例の概要

直接体験される外傷的出来事
　…強奪，強盗，幼少期の身体的虐待，性被害，性的虐待など
　注）子どもでは不適切な性的体験は身体的暴力や傷害がなくても性的暴力に含める。病気は死に至るものであっても必ずしもトラウマに含まれないが，手術中に麻酔から覚めることやアナフィラキシーショックは含まれる

目撃される体験
　…不自然な死，身体的または性的虐待の目撃，ドメスティックバイオレンスなど
　注）危うく死にそう，または，重度の障害に限らない

間接的な曝露
　近しい親類や友人の個人的な暴力被害，自殺，激しい事故，重度のけが
　注）人間関係によるもので，特に故意の場合（拷問や性被害）には障害が長く続く

バックとして現れることもある。トラウマを想起させる物や思考，感情，会話，人，場所などに曝露されることでも，強い心理的苦痛を感じることや生理学的な反応を伴うことがある。このため日常生活が絶えず脅かされ，安全が感じられなくなる。

子どもの場合には，内容がはっきりしない悪夢を見ることや，目撃した場面や受けた被害を，人形遊びや描画の中で再演することがある。

2）回避症状

外傷を想起させるものを回避する努力は，再被害を防ぐために適応的な行動である。しかし，過度になれば生活環境が制限され社会生活に支障をきたす。また，外傷的な出来事を想起できなくなることや，感情が麻痺してしまうことがあり，この場合，繰り返し被害を受ける原因となることもある。

重要な活動への関心が低下するばかりか，仕事で大切なことも忘れてしまい失敗を繰り返す。これまで楽しめたことも楽しめなくなる，といったこともみられる。

外傷的な出来事に直面したことで，これまで前提となっていた安全に対する価値観が崩れ去り，自分の身は自分で守るしかない状況におかれたことから疎外感を感じるようになる（孤立無援感）。また，外傷を避けられなかった体験から，自分に避ける能力がなかったと考えることや，自責的になることで自己評価が低下し，運命を悲観的にとらえるようになる（未来の短縮感）。この孤立無援感と未来の短縮感が，後述する回復の基盤となる〈安全の確立〉を妨げる最も大きな障害となるが，これらは周囲から最も理解されにくい症状でもある。被害の後も長期間

続き，周囲に気づいてもらえないことで，さらに疎外感が深まっていく。

3）覚醒症状

例えば，災害直後に不眠不休で避難し生活の再建のために働き続けることは，適応的な行動である。しかし，慢性的に過度の警戒態勢が持続すれば，些細なことにもいらいらしてしまい，落ち着いて生活することができない。些細な物音にも驚いて目が覚めてしまうため熟睡できず，次第に集中力も低下し社会生活に支障をきたすこととなる。

4．併存障害

全般性不安障害，気分障害，身体表現性障害，解離性障害，アルコール・薬物依存などが挙げられる。希死念慮が見られることもあるため，自殺のリスクが高いことも注意すべきである。

IV．DSM-5での変更点

1．トラウマの定義

　III．2を参照。

2．新たなカテゴリーによる分類

この度の改訂により，"Trauma-and Stressor-Related Disiorders（心的外傷およびストレス因関連障害群）"という新たなカテゴリーが作られた。（**表6**）
「Reactive Attachment Disorder」「Disinhibited Social

各　論

表6　心的外傷およびストレス因関連障害群

・反応性アタッチメント障害
・脱抑制型対人交流障害
・心的外傷後ストレス障害
・急性ストレス障害
・適応障害

Engagement Disorder」については，19章「愛着障害と分離不安障害」にも記載されているため説明を割愛するが，幼少期に適切な養育を受けてこられなかったこと（social neglect）が診断に求められているため，このカテゴリーに括られることは臨床上納得するものである。「Posttraumatic Stress Disorder」「Acute Stress Disorder」については，〈不安障害〉のカテゴリーから分類し直され，「Adjustment Disorder（適応障害）」についても，これまで単独のカテゴリーであったが，改定によりストレスとの因果関係が明確にされたと思われる。

3．診断基準の変更点

　ここでは，PTSDについてのみ触れることとするが，新たに「自分自身または他者への批判へと導く，外傷的出来事の原因や結果についての持続する歪んだ認知」「持続する陰性の感情状態（恐怖，怯え，怒り，罪責感や恥ずかしさ）」「向こう見ずな，または自己破壊的な行動」といった項目が診断基準に加えられた。前述の複雑性PTSDの診断名はDSM-5に取り入れられなかったものの，これまで境界性パーソナリティー障害などとのみ診断されていた長期反復性外傷を受けた被害者は，トラウマの定義（診断基準A）の変更も含め，PTSDとして診断を受けることが容易になったと考える。

　また，下位分類として解離症状（離人感，現実感消失）を伴うものが加わり，6歳以下の子どもへの診断基準も加わったが，本稿での記載は省く。

V．評価尺度

1．日本語での利用が可能な評価尺度

（1）自記式質問紙

UCLA PTSD Reaction Index for DSM-IV（UPID）
Impact of Event Scale-Revised（IES-R）
Trauma Symptom Checklist for Children（TSCC）
Child Behavior Checklist（CBCL）

（2）構造化・半構造化面接

Child Administered PTSD Scale for Children and Adolescents（CAPS-CA）
などがある。

2．子どもに活用する際の注意

　子どもが幼いために上手に語れないことや，親を心配させたくないために話したがらないことがある。このため，子どもの行動から評価することや，具体的な質問の仕方にすること，話しやすい環境作りなどの工夫や配慮が必要となる。また，親子の機能に問題があって難しい場合もある。家族自身の被害歴や生育歴などを聴取し，家族機能の評価をしていくことも大切である。

VI．トラウマによる脳への影響

　海馬は陳述記憶（意味記憶やエピソード記憶）の形成に関わっており，扁桃体と線維投射により連絡することで，情動の調節にも関わっている。成人の脳画像の研究で，PTSD症状を認める被虐待経験のある患者の左海馬のサイズが健常群と比較して有意に小さかったとBremnerによって初めて報告された。虐待などによってストレスホルモンであるコルチゾルが，過剰に分泌されたことにより海馬が損傷を受けた影響ではないかとも考えられている。子どもの海馬のサイズについては，健常群との差を認めていない。他には，扁桃体や前部帯状皮質のサイズ，脳梁の断面積が健常対照群と比べて優位に小さかっ

222

たとの報告がある。

VII. 治療

1. 早期介入

（1）心理的デブリーフィング（psychological debriefing；PD）

参加者によって話された様々な反応が，惨事の後に起きる適応的なものであることを伝え，他の参加者とも感情を共有しあうことで正常化を促すものである。しかしながら，多くの PD が単回で個別に行われており，適応的な反応を修飾し却って侵襲的な影響を及ぼしている可能性が指摘されている。現在では，個人 PD をすることは推奨されない。

（2）サイコロジカル・ファーストエイド（psychological first aid）

被災者の求めるニーズを確認し，問題を解決するなどの活動を通して支援する方法である。非侵襲的な介入として推奨されている。

2. 主な PTSD の心理的治療

（1）長時間曝露療法

長時間曝露療法（prolonged exposure therapy；PE 療法）とはトラウマの想起刺激を回避することが回復を阻害するとの概念に基づいた治療プログラム。想像曝露と現実曝露で構成される。想像曝露ではトラウマ記憶について述べてもらい，セッション中や，家でも録音した音声テープを家で繰り返し聞くことで記憶と向き合うように指示される。ただし，子どもへの適用については難しい場合もある。

（2）トラウマ・フォーカスト認知行動療法

トラウマ・フォーカスト認知行動療法（trauma-focused cognitive behavior therapy；TF-CBT）とは子どものトラウマに焦点化した認知行動療法である。PRACTICE の頭文字で表される治療構成要素（心理治療，リラクゼーション，感情の調整，認知的対処と処理，トラウマナラティブとトラウマ体験の認知処理，トラウマのリマインダーの実生活内コントロール，親子合同セッション，将来の安全と発達の強化）を含んでいる。

（3）EMDR

EMDR（eye movement desensitization and reprocessing：眼球運動による脱感作と再処理法）は治療者の指示による左右への素早い眼球運動（または，タッピングなど）とともに，トラウマ処理が行われる。解離症状を伴うケースのように，トラウマとなる出来事が不明な場合にも利用できる。

3. 薬物療法

過覚醒による攻撃性や，不眠，または抑うつなどに対して用いられる。主なものを挙げる。

（1）セロトニン作動薬

sertraline と paroxetine は米国 FDA（食品医薬品局）により PTSD の治療薬として認可されている。

（2）ドパミン作動薬

非定型抗精神病薬はフラッシュバックや，自傷行為，怒りなどに対して用いられる。

（3）アドレナリン作動薬

再体験症状や過覚醒症状を軽減する。

（4）ベンゾジアゼピン系睡眠薬，抗不安薬

中核症状に対しては無効である。使用する際には，薬剤性健忘や依存形成を引き起こさないよう配慮が必要である。

4. 二次受傷（secondary trauma）について

トラウマケアに関わることは，繰り返し外傷体験を聞くことで曝露され二次的に受傷するリスクを負っている。ケアする側に対しての配慮も必要である。

各 論

5. 転移，逆転移について

　転移とは，過去の誰かに抱いた感情や態度を，現在の他人に置き換えることである（Freud）。面接で過去の性被害について尋ねられた患者が，治療者に対して加害者と同じ動機があるのではないかと疑いをもつことや，治療者に性的な関係を求めてくることがある。しかし，「そういう患者も，治療における性的関係の再演を恐れている。そのような再演は〈一切の人間関係は汚いものである〉という患者の信念を強化するだけである」[1]と，Herman が述べているように，症状として理解し，治療の中で扱うことが重要である。

　逆転移とは，転移を示した患者に対する治療者側の無意識的な態度（Freud）である。治療者が患者に共感するあまり，患者と同じ恐怖や疎外感を感じることなどが挙げられる。

VIII. 回復過程

　第一段階〈安全〉の確立
　第二段階〈想起と服喪追悼〉
　第三段階〈再結合〉

　これは Herman による回復過程である。まずは，〈安全〉の基盤を築くことが治療上もっとも重要なことである。この基盤の上で外傷的出来事を振り返った時に（想起），初めて誤った認知によって歪められたストーリーを正しく再構成することができる。自分を責めるのではなく，「避けられなかったことは，仕方がなかった」と見つめなおし，犯罪被害であれば加害者こそが責められるべきであると認識し直すことである。そして，外傷で失ってしまったものについて服喪追悼し，通常生活へと〈再結合〉していくことで，回復することができる。

IX. 症例呈示

［症例］　3 歳 5 ヵ月，男児，外傷後ストレス障害（PTSD）（F43.1）。
［初診時主訴］　自動車事故後からの夜泣き。壊れた車を怖がる。（両親より）
［家族歴］　特記すべきことなし。
［生育歴・生活歴］　同胞なし。両親と 3 人暮らし。

［病前性格］　元気，やんちゃ。
［現病歴］　X 年 6 月，祖父の運転する車の後部座席に祖母と同乗。センターラインを越えてきた対向車と正面衝突した。全員，目立った外傷はなく，事故後，患児の甘えが目立った程度であった。その翌月，祖母が再び交通事故に遭った。明らかな外傷はなかったが，母に連れられて現場に行った患児が，その時から壊れた車を見るとパニックを起こしてしまい母から離れなくなってしまった。また，夜泣きやパトカーを見るたびに「事故あったの？」と尋ねるようになった。両親は車の板金会社を営み母が事務をしていたが，患児が会社に置いてある修理中の車に怯えて泣いて暴れるために，母が職場に行けなくて困ると 11 月に当科受診となった。
［初診時所見，診断・鑑別診断とその根拠，治療方針］　母と受診。事故について，「ドーンとぶつかった」「ボンネットが開いた」「それでぽいした。○○（車名）どこ行ったの？」と緊張した様子で答えた。身体所見にあきらかな異常を認めなかった。侵入症状・回避症状・覚醒亢進症状が見られ始め 4 ヵ月間続いていたため，PTSD と診断した。
［治療経過］　初診時に，「大きくて頑丈な車に乗っていたので，誰もけがをしなくてよかった」など，無事だったことを強調する話しかけを母にお願いした。しかし，フラッシュバックが続くため，EMDR（眼球運動による脱感作と再処理法）による手技の一つである RDI（資源の開発と植えつけ）を用いて，患児自身が強くなったイメージを強めることを試みた。そして，少しずつ職場に近づく練習をすることで工場に行けるようになったが，さらに怒りっぽく，また甘えん坊になってしまった。診察の際に，「○○（車名）捨てろ！」と患児が話すので母に確認すると，実は事故に遭った車が修理のためにガレージに残してあり，会社に行った患児が見つけてしまったとのことであった。すぐに処分することを提案したが，進まない間に患児が繰り返し見に行っては些細なことで暴れていた。再度の提案で車を処分した途端，症状は消失したため終診となった。
［考察］　このケースにある事故車のように外傷体験を想起させるきっかけとなるものをリマインダー（reminder）と呼ぶ。処分により遷延して見られていた症状があっさりと消失したのを見て，両親がトラウマについてやっと理解できたと話してくれた。家

族でもその苦痛が分かりにくいものであることを再認識した。

X. まとめ

　ストレス因子に対する子どもの反応は多彩であり，勉強に集中できない，友達との喧嘩が増えた，反抗的な態度というような行動の背景に隠れていることもあって分かりにくい場合も多い。また，家族との関係について配慮することも重要であり，質問の仕方にも工夫が必要である。さらには，解離症状のために，トラウマとなる出来事が特定できない場合や，症状自体が目立たなくなっている場合もある。診断基準だけでは評価できないことを念頭に置いて診療をすることが大切である。

　また，〈孤立無援感〉〈未来の短縮感〉については症状であることを知らない患者がほとんどである。

また，支援する側においてもそうと気付いていない事も少なくない。PTSDについての疾患教育も併せて行うことが大切である。

文献

1) Herman JL. 心的外傷と回復.（中井久夫訳）pp181-201，みすず書房 1999.
2) Kessler R C, Sonnenga A, Bromet E, et al. Posttraumatic stress disorder in the national comorbidity survey. Archives of General Psychiatry 52, 1048-1060, 1995.
3) 川上憲人ほか　特定の精神障害の頻度，危険因子，受診行動，社会生活への影響. 平成18年度厚生労働科学研究費補助金（こころの健康科学研究事業）こころの健康についての疫学調査に関する研究
4) McLaughlin KA, Koenen KC, Hill ED, et al. Trauma exposure and posttraumatic stress disorder in a national sample of adolescents. J Am Acad Child Adolesc Psychiatry. 2013 Aug；52（8）：815-830, 2013.

23 摂食障害

川村昌代

I. 概念

　摂食障害は，神経性無食欲症と神経性大食症に大きく分けられる。いずれも体重増加に対する強い恐怖とボディイメージの歪みを認め，絶食，過食，排出行動といった異常な食行動がみられ，近年，摂食障害の発症頻度が増えているとの報告もある。現代，多くの国では「痩せていることが良い，美しい」という価値観を有しており，ダイエットに関わる商品があふれている。一方，飽食の時代でもあり，食に関する様々な情報が氾濫し，食の欲求を刺激し続け，満たすために苦労しない。現代社会の風潮は，食べることを勧めながら，痩せを礼讃するという本来なら相容れない価値観が併存し，摂食障害発症に影響していると考えられる。

II. 歴史

　神経性無食欲症の報告は 1689 年，Morton が消耗病として症例を紹介したのが最初である[1,2]。その後，1873 年に Lasegue がヒステリー性無食欲として，1874 年に Gull が神経性無食欲症としてそれぞれ症例報告を行った。この報告の中で，現在の概念に通じる特徴が多く示され，症例の中には，過食のエピソードも存在した。1914 年，Simmonds がシモンズ病（下垂体機能不全）について発表してからは，神経性無食欲症も下垂体機能不全によるものとしてシモンズ病の一部とされていた。その後区別され，1960 年代に入り Bruck がその中核的な精神病理としてボディイメージの障害に加え，情緒を知覚し，解釈することの障害や自己不全感を挙げた。

　神経性大食症の報告は，1970 年代から過食と自己誘発性嘔吐を繰り返す症例がみられるようになり，1979 年に Russel によって神経性大食症の診断概念が発表された。

　摂食障害の診断基準は，1972 年に Feighner らが神経性無食欲症の診断基準を挙げ，1980 年，米国の精神医学会が刊行した Diagnostic and Statistical Manual of Mental Disorders（DSM-III）で神経性無食欲症と神経性大食症の診断基準を提唱し[1]，改訂が繰り返されている。

III. 疫学

　疫学調査において，特に神経性無食欲症の場合，その病理のためにすべての罹患者が治療を受けるとは限らないため，有病率の調査は過小評価につながりやすい[3]。

　神経性無食欲症や神経性大食症では，一般に女性の方が男性に比べて有病率が高い。最近では，神経性無食欲症，神経性大食症の生涯有病率はそれぞれ 0.3％，0.9％という報告[4]があり，また，男女別の生涯有病率では，神経性無食欲症の場合，男性 0.3％，女性 0.9％，神経性大食症の場合，男性 0.5％，女性 1.5％という報告[5]がみられる。日本では，厚生労働科学研究の中枢性摂食異常症の調査研究で，2011 年より高校生の神経性無食欲症の有病率を調査している[6]。それによると，東京都の女子高校生の有病率は，0.247％と推定され，神経性大食症の有病率はそれより低かったと報告している。

表1　DSM-IV-TR による神経性無食欲症の診断基準

A．年齢と身長に対する正常体重の最低限，またはそれ以上を維持することの拒否（例：期待される体重の85％以下の体重が続くような体重減少；または成長期間中に期待される体重増加がなく，期待される体重の85％以下になる）

B．体重が不足している場合でも，体重が増えること，または肥満することに対する強い恐怖

C．自分の体重または体型の感じ方の障害，自己評価に対する体重や体型の過剰な影響，または現在の低体重の重大さの否認

D．初潮後の女性の場合は，無月経，すなわち月経周期が連続して少なくとも3回欠如する（エストロゲンなどのホルモン投与後にのみ月経が起きている場合，その女性は無月経とみなされる）

▶病型

制限型　現在の神経性無食欲症のエピソード期間中，その人は規則的にむちゃ食いや排出行動（つまり，自己誘発性嘔吐，または下剤，利尿剤，または浣腸の誤った使用）を行ったことがない。

むちゃ食い/排出型　現在の神経性無食欲症のエピソード期間中，その人は規則的にむちゃ食いや排出行動（すなわち，自己誘発性嘔吐，または下剤，利尿剤，または浣腸の誤った使用）をおこなったことがある。

（引用：APA. Diagnostic and Statistical Manual of Mental Disorder IV-TR, 2000. ［髙橋三郎ほか訳 DSM-IV-TR 精神疾患の診断・統計マニュアル. 医学書院，2002.］）

表2　DSM-IV-TR による神経性大食症の診断基準

A．むちゃ食いエピソードの繰り返し。むちゃ食いエピソードは以下の2つによって特徴づけられる。
(1) 他とはっきり区別される時間帯に（例：1日の何時でも2時間以内），ほとんどの人が同じような時間に同じような環境で食べる量よりも明らかに多い食物を食べること
(2) そのエピソードの期間では，食べることを制御できないという感覚（例：食べるのをやめることができない，または，何を，またはどれほど多く，食べているかを制御できないという感じ）

B．体重の増加を防ぐために不適切な代償行動を繰り返す，たとえば，自己誘発性嘔吐；下剤，利尿剤，浣腸，またはそのほかの薬剤の誤った使用；絶食；または過剰な運動

C．むちゃ食いおよび不適切な代償行動はともに，平均して，少なくとも3ヵ月間にわたって週2回起こっている。

D．自己評価は体系及び体重の影響を過剰に受けている。

E．障害は神経性無食欲症のエピソード期間中にのみ起こるものではない。

▶病型

排出型　現在の神経性大食症のエピソード期間中，その人は定期的に自己誘発性嘔吐をする，または下剤，利尿剤，または浣腸の誤った使用をする。

非排出型　現在の神経性大食症のエピソード期間中，その人は，絶食または過剰な運動などの他の不適切な代償行為を行ったことがあるが，定期的な自己誘発性嘔吐，または下剤，利尿剤，または浣腸の誤った使用はしたことはない。

（引用：APA. Diagnostic and Statistical Manual of Mental Disorder IV-TR, 2000. ［髙橋三郎ほか訳 DSM-IV-TR 精神疾患の診断・統計マニュアル. 医学書院，2002.］）

IV．臨床症状と診断

1．診断基準

操作的診断として広く使用されている DSM-IV-TR[7]による神経性無食欲症と神経性大食症の診断基準を**表1**，**表2**に示す。ここでは DSM-5[8]における診断基準での変更点について触れる。

DSM-IV-TR では摂食障害という大項目の中に，神経性無食欲症と神経性大食症，特定不能の摂食障害の3疾患の診断基準が示されていたが，DSM-5 では，feeding and eating disorders として，これらに加え，pica（異食症）や rumination disorder（反芻性障害），avoidant/restrictive food intake disorder（回避・制限性食物摂取障害）が含まれた。また，DSM-IV-TR では，特定不能の摂食障害の中に含まれていた過食性障害（binge eating disorder）が一つの項目として独立した。

1）神経性無食欲症

DSM-IV-TR では期待される体重の85％以下が続く体重減少としていたが，DSM-5 では，著明な低体重（a significantly low weight）と数値はあいまいになったが，必要なエネルギー摂取の制限（restriction of energy intake relative to requirements）によって引き起こされたものと明記された。体重が増えることに対する強い恐怖のほかに，体重増加を防ぐ持続的行

各 論

表3 神経性無食欲症の低栄養状態による身体合併症

血液検査	貧血　汎血球減少 電解質異常（低 Na, 低 K 血症） 肝機能障害（トランスアミナーゼ上昇） 腎機能障害（脱水の影響による BUN 上昇） 総蛋白，アルブミン低下
尿検査	ケトン体
心電図	徐脈
頭部 CT/MRI	脳萎縮

動（persistent behavior that interferes with weight gain）の存在が加えられている。また，少なくとも3回の無月経は診断基準から外された。これにより，無月経を呈していないために，特定不能の摂食障害と診断されていた例が，神経性無食欲症と診断されることになる。

2）神経性大食症

診断基準の A～E に大きな変更点はないが，下位項目の排出型と非排出型という分類がなくなっている。

2．併存障害

1）身体的問題

摂食障害の治療に際しては，精神病理の評価が重要であるが，身体状態の評価も必要となり，状態に応じて身体管理を要する。特に神経性無食欲症では，低栄養により全身状態が悪化すれば突然死することもある。

a）神経性無食欲症における身体合併症

低栄養に起因する主な検査所見を**表3**に示す。ただし，血液検査では脱水や低栄養状態の影響から正常値を示して，異常値がマスクされてしまい，補液などにより脱水が改善されると異常値を示すことがある。身体所見では，低体温，低血圧，浮腫，うぶ毛の増生，頭髪の脱毛などを認め，疲労感や集中力低下を訴えることがある。

著しい低重減少と低栄養のため補液や栄養補給を行った際，急激な再栄養化が起きると低 P 血症，低 K 血症などが出現し（Refeeding 症候群），致死的な

不整脈による突然死の原因となりうるので，予防のために低カロリーでの補給から治療を導入し，緩やかに増加させる必要がある。

b）神経性大食症における身体合併症

頻回の嘔吐や下剤，利尿薬の使用により，低 Na 血症，低 K 血症，低 Cl 血症を認める。代謝性アルカローシスを認め，偽 Bartter 症候群を認めることがある。

また，頻回の嘔吐を認める場合，手背に吐きダコを認め，逆流性食道炎や齲歯を発生させやすい。

2）心理的問題

a）気分障害

神経性無食欲症，神経性大食症において，抑うつ気分やイライラ，不眠，集中力低下などの症状をしばしば認める。切池ら[9]は DSM-IV を用い，神経性無食欲症制限型の51%，むちゃ食い/排出型の71%，神経性大食症の69%に気分障害の合併を認め，その大部分は大うつ病性障害であったと報告している。

b）不安症

神経性無食欲症や神経性大食症は，全般性不安症や強迫症などの不安症の合併が多いと報告されている。臨床症状の中に体重増加に対する恐怖があるため，その関連について注目され，研究されている。最近の報告では，摂食障害の治療を行っている患者の65%に少なくとも一つの不安症の併存を認め，そのうち69%で摂食障害発症に先行して不安症を発症しており，さらに，不安症状の治療を行っている女性患者の13.5%に摂食障害の併存を認めた[10]。中でも，強迫症の有病率は対照群の有病率よりもはるかに高く[11]，神経性無食欲症の場合，体重測定を繰り返し行ったり，食事摂取や過活動の際の細かいカロリー計算など強迫的な行動がみられ，両疾患の関連が指摘される一方，摂食障害における強迫症状は体重回復後に継続してもごく軽度であり，その強迫症状は自我親和的であることから，摂食障害の異質性を示しているに過ぎないとの指摘もある[12]。また社交不安症の併存も多く，その場合，摂食障害の症状の改善がみられても社会適応が困難となるため，合わせて治療が必要である[13]。

V. 病因と病理

　現在のところ，摂食障害の発症に関わるとされる要因は特定されていない。人格特性や家族との関係性，学校などの生活環境，負荷的なライフイベントといった多くの要因が，発症とその経過に影響すると考えられている。

　その病理は，乳幼児期の分離個体化期における養育者との関係性の問題が指摘されており，思春期の二次性徴や親からの分離に対する成熟拒否とその防衛としての食行動異常が挙げられている。また，松木[14]は中核の病理として，自己愛的なパーソナリティの病理を挙げ，「極度に痩せた身体の自分であろうとすることで，自分自身を理想化し，万能であろうとして，自己についての優越的誇大感を維持しようとしている」という。

　思春期は，親からの精神的分離・独立をはかる発達段階であり，対人関係や活動の幅が拡大して多様な価値観に触れ，アイデンティティを確立していく時期である。二次性徴に伴い，性的衝動が出現し，攻撃的な衝動も高まる。また，親からの独立の過程で，自己愛性が高まり，自己の傷つきに対して過敏になる傾向がある。このため，挫折感や喪失感を味わう体験に大きな不安や葛藤が伴う。これらの不安や葛藤はすぐに解決するものではなく，同年代の仲間関係において共有し，悩み続ける中で解消され，本来の自己を受容していく。この過程に支障が生じた場合，より自己愛的になり，万能感を維持するためにやせ続けることが自身の存在価値となり，痩せている自分を理想として求め続ける。同時に，コントロールできない“不安や葛藤”をコントロールできる“痩せるための様々な行動”によって解消している。不安や葛藤は，時間をかけて抱え，持ちこたえることが本来のありようだが，摂食障害では，痩せるための絶食や，過活動によって不安や葛藤を一足飛びに万能感に変えてしまう倒錯的な病理も併せ持っている。

VI. 治療

　摂食障害の治癒とは，適切に食事がとれるようになり，栄養状態が改善し，体重の回復がみられることではない。身体状態の改善は治療目標として必要であるが，それだけでは表層的な治療にすぎない。痩せることに存在価値を見出すという，周囲からは理解困難な狭い価値観の世界から脱却し，新たに自身の存在価値を見出していくことが，真の意味での治療となる。しかし，治療導入は患者にとって存在価値を奪うことになるため，難しい。逆に，過食を伴っている場合は，患者本人が過食症状に困っているため，治療導入は行いやすいことが多い。いずれの場合も認知の歪みを修正することは困難な作業となる。

1．神経性無食欲症における治療

1）行動療法

　拒食状態とそれに伴う著明な体重減少の場合，身体状態の改善が最優先となる。低体重のこの時期は，自身の価値観の殻にこもっていて，周囲の言葉が特に入りにくい状態である。検査値や体重などの具体的数値を示しながら，身体的に危機状態にあることを説明し，安静を保ち，栄養を補給する必要があることを伝える。この際，入院治療となる場合もあるが，行動制限を用いた行動療法が有効なことが多い（**図1**）。体重の増加に伴い行動制限が解除されていく仕組みであり，行動制限の解除のために体重を増やそうという思いにつながる。その結果，体重増加に対する不安や食べることに対する罪悪感といったネガティブな情動に向き合うことになり，その過程で適切な食事摂取と栄養状態の改善が可能となるだけでなく，欲求不満やネガティブな情動に対する耐性の向上や適応的な行動コントロールのあり方を考え，覚える機会となる。その際，医療者は患者が自分の本当の気持ちに気づき，どうしていくべきなのか，どうしたいのかを言語化できるように援助していく。普段の生活の中で，困ったことや頑張ったことなど些細な話や相談を促し，ともに考えていく姿勢をとり，適切な形で葛藤を表現できるように，練習させていく。それに対しポジティブフィードバックを行うことで，気持ちが受容され，適応的行動を主体的に考えることができたという成功体験を積み重ねていく。繰り返していくことで，少しずつ不安や葛藤に耐えられる時間が長くなって

各 論

年齢（歳）		身長（cm）		標準体重（kg）	
レベル	1		2		3
体重　（kg） 肥満度　（%）	〜　　kg <〜　　%>		kg　〜　　kg < 　%〜　　%>		kg　〜　　kg < 　%〜　　%>
食事指示	学童前期食		学童後期食		学童後期〜青年女子
バイタル モニター 血圧・脈拍・体温 in/out チェック	24 時間 1日3回 要		24 時間 1日3回 要		夜間のみ 1日3回 なし
行動療法 食事 トイレ 入浴（看護師付添） 行動範囲 保育活動 電話 面会	自室（30分） 自室 清拭 自室 不可 不可 週に1回 1回1時間まで		病棟内（30分） 自室 清拭 自室 個別保育のみ 週に2回（1回5分以内） 週に2回 1回1時間まで		病棟内（30分） 病棟内 シャワー（要） 病棟内 病棟内 週に3回（1回5分以内） 週に2回 1回2時間まで

体重が1週間，次のレベルの体重を保つことができれば，レベルアップ。
体重測定：週3回（火，木，土曜日），下着のみ，朝一番に測定
退院基準：　　kg以上を2週間維持
筆者注：各レベルにおける体重の設定や，食事内容，行動制限の幅は個々の患者の状態や特性によって異なり，固定されたものではない。

図1　レベルアップ表（例）

いく。治療の過程で，葛藤が，退行的な行動や暴言・暴力といった衝動的な行動で表現される時期を通過することが多い。この時期にも根気よく言語化を促し，気持ちの受容とともに対処行動を共に考えていく。子どもの場合，両親との関係が密であるため，両親に対しても治療の見通しを示し，対応のしかたを指導する必要がある。

2）薬物療法

治療薬として食行動を直接的に変容させて摂食量や体重を増やすものはなく，抑うつ気分や不安などの精神的な随伴症状に対して対症療法的に用いられる。特に選択的セロトニン再取り込み阻害薬が用いられることが多く，イライラ感や不穏な状態に対しては非定型抗精神病薬が用いられる。しかし，神経性無食欲症の場合，低栄養，低体重の状態であり，薬剤の副作用（特に心血管系への副作用）のリスクが高く，投与は慎重に行うべきである。また，経過中に認められる抑うつ気分や強迫症状などの精神症状は，体重回復とともに改善，消失していくことが多いため，投与による効果とリスクを考慮して用いる。

2. 神経性大食症の治療

1）認知行動療法

神経性大食症において認知行動療法が有効であることはよく知られ[15,16]，神経性大食症に特化した認知行動療法がFairburnによって開発されている[17]。これは食行動の記録とその際に起きた気分や考えを記入し，適切な食事摂取を行うための具体的方法を模索し，過食衝動が起こった際の対処法を考える。体重にまつわる不安や抑うつ気分の変化を確認することで，固着していた考えや気持ちに気づき，行動を変容させていく。この治療には，患者の治療意欲が必要であるため，最初の動機づけや疾患教育が重要である。

2）薬物療法

神経性大食症の薬物治療では，抗うつ薬の有効性が報告されており，NICE guideline[16]でも抗うつ剤のうち，安全性や効果の観点から選択的セロトニン再取り込み阻害薬の使用を推奨している。

VII. 臨床経過

1. 一般的な経過

　拒食状態にあるとき，体重が減少しつづけ，痩せることが存在価値となっているため，自身の万能感は保たれており，本人にとっては満足できる状態である。しかし，飢餓状態が慢性的に続くと，本能的に食への欲求が働き，万能感を持ち続けるためにやせを追求することとの間で苦しむ。理想的な自己を保つために食への欲求を抑えるが，情緒的に落ち着かなくなり，イライラしてかんしゃくを起こしたり，支配的になって食へのこだわりを押し付けるといった状態になる。そして，ある時食への欲求が抑えられなくなって過食に転じる場合があるが，過食は，存在価値を失わせるものである。過食に至るとその時は食への欲求が満たされるため，一時的にイライラが解消されるが，すぐに食べたことに対する罪悪感や不全感，怒りなどにより再び不安定な状態となる。焦燥感から再び絶食し，過度な運動を行う。つまり，拒食状態にあっては，食への欲求との葛藤で気持ちは落ち着かず，過食状態に陥ると，食べたことに対する不全感や罪悪感で落ち着かない，というどちらの状態にあっても万能感を満たし続けることは不可能であり，拒食と過食を繰り返すことになる。このため，常に食べることと痩せることを考えている状態となり，社会適応は困難となりやすい。また，その一部は倒錯的心性が強く認められるようになり，過食ののち下剤使用や嘔吐を行うことで，過食行動の存在を相殺したり，不全感や罪悪感から自傷行為に至る場合もある。回復のためには，この悪循環を断つ必要があり，本来の葛藤に直面化し，自身の問題を受容して万能感を放棄し，痩せること以外に自身の存在価値を見出す必要がある。

2. 前思春期発症の臨床経過

　子どもは身体的にも精神的にも発達途上にあり，未熟である。身体と心が未分化な状態で相互に影響し，どちらかの不調によってもう一方が不調に陥りやすい。また，子どもは問題やトラブルに直面した際の対処能力や判断力が乏しく，語彙が少ないため，状況や気持ちを的確に説明することが困難である。このため，表出されなかった葛藤や感情は，身体症状や問題行動として表現されやすい傾向がある。

　前思春期に発症する摂食障害は，神経性無食欲症から始まることが多く，腹痛，嘔気，膨満感などの身体症状の訴えが多い。ダイエットに引き続いて発症する場合だけでなく，学校でのトラブルや家庭での問題などに起因する精神的負荷から食欲低下に陥る場合がある。いずれも体重減少に伴い達成感や高揚感を感じるようになり，あたかも体重減少が問題を解決するかのように痩せへの希求が始まる。やせ願望や肥満恐怖，ボディイメージの障害ははっきりせず，特定不能の摂食障害として診断されることが多い。青年期以降の発症に比べると過食へ移行することなく経過することが多いが，過食へ移行する場合には，青年期以降の発症と同様の経過となることが多い[15]。思春期以降に発症する例のように自己愛の病理や思春期心性の問題が存在しない分，比較的早期に回復を認めることが多いが，体重減少や栄養状態悪化によって，急激に身体状態が悪化しやすく，早期に生命の危機に瀕するために注意が必要である。

VIII. 予後

　予後については長期的な転帰調査が行われ，多くの報告がなされている。Fichter ら[18]は，神経性無食欲症において，治療開始後12年間の追跡調査を行っている。27.5％が良好な改善を認めた一方，39.6％が予後不良，死亡率は7.7％だった。神経性大食症では，Steinhausen ら[19]が，79 の論文から転帰調査を行い，回復が45％，改善が27％，慢性化が23％，死亡率は0.32％だった。日本では，中井ら[20]が初診後4〜10 年経過した摂食障害患者の転帰を調査している。それによると，正常となったのは，神経性無食欲症制限型63％，むちゃ食い/排出型28％，神経性大食症排出型55％，非排出型63％，特定不能の摂食障害64％であり，むちゃ食い/排出型が特に不良の経過をたどった。また，嘔吐や過食，下剤の乱用，強迫的な傾向の存在は予後不良因子となることが示されている[21]。

IX. 発達障害との関係

近年，神経性無食欲症の発症患者の基盤に自閉スペクトラム症や注意欠如・多動症の特性を持つ例の報告が増え，診断の際に特性の有無の評価や，治療にあたってはその特性を考慮して行う必要がある。

自閉スペクトラム症では，その特性から対人関係に対する苦手さやコミュニケーションの下手さを持っており，前思春期に入り友人関係が複雑化するにつれて，学校をはじめとする社会適応が困難化しやすい。このため，神経性無食欲症の発症前には対人関係面での問題が顕著となっていることが多い。精神的負荷から，同一性の保持に関わるこだわり行動が増し，食事をとらないことや痩せること，過活動へのこだわりとなって神経性無食欲症の状態を呈する。

神経性無食欲症では，痩せへの希求，過活動に没頭した生活を送るようになると，必然的に食と体重といった興味の限局を認め，対人関係が希薄となり，その行動からトラブルへと発展することがあるため，一見自閉スペクトラム症の特性と見えることもある。一方，自閉スペクトラム症の場合，こだわりの訴えから，肥満恐怖や体重増加への拒否と受け取られることもあるが，独自の理論が存在して違和感があり，また，体重の改善に伴い，コミュニケーションの問題や対人関係での困難さが著明になるが，発症以前からそれらの困難さが認められている。

治療においては，独特な言葉の理解をすることがあるため，理解度に応じた説明が必要となる。また，行動療法の枠組みを設定する際にも患者のこだわりや特性を考慮して枠組みを設定する。こだわり行動のために，改善が困難な場合もあるが，治療の枠組みを示されることによって，先の見通しがたち，治療プログラムにうまく乗ることも多い。体重の増加に伴い，本来の対人関係における問題が顕著となってくるため，具体的な対処法やコミュニケーション方法を教えていくことが，その後の適応に良い影響を及ぼす。

X. 症例呈示

前述した自閉スペクトラム症の特性を基盤に持つ症例を提示する。

[症例] 11歳女児。

[初診時主訴] 体重減少，食事を食べない，過活動。

[家族歴] 本児が3歳の時に離婚し，母と児，妹，母方祖父母の5人暮らし。

[生育歴] 乳児期はおとなしかったが，離乳食を渋って食べず，口に入れても出してしまい，なかなか進まない子だった。一人で遊ぶことが好きで，一緒に遊ぼうとすると手を振り払うことがあった。一方，外出すると母から離れられず，人が多いところは苦手だった。新奇場面に慣れるまでに時間がかかり，幼稚園も当初は行きしぶりがあり，運動会や発表会は出たがらなかった。コミュニケーションでは，言葉を真に受けて冗談が通じず，話が迂遠で分かりにくく，指示理解に時間がかかる子だった。

[現病歴] X−1年12月，胃腸かぜをひいたことをきっかけに食事量の減少に気づいたが，母はそのうち回復するだろうと考え，気に留めていなかった。しかし，食事量は回復せず，咀嚼したものを吐き出し，ゴミ箱に捨てているところを母が見つけた。また，トレーニングと称して家の周囲を走り，家では座ることなく，起立状態か部屋の中をうろうろし，宿題や食事も立ったまま行っていた。次第に走ることができず，ふらつくようになり，近医小児科を受診，点滴治療などを受けるも改善なく，X年4月紹介受診，入院となる。体重は−28%，徐脈，低体温を認めたが，血液検査上は脱水がみられるほかは特に異常値はみられなかった。

[治療経過] 身体状態が危機的状態にあることを伝え，退院のために必要な体重を設定し，体重に応じた段階的行動制限表を提示した。入院に対しては涙を流して，拒否を訴えるものの，最終的には「目標体重を超えれば帰れるのか」と確認して納得していた。食事は入院当日から食べることができ，行動制限を逸脱することはなかったが，咀嚼したものをゴミ箱に捨てたり，トイレに流したりし，また，部屋で立っていたり，足踏みなどの運動が見られた。肥満恐怖や体型認知のゆがみを言語化することはなかったが，体重が大台に入ると，イライラ感を見せた。入院期間を通して多弁で，一方的によく話すわりに，説明を求める質問に対しては答えられないことが多かった。X年8月，目標体重に達し退院，その時には，食事がとれず，体重が減少した際の限界

設定を行った。

退院後，食べる食材は限られ，ブームのように豆腐ばかり食べる時期や，イモばかり食べる時期があった。X年11月ころから再び食事をとることができなくなり，再入院となった。体重が増えてくるにつれ，学校で友人とコミュニケーションをとることができないこと，学習についていくことができず，成績がよくないことなどを話すようになった。また，他児からコミュニケーションの下手さや不器用さを心ない言葉で指摘され，登校することが苦しいといった話が聞かれた。これらの言語化に対しては受容的に関わり，困ったときに我慢するのではなく大人に相談していくことや，実際の対応を具体的に教え，学校の担任に本人の悩みに対して受容的に関わるように対応を依頼した。退院後，食材の幅が少しずつ広がり，体重減少することもなかったが，家で座ることはほとんどなかった。X＋1年4月中学校入学し，さらに友人関係においての困難感が増し，学習がさらに難しくなったことで，食事量減少，体重減少がみられたが，本人なりに体重が入院の限界設定に至らないよう食事量を調節していたため，再入院となることはなかった。X＋4年高校入学に伴い，本人の習熟度に応じた授業となったこと，高校の雰囲気が穏やかであったことから，対人関係に悩むことは少なくなり，食事のこだわりは消失し，家でも座って過ごすことができるようになった。

［考察］ 生育歴から，基盤には自閉スペクトラム症の特性を持っていると診断した。このため，行動療法は，先の見通しが立ち，何をすべきかが分かりやすかったこと，入院により負荷的になっていた学校と距離を置くことができたことで，スムーズに体重増加がみられたが，食へのこだわりは長く続いた。当初は言語化することはできなかったが，基盤の特性のために思春期の対人関係において困難感を持っており，胃腸かぜをきっかけに食事をとることができなくなった。退院後も対人関係や学習に対する満足感や達成感の有無によって，食へのこだわり，過活動の程度が変化し，学校生活を安定して送ることができるようになったことで，改善したと考えられた。

XI. まとめ

摂食障害は，精神病理が身体状態を脅かし，特に神経性無食欲症は死に至ることもある疾患である。痩せへの希求は決してかなうものではなく，中核の病理に関わる治療は困難を極めることも多い。身体状態に目を配りながら，その苦悩に対して受容的，時には毅然とした対応をし，根気よく，忍耐強く関わっていくことが必要である。

文献

1) 切池信夫 摂食障害の変遷. 精神科治療学 27（10）；1259-1263，2012.
2) 山崎晃資，牛島定信，ほか編著 現代児童青年精神医学. 永井書店，2002.
3) Michael Rutter，Eric Taylor 編，長尾圭造，宮本信也監訳 児童青年精神医学. pp647-663，明石書店，2007.
4) Swanson SA, Crow SJ, et al. Prevalence and correlates of eating disorders in adolescents. Results from the national comorbidity survey replication adolescent supplement. Arch Gen Psychiatry 68（7）：714-23, 2011.
5) Keski-Rahkonen A, Hoek HW, et al. Epidemiology and course of anorexia nervosa in the community. Am J Psychiatry 164（8）：1259-65, 2007.
6) 小川佳宏，ほか 平成24年度厚生労働科学研究費補助金（難治性疾患克服研究事業）中枢性摂食異常症に関する調査研究 総括概要版. 2013.（厚生労働科学研究成果データベースホームページ http://mhlw-grants.niph.go.jp/index.html）
7) American Psychiatric Assciation. Diagnostic and Statistical Manual of Mental disorders IV-TR, 2000［高橋三郎，染矢俊幸ほか訳 DSM-IV-TR 精神疾患の診断・統計マニュアル. 医学書院，2003.］
8) American Psychiatric Association. Diagnostic and Statistical Manual of Mental Disorders：Dsm-5. Amer Psychiatric Pub, 2013.
9) 切池信夫 摂食障害 食べない，食べられない，食べたら止まらない. 医学書院，2000.
10) Swinbourne J, Hunt C, et al. The comorbidity between eating disorders and anxiety disorders：prevalence in an eating disorder sample and anxiety disorder sample. Aust N Z J Psychiatry 46（2）：118-31, 2012.
11) Kaye WH, Bulik CM, et al. Comorbidity of anxiety disorders with anorexia and bulimia nervosa. Am J Psychiatry 161（12）：2215-21, 2004.
12) 永田利彦 依存症診断（comorbidity）を摂食障害治療に役立てる. 精神科治療学 27（10）：1293-1298，2012.

13) 山田恒　摂食障害と不安―全般性の社交不安障害の併存について―. 臨床精神医学 42（5）：579-584, 2013.

14) 松木邦裕　摂食障害というこころ　創られた悲劇/築かれた閉塞. 新曜社, 2008.

15) 西園マーハ文（責任編集）　精神科臨床リュミエール 28　摂食障害の治療. 中山書店, 2010.

16) 西園マーハ文　摂食障害治療最前線　NICE ガイドラインを実践に活かす. 中山書店, 2013.

17) Fairburn CG.（切池信夫監訳）　摂食障害の認知行動療法. 医学書院, 2010.

18) Fichter MM, Quadflieg N, et al. Twelve-year course and outcome predictors of anorexia nervosa. Int J Eat Disord 39（2）：87-100, 2006.

19) Steinhausen HC, Weber S. The outcome of bulimia nervosa：findings from one-quarter century of research. Am J Psychiatry 166（12）：1331-41, 2009.

20) 中井義勝, 濱垣誠司, ほか　摂食障害転帰調査. 臨床精神医学 30（10）：1247-1256, 2001.

21) Steinhausen HC；Outcome of eating disorders. Child Adolesc Psychiatr Clin N Am 18（1）：225-42, 2009.

24 チック症群

岡田 俊

I. 概念

チックとは，突然に起こる素早い，反復する非律動的な身体の動き（運動チック motor tic）または発声（音声チック vocal tic）である。また，それぞれが，2〜3の筋肉の動きまでで説明できる身体の動き，あるいは単純な発声のみの単純チックと，一見目的性を持った行動のようにも見えることもある一連の動きや単語や文を口にする複雑チックに分けられる。

単純運動チックには，まばたきをする，目を回す，小鼻を動かす，口をとがらす，首を振る，肩をすくめる，腹に力を入れる，複雑運動チックには，口をゆがめる，顔をしかめる，においをかぐ，手や腕を振る，自分を叩く，身づくろいをする，飛び上がる，人やものに触る，身体をくねらす，妙な姿勢をとる，足をくねる，スキップをする，しゃがむ，卑猥な身振りをする，他人の動作をまねる，が挙げられる。

音声チックには，咳払いをする，唸る，鼻をくんくんさせる，鼻を鳴らす，鼻をすする，吠えるような声を出す，舌打ちをするなどの単純音声チックと，状況に合わない単語や句をいってしまう複雑音声チックがあり，後者には，社会的に受け入れられない言葉（たとえば，卑猥な言葉＝汚言）などをいったり（coprolalia），卑猥な身振りをする（copropraxia），他人の言葉（echolalia）や行動（echopraxia）を繰り返してしまう反響言語，自身の音声や単語を繰り返してしまう反復言語（palilalia）が含まれる。

チック障害とは，上述したようなチックに特徴づけられる病態をいい，DSM-IV では「通常，幼児期，児童期，または青年期に初めて診断される障害」に分類されていたが，DSM-5 では新設の神経発達症群（neurodevelopmental disorders）のなかの運動症群（motor disorders）の一つに位置づけられている。

II. 臨床症状と診断

1. 分類

1）Tourette 症

トゥレット症を初めて記載したのは Jean Marc Gaspard Itard であったが，1885 年にフランスの神経科医 Gilles de la Tourette が 9 症例について詳細な記述を行ったことから，その名にちなんでトゥレット症 Tourette's disorder と名付けられている。

多彩な運動チックと一つまたはそれ以上の音声チックが，頻度の増減はあれ，1 年以上にわたり持続する。それらは，必ずしも現時点で同時に存在するとは限らないが，疾患のある時期に同時に存在することがある。そのチックは18歳以上に出現しており，物質（例えば，コカイン）やその他の身体疾患（例えば，Huntington 舞踏病やウイルス性脳炎後）によるものではない。なお，DSM-IV では，チックが 1 日中頻回に起こり，それがほとんど毎日，または 1 年以上の期間中間歇的にみられ，その期間中，3 ヵ月以上連続してチックが認められない期間がないことを診断の要件としていたが，DSM-5 では削除されている。また，物質の例として中枢刺激薬が挙げられていたが，中枢刺激薬がチックを出現，増悪させるという明確な根拠はないことから削除されている。

2）持続性（慢性）運動または音声チック症

一つまたは多彩な運動チックまたは音声チックがみられるが，運動チックと音声チックの両方がともに存在することはない。チックは，頻度の増減はあれ，1年以上にわたり持続する。そのチックは18歳以上に出現しており，物質（例えば，コカイン）やその他の身体疾患（例えば，Huntington 舞踏病やウイルス性脳炎後）によるものではない。特定用語として，運動チックのみ，音声チックのみ，という表現が用いられる。

3）暫定的チック症

一つまたは多彩な運動チック，音声チックの一方，あるいは両方が認められ，その持続が1年以内であるもの。そのチックは18歳以上に出現しており，物質（例えば，コカイン）やその他の身体疾患（例えば，Huntington 舞踏病やウイルス性脳炎後）によるものではなく，Tourette 症や持続性（慢性）運動あるいは音声チック症の診断基準を満たさない場合に用いられる。DSM–IV では一過性チック症（transient tic disorder）という表現が用いられたが，一過性であるかどうかはその後の経過を見ないとわからないことから正確を期する意味で暫定的チック症（provisional tic disorder）という用語が用いられた。

2．疫学と臨床経過

暫定的チック症は7〜11歳に最も多く認められ，有病率は男児の18％，女児の11％に及ぶ。チックが軽減，消退，再燃，増悪をみながら，その後に Tourette 症へ移行する経過をとるか否かは，チック出現当初にはわからないことが多い。しかし，ごくわずかな単純運動チックだけでなく，音声チックも伴っていたり，チックが多彩である場合，チック症の家族歴がある場合などは，Tourette 症に移行する可能性が高いので経過をフォローする。

Tourette 症の有病率は，学童期の1,000人に3〜8人であり，男児の方が多い（男：女＝2〜4：1）。Tourette 症の場合，典型的には，4〜6歳に瞬目などの単純運動性チックに始まる。その後，チックの出現部位が，頭部，上肢から下肢へと移動し，およそ11歳頃に舌打ちや咳払いなどの音声チックが出現

することが多い。チックは10〜12歳頃に最も激しくなり，汚言症が出現することもある。汚言症の出現はおよそ1/3に認められ，診断の必須条件ではない。成人期に症状は軽減することが多いが経過には個人差が大きく，成人期の方が症状が強くなるケースもある。

チック症状は，心理的緊張が高まったり，緊張から解放されたり，喜びや怒りなどの感情が高まったときに増悪し，中等度の心理的緊張，軽作業や睡眠の間には抑制されていることが多い。つまり，診察室などの中等度の緊張感ではチックは抑制され，診察直後などに増強することが多いので，診断においてはチックを過小評価しないように留意する必要がある。また，些細なことから怒りがコントロールできなくなることがあるほか（怒り発作 explosive outburst），チックの直前に胸にこみ上げてくるような違和感を感じたり（前駆衝動 premonitory urge），チックのあとに解放感を感じることがある。チックの部位にむずむずとした感じなどの違和感を伴うことも多い（感覚現象 sensory phenomena）。また，ちょうどぴったり（just right）に感じられるまで，何度も座り直したり，ものの位置を整えたり，下着の位置を合わせる，ものを持ちかえる，という強迫症状を伴うことがある。また，大丈夫となんども訊ねたり，おやすみとなんども言うといった強迫症状を伴う例にもしばしば遭遇する。

3．鑑別診断

チック症状と常同運動と神経疾患に伴う不随意運動との鑑別が問題となり，運動の部位と時間，前駆衝動の有無，短時間の抑制の可否，重症度の変動などに着目する。自閉スペクトラム障害では，身体を前後に動かすロッキングや，光に向かって手をひらひらさせる，手首や腕をくねらせるという常同的な自己刺激行動を認めることがある。これらの行動は無目的であるが，何らかの感覚刺激を自身に与えることが落ち着きをもたらしている。前駆衝動を欠くが，これらの自閉スペクトラム症の人は，内省を語ることは困難なことが多いので，その点での鑑別は困難である。ただし，自己刺激行動は反復的であっても比較的まとまった時間持続することが多く，また名前を呼ばれると止む，常に常同的で，精神的興

奮，緊張や緊張からの解放などで増悪するなどの変動性を欠く。

Huntington 舞踏病などの動きは「舞踏」という名のごとく，流れるような動きであり，動きに要する時間も長い。バリズムは，突然の短時間の動きであるが，チックと異なり，短時間でさえコントロールすることができず，また症状の重症度も精神的緊張などとは関連しない。ジストニアは，体幹等のねじれが特徴的であり，瞬時の動きとは異なる。ミオクローヌスの場合には，前駆衝動を欠き，ミオクローヌスの出現部位にそれとは相反する動きを外から加えるとミオクローヌスが誘発される。また，ミオクローヌスは睡眠中にも認められるのが特徴である。

4. 併存障害

Tourette 症の 50～75% に併存している。両者の併存例では，社会適応上の困難が認められ，ソーシャルスキルも低いことが報告されている。また，強迫性障害は，Tourette 障害の 40% に認められ，チックを伴わない強迫性障害に比べて，発症年齢が低い，抗うつ薬への反応性が低い，第 1 度近親における強迫性障害の有病率が高い，宗教，性，攻撃性に関する強迫観念が多い，確認行為が多い，対称性や正確さに関する強迫観念，儀式的行為，数をかぞえる，並べるといった強迫行為が多いとされる。また，自閉症の 4.3% には Tourette 症を併存するほか，学習症，不安症，抑うつ障害，睡眠障害との併存が多く見られる。

III. 病因

暫定的チック症の原因は不明である。かつて指摘されてきたような心理的機序が必ずしもあるわけではない。特段の治療を行わず経過を見るなど放置して自然軽快する。持続性（慢性）運動または音声チック症は Tourette 症の軽症例と考えられている。

Tourette 症がある人々の 60% に家族歴があること，双生児研究の結果，一卵性双生児では 53%，二卵性双生児では 8% の一致率であること，連鎖解析などの分子遺伝学的研究の結果から，今日では浸透性の低い多因子遺伝であるとする考えが優勢である。それ以外にも，胎生・周産期異常や A 群 β 溶連

菌感染（猩紅熱など）といった外的要因もリスクを高めると考えられている。脳構造画像や脳機能画像から，大脳基底核の低形成と血流低下が認められ，基底核−視床皮質経路の異常が示唆されている。ドパミン系の異常が最も強く示唆されているが，単にドパミンの放出が過剰なのではない。むしろ，tonic相のドパミンは低く，phasic 相のドパミンは高く，また後シナプスのドパミン受容体は過感受性を示している。そのほかにも，ノルアドレナリンをはじめ，セロトニン，アセチルコリン，抑制性/興奮性アミノ酸，opioid などの神経伝達物質も関与していると考えられている。すなわち，Tourette 症は，病因，病態ともに，多様性を有することに留意する必要がある。

IV. 治療

1. 心理教育と家族ガイダンス

チック症の治療の基本は，的確な診断，心理教育と家族ガイダンスである。チック症の症状に気づいてから，本人と家族がどのような経過を歩んできたのかを丁寧に確認する必要がある。

かかりつけの小児科医にチックであると伝えられ，特に指摘をせず経過を見るほうがよいと言われ，その後，Tourette 症の経過を取り，どんなに激しいチックが出現しても，親が気づかないふりをして苦悩していることもある。また，本人が「恥ずかしい」症状であると感じ，集団場面で症状を必死に隠したり，仲間と交流する場面を避けていたりすることもある。親がチックの症状をみるのに耐えきれず，本人を感情的に叱責したり，強引に受診を薦め，そのために親子関係に軋轢を生じていることもある。精神科で投薬を受けたことがあるものの，高用量の抗精神病薬で強い眠気を訴えて治療中断し，医療機関から遠のいていることもある。叱責するとチックが酷くなるのではと恐れて，通常のしつけさえ行えなくなっていたり，学校ではそれほどチックがでないのに家に帰ってくると親の前ではチックが激しく出るので，親を困らせようとしているに違いないと否定的な感情を募らせていることもある。多くの場合，患者自身は受診に前向きではなく，また保護者も受診への思いが揺らぎがちであって，受診

に至るまでには様々な苦悩がある。

　チック症は，就学前から受診当日まで，またこれからも付き合いの続く症候群である。したがって，チックを速やかに軽減することよりも，まずこれまでの親子の歩みをきちんとたどり，その延長線上にチック症との付き合い方を位置づけ，薬物療法を含めた治療も役立ちうることを話さなければならない。チック症は，間違った子育てのせいではなく，また，難病や奇病でもなく，さまざまな重症度のケースを含めれば，頻度が高い症候群であること，症状は波がありながらも 10〜12 歳にピークがあるが，成人になると軽減するケースが多いことなどを話しておく。ただ，成人になってから激しくなったように感じるというケースもあるので，個人差が大きいことも十分に説明しておく必要がある。

2．薬物療法

　薬物療法は，持続性（慢性）運動または音声チック症や Tourette 症に対して有効性を示すが，いずれもチック症を治癒させたり，将来の転帰を改善するものではない。すなわち，チック症の症状が学校生活，学業，仲間関係，家庭生活に多大な影響をもたらしており，そのために児の発達に悪影響を及ぼすことが危惧される場合にのみ適応となる。しかし，いずれの薬剤についても副作用が認められるし，一部の症例ではチックがほぼ消失するが，改善が不十分であったり，ほとんど無効である場合も少なくない。常にリスクとベネフィットを考えて治療していくことが重要である。

1）α₂ アゴニスト

　clonidine や guanfacine の効果は抗精神病薬に劣るが，遅発性ジスキネジアなどの長期の副作用を免れることから，軽症例には第一選択として用いることがある。副作用として，眠気，血圧低下，口渇，焦燥，頭痛などが挙げられる。

2）抗精神病薬

　かつては，haloperidol や pimozide などの定型抗精神病薬が使用されることが多かった。しかし，錐体外路系副作用を高率に生じるほか，pimozide では心電図 QTc 時間の延長を来たし，高用量では致死的な不整脈 Torsades de pointes を来すことから近年では避けられる傾向にある。

　risperidone，あるいは，効果と副作用のバランスから aripiprazole が選択されることが多い。risperidone では，眠気や錐体外路症状のために十分量まで増量することができなかったり，薬剤が結合していないドパミン受容体（余剰受容体）がドパミンに刺激されることで，チック症状の波が消失しないことも多い。aripiprazole は，ドパミン受容体のパーシャルアゴニストであり，アカシジアを除いて錐体外路症状が出現しにくく，薬剤のドパミン受容体への親和性は高く，ドパミンの活動を安定化させることから望ましい選択肢といえる。いずれの薬剤も（リスクは risperidone の方が高く，aripiprazole の方が低いが）肥満などの代謝系の副作用を発現しやすいので注意を要する。

3）抗うつ薬

　三環系抗うつ薬の有効性が報告されているが，忍容性の問題から選択されないことが多い。選択的セロトニン再取り込み阻害薬の効果については，相矛盾する報告があり，Tourette 症の治療薬として通常選択しない。

4）ベンゾジアゼピン

　clonazepam,や diazepam の有効性が示唆されている。ふらつき，眠気，鎮静の出現しやすさには個人差が大きいので，緩徐に増量すること，投与前に十分な説明を行うことが大切である。

5）抑肝散

　軽症例に対して用いられることがある。チックへの本剤の有効性を示すエビデンスは確立していない。

6）少量の L−ドーパ

　ドパミン受容体の過感受性を軽減し，チックの症状を改善するとして，瀬川らによって提唱された治療法であり，限られた施設において一定の成果を上げているが，大規模試験によってその効果は実証されていない。

7）併存症がある場合の薬物療法

　注意欠如・多動症（ADHD）の併存例において，

多くの場合，methylphenidate はチックを増悪させずに ADHD 症状を改善する。しかし，日本では methylphenidate は理屈上チックを増悪させる可能性があることから Tourette 症の患者への投与は添付文書において禁忌とされているので注意を要する。一方，ADHD 治療薬の atomoxetine はチックを増悪させず，むしろ改善することが報告されている。α_2 アゴニストの clonidine や guanfacine，desipramine や nortriptyline などの三環系抗うつ薬，非定型抗うつ薬の bupropion の有効性も報告されている。強迫性障害の併存例では，選択的セロトニン再取り込み阻害薬が使用されるが，有効性はやや低く，抗精神病薬の追加投与が有効であることが多い。

3．行動療法

ハビットリバーサルが行われる。これはチックの前駆衝動が生じたときに，チックと逆の動きを意図的にすることでチックの出現を押さえる方法である。

近年ではチックに対する包括的な行動介入（Comprehensive Behavioral Intervention for Tics：CBIT）が開発され，日本でも東京大学の金生，野中らによって導入が試みられている。CBIT の理論的枠組みはハビットリバーサルと同一であるが，まず面接によってチック症状に対する洞察を深め，介入の対象とする症状をとりあげその症状に先行する衝動（urge）に対し，拮抗する動作を行うこと，またチックを軽減するリラクゼーション法の習得などを組み合わせて実施する。

4．その他の治療選択肢

チック症の症例の病歴聴取では，幼少期に箱庭療法や遊戯療法が行われていることが多い。しかし，前述したようにこれは神経基盤を持つものであることから，チックの治療としてこれらの精神療法が行われることは望ましくない。しかし，チックに伴う苦悩や併存障害に対して精神療法的アプローチが有効であることもあり，精神療法全体が否定されるべきでもない。

近年注目されているのは，脳深部刺激療法（DBS：deep brain stimulation）である。視床下核などの脳の特定の部位に電極を挿入し，前胸部に埋め込まれた刺激装置から刺激することにより臨床症状を緩和，改善させる治療法である。世界的にも 80 例ほどの患者が治療されており，日本においても国立精神神経研究センターの脳神経外科と名古屋大学脳神経外科でも臨床試験が実施されている。DBS は Parkinson 病の治療としてはすでに確立しているが，Tourette 症の患者は Parkinson 病の患者に比べて年齢も若く，長期の安全性を検証する必要があること，また，刺激部位や刺激の強さなどはまだ確立しておらず，今後の症例の追跡を待つ必要がある。

V．症例呈示

［症例］11 歳男児，Tourette 症。

［現病歴］ 5 歳時に瞬目を繰り返したり，顔をしかめたりするチックが認められたが，短期間で軽快した。しかし，8 歳時より，首を振る，肩を回す，金切り声をあげるといったチックが頻繁に認められるようになり，診療所にて haloperidol 1.5 mg/日を処方されたが，眠気のために服薬を嫌がり，そのまま通院中断していた。その後は，自宅ではチックは見られるものの，学校ではチックはほとんど出現せず，学年の変わる 4〜5 月にわずかにうっ，うっという言葉が出る程度であった。しかし，10 歳の時になってから，急激にチックが増悪し，首を激しく振る，肩を回す，座っていても飛び上がるといった運動チック，「はげ」「ぶさいく」などと叫ぶ汚言が出現し，通学もままならなくなった。そこで，児童精神科受診となった。

［診察所見］ 診察時には，家庭で見られるほどのチックは出現しないが，常に手を太ももの下に敷き込んでおり，時折，腕をぴくっとさせたり，座り直したりしていた。体にぞくっとするような感覚が走り，体を動かさざるを得なくなり，動かすと少し楽になるのだという。また，会話の中でも，しばしば，うっ，うっという声が混じり，堰を切ったような話し方であった。また，机の角を触らずにはおれず，また女子生徒を見ると，触れてはいけないと思うほどに突っついてしまいそうになり，そのことが苦痛で学校にも行けないのだと話した。同伴した母親から生育歴を聴取したが，几帳面で，他者配慮性の高い子であり，特に発達障害の併存を思わせるエピソードはなかった。母親としては，激しく頭を振っ

たり，肩を回したり，飛び跳ねたりして壁で頭を打ちそうになるので，「体がおかしくなってしまうのではないか」と心配していたという．しかし，かつて受診した診療所で，親が愛情をもっと注ぐように指導されたこともあり，自身の子育てを責めているといい，子どもに申し訳ない気持ちであったという．

[診断]　5歳時から運動チック，8歳から音声チックがあり，その後，症状の差こそあれ10歳まで持続していること，複数の運動チックと音声チック（いずれも複雑チックを含む）が認められることから，Tourette障害と診断した．運動チックの前には，「むしずが走り，ぞくっとする」ような異常感覚（感覚現象）があり，また「角を触らずにはいられない」などの強迫症状が伴っていた．

[治療]　母親はインターネットや書籍などで，Tourette症についての一定の知識を得ていたが，その原因については親の子育てが原因と思い込んでいた．まず，診断名を伝えるとともに，これは体質的な要素の大きいものであり，不適切な子育てによるものではないこと，精神的な緊張などで症状は変動するが，それはチック症そのものの重症度が悪化することを意味しているのではないことを説明した．また，児も今後チックがどんどんと増悪するのではないかと不安を抱えていたので，チックの経過には個人差があるものの現在の年齢がピークであることを説明した．

　適応外処方であることを伝えたうえで，aripiprazoleを3 mg/日から開始し，漸増したところ12 mg/日の投与でチックはかなり軽減したが，これ以上の用量ではアカシジアが出現し，増量は困難であった．そのためclonazepamの追加投与を試みるも，ふらつき等が認められたので，aripiprazoleのみで経過を見た．家庭生活では支障はなかったが，通学の再開に当たり学校が「不用意に女生徒に触ることがあったことから，今後，本格的な二次性徴期を迎え，性的問題が問題化するのではないか」と懸念を持っていることが明らかになった．そのため，本人，保護者了解のもと，担任との面談の機会を持ち，女性を突いてしまうという行動がTourette症に伴う強迫行動であること，この行動は，決してそのようなことをしてはならない，という思いが強ければ強いほどその動きが出てしまう，という特徴があり，本児の性的な衝動の強さを意味するものではないことを説明した．同時に，本児も不安を抱えていたことから，別室での登校から開始し，学習の遅れを早期に取り戻した上で元の教室に戻ることとした．2ヵ月後には元の教室で学ぶようになったが，本児の希望もあり，その時点で担任から同級生には，首を振ったり，うっという「くせ」があるけれども，くせは誰にでもあるものであることを説明してもらったという．

　半年後にはチックは大幅に軽減．その後はaripiprazole 6 mg/日で経過を見ている．

文献

岡田　俊　チック障害．精神医学（加藤進昌，神庭重信，笠井清登編）pp.340–333，南山堂．2012．

25 緘黙症

大井正己

I. 概念

　正常ないしは正常に近い言語能力を有するにもかかわらず，全生活場面あるいは一部の生活場面で沈黙し，この状態が数ヵ月から数年間持続するものを緘黙症とよぶ。一部の生活場面とは，非常に親密な小グループ，すなわち家族やごく限られた知人，友人との場面である。明確な脳器質性障害や重度知的障害により言語能力に欠けるもの，明らかな精神病，急性の転換性・解離性障害による一過性のもの，恐怖体験，災害などに引き続いて起こる一過性のものは除外される。前者が「全緘黙」，後者が「部分緘黙」である。全緘黙に比して部分緘黙が圧倒的に多く，緘黙症といえばこの部分緘黙をさし，選択緘黙（elective mutism：ICD-10）あるいは選択性緘黙（selective mutism：DSM-5）と命名されている。（以下，選択性緘黙という概念を用いることにする）。他の状況で話しているにもかかわらず，話すことが期待されている特定の社会的状況（例：学校）において一貫して話すことができない。そして，この障害が，学業上，職業上の成績，または対人的コミュニケーションを妨げている，と診断基準に記載されている。

II. 歴史

　選択性緘黙の診断概念は，学校で喋らない7歳男児の症例を記載した Tramer, M.[1] によって確立された。彼は児童精神医学の教科書の中でその性格構造と病因との関連にふれ，遺伝家族負因を背景として人生早期に形成される防御反射および異常な恥ずか

しがりの病理的固着であると記述している。彼の研究は Weber, A.[2]，Misch, A.[3]，に受け継がれた。すなわち，家族間の対話に欠ける環境因性の基盤が言語発達を困難にすること，父親が暴力的あるいは閉じこもり的であるため母子の強い結びつきが形成され，子どもは母親の愛情を得るために緘黙という手段によって言葉が出る以前の状態に退行すると論じた。研究の始まりはドイツ語圏の業績であった。

　Morris, JV.[4] は社会化の拒否が根底にあることを記載したが，英語圏における最初の研究であった。1960年代になり，精神分析力動論が主流となった。親と喋らないことによって両親を罰する（Browne, E. ら），家族間葛藤の妥協の表現（Pustrom, E. ら），母親あるいは母親代理を破壊してしまいたいという攻撃的イド願望と，この願望に対するスーパーエゴ懲罰の間の妥協の表現（Elson, A. ら）など，緘黙症状のもつ意味について考察されている。

　1960年代後半から1970年代前半にかけて治療論が主流となり，家族治療に加えて行動療法の有効性が多くの研究者によって強調された。その一方で，学校ソーシャルワークの立場からの教師，言語療法士を含めた臨床チームによる教育的治療の有効性が報告されている。Kurth, E. ら[5] は，29例の follow-up study で，72％に脳器質障害の所見が，50％に言語発達遅滞がみられ，このような基盤の上に環境因子が加わったものであること，また，予後は必ずしも良くなく，早期治療が重要であることを強調した。最近の研究として Cohan, SL. ら[6] は，社会不安障害として選択性緘黙を位置づけ，Sluckin, A. ら[7] は25例の症例報告を通して，認知行動療法の有効性を強調している。

　我が国の研究で佐藤[8] は，緘黙症状を不安の防衛

各　論

としての適応異常と論じ，家庭は主として形成要因として，学校は強化-存続要因として大きな力を持ち，したがって教師の協力が問題解決に不可欠であること論じた。注目すべき最初の研究である。その後流王[9]は，一括して論じられる傾向にあったことを批判して，原因，症状，無言場面の特徴によって3つのタイプに分類すべきと提唱している。1979年，荒木の34例の症例研究[10]，大井らによる24例の症例研究[11]が時を同じくして発表された。いずれも3つのタイプへの分類試案の提示であった。これらについては後述する。

　以後，南ら[12]による長期経過についての1987年発表の論文と，相馬[13]が，1980-1989年の10年間に報告された35事例を紹介している論文があるくらいで，その他選択性緘黙についての報告は数点あるのみである。

III. 疫学

　出現率は調査機関や調査対象によりばらつきがあり，我が国のデータでは全小学生児童の0.2%前後である。DSM-5では，最近の複数の調査で0.03～1%と記載している。診断に寡黙児まで含めれば出現率が上昇すると思われる。

　男女比では1：2で女児に多いという報告が一般的であるが，男児に多い，同数であるという報告もある。

　発症年齢は3～6歳が最も多く85%を占めている。保育園や幼稚園などの集団生活に入って初めて問題が顕在化するということにも起因する。小学校年齢での発症もあるが少数である。これに対して相談に訪れる受診年齢は2～18歳と幅があり，平均は9歳である。発症から受診するまでに時間がかかるのには3つの理由が考えられる。1)家庭では喋っているために親が問題に気付きにくい。2)幼稚園，学校では，喋っていなくても周囲に迷惑がかからないために放置される。3)そのうちに喋るだろうという楽観論が強い。

IV. 発症要因

　発症要因にはいくつかの要因が複雑に絡み合っている。素因と環境因の両面から考える必要がある。

　まず，緘黙ないしは寡黙が家族的要因として高率に認められることが多数報告され，素因論の根拠とされている。恥ずかしがり（shyness），引っ込み思案（inhibition）という子どもの気質傾向がSteinhausen, HC.[14]らをはじめとして，その他の研究者によって指摘されている。Oerbeck, B.[15]は神経心理学的尺度を用いて注意機能や視覚記憶から病因の解明を試みている。

　遺伝がどのように関与するかについては，一卵性双生児および同胞例の報告が極めて少ない現段階で論ずることは困難である。

　言語発達遅滞と緘黙との関連についても論じられている。大井ら[13]は，24例中58.3%に幼児期の軽度言語発達遅滞がみられたと報告し，Kruth, E.ら[5]も29例中50.0%と記載している。この事実が喋ることへの劣等意識を助長し，コミュニケーションを持とうとする意欲や喋ろうとする意欲に影響するのではないかと考える。最近の研究でKristensen, H.らは[16,17]，54例中65.8%に言語発達の遅れがあったと報告し，言語発達遅滞が直接選択性緘黙を引き起こしているのではなく，より不安を惹起する条件になると説明している。受容-表出混合性言語障害が17.3%に，表出性言語障害が11.5%に，音韻障害が12.6%に認められているという。

　環境因として，家族力動の異常が論じられている。暴力的な父親と極端に不安の強い母親との病理，異常に強い母子結合，対外的に緊張が強く防衛的な家族，家族成員間のコミュニケーションが希薄でバラバラな家族，などが挙げられている。

　従来の不安の強い気質傾向，幼児期の言語と会話の障害，緘黙や寡黙の遺伝傾向などの準備因子に環境因子が複雑に絡み合って，発症に至ると言えるだろう。

V. 臨床像の特徴と類型化

1. 診断基準

　選択性緘黙症の基本障害は，限定されたコミュニケーションしか持てないコミュニケーションの乏しさにある。コミュニケーションを自ら求めようとする主体制に欠けるところに問題がある。ただし，コミュニケーションを求めているのにうまくコミュニ

ケートできないものからコミュニケーションを拒否するものまで，いくつかの段階が含まれる。Spiegel, R.[18]は，「沈黙」という行動様式のもつ意味について3つに分類している。1) コミュニケーションの表現としての沈黙（コミュニケートしたいという願望のための沈黙），2) 状況によってコミュニケーションの表現にも非コミュニケーションの表現にもなる沈黙（コミュニケートを求める意欲に乏しいが受動的には拒否しない沈黙），3) 非コミュニケーションの表現としての沈黙（拒絶の表示のための沈黙）。

具体的には，友人がないか，あっても一人だけであり，最初にできた唯一の友人がいつまでも持続し，新しい関係が形成されないことが特徴としてあげられる。「沈黙する」という防衛の鎧で自らの中に閉じこもろうとする姿が印象的である。DSM-5は，話すことができないことは，その社会的状況で要求されている話し言葉の知識，または話すことに関する楽しさが不足していることによるものではない，と記載している。対人緊張が強く，特に学校場面で行動抑制を伴うことが多い。下駄箱の前で上履きにはき替えることができずにいつまでも立っている，教室に入るやランドセルから何も出さず教室の隅に立っている，教科書を机の上に置いたまま開こうとしない，等の行動が目立ち，緊張が取れ始めると徐々に行動が広がる。

家族内のコミュニケーションのありかたにもさまざまな問題がある。家族成員間のコミュニケーションが希薄な家族の中で孤立するもの，持続する家族内葛藤の中で特定の家族成員との結合が強くなる分割された家族の中にあるもの，家族の対外的防衛が強固で緊張の続く家族の中にあるもの，など。このような歪められた家庭環境は，自己中心性への固執，共感能力の乏しさ，頑固な性格構造の形成など，社会性発達を遅らせる要因となる。

2. 類型化

選択性緘黙の臨床像は一括して論じられないが，筆者はコミュニケーションを求める意欲がどれ位あるかによって類型化している。すなわち，社会化を求める意欲が強いほど軽症であり，社会化を拒否するものほど重症である。

タイプI　社会化欲求型：家族以外にもコミュニケーションを自ら求めるもの。家庭外では沈黙するにもかかわらず家庭内では多弁であり，沈黙することあるいは喋ることによって自分をアッピールしようとする。家族の特徴として拡大家族が多く，父方祖母が家族の全ての実権を握り，対外的には防衛的態度が強く，家庭は一見まとまりをみせる。過保護と支配の混在した養育態度である。コミュニケーションの手段としての沈黙である。

タイプII　社会化意欲薄弱型：家族以外にコミュニケーションを求めようとする意欲に乏しいが，受身的には求めるもの。家庭外で沈黙することはもちろん，家庭内でも無口であり，全生活場面での主体性に欠ける。周囲の動きに身を委ねて行動することが多く，家庭内外を問わず自己主張に欠ける。家族の特徴として，家族をまとめていく実権者が存在せず，家族がバラバラでまとまりに欠ける。養育態度は放任と拒否が混在している。主体的エネルギーの乏しさの一部としての沈黙である。

タイプIII　社会化拒否型：家族以外にコミュニケーションを拒絶するかの如く求めないもの。家庭外での沈黙のみならず，家庭内でも選択的に沈黙する。家族の特徴として，父親が専制的ないしは閉じこもり的で，夫婦間の争いが絶えず，強い母子結合がみられる。養育態度は一貫性なく動揺する。コミュニケーションを避ける手段としての沈黙である。

荒木[10]は，積極的依存型（active-dependent type）・消極的依存型（passive-dependent type）・分裂気質型（schizoid type）の類型化を提示している。Cohanら[6]は，前述したように選択性緘黙を社会不安障害として位置づけ，不安-軽度反抗群（anxious-mildly oppo-sitional group）・不安-コミュニケーション遅滞群（anxious-communication delayed group）・排他的不安群（exclusively anxious group）に類型化している。いずれも筆者が提示したものにほとんど一致しているように思われる。

3. 緘黙症状以外の随伴症状

対人緊張が強いため，ほとんどの症例で行動抑制

各　論

を伴うことはすでに記載した。その他の症状として吃音，指しゃぶり，爪かみ，夜尿・遺尿などの排泄障害，夜泣き・夜驚症などの睡眠障害，強迫症状など，特にタイプⅠで多くみられた。一方，タイプⅡでは随伴症状を伴わないものが多く，タイプⅢでは自己の身体を見られることへの極度の羞恥など，強い対人恐怖傾向がみられた。選択性緘黙は神経症水準-性格障害水準-精神病水準のスペクトラムとして診断的にはみるべきであろう。

不登校を随伴症状として伴うことが少ないことが，我が国では早くから指摘されている。十亀[19]は，自我が未熟なためにはっきりとした拒否の態度がとれず，緘黙という症状で自分を護りかためるためと説明し，野村[20]は，適応スタイルが頑なさを土台とするためと記載している。「緘黙」という固い鎧で自分をしっかりと防御できることが，学校場面に頑張り続ける武器となる，と言えるであろう。

4. 緘黙症状を呈する他障害との関連

統合失調症との関連がタイプⅢで問題となる。幼少期から選択性緘黙の診断で長期に治療が継続されている過程で，思春期・青年期を迎えて統合失調症と診断変更が必要であった症例を筆者は数例経験し，荒木の分裂気質型の長期治療例にも含まれている[21]。このような症例については，緘黙症の仮面をかぶった統合失調症と考えればいいと思われる。1例のみであるが，双極性障害と診断変更した症例を経験している。

そして次にタイプⅡでの関連が問題になるのは性格障害である。成人期まで治療を継続した数例の経験から次のような臨床的特徴を見出した[22]。自己確信の乏しさ，自立することへの意欲の乏しさゆえに，生活の大部分において自ら責任を負わず他人にゆだねる。一方で自己中心性への固執が目立つ面もあり，自己中心性と依存性の両面を持ち合わせている。egocentric-dependent personality disorderと命名した。

渡部ら[23]は，選択性緘黙を自閉症スペクトラムとの観点から検討している。筆者も高機能広汎性発達障害と選択性緘黙の併存例を経験している。この2つの障害の併存は考慮するべきである。

鑑別診断として問題になるのは，恐怖体験，事故・災害などに引き続いて起こる反応性の緘黙および転換性・解離性障害である失声症である。これらは全緘黙状態を呈し，反応性の緘黙は一過性であることが多く，失声症では緘黙症状以外に転換性・解離性障害の症状を伴い，発症年齢も高年齢である。

VI. 治療

選択性緘黙の基本障害を，限定されたコミュニケーションしか持てないコミュニケーション障害と考えるならば，治療の主眼は，話すことよりもコミュニケーションの拡大および自我の発達促進に向けられるべきであろう。そのためには治療者との人間関係樹立を基礎にしたコミュニケーション拡大のための精神療法（年少者には遊戯療法），家族内コミュニケーションの濃密化と家族成員の正常の役割分担樹立を目的とした家族治療，学校教育の果たす治療的協力が不可欠である。精神療法を進展させるために行動療法的技法や学校の併設された情緒障害児短期治療施設など，治療機関への入園（入院）治療が必要な場合もある。また，治療者との言語による交流が困難な時，筆談が有効である。治療初期から喋らせようとする働きかけは，治療を長引かせたり，中断させたりする。

治療は軽症から重症にいたるタイプによって工夫が必要であるので，タイプ別に考えてみたい。

タイプⅠ：治療者とのラポールは数回の遊戯治療で確立し，比較的早期に治療者との対話が可能となる。初診時すでに喋る症例もあり，たとえ対人緊張が強く行動抑制がみられても短期間に軽減していく。遊戯療法場面での遊ぶことへの欲求も強く，主導権を持って治療者をリードできるようになる。家庭においては，主として母親に対する攻撃的行動での発散を経て母子関係が改善し，わがまま，頑固な面が徐々に軽減し，素直に自分の否が受け入れられるようになる。父親の協力が得やすく，家族力動が柔軟に変化する。学校での教育的配慮が得られれば，学校での友達関係が拡大し，役割意識も芽生えてクラスのリーダー的存在となっていく症例もある。治療機関での精神療法が直接行われなくても，治療機関のアドバイス的援助と学校でのクラス運営を中心とした教育的工夫で，問題が解決することも

しばしば経験する。

タイプII：外来での遊戯治療では，治療者とのラポールが成立するのに時間を要し，治療者との人間的交流も深まらず，遊びの進展にも乏しい。支持されたことに受動的に従って行動するという関係からの発展が困難であることが多い。また問題が家族の不安として取り上げられることが少なく，ほとんど教師によって問題が取り上げられる。家族の治療への参加も消極的，受動的で家族力動の変化に乏しく，融通性に欠ける。外来治療では進展が困難なことが多く，入所（入院）治療が必要になることも珍しくない。入所中にある程度の主体的な行動やグループ活動への参加も可能となり，必要最小限の対話もみられるようになるが，退所すると社会性に欠ける状態に戻ってしまうことが多い。受診も小学校高学年になって教師の勧めによることが多く，治療開始が遅れてしまい，問題解決が困難となる。幼少期に受診する症例では，早期からの治療によりタイプIのレベルへの改善がみられるものもあり，早期から治療のルートに乗せることが重要である。

タイプIII：緘黙症状以外に，一歩外に出ると俯いたまま顔が上げられない，自分の体を見られることへの極端な拒否，被害念慮を抱いているがごとくの逃避，など強度の対人恐怖をいだき，外来治療に本人を引っ張り出すことが困難なことが多い。

学校教育の果たすべき治療的役割の重要性について，ここで改めてまとめておきたい。選択性緘黙は，学校や幼稚園で問題に気付かれることが多く，緘黙児が放置されないように援助のルートに乗せることは教師の大切な役割である。また，学校が緘黙の強化-存続要因とならないようにするクラス運営も求められる。「喋らない子」と教師もクラスメートも決め込んでしまい，代わりに喋ったり，代わりに行動したりをいつまでも繰り返していると，その中に依存させ緘黙状態を遷延化させる。主体性をいかにして引き出すかが大切である。

S. P. Dow ら[24]は，従来のいくつかの治療法を統合した学校に基礎を置く多元的個別治療計画を提案している。1) 不安軽減を目的に話すことを強制しない。仲間づくりに重点を置き，非言語的ゲームなどを取り入れる。2)非言語的コミュニケーションの機会を増やす。身振りやカードを用いることから始めて，学級を小グループに分割し，仲間関係が得られやすく工夫する。3)学校の内外での遊び友達の輪を広げ，言語を使わない社会的スキルを意欲的に用いることによって，社会的交流の輪を広げる。4) 構造的な行動療法，言語表現を促す言語治療なども加味して，言語的コミュニケーションの広がりを試みる。

1) →4) へと治療を進めるためには，児童精神科医［小児科医］，臨床心理士，言語療法士，教師，家族などで構成される治療チームの協力体制が必要である。

言語発達を促進させ，発語機会を増大させるために認知行動療法の有効性が推奨されているが，補助的な治療法であると考える。その他，緊張緩和のためにトランポリン等の身体運動やゲームなどを利用して競争意識を高め，攻撃性を発揮させる方法も行われている。

薬物療法として fluoxetine（選択的セロトニン再取り込み阻害剤：SSRI）の使用報告がいくつかみとめられるが，筆者には使用経験がない。

VII. 予後

選択性緘黙の予後を考える場合，自発的発話がどれ位可能かのみでなく，社会適応の広がりという視点での評価が必要である。相馬[13]は，我が国で報告されている46例について検討し，自発的に発話が可能になったもの59％，尋ねられれば受動的に発話できるもの28％，不変のもの13％で，発話の解消度に限られているが良好であるという。また，南ら[12]は，6〜27 年（平均 15.8 年）の経過観察の結果，85％に緘黙の改善がみられ，74％は集団適応が良好であるという。

一方，予後は楽観視できないという報告も多い。荒木[10,20]は，34 例中良好が47％，不良が53％，筆者[11]は，24 例中良好が25％，不良が75％，Steinhausen ら[14]は，100 例中54％に症状の持続がみられ，35％が改善しているとしている。

予後を左右する要因として 2 点考えられる。1 点は，荒木や筆者が提唱しているタイプに規定される。すなわち，社会化欲求型（積極的依存型）の予後は良好であり，社会化意欲薄弱型（消極的依存型）では良好より不良が増加し，社会化拒否型（分裂気

各 論

質型）では予後不良である。2 点目は，受診年齢が早期であるほど予後が良好である可能性が高くなる。早期に問題に気付き，治療・援助のルートに乗せることが重要である。乳幼児健診を利用しての啓蒙活動が期待される。

VIII. 症例呈示

［症例］　7 歳，女児，選択性緘黙・タイプ I。
［初診時主訴］　学校で全く喋らない。
［家族歴］　家族構成は，父方曾祖母，父方祖母，両親，姉 1 人，弟 1 人の 7 人家族。本児を取り巻く家族は，無口，自分本位であり，家族の中で存在感の薄い父親，父方両祖母への遠慮もあり，両祖母にほとんど養育を任せた母親，一家の中心的役割を担う一方で，本児に対して甘く，なんでも要求を受け入れる祖母，おとなしく，ひかえめで本児を優先させる姉であった。本児と祖母との強い結びつき，両親との希薄な関係がうかがわれる。家族の実権は祖母にあり，母親は忍従せざるを得なかった。このような家族関係の中で，対立することや規制されるという体験に乏しいまま，本児のわがままが助長され，家族内では喋ることによって自分に関心を向けさせていた。
［生育歴および現病歴］　出産は異常なく，発育順調で言葉の発達も早く，愛嬌のある人なつきのいい子で，両祖母に可愛がられて要求はすべて受け入れられた。わがまま，頑固，強情，勝気で自分の思うようにいかないと癇癪を起し，祖母に庇護されていた。家庭ではよく喋り自分中心にふるまったが，外には遊びに出ず，強い雨や雷に怯えた。

　3 歳 8 ヵ月で幼稚園に入園したが，15 人位のクラスであった。入園当初は恥ずかしがって全く喋れなかったが，夏休みが過ぎた頃から友達が 1 人でき，その子とは喋っていた。2 年目は 40 人のクラスになり，担任が変わったが，これを契機にして園で緘黙状態となった。新しいクラスの子と遊べず，前のクラスのただ 1 人の友達と遊んでいた。担任には「ハイ」，「イイエ」のゼスチャーで答え，喋ることを強いられると涙ぐんでいた。登園することは嫌がらなかった。

　小学校入学後も緘黙状態は持続した。授業はよく理解し，教師に言われたこともきちんと家でやって

いたが，状態が変わらないために母親が不安になり，2 学期の終わりに初診した。
［治療方針］
①家族力動の変化を通しての家族内役割意識の改善：本児とのつながりが最も強い祖母に一歩退いてもらい，母親と本児との関係を濃厚にして母親の役割の回復を目ざす。父親の協力を求める。
②自分を解放させること：「そと」では，緘黙という手段で自分を護りながら人の関心を引こうとし，「うち」では，喋ること，わがまま，頑固さで注目を集めようとする。この「そと」と「うち」での落差を解消させ，素直な自己表現に導くことを目ざす。
③集団生活での自立と友達関係の拡大：喋らない子として周囲に全面的に依存することから，自分の役割を果たすことができるように，クラス運営を配慮してもらう。さらに，友達からの働きかけで仲間意識を高める。

　以上三つの方針を立て，①については母親を介しての家族への働きかけ，②については遊戯治療，③については学校の理解と協力を求めた。
［治療経過］
初診時：それほど緊張が強くなく，行動制止も軽度で簡単な質問に答えている。遊戯療法室への導入も比較的スムーズで，2 回目より母親との分離が可能であった。3 回目の描画は，両手を隠して孤立する自分とそれを眺める犬が，画面の右下に小さく描かれている。
治療開始 3 ヵ月後：母親が甘えを受け入れ祖母が関わりを少なくしたことにより，母親に対する攻撃が目立ち，癇癪が減少し，近所の友達と喋るようになった。遊戯療法室では自分から治療者をリードし始めている。5 回目の描画で，孤立しているが画面の中央に自分が大きく描かれるようになり，8 回目の描画で，自分と池の金魚とウサギたちがそれぞれ固い柵で隔てられ，孤立した姿が描かれている。コミュニケーションを求めながらも自己をさらけ出せない防衛の強さを感じさせる。
治療開始 5 ヵ月後：学校で友達が徐々に増え，母親との安定した関係が持てるようになった。喋ることに対して，「どうして喋らなければいけないの」という拒否的な態度から，「みんなと喋りたい」という主体的な気持に変化した。12 回目の描画で，スター的な動物たちが乱暴に殴り書きのように描かれた。強

い自己防衛が敗れる転機となったものと思われた。18回目で，動物たちや美しい花をつけた木や草花が，心の安定を示すかのように描かれた。

治療開始1年後：家庭で弟の世話ができるようになり，一方的に自分本位で喋っていたことから，自分の意見を主張し，自分の言動を反省することが可能となった。学校での友達関係はさらに広がり，あてられると黒板に書いて質問に答えた。23回目の描画で，友達と楽しそうに交流する自分が描かれ，26回目の描画で，友達と協力して花壇の花に水をやっている姿が描かれている。友達関係が豊かになり，学校で自分に与えられた役割を果たしていることを示している。

治療開始1年5ヵ月後：自分の喋らないことを知らないグループのキャンプに参加するなど，自ら喋ろうとする努力をするようになった。30回目の描画で，犬を連れて，花が咲き乱れる野原を楽しそうに散歩する自分が描かれている。本児の内面の成長がうかがわれる。

治療開始1年10ヵ月後：学校ではまだ喋れなかったが，コミュニケーションの障害としての問題は改善されたと判断し，遊戯治療を終了した。

その後の経過：小3になって転居し，転校したが，それを契機に学校で喋るようになり，現在（17歳）も問題なく適応している。

IX. おわりに

選択性緘黙は，ありふれた問題であるにもかかわらず，周囲に迷惑をかけることが少ないために問題として取り上げられずに放置されることが多く，臨床的な研究も乏しいのが現状である。早期発見，早期治療のルートに乗せるために，乳幼児健診での問題把握が重要であると思われる。

文献

1) Tramer M. Elektiver Mutismus bei Kindern. Z Kinderpsychiat 1：30-35, 1934.

2) Weber A. Zum elektiver Mutismus der Kinder. Z Kinderpsychiat 17：1-15, 1950.

3) Misch A. Elektiver Mutismus im Kindesalter. Z Kinderpsychiat 19：49-87, 1952.

4) Morris JV. Cases of elective mutism. Amer J Ment Defic 4：661-668, 1953.

5) Kruth E, Schweigert K. Ursachen und Entwicklungsverlaufe des Mutismus bei Kindern. Psychiatr Neurol Med Psychol 24：741-749, 1972.

6) Cohan SL, Chavira DA, Shipon-Blum E, et al. Refining the classification of children with selective mutism：a latent profile analysis. J Clin Child Adolesc Psychology 37：770-784, 2008.

7) Sluckin A, Foreman N, Herber M. Behavioural treatment programs and selectivity of speaking at follow-up in a sample of 25 selective mutes. Australian Psychology 26：132-137, 1991.

8) 佐藤修策 場面緘黙の形成と治療．臨床心理 2：97-104，1963.

9) 流王治郎 心因性無言症児の研究．臨床心理 4：96-101，1965.

10) 荒木冨士夫 小児期に発症する緘黙症の分類．児童精神医学とその近接領域 20：60-79，1979.

11) 大井正己，鈴木国夫，玉木英雄，ほか 児童期の選択緘黙についての一考察．精神神経学雑誌 81：365-389，1979.

12) 南 陽子，門真一郎，西尾博，ほか 選択緘黙の社会適応に関する研究．安田生命事業団研究助成論文集 23：109-129，1987.

13) 相馬壽明 選択性緘黙の理解と治療―我が国の最近10年間の個別事例研究を中心に―．特殊教育学研究 29：53-59，1991.

14) Steinhausen HC, Adamek R. The family history of children with elective mutism：A research report. Eur Child Adolesc Psychiatry 6：107-111, 1997.

15) Oerbeck B, Kristensen H. Attention in selective mutism—an exploratory case—control study. J Anxiety Disord 22：548-554, 2008.

16) Kristensen H. Elective mutism associated with developmental disorder/delay. Two cases studies. Eur Child Adolesc Psychiatry 6：234-239, 1997.

17) Kristensen H. Selective mutism and comorbidity with developmental disorder/delay, anxiety disorder and elimination disorder. J Am Acad Child Adolesc Psychiatry 39：249-256, 2000.

18) Spiegel R. Specific problems of communication in psychiatric conditions. In：(ed) Arieti S. American Handbook of Psychiatry I. Basic Books, New York, 1959.

19) 十亀史郎 自閉症児・緘黙児．情緒障害児講座（第3巻）．黎明書房，1973.

20) 野村東助 緘黙児の概念．情緒障害児の教育（1）―緘黙・孤立児．日本文化科学社，1974.

21) 荒木冨士夫 小児期に発症する緘黙症の精神病理学的研究．児童精神医学とその近接領域 20：290-304，1979.

22) 大井正己，藤田隆，田中通，ほか 青年期の選択緘黙についての臨床的および精神病理学的研究―社会化への意欲に乏しい5症例―．精神神経学雑誌 84：114-133，1982.

各 論

23）渡部康弘，榊田理恵　自閉症スペクトラムの観点か
ら検討した選択性緘黙の 4 例．児童青年精神医学と
その近接領域 50：491-503，2009.

24）Dow SP, Sonies BC, Seheib D, et al. Practical guidelines
for the assessment and treatment of selective mutism. J
Am Acad Child Adolesc Psychiatry 34：836-846, 1995.

26 習癖異常

大賀　肇

I. 概念

習癖異常（habit disorder）は，癖の異常のことである。癖とは，繰り返されることで身につき固定化された行動であり，習癖という用語でも呼ばれる。

その定義や範囲については漠然としており，狭い意味での身体をいじる癖から，広い意味で身体の動きを伴う癖，食事，睡眠，排泄，言語など日常生活の癖，さらには体質的要素の強い癖や性格，行動に関する癖など広範に渡っている。

「基本的生活習慣」などと前向きな印象を持たれる習慣という言葉と比べると，「癖が強い」などと表現されるように圧倒的にマイナスなイメージを持たれがちである。

アメリカ精神医学会の診断と統計のマニュアル第5版（DSM-5）[1]，世界保健機関（WHO）の国際疾病分類（ICD-10）[2]においては，習癖障害という言葉は存在しない。

DSM-5では，「神経発達症群/神経発達障害群」の中の「運動症群/運動障害群」，「強迫症および関連症群/強迫性障害および関連障害群」，「食行動障害および摂食障害群」，「睡眠-覚醒障害群」の中の「睡眠時随伴症群」，「秩序破壊的・衝動制御・素行症群」の中にそれぞれの障害として分類されている。

ICD-10においては，「小児期および青年期に通常発症する行動および情緒の障害」（F9）と「生理的障害および身体的要因に関連した行動症候群」（F5），「習慣および衝動の障害」（F6）の中にそれぞれの障害として分類されている。

II. 歴史

史実は明らかでないが，動物にも癖が見られるように人間が生まれた時から習癖は存在したと思われる。

その後Olson, WC.によって「習慣的に身体をいじる動作」について「神経症性習癖」と提唱されたが[3]，Kanner, L.はチックとの混同に対して，現象学的努力や洞察によって力動的に評価すべきと捉え，前記の二つは区別すべきと結論づけている[4]。牧田[5]もKanner同様の力動的視点で，神経症的発症との本質的な区別の必要を認めず，この用語の使用を避けている。

その後の発達心理学的研究や生物学的研究，神経心理学的な知見を基盤として，その発症機序を「神経症性」のみで説明はできない[6]と考えるのが一般的となり，習癖異常（habit disorder）が用いられるようになった。

しかしながら，用語の変遷はあっても，その定義や範囲は相変わらず漠然としている。

III. 疫学

1. 有病率

習癖異常全体の有病率を明らかにした研究は存在しないが，常同運動症の一部については研究が存在する。知的能力障害のある人の自傷行為の4〜16％は，常同行為や自傷を伴う。その危険性は重度の知的能力障害のある人でより高くなる。知的能力障害があり施設で居住生活している人の中では，10〜

各 論

15％に自傷を伴う常同運動症が見られることもあるが，その頻度にはかなりばらつきがある[1]。

睡眠に関する問題の睡眠時遊行症型（夢中遊行）を経験したことのある児童は全体の 10〜30％にも及び，その中で反復して生活上の障害を引き起こすものは 1〜5％程度と言われている[7]。

遺尿症は 5 歳児でおよそ 5〜10％，10 歳児で 3〜5％，15 歳以上の人ではおよそ 1％でみられる[1]。遺糞症は 5 歳児の約 1％にみられる[1]。

その他の習癖異常には明確な有病率の研究がなされていない。

2. 発症年齢や性差について

好発年齢と呼べる明確なものはない。しかし，身体をいじる，動きを伴うような癖は，健常児の発達過程で認められるものであるため，成長によって目立たなくなる時期を越えてもなお残存するもの，もしくは再び顕著となるものを発症と考えるのが妥当である。

一方，行動に関する問題は学童期以降に見られる。

性差についても明確な報告は見られないが，常同運動障害の頭を打ち付ける行動は男児に多く，自分自身を噛む行為は女児に多く見られると考えられている[1]。

IV. 臨床症状と診断

習癖異常と捉えられているものを**表1**にまとめた。

診断は心理・社会的要因が背景にあることを想定し，基本的な生育歴や家族歴，本人を取り巻く環境について把握することが重要である。精神医学的な診断においては DSM-5 や ICD-10 の診断基準に基づくが，両者の中に習癖異常という言葉は存在しないため実際の臨床場面ではエピソードをもとに概括的に行われることが大半である。

ここでは，DSM-5 の診断基準に基づき，習癖異常に属する疾患の概念について述べる。

1）常同運動症/常同運動障害

反復し，駆り立てられるように見え，かつ外見上無目的な運動行動として，「運動症群/運動障害群」に分類される。DSM-IV においては「常同運動障害」

表1

1. 身体をいじる癖
指しゃぶり，爪嚙み，舌なめずり，鼻をほじる・耳をほじる，目をこする，抜毛，咬む，引っ掻く，引っ張る，擦る，性器いじり，自慰など
2. 身体の動きを伴う癖
律動的癖：頭を叩く，首振り，身体を揺する
常同的自傷行為
チック
多動
歯ぎしり，指ならし，身体をねじる
3. 日常生活習慣に関する癖
食事：異食，偏食，拒食，過食，少食
睡眠：夜泣き，夜驚，悪夢，夢中遊行，就寝拒否，過剰睡眠
排泄：遺尿，夜尿，遺糞，頻尿
言語：吃音，早口，幼児語，緘黙
4. 体質的要素の強い癖
反復性の腹痛，便秘，下痢，嘔吐，乗り物酔い，頭痛，立ちくらみ，咳嗽，憤怒けいれん
5. 抱き癖，人見知り，内弁慶
6. その他の習癖
虚言，盗み，金銭の持ち出し，徘徊，嗜癖

（stereotypic movement disorder）と称されていたものである。発達期早期に発症し，例として，手を震わせる，手を振る，身体を揺する，頭を打ちつける，自分の体を嚙む，自分の身体を叩くなどの行為が含まれ，多大な日常生活の支障や自傷を伴う。

2）抜毛症

毛髪の喪失につながる繰り返しの抜毛と，それを減らそう，あるいはやめようとする試みによって特徴付けられる。「強迫症および関連症群/強迫性障害および関連障害群」に規定されている。

3）食事に関する問題

「食行動障害および摂食障害群」の中に，非栄養的非食用物質を持続して食べる異食症，食物の吐き戻しを繰り返す反芻症/反芻性障害が規定されている。神経性無食欲症や神経性過食症などの摂食障害は 23 章に説明される。

4）睡眠に関する問題

「睡眠-覚醒障害群」の中の「睡眠時随伴症群」において，「ノンレム睡眠からの覚醒障害」の症状として睡眠中にベッドから起き上がり歩き回るエピソードを呈するものを睡眠時遊行症型，睡眠から突然驚

愕覚醒するというエピソードを呈する睡眠時驚愕症型に規定されている。

5）排泄に関する問題

「排泄症群」の中に，不随意的であろうと意図的であろうと，ベッドまたは衣服の中への反復性の排尿がみられる遺尿症，同様に不随意的であろうと意図的であろうと，不適切な場所（例：衣服または床）に大便を反復して出す遺糞症と規定されている。

6）言葉に関する問題

不随意の言葉の流れが中断する吃音は，「神経発達症群/神経発達障害群」の中に「小児期発症流暢症（吃音）/小児期発症流暢障害（吃音）」に規定される。

他の状況で話しているにもかかわらず，話すことが期待されている学校などの社会的状況において，話すことが一貫してできない選択的緘黙は，「不安症群/不安障害群」に規定されている。

7）行動に関する問題

虚言，窃盗などの行動上の問題は，「秩序破壊的・衝動制御・素行症群」の中の素行症/素行障害の診断基準15項目の中に行動様式としてあげられている。

虚言は虚偽症とされ，「物または好意を得たり，または義務を逃れるためにしばしば嘘をつく」と規定される。

窃盗は，「被害者の面前ではなく，多少価値のある物品を盗んだことがある」（万引き，ただし破壊や侵入のないもの）と規定される。

このように，習癖異常と言っても，単純な癖と呼べるレベルのものから，日常生活や社会生活に大きな問題を抱える障害と呼ぶべきレベル，小学校以降では，他者の基本的人権や社会的規範，規則を逸脱する反社会的とも呼べるレベルのものまで様々である。

また，知的障害や自閉症スペクトラムに見られる常同運動障害や，不安症，気分障害，精神病性障害，注意欠如・多動症，てんかん，被虐待児などの症状の一つとして出現する場合も多く，これらの精神障害の合併症として出現している場合を考慮するために詳細な生育歴などの聴取の必要性は臨床上基本的なことであるが，とても重要である。

V. 要因

習癖異常の要因は，心理的要因が最たるものと考えられてきた。確かに養育者の子育てのあり方や性格傾向が過度に几帳面で潔癖症で過干渉であったりすることで，習癖が持続したり悪化することがある。

また，子ども自身の体質的要因も考慮されるようになってきた。生まれつき神経質で，過敏でデリケートで怒りっぽく，頑固な場合習癖異常を来たしやすいと考えられる。このような気質と前記したような養育者の子育てのあり方が相互に作用すると，さらに習癖障害と関連すると考えられている[8]。

習癖異常の神経精神医学的な要因，メカニズムは未だに明らかにはなっていないが，脳の中枢神経系の成熟過程とも関連していると指摘されている[8]。

習癖自体は指しゃぶりなど健常児においても発達過程でみられる。排泄のコントロールなども同様であり，両者ともに成長によって自然と目立たなくなっていく。この自然と習癖が消失していくメカニズムには，成長に伴って発達する運動・習慣の獲得部位への抑止システムや情動コントロール，自己制御のシステムが考えられている[9]。

その他，睡眠，排泄に関する障害やチックなどは，神経生物学的要因が盛んに研究，検討されている。

VI. 治療

習癖そのものを主訴として相談，受診に至る場合は少なく，他の精神疾患の一症状として出現したり，何らかのストレスの代償として出現している場合があるため，習癖そのものを取り上げて治療を行うという事は決して多くないと思われる。

また，習癖に対して確立された治療法があるわけではないが，他の疾患同様，治療の柱はまず第一に心理・社会的要因の軽減に主眼が置かれるべきである。その補助として薬物療法や認知行動療法が行われている。

1. 心理・社会的要因の軽減

習癖異常の原因として，心理・社会的要因だけを原因として考えることは避けるべきである。

各　論

なぜなら，生物学的基盤を持っているものが大半であり，心理・社会的要因のみが原因となる場合はむしろ少ない。しかし，心理・社会的要因は，習癖を持続させたり増悪させたりする重要な因子であるため，まずは環境調整と心理・社会的要因の軽減に努めるべきである。

爪噛み，指しゃぶりなどの健常発達過程で見られるものに関しては，環境的要因を調整しつつ，病態と自然経過を説明することで養育者の不安を軽減することが重要である。

遺尿症や遺糞症に関しては，基本的な生育歴の聴取からストレス要因を探りその軽減に当たるとともに，排泄に関する基本的生活習慣が身についているかを再検討し，トイレの習慣や水分摂取の調整など，適切な指導も必要となる。

常同運動に関するもの，食事，睡眠，排泄など日常生活習慣に関するもの，不定愁訴と取られるような体質的要素の強い癖，いずれの場合も器質的疾患の除外や薬物による副作用の可能性を見逃さないように注意が必要である。

2．薬物療法，認知行動療法

習癖異常の中で，特にチック障害については生物学的病態の解明が進み，症状の度合いによっては薬物療法が選択される場合が多い。チック障害は併存障害が多い為，日常生活行動が強く妨げられる場合も同様である。その他の習癖においても，併存する不安症（とりわけ強迫症），気分障害，精神病性障害，自閉症スペクトラム症，注意欠如・多動症，てんかんなどによって引き起こされている場合に併存疾患の治療として薬物療法が考慮される。

抜毛癖に関してはDSM-5で「強迫症および関連症群/強迫性障害および関連障害群」と捉えられている事から，日常生活が著しく制限されている場合に薬物療法が考慮される。睡眠に関する問題では，転倒や歩き回ることによる外傷が避けれず安全を確保できない場合や自傷他害に結びつく場合に薬物療法が選択されることがある。

認知行動療法に関しては，抜毛癖において有効性を示唆する研究が見られる[10,11]。また薬物療法と同様に，併存する精神疾患によっては考慮されるべきである。

いずれにしても，本人が社会生活上明らかに不利益を被る習癖ではない以上，その症状を消し去る事に重点を置くのではなく，本人の抱えている問題に目を向け，その問題の緩和に向けて環境を調整したり工夫する事が重要である。大目に見る，寛容に対応するという姿勢を基本とすべきである。

具体的な治療の経過の一例に関して症例提示に記した。

VII．症例呈示

［症例1］　15歳，男。

［主訴］　唾吐き，腕を振り上げる。

［診断名］　自閉症，中度知的障害，習癖異常。

［既往歴］　特記すべきことなし。

［家族歴］　母親が混合性不安抑うつ障害にて通院中。

［出生歴］　母親は妊娠前より自律神経失調症で通院歴あり。

妊娠中の経過は良好。

39週　正期産，3314g　出生後特に異常なし。

始歩1歳3ヵ月　始語2歳8ヵ月

1歳半健診にて発達のアンバランスを指摘された。

［生活歴］　B市にて2人同胞第二子次男として出生。

A病院小児科にて自閉症と診断された。

指定保育園を経て，小学校特別支援学級へ入学。中学より特別支援学校在籍。中学より腕を振り上げ奇声をあげる問題がありA病院にて新規抗精神病薬が少量投与されていた。

主訴出現前に父親の転勤によりC県へ転居。現在は特別支援学校高等部1年生。両親と同居。兄はD県の大学に通っている。

［現病歴］　住み慣れたA市からの転居を前に転居後の特別支援学校での生活や人間関係に関して母親の不安が高まる。患児の行動や腕を振り上げる癖に関して強く注意をするようになった。転居後通学を開始すると，患児の腕を振り上げながら奇声を挙げる行為が頻回となり，授業が中断することがしばしばみられた。同時期より唾を口の中に溜め，ビニール袋に貯める習癖が出現。母親が注意をしてみたり，無視をしてみたりと色々工夫をしてみたが一向に減らないため，心配になり受診となった。

［初診時所見］　診察室においても手を振り上げながら「シャー！」と声を上げ続け，口に沢山唾がたま

るとビニール袋に出し溜めていた。質問対して答えるときは手の振りや奇声はやみ，答えることができたが母親が話し始めると再び行動が出現した。母の強い注意に対して「ごめんなさい」と返答し，しばらくの間は止まったが，数分後再び同じ状態に戻った。

[治療経過] 母親からの聴取内容と，母子関係の観察から，元々あった腕を振り上げる動作の習癖に唾吐きが加わり，ストレス下で増強したものと思われた。ストレスは母親の几帳面で過干渉な性格傾向が，転居の不安で増強しただけでなく，本人への質問で「新しい学校，大変」「大きな声の友達がきらい」と，患児なりに新しい学校生活への不安も加わり，大きな問題となっていたと考えられる。

患児に対しては，前医にて行動の一時期投与されていた新規抗精神病薬の同系薬を少量投与し，学校の担任に対して「転居し新しい学校に馴染むまでしばらく見守りが必要である」「学校における基本的な約束事など，見通しを持ちやすくする工夫」「患児の嫌う特定の同級生との距離の取り方」を説明し対処を促した。

本症例において最も重視されたのは，母親への介入である。母親の不安・緊張・抑うつの度合いは中度以上であり，患児の初診時より母親のカルテも作成し，並行して治療を行った。大うつ病を満たすレベルであり，焦燥が強いため SSRI（セロトニン再取込み阻害薬）と共に新規抗精神病薬も少量投与し，不安・焦燥への対応を行った。母親に対しては個別的，頻回な精神療法と心理士，看護師による相談と支援を並行して行い，不安の軽減に努めた。患児の行動に対して過敏に反応せず，見守るように心がけること，奇声を発するときには声の大きさを低減できるよう日頃から身振り手振りを用いた声の音量調節の訓練を行動療法的に用いた。

数ヵ月の後，母親の抑うつ，不安は軽快し，地域や学校の環境に慣れ，同級生の親たちの支えも加わり，移動支援などの福祉サービスも利用できるようになった。

患児に関しては，相変わらず手を振り上げる動作や唾吐きは見られるが，動きは小さくなり，奇声を抑えることができるようになった。

本症例のように患児自身に言語的アプローチによ

る関与が限定される場合，家族や学校，障害者福祉事業所への説明や相談が重要になるのは言うまでもない。

[症例2] 8歳，男児。
[主訴] 虚言，盗癖。
[診断名] 素行障害，ADHD，習癖異常。
[既往歴] 特記すべきことなし。
[家族歴] 母親が産後うつ病にて通院歴あり。
[出生歴] 母体の妊娠歴に特記すべきことなし。
　39週　正期産3010ｇ　出生後特に異常なし。
　始歩11ヵ月　始語1歳3ヵ月
　1歳半健診にて落ち着きのなさを指摘された。
[生活歴] A市にて3人同胞第三子次男として出生。
　A市3歳児健診にて多動，衝動行動を指摘されたが母の調子が悪く放置　公立保育園を経て，公立小学校入学。現在は小学3年生。

両親，兄，姉と同居。兄は10歳上，姉は7歳上と年齢が離れている。母親は患児を出産後，産後うつ病となり2年ほど養育が困難で母親の実家で養育されることが多かった。

[現病歴] 幼稚園入学後より多動，衝動的で離席，無断外出が度々あり保育士がマンツーマンで対応していた。他園児とのトラブルも絶えず両親は頻回に呼び出されていた。小学校に入ると，母に対して暴言，器物損壊，ゲームを制止されると暴れて暴力を振るうなどの行動が出現。姉や兄が母親に代わり対応するが，兄に対しては大人しく従うが姉に対しては母親同様であった。

小学校3年生になり家族の財布からお金を盗むようになり，そのお金でゲームを購入したり，友達に奢るなどの行為が頻回となった。同時期より宿題や提出物を全く出していなかったり，同級生や担任に対しても嘘をついてゲームソフトや文房具を借りたり，勝手に持ってきてしまうことが見られるようになった。ある時購入していないはずの大量のゲームソフトや学校の備品と思われる文房具などが自室より出てきたことで両親が問い詰めたところ大暴れするようになり警察が介入する事態となることがしばしばみられた。次第に家族との間で険悪な状態となり，特に母親の少しの声かけにも暴言で応酬するようになった。児童精神科初診の一ヵ月ほど前には，姉の下着を身につけたり，母親や姉の下着を自分の

各 論

筐笥などへ隠すようになったため両親が児童相談所へ連絡，本人も同伴で数回相談に通ったが，面談中に興奮して暴れることが多くなり，児童相談所より紹介され受診となった。

［初診時所見］　診察室において落ち着きなく歩き回り，色々な物を触ったりおもちゃを乱暴に投げるなどの行為が見られた。医師の質問に対しては，どのようなことも悪びれることなくあっけらかんと返答した。父親が答えることには沈黙したが，母親が答えることには露骨に睨みつけ「うるせぇ，黙ってろ，このクソババア」と真っ向から否定した。母親は患児の暴言に対して冷めた眼差しで黙ってしまい，横から兄が仲を取り持つ光景がみられた。診察開始からしばらくすると，部屋から飛び出し兄に連れられ戻ってくる事が何回かあった。

母親からの聴取では，「思い掛けずできた子供で，本当は女の子が欲しかったのに生まれてきた子が男でショックだった」「自分で産んだ子だけどどうしても愛着が持てなかった。」と，出生後から抑うつの問題だけでなく愛着の問題が根本的にあることが伺われた。

父親は子育てに無関心だが，患児の問題行動に対して突如として激怒し暴力的に対応してしまうことが多いため，敢えて患児と距離を置くようにしていると語った。

［治療経過］　愛着の問題，ADHD，素行の問題，盗癖，虚言症，収集癖，家族関係の崩壊など多くの問題を抱えている。それぞれに治療的介入の必要性があり，優先順位は付け難いが，臨床的には家族や学校への患児の特性の説明から始め，患児への対応に関しては高圧的に行動を抑制したり，叱責ばかりになってしまわないように留意を求め，児童相談所や診察室において本人が自由に発言をする時間を設けるなど，患児の行動をまずは否定せずに受け入れることから開始した。患児には，ADHDの問題や素行における行動を薬物療法によって多少緩和でき，抑圧され嫌気がさす悪循環を少しでも良い方向へ持って行こうと説得し，抗ADHD薬と新規抗精神病薬を投与開始した。

家庭内での金銭の管理などを徹底すると共に，家族の否定的態度を抑えたことで盗癖の問題，下着収集の問題は減少。薬物治療も功を奏し爆発的な暴力は軽減。母親の個別面接を行うと共に，患児に対し

ては対人関係における信頼関係の重要性，構築について説明し，衝動行動に関しては行動療法的関わりの中でアンガーマネージメントを教育した。診察や児童相談所での相談場面ではある程度の時間本人が自由に発言できる時間を設けることで，年の離れた兄妹との関係や，冷めた態度の両親に対しての距離感の掴みづらさなどを言及できるようになった。

1年経過後の母面接においては未だ患児への愛着が明確にはなってこないが，かなり我慢ができるようになった患児をみて「乳児期にもっと側にいてあげれば良かった。」「男児が嫌だったわけではなく，思いがけない時期に妊娠してしまい気持ちに整理がつかないままに出産に至ってしまい受け入れるのに時間がかかった」と患児に対して，出産にたいして徐々に考えを方向修正できるようになっている。

VIII. まとめ

習癖異常について概念，診断，治療について概括的にまとめた。習癖は成長の過程に見られ見守るだけで軽減し気がつかないレベルに落ち着くものから，病態や家庭環境，社会的状況の困難さを抱え，さらに問題が複雑化したケースまで様々であるため，中々治療が般化しにくい面がある。基本的に精神医学的診断を明確にすること，心理・社会的要因を把握すること，そしてその問題点に沿った包括的な治療・支援を行うことが重要である。

引用文献

1) American Psychiatric Association. Diagnostic and statistical manual of Mental Disorders -5, 2013 ［髙橋三郎，大野　裕，染谷俊幸，ほか訳　DSM-5 精神疾患の診断・統計マニュアル．医学書院，2014.］

2) WHO. the ICD-10 classification of mental disorders and behavioural disorders；clinical descriptions and diagnostic guidelines.［融　道男，中根允文，小宮山実訳　ICD-10 精神および行動の障害；臨床記述と診断ガイドライン．医学書院，1993.］

3) 秋山泰子　習癖異常．（加藤正明，保崎秀夫，ほか編）増補版精神医学辞典 pp290-291，弘文堂，1986.

4) 黒丸正四郎，牧田清志　カナー児童精神医学．p442-456，医学書院，1974.

5) 牧田清志　改定児童精神医学．pp235-240，岩崎学術出版社，1981.

6) Robinowitz CB. Habit disorders. Basic Handbook of Child Psychiatry, Noshpiz JD（ed），vol. 2, pp697-708,

Basic Books, New York, 1979.

7) 岡田　俊　睡眠に関する問題．こころの科学 130：45-49．2006．

8) 飯田順三　習癖異常とは．こころの科学 130：14-16．2006

9) 久保田泰考，十一元三　習癖異常の生物学的基盤．こころの科学 130：23-28．2006．

10) Bruce TO, Barwick LW, Wright HH. Diagnosis and management of trichotillomania in children and adolescents. Paediatr Drugs 7：365-376, 2005.

11) van Minnen A, Hoogduin KA, Keijsers GP, et al. Treatment of trichotillomania with behavioral therapy or fluoxetine：a randomized, waiting-list controlled study.：Arch Gen Psychiatry 60：517-522, 2003.

27 睡眠障害

水野智之

I. 概念・歴史・診断分類

　20世紀半ば頃までは，睡眠障害を不眠症，過眠症，睡眠時随伴症〔睡眠時異常行動〕の3つに分類するのが一般的であった。1953年にレム睡眠が発見された後，睡眠ポリグラフなど検査の開発が進み，睡眠中の脳波，眼球や筋肉の活動など睡眠状態を詳細に調べることが可能となって，睡眠障害の裾野が広がった。概日リズム睡眠障害や睡眠時無呼吸症候群なども睡眠障害の診断分類に加わり，複雑さも増しつつある。日常臨床では睡眠障害国際分類（The International Classification of Sleep Disorders；ICSD）が一般的に用いられるが，DSM-IV-TR や ICD-10 などの診断分類もある。診断分類は時代に合わせ見直しが必要で，ICSD は 2005 年に改訂第2版（ICSD-2）となり，2013 年には臨床上の有用性を高めるべく DSM-5 で構成が一部簡素化され，近く ICD-11 も発表されて最新の改訂版が出そろう。

II. 臨床症状・病因・鑑別・予後など

　児童青年精神医学における睡眠障害として代表的なものを示し，各々概略を説明する。

1. ナルコレプシー

1）日中，眠ってはならない時と場所で，突然眠気に襲われて眠り込んでしまう過眠症で，思春期に多い。日本の有病率は 0.16〜0.18％[1]。病因の1つは遺伝的要因で，患者のほとんどでヒト白血球抗原

〔HLA〕の DR2 の中でも DQB1＊0602 が存在することが多い[2]。他の関連遺伝子も確認され，多因子型の遺伝様式と考えられているが，ストレスなど他の要因が発症に関与する場合もあり，陽性であっても必ずしも発症するとは限らない。他の病因としては，視床下部から分泌され覚醒を維持する orexin（hypocretin）系の機能障害との関与も指摘されている[3]。orexin は摂食中枢とも関係があり，睡眠・覚醒の制御との関連で，併存も少なくない過眠と過食の関係も研究検討されている。

2）本症は，次の4つの徴候を特徴としており，居眠りを主症状とする他の障害〔特発性過眠症は常時，反復性過眠症は病相期のみ過眠が生じ，睡眠時無呼吸症候群は中途覚醒や断続的ないびきも認められる〕と鑑別し得る。

a）睡眠発作：日中に耐え難い眠気が急に発生し，食事中，試験中，歩行中でも突然眠ってしまう。20分程眠れば覚醒し，すっきりするのも特徴。2〜3時間間隔で繰り返す場合もある。

b）情動脱力発作 cataplexy：笑ったり怒ったり驚いたりすると，突然筋緊張が低下し，体勢が保てずにぐったりする発作で，数秒〜数分間持続する。この間，意識は清明で，記憶も保たれている。脳波上レム睡眠が検出され，突発波はなく，てんかんとの鑑別にも役立つ。

c）入眠時幻覚：非常に現実感の強い幻視が主だが幻聴もある。統合失調症などの真性幻覚とは異なり，夢を見ている状態に近い。

d）睡眠麻痺：俗に言う金縛り体験のことで，開眼し意識はあるものの随意筋が一過性に動かせなくなる。しばしば入眠時幻覚を伴う。

3）睡眠ポリグラフの所見では，健常者は入眠しノ

ンレム睡眠に入り，やがてレム睡眠に移行するが，患者は入眠からいきなりレム睡眠の段階に移行する。睡眠潜時〔入眠までに要する時間〕も短い。入眠時幻覚と睡眠麻痺はこの入眠時レム睡眠期 sleep onset REM と高い関連性を示し，レム睡眠関連症状と考えられるが，必須ではない。また，通常の脳波検査所見では開眼すると α 波は抑制されるが，患者は開眼によりびまん性に α 波活動が出現することがあり，逆説的 α 波抑制反応 (paradoxical α blocking) と呼ばれる[4]。

4）本症はいったん発症すると慢性的で，長期経過中に物事にこだわらない，人のよい，あきらめやすい性格が形成されやすい。日中の居眠りにより学業成績の低下，仕事上の失敗，運転操作中の危険など社会生活上の不利益も多く，挫折，孤立，脱落しやすい面もある。不規則な生活を続け，見逃されがちな夜間の熟眠障害が日中の眠気を増強しやすいので，十分な睡眠確保が必要となる。

5）治療は，まず生活指導によってしっかりと睡眠習慣をつけることで，毎日定刻に就寝，起床し，昼間の 20 分程度の午睡も有効である。薬物療法として，日中の過度の眠気や睡眠発作の治療には覚醒作用のある modafinil や pemoline を用いるが，流通管理されている methylphenidate は登録医のみ処方できる。情動脱力発作や睡眠麻痺の改善にはレム睡眠を抑制する三環系抗うつ薬が有効で，夜間は少量の睡眠導入剤で充分な睡眠の確保を図る。通常ならば眠ってはならない状況で突然眠り込んでしまうことで，怠惰や非礼などと誤解や非難を受け，抑うつ的になりやすいため，睡眠障害として，周囲の人の理解と協力が必要である。

2. 反復性過眠症（原発性過眠症．反復性[2]）

1）従来の「周期性傾眠症」とほぼ同義である。日中の強い眠気が主症状。多くは男性で，10 歳代に発症し，30 歳頃までに自然治癒する。1 週間前後持続する傾眠状態を年に数回繰り返すが，通常毎日 15 時間以上眠り，覚醒時も疎通性が悪く，時に攻撃的，色情的になることもある。病相期以外は症状を全く示さないことが特徴である。傾眠期に食欲の著しい亢進と過食を伴う一群を Kleine−Levin 症候群という。

2）病因はまだ不明だが間脳・下垂体系の機能異常が有力で，関連する覚醒障害による「抑制欠如」[5]により食欲や性欲の亢進も生じ得る。

3）過眠は，脳腫瘍や脳炎などの脳器質的疾患，低血糖，薬物でも生じるので鑑別が必要。思春期発症の双極性障害でも過眠や過食を伴うことがあるので，留意すべきである。

3. 睡眠時無呼吸症候群　呼吸関連睡眠障害[2]

換気異常で睡眠が分断され，過剰な眠気が生じて判断力や集中力が低下し，事故に直結する場合もある。有病率は 1.5％程度。肥満や鼻閉，扁桃肥大，小下顎症など上部気道の閉塞をきたす形態的異常に基づく閉塞型と，脳幹疾患や循環器障害に基づく中枢型があり，混合型もある。睡眠ポリグラフ検査による持続 10 秒以上の無呼吸回数の測定やパルスオキシメータによる動脈血酸素飽和度の上下動の反復の確認などが診断に役立つ。治療には手術や持続陽圧呼吸器具など他の診療科との連携が必要。薬物療法では無呼吸を助長しうる睡眠薬は避けるべきで acetazolamide が試みられる。

4. むずむず脚症候群 restless legs syndrome：RLS

睡眠関連運動障害の 1 つ（ICSD−2）。10〜20 歳台で発症し，入眠前に虫が這うような不快感が脚に生じ，脚の運動で不快感は軽減するが，動かさざるを得なくなり，不眠をきたす。脳内ドパミンの機能異常が主因とされるが，鉄欠乏による要因や成長痛との関連性[6]を指摘した報告もある。治療には，ドパミン作動薬の pramipexole や抗てんかん薬の clonazepam が用いられる。

5. 概日リズム睡眠障害

1）睡眠の量や質よりも時間帯の異常を特徴とする睡眠異常の 1 つ。思春期，青年期に発症する。概日リズムが後方へずれて朝方まで入眠できず，いったん寝ると昼まで起きられないことが多い。居眠りや不登校にも関与している。現代社会の生活環境の変

化によって，脳の体内時計の機能が不調となり，光，食事，時計〔時刻の認知〕などで通常の社会生活リズムを同調させられず，支障をきたす。

2）ほぼ24時間周期だが睡眠相が後退し遅れが戻せず固定している睡眠相後退型と，後退が1日に1～2時間ずつずれていく自由継続型〔非同調型〕が代表的である。健常者では睡眠中の明け方に通常最低となる体温の位相が，睡眠相と並行して後退する。後者は非24時間睡眠覚醒症候群とも言い，視覚障害者に多く認めたが，近年は視覚障害のない青年にも多い。

3）思春期の不登校で，怠学やうつ病として本症が見逃され，適切に治療されないまま長期化することもある。逆に，不登校による社会的同調因子の減少が本症の要因にもなる。社会的なひきこもりとの関連も示唆されている。

4）薬物療法として，睡眠相を前進させる効果があるmecobalamin〔VitB12〕が有効である。他にも，視交叉上核に存在するmelatonin受容体に作用するramelteonの投与や，triazolamなどの位相変位作用もつ睡眠導入剤の併用，さらに，入院して計画的に毎日2時間ずつ入眠時刻を遅らせていく時間療法や，朝2時間程，光を浴びる高照度光療法といった方法もある。

6．睡眠驚愕障害・夜驚 night terror

1）睡眠時随伴症の1つで，3～8歳の男児に多く，頻度は1～3％で家族素因も高い。入眠後1～2時間以内の深い睡眠段階に出現し，突然叫び声をあげて起き上がり，手足をばたつかせるなど興奮した行動を示す。この行動の背景には，強い恐怖感と意識混濁があり，発汗や頻脈など自律神経系の興奮も認められる。数分～10分程で落ち着き再び入眠するが，翌朝覚えていないことが多い。原因は脳の成熟過程の一時的現象と考えられているが，詳細はまだ不明。脳波学的には，睡眠・覚醒機構の異常によって睡眠段階3～4の深睡眠レベルから急激で不完全な覚醒が生じる過程でみられ，睡眠よりもむしろ覚醒の障害とされている。睡眠中発作様に起こるが，てんかんと鑑別を要する。神経質で過敏な児に多いとされ，日中の精神的ストレスや疲労などが誘因になり得る。予後は良好で，数年で消失するといわれている。

2）夜間症状の激しさから家族も睡眠不足となり，精神病などを懸念する親の不安が患児の症状を助長させる悪循環をきたすこともある。患児の不安，緊張を軽減するためにも，ほとんど思春期までには自然に消失する見通しを家族にも伝え，保証と安心を与えることが大切である。患児が脅威からの防衛・逃避のため転落等で外傷を負う危険もあるが，恐怖感を言葉でなだめたり，行動を強引に抑え込むのは困難である。おさまって再入眠するまでの間，不測の事態を招かないように，患児を保護し，安全を図る配慮が必要である。また，薬物療法として，第4段階の睡眠量を減少させるdiazepamや，睡眠導入剤，一部の抗うつ薬を必要に応じて用いる場合もある。

7．睡眠時遊行症

1）睡眠時随伴症の1つで，夢中遊行ないし夢遊病とも呼ばれる。6～12歳の男児に多く，頻度は1～6％で家族素因も高い。本症は夢を見ているレム睡眠相ではなく，第3～4段階の深睡眠相で生じ，睡眠中突然起き上がって歩き回り，外へ出て行くこともある。入眠後1～3時間以内に出現し，数分～数十分続く。本症も夜驚と同様に深睡眠段階からの急激な覚醒によって生じるが，激しい恐怖は伴わない。表情はうつろで視線を動かさず，話しかけても反応は乏しく，しっかり覚醒させるのは困難である。一見目的のあるような複雑な行動をとるが，意識混濁があり無目的で反復的な行動が多い。屋根に上ったり放火したりするなど危険な行動をとることもあるので，注意を要する。

2）本症は，単独で生じる場合と夜驚に引き続いてみられる場合があり，夜驚を合併することも少なくない。両者には共通の病態生理があると考えられており，症状面でも，突発性に生じること，周囲への反応性の低下，自動的な運動，エピソードの想起困難または健忘などが共通している。このような睡眠中における覚醒の障害とされるものには，本症，夜驚，寝言 sleep talking，夜尿症などがあり，実際，本症の子供が夜尿症を併せ持つ場合も少なくない。相違点としては，夜驚はエピソード後に再入眠するが，本症ではエピソード直後，しばらく若干の混乱

や見当識障害があっても，数分以内に通常状態に戻るのが特徴とされる。

3）原因はまだ不明で，脳の成熟の一時的な遅れの問題とも考えられている。てんかんの夜間に起こる精神運動発作やてんかん性もうろう状態との鑑別が重要で，脳波検査が必要となる。てんかん性のものは脳波上側頭部に発作波がみられ，日中にも同様の発作がみられることがあり，周囲からの刺激にも全く反応しないことが特徴である。本症は，ほとんど成長とともに症状が消失するので，多くは積極的治療を要しないが，発症時に事故を防ぐ環境の整備と患児の保護が大切である。症状が毎晩激しく起こる場合や，家族の不眠状態が続く場合などには，diazepam等の抗不安薬を中心とした薬物療法が必要となることもある。

8. 悪夢障害 nightmare

1）睡眠時随伴症の1つで，恐ろしい夢を見て，その恐怖感とともに目覚めることを繰り返す。覚醒後は夢の一連の内容を明確に想起できる。夜間睡眠の後半，特に朝方によくみられ，その多くはレム睡眠相で起こっている。その間，骨格筋の緊張が消失しており，体動や発声は生じにくい。〔本症の診断で除外すべき外傷性ストレス障害でみられる悪夢は，ノンレム睡眠相でも起こることがある[2]〕悪夢の頻度と程度が著しい苦痛または機能障害をもたらさない限りは，本症と診断されない[2]。また，他の精神疾患の経過中にのみ起こっている場合や，薬物などの物質または一般身体疾患の直接的な生理学的作用による場合も診断から除外される[2]。〔他の睡眠障害の診断でも同様〕

2）悪夢は子供だけではなく，大人でも不安や抑うつ，心労が顕著な際に現れ得る。状況依存的で，治療を要さずとも数週間〜数ヵ月，長くても数年の経過で概ね消失する。しかし，あまり頻回に起こると二次的に情緒不安定となり，子供では入眠への恐怖心が強まって，不眠へ移行することもある。悪夢が持続する場合，他の心理的な症状が伴うことも多い。成人期まで悪夢を繰り返す例で，精神疾患を発症する場合もあるため，患児に対する精神療法的接近や家族カウンセリングが必要なこともある。睡眠薬はかえって悪化させる場合があるので用いない方

がよいとされている。

3）夜驚との鑑別が必要だが，夜驚は，夜間睡眠の前半〔主に前3分の1〕に発現し，意識混濁のため心が通じにくい印象を受け，体験を想起できない。自律神経系の興奮〔発汗，頻脈，呼吸の乱れなど〕も著しく，再入眠後，翌朝健忘がみられる。それに対し本症は，発現の多くが夜間睡眠の後半で，恐ろしい夢から覚めると，見当識と意識はすぐにはっきりして普通に応対でき，夢の内容も想起可能。強い不安や恐怖を体験するものの，心拍数や呼吸数には変化が軽度なことが多い。さらに再入眠後，健忘がみられないことなども鑑別点としてあげられる。

9. 精神生理性不眠症〔原発性不眠症[2]〕

1）不眠症とは，睡眠の量の不足や質の不良から生じ，入眠障害，中途覚醒，熟眠障害などを自覚し，日中の倦怠感や集中困難をきたす。

2）本症は，不眠症の中で最も頻度が高く，眠れないことを恐れ，眠ろうとすればするほど眠れなくなる悪循環に陥る。実際の睡眠時間よりも患者の自己評価が悪いことが多く，高齢者にみられやすいが，近年，中学生や高校生にも増加傾向にある。詳細かつ慎重な問診により，以下に示す原因を除外して，「原発性」の不眠症である本症を鑑別する。

a）環境的原因：日常生活スケジュールの大幅な変化や，騒音，明るすぎる照明など睡眠衛生上，不適切な状況に起因する不眠。

b）身体的原因：身体疾患による疼痛や掻痒などの症状により，睡眠が妨げられる場合。

c）精神医学的原因：うつ病や統合失調症などの精神疾患に伴う不眠。慢性化し，早朝覚醒や昼夜逆転など日常生活への影響も大きい。

d）心理学的原因：家族や友人の死傷，転居や受験などの重大なライフイベント，いじめを含む友人関係や学業の問題などに起因する不眠。多くは一過性だが深刻化することもある。

e）薬理学的原因：自律神経や中枢神経に作用する薬剤やステロイド等の使用，カフェイン摂取の習慣などが睡眠に影響を及ぼす場合。

3）本症では眠ることにこだわりすぎず，読書やBGMなど眠前にリラックスできるパターンを作ることが重要だが，過剰な努力は不要である。長期化

例には，不眠への恐れを軽減するための精神療法が必要な場合もある。

III. 症例呈示

　呈示する症例については，プライバシー保護に配慮して，論旨を損なわない範囲で一部改変してあることを，あらかじめお断りしておきたい。

[症例]　小学3年生・女子，8歳。

[主訴]　多動，不眠（近医小児科より紹介）。

[家族歴]　営業職の父親と事務職の母親と中学1年生の兄との4人家族。幼児期の多動の遺伝負因は特に認められない。

[生育歴]　満期正常分娩にて出生。乳幼児期の精神運動発達で特に指摘される問題はなく，2歳前から保育園に通っているが，おとなしく従順で，就学後もまじめな児童であった。

[現病歴]　小学3年生になり，授業中の落ち着きのなさや集中困難を担任教師から指摘され，登校前に頭痛，腹痛も時々認められるようになったため，近医小児科を受診した。身体的な異常は認められず，ADHDを疑われ薬物療法を開始されたが，授業中の様子には効果が認められなかった。もともと寝つきはあまりよい方ではなかったが，さらに眠りにくくなったため，児童精神科を紹介された。

[治療経過]　初診時に本児の家族関係を詳細に確認したところ，次のような状況が判明した。父親は，普段本児と接する機会が少なく，毎日22時過ぎに帰宅し夕食を摂るが，分け与えながらの団欒を本児が心待ちにしていたため，本児の遅い就寝も大目に見ていた。2年前から夜，塾通いをしている兄の送迎は母親が自家用車でしているが，本児を同乗させざるをえず，就学当初から本児の就寝時刻は23時過ぎとなることが多かった。睡眠不足を心配した母親は，父親の帰宅前に本児を寝かせつけるように何度か試みたが困難であった。学業不振も重なり，本児への対応を巡って両親が激しく口論をすることも度々あった。自分が早く眠らないことで両親が不仲になると本児は切に案じ，睡眠に対する過剰な義務感や不安を祖父に電話で訴えることもあった。しかし，早く眠らなければと思えば思うほど，さらに眠れなくなる悪循環による不眠が1ヵ月以上遷延した。それでも学習意欲は旺盛で，授業中の眠気を紛らわすために，本児はあえて体を動かしたり，周りを見回したりしていたらしく，担任からの注意や試験のケアレスミスも不本意に感じていたようであった。

　こうした状況を踏まえ，本児の遊戯療法と併行して母親面接も行いながら，経過をみた。母親面接では，親の都合で子供と情緒的な交流が充分もてなかったことに対する罪責感と，その代償的な対応に焦点を当てて，支持的に検討した。罪責感による育児には無理があることに次第に気付き，両親とも本児の健やかな成長を優先した生活習慣に改め，互いに協力して本児の睡眠や学習にも配慮するようになった。父親は19時にいったん帰宅し家族そろって夕食を摂り，仕事に戻りつつ兄の送迎もした。その間，母親は本児の学習を助け，早目に就寝すべく安心にも留意した。兄が部活動で不在となる休日は，父親も本児と過ごすことが増えた。そのうちに本児も自発的に早寝早起きを心掛けるようになり，薬物療法を要さずに不眠は改善し，授業中の多動や登校前の身体症状も認められなくなった。

[考察]　本例の診断は，環境及び心理学的原因も関与する精神生理性不眠症と言えるが，除外診断的に位置づけるのが適切[7]とされる。

　当初疑われたADHDや，自閉症スペクトラム障害などの発達障害は，中核症状に加え，併存症を有する場合が多く，睡眠障害もその1つである[8]。特に，RLSとADHDは併存頻度も高く[9]，脳内dopamineの生成に必要な鉄の欠乏が両者とも指摘されている。睡眠障害も他の精神障害と同様に，発達という観点から改めて捉え直す必要があると考えられている。

　本例の背景には社会全体が夜遅くまで稼動しているという社会情勢の変化がある。睡眠，食事，活動（学習・遊び）などの基本的な生活習慣を規則的に営むことは，子供の健全な発育には不可欠であるが，子供の睡眠時間の短縮化や就眠時刻の後退を示した報告も多い。不適切な睡眠習慣が子供に及ぼす影響には，食欲不振，情動不安定，集中困難など心身ともに多岐に渡り，看過してはならない問題と思われる。「夜は暗くて眠るもんじゃ。」本例の経過中，進展の一因ともなった患児の祖父のさりげない一言が持つ意味を，噛み締めるべき時はまさに，今であろう。

文献

1) 太田龍朗　睡眠障害ガイドブック．pp52-56, 弘文堂, 2006.

2) American Psychiatric Association. Diagnostic and Statistical Manual of Mental Disorders IV-TR. 2000.［髙橋三郎, 大野裕, 染矢俊幸訳 DSM-IV-TR 精神疾患の診断・統計マニュアル. 医学書院, pp571-629, 2004.］

3) 桜井武　オレキシン．（日本睡眠学会編）睡眠学．pp72-79, 朝倉書店, 2009

4) 本多裕　ナルコレプシー．（太田龍朗, 大川匡子　責編／松下正明　総編）臨床精神医学講座 13, 睡眠障害, pp217-238, 中山書店, 1999.

5) 飯島壽佐美　反復性過眠症．（太田龍朗, 大川匡子　責編／松下正明　総編）臨床精神医学講座 13, 睡眠障害．pp197-208, 中山書店, 1999.

6) Rajaram SS, Walters AS, England SJ, et al. Some children with growing pains may actually have restless legs syndrome. Sleep 27：767-773, 2004.

7) 粥川裕平　精神生理性不眠．（太田龍朗, 大川匡子　責編／松下正明　総編）臨床精神医学講座 13, 睡眠障害．pp171-184, 中山書店, 1999.

8) 堀内史枝, 岡靖哲, 上野修一　睡眠障害．精神医学 52（5）：477-483, 2010.

9) Picchietti DL, England SJ, Walters AS, et al. Periodic limb movement disorder and restless legs syndrome in children with attention-deficit hyperactivity disorder. J Child Neurol 13：588-594, 1998.

28 てんかん

髙橋 脩

I. 概念

世界保健機構（WHO）の定義によれば，「てんかんは反復性発作を特徴とする慢性の障害であり，その発作は短時間の注意又は muscle jerks の消失から重症で遷延性の痙攣まで様々に変化しうる。発作は脳細胞群（神経単位群）における突然に始まり通常は短い過剰な電気的放電によって起こるもの」とされる。本章では，児童精神科臨床の主たる対象である小児てんかんを中心に述べることとする。

II. 歴史

てんかんは，古代ギリシャ時代の Hippocrates によっても記載されていた最も古くから知られている脳疾患である。近代的なてんかん概念は19世紀英国の神経学者 Jackson, H. に始まる。彼は，てんかんは脳灰白質の突発的に起こる放電によって起こる，とした。その後1930年代から，Gibbs, F. や Lennox, W. らはてんかんの脳波学研究を進め，てんかんとは突発性脳律動異常を特徴とする脳疾患であるとした。また，同時代に脳外科医 Penfield. W. は発作型と中枢局在の関係について解明を進め，現代的なてんかん分類（局在関連てんかんと全般てんかん）の礎を築いた。

III. 疫学

てんかんの有病率は 0.5〜1％であり，性比はやや男性が多い。発症は3歳以下が最も多く，約半数が小児期に発症する。小児てんかんについては，我が国の代表的な有病率研究として岡山県における Oka, E. ら[1]の調査（対象年齢0〜12歳）がある。その報告によると，単発発作と発熱時の発作を含めた広義群の有病率は 1,000 人に 8.8 人（男児 9.8 人，女児 7.9 人）であり，それらを除いた狭義群は 5.3 人であった。てんかん分類（IV. を参照）では局在関連性てんかんが最も多く（76.7％），全般てんかん（22.3％），焦点性か全般性か決定できないてんかん（1.0％）の順であった。原因は，てんかんのみが大半（広義群 78.2％，狭義群 68.6％）であるが，知的障害が一定割合（それぞれ 20.0％と 31.4％）を占めていた。

IV. てんかん発作とてんかん分類

我が国ではてんかん発作とてんかん（epilepsies and epileptic syndromes）の分類は，国際抗てんかん連盟（International League Against Epilepsy：ILAE）がそれぞれ 1981 年および 1989 年に提案した分類[2,3]が用いられている。

1. てんかん発作

てんかん発作は，**表1**に示すように発作症状と発作時および発作間欠期脳波を基に，部分発作（一側大脳半球の一部に生じたてんかん性放電による発作），全般発作（両側大脳半球全般に生じたてんかん性放電による発作），未分類のてんかん発作の3つに分類される。

部分発作はさらに，単純部分発作，複雑部分発作，部分発作の二次性全般化の3つに細分される。単純部分発作は意識減損を伴わない部分発作である。発

表1　てんかん発作の国際分類（1981年版）

Ⅰ　部分（焦点性，局在性）発作
A．単純部分発作（意識障害はともなわない）
B．複雑部分発作（意識障害をともなう）
　1．始めから意識減損を伴うもの
　2．単純部分発作で始まり意識減損に移行するもの
C．二次性全般化に移行する発作
　1．単純部分発作から二次性全般化に移行する発作
　2．複雑部分発作から二次性全般化に移行する発作
　3．単純部分発から複雑部分発作を経て二次性全般
　　化に移行する発作
Ⅱ　全般発作（痙攣性，非痙攣性）
A．欠神発作
　1．定型欠神発作
　2．非定型欠神発作
B．ミオクロニー発作（単発性ないし多発性）
C．間代発作
D．強直発作
E．強直間代発作
F．脱力発作（失立発作）
　（上記の発作の合併が起こりうる，例えば，BとF，
　BとD）
Ⅲ　未分類のてんかん発作

（単純部分発作の各発作型及び未分類のてんかんについての詳細は省略）

表2　てんかんの国際分類（1989年版）

1．局在関連性てんかん
　1）特発性
　　中心・側頭部に棘波をもつ良性小児てんかん
　　後頭部に発作放電をもつ小児てんかんなど
　2）症候性
　　前頭葉てんかん，側頭葉てんかん
　　頭頂葉てんかん，後頭葉てんかんなど
　3）潜因性
2．全般てんかん
　1）特発性
　　乳児良性ミオクロニーてんかん
　　小児欠神てんかん，若年欠神てんかん
　　若年ミオクロニーてんかんなど
　2）潜因性あるいは症候性
　　West症候群（点頭てんかん），Lennox-Gastaut
　　症候群
　　ミオクロニー失立発作てんかん
　　ミオクロニー欠神てんかん
　3）症候性
　　早期ミオクロニー脳症
　　サプレッション・バーストを伴う早期乳児てんか
　　ん性脳症など
　4）焦点性か全般性か決定できないてんかん
　　乳児重症ミオクロニーてんかん
　　徐波睡眠時に持続性棘徐波を示すてんかん
　　後天性てんかん性失語（Landau-Kleffner症候群）
　　など

（小児期の主たるてんかんのみ記載）

作症状は，てんかん焦点の部位によって，運動，感覚，感情，認知，自律神経など様々な領域に及ぶ。複雑部分発作は意識減損を伴う部分発作である。単純部分発作で始まり意識減損症状に移行するものと，最初から意識減損症状を認めるもの（自動症など）に分けられる。部分発作の二次性全般化は，部分発作で全般性強直間代発作に発展したものである。

　全般発作はさらに，欠神発作，ミオクロニー発作，間代発作，強直発作，強直間代発作，脱力発作の6つに細分される。欠神発作は定型欠神発作と非定型欠神発作に2分される。当然ながら，複数のタイプの発作を合併する症例も多い。

2．てんかん分類

　てんかんは，発作症状を基に，全般発作を示すてんかん（全般てんかん），部分または焦点発作を示すてんかん（局在関連性，焦点性，局所性，部分性てんかん），焦点性か全般性か決定できないてんかん，特殊症候群（熱性けいれんなどの機会発作）の4つに分類される。次いで，全般てんかんと局在関連性てんかんは，病因によって，病因が明らかなてんかん（症候性または二次性てんかん）と遺伝的素因が推定されるものの原因が明らかではない特発性てんかん（一次性てんかん），症候性と考えられるが未だ病因が不明な潜因性（cryptogenic）てんかんなどに下位分類される。

　臨床的に重要な局在関連性てんかん，全般てんかん，焦点性か全般性か決定できないてんかんについて，小児期に関係の深いてんかんを**表2**に示す。児童精神科臨床，ことに発達臨床で遭遇する機会もある重要なてんかん症候群として，West症候群，Lennox-Gastaut症候群，乳児重症ミオクロニーてんかん（Dravet症候群）[4]，後天性てんかん性失語（Landau-Kleffner症候群）[5]，徐波睡眠時に持続性棘徐波を示すてんかん[6]がある。いずれも発達的退行，自閉症状，行動異常などを伴うことも多く，留意したい。

V.　原因

　てんかんの原因は前節で記したように，大きくは

特発性と症候性に分けられる。潜因性は病因が特定されていないために特発性のように考えられるが，本質的には症候性てんかんである。神経皮膚症候群，脳形成異常，周産期異常，脳損傷，急性脳炎などによる症候性てんかんは，先進諸国ではおおよそ1/3であり，Oka, E. ら[1]の研究では37.8％であった。これらのうち，神経皮膚症候群や大脳皮質形成異常では原因遺伝子の解明が進んでいる。

特発性てんかんは多因子遺伝と考えられてきたが，近年，メンデルの遺伝形式に従った家族性てんかん家系で原因遺伝子が明らかになってきた。熱性けいれんを合併する全般てんかん（generalized epilepsy with febrile seizures plus：GEFS＋）における電位依存性Na$^+$イオンチャンネルの電気特性を調整しているβサブユニット遺伝子変異の発見[7]から始まり，イオンチャンネル及びそれ以外の原因遺伝子が報告されるようになっている。

てんかん原因遺伝子の一層の解明が期待されるが，現状では臨床応用ができる成果は乳児重症ミオクロニーてんかんの SCN1A 遺伝子など限定的である。

VI. 診断

子どものてんかんに関係する診断は，てんかんそのものの診断，しばしば認められる神経発達症など併存症の診断に分けられる。

1. てんかんの診断

てんかんの診断は，発作症状がてんかんによるものか否かの鑑別から始まる。急性症候性発作や非てんかん性発作の除外が重要である。子どもの場合には，鑑別すべき疾患としては，熱性けいれん，憤怒けいれん（泣き入りひきつけ），睡眠時ミオクローヌス，夜驚症，睡眠時遊行症，悪夢，ナルコレプシー，チック，発作性運動誘発性ジスキネジア，失神（神経調節性，心原性）心因発作，急性代謝障害（低血糖，テタニー）などがある。

てんかんは脳疾患である。他の脳神経疾患との鑑別，てんかんが特発性か症候性・潜因性かを診断するためにも，神経学的診察を含め身体的診察を行う。軽症の脳性麻痺，神経線維腫症Ⅰ型，染色体微

細欠失症候群など基礎疾患が明らかになることもしばしばである。

てんかんの診断の確定には脳波検査が必須である。安静覚醒時脳波，賦活脳波（開閉眼，光刺激，3分間の過呼吸），睡眠脳波の各検査を行うのが原則である。診断に重要なてんかん性の突発性異常（棘波や棘徐波など）は睡眠時に出現しやすい。睡眠賦活脳波は必ず実施しておきたい。しかしながら，脳波検査でてんかん性異常波が認められればてんかんの可能性が高くなるが，1回の脳波検査，ことに覚醒時脳波だけではてんかん性異常波は認められないことも多い。異常波が認められない場合には，繰り返して検査を行うことが必要であるが，てんかんの診断はあくまでも臨床症状に基づいて行うことを認識しておきたい。

てんかんと診断できるためには，同様の発作症状が反復（2回以上）して確認される必要がある[8]。原則的には発作が1回のみではてんかんと診断できない。1回のみの機会発作を除外するためにも，同様の発作の既往を中心に病歴を聴取する。

Magnetic Resonance Imaging（MRI）検査もてんかんの原因となる脳器質病変の有無の確認や治療が必要な脳腫瘍など他疾患の鑑別に必要である。難治性てんかんで外科的治療の適応を判断する場合などでは，機能的MRI検査など機能的画像検査も必要となる。

てんかん発作と誘因の関係についても把握しておきたい。反射てんかんと関連した，感覚性（光, 音, 身体接触, 入浴, 排尿など），運動性（まぶたの開閉, くしゃみ, 手足の運動など），精神活動性（読書, 書字など）の特異的誘因が知られている。非特異的誘因としては，睡眠不足，発熱，ストレス，疲労，急激な運動，精神的緊張や緊張からの解放，月経，不規則な服薬・怠薬などが挙げられる。

2. 併存症診断

てんかんのある子どもでは，精神医学的併存症もしばしば認められる。知的障害，自閉スペクトラム症，注意欠如・多動症（ADHD），学習症，発達性協調運動症などである。これらの併存症の有無についても確認する。運動，知能，注意，学習などの諸機能は，当然ながら発作症状や抗てんかん薬の副作用

によっても影響を受ける。これらによる二次的な症状と併存症の鑑別も重要である。

VII. 治療

てんかんの治療は，薬物療法が中心であるが，薬物療法が限界に達した場合には外科的治療も検討されるようになってきた。てんかん発作には多くの誘因が知られている。これらについてもよく認識し除去に努める。また，てんかんのある子は発作の予防や事故防止を理由に日常生活上の行動制限を受けやすいが，本人の quality of life（QOL）の観点に立って対処したい。いずれにしても治療の主体は子どもである。理解度に合わせてインフォームド・コンセントを行い，保護者は元より子どもとともに治療を進めていきたい。

1．薬物療法

てんかんの治療は抗てんかん薬による薬物療法が基本である。抗てんかん薬に加え，難治性の小児てんかんではホルモン療法（ACTH や副腎皮質ステロイド），免疫グロブリン療法などが有効な場合がある。後者については，小児てんかんの専門家に委ねるべきであろう。

理想的な薬物療法は，発作が完全に抑制され，副作用がない状態である。使用する治療薬は，てんかんの種類と発作型によって決定される。

抗てんかん薬療法は，第一選択薬による単剤療法から始める。少量から開始し，発作抑制効果がなければ，副作用を観察しながら，徐々に増量する。効果がなければ，第二次選択薬を試みる。それでも効果がなければ併用療法を行うが，1剤で2年程度試みても効果が得られなければ，小児てんかんの専門医療機関を紹介する。薬物療法では，発作抑制効果は勿論のこと，副作用，薬物相互作用，逆説効果（paradoxical effect）などにも留意したい。薬物療法中は，定期的に投与している抗てんかん薬の血中濃度検査，関連した副作用の血液及び尿検査を行う。

抗てんかん薬の種類は多く，第一次選択薬と評価されているのは carbamazepine, ethosuximide, phenobarbital, phenytoin, primidone, valproic acid などである。てんかん発作型と選択薬の関係については，部分発作では carbamazepine, 全般発作では valproic acid が第一選択薬として推奨される。新たに発症したてんかん患者のおおよそ7割は抗てんかん薬治療で発作寛解が期待でき，難治性てんかんは約3割である（IX を参照）。

近年 gabapentin, topiramate, lamotorigine, levetiracetam, stripental, rufinamide など新規抗てんかん薬が次々承認・発売されるようになってきた。小児のてんかんについては，gabapentin と topiramate は部分発作，stripental は乳児重症ミオクロニーてんかん，rufinamide は Lennox–Gastaut 症候群に，いずれも一次選択薬との併用を原則に保険適用が承認されている。これに対し，lamotorigine は定型欠神発作については単剤使用，部分発作，強直間代発作，Lennox–Gastaut 症候群は併用治療のみ，levetiracetam は4歳以上の子供を対象に部分発作で単剤及び併用使用が認められている。

小児てんかんの薬物治療終結のガイドライン[9]によれば，3年以上発作がなければ原則的には断薬を考慮するが，てんかんの種類により発作再発率は異なる。また，てんかん性の異常波，知的障害，脳器質病変，思春期発症，複数の発作型，多剤併用などがあれば，再発危険率は高まる。断薬の手順は漸減中止が原則である。

2．外科的治療

難治性てんかんについては，迷走神経刺激療法や手術療法の適応も考慮される。

迷走神経刺激療法は前胸部に電源装置を埋め込み，間欠的に迷走神経を電気刺激することで発作頻度を減らす効果があるとされ，難治性てんかんの緩和治療法として用いられる。手術療法については，難治性てんかんで薬物療法の効果が認められず，てんかん焦点が特定でき，焦点部位を切除しても後遺症がない場合に適応が考慮される。具体的な適応基準については，日本てんかん学会の作成した外科治療適応指針[10]が参考になる。

外科的治療は侵襲性が極めて高い。十分なインフィームド・コンセントに基づきなされる必要があるのは言うまでもない。

3．本人への説明と生活上の配慮

1）本人への説明

てんかんという疾患，治療，日常生活における留意すべき事柄などについての本人説明は，幼児期後半の知的能力があれば部分的ながら可能となる。子どもは物事を理解すると実に忠実に実行するものである。子どもの病気や治療の理解水準に即して説明したい。

2）生活上の配慮

てんかんのある子ども，ことに発作が抑制されていない場合には，集団生活における配慮，誘因の除去，事故対策など日常生活において様々な配慮が必要となることも多い。

集団生活における配慮は色々な場面で必要である。子どもや保護者は，てんかんがあることを保育士や教師に伝えると，集団生活において不利益を被るのではないかと心配する。しかし，本人と保護者の意向を尊重することを原則に，理解と支援の輪を広げたい。

発作に特異的誘因が関与している反射てんかん（光過敏性てんかん，聴源性てんかん，驚愕てんかんなど）では，保護者，教師，集団生活を共にする児童生徒など周囲の人たちの理解を得てその除去に努める。また，非特異的誘因は多い。発作が抑制できない場合や抑制されていた発作が再発する場合には，不規則な生活，不眠，怠薬など様々な非特異的誘因が関与していることも多い。本人，家族とよく話し合い適切に対応したい。

事故については，溺死・溺水が最も重要である。学校等でのプール入水中より，自宅での入浴中の溺水・溺死が圧倒的に多いので注意を要する。自転車走行中の転倒，高所に上っているときの転落も時折経験する。

てんかんのある子は，日常生活ことに学校生活場面で行動制限を課されることもある。てんかんといってもその状態は子どもによって異なり，生活場面における留意すべき事柄も異なっている。過剰な行動制限は学校関係者の理解不足に起因することが多い。関係者の理解を得て，インクルーシブ教育の観点から合理的配慮を進めたい。

VIII．予後

小児てんかんの薬物治療終結のガイドライン[9]によれば，「小児のてんかんの発作の抑制率は，薬物療法により，てんかん全体では64〜82％は2年ないし3年以上抑制され，61〜79％は5年以上抑制される」ようだ。長期予後については，新たにてんかんと診断された16歳以下の144人を平均37年間追跡したSillanpää M. ら[11]の研究がある。それによると，最終調査時点で5年以上発作が抑制されている寛解群は67％（内訳は，抗てんかん薬による治療継続中14％，治療終了86％）であり，非寛解群は33％（一度も5年間の寛解時期がなかった群19％，寛解時期はあったが最終調査時点で発作を認めた群14％）であった。総合すると，良好群がおおよそ7割，経過不良群が3割とまとめられよう。

しかしながら，てんかんの治療予後はてんかんの種類によって全く異なるので，その正確な診断が重要である。最も発作及び発達予後が良好なのは，中心・側頭部に棘波をもつ良性小児てんかん，次いで欠神てんかん，若年性ミオクロニーてんかんである。これに対し，乳児重症ミオクロニーてんかん，West 症候群，Lennox–Gastaut 症候群などは難治であり発達予後も不良なことが多い。後天性てんかん性失語，徐波睡眠時に持続性棘徐波を示すてんかんの発作予後は良好であるが，発達予後は必ずしも良好とはいえない。

IX．症例呈示

［症例］　30歳，男子，前頭葉てんかん，ADHD。
［初診時主訴］　多動性，不注意などによりADHDを疑い受診。
［家族歴］　特記すべき家族歴は認めず。
［生育歴］　出生前及び周生期に異常は認めず。運動発達及び言語を含め知的発達は順調であったが，幼児期早期より極めて多動で衝動的，注意散漫，人懐っこく多弁であった。
［現病歴］　4歳6ヵ月，睡眠中に叫び声を上げ，覚醒するも朦朧状態で眼球が左方に偏位し同側の眼瞼と口角がひきつり，腰を上下に動かしながら体幹を左右に捻転する発作（自動症）を初発，持続時間は

30秒程度であった。総合病院の小児科を受診し、てんかんの診断で抗てんかん薬を処方された。

　小学1年生の時，ADHDの併存を疑われ，筆者の外来を受診。諸症状より，ADHD（混合型）と診断。てんかんについても担当小児科医より引継ぎ，治療を行うこととした。発作は，朝方の睡眠から目覚める時間帯に集中し，頻発する傾向があった。脳波は右前頭部に鋭波・徐波を認めたが，頭部MRI所見は異常を認めなかった。

［治療経過］　複雑部分発作の第一次選択薬carbamazepineで治療を開始したが，効果は不十分であった。様々な抗てんかん薬を試みるも難治，日に20回以上発作を認めることもあった。てんかん外科の専門医療機関に紹介し外科治療の可能性についても検討したが，適応外とのことであった。その後，根気強く治療を続けcarbamazepineにtopiramateを追加したところ，現在では発作は日に1〜2回（明け方）にまで減少してきている。

　併存のADHDについては，学童期中期より行為障害も加わり，methylphenidateや抗精神病薬を試みるも十分な効果はなかった。30歳の現在に至るまで，諸症状は残存しているが，反社会的行動はなくなり，パートタイムで働けるなど少しずつ軽快しつつある。

［考察］　学童期から成人期に至るまで治療を行っている難治性の前頭葉てんかんに重症のADHDを併存した症例である。前頭葉てんかんはADHDを併存することも多い。治療は困難を極めたが，徐々に軽快しつつある。諦めないで最善を尽くし続けることが大切なことを学んだ症例である。

X. まとめ

　てんかん臨床の概要について小児てんかんを中心に概説した。小児てんかんは，神経発達症を併存することも多い。児童精神科臨床，ことに発達臨床において重要な疾患である。その基本を理解し臨床に生かしたい。

文献

1) Oka E, Ohtsuka Y, Yoshinaga H, et al. Prevalence of Childhood Epilepsy and Distribution of Epileptic Syndromes：A Population-based Survey in Okayama, Japan. Epilepsia 47 (3)：626-630, 2006.

2) The Commission on Classification and Terminology of the International League Against Epilepsy：Proposal for revised clinical and electroencephalographic classification of epileptic seizures. Epilepsia 22：489-501, 1981.

3) Commission on Classification and Terminology of the International League Against Epilepsy：Proposal for Revised Classification of Epilepsies and Epileptic Syndromes. Epilepsia 30 (4)：389-399, 1989.

4) Dravet C. Les épilepsies graves de l'enfant. La Vie Médicale 8：543-548, 1978.

5) Landau W, Kleffner RF. Syndrome of acquired aphasia with convulsive disorder in children. Neurology 7：523-530, 1957.

6) Patry G, Lyagoubi S, Tassinari CA. Subclinical electrical status epilepticus induced by sleep in children. Arch Neuro 24：242-252, 1971.

7) Wallace RH, Wang DW, Singh R, et al. Febrile seizures and generalized epilepsy associated with a mutation in the Na^+-channel beta1 subunit gene SCN1B. Nature Genet 19：366-370, 1998.

8) Hirtz D, Ashwal S, Berg A, et al. Practice parameter：Evaluating a first nonfebrile seizure in children：Report of the Quality Standards Subcommittee of the American Academy of Neurology, The Child Neurology Society, and the American Epilepsy Society. Neurology 55：616-623, 2000.

9) 須貝研司，藤原建樹，池田昭夫ほか　小児てんかんの薬物治療終結のガイドライン．てんかん研究 28 (1)：40-47, 2010.

10) 三原忠紘　日本てんかん学会ガイドライン作成委員会　てんかん外科の適応に関するガイドライン．てんかん研究 26 (1)：114-116, 2008.

11) Sillanpää M, Schmidt D. Natural History of Treated Childhood-Onset Epilepsy：Prospective, Long-Term Population-Based Study. Brain 129 (Pt3)：617-624, 2006.

29 うつ病性障害

猪子香代

I. 概念

抑うつ気分は，悲しい，つらい，さびしい，むなしいという感情である。それが一定期間続いたときにうつ病の可能性を考える。うつ気分が，児の認知にも影響すると，絶望感，自分には価値がない，悪い結果になったのは自分のせいと考えるようになる。一方，抑うつ気分の児に伴うことが多いのが，アンヘドニア（anhedonia：何をしても楽しいと思えない）と離人感（感情を生き生きと感じられない）である。

また，うつ病は，うつ気分だけでなく行動にも変化があらわれ，焦燥または制止，気力の低下や疲労感，集中力低下や思考力低下，または決断困難で，実際にやらなければいけないこともできなくなる。そして，睡眠の変化（不眠または過眠），食欲の変化（食欲低下または過食）がともなうことも少なくない。

抑うつ気分に，これらの状態が加わって，うつ病と考える。

II. 歴史

1940 年代に Spitz の報告がある。乳児院で育てられた子どもがひきこもりがちであった。anaclitic depression といわれた（Spitz, 1946）[1]。1950 年代に Bowlby は，母親からの分離で乳児がどのような反応をしめすか 3 つの段階として記した（Bowlby et al., 1953[2]，Bowlby, 1960[3]）。乳児のうつ病については，先駆的な研究があるが，今も乳児のうつ病の診断，鑑別診断，予後，また治療的試みについては議論が

ある（Keren M et al. 2006）[4]。

さて，10 歳前後からの「うつ病」については，1980 年代までは，あまり注目されてこなかった。思春期の難しい時期の問題ととらえられることが多かった。うつ病が生じるためには十分な超自我の形成が必要であり，超自我の形成が不十分な児童青年期には，うつ病は存在しないと考えられてきた。

最近では，Diagnostic and Statistical Manual of Mental Disorders, DSM（American Psychiatric Association, APA）[5]で，多くの病気が年齢をとおして同じ診断基準で診断するとされているので，うつ病についても同じ試みがなされることで，多くの知見が得られるようになった。

III. 臨床症状

子どものうつ病は，おとなと同じ診断基準で診断されるが，しかし，子どものうつ病は，おとなのうつ病とは違った特徴をもっている。

子どものうつ病の特徴としては，過眠が多い食欲や睡眠に影響のないことが多い妄想的でない（Kovacs, 1996）[6]。認知的な歪みはしめし，悲観的で絶望的で，自己評価が低い。勉強がうまくいかず，友人や家族との関係も問題になる。うつ病はくりかえされることが多い（Birmaher et al., 2007）[7]。

うつ病の子どもは，「自分はだめだ」「もうどうしようもない」と思い，それを周囲に黙っているか，または繰り返し訴えたりする。家族は思春期や受験期の悩みと見過ごしてしまいがちである。本人もそう思っていることがある。「成績の落ちた自分が悪い」「勉強に集中できない自分がいけない」と考えている。家族との関係は，諍いになっていることが少

表1　大うつ病エピソード

A　以下の症状のうち5つ以上が2週間存在し，病前の機能からの変化を起こしている。 　　これらの症状のうち，少なくとも1つは，（1）抑うつ気分あるいは（2）興味または喜びの喪失である。（※明らかに，一般身体疾患，または気分に一致しない妄想または幻覚による症状は含まない） （1）その人自身の言明（悲しみ，空虚感を感じる）か，他者の観察（涙を流しているように見える）によって示される。ほとんど1日中，毎日の抑うつ気分が見られる（小児・青年では，苛立ち気分もありうる）。 （2）ほとんど1日中，毎日の全て，またはほとんど全ての活動における興味，喜びの著しい減退（本人の言明，他者の観察） （3）食事療法をしていないのに，著しい体重減少，増加，またはほぼ毎日の食欲の減退・増加。 （4）ほとんど毎日の不眠，または睡眠過多。 （5）ほとんど毎日の精神運動性の焦燥または静止（他者の観察可能） 　　（ただ単に落ち着きがないとか，のろくなったという主観的感覚でないもの。） （6）ほとんど毎日の易疲労性。気力の減退。 （7）ほとんど毎日の無価値感，過剰であるか不適切な罪責感。 　　（妄想の場合もある。ただ単に自分を責め，病気になったことに対する罪の意識ではない） （8）思考力や集中力の減退。または決断困難がほとんど毎日みられる（本人の言明，他人の観察可能）。 （9）死についての反復思考（死の恐怖だけでない），希死念慮，自殺企図，またははっきりとした自殺計画。 B　症状は混合性エピソードの基準を満たさない。 C　症状は，臨床的に著しい苦痛，または社会的，職業的，または他の重要な領域における機能の障害を引き起こしている。 D　症状は，物質（乱用薬物，投薬）の直接的な生理学的作用，または一般身体疾患（甲状腺機能低下症）によるものではない。 E　症状は，死別反応でうまく説明されない。すなわち愛する者を失った後，症状が2ヵ月を越えて続くか，または著明な機能不全，無価値感への病的なとらわれ，自殺念慮，精神病性の症状，精神運動静止があることで特徴づけられる。

（引用：APA. Diagnostic and Statistical Manual of Mental Disorders IV-TR 2000，[髙橋三郎ほか訳 DSM-IV-TR 精神疾患の診断・統計マニュアル．医学書院，2002]）

なくない。家族が成績が以前のように良くなれば本人の気持ちも落ち着くだろうと考えて勉強するよう励ませば，意欲もなく集中力もでない児は，より一層いらいらとする。家族が成績のことなんてどうでもよいからと言っても本人は成績が不安で仕方がない。悪い成績をとってどうしようもない事態になるだろうと思い込んでしまっている。

IV. 診断（診断分類，鑑別診断，併存障害）

1. 診断分類

　大うつ病，気分変調症，特定不能のうつ病性障害もしくは小うつ病，うつ気分を伴う適応障害をうつ病性障害と考える。

　大うつ病は，大うつ病エピソード（診断基準を**表1**にしめす）の存在を前提に考える。精神病性障害，双極性障害を鑑別して，大うつ病と考えられる。気分変調症の診断基準を**表2**にしめす。大うつ病エピソードよりも，うつ気分が持続し慢性的であるもの

をしめす。

　適応障害の診断基準を**表3**にしめす。心理社会的ストレス因子に対する反応のことで，抑うつ気分を伴うものをうつ病性障害のひとつと考える。ストレスになっている原因が消失すれば，適応障害は改善すると考えられる（APA，2000）[5]。

　診断には，本人の内的側面が重要であるので，家族や周囲の人からの情報とともに，本人がどう感じているか，どう考えているかということを面接で聞かなければならない。診断基準にそって尋ねることも重要で，本人は，自分の認知や解釈ばかりを言うことがあり，自らの状態が以前とは違った状態であって苦しいと感じているということを訊かなければならない。

2. 鑑別診断

　鑑別診断は，診断基準にもあるように，まずは身体疾患である。そして，精神病性障害，双極性障害である。

　精神病性障害については，内的体験を本人が積極

各 論

表2　気分変調性障害（気分変調症）

A	抑うつ気分がほとんど1日中存在し，それのない日よりもある日のほうが多く，患者自身の言明または他者の観察によって示され，少なくとも2年間続いている。 注）小児や青年では，気分はいらいら感であることもあり，また期間は少なくとも1年間はなければならない。
B	抑うつのあいだ，以下のうち2つ，またはそれ以上が存在すること。
1	食欲減退，または過食。
2	不眠，または過眠。
3	気力の低下，または疲労。
4	自尊心の低下。
5	集中力の低下，または決断困難。
6	絶望感。
C	この障害の2年の期間中（小児や青年については1年間），1度に2ヵ月を超える期間，基準AおよびBの症状がなかったことはない。
D	この障害の最初の2年間は（小児や青年については1年間），大うつ病エピソードが存在したことがない。すなわち，障害は慢性の大うつ病性障害または大うつ病性障害，部分寛解ではうまく説明されない。 ただし，気分変調性障害が発現する前に完全寛解しているならば（2ヵ月間，著明な徴候や症状がない），以前に大うつ病エピソードがあってもよい。さらに，気分変調性障害の最初の2年間（小児や青年については1年間）の後，大うつ病性障害のエピソードが重複していることもあり，この場合，大うつ病エピソードの基準を満たしていれば，両方の診断が与えられる。
E	躁病エピソード，混合性エピソード，あるいは軽躁病エピソードがあったことはなく，また気分循環性障害の基準を満たしたこともない。
F	障害は，精神分裂病や妄想性障害のような慢性の精神病性障害の経過中にのみ起こるものではない。
G	症状は物質（例えば，乱用薬物，投薬）の直接的な生理学的作用や，一般身体疾患（例えば，甲状腺機能低下症）によるものではない。
H	症状は臨床的に著しい苦痛，または社会的，職業的，他の重要な領域における機能の障害を引き起こしている。

（引用：APA. Diagnostic and Statistical Manual of Mental Disorders IV-TR 2000，[髙橋三郎ほか訳 DSM-IV-TR 精神疾患の診断・統計マニュアル．医学書院，2002]）

表3　適応障害

A．	はっきりと確認できるストレス因子に反応して，そのストレス因子の始まりから3ヵ月以内に情緒面または行動面の症状が出現
B．	これらの症状や行動は臨床的に著しく，それは以下のどちらかによって裏付けられている
	（1）そのストレス因子に暴露されたときに予想されるものをはるかに超えた苦痛　（2）社会的または職業的（学業上の）機能の著しい障害
C．	ストレス関連性障害は他の特定のI軸障害の基準を満たしていないし，すでに存在しているI軸障害（うつ病や統合失調症などの疾患）またはII軸（人格障害）の単なる悪化ではない
D．	症状は，死別反応を示すものではない
E．	そのストレス因子（またはその結果）がひとたび終結すると，症状がその後さらに6ヵ月以上持続することはない

（引用：APA. Diagnostic and Statistical Manual of Mental Disorders IV-TR 2000，[髙橋三郎ほか訳 DSM-IV-TR 精神疾患の診断・統計マニュアル．医学書院，2002]）

的に語らないことがあるので，うつ病と診断して経過をみているときにも，いつも考えに入れておかなくてはいけない。周囲に敏感であったり，外に行ったときのざわざわした感じが怖くて仕方ないと訴えてくれるようになるのは，何度も面接してからということもすくなくない。

双極性障害は，病歴の聴取が重要であるが，躁病相，軽躁病相がはっきりしないことが少なくない。躁極性障害のうつ病相である可能性は，若年発症の

うつ病の場合念頭に入れて対応することが必要である。

3．併存障害

　併存障害は多岐にわたる。発達障害が前駆することも少なくない。不安障害は前駆することも多いが，うつ病とともに不安も起こってくることも多い。反抗や行動上の問題も前駆することもあれば，

うつ病とともに起こってくることもある。治療を考えるときに，これらの併存障害の存在は重要である。

V. 病因

大うつ病は，遺伝的因子と環境因子の相互作用で引き起こされる。大うつ病は家族負因が大きいといわれる（Birmaher B et al., 2007）[7]。

発症や再発にストレスの関与は大きい。しかし，児がストレスをどう受け取るか，ストレスをどう処理するかという方法が関連していて，それも家族負因に関係する可能性がある。

VI. 疫学

大うつ病（Major depressive disorder；MDD）は，児童で2%，青年期で4〜8%の有病率であるといわれている。青年期では，男女比1：2である。（(Birmaher et al., 2007）[7]。

VII. 経過と予後

初回のエピソードは，ほとんど寛解することが多い。しかし，再発が多く，40〜70%は，3〜5年以内に再発・再燃する。より後年になってからの再発も多い（Birmaher et al., 2007）[7]。

VIII. うつ病の治療について

1. 新規抗うつ薬と子どものうつ病

子どものうつ病の治療については，抗うつ薬についての議論がある。

2003年paroxetineの臨床試験（DSM-IVにおける大うつ病，強迫症，社交不安症の小児を対象におこなわれた）で，有効性がみられず，自殺関連事象が多いと報告されたsertraline，duloxetine，mirtazapineにおいては海外において18歳未満の患者の有効性が示されていない。fluvoxamine，milnacipranについては，海外においても18歳未満の患者の試験は実施されていない。

2. なぜ抗うつ薬が子どものうつ病に効果がでにくいのか？

プラセボ効果が高いことがいわれている。その他，研究参加者の数が少ない，軽度のうつ病が包含されている，対象の子どもの年齢が低い，研究施設が多様であることが関係するといわれる（Bridge et al., 2009）[8]。

3. どういう子どもに抗うつ薬で自殺念慮がでやすいのだろうか？

うつ病の児については，治療前の自殺念慮，家族の問題，薬物もしくはアルコール依存が抗うつ薬と自殺念慮の関係がいわれる（Bridge et al., 2009）[8]。一方で，うつ病，強迫症，その他の不安症への適応についても同じようにリスクがあるといわれる（Hammad et al., 2006）[9]。

抗うつ薬のアクティベーションと自殺念慮は関連があるといわれる（Goodman et al., 2007）[10]。そのため，抗うつ薬の投与の初期に副作用が出やすい。少量から始めて，ゆっくりと増量していくことがすすめられる（Boylan et al., 2007[11]，Choe et al., 2012[12]）。自殺の前兆として，不安，焦燥，パニック発作，不眠，敵意，衝動，アカシジア，軽躁，もしくは躁状態，急な服薬の中止があらわれないか注意すべきである（Choe CJ, et al, 2012）[12]。

4. どういうときに抗うつ薬をうつ病の子どもに処方するのか？（Soutullo C, et al, 2013）[13]

抗うつ薬は，子どもの大うつ病，強迫症，そしてその他の不安症に効果があるが，不安症にもっとも効果があり，次に強迫症，そして，大うつ病である（Bridge et al., 2007）[14]。抗うつ薬に効果のあった児については，その後の継続治療が完解をもたらす効果がある（Cheung, 2008）[15]。

［症例］ 10歳，男児（不安症の男児への選択的セロトニン取り込み阻害薬〔SSRI〕の処方）。

小学校4年生。息ができなくなる。吐気がする。胸が苦しい，学校に行けないということが主訴で

あった。

6月に交通事故にあった。ひとりで遊んでいた。だいじょうぶと思ったが，そのあと，痛くなって病院に行ったところ，骨折をしていた。

夏休みはふつうに過ごした。

夏休み明けに運動会があって，担任教師が厳しく指導する。こわくて，息ができない，吐気がする。学校に行こうと思っただけで息が苦しくなってしまう。先生にどなられたらどうしよう，胸が苦しくなったらどうしようと考えてしまう。スクールカウンセラーから勧められてクリニックを受診した。

SSRIを処方し，無理に不安な教室に登校させないようにしていた。そうしていると，担任教師も厳しすぎる指導を控えるようになり本人の不安も軽減した。教室にも行けるようになった。

［症例］　14歳，女児（不安を伴ううつ病の女児へのSSRIの処方）。

学校にこわくて行けないことを主訴に来院した中学2年生。

1学期に，クラスの男の子に掃除の時間にボールを投げられた。掃除の場所から教室に逃げたら追いかけては来なかったが，こわくて2日休んだ。

しばらくして，体育を見学していたら，同じグループの女の子からきつくとがめられた。こわくなって，それからしばらく休んだ。

クラスの後ろの席の子から「うざい」と言われて，まわりの男の子からもみんなに言われて，こわくなって行けなくなった。

中学1年のときから，いやがらせをうけていた。家でも元気がない。だるい。ゆううつ。なにも楽しくない。

SSRIで治療したところ，以前より考えていた転校をすすめ，勇気をもって転校した。転校先では友人もでき，いじめられる不安もなく過ごせるようになった。

［症例］　33歳，女性（うつ病にSSRIが処方されていたが，緊張感がおさまらずにいた症例）。

無気力。何も仕事ができない。言葉がでてこないことを主訴に受診された。

15歳から19歳までもこのような状態だった。26歳のときに再発。他院でSSRIで治療されてきた。

対人恐怖がある。また，虐待の既往がある。実家には帰れない。SSRIに抗精神病薬と気分安定薬を追加。以前は元気なときのうまく休めないような感じであった。しかし，薬物を追加してからはそういう緊張感が軽くなったという。虐待をずっとうけていたことに関連する緊張感が強く，SSRIだけでは，穏やかな気分になったことがなかったという。前の主治医には虐待のことは言えずに治療をうけていた。

5. 抗うつ薬による治療に慎重になるべき症例について

抗うつ薬による治療については，不安の強いうつ病については，効果があると考えられるが，子どものうつ病の中には，抗うつ薬について慎重になるべき症例がある。

1）双極性障害へのリスクのある子ども

双極性障害の家族歴のある子ども，精神病症状のある子ども，注意欠如・多動症（ADHD）の症状があり気分の変わりやすい子ども，早期発症のうつ病，もしくは，抗うつ薬で躁症状のみられた子ども（Choe et al., 2012）[12]は，現在の状態がうつ病であっても双極性うつ病の可能性が考えられる。

抗うつ薬は，行動アクティベーションを起こしやすい。投与初期の2～3週間にみられることが多い。活発になり，いらいらし，不眠で，抑制がきかない（Safer et al., 2006[16]，Goodman et al., 2007[17]）。抗うつ剤の投与初期には，注意深く，症例を診る必要があり，アクティベーションの可能性が考えられれば，抗うつ剤の投与は早期に中止するなりの処置をとり，その後の観察をし，アクティベーションへも適切な対応をしなければならない。

うつ病の状態像としては，いらいらした気分の強い「うつ病」，怒りの強い「うつ病」，うつ気分がはっきりしない抑制の強い状態，感情の不安定さ，過眠，過食をともなう「うつ病」，自分が楽しいと思えることには没頭する「うつ病」，激しい自殺企図などのときは，たとえ，それまでの経過の中に，躁状態もしくは軽躁状態がみられなくとも，双極性障害のリスクを考えて治療をする必要がある。

それまでの経過としても，うつ病相になる以前の状態が，意欲的に活動していた子どもの場合，何度

も抑うつ状態を経験しているが，その後は普通以上の成果をあげる時期がみられている場合，うつ病相の間にも，一時的に爽快な気分の時期がみられる場合，やはり，双極性障害のリスクを考えて治療すべきだろう。

2）攻撃的な/焦燥の強い，うつ病の子ども

うつ病の子どもの中には，攻撃的な子ども，焦燥の強い子どもも少なくない（Choe et al., 2012[12]，Knox et al., 2000[18]）。

攻撃的行動については，抗精神病薬が最も使用されるが（Schur SB, et al, 2003[19]），気分安定薬も使用される（Choe CJ, et al, 2012[12]）。

［症例］ 14歳，女児（SSRI を投与せずに，治療したうつ病）。

眠れない。学校に行けないことを主訴に来院した中学校2年生。

友だちに悪口をいわれたのがきっかけである。かなりその友人への怒りがあるが，はっきりと言語化することはない。母親も怒りを口にすることをしない人であり，本児が怒りの感情をあらわにすると，相手はそんなに悪気はない，むしろ良い子と考えなさいといってさとす。

嫌な気分を訴える。何も楽しいとは思えないという。勉強にも趣味にも集中できない。何かをすると疲れてしまう。

抗精神病薬で治療していたが，過眠，テンションが高い，しかし，何をするのもめんどくさいという状態となった。

その後気分安定剤と抗精神病薬で治療しているが，学校には行かないものの友人とは交流し，勉強はすすめている。今後の治療としては，本人のやろうとすることを増やしていき，そのことを評価していくとともに，友人関係の中で起こってくるトラブルを本児がどのように考えていくかということを援助していく必要があるだろう。

6．ADHD とうつ病性障害

ADHD の症例の経過をみていくと，思春期頃から，抑うつ気分のはっきりしない過眠をともなった抑制の状態をみることがある。かれらは，抑制による社会的不適応を悩んでいる様子がみられない。

［症例］ 14歳，女児。

夏休みに父親と受診。中学校2年生。

小学校のころから，約束が守れない，時間が守れない。外で遊んでいると家に帰るのを忘れてしまう。母親からはいつも叱られて，「どうせあなたは謝っても約束しても守れないから」という叱られ方をして反抗することが日常になった。

勉強はできる。ともだちはいるが，ともだちもすぐにあきてしまう。すぐに違うともだちができる。学校では楽しそうにしているが，家にはいつも帰りたくない。

ADHD 症状は幼少期から明らかであり，アトモキセチンで治療したところ，診察室で父親とした約束は守るようになり，家には時間どおり帰る，塾にはきちんと通うという生活をするようになった。

しかし，11月から，学校は通うが，本人が言うには，すべて，めんどうくさい，新しいボーイフレンドと話しても，いらいらする。友だちと話すこともめんどうくさい。何をしてもおもしろくない。だるい，眠くて仕方がない。

気分安定薬で治療したところ，テストはこなし，気分は落ち着いてきた。

ADHD の治療中に起こったうつ病であるが，気分安定剤で改善した。

このように，抗うつ剤は，不安の伴ったうつ病に効果があり，より強い緊張をいつも感じているような症例には精神安定剤，気分安定剤を SSRI と伴に処方することが安定した気分につながることを経験する。また，不安がみられず攻撃性，怒りの強い症例には，抗うつ剤はアクティベーションがみられることを考慮にいれ慎重に投与するか，いらいらした気分に精神安定剤や気分安定剤から治療を始めることも考えられる。

［症例］ 15歳，男児。

小学校1年生から，ADHD の不注意優勢型といわれている。それとともに漢字の書字障害があり，また，中学になって，英語を始めてからは英語の読字障害が明らかになった。とても真面目な性格。忘れ物をするようには見えないが，忘れ物をする。か

各　論

かっていた主治医が薬物療法に積極的でなかったため，小学校時代は薬物は服用しなかった。

中学1年から，メチルフェニデート徐放錠を服用。中学2年の6月から体が震える，何もできない，ぼーとしているだけになってしまった。1年間抗うつ薬を服用するも，メチルフェニデート徐放錠を服用したときだけ，震えが止まることがあるだけで変わらないため，転院した。気分安定薬で改善する。

IX.　子どものうつ病

うつという症状をとっても，そこには，さまざまな病理が考えられ，それは，児のもつその他の症状から予測していくしかない。

子どものうつ病の治療については，抗うつ剤については慎重さが求められる。また，気分安定剤については，選択肢が少なく，試行錯誤であるが，子ども特有の気分の変わりやすさはさまざまな背景でおこり，今後も検討し経験をかさねていく必要がある。

文献

1) Spitz RA. Anaclitic depression；an inquiry into the genesis of psychiatric conditions in early childhood. Psychoanal Study Child 2：313-42, 1946.

2) Bowlby J, Robertson J. A two-year old goes to hospital. Proc R Soc Med. Jun；46（6）：425-7, 1953.

3) Bowlby J. Separation anxiety. Int J Psychoanal. Mar-Jun；41：89-113, 1960.

4) Keren M, Tyano S. Depression in infancy. Child Adolesc Psychiatr Clin N Am 15（4）：883-97, viii, 2006.

5) American Psychiatric Association, Diagnostic and Statistical Manual of Mental Disorders（'Text Revision' of the DSM-IV）2000.

6) Kovacs M. Presentation and course of major depressive disorder during childhood and later years of the life span. J Am Acad Child Adolesc Psychiatry. Jun；35（6）：705-15, 1996.

7) Birmaher B, Brent D；AACAP Work Group on Quality Issues, Bernet W, et al., Practice parameter for the assessment and treatment of children and adolescents with

depressive disorders. J Am Acad Child Adolesc Psychiatry. Nov；46（11）：1503-26, 2007.

8) Bridge JA, Birmaher B, Iyengar S, et al. Placebo response in randomized controlled trials of antidepressants for pediatric major depressive disorder. Am J Psychiatry. 166（1）：42-9, 2009.

9) Hammad TA, Laughren T, Racoosin J. Suicidality in pediatric patients treated with antidepressant drugs. Arch Gen Psychiatry. 63（3）：332-9, 2006.

10) Goodman WK, Murphy TK, Storch EA. Risk of adverse behavioral effects with pediatric use of antidepressants. Psychopharmacology（Berl）. Mar 191（1）：87-96, 2007.

11) Boylan K, Romero S, Birmaher B. Psychopharmacologic treatment of pediatric major depressive disorder. Psychopharmacology（Berl）. 2007 Mar；191（1）：27-38. Epub 2006 Aug 8.

12) Choe CJ, Emslie GJ, Mayes TL. Depression. Child Adolesc Psychiatr Clin N Am. Oct 21（4）：807-29, 2012.

13) Soutullo C, Figueroa-Quintana A. When do you prescribe antidepressants to depressed children？　Curr Psychiatry Rep. Jul 15（7）：366, 2013.

14) Bridge JA, Iyengar S, Salary CB, et al. Clinical response and risk for reported suicidal ideation and suicide attempts in pediatric antidepressant treatment：a meta-analysis of randomized controlled trials. JAMA. Apr 18 297（15）：1683-96, 2007.

15) Cheung A, Kusumakar V, Kutcher S, et al., Maintenance study for adolescent depression. J Child Adolesc Psychopharmacol. Aug；18（4）：389-94, 2008.

16) Safer DJ, Zito JM. Treatment-emergent adverse events from selective serotonin reuptake inhibitors by age group：children versus adolescents. J Child Adolesc Psychopharmacol. Feb-Apr；16（1-2）：159-69, 2006.

17) Goodman WK, Murphy TK, Storch EA. Risk of adverse behavioral effects with pediatric use of antidepressants. Psychopharmacology（Berl）. Mar；191（1）：87-96, 2007.

18) Knox M, King C, Hanna GL, et al., Aggressive behavior in clinically depressed adolescents. J Am Acad Child Adolesc Psychiatry. May；39（5）：611-8, 2000.

19) Schur SB, Sikich L, Findling RL, et al., Treatment recommendations for the use of antipsychotics for aggressive youth（TRAAY）. Part I：a review. J Am Acad Child Adolesc Psychiatry. Feb；42（2）：132-44, 2003.

30 双極性障害と重篤気分調節症

鈴木　太

本章では，6〜12 歳を児童期，13〜17 歳を青年期と想定して，児童青年期の双極性障害 bipolar disorders について概説する。また，双極性障害をめぐる近年の議論を整理するため，DSM-5 では抑うつ障害に分類されている重篤気分調節症 disruptive mood dysregulation disorder (DMDD) についても言及する。DSM-5 では，物質・医薬品誘発性双極性障害および関連障害，他の医学的疾患による双極性障害および関連障害といった物質や身体疾患によって躁症状を呈する障害が定義されているが，本章では取り扱わない。

DSM-IV 日本語版における major depressive episode は，DSM-5 日本語版では「抑うつエピソード」と邦訳されているが，より軽症のエピソードとの混乱を避けるため，本章では，「大うつ病エピソード」と直訳している。その他は DSM-5 日本語版の訳語に準じた。

I. 概念

双極性障害概念の源流は Kraepelin の躁うつ病概念であり，再燃と寛解を繰り返す経過が躁うつ病の臨床的特徴である。かつての躁うつ病に相当する病態は，米国精神医学会の診断基準である DSM-IV や DSM-5 では，双極性障害，抑うつ障害の一部である反復性うつ病に分割されており (**表1**)，両者の鑑別診断において，躁症状が特に重視されている。DSM-5 では，双極性障害は，双極 I 型障害 bipolar I disorder (BP-I)，双極 II 型障害 bipolar II disorder (BP-II)，他に特定される双極性及び関連障害 other specified bipolar related disorder (OSBRD) といった病型に分類されている (American Psychiatric Association, 2013)[1]。双極性障害と共に論じられることが多い DMDD は，DSM-5 において，新たに抑うつ障害の一型として位置づけられた精神障害であり，慢性の易怒性，反復するかんしゃくを主症状としている。

表1　かつての躁うつ病に相当する病態

		DSM-IV	DSM-5	その他の診断基準
かつての躁うつ病に相当する病態	経過中に躁症状を伴う独立したエピソードが観察された	BP-I BP-II BP-NOS	BP-I BP-II OSBRD	
	経過中に躁症状を伴う独立したエピソードが観察されたことがない	大うつ病性障害	大うつ病性障害	
かつては異常性格に分類されることがあった病態	ごく短時間の気分エピソードを頻回に繰り返している	気分循環性障害	気分循環性障害	PEA-BP
	抑うつや易怒性が慢性に持続している	気分変調性障害	気分変調症 DMDD	

略語は本文を参照

II. 歴史

　1980 年の DSM–III 以降，操作的診断基準を用いて，大うつ病性障害 major depressive disorder（MDD）などの抑うつ障害を児童や青年でも診断することが可能となり，1980 年代半ばから米国の児童精神科医は向精神薬をよく処方するようになっていった（Healy, 2008）[2]。1994 年に発表された DSM–IV には，特定不能の双極性障害 bipolar disorder not otherwise specified（BP–NOS）という概念が含まれ，臨床家や研究者が双極性障害の概念を「拡大解釈」することが許容された。

　注意欠如・多動症 attention deficit/hyperactivity disorder（ADHD）における中枢刺激薬，MDD における抗うつ薬といった向精神薬が児童や青年でもよく使われるようになった結果，これらの診断を受けた青年が向精神薬に反応しないとき，臨床家の多くは双極性障害との診断変更を行って，非定型抗精神病薬や気分安定薬を処方するようになり（鈴木, 2009）[3]，1994 年から 2002 年にかけて，米国における児童青年期双極性障害の診断は 40 倍に増加した（Moreno et al., 2007）[4]。BP–NOS 診断の増加は成人でも同様であり，米国の成人では，1999 年から 2010 年にかけて，BP–NOS の診断が 11 倍になったことも報告されている（Rajakannan et al., 2015）[5]。当時の米国やブラジルの報告では，児童青年期 ADHD の 11〜55％が双極性障害を併存したと報告されているが，これらは独自に拡張された双極性障害の診断基準を用いている（鈴木, 2009）[3]。DSM–IV を厳格に使用し，かつ，同様に構造化面接を用いた筆者らの研究では，児童青年期 ADHD の併存症として，双極性障害は一例も認められていない（Takahashi et al., 2007）[6]。

　米国では，児童青年期における双極性障害の過剰診断を防止するために新たな概念の作成が必要であると論じられるようになり，まず，慢性の易怒性を主症状とした病態である重症気分調整不全 severe mood dysregulation（SMD）の診断基準が発表され（Leibenluft et al., 2003）[7]，その 10 年後に，米国精神医学会は，SMD の基準を簡略化し，かつ，発症年齢を限定した DMDD 概念を DSM–5 に収録した（American Psychiatric Association, 2013）[1]。

III. 疫学

　児童と青年を対象とした疫学研究では，BP–I，BP–II の両者を合わせた有病率は 0.1 から 0.9％であり（表 2），ADHD や MDD に比べると，比較的稀な病態と言える。疫学研究における DMDD の有病率は，平均 3.9±1.3 歳の幼児 918 例を対象とした Duke Preschool Anxiety 研究では 3.3％，平均 13.7±2.0 歳の青年 1420 例を対象とした Great Smoky Mountains 研究では 1.1％，平均 14.2±3.4 歳の青年 920 例を対象とした Caring for Children in the Community 研究では 0.8％であった（Copeland et al., 2013）[10]。

1. 双極性障害の発症に先行する危険因子

　青年期における BP–I の危険因子としては，まず，双極性障害の家族歴が挙げられる（Brotman et al., 2007）[11]。大うつ病エピソードを経験したことも危険因子であり，青年期 BP–I の半数は大うつ病エピソードで初発し，児童青年期 MDD の 8〜49％は BP–I へ移行する（Hauser and Correll, 2013）[12]。青年期 MDD において，急激な発症（Strober and Carlson, 1982）[13]，精神運動抑制（Strober and Carlson, 1982）[13]，精神病（Strober and Carlson, 1982）[13]，頭痛，冷え性，腹痛，めまい，不眠，易疲労性といった身体症状（Bohman et al., 2012）[14]，双極性障害の家族歴（Strober and Carlson, 1982）[13]は，BP–I への移行を予測する。大うつ病エピソードを経験していない児童や青年では，家族歴は必ずしも BP–I の発症を予測しないようである（鈴木, 2015）[15]。

2. 重篤気分調節症の発症に先行する危険因子

　SMD の青年が双極性障害の家族歴を有していることは稀であるが（Brotman et al., 2007）[11]，双極性障害を伴う臨床例の子ども，いわゆる bipolar offspring を対象とした Pittsburgh Bipolar Offspring 研究では，bipolar offspring における DMDD の有病率は 6.7％であり，対照群の有病率である 0.8％よりも有意に高かったことが報告されている（Sparks et al.,

表2　児童青年期における BP-Ⅰ，BP-Ⅱ，DMDD の疫学，DSM-Ⅳまたは DSM-5 を診断基準としたもの

	地域	年齢（歳）	被験者の数	構造化面接と診断基準	BP-Ⅰ，BP-Ⅱの有病率（%）	DMDD の有病率（%）
TRacking Adolescents'Individual Lives Survey (Ormel et al., 2015)[8]	オランダ	19.1±0.6	1881	CIDI 3.0 DSM-Ⅳ	0.7 (lifetime)	
2004 British Child and Adolescent Mental Health Survey (Stringaris et al., 2010a)[9]	イギリス	8-19	5326	DAWBA DSM-Ⅳ	0.1	
Duke Preschool Anxiety Study (Copeland et al., 2013)[10]	アメリカ	3.9±1.3	918	PAPA DSM-5		3.3 （3ヵ月）
Great Smoky Mountains Study (Copeland et al., 2013)[10]	アメリカ	13.7±2.0	1420	CAPA DSM-5		1.1 （3ヵ月）
Caring for Children in the Community Study (Copeland et al., 2013)[10]	アメリカ	14.2±3.4	920	CAPA DSM-5		0.8 （3ヵ月）

CIDI 3.0＝World Health Organization's Composite International Diagnostic Interview version 3.0
DAWBA＝Developmental and Well-Being Assessment
PAPA＝Preschool Age Psychiatric Assessment
CAPA＝Child and Adolescent Psychiatric Assessment

2014)[16]。

　SMD を伴う青年はうつ病の家族歴を有していることが多く（Brotman et al., 2007)[11]，うつ病の家族歴を伴う青年は，虐待などの心的外傷を経験していることも多い（白川と鈴木，2014)[17]。双極性障害の成人患者では，身体的虐待の既往が DMDD に類似した超日内サイクルの気分変動パターンを予測したという報告がある（Leverich et al., 2002)[18]。

IV. 病因

　危険因子については上記の通りであるが，双極性障害や DMDD の原因はまだ確定されていない。Miklowitz と Chang は，「早期の困難は遺伝的な脆弱性と早期発症の関係を調整しているのかもしれない」として，双極性障害や DMDD の発症に心的外傷が関与している可能性を示唆している（Miklowitz and Chang, 2008)[19]。

V. 臨床症状

　身体疾患や物質の影響を背景としたものを除くと，DSM-5 では，BP-Ⅰ，BP-Ⅱ，気分循環性障害，そして，他の特定される双極性障害および関連障害（OSBRD）の4型が双極性障害に分類されている。

DSM-Ⅳ における BP-NOS は，その多くが，DSM-5 では，OSBRD または DMDD に分類されると考えられる。

1. 双極性障害の症状

　躁病エピソードを1回以上経験していると臨床家が判断したとき，児童や青年は BP-Ⅰ と診断される（American Psychiatric Association, 2013)[1]。成人期 BP-Ⅰ に比べると，青年期 BP-Ⅰ は，気分症状を呈する時期が多く，混合エピソードを経験しやすく，抑うつと躁が交代しやすい（Birmaher et al., 2006)[20]。軽躁病エピソードを1回以上，大うつ病エピソードを1回以上経験していると臨床家が判断したとき，児童や青年は BP-Ⅱ と診断される（American Psychiatric Association, 2013)。COBY 研究では，児童青年期 BP-Ⅱ は不安症が併存していることが多かった（Sala et al., 2010)[21]。

　児童や青年に気分循環性障害を診断することも DSM-5 では妨げられていないが，児童青年期の双極性障害の文献で論じられていることはほとんどない（Van Meter and Youngstrom, 2012)[22]。SMD の診断基準が発表されて間もない頃，prepubertal and early adolescent bipolar I disorder（PEA-BP-I）と名付けられた概念を用いた研究がいくつか報告されている

各　論

表3　DSM-5において他の特定される双極性障害および関連障害（OSBRD）に含まれる四つの障害

・短期間の軽躁病エピソードおよび抑うつエピソード
・不十分な症状を伴う軽躁病エピソードおよび抑うつエピソード
・先行する抑うつエピソードを伴わない軽躁病エピソード
・短期間の気分循環症

注：DSM-5日本語版における抑うつエピソードは，DSM-Ⅳ日本語版における大うつ病エピソード major depressive episode と同義である。

（Craney and Geller, 2003[23]；Geller et al., 2003）[24]。PEA-BP-Ⅰは4時間以上の躁病エピソードが毎日生じる期間が2週間以上持続することを必須としており（Craney and Geller, 2003）[23]，また，これらを診断される児童や青年の77％は，年間に365回以上の躁病相を伴う「超日内サイクル」を有しているなど（Geller et al., 2003）[24]，DSM-5のBP-ⅠやBP-Ⅱではなく，気分循環性障害やDMDDに近い概念である。

DSM-Ⅳでは，BP-Ⅰ，BP-Ⅱ，気分循環性障害のいずれでもないが，臨床家が双極性障害であると診断したとき，児童や青年はBP-NOSと診断される。DSM-5では，**表3**に挙げた四つのパターンのいずれかが診断される場合に限って，OSBRDの診断が与えられる。COBY研究では，発症年齢，罹病期間，併存症の生涯有病率，希死念慮や大うつ病エピソードの経験率，家族歴などの臨床的特徴は，BP-ⅠとBP-NOSで差がなかったが，BP-NOSは，躁症状と機能障害がより軽症で，自殺企図や入院の経験率も低かった（Sala et al., 2009）[25]。なお，多変量解析では自殺企図の予測因子は，BP-Ⅰそのものではなく，BP-Ⅰと診断された症例に伴っていた臨床的特徴，すなわち，混合エピソード，精神病，パニック症，自傷行為，物質使用障害などであることが示された（Goldstein et al., 2005）[26]。

2.　青年期双極性障害の併存症

COBY研究では，双極性障害を診断される児童や青年は，その44％が不安症併存例であり（Sala et al., 2010）[21]，また，境界性パーソナリティ障害の症状を伴っていることが多く，境界性パーソナリティ障害の症状である情動不安定，衝動性，解離症状やストレス性の妄想様観念を伴う児童や青年は予後が良くなかった（Yen et al., 2015）[27]。米国の報告では，双極性障害を伴う青年には物質使用障害が併存しやすい（Goldstein et al., 2008）[28]。物質使用障害併存例は

自殺企図のリスクが高く（Goldstein et al., 2005）[26]，エピソードから回復しにくく（Yen et al., 2016）[29]，再発しやすく（Yen et al., 2016）[29]，体重が増加しやすく（Goldstein et al., 2008），女児では妊娠や人工妊娠中絶が多く（Goldstein et al., 2008）[30]，不安症を新たに発症しやすい（Sala et al., 2012）[31]。

3.　重症気分調整不全とその症状

SMDの診断基準を**表4**に示した。SMDとDMDDの主症状は，慢性に持続する易怒性，そして，繰り返されるかんしゃくである。SMDはそれに加えて，不眠，焦燥，転導性亢進などの覚醒亢進症状が診断基準に含まれている。DMDDには他の精神障害が併存しやすく，代表的なものは，DMDDと同様に易怒性を主症状とする反抗挑発症 Oppositional Defiant Disorder（ODD）である。上記の再解析では，DMDDにおけるODDの併存率は57～70％であり，非DMDDに対するオッズ比は61.0または103.0であった（Copeland et al., 2013）[10]。同様に，DMDDにおける抑うつ障害の併存率は33～36％であり，非DMDDに対するオッズ比は16.3または23.5であった（Copeland et al., 2013）[10]。DMDDは行動障害を併存しているか，情緒障害と行動障害の両方を併存していることが多く，行動障害を併存せずに情緒障害を併存していることは稀であった（Copeland et al., 2013）[10]。

VI.　経過と予後

最近の疫学研究におけるBP-ⅠまたはBP-Ⅱの有病率は，8～19歳で0.1％（Stringaris et al., 2010a）[9]，平均19.1±0.6歳の若年成人における生涯有病率で0.7％であり（Ormel et al., 2015）[8]，若年者では概ね低い値に留まっている。本邦の児童精神科医の多くは，初診時点で15歳までの患者を治療しており，こ

表4　重症気分調整不全の研究用診断基準

包含基準

□ 7-17 歳で，12 歳以前に症状が発症。

□ ほとんどの日で半日以上存在し，子供の環境の人々（例えば親，教師，仲間）に気づかれる十分な重症度をもつ
　異常な気分（特に怒りや悲しみ）。

□ 次の3つ以上の症状をもつことで定義される覚醒亢進。

　　　　不眠
　　　　焦燥
　　　　転導性亢進
　　　　競走する思考または観念奔逸
　　　　談話促迫
　　　　押しつけがましさ

□ 彼/彼女の仲間と比べて，その子供は，言語的あるいは行動的に表現される陰性の情緒的な刺激への反応性が著明
　に増大する。例えば，その子供は，年齢や誘因となった出来事にそぐわない強いかんしゃく，言語的怒り，人や
　財産への攻撃性で，欲求不満に反応する。そのような出来事は，平均して，過去4週間にわたって，週に3回以
　上起きている。

□ 今までの3つの項目（2，3，4）で記された症状は，現在存在していて，過去12ヵ月以上にわたって症状のない
　時期が2ヵ月を超えて続いたことがない。

□ 症状は少なくとも一つの状況で深刻であり（例えば，家庭，学校，仲間への暴力的な怒りや暴力），さらに，もう
　一つの状況で少なくとも軽い症状（押しつけがましさ，転導性亢進）がある。

除外基準

□ その個人は，以下のような基本的な双極性症状を示す。

　　　　高揚あるいは誇大な気分
　　　　誇大性または自尊心の増大
　　　　挿話的な睡眠欲求の低下

□ その症状は4日以上の独立した期間に起きる。

□ その個人は，統合失調症，統合失調様障害，統合失調感情障害，広汎性発達障害，外傷後ストレス障害の基準を
　満たす。

□ その個人は，過去3ヵ月以内に物質使用障害の基準を満たす。

□ 知能指数＜80

□ その症状は，乱用薬物の直接的な生理学的影響や，一般医学的あるいは神経学的状態を原因とする。

（引用：Leibenluft，2003[32]を邦訳，鈴木，2015[15]より）

の時期の ADHD や MDD に比べると，BP-I や BP-II は稀な病態と言える。一方，BP-NOS や MDD の臨床例のうち，かなりの割合が BP-I や BP-II に移行することが報告されており，より重篤な病態に移行する可能性の高いハイリスク児を同定することが児童精神科医にとっての課題の一つと言える。

1．双極性障害と診断された児童や青年の経過

　児童や青年を対象とした臨床研究としては，COBY 研究が，BP-I，BP-II，BP-NOS と診断された7〜17 歳の臨床例の経過を追跡している（Birmaher et al., 2006）[33]。COBY 研究に登録された児童青年期双極性障害の臨床例では，まず，2.5 年後の時点で82％が回復していたが，さらに 1.5 年が経つと，その時点で回復を得られていた症例の 33％は1回のエピ

ソード，30％は2回以上のエピソードを再燃した（Birmaher et al., 2009）[34]。再燃したエピソードは，典型的には抑うつエピソードであり，研究参加時のエピソードの極性，すなわち，躁であるか抑うつであるかということは，再燃したときのエピソードがいずれであるかを予測した（Birmaher et al., 2009）[34]。4 年後の時点では，60％が閾値下の症状を有していたが，抑うつまたは混合性の症状であることが多く，純粋な躁症状の頻度は低かった（Birmaher et al., 2009）[34]。4 年後の不良な転機を予測した因子は，若年であること，BP-NOS であること，罹病期間の長さ，低い社会経済的状態，そして，気分障害の家族歴であった（Birmaher et al., 2009）[34]。また，不安症併存例では，気分症状の持続期間が長く（Sala et al., 2010）[21]，抑うつエピソードが再発しやすく，回復しにくいこと（Sala et al., 2014）[35]，複数の不安症を併存している症例では，気分症状がない期間が特に短

各 論

く（Sala et al., 2014）[35]，不安症は寛解しにくいこと（Sala et al., 2012）[31] が明らかとなっている。

児童や青年を対象とした疫学研究では，BP–I が診断されることが少なく（Lewinsohn et al., 2000）[36]，ゆえに，この時期の BP–I の経過を追跡した疫学研究はまだ報告されていない。一般人口の青年では，閾値下の躁症状が生じたとしても，BP–I や BP–II に移行することはほとんどない（Lewinsohn et al., 2000）[36]。COBY 研究に登録された臨床例では，4 年間の経過で，BP–II の 25％は BP–I に移行し（Birmaher et al., 2009）[34]，5 年間の経過で，BP–NOS の 23％が BP–I, 22％が BP–II に移行した（Axelson et al., 2011）[37]。BP–I または BP–II への移行を予測した因子は，ベースラインにおいて躁病または軽躁病の家族歴を有していたこと，経過において躁症状の重症度が増大したこと，高強度の外来心理療法を経験したことであった（Axelson et al., 2011）[37]。

2. 重篤気分調節症の経過

SMD または DMDD の臨床例を短期間追跡した研究が二つ報告されており，児童期 DMDD は特定の精神障害への移行を予測しないことが示唆されている。まず，平均 11.6±2.3 歳の SMD84 例を 2 年間追跡した臨床例の追跡研究では，躁病/軽躁病を経験したのは 1 例のみであった（Stringaris et al., 2010b）[38]。より多くの被験者が登録された Longitudinal Assessment of Manic Symptoms（LAMS）研究では，かんしゃくが週 2 回以上，症状の持続期間は 6 ヵ月以上，BP–NOS の症例を除外しないなど，DSM–5 よりもやや広めに定義された DMDD の経過が検討された。LAMS 研究では，平均 9.3±1.8 歳の DMDD184 例を含む，児童 706 例が 2 年間追跡されたが，BP–I または BP–II に移行したのは，DMDD を伴う群の 5.5％，DMDD を伴わない群の 8.0％，抑うつ障害に移行したのは，DMDD を伴う群の 11.3％，DMDD を伴わない群の 9.1％であり，いずれも両群で統計学的な有意差を認めなかった（Axelson et al., 2012）[39]。

より長期間の観察では，児童青年期における DMDD 診断の経時的な安定性は低いものの（Brotman et al., 2006[40]；Axelson et al., 2012[39]），成人期の抑うつ障害の危険因子となること（Brotman et al., 2006[40]；Stringaris et al., 2009）[41] が示唆されている。

VII. アセスメント

双極性障害が，学業や対人関係などの社会的機能を障害して（Goldstein et al., 2009）[42]，自殺の危険を高めること（Goldstein et al., 2005）[26]，DMDD が抑うつ障害が発症する危険を高めることは，いずれの障害においても早期診断が重要であることを示唆する（Sala et al., 2009）[25]。他の精神障害と同じく，危険因子を評価して事前確率を推定し，生活史と現病歴を聴取し，身体疾患や他の精神障害を除外し，症候と経過を完全に把握した上で，診断基準で診断を確定するといった作業が診断の際に必要となる。DSM–5 では，BP–I または BP–II の鑑別診断として，OSBRD などの双極性障害の他に，精神病性障害，抑うつ障害，不安症，物質・医薬品誘発性双極性障害，物質使用障害，ADHD，DMDD，パーソナリティ障害などが挙げられている（American Psychiatric Association, 2013）[1]。易怒性は非特異的な精神症状であり，DSM–5 では，DMDD に数多くの鑑別診断が挙げられている（American Psychiatric Association, 2013）[1]（**表 5**）。

ADHD は，BP–I, DMDD のいずれにとっても鑑別診断となりうる。BP–I と DMDD に共通した症状である易怒性は ADHD の臨床例にとって稀ではなく，BP–I と ADHD の診断基準には，いずれも注意集中困難や多弁が含まれている。ADHD と DMDD は慢性に経過する精神障害であり，これらと BP–I との鑑別に際しては，気分エピソードの経過，双極性障害の家族性などの評価が重要である。大うつ病エピソードという点で，双極性障害，特に，BP–II や OSBRD は MDD と症候学的に類似しており，このような場合は軽躁病エピソードの評価が重要となる。

児童青年期双極性障害のスクリーニングを目的として，質問紙である Child Behavior Checklist（CBCL）から CBCL–PBD が作成されたが，行動障害，抑うつ障害，不安症が混在したサンプルでは，CBCL–PBD の感度は 57％しかなく（Diler et al., 2009）[43]，スクリーニングを含めて，臨床的な有用性はほとんどない。スクリーニングのためにはより感度の高い質問紙が必要であるが，成人において 32 項目版の高い感度が報告された Hypomania Checklist（HCL–33）は選択肢となるかもしれない（鈴木ら, 2015）[44]。た

表 5　児童または青年を診断する際に鑑別すべき, DSM-5 診断基準に易怒性が含まれている精神障害

- ●双極性障害および関連障害群
  - ○双極Ⅰ型障害 Bipolar Ⅰ Disorder
  - ○双極Ⅱ型障害 Bipolar Ⅱ Disorder
  - ○他の特定される双極性障害および関連障害 Other Specified Bipolar and Related Disorder
- ●抑うつ障害群
  - ○重篤気分調節症 Disruptive Mood Dysregulation Disorder（DMDD）
  - ○大うつ病性障害 Major Depressive Disorder
  - ○持続性抑うつ障害 Persistent Depressive Disorder（気分変調症 Dysthymia）
  - ○月経前不快気分障害 Premenstrual Mood Dysphoric Disorder
- ●心的外傷およびストレス因関連障害群
  - ○心的外傷後ストレス障害 Posttraumatic Stress Disorder
  - ○急性ストレス障害 Acute Stress Disorder
- ●不安症群
  - ○分離不安症 Separation Anxiety Disorder
  - ○全般不安症 Generalized Anxiety Disorder
- ●秩序破壊的・衝動制御・素行症群
  - ○反抗挑発症 Oppositional Defiant Disorder
- ●パーソナリティ障害群
  - ○境界性パーソナリティ障害 Borderline Personality Disorder

だし, 児童や青年において, HCL-33 の信頼性や妥当性を検討した研究はまだない。

VIII. 治療

双極性障害では, 双極性障害に起因する気分エピソードそのものの治療, そして, 併存する他の精神障害の治療が必要となる

1. 双極性障害そのものの治療

BP-Ⅰ, BP-Ⅱ, OSBRD の治療は, 維持療法, 躁病相に対する急性期治療, うつ病相に対する急性期治療の三つに分けて, その有効性が検討されている。

1）維持療法

双極性障害の薬物療法において, 最も重要なのは, 躁病相及びうつ病相の再燃を予防する維持療法であり（Ghaemi, 2008）[45], 代表的な向精神薬は lithium である（Findling et al., 2013b）[46]。児童青年期の BP-Ⅰ または BP-Ⅱ では, lithium と divalproex が 18 ヵ月にわたって, 同程度に再燃を抑制したという報告がある（Findling et al., 2005）[47]。

精神療法の研究は, BP-Ⅰ だけではなく, BP-Ⅱ, BP-NOS が混在したサンプルを対象としていることが多いが, 精神療法は児童や青年のレジリエンスを高めると考えられており（Miklowitz and Chang, 2008）[19], 薬物療法を併用して治療されている青年期双極性障害に対して, family focused treatment for adolescents（FFT-A）が抑うつエピソードの日数を短縮したという報告がある（Miklowitz et al., 2008）[48]。FFT-A は, 心理教育, コミュニケーション強化訓練, 問題解決スキル訓練などで構成されている（Miklowitz and Chang, 2008）[19]。

2）躁病相に対する急性期治療

躁病相に対する薬物療法の RCT の大半は, DSM-Ⅳ で定義された躁病または混合エピソードを対象としており, lithium, risperidone, aripiprazole, olanzapine, quetiapine の有効性が報告されている（齋藤, 2013）[49]。BP-NOS に対しては, divalproex とプラセボが同等であったという報告がある（Findling et al., 2007）[50]。

3）うつ病相に対する急性期治療

青年期 BP-Ⅰ の抑うつに対して, quetiapine 300-600 mg/日は, プラセボと同等であった（DelBello et al., 2009）[51]。児童期 BP-Ⅰ, 児童青年期 BP-Ⅱ または OSBRD については, 抑うつに対する向精神薬の有効性は検討されていない。なお, 抗うつ薬を青年期 BP-Ⅱ に使用したとしても, BP-Ⅰ への移行率は変化せず（Axelson et al., 2011[37]；Geller et al., 1994[52]）, 気

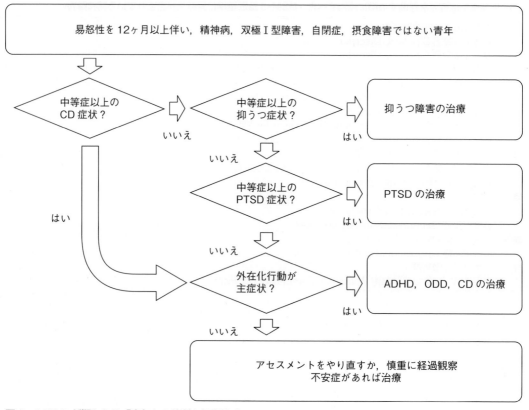

図6 DMDD が疑われる「青年」の診断と初期治療のためのフローチャート

分安定薬や抗うつ薬を処方されていない症例では，双極性障害に併存する不安症が寛解しにくい（Sala et al., 2012）[31]。

2．双極性障害の併存症の治療

双極性障害における性的過活動は，性被害やその再被害のリスクを高めると考えられており，双極性障害のように気分が変動しやすい状態にある児童や青年が心的外傷に曝露されないように保護すべきであると論じている研究者もいる（Wozniak et al., 1999）[53]。ハイリスクな性行動を抑制するという観点では，パーソナリティ障害（Lavan and Johnson, 2002）[54]，心的外傷後ストレス障害（Ullman et al., 2009[55]；Littleton and Ullman, 2013[56]），物質使用障害（Goldstein et al., 2008）[28]，素行症（Maniglio, 2014）[57]などが治療的な介入の焦点となりうる（鈴木と尾崎，2016）[58]。

本邦における物質使用障害の併存率は明らかでは

ないが，医原性に物質使用障害を発症させることを予防するという観点から，臨床家は benzodiazepine の使用を可能な限り抑制し，また，barbiturate の使用，benzodiazepine の長期使用を避けるべきであろう。物質使用障害併存例では，物質使用障害の治療を双極性障害の治療よりも優先すべきであるとの意見もある（Perugi et al., 2006）[59]。

3．双極性障害ハイリスク児の治療

家族療法プログラムによって，青年期 MDD が双極性障害に移行しにくくなるという報告がある（Nadkarni and Fristad, 2010）[60]。

4．重篤気分調節症の治療

SMD について，薬物療法に関する二つの報告がある。まず，児童期 ADHD における methylphenidate の有効性は SMD の有無を問わない（Waxmonsky et al., 2008)[61]。次に，児童期 SMD はプラセボ反応性が高く，lithium は無効である (Dickstein et al., 2009)[62]。

児童期 ADHD における行動療法の有効性は SMD の有無を問わず (Waxmonsky et al., 2008)[61]，特に児童では，親訓練が選択肢となる。DMDD の治療については研究がほとんどないが，DMDD が疑われる青年に対して，併存症に焦点づけて初期治療を行うためのフローチャートを筆者が提案している（鈴木と尾崎，2016）(**図6**)[58]。

文献

1) American Psychiatric Association. Diagnostic and Statistical Manual of Mental Disorders: Dsm-5. American Psychiatric Publishing, 2013.

2) Healy D Mania. A Short History of Bipolar Disorder. Johns Hopkins Univ Pr, Baltimore, 2008.［江口重幸 監訳 双極性障害の時代 - マニーからバイポーラーへ. みすず書房, 2012.］

3) 鈴木太 注意欠陥多動性障害と双極性障害. 児童青年精神医学とその近接領域. 50(4)：365-376, 2009.

4) Moreno C, Laje G, Blanco C, et al. National trends in the outpatient diagnosis and treatment of bipolar disorder in youth. Arch Gen Psychiatry. Sep；64 (9)：1032-9, 2007.

5) Rajakannan T, Safer DJ, Burcu M, Zito JM. National Trends in Psychiatric Not Otherwise Specified (NOS) Diagnosis and Medication Use Among Adults in Outpatient Treatment. Psychiatr Serv. Mar 1；67 (3)：289-95, 2016.

6) Takahashi K, Miyawaki D, Suzuki F, et al. Hyperactivity and comorbidity in Japanese children with attention-deficit/hyperactivity disorder. Psychiatry Clin Neurosci. Jun；61 (3)：255-62, 2007.

7) Leibenluft E, Charney DS, Towbin KE, et al. Defining clinical phenotypes of juvenile mania. Am J Psychiatry. Mar；160 (3)：430-7, 2003.

8) Ormel J, Raven D, van Oort F, et al. Mental health in Dutch adolescents: a TRAILS report on prevalence, severity, age of onset, continuity and co-morbidity of DSM disorders. Psychol Med. Jan；45(2)：345-60, 2015.

9) Stringaris A, Santosh P, Leibenluft E et al. Youth meeting symptom and impairment criteria for mania-like episodes lasting less than four days：an epidemiological enquiry. J Child Psychol Psychiatry. Jan；51 (1)：31-8, 2010.

10) Copeland WE, Angold A, Costello EJ, Egger H. Prevalence, comorbidity, and correlates of DSM-5 proposed disruptive mood dysregulation disorder. Am J Psychiatry. Feb；170 (2)：173-9, 2013.

11) Brotman MA, Kassem L, Reising MM, et al. Parental diagnoses in youth with narrow phenotype bipolar disorder or severe mood dysregulation. Am J Psychiatry.

Aug；164 (8)：1238-41, 2007.

12) Hauser M, Correll CU. The significance of at-risk or prodromal symptoms for bipolar I disorder in children and adolescents. Can J Psychiatry. Jan；58 (1)：22-31, 2013.

13) Strober M, Carlson G. Bipolar illness in adolescents with major depression: clinical, genetic, and psychopharmacologic predictors in a three-to four-year prospective follow-up investigation. Arch Gen Psychiatry. May；39 (5)：549-55, 1982.

14) Bohman H, Jonsson U, Päären A, et al. Prognostic significance of functional somatic symptoms in adolescence: a 15-year community-based follow-up study of adolescents with depression compared with healthy peers. BMC Psychiatry. Jul 27；12：90, 2012.

15) 鈴木太. 児童青年期の双極性障害と重篤気分調節症. 児童青年精神医学とその近接領域. 56(3)：360-365, 2015.

16) Sparks GM, Axelson DA, Yu H, et al. Disruptive mood dysregulation disorder and chronic irritability in youth at familial risk for bipolar disorder. J Am Acad Child Adolesc Psychiatry. Apr；53 (4)：408-16, 2014.

17) 白川美也子，鈴木太　トラウマと気分変動. 精神治療学 29 (5)：583-592，2014.

18) Leverich GS, McElroy SL, Suppes T, et al. Early physical and sexual abuse associated with an adverse course of bipolar illness. Biol Psychiatry. Feb 15；51 (4)：288-97, 2002.

19) Miklowitz DJ, Chang KD. Prevention of bipolar disorder in at-risk children: theoretical assumptions and empirical foundations. Dev Psychopathol. Summer；20 (3)：881-97, 2008.

20) Birmaher B, Axelson D, Strober M, et al. Clinical course of children and adolescents with bipolar spectrum disorders. Arch Gen Psychiatry. Feb；63 (2)：175-83, 2006.

21) Sala R, Axelson DA, Castro-Fornieles J et al. Comorbid anxiety in children and adolescents with bipolar spectrum disorders：prevalence and clinical correlates. J Clin Psychiatry. Oct；71 (10)：1344-50, 2010.

22) Van Meter AR, Youngstrom EA. Cyclothymic disorder in youth：why is it overlooked, what do we know and where is the field headed? Neuropsychiatry (London). Dec 1；2 (6)：509-519, 2012.

23) Craney JL, Geller B. A prepubertal and early adolescent bipolar disorder-I phenotype: review of phenomenology and longitudinal course. Bipolar Disord. Aug；5 (4)：243-56, 2003.

24) Geller B, Graney JL, Bolhofner K et al. Phemenology and longitudinal course of children with a prepubertal and early adolescnet bipolar disorder phenotype. In: Geller B and DelBello MP(ed.). Bipolar disorder in childhood and early adolescence. Guilford Press, New York, 2003.

25) Sala R, Axelson D, Birmaher B. Phenomenology, longitudinal course, and outcome of children and adolescents

with bipolar spectrum disorders. Child Adolesc Psychiatr Clin N Am. Apr；18（2）：273-89, 2009.

26) Goldstein TR, Birmaher B, Axelson D et al. History of suicide attempts in pediatric bipolar disorder: factors associated with increased risk. Bipolar Disord. Dec；7（6）：525-35, 2005 .

27) Yen S, Frazier E, Hower H et al. Borderline personality disorder in transition age youth with bipolar disorder. Acta Psychiatr Scand. Oct；132（4）：270-80, 2015.

28) Goldstein BI, Strober MA, Birmaher B et al. Substance use disorders among adolescents with bipolar spectrum disorders. Bipolar Disord. Jun；10（4）：469-78, 2008.

29) Yen S, Stout R, Hower H et al. The influence of comorbid disorders on the episodicity of bipolar disorder in youth. Acta Psychiatr Scand. Apr；133（4）：324-34, 2016.

30) Goldstein BI, Birmaher B, Axelson DA et al. Preliminary findings regarding overweight and obesity in pediatric bipolar disorder. J Clin Psychiatry. Dec；69（12）：1953-9, 2008.

31) Sala R, Axelson DA, Castro-Fornieles J et al. Factors associated with the persistence and onset of new anxiety disorders in youth with bipolar spectrum disorders. Clin Psychiatry. Jan；73（1）：87-94, 2012.

32) Leibenluft E, Charney DS, Towbin KE et al. Defining clinical phenotypes of juvenile mania. Am J Psychiatry. Mar；160（3）：430-7, 2003.

33) Birmaher B, Axelson D, Strober M et al. Clinical course of children and adolescents with bipolar spectrum disorders. Arch Gen Psychiatry. 63：175-183, 2006.

34) Birmaher B, Axelson D, Goldstein B et al. Four-year longitudinal course of children and adolescents with bipolar spectrum disorders: the Course and Outcome of Bipolar Youth（COBY）study. Am J Psychiatry. Jul；166（7）：795-804, 2009.

35) Sala R, Strober MA, Axelson DA et al. Effects of comorbid anxiety disorders on the longitudinal course of pediatric bipolar disorders. J Am Acad Child Adolesc Psychiatry. Jan；53（1）：72-81, 2014.

36) Lewinsohn PM, Klein DN, Seeley JR. Bipolar disorder during adolescence and young adulthood in a community sample. Bipolar Disord. Sep；2（3 Pt 2）：281-93, 2000.

37) Axelson DA, Birmaher B, Strober MA et al. Course of subthreshold bipolar disorder in youth: diagnostic progression from bipolar disorder not otherwise specified. J Am Acad Child Adolesc Psychiatry. Oct；50（10）：1001-16. e3, 2011.

38) Stringaris A, Baroni A, Haimm C et al. Pediatric bipolar disorder versus severe mood dysregulation: risk for manic episodes on follow-up. J Am Acad Child Adolesc Psychiatry. Apr；49（4）：397-405, 2010.

39) Axelson D, Findling RL, Fristad MA et al. Examining the proposed disruptive mood dysregulation disorder diagnosis in children in the Longitudinal Assessment of Manic Symptoms study. J Clin Psychiatry. Oct；73（10）：1342-50, 2012.

40) Brotman MA, Schmajuk M, Rich BA et al. Prevalence, clinical correlates, and longitudinal course of severe mood dysregulation in children. Biol Psychiatry. Nov 1；60（9）：991-7, 2006.

41) Stringaris A, Cohen P, Pine DS et al. Adult outcomes of youth irritability: a 20-year prospective community-based study. Am J Psychiatry. Sep；166(9)：1048-54, 2009.

42) Goldstein TR, Birmaher B, Axelson D et al. Psychosocial functioning among bipolar youth. J Affect Disord. Apr；114（1-3）：174-83, 2009.

43) Diler RS, Birmaher B, Axelson D et al. The Child Behavior Checklis（CBCL）and the CBCL-bipolar phenotype are not useful in diagnosing pediatric bipolar disorder. J Child Adolesc Psychopharmacol. Feb；19(1)：23-30, 2009.

44) 鈴木太, 阿部又一郎, 秋山剛. HCL-32.（山内俊雄, 鹿島晴雄 編）. 精神・心理機能評価ハンドブック, pp.368-370. 中山書店, 2015.

45) Ghaemi SN. Mood Disorders：A Practical Guide, 2nd edition. Lippincott Williams & Wilkins, Philadelphia, Pennsylvania, 2008.［松崎朝樹訳. 気分障害ハンドブック. メディカル・サイエンス・インターナショナル, 2013.］

46) Findling RL, Kafantaris V, Pavuluri M et al. Post-acute effectiveness of lithium in pediatric bipolar I disorder. J Child Adolesc Psychopharmacol. Mar；23（2）：80-90, 2013.

47) Findling RL, McNamara NK, Youngstrom EA et al. Double-blind 18-month trial of lithium versus divalproex maintenance treatment in pediatric bipolar disorder. J Am Acad Child Adolesc Psychiatry. May；44(5)：409-17, 2005.

48) Miklowitz DJ, Axelson DA, Birmaher B et al. Family-focused treatment for adolescents with bipolar disorder：results of a 2-year randomized trial. Arch Gen Psychiatry. Sep；65（9）：1053-61, 2008.

49) 齋藤卓弥. 子どものうつ病と双極性障害の臨床における標準的な診療指針を目指して. 児童青年精神医学とその近接領域. 54（2）：132-147, 2013.

50) Findling RL, Frazier TW, Youngstrom EA et al. Double-blind, placebo-controlled trial of divalproex monotherapy in the treatment of symptomatic youth at high risk for developing bipolar disorder. J Clin Psychiatry. May；68（5）：781-8, 2007 .

51) DelBello MP, Chang K, Welge JA et al. A double-blind, placebo-controlled pilot study of quetiapine for depressed adolescents with bipolar disorder. Bipolar Disord. Aug；11（5）：483-93, 2009.

52) Geller B, Fox LW, Clark KA. Rate and predictors of prepubertal bipolarity during follow-up of 6- to 12-year-old depressed children. J Am Acad Child Adolesc Psychiatry. May；33（4）：461-8, 1994.

53) Wozniak J, Crawford MH, Biederman J et al. Antecedents

and complications of trauma in boys with ADHD: findings from a longitudinal study. J Am Acad Child Adolesc Psychiatry. Jan；38（1）：48–55, 1999.

54) Lavan H, Johnson JG. The association between axis I and II psychiatric symptoms and high–risk sexual behavior during adolescence. J Pers Disord. Feb；16(1)：73–94, 2002.

55) Ullman SE, Najdowski CJ, Filipas HH. Child sexual abuse, post–traumatic stress disorder, and substance use：predictors of revictimization in adult sexual assault survivors. J Child Sex Abus. Jul–Aug；18（4）：367–85, 2009.

56) Littleton H, Ullman SE. PTSD symptomatology and hazardous drinking as risk factors for sexual assault revictimization: examination in European American and African American women. J Trauma Stress. Jun；26（3）：345–53, 2013.

57) Maniglio R. Prevalence of sexual abuse among children with conduct disorder: a systematic review. Clin Child Fam Psychol Rev. Sep；17（3）：268–82, 2014.

58) 鈴木太，尾崎紀夫，重篤気分調節症. 臨床精神医学.

45（2）：161–170, 2016.

59) Perugi G, Ghaemi SN, Akiskal HS. Diagnostic and clinical management approaches to bipolar depression, bipolar II and their comorbidities. In: Akiskal HS, Tohen M.（ed.）Bipolar Psychopharmacotherapy: Caring for the Patient, pp.193–234. Wiley, 2006.

60) Nadkarni RB, Fristad MA. Clinical course of children with a depressive spectrum disorder and transient manic symptoms. Bipolar Disord. Aug；12（5）：494–503, 2010.

61) Waxmonsky J, Pelham WE, Gnagy E et al. The efficacy and tolerability of methylphenidate and behavior modification in children with attention-deficit/hyperactivity disorder and severe mood dysregulation. J Child Adolesc Psychopharmacol. Dec；18（6）：573–88, 2008.

62) Dickstein DP, Towbin KE, Van Der Veen JW et al. Randomized double–blind placebo–controlled trial of lithium in youths with severe mood dysregulation. J Child Adolesc Psychopharmacol. Feb；19（1）：61–73, 2009.

31 精神病性障害

岡田 俊

I. 概念

　Kraepelin, E. は，周期性の経過をとり予後が良好な双極性障害に対し，進行性の経過をとり人格荒廃にいたるものを早発性認知症（dementia praecox）と呼び，現在の統合失調症（schizophrenia）概念の基礎を作った。その後，Bleuler, E. は，統合失調症の臨床経過の多様性に着目し，統合失調症群（Gruppe der Schizophrenien）と表現している。実際，統合失調症は，Kraeperin, E. の指摘するような周期性のエピソードとともに進行性の経過をたどる一群だけではなく，一度のみのエピソードで再発経過する群や，周期性の経過を取りながらも人格水準の低下が目立たない一群など，多様な臨床経過を取り得る。統合失調症は，比較的確立した疾患概念であるが，その病態は異質性が認められる。

　統合失調症は，20 歳代，30 歳代に好発するが，10 代の発症も稀ながら認められる。加えて，青年期後期以降に発症する統合失調症においても，顕在発症以前に認知機能低下や非特異的な行動変化が認められることが明らかになり（前駆期），児童期から見いだされる神経発達障害との見方が優勢である。統合失調症は，遺伝的要因に代表される生物学的要因とその後の心理社会的要因とが相まって発症するという脆弱性－ストレスモデルの考えに基づけば，児童青年期に発症する統合失調症は，心理社会的ストレスが積み重なっていなくても発症に至る遺伝的要因の濃厚な一群であるということが考えられる。

　児童青年期に発症する統合失調症については，幻聴よりも幻視が多い，空想的，魔術的な妄想が多く，その構造は浮動的で体系化されることが少ない，

はっきりとした幻覚や妄想が認められないこともある，人格水準の低下が進行する場合，生活能力の低下が重篤になりやすい，といった臨床特徴が指摘されてきた。これらは，寄る辺なき不安や困惑として体験され，臨床症状は激烈であることが少なくない。そのため，精神運動性興奮や昏迷，緘黙や不食などとして表現されることもあり，治療者はその病的体験を確認し得ないまま，統合失調症の暫定診断のもとに治療を開始せざるを得ないことも少なくない。また，以前は破瓜型の統合失調症，すなわち陰性症状が主体で人格水準の低下も顕著な一群が，その名の通り思春期統合失調症の典型と考えられたが，統合失調症の下位分類の妥当性が疑問視され，今日では下位分類そのものが行われなくなった。

　統合失調症の顕在発症以前，すなわち前駆期に何らかの介入を行うことで，統合失調症を予防できないかという希望的観測のもと提出された概念が，アットリスク精神状態（at risk mental state；ARMS）である。ARMS は，1）弱い（閾値下の）精神病症状群（Attenuated PS）：関係念慮，奇異な信念または魔術的思考，知覚障害，妄想様観念，奇異な思考や会話，奇異な行動や外見のうち少なくとも一つが少なくとも週に数回存在し，精神状態の変化は少なくとも 1 週間以上で 5 年を超えない，2）短期間欠型精神病群（BLIPS）：関係念慮，魔術的思考，知覚障害，妄想様観念，奇異な思考や会話などの一過性の精神病症状が見られるが，エピソードの持続は 1 週間以内にとどまり，症状は自然軽快する。3）素因と状態の危険因子：第一度親族に精神病性障害または本人が統合失調型パーソナリティー障害であり，精神状態または機能に有意な低下が少なくとも 1 ヵ月続き 5 年を超えない，GAF（Global Assessment of

Functioning）尺度で病前から 30 点以上の機能低下が過去 1 年に生じている，のいずれかによって判定される。これまでに抗精神病薬，認知行動療法とその組み合わせ，不飽和脂肪酸を用いて，ARMS から統合失調症発症への予防効果があるかが検討されているが，不飽和脂肪酸を除いて有意な所見は得られていない[1]。ARMS から統合失調症への移行率は 30% 程度にとどまると考えられており，ARMS 概念の再検討が求められている。

そもそも児童青年期は精神病症状に対して親和性が高い。9〜11 歳の 8,000 人の児童を対象にした調査[2]でも，幻視，幻聴，その他の精神病様体験が 8 割程度の児童に経験されており，精神病症状は精神病性障害に特化したものではない。また，思春期は女児を中心に生理学的にも精神病性障害に対して脆弱である。高木[3]は，12〜15 歳頃の女児の月経周期に一致して認められる（ときには，月経開始以前の女児，男児にも周期的に認められる）意識障害を伴う精神病性の病相を反復する障害を，前思春期周期性精神病として報告した。この障害は，1）大部分はうつ状態であるもののその前後に 1〜2 日の軽躁状態を伴うことがある，2）うつ状態は精神運動の抑制が中心で昏迷に至ることもある，3）関係念慮，被害妄想，幻聴などの精神病性の体験，4）意識障害があり，夢幻様体験や健忘がみられる，5）食思低下，下痢，便秘，心悸亢進，めまい，頭痛，口渇，睡眠障害などの身体症状を示す，6）病相は月経開始前の 1〜7 日頃に始まり，月経が回復するとまもなく回復する，つまり，病相は 7〜14 日持続する，という臨床特徴を有しており，Kleist, K. の変質精神病，すなわち今日の非定型精神病の一つと考えられた。他方，山下[4]は，主として 10 歳代前半に発症し，月経周期にほぼ一致して 1〜3 週間程度，急に生じる行動抑制，不安を中心とする感情の変動，浮動的な幻視や幻聴，断片的な妄想，思考や理解の渋滞，まとまりのない言動などをきたし，急速に回復したあとも，病期の記憶が不鮮明であるなどの特徴を示す病態を，生理的未発達の段階にある若年女性の症状精神病と考え，若年周期精神病として概念化した。

これらの周期性精神病は，ICD-10 における F23 の急性一過性精神病性障害，F38.10 の反復性短期うつ病性障害に近いが，後者は月経周期に関連して起こる場合には，F38.8 他の特定の気分障害，N94.8 女性

の生殖期と月経周期に関連した他の特殊な状態に分類されることとなっている。一方，DSM では月経周期に関連したものは除外されており，適切なカテゴリーが存在しない。しかし，Brockington, IF.[5]のようにこれらの病態を menstrual psychosis として再評価する論説もあり，今後の検討が待たれる。

II. 診断

統合失調症の診断は，幻覚，妄想，思考障害などの陽性症状によって下しうる，児童青年期においては明確な陽性症状が語られることは少なく，むしろ徐々に始まる自発性や対人疎通性の低下，強い不安・困惑などによって，統合失調症の診断が疑われ，わずかな陽性症状の断片を聴取できるのがせいぜいであることが多い。

自閉スペクトラム症との併存には注意を要する。自閉スペクトラム症の児童青年ではファンタジー，明確な幻視様の体験，聴覚過敏，強い不安や困惑を呈することは少なくない。これらの体験から精神病性障害を疑い，陽性症状に的を絞った問診を行うと，肯定的な回答を誘導してしまうことも考えられる。両者の鑑別のためには，生育歴を聴取するとともに症状の経過を十分に把握する必要がある。比較的明確な幻視や妄想などの精神病様の体験を語ったとしても，それが長期に持続し，反応性の要素がまったく見られず，本人もけろっと話すなど，本人にとってなんら侵襲的な体験でないのであれば，ファンタジーなどの自閉スペクトラム症の関連症状とみなしうる可能性が高い。明確な精神病性の体験が認められるが，本人が不安になる状況に対して反応性に出現し，その問題が解決すると直ちに消失するといったように反応性の色彩が強い場合には，自閉スペクトラム症に併存する一過性の精神病性障害を疑うことになる。しかし，生育歴を聴取しても，幼少期には明確な発達障害に特徴的なエピソードがなく，小学生の半ば頃から社会性の障害などが認められることがある。これは前駆期であることを示唆し，むしろ統合失調症の潜在的な経過を示唆することになる。すなわち，横断像のみでは鑑別は難しく，臨床症状と行動特徴や機能レベルの変化，症状と環境変化との関係など，多面的に判断していくことが重要である。入院治療を行い，抗精神病薬を投与し

各　論

たら精神病症状が改善したと思えるケースであっても，統合失調症の診断を支持すると考えるのは間違いである。それは環境変化に伴って症状が改善したにすぎない可能性があるからである。

病相期の症状の激しさに比べて，病間期の機能水準が保たれ，病相期の言動に対する健忘が認められる場合には，周期性精神病を疑う。周期性精神病において月経周期との関係を確認することは言うまでもないが，統合失調症においても症状の増悪あるいは苦悶感が月経周期と関係している例は少なくないので，月経との関係は常に確認する方が良い。

III. 治療

青年期の統合失調症については，プラセボ対照二重盲検試験や薬剤間の比較を行った臨床試験が蓄積されているが，児童期の統合失調症については，症例数も少なく，また明確な発症例が少ないこともあって，臨床試験はほぼ皆無である[6]。

1. 統合失調を対照としたプラセボとの無作為割付二重盲検比較対照試験

1）risperidone

急性増悪期にある13～17歳の青年160人をプラセボ群（n＝54），risperidone 1～3 mg群（n＝55），risperidone 4～6 mg群（n＝51）に割り付け，PANSS（The Positive and Negative syndrome scale）スコアと反応率（PANSSスコアの20％以上の低下）により6週間の有効性を評価した。その結果，プラセボ群（−8.9±16.1）に比べてrisperidone 1～3 mg群（−21.3±19.6），risperidone 4～6 mg群（−21.2±18.3）は有意な改善を示し（p＜0.001），改善率もそれぞれ35％，65％，72％，であった。有害事象は，プラセボ群（54％）よりもrisperidone 1～3 mg群（75％），risperidone 4～6 mg群（76％）で高く，特にrisperidone 4～6 mg群では1～3 mgよりも錐体外路症状，めまい，倦怠感などが多くみられた。本研究の結果は，青年期の統合失調症が成人期よりも低用量の抗精神病薬に良好な反応を示すことを示唆している[7]。

そこでさらに低用量の有効性が検討された。急性エピソードの青年（13～17歳）を，risperidone 1.5～6 mg群（n＝125）とrisperidone 0.15～0.6 mg群（n＝132）に無作為割り付けし，8週間の効果を比較した。その結果，両群ともベースラインに比べてPANSSスコアの有意な改善を示した（P＜0.001；effect size＝0.49；1.5～6 mg 96.4±15.39→72.8±22.52，0.15～0.6 mg 93.3±14.14→80.8±24.33）。1.5～6 mg群の方がベースラインからの改善は大きかったが，0.15～0.6 mg群との間に有意差は認めなかった。有害事象は，1.5～6 mg群の74％，0.15～0.6 mg群の65％に認められ，体重は1.5～6 mg群が3.2±3.49 kg，0.15～0.6 mg群が1.7±3.29 kgの増加であった[8]。

2）paliperidone

paliperidoneは，risperidoneの活性代謝産物を徐放性の錠剤として封入したものである。統合失調症の青年（12～17歳）201人を，プラセボ群，paliperidone低用量群，中用量群，高用量群（体重が29～51 kgの場合には低用量1.5 mg，中用量3 mg，高用量6 mg，体重が51 kgを越える場合には，低用量1.5 mg，中用量6 mg，高用量12 mg）に人数比が1：1：1：1になるように無作為割り付けし，PANSSスコアのベースラインからの改善を指標として6週間の治療効果を比較した。その結果，プラセボ群（−7.9±20.15；n＝51）に比べて，中用量群（−17.3±14.33；p＜.05；n＝54）は有意な改善を示したが，低用量群（−9.8±16.31；n＝48）と高用量群（−13.8±15.74；n＝47）は有意な改善を示さなかった。用量別では，プラセボ群（−7.9±20.15）。に比べて3 mg（−19.0±15.45），6 mg（−13.8±14.75），12 mg（−16.3±15.41）とも有意な改善を示した（all ps＜0.05）。忍容性は高かった[9]。

3）olanzapine

統合失調症の青年107人をolanzapine群（n＝72，平均16.1歳）とプラセボ群（n＝35，平均16.3歳）に人数比が2：1になるように無作為割り付けし，2.5～25 mg/日のflexible doseで治療を行い，6週間の効果を比較した。その結果，治験期間終了時まで服用した患者の割合が，プラセボ群に比べてolanzapine群の方が高く（68.1％対42.9％；p＝0.02），olanzapine群はプラセボ群に比べBPRS（Brief Psychiatric Rating Scale）（olanzapine－19.4，プラセボ群－9.3；p＝0.003），CGI（Clinical Global Impression）（p＝0.04），PANSS（p＝0.005）の改善がみられた。olanzapine 群ではプラセボ群に比べて有意な体重増加が認められ（4.3 kg vs 0.1 kg；p＜.001），7%以上の体重増加が認められた患者の割合も有意に高かった（45.8% vs 14.7%；p＝0.002）。また，プラセボ群に比べてトリグリセリドとプロラクチン値が有意に高かった[10]。

4）quetiapine

統合失調症の青年（13〜17 歳）220 人をプラセボ群と quetiapine 群 400 mg，800 mg に無作為割り付けし PANSS スコアを指標として，6 週間の治療効果を検討した。プラセボ群（－19.15）に比べて quetiapine 400 mg 群（－27.31），800 mg 群（－28.44）は有意な改善を示し（それぞれ p＝0.043，0.009），CGI でも有意な改善を認めた。体重は，プラセボ群が－0.4 kg に対し，quetiapine 400 mg 群は＋2.2 kg，800 mg 群は＋1.8 kg であった。生化学検査では，総コレステロール値とトリグリセリドがプラセボ群に比べてン quetiapine 群では有意に高かった[11]。

5）aripiprazole

統合失調症の青年 302 人（13〜17 歳，PANSS スコア 70 点以上，平均 94.1）をプラセボ群と aripiprazole 10 mg 群，aripiprazole 30 mg 群に人数比が 1：1：1 になるように無作為割り付けし，6 週間の効果を比較した。その結果，aripiprazole 10 mg 群，30 mg 群ともにプラセボ群に比べて PANSS スコアを有意に改善した（プラセボ群－26.7±1.9，aripiprazole 10 mg 群－26.7±1.9，30 mg 群－28.6±0.9）。プラセボ群，aripiprazole 10 mg 群，30 mg 群では，プロラクチン値がそれぞれ－8.45，－11.93，and －15.14 ng/ml，体重変化量はそれぞれ－0.8，0.0，0.2 kg であった[12]。

この試験を PANSS 敵意クラスタ（興奮，敵意，非協調性，衝動性制御の欠如）に関してサブ解析した Robb らの研究では，10 mg 群，30 mg 群のいずれもプラセボ群に比べ PANSS 敵意クラスタを有意に改善することが報告されている（それぞれ－3.0，－3.7，対－2.1；p＜0.05）。特に，30 mg 群では 3 週目より PANSS 敵意クラスタの有意な改善効果が認められたほか，エンドポイントにおいて PANSS の敵意，非協調性，衝動性の調節障害の各項目も有意に改善されていた[13]。

2．定型抗精神病薬と非定型抗精神病薬の無作為割付二重盲検比較対照試験

1）haloperidol, risperidone, olanzapine

統合失調症の青年 50 人（8〜19 歳）を haloperidol 群，risperidone 群，olanzapine 群に無作為割り付けし，8 週間の治療効果を比較した。いずれもベースラインから BPRS スコアを有意に改善した（haloperidol 群 P＝0.012，risperidone と olanzapine P＝0.012）。BPRS スコアのベースラインからの改善は，haloperidol 群 49.0±14.0→33.0±19，risperidone 群 54.0±1.3→27.0±20，olanzapine 群 50.0±10→22.0±12 で各群間に有意さを認めなかった。反応率は haloperidol 群が 53%，risperidone 群が 74%，olanzapine 群が 88%であったが統計学的に有意な水準ではなかった。risperidone や olanzapine を投与された患者で体重増加や錐体外路症状が認められたが，発現頻度は成人のデータから推測されるよりも高頻度であった[14]。

2）molindone, risperidone, olanzapine

統合失調症，あるいは統合失調感情障害と診断された青年 119 人を olanzapine 群（2.5〜20 mg），risperidone 群（0.5〜6 mg），molindone 群（10〜140 mg と 1 mg のベンツトロピン）に無作為割り付けし，8 週間の治療効果を比較し，CGI-I が 1 または 2，および PANSS の 20%以上の改善によって比較した。その結果，PANSS のベースラインからの改善は，olanzapine 群が－26.6±17.8，risperidone 群が－23.7±25.5，molindone 群が－27.0±17.7 であり，有意差を認めなかった。改善率は olanzapine 群 34%，risperidone 群 46%，molindone 50%であり，改善率にも有意差を認めなかった。oranzapine 群と risperidone 群，特に olanzapine 群では有意な体重増加と脂質異常症が認められ，molindone ではアカシジアが認められた[15]。

3．clozapine との無作為割付二重盲検比較対照試験

1）olanzapine，clozapine

　治療抵抗性（少なくとも 2 つの抗精神病薬に対して反応不良）の統合失調症の青年（7～16 歳）を 1～3 週間のウォッシュアウト期間の後，olanzapine 群（n＝13）と clozapine 群（n＝12）に無作為割り付けし，8 週間の比較試験，その後，2 年間の非盲検フォローアップを実施した。その結果，すべての評価尺度で olanzapine 群より clozapine 群の方が改善したが，有意差が認められたのは陰性症状（SANS）の改善のみであった（clozapine vs olanzapine＝－25 vs －14；P＝.04；effect size 0.89）。2 年間のフォローアップ期間に 6 人に脂質異常症，1 人にけいれんが認められた[16]。

　clozapine と高用量の olanzapine を比較した研究もある。治療抵抗性（2 つ以上の抗精神病薬に反応不良）の統合失調症の青年（10～18 歳）を clozapine 群（n＝18）と高用量（最大 30 mg）の olanzapine 群（n＝21）に無作為割り付けし，flexible dose で 12 週間の治療をおこない，BPRS の 30％以上で，かつ，CGI-I で 1 または 2 で定義された改善率で評価した。その結果，改善率は clozapine 群 66％，olanzapine 群 33％であり，clozapine 群の方が陰性症状（SANS）の改善において優れていた（clozapine 群 10.3±3.6→6.6±4.4，olanzapine 群 9.4±2.7→7.6±3.8）。しかし，両群とも有意な体重増加と代謝系副作用が認められた[17]。

4．薬物療法実施にあたっての留意点

　これまでに提出された無作為割り付け二重盲検試験の結果は以下のようにまとめられる。①プラセボに比べて，定型抗精神病薬，ならびに，非定型抗精神病薬が有意な有効性を示す，②一定の用量-効果関係は認められるが，少量投与でも有効性であったり，中用量の方が高い有効性が示されることもある，③定型抗精神病薬に比べ，非定型抗精神病薬が治療効果に優れることを示すエビデンスは得られていない，④非定型抗精神病薬の投与では，定型抗精神病薬に比べて，錐体外路性副作用のリスクが低い

が，有意な体重増加や脂質異常症の発現など代謝系副作用が多い，proractine 上昇のリスクは aripiprazole で低い，⑤非定型抗精神病薬の間で有効性の差があることは認められていない，⑥治療抵抗性統合失調症には clozapine が優れる，ということである。

　これまでの 34 本の臨床試験をもとにメタ解析を行い，児童青年期における体重増加，代謝系副作用のリスクを調べた研究では，olanzapine で 3.8～16.2 kg，clozapine で 0.9～9.5 kg，risperidone で 1.9～7.2 kg，quetiapine で 2.3～6.1 kg，aripiprazole で 0～4.4 kg であった。7％以上の体重増加を認める numbers-needed-to-harm（NNH）は，aripiprazole が 39，ziprasidone 36，quetiapine が 9，risperidone が 6，olanzapine が 3 であった[18]。13～18 歳の青年期精神病患者における非定型抗精神病薬の有効性と安全性について検討した 13 の無作為化比較試験のコクランレビューによれば，clozapine，olanzapine，risperidone は体重増加のリスクがあるが，aripiprazole は体重増加や脂質異常のリスクが低く，プロラクチン値は上昇しない[19]という。

　体重増加や脂質異常は，さまざまな内分泌代謝系疾患や冠動脈疾患のリスクファクターであり，平均余命を短縮しうる。代謝系副作用による長期的な健康リスクを総合的に考えた場合，非定型抗精神病薬の投与が定型抗精神病薬に比べて，リスク・ベネフィットのバランスに優れるとは言い切れない。ごく少量で錐体外路症状が出現しないと思われる用量範囲であれば定型抗精神病薬の投与が賢明であるという考えも合理的と言える。非定型抗精神病薬を投与する場合には，可能な限り肥満や代謝系副作用のリスクが低く，プロラクチンを上昇させない薬剤の投与が理想的である。実際，米国食品医薬品局や欧州医薬品局は，有効性と忍容性の高さから児童青年期における非定型抗精神病薬の使用を推奨しているが，同時に，児童・青年に非定型抗精神病薬の投与を行う場合の代謝系リスクを考慮することを強調している[20]。

　非定型抗精神病薬同士の比較は，まだ少数しか行われていないが，その有効性に差は認められていない。しかし，錐体外路系副作用や代謝系副作用のリスクは非定型抗精神病薬間で明らかな相違があり，児童青年期の統合失調症治療においては，有効性以上に副作用に基づく薬剤選択が重要になると思われ

る。

実際，米国児童青年精神医学会が発表した Practice Parameters では，児童・青年期の統合失調症スペクトラム障害に対して，抗精神病治療がファーストラインであり，なかでも非定型抗精神病薬が第一選択になるとしている。薬剤間での比較データが不十分なため，基本的には食品医薬品局で承認されている薬剤で，かつ安全性プロファイルを考慮して選択すべきである。特に，児童・青年期患者は副作用，とりわけ代謝系の副作用に対して脆弱であるため，体重増加リスクを伴う薬剤は第一選択薬としての使用は制限されるべきである，と述べている[21]。

5. 非薬物療法との併用についてのエビデンス

非薬物療法では，認知矯正療法によって BPRS の改善はなかったものの[22]，視覚情報処理[22]，認知の柔軟性[23]，実行機能の改善[24]が非盲検試験で示されている。認知行動療法の有効性については治療群の方が通常治療のみの群に比べて生活機能や生活の質が良い傾向はあったが，有意差は認められていない[25]。今後，これらの非薬物療法との併用療法の有効性[26]や治療上の位置づけについても検討が求められる。

6. 周期性精神病についてのエビデンス

周期性精神病の概念が，操作的診断基準に取り入れられていないこともあり，周期性精神病の治療に関するエビデンスは著しく不足している。

病間期と病相期を行き来しながらも月経が安定する 20～30 代には軽快するというのが最も典型的な経過である。しかし，予後良好な患者においても，思春期に病相期のために登校できず，そのために学力不振や対人関係上の問題，さらには二次的な自己肯定感の低下や不適応などを引き起こすことも少なくない。そのためには適切な診断と治療が必要になる。しかし，病相期には外来を受診しなかったり，病相期に診療予約を入れても，実際の診察日には病間期であったりすることも多く，医師が周期性精神病の可能性を念頭に置かなければ診断に至らないこ

とも多い。不登校や引きこもり，身体愁訴が主訴の患者においても，月経周期との関連について留意して問診する必要がある。残念ながら，全例が良好な経過をたどるわけではなく，月経周期との関連を保ちながら成人期まで病相周期が持続したり，徐々に月経周期との結びつきを失いながら非定型精神病の病像に至ることもある。

思春期における周期性精神病の治療では，haloperidol 等の抗精神病薬は無効，あるいは経過を遷延させる可能性があるとの報告が多い。治療薬は，ホルモン系薬剤による治療と気分安定薬による治療に大別される。

思春期における周期性精神病の多くが月経周期との関連をもつことから内分泌学的な検討を行った多くの研究とそのトライアルがある。甲状腺ホルモン[27]やプロゲステロン[28,29]投与などのホルモン療法の有効例が報告されている。月経不順や排卵障害を伴う症例では低用量ピル，それも無効な場合には中用量ピル，さらには LH–RH 誘導体により偽閉経状態にすることで，臨床症状が改善することもある。しかし，ピルや LH–RH 誘導体は長期的な身体リスクを考慮すると，成人期まで月経周期に連動した激しい精神病状態が持続する症例においてごく短期間だけ限定的に用いるものであって，ベネフィットがリスクを上回ることはほとんどないといって良い。少なくとも，思春期の事例では甲状腺ホルモンを除き，投与を避けるべきであろう。加味逍遥散や黄連解毒湯などの漢方薬を使用することもある。いずれにせよ，月経周期との関連を疑いホルモン療法を考える場合には，まず基礎体温を測定して排卵の有無をチェックする，婦人科薬の投与には慎重を期して，婦人科と併診で進めていくことが望まれる。

また，carbamazepine[30]や acetazolamide[31]，バルプロ散[31]，炭酸リチウムなどの気分安定薬の有効性も報告されており，これらを単独，あるいは併用して使用することが多い。なお，抑うつに対しては，躁転のリスクがあることから可能な限り使用しない。

IV. 症例呈示

[症例] 13 歳，女児，急性精神病。

2 人同胞の長子。3 歳年下の妹がおり，両親との 4 人暮らし。母親は双極性障害の診断で入院・通院歴

各 論

がある。

逆位で臍帯の巻絡もあったことから在胎39週に帝王切開で出生した。仮死はなく，出生時体重も3122g，頭囲32cmであった。定頸は4ヵ月，定坐7ヵ月，始歩1歳2ヵ月で，始語は1歳1ヵ月で「まんま」，二語文は2歳ごろであった。アイコンタクトは良好で，指差しの理解や産生も良好であったが，幼稚園に通いだした頃に分離不安が強まり，いつも泣きじゃくっていたという。

小学校入学後は「おとなしい真面目な子」であったが，対人関係も概ね良好で，学業成績も良かった。しかし，中学に入学した頃よりぼんやりとして頷いたりすることが見られるようになり，勉強にも身が入らなくなった。祖母の初盆で僧侶が読経をしていたときに，急に後すざりして部屋の隅にうずくまり，耳を塞いでブルブルと震えていた。僧侶が帰った後も，部屋の隅から動くことができず怯えた様子であった。夜間も一睡もせず，急に泣き叫び興奮することを繰り返すことから精神科診療所を受診した。
［初診時現症］　周囲を見渡しては怯えたように震えている。問いかけに対してわずかに頷くことはあるが，応答は成立していない。額には汗をじっとりとかいている。

その後の経過　外来にて lorazepam 2mg と olanzapine 口腔内崩壊錠5mg を服用させた。30分ほどである程度の応答が可能になり「大丈夫」と呟くが，何に怯えているのかは説明できなかった。眠前に olanzapine 口腔内崩壊錠5mg と brotizolam 0.25mg を処方し，1週間後に再来とした。

1週間後には笑顔も見られた。「周りから変な気配が襲ってきて自分の中に入り込んできた」，「みんなが私の悪口をいっていた」，「母親もすり替わっていたように感じた」という。olanzapine のみ継続したが病状は安定していることから，1ヵ月ほどで再登校した。3ヵ月目頃からは急に眠気が強まったことから家族の判断で服薬は中止していた。その後は服薬のないまま3ヵ月に一回フォローしているが，現在のところ再発はみていない。
［解説］　中学入学後から行動変化が見られ始め，法事を契機として急性精神病状態を呈した児童である。抗不安薬と olanzapine の投与により速やかな改善をみており，再登校が可能であった。服薬中断に至っても再燃なく経過しているが，母親に精神疾患

の家族歴を持っており，今後も病相が出現するのかどうかには注意深い観察が必要である。母親は，本児が精神疾患に罹患したことについて，「自分が病気だからこの子もこうなってしまった」，「あのとき法事に参加させなければよかった」と自責的になっており，本児の服薬を母親が率先して中断させたのも，疾病受容をめぐる葛藤が強く関与していると思われた。本児の急性精神病発症以降，母親は本児にかかりっきりで，妹は父親が面倒をみており，家族としてのまとまりある生活は行えていない。服薬がないにもかかわらず通院が続けられている背景には，母親が本児の疾病罹患を否認する一方，再発再燃への不安を併せ持っていることを示している。本児と家族に対する支持的な関わりを続けていく一方，中学校の養護教諭，スクールカウンセラーと連携し，本児の学校での安心感ある空間や人とのつながりがもてるように援助を依頼した。

文献

1) Morrison AP, et al. Early detection and intervention evaluation for people at risk of psychosis：multisite randomised controlled trial. BMJ 344：e2233, 2012.
2) Laurens KR, et al. Psychotic-like experiences in a community sample of 8000 children aged 9 to 11 years：an item response theory analysis. Psychological Medicine 42（7）：1495-1506, 2012.
3) 高木隆郎　前思春期における周期性精神病について．精神経誌　61：1194-1208, 1959.
4) 山下格　若年周期精神病．金剛出版, 1989.
5) Brockington IF. Menstrual Psychosis：A Bipolar Disorder with a Link to the Hypothalamus Curr Psychiatry Rep 13：193-7, 2011.
6) 岡田俊　児童青年期の統合失調症の薬物療法，臨床精神薬理 17（5）：643-648, 2014.
7) Haas M, Unis AS, Armenteros J, et al. A 6-week, randomized, double-blind, placebo-controlled study of the efficacy and safety of risperidone in adolescents with schizophrenia. J Child Adolesc Psychopharmacol 19（6）：611-21, 2009.
8) Haas M, Eerdekens M, Kushner S. Efficacy, safety and tolerability of two dosing regimens in adolescent schizophrenia：double-blind study. Br J Psychiatry 194（2）：158-64, 2009.
9) Singh J, Robb A, Vijapurkar U, et al. A randomized, double-blind study of paliperidone extended-release in treatment of acute schizophrenia in adolescents. Biol Psychiatry 70（12）：1179-87, 2011.
10) Kryzhanovskaya L, Schulz SC, McDougle C, et al. Olan-

zapine versus placebo in adolescents with schizophrenia：a 6-week, randomized, double-blind, placebo-controlled trial. J Am Acad Child Adolesc Psychiatry 48 （1）：60-70, 2009.

11） Findling RL, McKenna K, Earley WR et al. Efficacy and safety of quetiapine in adolescents with schizophrenia investigated in a 6-week, double-blind, placebo-controlled trial. J Child Adolesc Psychopharmacol 22 （5）：327-42, 2012.

12） Findling RL, Robb A, Nyilas M, et al. A multiple-center, randomized, double-blind, placebo-controlled study of oral aripiprazole for treatment of adolescents with schizophrenia. Am J Psychiatry 165 （11）：1432-41, 2008.

13） Robb AS, Carson WH, Nyilas M, et al. Changes in positive and negative syndrome scale-derived hostility factor in adolescents with schizophrenia treated with aripiprazole：post hoc analysis of randomized clinical trial data. J. Child Adolesc. Psychopharmacol 20：33-38, 2010.

14） Sikich L, Hamer RM, Bashford RA, et al. A pilot study of risperidone, olanzapine, and haloperidol in psychotic youth：a double-blind, randomized, 8-week trial. Neuropsychopharmacology 29 （1）：133-45, 2004.

15） Sikich L, Frazier JA, McClellan J et al. Double-blind comparison of first- and second-generation antipsychotics in early-onset schizophrenia and schizo-affective disorder：findings from the treatment of early-onset schizophrenia spectrum disorders （TEOSS） study. Am J Psychiatry 165 （11）：1420-31, 2008.

16） Shaw P, Sporn A, Gogtay N, et al. Childhood-onset schizophrenia：A double-blind, randomized clozapine-olanzapine comparison. Arch Gen Psychiatry 63 （7）：721-30, 2006.

17） Kumra S, Kranzler H, Gerbino-Rosen G, et al. Clozapine and "high-dose" olanzapine in refractory early-onset schizophrenia：a 12-week randomized and double-blind comparison. Biol Psychiatry 63 （5）：524-9, 2008.

18） Lawrence Maayan, M. D., 1, 2 and Correll, CU. Weight gain and metabolic risks associated with antipsychotic, medications in children and adolescents Journal of Child and Adolescent Psychopharmacology 21 （6）, 517-35, 2011.

19） Kumar A, Datta SS, Wright SD, et al.：Atypical antipsychotics for psychosis in adolescents. Cochrane Database Syst. Rev. 10：CD009582, 2013.

20） Fraguas D, Correll CU, Merchán-Naranjo J, et al. Efficacy and safety of second-generation antipsychotics in chil-dren and adolescents with psychotic and bipolar spectrum disorders：comprehensive review of prospective head-to-head and placebo-controlled comparisons. Eur Neuropsychopharmacol. 21 （8）：621-45, 2011.

21） McClellan J, Stock S. American Academy of Child and Adolescent Psychiatry （AACAP） Committee on Quality Issues （CQI）：Practice parameter for the assessment and treatment of children and adolescents with schizophrenia. J. Am. Acad. Child Adolesc. Psychiatry 52：976-990, 2013.

22） Ueland T, Rund BR. A controlled randomized treatment study：the effects of a cognitive remediation program on adolescents with early onset psychosis. Acta Psychiatr Scand 109：70-74, 2009.

23） Ueland T, Rund BR. Cognitive remediation for adolescents with early onset psychosis：a 1-year follow-up study. Acta Psychiatr Scand 111：193-201, 2005.

24） Urben S, Pihet S, Jaugey L, et al. Computer-assisted cognitive remediation in adolescents with psychosis or at risk for psychosis：a 6-month follow-up. Acta Neuropsychiatrica 24：328-335, 2012.

25） Bechdolf A, Tecic T, Lehnkuhl G, et al. Cognitive behavior therapy in adolescents with persistent symptoms. Results of a randomized trial. Eur Arch Psychiatry Clin Neurosci 261 （Suppl. 1）：7-101. 2011.

26） Schimmelmann BG, Schmidt SJ, Carbon M, et al. Treatment of adolescents with early-onset schizophrenia spectrum disorders：in search of a rational, evidence-informed approach. Curr Opin Psychiatry 26：219-230, 2013.

27） 鳩谷龍　いわゆる周期性精神病の内分泌学的研究（Ⅲ）．精神経誌 64；29-43，1962.

28） Berlin, F. S., Bergey, G. K., Money, J.：Periodic psychosis of puberty：A case study. Am. J. Psychiatry 139；119-120, 1982.

29） Teja, J. S.：Periodic psychosis of puberty：A longitudinal case study. J. Nerv. Ment. Dis., 162；52-57, 1976.

30） 小山司，山下格　非定型周期性精神病に対するカルバマゼピンの予防効果．精神医学 25；1285-1293，1983.

31） 福間悦夫，井上寛　思春期の周期性精神病に対する炭酸脱水酵素阻害剤 （Acetazolamide） の予防効果．臨床精神医学 9；249-254，1980.

32） 岡田俊，扇谷明　若年周期精神病に対するバルプロ酸の単剤治療効果．精神科治療学 15 （12）：1277-1282，2000.

32 月経周期に関連した精神障害

金田昌子

思春期の月経に関連する主訴は，無月経，月経不順，疼痛など身体的，産婦人科的領域が中心であるが，中には気分変動や精神病症状など精神医学的問題を伴う場合もある。また，若年女性が精神症状を主訴に医療機関を受診した場合，それが月経周期に関連する病態である場合もある。

月経に関連した精神症状は，日常生活に軽度の支障をきたす程度のものから，学業や家庭，就労等の社会機能を大いに損なうもの，重篤な精神病症状を呈するものまであり，またこれらの疾患概念自体が未整理の面も多い。

ここでは主に以下の3つについて述べる。

A 月経困難症 dysmenorrhea：月経に随伴する身体及び精神の症状

B 月経前症候群 premenstrual syndrome および月経前不快気分障害 premenstrual dysphoric disorder：月経前（黄体期後期）に生じる身体症状と精神症状

C 若年周期精神病 および "menstrual psychosis"：月経に関連し精神病症状を呈する障害

Aは非常に一般的でありその精神症状はごく軽度のことが多いが，次のBと混同されがちである。Bも有症率が高く見過ごされがちであるが，その精神症状はしばしば重篤で社会機能を損なうことがあるため，精神症状が周期的に変化する場合必ず念頭に置く必要がある。Cは比較的稀な疾患で未だ国際的な疾患概念が確立されていない病態であるが，知識を持っておくことが重要である。

I. 月経困難症

月経期間中に月経に随伴して起こる症状を言う。下腹痛，腰痛，腹部膨満感，頭痛，疲労脱力感，食欲不振など多岐にわたる身体症状が主であるが，いらいら，憂うつなどの精神症状を呈することもある。その症状は若年例かつ未産婦であるほど強いとされ，日常生活に支障をきたしている女性は6%に達する。初経後1～2年，排卵性周期が確立された後に起こることが多い。病因として，子宮内膜中に増加したプロスタグランジンの関与が考えられている。

治療は非ステロイド性抗炎症薬（Non-Steroidal Anti-Inflammatory Drugs：NSAID），低用量経口避妊薬，漢方薬などが用いられる[1]。

II. 月経前症候群および月経前不快気分障害

1. 概念

月経前（黄体期）に身体症状や精神症状が起こり日常生活に支障をきたす状態を指す。月経前症候群（premenstrual syndrome：PMS）は身体症状が前景で，月経前不快気分障害（premenstrual dysphoric disorder：PMDD）は精神症状が重度である。PMSの重度のものがPMDDであるとみなされることが多いが，発症機序が異なるとする考え方もある[2]。

2. 歴史

月経前に精神的変調が起こることは紀元前より知られていたが，1931年に月経前緊張症（premenstrual tension）[3]として一つの疾患として取り上げられた。1953年，月経前に周期的に自律神経症状や身体症状を生じる状態として月経前症候群（premenstrual syndrome）[4]が提唱された[2]。

表1　月経前症候群の診断基準

1．月経開始前5日間のうちに，少なくとも一つ以上の精神症状（抑うつ，怒りの爆発，イライラ，不安，混乱，社会的引きこもり）または身体症状（乳房痛，腹部膨満，頭痛，四肢の浮腫）を認める。
2．症状は月経開始4日から13日目まで寛解している。
3．症状により日常生活に支障をきたしている。
4．PMSを疑ってから前方視的に月経2周期にも症状の再現を認める。
5．これらの症状は，他の障害によるものではない。

（文献8）より）

表2　DSM-5における月経前不快気分障害の診断基準の概要

・ほとんどの月経周期において，月経開始前の週に少なくとも5つの症状が現れ，月経が開始してから数日以内に軽快しはじめ，月経終了後の週にはわずかになるか，消失する（少なくとも1回の症状のサイクルを前方視的に連日評価して確認する）
・以下の症状のうち，1つかそれ以上が存在する：著しい感情の不安定，著しいいらだたしさや怒りや人との摩擦の増加，著しい抑うつ気分，絶望，自責的思考，著しい不安，緊張，興奮，いらだち。
・さらに以下のうちの1つかそれ以上があり，上の症状と併せて5つ以上が該当する：日常生活での活動で興味が減退する，自覚的な集中困難，無気力や疲れやすさ，過食などの著しい食欲の変化，過眠または不眠，圧倒される，または制御不能な感覚，乳房の腫脹などの身体症状。
・上記の症状が，最近一年間のほとんどの月経周期に見られる
・これらの症状が，本人の苦痛，または，日常生活の支障となる
・物質やその他の医学的な状態，その他の精神疾患でも説明できない

1987年，DSM-III-Rの中に「黄体期後期不機嫌障害（late luteal phase dysphoric disorder：LLPDD）」としてまとめられた。1994年DSM-IVでPMSは取り上げられず，気分症状を主とするPMDDの診断基準が「特定不能のうつ病性障害」の一類型として提唱された[5]。

その後病態や治療反応性が明らかになり，2013年のDSM-5[6,7]でPMDDは抑うつ障害群（depressive disorders）の中で取り上げられることになった。

3．臨床症状と診断

1）診断基準

PMS，PMDDともに，ホルモン値も含めて臨床検査や身体所見で有意なものはない。診断を疑ってから前方視的に経過観察し，月経との時間的関連を少なくとも2周期は確認することが必要である[2]。
1）月経前症候群：American College of Obstetricians and Gynecologistsによる診断基準を表に示す（**表1**[8]）。
2）月経前不快気分障害：DSM-5[6,7]においてPMDDは抑うつ障害群の一部となった。診断基準の項目はDSM-IVから大きな変化はない（**表2**）。

月経に関連する周期性が本質的な特徴であり，「易怒性，衝動性が制御不能感を持って表れる[9]」と表現される気分と不安の症状を含む。月経周期に一致した興奮，自殺念慮，飲酒欲求などの問題行動が「境界性人格障害」として診断されていた例も報告されている[10]。症状はうつ病や全般性不安症等，他の精神障害に比べても同等の重症度にあり，時に自殺の危険も伴う。症状の表れ方や程度は患者をとりまく社会的文化的背景と密に関連しているとされる[6,7]。

2）鑑別診断

PMS・PMDDの臨床症状は多彩であり，また月経前の時期に症状が増悪（月経前増悪）する身体疾患や精神障害は多く存在する[11]ため症状からのみ鑑別は困難である。PMS・PMDDは月経間に無症状の時期があり，その他の疾患は無症状の時期がない，という時間的経過が鑑別には重要となる。なお，月経開始は記憶しやすいイベントであるため，精神障害の症状変化を体験した女性は，症状は月経前の期間のみである，あるいは月経前に悪くなる，と自覚しがちである[6,7]。よって，診断のためには，前方視的に日々の症状を評価し月経との時間的関係を明らかにすることが必要となる。

しかし時に他の疾患がPMSやPMDDを合併していることもあり，明確に区別するのは困難な場合もある。統合失調症の月経前増悪[12]はしばしば認めら

各　論

れるが，統合失調症自体の増悪か，PMDD の合併
か，判断しにくい場合もある。

4．病因

　PMDD には 30〜80％の範囲で遺伝性があるとさ
れる[6,7]。症状が月経周期に関連しているにも関わら
ず血漿中のホルモン値に有意な違いはないことか
ら，生理的範囲内の性ホルモン変化に対し神経伝達
物質や受容体の感受性が亢進していることが想定さ
れる。選択的セロトニン再取り込み阻害薬（SSRI）
が有効であること（後述）からセロトニン作動性神
経系の異常という説が有力である[11,13]。

5．疫学

　1980 年代から 1990 年代の調査[14]によると，月経
のある女性の 9 割が黄体期後期に何らかの症状を呈
するものの，うち 50％は生活に支障をきたさない。
40％が生活に支障をきたす程度の症状を有し，25％
が苦痛を感じており，3〜5％が有意な機能障害を有
しているとしている。DSM−5[6]では，PMDD の 12 ヵ
月有病率は月経のある女性の 1.8〜5.8％としている。
　日本人における調査[15]では，20〜49 歳の月経のあ
る女性で 95％が何らかの月経前症状を有しており，
重症の PMS あるいは PMDD はそれぞれ 5.3％，1.2％
であった。また日本の女子高校生 618 人を対象とし
た調査[16]では，何らかの月経前症状を有する割合は
64.6％と成人よりも低いが，中等度から重度の
PMS，PMDD の症状を有している割合はそれぞれ
11.8％，2.6％と成人よりも高かった。

6．経過と予後

　症状は月経開始 2 週間前から月経が始まるまでの
いずれの時期においても生じるが，3〜7 日前が最も
多い。月経開始後 1〜2 日でほぼすべての症状が消失
し，少なくとも月経周期 13 日までに再発はない。
PMDD は初経後どの時期にも発症しうる。40 ヵ月
フォローアップしていて新しく発症する率は 2.5％
とされる[6,7]。

7．治療

　症状の程度に応じ，次のような段階を経て治療を
勧めることが推奨される[2,11,14]。

1）生活指導

　軽度から中等度の PMS に対して，短時間の運動，
カフェイン摂取や飲酒を控える，などが推奨されて
いる。サプリメントでカルシウムやマグネシウムを
摂取することも有効とされている。

2）薬物療法

1）多くの身体症状に対し NSAID を用いる。乳房痛
や膨満感に対し spironolactone が有効との報告もあ
る。
2）PMS，PMDD の精神症状に対して SSRI の有効性
が検証されており[8,11,14,17,18]，米国では 1999 年に適応
薬剤として承認されている。
　まず間歇的投与（月経開始 2 週間前から，あるい
は症状が生じてから投与を開始し月経開始後症状が
改善したら中止）を行い，間歇的投与で効果をみな
い場合は継続的投与を行う。うつ病や不安障害に投
与するより少ない量で効果を期待できる。最初選択
した SSRI で効果が無いあるいは忍容性がなければ，
少なくとも 2 種類の他の SSRI を試す。いずれの投
与法でも 2〜4 周期試し効果を判定する。
3）その他，抗不安薬である alprazolam が有効との報
告もある[11]。
　上記の治療で反応しない場合には経口避妊薬，高
用量の progestin，gonadotropin releasing hormone など
も検討されるが，思春期症例で月経自体を制御する
ようなホルモン療法は安易に開始するべきではな
く，婦人科と連携し慎重に行うことが望ましい。

8．症例呈示

　［症例］16 歳女子，月経前不快気分障害。
　［初診時主訴］自傷行為，過食。
　［家族歴］特記事項なし。
　［生育歴］出生発達に特記事項なし。生来きまじめ
で正義感が強い。
　［現病歴］中学で勉強，陸上部の活動共に励み，高
校は進学校へ。徐々に「学校でテンション高くふる

まうのに疲れた」と過食や深刻なリストカットが始まりX年5月当院に紹介初診，入院となった。

[治療経過] 緊張，焦燥感強く投げやりな態度で，入院後も自傷行為を衝動的に繰り返し，一方で強迫的に勉強を続ける姿があった。7月7日は過食し泣き叫び，10日「死んでしまいたい」と縊頸をはかった。2日後，月経発来とともに気分は改善。安定時は極めて礼儀正しく衝動性は見られず「あの時の自分は別人」と表現した。生活歴を確認したところ，初経が14歳1ヵ月，その後月経は不規則であったが，月経前の10日間は常に気分が落ち込みイライラがひどく過食衝動が起こり月経後一週間は気分が明るくなる，という周期を繰り返していたことがわかった。PMDDを疑い，月経開始後2週間となる7月24日からSSRI投与を開始した。8月10日頃には強い落ち込みと虚無感を自覚したが翌11日月経発来とともに気分は落ち着いた。月経開始とともにSSRIは中止したが，中止に伴う心身の症状は特に認めなかった。同様に8月下旬よりSSRIの投与を行い，9月の月経前には意欲の低下や抑うつ感を自覚するも衝動性や焦燥感の増悪はなく月経開始を迎えた。

[考察] 完璧主義の思春期女子が学校生活へ不適応を起こした事例だが，PMDDが重なることで衝動的に自傷や自殺企図などの行動に至り，自分自身がさらに混乱を深めていた。薬物療法を行い，疾患への認識を共有することでPMDDの症状改善とともにセルフコントロールへの自信を深め，学校生活へ向けて前向きに臨むことができるようになった。

9. まとめ

PMS, PMDDはありふれたものとして見過ごされがちであり，女性自身もただ我慢して過ごす場合も多いが，中には自殺企図等重篤な症状を呈する事例もあり，また月経との関連に気付かれず誤った診断・治療がなされるおそれもある。精神科の医療者は月経周期について丹念に確認し，その病態を評価することを忘れてはならない。

III. 若年周期精神病および "menstrual psychosis"

1. 概念

月経周期に関連して精神病症状を呈する病態は，各国で報告はあるものの国際的な疾患概念としては確立されていない。我が国では，山下により1989年に「若年周期精神病[19]」としてその疾患概念がまとめられた。月経周期に関連した気分変動と覚醒水準の変化を基調としながら，病相期に一過性の精神病性の体験が混在する病態から，日本の満田・鳩谷らが提唱した「非定型精神病」[20]との関連で論じられることがある[21]。中山ら[22]は，非定型精神病の特徴としてPMS, PMDDとの併存が多いことを指摘している。

一方，欧米では「月経に関連した精神病 "menstrual psychosis"」は月経をエピソードのトリガーとする双極性障害の類縁障害であるとする考え方がある[23,24]。しかし，"menstrual psychosis" として報告されている症例は本邦における「若年周期精神病」と類似しており，分類は違えど同一の病態を示していることが考えられる。概念の確立には今後の研究が待たれるが，少なくとも現時点においても，経過や治療，予後において他精神障害と異なる面が知られており，適切に病態を把握して介入することが必要である。

ここでは，山下の「若年周期精神病」と，近年海外でまとめられている "menstrual psychosis" について総合して述べる。

2. 歴史[21,25,26)]

月経と精神障害の関連は18世紀には既に記載されていた。1850年頃より "premenstrual psychosis" に関する詳しい報告が行われている。1878年，v. Krafft-Ebingが月経精神病を記載した。1958年，Mallが周期的再発性精神病を月経周期と関係づけて報告した[25]。1963年，Altschule[27]は短期間の錯乱状態を繰り返した症例を periodic psychosis of puberty と名付け，1976年 Teja[28]は progesterone が奏功したことを報告した。

各　論

表3　若年周期精神病の診断基準

- Ａ．若年女性に周期的に発現する。初発時期は 10 歳台前半に最も多いが，20 歳台早期に及ぶこともある。
- Ｂ．病期の長さは 1〜3 週間で，長くとも原則として 1 ヵ月を超えない。
- Ｃ．症状は急速に始まり，再び数日中に急速に消失ないし別の症状に転換する。
- Ｄ．症状は毎月あるいは相当期間をおいて，反復出現する。その回数は数回から 10 回以上に達する。
- Ｅ．病期の多くは月経周期と時間的関連があり，月経開始 10 日前ころから開始数日後までに症状が発現する。ただし初経発来以前の少女に定期的に病期が表れる場合，あるいは経過中に月経周期と無関係に病期が表れる場合もある。
- Ｆ．病期の精神症状には，以下のうち少なくとも 1 項目が認められる。
- （1）亜昏迷ないし昏迷に至る言語や行動の抑制
- （2）まとまりのない興奮ないし多動
- （3）浮動的，断片的あるいは一過性の関係・被害的な幻覚および妄想
- Ｇ．同じく病期中の精神症状には，以下のうち少なくとも 1 項目以上の特徴が見られる。
- （1）不安，恐怖，焦燥感などが持続的に，あるいは急速に変動しながら出現する。
- （2）理解力や思考力が著しく低下し，判断ができずに困惑し，あるいは不適切な言動をしめす。
- （3）病期中の追想が著しく不良である。
- （4）不眠，食欲低下，顔面紅潮，頭痛などの身体症状がみられる。
- Ｈ．病期が終わると完全な健康状態にかえり，残遺症状を残さない。
- Ｉ．長期予後は良好で，ふつう 30 歳以降には再発をきたさない。

（引用：山下[19]より）

　我が国では 1959 年，Wakao[29]が昏迷や混乱を伴う女性の急性良性精神病を報告，高木[30]が「前思春期における周期性精神病」を定型的躁うつ病と区別して報告，1972 年，遠藤ら[31]が「性周期に一致して周期性経過をとる精神病」，1985 年，森信ら[32]は「前思春期発症の非定型精神病」を報告した。1989 年，山下[19]により症状精神病として「若年周期精神病」がまとめられた。

3．臨床症状と診断

1）診断基準

　山下の提唱した「若年周期精神病」の診断基準を**表3**に示す[19]。

　Brockington[23]は "menstrual psychosis" を次のように定義付け，過去 200 例の報告をまとめている。

- ・健常な背景で突然の発症
- ・短い病相期，完全な回復
- ・精神病的特徴：錯乱，妄想，幻覚，昏迷，無言，または躁状態
- ・月経周期に伴うおよそ毎月の周期性

　操作的診断基準において月経関連精神病の扱いは変遷している。ICD-10 では「F06　症状性を含む器質性精神障害，外因反応」に属すると考えられる。DSM-III では「一般的でない病像を持つ精神病」の例として「月経周期に伴った一過性の精神病エピソード」が記載されていたが DSM-III-R で削除された。DSM-IV 以降では「短期精神病性障害」に相当すると考えられる[26]。

　DSM-5 の PMDD の項には「月経周期の黄体期後期における妄想や幻覚に関する記述があるが，このような症状はまれである」とある[7]。

2）鑑別診断

a）統合失調症

　統合失調症とは適切な治療及び経過，予後が異なるため，区別することは非常に重要である[24]。この障害の特徴を知り月経周期との関連が把握できれば，臨床的に統合失調症との鑑別は可能な例が多いと思われる[12]。

b）PMDD

　山下[19]は，気分の異変，不安や緊張感などの症状は PMDD でもみられるが本疾患のほうが顕著であること，PMDD では行動抑制，興奮，幻覚妄想，意識水準の低下がみられないことから，本疾患は PMDD の亜型ないし発展とはみなせないとしている。

c）産褥期精神病

　発症契機が異なるが，その症状や経過において若

298

年周期精神病と類似している。menstrual psychosis が出産を期に発症する場合もあり、また産褥期精神病を発症した患者が月経前に再発する場合もある[25]。

4. 病因

Brockington[23]は、menstrual psychosis の 80 例中 30 例に精神疾患の家族歴があったとしている。また menstrual psychosis の患者が後に典型的な気分障害または産褥期精神病を発症することがあることから、何らかの生物学的脆弱性が存在することが示唆される[23,24]。

月経周期と症状に関連があることからホルモン周期が発症に関わっていることは推測できるが、下垂体—性腺レベルではなく視床下部レベルの関与が考えられている[23]。その根拠として、初経前の症例が多く報告されていること、無排卵の周期との関連[33]が報告されていること、などが挙げられる。山下[19]は下垂体が障害された症例を報告しており、このことも視床下部の関与を裏付ける。

発症に関わる誘因として身体的ストレスや心理的ストレスが挙げられるが、特に思春期では学校生活の影響も大きいため、学校との連携が必要である[13]。

5. 疫学

稀な疾患であり、現在のところ大規模な人口ベースの疫学的調査は行われていない。menstrual psychosis の女性は 10,000 人に一人という報告もある[23]。

人格傾向として、勝気、熱中型、向上心が強いとされる[13]。

発症年齢は 12〜15 歳の初経後まもない時期に多いとされるが、月経開始以前の発症例も多く報告されている。また、男児での例も報告されている[34]ものの稀である。

月経周期のどの相で発症するかについては様々な報告がある。月経周期後半で発症し月経の開始とともに回復する例が多いとされるが、月経周期の開始とともに発症、あるいは月経と関連するが様々なタイミングで発症する例もあるとされる[25]。

6. 経過と予後

それぞれのエピソードは適切な介入により速やかに改善することが期待される[24,35]。

長期経過に関しては、病間期と病相期を行き来しながら 20 から 30 代には安定するのが典型的である。しかし、後に月経周期との結びつきを失いながら「非定型精神病[20]」の病像に至る[21]、あるいは典型的な気分障害または産後うつ病、産褥期精神病を発症することも少なからずあるとされる[24]。

7. 治療

1) 抗精神病薬

Haloperidol などの抗精神病薬は対症的効果のほかは無効、あるいは時に悪化をきたすとされる[19,21,35]。しかし近年、ドパミン受容体部分作動薬である aripiprazole が有効であったという報告[36]がある。

2) 気分安定薬

山下は多数例で carbamazepine を投与し、優れた治療及び再発予防効果があるとしている[19]。その他、sodium valproate、lithium carbonate などの有効性も報告されている。

3) ホルモン系薬剤等

甲状腺ホルモンの有効性が多数報告されている。性ホルモンでは progesterone が有効とする報告も多い。Clomiphene や bromocriptine の有効例も報告されている。その他、acetazolamide や phenytoin が有効であったとの報告もある[19,25]。

月経不順や排卵障害を伴う例では、経口避妊薬や LH–RH 誘導体により偽閉経状態にすることで改善することもある。しかし長期的な身体リスクを考えると、思春期の事例では避けるべきだろう[21]。

以上のように、各エピソードへの有効な治療法は知見が得られてきたが、その周期性を断つ治療法を見いだすことは今後の課題となっている[23]。

8. まとめ

疾患概念自体が定まっていないものの，他の精神障害とは経過や治療法において異なる点が多々あることが明らかになってきている．適切な介入を行えば予後は良好であるため，この疾患について知識を持っておくことが何よりも重要である．

文献

1) 甲村弘子　月経痛（月経困難症）．（児玉浩子，早乙女智子，平岩幹男，松平隆光　編）小児・思春期診療　最新マニュアル．pp.111-113, 日本医師会, 2012.
2) 切池信夫　精神・身体症状と性周期．臨床精神医学 37：275-80, 2008.
3) Frank R. The hormonal cause of premenstrual tension. Arch Neuro Psychiatry 26：61-66, 1931.
4) Green RD, K. The premenstrual syndrome. Br Med J 1：1007-14, 1953.
5) 岡野禎治　女性のライフサイクルからみた気分障害．（上島国利，樋口輝彦，野村総一郎，ほか編）；気分障害．医学書院, pp.583-589, 2008.
6) American Psychiatric Association. Diagnostic and statistical manual of mental dirorders (5th edition). DSM-5. American Psychiatric Association, 2013.
7) 同上，髙橋三郎，大野裕監訳，DSM-5 精神疾患の診断・統計マニュアル．医学書院, 2014.
8) Freeman EW, Sammel MD, et al. Clinical subtypes of premenstrual syndrome and responses to sertraline treatment. Obstet Gynecol 118：1293-1300, 2011.
9) 中山和彦　女性の精神医学　非定型精神病月経関連症候群．精神医学 49：1216-1228, 2007.
10) 川村論　内分泌精神症候群と人格障害．精神神経学会誌 106：226-231, 2004.
11) Pearlstein T, Steiner M. Premenstrual dysphoric disorder：burden of illness and treatment update. J Psychiatry Neurosci 33：291-301, 2008.
12) Seeman MV. Menstrual exacerbation of schizophrenia symptoms. Acta Psychiatr Scand 125：363-71, 2012.
13) 中山和彦　思春期と非定型精神病．（中根晃，牛島定信，村瀬佳代子　編）子どもと思春期の精神医学．pp429-434, 金剛出版, 2010.
14) Johnson SR. Premenstrual syndrome, premenstrual dysphoric disorder, and beyond：a clinical primer for practitioners. Obstet Gynecol 104：845-859, 2004.
15) Takeda T, Tasaka K, et al. Prevalence of premenstrual syndrome and premenstrual dysphoric disorder in Japanese women. Arch Womens Ment Health 9：209-212, 2006.
16) Takeda T, Koga S, Yaegashi N. Prevalence of premenstrual syndrome and premenstrual dysphoric disorder in Japanese high school students. Arch Womens Ment Health 13：535-537, 2010.
17) Dimmock PW, Wyatt KM, et al. Efficacy of selective serotonin-reuptake inhibitors in premenstrual syndrome：a systematic review. Lancet 356：1131-1136, 2000.
18) Marjoribanks J, Brown J, et al. Selective serotonin reuptake inhibitors for premenstrual syndrome. Cochrane Database Syst Rev. 6：CD001396, 2013.
19) 山下格　若年周期精神病．金剛出版, 1989.
20) 満田久敏　精神病の遺伝臨床的研究．精神神経学会誌 46：298-362, 1942.
21) 岡田俊　思春期における周期性精神病：診断概念とその病態．臨床精神医学 37：293-296. 2008.
22) 中山和彦，川村論　女性と急性精神病．精神科治療学 25：1177-1183, 2010.
23) Brockington IF. Menstrual psychosis：a bipolar disorder with a link to the hypothalamus. Curr Psychiatry Rep 13：193-197, 2011.
24) Grunewald BD, Korte A, Schulte-Korne G. Psychotic episodes during menstruation in a 12-year-old girl：a case of menstrual psychosis. Eur Child Adolesc Psychiatry 21：173-175, 2012.
25) Brockington I. Menstrual psychosis. World Psychiatry 4：9-17, 2005.
26) 山下格　若年周期精神病．精神医学．2013；55(5)：487-9.
27) Altschule MD, Brem J. Periodic psychosis of puberty. Am J Psychiatry 119：1176-1178, 1963.
28) Teja JS. Periodic psychosis of puberty. J Nerv Ment Dis 162：52-57, 1976.
29) Wakao T. Endocrinological studies in periodic psychoses. Mie Med Journal 9：351-396, 1959.
30) 髙木隆郎　前思春期における周期性精神病について．精神神経学会誌 61：1194-1208, 1959.
31) 遠藤雅之，髙橋三郎，ほか　性周期に一致して周期性経過をとる精神病について．精神医学 14：319-28, 1972.
32) 森信繁，生地新，ほか　前思春期発症の非定型精神病の 3 症例について．精神医学 27：1013-20, 1985.
33) Kitayama I. Yamaguchi T, et al. Periodic psychoses and hypotahlamo-pituitary function. Mie Med Journal 34：127-138, 1984.
34) Abe K, Ohta M. Recurrent brief episodes with psychotic features in adolescence：periodic psychosis of puberty revisited. Psychiatry Clin Neurosci 52 Suppl：S313-6, 1998.
35) Kobayashi T, Kato S. Menstrual catatonia. Psychiatry Clin Neurosci 63：773-774, 2009.
36) 田川亮，山田恒，ほか　Aripiprazole が奏功した周期性精神病の一例．精神医学 55：113-9, 2013.

33 境界例児童と青年期境界例

鈴木　太

本章では，6〜12歳を児童期，13〜17歳を青年期と想定して，児童期における borderline child，青年期における borderline adolescent について概説する。前者は，直訳すると境界児童であるが，本書の編者である本城は1984年に境界例児童という訳語を用い（本城，1984a[1]；本城，1984b[2]），以後，児童精神医学の文献ではこの訳語が用いられることが多いため（石井と鈴木，1993[3]；飯田ら，1999[4]），本章もそれに準じる。後者については，青年期境界例との訳語を用いる。

青年期境界例は，その中核的精神病理が盛んに議論された時期があり，その一部が邦訳という形で本邦に紹介されている。代表的な論者の一人である精神分析家の Masterson は，青年や若年成人におけるパーソナリティ障害の著作において，境界性の自己の病理，自己愛性の自己の病理，スキゾイド性の自己の病理，サイコパスと，四つの類型にパーソナリティ障害を分類して治療を論じている（Masterson and Liberman，2004[5]）。Masterson の概念における「境界性の自己の病理」は，DSM-5 における境界性パーソナリティ障害 borderline personality disorder（BPD）よりも概念が広く，演技性パーソナリティ障害 histrionic personality disorder（HPD），依存性パーソナリティ障害 dependent personality disorder（DPD）なども含まれていた。このような考え方が紹介された「A Therapist's Guide to the Personality Disorders：The Masterson Approach」（Masterson and Liberman，2004）[5]は，名古屋大学精神医学教室の臨床家らによって邦訳され，「パーソナリティ障害治療ガイド」というタイトルで出版されている。本章では，BPD，HPD，DPD，または，これらと行動様式や危険因子が共通している妄想性パーソナリティ障害 paranoid personality disorder（PPD）を伴う青年を青年期境界例と見なし，BPD，HPD，DPD，PPD に関する諸研究について論じる。

I. 概念と歴史

境界例児童概念の変遷は，本城（1984）及び石井と鈴木（1993）の総説に詳しい。BPD との症候学的な連続性が意識されつつ，精神分析学派などでこの概念は論じられてきた。境界例児童という概念が最初に用いられた，1954年の Ekstein らの論文は Psychoanalytic Study of the Child に掲載されている（Ekstein and Wallerstein，1954[6]；本城，1984a[1]）。児童精神科医の多くが子どもに対して向精神薬を用いるようになった1980年代後半からこの概念は徐々に用いられなくなっている。

境界例は，Knight（1953）[7]が borderline states について論じた論文以降，治療について積極的に論じるべき対象として，議論されるようになった（成田，2006[8]）。Masterson の著書「Treatment of Borderline Adolescent」（Masterson，1972）[9]が出版されるなど，1970年代には境界例はパーソナリティ障害であるという説が主流となり（石井と鈴木，1993）[3]，DSM-III 以降の BPD 概念に反映されている。青年期境界例が成人期境界例と同一の病態であるかどうかはさまざまな議論があるが（石井と鈴木，1993）[3]，青年期 BPD に限ると，成人期 BPD と連続した病態であると考える見解が主流である（Bondurant et al.，2004）[10]。

各 論

表1 境界例児童の主要な精神病理

Ⅰ）機能状態の変動
 A）客観的にみてわずかな情緒的ストレスによって急速に代償不全に陥り，周囲の人物から再保証を与えられることによって急速に再統合を回復する。
 B）神経症性の観念形成から精神病性の観念形成へと短期間移行する。
 C）奇妙なとらわれや空想が繰り返し侵入してくる。
 D）機能の水準が周囲からの支持に極端に依存している。
Ⅱ）不安の性質と程度
 A）周囲の人によって助けられるのでなければ，不安を抑制することができず，不安はパニックへと急速に上昇する。
 B）信号としての不安を使用することができない。
 C）不安の基礎は破壊，切断，情緒的絶滅の恐れの中にある。
 D）神経症性防衛の不適切さと再構成的な精神病性症候の欠如のために不安に対しより大きな苦痛を受ける。
Ⅲ）思考内容と思考過程
 A）自我の統合機能は不適切であり，ある種の明白なゆがみや具体化を伴っているが，堅固な妄想や幻覚や現実的接触の長期間の深い喪失は認められない。
 B）思考が空想と現実の間を過度にゆれ動き，潜在的に脅威となるような連想過程をコントロールすることができない。
 C）現実指向時間が短く，繰り返し，一過性にグロテスクで奇妙な空想テーマが侵入してくる。
 D）生存についての心配が，破滅的な破壊の可能性を避けるための不十分な防衛（強迫，恐怖症，極端な依存，融合）によって表される。
 E）特殊な知的領域に堪能であるが，実際的で日常的な問題について知識を欠く。
 F）種々の認知欠陥が存在する。
Ⅳ）他者との関係
 A）欲求を満たしてくれる大人に未熟な愛着を示す（融合，原始的同一化，依存性）。
 B）内的安定を維持するために過度に他者をあてにする。信頼する大人といると，うまく機能することができる。
 C）同年齢の子どもとは乏しい関係しか持てない。集団状況で知的能力を使用することができない。
Ⅴ）コントロールの欠如
 A）満足を遅らせたり，葛藤に耐えたりすることができない。
 B）不安と緊張を行動と怒りによって融合した形で表現する。
 C）内的生活を抑制することができず，不安は行動へと至る。
Ⅵ）付随症候
 A）社会的にぎこちなく，適応性が欠如している。
 B）神経学的微細徴候が認められる。
 C）発達が一般的に不均衡である。

（引用：Bemporad，1981[11]による記述を本城，1984 から改変）

II. 臨床症状（診断分類，鑑別診断，併存障害）

1. 境界例児童の症候学

　境界例児童の主要な精神病理としては，本城（1984）の総説，石井と鈴木（1993）の総説に，Bemporad らによる記述の邦訳が掲載されている（Bemporad et al., 1981）[11]（**表1**）。ここで示されている境界例児童の精神病理のうち，「特殊な知的領域に堪能であるが，実際的で日常的な問題について知識を欠く」「種々の認知欠陥が存在する」「同年齢の子どもとは乏しい関係しか持てない」「社会的にぎこちなく，適応性が欠如している」「神経学的微細徴候が認められる」「発達が一般的に不均衡である」といった特徴は，今日の多くの臨床家には，注意欠如・多動症 attention deficit/hyperactivity disorder（ADHD），反抗挑発症 oppositional defiant disorder（ODD），自閉スペクトラム症 autism spectrum disorder（ASD）などを連想させるかもしれない。

　境界例児童に関する Bemporad らの記述は，DSM-5 における重篤気分調節症概念の前身となった severe mood dysregulation（SMD）（Leibenlult et al., 2003）[12]（本書 30 章の表4），児童や青年における複雑性心的外傷後ストレス障害として提唱された発達性トラウマ障害（van der Kolk et al., 2009）[13]（白川と鈴木，2014）[14]などによく似ており（**表2**），情動調

表2　双極Ⅰ型障害，Severe Mood Dysregulation，発達性トラウマ障害，境界例児童の診断基準の比較

	双極Ⅰ型障害	Severe Mood Dysregulation	発達性トラウマ障害	境界例児童
代表的な診断基準	DSM-5	Leibenlult et al. (2003)	van der Kolk et al. (2009)	Bemporad et al. (1981)
外傷への曝露			＋＋	
情動調整不全	＋	＋＋	＋	＋
不注意，または，認知機能障害	＋	＋	＋	＋
不眠，または，睡眠欲求の減少	＋	＋	＋	
再体験症状			＋	＋
回避症状			＋	＋

＋＋＝診断基準に含まれ，診断に必須である
＋＝診断基準に含まれているが，診断に必須ではない

整不全が主症状のようである。成人や小児における情動調整不全は，多くの臨床家によって観察され，双極性障害や SMD における気分障害モデル，発達性トラウマ障害における外傷モデル，境界例児童における精神分析など，異なる理論を背景としたさまざまな障害概念が提唱されてきた（Gunderson, 2001）[15]。

2. 青年期境界例の症候学

青年期境界例は，パーソナリティ障害によく似た行動パターンが青年期に生じること，または，パーソナリティ障害の早期発症と見なされている。パーソナリティ障害とは，慢性に経過する対人関係の独特なパターンであり，通常，青年期から成人期早期にかけて発症し，そのパターンは自我親和的で，それを伴っている人の大半はそのように振る舞うことに違和感を持たない（Stone, 2006）[16]。DSM-5 のパーソナリティ障害は BPD，HPD，DPD，PPD を含めた10型が分類されている。精神医学的な概念としてのパーソナリティ障害はごく最近に生まれたものだが，概念の一つ一つは，日常生活の中で人々が感じ取り，描写してきたありふれた対人的特徴をモデルとして構成されている（Stone, 2006）[16]。BPD，HPD，DPD，PPD の診断基準に含まれている症状の概要を，次頁にそれぞれに示した。BPD の主症状は，見捨てられ不安，不安定な対人関係，易怒性，衝動的な行動，自殺性，ストレス下での精神病体験や妄想様観念などである。HPD の主症状は，激しい情緒表

現，変化しやすい感情表出，他者の注意を引き付けようとすること，被暗示性などである。DPD の主症状は，BPD の見捨てられ不安に類似した他者への依存傾向であり，PPD の主症状は，他者への不信感，そして，BPD と共通する妄想様観念である。これらのパーソナリティ障害は互いに併存しやすく，それぞれの症例では，これらの症状をいくつか伴うことが多い。

ニューヨークで行われた前向きコホート研究である Children in the Community（CIC）研究では，PPD を伴う青年は将来の暴力や犯罪的行動が多いこと（Johnson et al., 2000）[17]，PPD または HPD を伴う青年は成人期に肥満を伴いやすいこと（Chen et al., 2015）[18]，BPD，HPD，DPD，PPD などを伴う青年期の女児は避妊をしないなどのハイリスクな性行動を伴うことが多いこと（Lavan and Johnson, 2002）[19]などが報告されている。米国で行われた臨床家を対象とした調査では，青年期における演技性の性愛化は，HPD に限らず，BPD や DPD の特徴でもあると考えられている（Westen et al., 2005）[20]。青年期の BPD，HPD，DPD，PPD は自傷行為を行うことも多く，非自殺性自傷を伴う 14.7±1.4 歳の青年 89 例を対象とした調査では，青年の 67％はパーソナリティ障害を一つ以上伴い，女児に限ると，BPD が 52％，PPD が 21％，HPD が 7％，DPD が 7％に診断された（Nock et al., 2006）[21]。小規模な研究ではあるが，ADHD を伴う青年期女児に認められやすいパーソナリティ障害は，BPD，HPD，DPD，PPD などであるという報告もある（Burket et al., 2005）[22]。

各　論

パーソナリティ障害を伴う成人は，性的パートナーとの葛藤（Chen et al., 2004）[23]，自らの子どもに対する養育行動の問題（Johnson et al., 2006b）[24]を生じやすいものだが，成人期の HPD と PPD はこのような傾向がとりわけ目立っており，いじめ加害者となりやすく（Vaughn et al., 2010a）[25]，暴力的行動が多く（Pulay et al., 2008）[26]，離婚しやすい（Disney et al., 2012）[27]。成人期の BPD，HPD は，反社会性パーソナリティ障害を併存していることが多く（Harford et al., 2013）[28]，BPD，HPD，PPD は，単極性うつ病よりも双極性障害により併存しやすい（Friborg et al., 2014）[29]。

DSM–5 における「境界性パーソナリティ障害（BPD）」症状の概要。
・見捨てられ不安
・理想化と脱価値化によって特徴づけられる不安定で激しい対人関係様式
・同一性の混乱，自己像または自己意識が持続的に不安定
・自己を傷つける可能性のある衝動性
・自殺企図，自殺のふりや脅かし，自傷行為の反復
・気分反応性が高く，感情が不安定
・慢性的な空虚感
・怒りが不適切で激しい，または怒りの制御が困難
・妄想様観念や解離症状がストレスに関連して一過性に生じる

DSM–5 における「演技性パーソナリティ障害（HPD）」症状の概要。
・性的な誘惑や挑発が特徴的な対人関係様式
・変化の早い，浅薄な情動表出
・態度が芝居がかっていて，情緒を誇張して表現する「自己演劇化」
・被暗示性が高く，他者または環境の影響を受けやすい
・対人関係を現実にそうであるよりも親密なものと見なす

DSM–5 における「依存性パーソナリティ障害（DPD）」症状の概要。
・他者からの多くの助言と保証がなければ，決断できない

・他者の意見に反対を表明することが困難
・自分自身の考えで計画を始めたり，物事を行うことが困難
・自分だけが生き残って，自分だけで生きていくことを極端に恐れている

DSM–5 における「妄想性パーソナリティ障害（PPD）」症状の概要。
・他人が自分を利用し，傷つけ，だますと，根拠がないのに疑っている
・悪意のない言葉や出来事の中に，けなしたり，脅かしたりする意味を読み取る
・侮辱や軽蔑を許さず，恨みを抱き続ける
・自分の性格または評判に対する攻撃を過剰に読み取って怒り出す

III. 疫学と経過

パーソナリティ障害の疫学研究は，主に成人を対象として行われてきたが（Kernberg et al., 2000）[30]，CIC 研究は青年のパーソナリティ障害を調査した数少ない例外の一つである（Cohen et al., 2005）[31]。この研究では，開始時点で約800名の小児が登録され，児童期から30代まで追跡され，経過が報告され続けている。青年期（11歳〜21歳，平均16.3歳）の時点で，一般人口の 17.2％が重篤な機能障害を伴うパーソナリティ障害であり（Bernstein et al., 1993）[32]，平均33歳まで追跡したところ，パーソナリティ障害の累積生涯有病率は 28.2％であった（Johnson et al., 2008）[33]。すなわち，人生の一時期にパーソナリティ障害であることはさほど稀な体験ではないようである。CIC 研究では，男児では 12歳，女児では 13歳がパーソナリティ障害を診断されるピークであり，年齢を重ねるにつれて，時点有病率は低下していた（Bernstein et al., 1993）[32]。青年期境界例と関連したパーソナリティ障害の累積生涯有病率として，CIC 研究で報告されたものを**表3**に示した（Johnson et al., 2008）[33]。

表3　青年期から成人期早期にかけての，境界性・演技性・依存性・妄想性パーソナリティ障害の累積生涯有病率

	PPD（%）	BPD（%）	HPD（%）	DPD（%）
14歳までの累積生涯有病率	1.9	0.9	1.6	0.2
16歳までの累積生涯有病率	3.0	1.4	2.3	0.5
22歳までの累積生涯有病率	4.0	3.2	3.7	3.0

（Johnson et al., 2008）[33]

表4　青年期から成人期早期にかけて，境界性・演技性・依存性・妄想性パーソナリティ障害の症状を伴う人が小児期に経験した養育体験

	PPD（%）	BPD（%）	HPD（%）	DPD（%）
過酷な養育（Johnson et al., 2006a）[40]	＋＋	＋＋	－	－
親の愛情の乏しさ（Johnson et al., 2006a）[40]	＋＋	＋＋	－	－
母親による言語的虐待（Johnson et al., 2001）[39]	＋＋	＋＋	－	－
監督ネグレクト（Johnson et al., 2000c）[48]	＋＋	＋＋	＋	－
情緒的ネグレクト（Johnson et al., 2000c）[48]	＋＋	－	－	－
何らかのネグレクト（Johnson et al., 1999c）[38]	＋	＋＋	＋	＋＋

＋＋＝それを体験した場合に，特定のパーソナリティ障害の症状が増加
＋＝それを体験した場合に，特定のパーソナリティ障害が分類されるクラスタの症状が増加
－＝それを体験したとしても，特定のパーソナリティ障害の症状も，それが分類されるクラスタの症状も増加しない

1. 青年期境界例の発症に先行する危険因子

　女性であることはBPD，DPD，PPDの危険因子であり（Trull et al., 2010）[34]，養子となることはHPD，PPDの危険因子であり（Westermeyer et al., 2015）[35]，貧困は多くのパーソナリティ障害の危険因子である（Johnson et al., 1999b）[36]。米国で行われた疫学研究であるPittsburgh Girls Studyでは，青年期の女児において，性的志向性が女性に向いていること，すなわち，レズビアンまたはバイセクシャルであることがBPD症状と相関することが報告された（Marshall et al., 2013）[37]。

　CIC研究では，何らかのネグレクトを受けると，BPDやDPDが発症しやすくなること（Johnson et al., 1999c）[38]，過酷な養育，親の愛情の乏しさ，母親による言語的虐待はPPDやBPDの危険因子であるが，HPDやDPDではそうではないことが明らかとなっている（Johnson et al., 2001[39]；Johnson et al., 2006a[40]）（表4）。

　BPDに先行する精神障害：米国で行われた疫学研究であるNational Epidemiologic Survey on Alcohol and Related Conditions（NESARC）では，BPDを伴う成人を回顧的に調査すると，ADHDであることが多かった（Bernardi et al., 2012）[41]。よりバイアスの少ない前向きコホート研究では，ADHD（Miller et al., 2008[42]；Burke and Stepp, 2012[43]；Stepp et al., 2012[44]），ODD（Burke and Stepp, 2012[43]；Stepp et al., 2012[44]）がBPDの危険因子であることが示されている。

　HPDに先行する精神障害：NESARCでは，HPDを伴う成人を回顧的に調査すると，ADHDであることが多く（Bernardi et al., 2012）[41]，HPDを伴う成人男性の33.7%，HPDを伴う成人女性の23.5%は児童青年期にCDであった（Morcillo et al., 2012）[45]。軽躁病症状（Shahar et al., 2008）[46]や大うつ病性障害（Kasen et al., 2001）[47]はHPDの危険因子である。

　PPDに先行する精神障害：CIC研究では，不安症を伴う青年は成人期にPPDに移行する傾向があった（Kasen et al., 2001）[47]。ADHDが青年期や成人期早期になっても症候学的に寛解しないこと（Miller et al., 2008）[42]はPPDの危険因子である。

2. 青年期境界例の発症後の経過と, 慢性化の危険因子

　青年期における BPD, HPD は寛解しにくく, 安定した診断である。15〜18歳の精神科外来受診例を対象とした豪州の臨床研究では, パーソナリティ障害を伴う女児の83%, 精神科入院に至った青年の100%は2年後もパーソナリティ障害を有しており, BPD や HPD を有した青年は2年後もパーソナリティ障害スコアが低下しにくい傾向があった (Chanen et al., 2004)[48]。同様に, CIC 研究では BPD や HPD を含む青年期の B 群パーソナリティ障害は行動障害またはうつ病が併存すると, 寛解せずに成人期早期まで遷延する傾向があり (Kasen et al., 1999)[49]。不安症が併存した青年期の B 群パーソナリティ障害は寛解しやすかった (Kasen et al., 1999)[49]。いくつかの追跡研究によると, 気分変調症 (Hellerstein et al., 2010)[50], 他のパーソナリティ障害 (Barrachina et al., 2011[51]；Nysæter and Nordahl, 2011[52]；Chiesa and Fonagy, 2007[53]；Zanarini et al., 2004[54]), 物質使用障害 (Stepp et al., 2013)[55], 母子関係の不和 (Stepp et al., 2013)[55], 母の BPD (Stepp et al., 2013)[55] などが, BPD の寛解を阻害するようである。

　青年期における DPD, PPD は安定した診断ではなく, 寛解しやすい (Chanen et al., 2004[48])。PPD を含む A 群パーソナリティ障害の非寛解を予測するのは, 行動障害または不安症の併存であり (Kasen et al., 1999)[49], DPD を含む C 群パーソナリティ障害の非寛解を予測するのは, 行動障害, 不安症, うつ病のいずれかの併存であった (Kasen et al., 1999)[49]。

IV. 病因

　危険因子については上記の通りであるが, 境界例児童や青年期境界例の原因はまだ確定されていない。成人期の BPD, HPD, DPD, PPD は共通した遺伝因を有しているようである (Kendler et al., 2008)[56]。

V. アセスメント

　境界例児童や青年期境界例が疑われるとき, 診断と事例定式化を丁寧に行うことは, 経過を予測して, より効果の高い治療を選択するために必要とな

る。行動障害, 抑うつ障害, 不安症といった精神障害を診断することで, パーソナリティ障害の症状が持続する可能性をある程度予測することができる (Kasen et al., 1999)[49]。前述した危険因子は, 青年期境界例である可能性が高いことに臨床家が気づくためのきっかけとなる。逆転移も同様に, 手がかりの一つとなる。例えば, 治療者は PPD を伴うクライエントから批判されたり, 嫌なことをされているように感じやすい (Colli et al., 2014)[57]。

　パーソナリティ障害は他のパーソナリティ障害を併存していることが多いが, 個人精神療法による治療反応性を特に低下させるのは, サイコパスであり (Masterson and Liberman, 2004[5]；Stone, 2006[6]), 鑑別する必要がある。DSM-5 における素行障害の特定用語である「向社会的な情動が限られている」, すなわち, callous unemotional trait を評価することで (American Psychiatric Association, 2013)[58], サイコパスに類似した状態を操作的に診断できる。

　心的外傷によって情動調整不全が引き起こされることはよく知られている。複雑性心的外傷後ストレス障害と BPD は鑑別可能であり (Maercker et al., 2013[59]；Cloitre et al., 2014[60]), BPD 症状のうち, 見捨てられ不安, 不安定で激しい対人関係, 同一性の混乱, 自己を傷つける可能性のある衝動性などを伴わない症例は複雑性心的外傷後ストレス障害であることが多く, これらを伴う症例は BPD であることが多い (Cloitre et al., 2014)[60]。BPD の同一性は揺れ動く傾向があり, 複雑性心的外傷後ストレス障害の同一性は一貫してネガティヴであることが多い (Maercker et al., 2013)[59]。

VI. 治療

　近年では, BPD の治療は, 外来個人精神療法だけでなく, 地域ネットワーク, 家族へのアプローチ, 薬物療法, 入院治療を活用した多面的なモデルが採用されてきており, 2000年代の初頭には, そのような考え方を反映した「Borderline Personality Disorder：A Clinical Guide」(Gunderson, 2001)[15], 「境界性パーソナリティ障害　日本版治療ガイドライン」(牛島, 2008)[61] が刊行されている。

1. 境界例児童の治療

　境界例児童はその概念を使用した研究が途絶えている。理論的な出自が異なるものの，境界例児童と症候学的に重なり合う諸概念，すなわち，自閉スペクトラム症，ADHD，ODD，重篤気分調節症，心的外傷後ストレス障害，双極性障害といった概念を用いた諸研究が治療の参考になると思われる。ADHD治療がBPDを発症させるという証拠はなく（Storebø and Simonsen, 2014）[62]，因果関係は不明であるが，中枢刺激薬を使用した症例は，行動障害，抑うつ障害，不安症を発症することが少ないという報告が二つある（Cherkasova et al., 2013）[63]。行動障害，抑うつ障害，不安症はさまざまなパーソナリティ障害の危険因子となるため，BPD症状を伴う児童において，ADHDが操作的に診断されるとき，まず，ADHDを治療することは合理的な選択肢と考えられる。

　境界例児童と診断される児童は，心的外傷を経験していることが多い。眼球運動による脱感作と再処理法 eye movement desensitization and reprocessing（EMDR）は，心的外傷に対する精神療法として，普及している。トラウマ・フォーカスト認知行動療法 trauma focused cognitive behavioral therapy（TF–CBT）が本邦に導入されつつあるが（Cohen et al., 2006[64]；Cohen et al., 2012[65]），TF–CBTは，心的外傷を経験した児童の心的外傷後ストレス障害症状に対して，通常治療よりも有効で（Cohen et al., 2004）[66]，EMDRと同等であり（Diehle et al., 2015）[67]，抑うつ症状に対して，通常治療やEMDRよりも有効である（Cohen et al., 2004[66]；Diehle et al., 2015[67]）。

2. 青年期境界例の治療

　青年期境界例の治療は百家争鳴の状況であり，さまざまな精神療法が選択肢として提唱される一方，特定の精神療法がより有効であるというエビデンスはない（Cailholl et al., 2015）[68]。青年期うつ病に対して対人関係療法を行っているMufsonらは，「うつ病の青年はパーソナリティの障害があるように見えることが多い。しかし，うつ病が寛解すると，多くの青年でそのようなパーソナリティ特性はもはや認められなくなる」と述べている（Mufson et al., 2004）[69]。

このような仮説に立って治療を行うとき，治療の対象はパーソナリティ障害ではなく，行動障害（Kasen et al., 1999）[49]，抑うつ障害（Kasen et al., 1999）[49]，不安症（Kasen et al., 1999）[49]，物質使用障害（Stepp et al., 2013）[55]といった併存症である。例えば，BPDを伴う青年に対して，「マニュアル化された良質な臨床ケア」，すなわち，併存症に対する認知行動療法は，認知分析療法と同等の効果を有していた（Chanen et al., 2008）[70]。

　見捨てられ不安，不安定で激しい対人関係，同一性の混乱，自己を傷つける可能性のある衝動性などを伴わない青年が，慢性の易怒性，自傷行為，解離症状を伴うなどの理由でBPDと診断されていることは稀ではない。このような場合，心的外傷後ストレス障害や複雑性心的外傷後ストレス障害の基準を満たしているなら，そのように診断・告知して，治療することがしばしば有益である。TF–CBTは，心的外傷を経験した青年の心的外傷後ストレス障害症状に対して，通常治療よりも有効で（Jensen et al., 2014[71]；Webb et al., 2014[72]），EMDRと同等であり（Diehle et al., 2015）[73]，抑うつ症状に対して，通常治療やEMDRよりも有効である（Webb et al., 2014[72]；Diehle et al., 2015[67]）。

　うつ病を伴う成人期の外来患者を対象とした臨床試験では，HPDの症状は対人関係療法の効果を損なわず，BPDやPPDの症状は対人関係療法の効果を低下させていた（Joyce et al., 2007）[73]。BPDを伴う青年が自傷や自殺企図を繰り返しているときは，弁証法的行動療法のように自傷や自殺企図の機能分析を含んだ行動療法が選択肢となる（Miller et al., 2006[74]；Brent et al., 2011[75]）。青年において，弁証法的行動療法は希死念慮と抑うつを改善し，自傷そのものの頻度を減らすという報告がある（Mehlum et al., 2014）[76]。BPD，HPD，DPD，PPDなどを伴う青年に対してパーソナリティそのものに焦点づけた治療を行うとき，理論的には，力動的精神療法やスキーマ療法が選択肢となる。

3. 保護者のパーソナリティ障害が治療困難であるときの対応

　パーソナリティ障害は，成人では診断的な安定性が比較的高く，経過の予測に有用である。児童や青

年の保護者がパーソナリティ障害を疑われるとき，アセスメントする際に重要なことは，そのパーソナリティ障害の治療可能性である。米国の精神分析家であるStoneは，世界各国で記述された精神医学及び心理学に関する膨大な文献を渉猟し，治療可能性，すなわち精神療法適応可能性の順に，「治療不可能」「精神療法適応可能性が低い」「精神療法適応可能性が中程度」「精神療法適応可能性が極めて高い」の4段階にパーソナリティ障害を分類している（Stone, 2006）[16]。例えば，成人におけるPPDや「重度の」BPDは，精神療法適応可能性が低いパーソナリティ障害に挙げられている（Stone, 2006）[16]。

　保護者がこのような状態であり，かつ，情緒的虐待や情緒的ネグレクトが持続するとき，PPD，BPD，その他の精神障害を発症するリスクに子どもはさらされる。加害者となっている親のパーソナリティ障害が少なくとも数年間から十数年間の単位で，ほとんど変容しないことを，子どもは受容せざるを得ないかもしれない。CIC研究では，若い成人と親との間に高度の葛藤が認められる場合，保護者との接触の減少がその後の親との葛藤を減少させたことが報告されている（Johnson et al., 2004）[77]。

文献

1) 本城秀次　Borderline Child（境界例児童）について文献的研究．児童青年精神医学とその近接領域；25（5）：303-312，1984a．

2) 本城秀次　Borderline child（境界例児童）の1例．児童青年精神医学とその近接領域 25（5）：323-330，1984b．

3) 石井卓，鈴木茂　境界例問題に対する「境界例児童」症例の寄与．臨床精神病理 14（4）：278-288，1993．

4) 飯田順三，門内かおり，橋本和之ほか　Anorexia Nervosaを契機に境界例的心性が顕著となった10歳女児の1例．児童青年精神医学とその近接領域 40（5）：452-459，1999．

5) Masterson JF, Lieberman AR. A Therapist's Guide to the Personality Disorders：The Masterson Approach. Zeig Tucker & Theisen Inc., 2004.［神谷栄治，市田勝　監訳　パーソナリティ障害治療ガイド―「自己」の成長を支えるアプローチ．金剛出版，2007.］

6) Ekstein R, Wallerstein J. Observations on the psychology of borderline and psychotic children. Psychoanalytic Study of the Child 9：344-369, 1954.

7) Knight RP. Borderline states. Bull Menninger Clin17（1）：1-12, 1953.

8) 成田善弘　境界性パーソナリティ障害の精神療法―

日本版治療ガイドラインを目指して．金剛出版，2006.

9) Masterson JF. Treatment of the Borderline Adolescent：A Developmental Approach. John Wiley & Sons Inc., 1972.

10) Bondurant H, Greenfield B, Tse SM. Construct validity of the adolescent borderline personality disorder：a review. Can Child Adolesc Psychiatr Rev. Aug；13（3）：53-7, 2004.

11) Bemporad JR, Hanson G, Smith HF. The diagnosis and treatment of borderline syndromes of childhood. American Handbook of Psychiatry：Advances and New Directions, 2nd edition. pp. 227-252, Basic Books, 1981.

12) Leibenluft E, Charney DS, Towbin KE et al. Defining clinical phenotypes of juvenile mania. Am J Psychiatry. Mar；160（3）：430-7, 2003.

13) van der Kolk BA, Pynoos RS, Cicchetti D et al. Proposal to include a developmental trauma disorder diagnosis for children and adolescents in DSM-V. http://www.traumacenter.org/announcements/DTD_papers_Oct_09.pdf

14) 白川美也子，鈴木太　トラウマと気分変動．精神科治療学 29（5）：583-592，2014．

15) Gunderson JG. Borderline Personality Disorder：A Clinical Guide. Amer Psychiatric Pub, 2001.［黒田章史　訳　境界性パーソナリティ障害―クリニカル・ガイド．金剛出版，2006.］

16) Stone MH. Personality—Disordered Patients：Treatable And Untreatable. Amer Psychiatric Pub, New York, 2006.［井上果子　監訳　パーソナリティ障害　治る人、治らない人．星和書店，2010.］

17) Johnson JG, Cohen P, Smailes E et al. Adolescent personality disorders associated withviolence and criminal behavior during adolescence and early adulthood. Am J Psychiatry. Sep；157（9）：1406-12, 2000.

18) Chen L, Huang Y, Kasen S et al. Impact of Adolescent Personality Disorders on Obesity 17 Years Later. Psychosom Med. Oct；77（8）：921-6 ,2015.

19) Lavan H, Johnson JG. The association between axis I and II psychiatric symptoms and high-risk sexual behavior during adolescence. J Pers Disord. Feb；16（1）：73-94, 2002.

20) Westen D, Dutra L, Shedler J. Assessing adolescent personality pathology. Br J Psychiatry. Mar；186：227-38, 2005.

21) Nock MK, Joiner TE Jr, Gordon KH et al. Non-suicidal self-injury among adolescents：diagnostic correlates and relation to suicide attempts. Psychiatry Res. Sep 30；144（1）：65-72, 2006.

22) Burket RC, Sajid MW, Wasiak M, Myers WC. Personality comorbidity in adolescent females with ADHD. J Psychiatr Pract. Mar；11（2）：131-6, 2005.

23) Chen H, Cohen P, Johnson JG et al. Adolescent personality disorders and conflict with romantic partners during

the transition to adulthood. J Pers Disord. Dec；18（6）：507-25, 2004.

24) Johnson JG, Cohen P, Kasen S et al. Associations of parental personality disorders and axis I disorders with childrearing behavior. Psychiatry. Winter；69（4）：336-50, 2006.

25) Vaughn MG, Fu Q, Bender K et al. Psychiatric correlates of bullying in the United States：findings from a national sample. Psychiatr Q. Sep；81（3）：183-95, 2010.

26) Pulay AJ, Dawson DA, Hasin DS et al. Violent behavior and DSM-IV psychiatric disorders：results from the national epidemiologic survey on alcohol and related conditions. J Clin Psychiatry. Jan；69（1）：12-22, 2008.

27) Disney KL, Weinstein Y, Oltmanns TF. Personality disorder symptoms are differentially related to divorce frequency. J Fam Psychol. Dec；26（6）：959-65,2012.

28) Harford TC, Chen CM, Saha TD et al. DSM-IV personality disorders and associations with externalizing and internalizing disorders：results from the National Epidemiologic Survey on Alcohol and Related Conditions. J Psychiatr Res. Nov；47（11）：1708-16 ,2013.

29) Friborg O, Martinsen EW, Martinussen M et al. Comorbidity of personality disorders in mood disorders：a meta-analytic review of 122 studies from 1988 to 2010. J Affect Disord. Jan；152-154：1-11, 2014.

30) Kernberg PF, Weiner AS, Bardenstein K. Personality Disorders In Children And Adolescents. Basic Books, 2000.

31) Cohen P, Crawford TN, Johnson JG et al. The children in the community study of developmental course of personality disorder. J Pers Disord. Oct；19（5）：466-86, 2005.

32) Bernstein DP, Cohen P, Velez CN et al. Prevalence and stability of the DSM-III-R personality disorders in a community-based survey of adolescents. Am J Psychiatry. Aug；150（8）：1237-43, 1993.

33) Johnson JG, Cohen P, Kasen S et al. Cumulative prevalence of personality disorders between adolescence and adulthood. Acta Psychiatr Scand. Nov；118（5）：410-3, 2008.

34) Trull TJ, Jahng S, Tomko RL et al. Revised NESARC personality disorder diagnoses：gender, prevalence, and comorbidity with substance dependence disorders. J Pers Disord. Aug；24（4）：412-26, 2010.

35) Westermeyer J, Yoon G, Amundson C et al. Personality disorders in adopted versus non-adopted adults. Psychiatry Res. Apr 30；226（2-3）：446-50, 2015.

36) Johnson JG, Cohen P, Dohrenwend BP et al. A longitudinal investigation of social causation and social selection processes involved in the association between socioeconomic status and psychiatric disorders. J Abnorm Psychol. Aug；108（3）：490-9, 1999.

37) Marshal MP, Dermody SS, Shultz ML et al. Mental health and substance use disparities among urban adolescent lesbian and bisexual girls. J Am Psychiatr Nurses Assoc.

Sep-Oct；19（5）：271-9, 2013.

38) Johnson JG, Cohen P, Brown J et al. Childhood maltreatment increases risk for personality disorders during early adulthood. Arch Gen Psychiatry. Jul；56（7）：600-6, 1999.

39) Johnson JG, Cohen P, Smailes EM et al. Childhood verbal abuse and risk for personality disorders during adolescence and early adulthood. Compr Psychiatry. Jan-Feb；42（1）：16-23,2001.

40) Johnson JG, Cohen P, Chen H et al. Parenting behaviors associated with risk for offspring personality disorder during adulthood. Arch Gen Psychiatry. May；63（5）：579-87, 2006.

41) Bernardi S, Faraone SV, Cortese S et al. The lifetime impact of attention deficit hyperactivity disorder：results from the National Epidemiologic Survey on Alcohol and Related Conditions（NESARC）. Psychol Med. Apr；42（4）：875-87, 2012.

42) Miller CJ, Flory JD, Miller SR et al. Childhood attention-deficit/hyperactivity disorder and the emergence of personality disorders in adolescence：a prospective follow-up study. J Clin Psychiatry. Sep；69（9）：1477-84, 2008.

43) Burke JD, Stepp SD. Adolescent disruptive behavior and borderline personality disorder symptoms in young adult men. J Abnorm Child Psychol. Jan；40（1）：35-44, 2012.

44) Stepp SD, Burke JD, Hipwell AE et al. Trajectories of attention deficit hyperactivity disorder and oppositional defiant disorder symptoms as precursors of borderline personality disorder symptoms in adolescent girls. J Abnorm Child Psychol. Jan；40（1）：7-20, 2012.

45) Morcillo C, Duarte CS, Sala R et al. Conduct disorder and adult psychiatric diagnoses：associations and gender differences in the U.S. adult population. J Psychiatr Res. Mar；46（3）：323-30, 2012.

46) Shahar G, Scotti MA, Rudd MD et al. Hypomanic symptoms predict an increase in narcissistic and histrionic personality disorder features in suicidal young adults. Depress Anxiety.；25（10）：892-8, 2008.

47) Kasen S, Cohen P, Skodol AE et al. Childhood depression and adult personality disorder：alternative pathways of continuity. Arch Gen Psychiatry. Mar；58（3）：231-6,2001.

48) Chanen AM, Jackson HJ, McGorry PD et al. Two-year stability of personality disorder in older adolescent outpatients. J Pers Disord. Dec；18（6）：526-41, 2004.

49) Kasen S, Cohen P, Skodol AE et al. Influence of child and adolescent psychiatric disorders on young adult personality disorder. Am J Psychiatry. Oct；156（10）：1529-35, 1999.

50) Hellerstein DJ, Skodol AE, Petkova E et al. The impact of comorbid dysthymic disorder on outcome in personality disorders. Compr Psychiatry. Sep-Oct；51（5）：449-57, 2010.

51) Barrachina J, Pascual JC, Ferrer M et al. Axis II comorbidity in borderline personality disorder is influenced by sex, age, and clinical severity. Compr Psychiatry. Nov–Dec；52（6）：725–30, 2011.

52) Nysæter TE, Nordahl HM. Comorbidity of borderline personality disorder with other personality disorders in psychiatric outpatients：how does it look at 2–year follow–up? Nord J Psychiatry. Jun；66（3）：209–14, 2012.

53) Chiesa M, Fonagy P. Prediction of medium–term outcome in cluster B personality disorder following residential and outpatient psychosocial treatment. Psychother Psychosom.；76（6）：347–53, 2007.

54) Zanarini MC, Frankenburg FR, Vujanovic AA et al Axis II comorbidity of borderline personality disorder：description of 6–year course and prediction to time–to–remission. Acta Psychiatr Scand. Dec；110（6）：416–20, 2004.

55) Stepp SD, Olino TM, Klein DN et al. Unique influences of adolescent antecedents on adult borderline personality disorder features. Personal Disord. Jul；4（3）：223–9, 2013.

56) Kendler KS, Aggen SH, Czajkowski N et al. The structure of genetic and environmental risk factors for DSM–IV personality disorders：a multivariate twin study. Arch Gen Psychiatry. Dec；65（12）：1438–46, 2008.

57) Colli A, Tanzilli A, Dimaggio G et al. Patient personality and therapist response：an empirical investigation. Am J Psychiatry. Jan；171（1）：10–2–8, 2014.

58) American Psychiatric Association. Diagnostic and Statistical Manual of Mental Disorders：Dsm–5. Washington, DC：American Psychiatric Publishing；2013.

59) Maercker A, Brewin CR, Bryant RA et al. Diagnosis and classification of disorders specifically associated with stress：proposals for ICD–11. World Psychiatry. Oct；12（3）：198–206, 2013.

60) Cloitre M, Garvert DW, Weiss B et al. Distinguishing PTSD, Complex PTSD, and Borderline Personality Disorder：A latent class analysis. Eur J Psychotraumatol. Sep 15；5, 2014.

61) 牛島定信　境界性パーソナリティ障害—日本版治療ガイドライン. 金剛出版, 2008.

62) Storebø OJ, Simonsen E. Is ADHD an early stage in the development of borderline personality disorder? Nord J Psychiatry. Jul；68（5）：289–95, 2014.

63) Cherkasova M, Sulla EM, Dalena KL et al. Developmental course of attention deficit hyperactivity disorder and its predictors. Can Acad Child Adolesc Psychiatry. Feb；22（1）：47–54, 2013.

64) Cohen JA, Deblinger E, Mannarino AP. Treating Trauma And Traumatic Grief in Children And Adolescents：A Clinician's Guide. Guilford Press, 2006.［白川美也子, 菱川愛, 冨永良喜（訳）. 子どものトラウマと悲嘆の治療—トラウマ・フォーカスト認知行動療法マニュアル. 金剛出版, 2014.］

65) Cohen JA, Mannarino AP, Deblinger E. Trauma–Focused CBT for Children and Adolescents：Treatment Applications. Guilford Press, 2012.［亀岡智美, 紀平省悟, 白川美也子（訳）. 子どものためのトラウマフォーカスト認知行動療法—さまざまな臨床現場における TF–CBT 実践ガイド. 岩崎学術出版社, 2015.］

66) Cohen JA, Deblinger E, Mannarino AP et al. A multisite, randomized controlled trial for children with sexual abuse–related PTSD symptoms. J Am Acad Child Adolesc Psychiatry. Apr；43（4）：393–402, 2004.

67) Diehle J, Opmeer BC, Boer F et al. Trauma–focused cognitive behavioral therapy or eye movement desensitization and reprocessing：what works in children with post–traumatic stress symptoms? A randomized controlled trial. Eur Child Adolesc Psychiatry. Feb；24（2）：227–36, 2015.

68) Cailhol L, Gicquel L, Raynaud Jean–Philippe. Borderline Personality disorder in adolescents. http://iacapap.org/wp–content/uploads/H.4–BORDERLINE–2015–UPDATE.pdf

69) Mufson L, Dorta KP, Moreau D, Weissman MM. Interpersonal Psychotherapy for Depressed Adolescents, 2nd edition. New York：Guilford Press, 2004.［鈴木太（訳）, 永田利彦（監訳）. 思春期うつ病の対人関係療法. 創元社, 2016.］

70) Chanen AM, Jackson HJ, McCutcheon LK et al. Early intervention for adolescents with borderline personality disorder using cognitive analytic therapy：randomised controlled trial. Br J Psychiatry. Dec；193（6）：477–84, 2008.

71) Jensen TK, Holt T, Ormhaug SM et al. A randomized effectiveness study comparing trauma–focused cognitive behavioral therapy with therapy as usual for youth. J Clin Child Adolesc Psychol.；43（3）：356–69, 2014.

72) Webb C, Hayes A, Grasso D et al. Trauma–Focused Cognitive Behavioral Therapy for Youth：Effectiveness in a Community Setting. Psychol Trauma. Sep 1；6（5）：555–562, 2014.

73) Joyce PR, McKenzie JM, Carter JD et al. Temperament, character and personality disorders as predictors of response to interpersonal psychotherapy and cognitive–behavioural therapy for depression. Br J Psychiatry. Jun；190：503–8, 2007.

74) Miller AL, Rathus JH, Linehan MM. Dialectical Behavior Therapy With Suicidal Adolescents. Guilford Press, 2006.［高橋祥友訳　弁証法的行動療法—思春期患者のための自殺予防マニュアル. 金剛出版, 2008.］

75) Brent DA, Poling KD, Tina R. Goldstein TR. Treating Depressed and Suicidal Adolescents：A Clinician's Guide. Guilford Press, York, 2011.［高橋祥友訳　思春期・青年期のうつ病治療と自殺予防. 医学書院, 2012.］

76) Mehlum L, Tørmoen AJ, Ramberg M et al. Dialectical

behavior therapy for adolescents with repeated suicidal and self-harming behavior：a randomized trial. J Am Acad Child Adolesc Psychiatry. Oct；53（10）：1082-91, 2014.

77）Johnson JG, Chen H, Cohen P. Personality disorder traits during adolescence and relationships with family members during the transition to adulthood. J Consult Clin Psychol. Dec；72（6）：923-32, 2004.

34 物質関連障害

石塚佳奈子

I. 概念

物質関連障害（substance-related disorders）は，世界保健機関（World Health Organization：WHO）の専門部会が 1969 年に薬物依存（drug dependence）を提唱したことに始まる[1]。薬物依存は「精神に作用する薬物の摂取を繰り返し行った結果，同様の刺激を求める抑えがたい欲求が生じ，その刺激を追い求める行動が優位となり，その刺激がないと不快な精神的・身体的症状を生じる」と定義され，のちに「薬物の摂取」が「物質の摂取」に変更されて現在まで依存の中心概念となっている。

アメリカ精神医学会は 1980 年発行の DSM-III（Diagnostic and Statistical Manual of Mental Disorders Third Edition）以来，物質関連障害を「乱用物質の摂取，薬物治療の副作用，毒物への曝露と関連した障害群」と定義してきた[2]。2013 年発行の DSM-5 は最新の生物学的知見に基づいて精神疾患の概念を大幅に変更し，物質関連障害は「過剰摂取により脳の報酬系に直接作用する全ての薬物が誘発する症状」となっている。報酬系は欲求が満たされると活性化して快情動をもたらし，学習や環境への適応などに重要な役割を果たすドパミン神経系である[3]。さらに，病的賭博が脳内で同様の反応を惹起し，物質が誘発するものに類似した行動上の症状を呈する[4]ことを反映して，章立ては「物質関連障害」から「物質関連障害および嗜癖性障害群（substance-related and addictive disorders）」と広がった[5]。

II. 歴史

1. 法的規制

大麻や阿片は古くから鎮痛作用，催眠作用をもつ薬用植物として，医学，薬学の分野で利用されてきた。1800 年代，植物から高濃度の麻薬成分を抽出できるようになった。さらに，注射器具の出現や，モルヒネの単離，ヘロイン，コカインの生合成が可能となったことで爆発的に使用が広まった。乱用の問題と国家間の政治的配慮から 1911 年に万国阿片会議が開催され，翌年に調印された万国阿片条約が世界で初めての薬物統制にかかわる条約である。二度の世界大戦も影響して薬物乱用，中毒者は激増し，各国で次々と国際条約，協定等が締結された。最終的に 1961 年の「麻薬に関する単一条約」，1971 年の「向精神薬に関する条約」，1988 年の「麻薬及び向精神薬の不正取引の防止に関する国際連合条約」のいわゆる麻薬 3 条約が現在まで国際的な規制の指標となっている。これに準じてわが国は，「麻薬及び向精神薬取締法」「大麻取締法」「あへん法」「覚せい剤取締法」「国際的な協力の下に規制薬物に係る不正行為を助長する行為等の防止を図るための麻薬及び向精神薬取締法等に関する法律」の薬物 5 法で薬物乱用を取り締まっている[6]。

2. 診断の変遷

薬物乱用や中毒を司法で扱おうとする流れの中，WHO が薬物に伴う行動障害を精神保健支援の対象と考え，薬物依存の概念を定義した[1]ことは意義深

い。アメリカは 1978 年より WHO と長期共同研究を行っており，アメリカ精神医学会が作成する DSMと WHO が作成する国際疾病分類（the International Classification of Diseases：ICD）の依存症概念は共通するところが多い。DSM-III 以来物質関連障害に大きな変更はなかったが近年，病的賭博と物質関連障害で，臨床表現，脳の機序，併存症，生理，治療が共通していることが明らかになったことから[3,4]，これまで「他のどこにも分類されない衝動制御の障害（impulse-control disorders not elsewhere classified）」に分類されていた病的賭博が，DSM-5 では「物質関連障害および嗜癖性障害群」という大項目にまとめられた。インターネットや性，運動，買い物のような反復的行動に関しても類似の機序が示唆されており，信頼性のある根拠が得られれば，いずれは嗜癖障害として扱われる可能性がある[5]。

3. 近年の日本特有の問題

2000 年代に「リタリン依存」という医薬品乱用が事例化した。初回使用のきっかけの 7 割は医師の処方，最近 1 年間の入手経路も 9 割以上が医師[7]という，医療が大きく関与した物質乱用であることに留意されたい。医薬品乱用に加え危険ドラッグの問題も若年者を巻き込んで広がってきた。嗜癖との関連が示唆されるインターネット，ゲームやスマホ依存も学齢期を中心に報告が相次いでいる[5]。この領域における児童精神科医の役割は大きくなるであろう。

III. 疫学

内閣府によれば 2014 年中の少年及び 20 歳代の覚醒剤事犯の検挙人員は 1,489 人で 4 年前の 56.4%（2010 年 2,642 人），少年及び 20 歳代の大麻事犯の検挙人員は 745 人で，同じく 4 年前の 53.4%（2010 年1,396 人）の水準にまで減少している[8]。一方，2000年以降いわゆる危険ドラッグが乱用物質として社会問題となっている。危険ドラッグとは，警察庁によれば規制薬物（覚醒剤，大麻，麻薬，向精神薬，あへん及びけしがら）又は指定薬物（医薬品医療機器法第 2 条第 15 項に規定する指定薬物）に化学構造を似せて作られ，これらと同様の薬理作用を有する物品をいい，規制薬物及び指定薬物を含有しない物品

であることを標榜しながら規制薬物又は指定薬物を含有する物品を含む。2012 年には各種法令の適用により 112 人が検挙され医薬品医療機器法違反での検挙数も年ごとに激増している[9]。2015 年には 1,276人と増加の一途をたどっている。そのうち乱用者は966 人で，4 割は少年及び 20 歳代が占める。

若年者の物質乱用に関しては，中学生を対象に1996 年から 2 年おきに施行している和田ら[10]の調査に詳しい。有機溶剤，大麻，覚せい剤の生涯経験率は 2012 年調査が最低値で，内閣府の調査と矛盾しない結果であった。危険ドラッグは 2012 年に初めて調査対象となったにもかかわらず，すでに大麻，覚せい剤と同程度の経験率であった。喫煙経験の有無と有機溶剤，危険ドラッグ経験の有無には有意な相関が認められ，有機溶剤経験者のうち大麻，覚醒剤乱用経験者はそれぞれ約 2 割程度なのに対して，危険ドラッグ経験者のうち大麻，覚醒剤乱用経験者はそれぞれ約 6 割と高かった。2014 年の調査でも類似の結果が得られており，危険ドラッグの中学生への広がりは，大麻，覚せい剤乱用への展開が危惧される。

IV. 臨床症状と診断

1. 診断基準

物質関連障害は児童も成人も同じ基準で診断する。以下，DSM の診断基準について述べる[2,5]。「物質」は以下 10 項目，アルコール，カフェイン，大麻，幻覚剤（フェンザイクリジン，他の幻覚剤），吸入剤，アヘン類（オピオイド），鎮静薬（睡眠薬または抗不安薬），覚醒剤，タバコ，その他（または未知）を指す。表に示すように，物質関連障害は物質使用障害（substance use disorder）と物質誘発性障害（substance-induced disorder）に分けられる。DSM-5の物質使用障害は物質依存と物質乱用を区別せず，DSM-IV-TR の物質依存 7 項目と物質乱用 4 項目から重複を除いた 10 項目に「物質使用への強い欲求や衝動」の 1 項目を追加した 11 項目を診断基準としている。最近の 12 ヵ月以内に 2 項目以上が該当すればよく，従来よりも軽症で診断されるようになった。物質誘発性障害は DSM-IV-TR と DSM-5 で変更はない。

各 論

表1　DSM-IV-TR の物質関連障害の診断基準

物質依存

　臨床的に重大な障害や苦痛を引き起こす物質使用の不適応的な様式で，以下の3つ（またはそれ以上）が，同じ12ヵ月のどこかで起こることによって示される。
(1) 耐性
(2) 離脱
(3) その物質をはじめのつもりより大量に，またはより長い期間，しばしば使用する
(4) 物質使用を中止，または制限しようとする持続的な欲求または努力の不成功のあること
(5) その物質を得るために必要な活動，物質使用，または，その作用からの回復などに費やされる時間の大きいこと
(6) 物質の使用のために重要な社会的，職業的または娯楽的活動を放棄，または減少させていること
(7) 精神的または身体的問題が，その物質によって持続的，または反復的に起こり，悪化しているらしいことを知っているにもかかわらず，物質使用を続ける

物質乱用

A．臨床的に著明な障害や苦痛を引き起こす不適応的な物質使用様式で，以下の少なくとも1つが，12ヵ月以内に起こることによって示される。
(1) 物質の反復的な使用の結果，仕事，学校，または家庭の重要な役割義務を果たすことができなくなる
(2) 身体的危険のある状況で物質を反復使用する
(3) 反復的に引き起こされる物質関連の法律上の問題
(4) 持続的，反復的な社会的または対人関係の問題が物質の影響によって引き起こされたり，悪化したりしているにもかかわらず，物質使用を継続

DSM-IV-TR の物質誘発障害の診断基準

物質中毒

A．最近，物質を摂取したことによる可逆的な物質特異的な症候群の出現
B．物質の中枢神経系に対する作用によって，臨床的に著明な適応行動や心理的変化が，物質の使用中または使用直後に発現する
C．症状は一般身体疾患によるものではなく，他の精神疾患ではうまく説明されない

物質離脱

A．大量，長期間にわたっていた物質の使用を中止することによる，物質特異的な症候群の出現
B．物質特異的な症候群は，臨床的に著しい苦痛，または社会的，職業的，または他の重要な領域における機能の障害を引き起こす
C．症状は一般身体疾患によるものではなく，他の精神疾患ではうまく説明されない

（引用：APA. Diagnostic and statistical Manual of Mental Disorder IV-TR. 2000.［髙橋三郎ほか訳．DSM-IV-TR 精神疾患の診断・統計マニュアル．医学書院，2002.］）

2．鑑別診断

　多くの神経学的，代謝性疾患が物質使用障害と類似の症状を呈すること，多くの精神障害が物質誘発性障害と共通の症状を呈することから，器質性疾患や併存精神障害の存在を常に考慮して，物質使用の事実と症状経過を踏まえて診断する必要がある。

3．併存障害

　物質関連障害と診断された児童青年のほとんどに他の精神疾患，特にうつ病，不安症，双極性障害，素行症，注意欠如・多動症が併存し，物質関連障害のみ診断されるのは稀である[11]。物質使用障害を併存するうつ病患者はうつ病の発症が早く，自殺のリスクが高い[12]。わが国の物質使用障害に関する松本ら[13]の検討でも同様の結果であり，女性は現時点のうつ病の併存が，男性では現時点のうつ病の併存に加えて若年であることが自殺傾向に関連した。物質使用障害の診断を受ける青年の多くは他の精神障害が先行し，物質使用障害を併存すると元の精神疾患が難治となることが指摘されている[14]。併存障害はあるものと考えて，生育歴，養育環境，背景にある問題などを評価し，慎重に診断を行い，治療対象を

表2　DSM-5 の物質関連障害の診断基準の概要

物質使用の不適応的な様式で，日常生活の支障や苦痛を引き起こしている。以下のうち2つが，12ヵ月のあいだに起こる：その物質をはじめより大量に長く使用することがしばしばである，物質使用をやめたり，控えようとしても失敗し続ける，その物質を得るために必要な活動，物質使用，その作用からの回復に多大な時間を費やす，物質使用への強い欲求や衝動がある，物質使用を繰り返し，仕事，学校，家庭の重要な役割義務を果たすことができなくなる，その物質を繰り返し使用することで，精神的あるいは身体的問題が悪化すると知っていても物質使用を続ける，物質使用のために社会的，職業的，娯楽的活動を放棄あるいは減少させている，身体的危険のある状況で物質を反復使用する，物質の影響で，社会的または対人関係の問題が持続的あるいは反復的に起こったり悪化しているにもかかわらず物質使用を続ける

DSM-5 の物質誘発障害の診断基準の概要

物質中毒

最近，物質を摂取したことにより出現したその物質に特異的な症候群であり，可逆的である。物質の使用中，または使用直後に，中枢神経系に対する作用によって，問題行動や心理的変化が起こる。他の身体疾患や精神疾患によって説明されない。

物質離脱

大量，長期にわたっていた物質の使用を中止することによって起こるその物質に特異的な症候群であり，本人の苦痛，または，日常生活の支障となる。他の身体疾患や精神疾患によって説明されない。

見極める必要がある。

V. 病因

嗜癖に至るのはコカイン使用経験者の17％，アルコールで15％と一部の人に限られる。このことは，物質曝露以外の発症促進的，もしくは発症抑制的な要因の存在を示唆する。思春期の患者を対象とした遺伝子研究では，物質使用と素行症に共通の候補遺伝子が見出だされ[16]，物質使用障害と注意欠如・多動症に共通の一塩基多型が見つかった[17]。このように他の疾患と共通する生物学的な基盤が明らかになりつつある。例えば他の多くの精神障害と同様に，物質使用障害の発症も遺伝や環境，曝露時期など様々な要因が複雑に絡み合っている。物質使用障害の診断を受ける青年の多くは幼少時に外傷体験や身体的，性的虐待を経験し[18]，特定の遺伝子活性が低い人では小児期の虐待経験が後のアルコール乱用や精神障害と関連した[19]。男性の物質乱用を含む反社会的行動は，都会では遺伝，郊外では環境の影響が大きいという報告もある[20]。思春期は動機づけ，報酬に対する反応，意思決定や行動のコントロールに関与する脳の回路が著明な変化を遂げる時期であり，物質使用などの危険行為に親和性が高く，かつ薬物曝露に脆弱であると考えられている[21]。わが国

の中学生の有機溶剤乱用は，喫煙，大人が同伴しない飲酒，親との相談や家族との夕食の頻度の低さ，大人不在で過ごす時間の長さが有意に関連した[10]という報告からは児童青年期の生育環境の重要性を忘れてはならない。

思春期の喫煙はのちの物質使用，乱用を予測する[22]。厚生省が行った健康日本21の調査[23]では，初回喫煙年齢は喫煙経験者の半数が未成年，1割以上を14歳以下が占めていた。喫煙開始年齢は遺伝が39％，共有環境が54％影響する[24]とされ，思春期の喫煙に対する取り組みは物質使用障害を防ぎうるかもしれない。

VI. 経過と予後

物質関連障害の経過は様々であるが，使用物質や汚染された道具の使用による感染症，不整脈，心筋梗塞，脳血管障害，呼吸停止による突然死など，健康を損なう合併症が見られる。また，物質使用に伴う暴力的，攻撃的な行動が事故，犯罪に関係しやすい[25]。物質使用障害は間接，直接に自殺のリスクを高めることが知られ[26]，出生コホート研究では，8歳の多動や素行障害は物質乱用の早期発症に加え，20代での男性の自殺を予測すると報告している[27]。思春期に物質使用経験がある者では用量依存的に大

脳白質の微細構造に異常を認め[28]，大麻の使用が精神障害の発症の契機，もしくは初発年齢を早める可能性が示唆されている[29]。このように社会的にも医学的にも，困難な経過をたどることの多い疾患群である。

VII. 治療

我が国では多くの専門家が物質関連障害を司法的対応，刑罰の対象ととらえてきた経緯から，アルコールを除いた規制薬物に関しては精神症状の対応に限られ，医学的介入に関する知見に乏しい。一般に，治療は解毒，寛解維持，再発予防の3つに分かれる[30]。解毒は，乱用した物質と類似した作用を有し，効果発現が緩徐で半減期が長い薬剤に置き換えること，寛解維持は入院等で物理的に乱用物質との接触を断ち，薬剤に頼らない行動様式を形成すること，再発予防は自助グループへの参加や寛解維持で獲得した行動を継続することなどである。例えば大麻乱用については，併存する精神疾患に対して標準化された薬物療法を行った上で，動機づけ面接や認知行動療法など大麻の使用に特化した対面式の介入を行うことが有効とされている[31]。個々の症例の，様々な心理社会的要因や併存する精神疾患に基づく多面的な介入が必要になるだろう。物質関連障害の児童青年の多くは先行する精神疾患，もしくは環境上のリスク因子を認め，かつ発症後の予後が決して良いとは言えないことから，現時点では，発症させないことが最善の治療であり，児童精神科医による予防的対応が期待される。

VIII. 症例呈示

［症例］　初診時15歳，男性。
［初診時主訴］　家族への暴力行為，生活の乱れ。
［家族歴］　特記事項なし。
［生育歴］　3人同胞中第3子，次男。周産期異常は認めず，言語運動発達の偏りや遅れを指摘されたことはなかった。両親はそれぞれ介護職で昼夜問わず不在がちで，同居の父方祖父母や近所に住む母方祖父母が本人の言いなりで要求を満たす環境であった。X-7年，両親が離婚し，母と兄，姉との4人暮らしになった。

［現病歴］　X-7年より家族への金銭要求，姉への暴力が日常化した。小学校で問題を指摘されたことはなかった。中学校では野球部に所属して熱心に参加していたが，X-2年，試合に出られなかったことで顧問に暴力をふるって退部となった。以後，家族への要求，暴力に加え，友人との深夜徘徊，喫煙，飲酒を繰り返すようになった。X-1年，高校受験の勉強に専念して落ち着いたが，高校受験の失敗を機に昼夜逆転の生活となり，入学した高校は一週間で暴力事件を起こして無期停学となった。家族や親戚に金銭，物品の要求を繰り返し，聞き入れられないと物を壊す，包丁を振り回すなどして暴れ，X年5月，母に伴われ，自宅から遠く離れた当院に来院した。初診時15歳であった。本人はふてくされながらも生活の崩れや暴力行為を改めたいと述べ，入院治療に同意した。各種検査で器質疾患を疑う所見はなく，WISC-III では FIQ 91 と正常知能で，母から聴取した詳細な生育歴から素行症と診断した。
［治療経過］　入院中は，禁煙を含め病棟の規則を守ること，他者と冷静にやりとりすることを目標とした。薬物療法は行わなかった。規則を逸脱することはなく，職員や他の患者との関係は良好だったが，母の面会時には威嚇して金品を要求することを繰り返した。母親への依存欲求の一方で，自己決定，行動範囲の拡大の意志が高まり，依存と自立の葛藤が生じ，家族の希薄な関わりと相まって慢性的な暴力に至ったと考え，本人や母への心理教育を行い，関係改善に努めた。母は地域の介入を受けることに消極的で，児童相談所など関係機関との支援体制を整えられないまま2ヵ月ほどで退院した。外来では，アルバイトを始め，通信制高校への入学を模索するなど自立に向かう生活態度を語っていたが，数回の通院で中断した。以後，仲間との喫煙，飲酒，無免許運転，窃盗などを繰り返し，少年院に入ったこともあった。X+3年1月頃より危険ドラッグに手を染めるようになり，「物がゆがんで見える」「そばに人がいるように感じる」などの知覚変容，被害妄想から大声で叫んで暴れ，落ち着かない，怖くて眠れないとの訴えで同年6月に当院を受診した。少量の抗精神病薬を服用して幻覚妄想は改善したが，その後1年通院は途絶え，現在の状況は不明である。
［考察］　養育機能に乏しい希薄な対象関係の中で育ち，素行症を経て物質使用障害に至った症例であ

る。敢えて生活圏内から遠い医療機関を受診させ，入院中も接触を避け，ともすれば厄介払いしようとしているかのような両親の姿勢に主治医が覚えた反発は，本人が長年感じてきた心情の投影だったかもしれない。事実，外来通院が途絶えた際は，心配と同時に少なからず肩の荷が降りたような安堵の気持ちを抱いた。入院中の本人は制限が多い割に職員や他の患者さんとの生活を楽しんでいたようにも見受けられ，長期的に保護的な環境を提供できていれば依存と自立のバランスに多少なりとも折り合いをつけて，せめて物質使用障害は回避できたかもしれないという思いが頭をよぎる。主治医として両親と同様の回避的な姿勢をとったことは何度思い返しても反省するしかなく，決して忘れられない患者さんである。

IX. まとめ

物質使用障害の患者について「親が悪かったから」「育った環境が悪かったから」「そういう体質を持っていたから」と片づけるのは楽である。どんな家庭にも多かれ少なかれ歪みはあるもので，後付けの原因論を語るのはたやすい。そんなこじつけに何の価値があろうか。救いを求めてやってきた眼前の患者や家族の未来にわずかでも希望を添えることこそ臨床家の仕事であろう。子どもの臨床は発達に伴う様々な影響が絡んで長い付き合いになることが多く，それが児童精神科医の醍醐味でもある。物質使用障害に特異的な治療法はなくても，患者の苦痛を軽減して生きのびたい気持ちに気持ちに寄り添う姿勢は持ち続けたいと自戒を込めて思う。

文献

1) WHO. Expert Committee on Drug Dependence 16th report. WHO tech Rep Ser 407：1-28, 1969

2) American Psychiatric Association. Diagnostic and Statistical Manual of Mental Disorders, 4th Edition, Text Revision. American Psychiatric Association, 2000 ［髙橋三郎ほか訳　DSM-IV-TR 精神疾患の診断・統計マニュアル．pp191-289, 医学書院，2002.］

3) Hyman SE, et al. Neural mechanisms of addiction：the role of reward-related learning and memory. Annu Rev Neurosci 29：565-598, 2006.

4) Leeman RF, Potenza MN. Similarities and differences between pathological gambling and substance use disor-

ders：a focus on impulsivity and compulsivity. Psychopharmacology 219：469-490, 2012.

5) American Psychiatric Association. Diagnostic and Statistical Manual of Mental Disorders, Fifth Edition. American Psychiatric Association, 481-589, 2013.

6) 公益財団法人　麻薬・覚せい剤乱用防止センターホームページ薬物データベース　http://www.dapc.or.jp/data/index.htm

7) 尾崎茂，和田清　全国の精神科医療施設における薬物関連精神疾患の実態調査．平成19年厚生労働科学研究費補助金「薬物乱用・依存等の実態把握と『回復』に向けての対応策に関する研究」研究報告書．2008.

8) 内閣府　薬物乱用対策推進地方本部全国会議資料（平成27年9月）http://www8.cao.go.jp/souki/drug/zenkokukaigi/h27.html

9) 警察庁刑事局組織犯罪対策部　薬物銃器対策課：平成24年中の薬物・銃器情勢　http://www.npa.go.jp/sosikihanzai/yakubutujyuki/yakujyuu/yakujyuu1/h24_yakujyuu_jousei.pdf

10) 和田清ほか　飲酒・喫煙・薬物乱用についての全国中学生意識・実態調査（2014年）．平成26年度厚生労働科学研究費補助金「「脱法ドラッグ」を含む薬物乱用・依存状況の実態把握と薬物依存症者の「回復」とその家族に関する支援に関する研究」研究報告書．2015.

11) Deas D, Brown ES. Adolescent substance abuse and psychiatric comorbidities. J Clin Psychiatry 67：e02, 2006.

12) Davis LL, et al. Substance use disorder comorbidity in major depressive disorder：an exploratory analysis of the Sequenced Treatment Alternatives to Relieve Depression cohort. Compr Psychiatry 46：81-89, 2005.

13) 松本俊彦ほか　物質使用障害患者における自殺の危険因子とその性差：年齢，乱用物質の種類，及びうつ病との関連．精神神経学雑誌115：703-710, 2013.

14) Deas D：Adolescent substance abuse and psychiatric comorbidities. J Clin Psychiatry 67：supple 7：18-23, 2006.

15) Wagner FA, Anthony JC. From first drug use to drug dependence；developmental periods of risk for dependence upon marijuana, cocaine, and alcohol. Neuropsychopharmacology 26：479-488, 2002.

16) Corley RP, et al. Association of candidate genes with antisocial drug dependence in adolescents. Drug Alcohol Depend 96：90-98, 2008.

17) Sánchez-Mora C, et al. Evaluation of single nucleotide polymorphisms in the miR-183-96-182 cluster in adulthood attention-deficit and hyperactivity disorder（ADHD）and substance use disorders（SUDs）. Eur Neuropsychopharmacol. 23：1463-1473, 2013.

18) Deas D. Adolescent substance abuse and psychiatric comorbidities. J Clin Psychiatry 67：supple 7：18-23, 2006.

19) Nikulina V, et al. Child abuse and neglect, MAOA, and mental health outcomes : a prospective examination. Biol Psychiatry 71 : 350–357, 2012.

20) Legrand LN, et al. Rural environments reduce the genetic influence on adolescent substance use and rule–breaking behavior. Psychol Med 38 : 1341–1350, 2008.

21) Rutherford HJ, et al. Neurobiology of adolescent substance use disorders : implications for prevention and treatment. Child Adolesc Psychiatr Clin N Am 19 : 479–92, 2010.

22) van den Bree MB, et al. Predictors of smoking development in a population–based sample of adolescents : a prospective study. J Adolesc Health 35 : 172–181, 2004.

23) 健康日本 21　喫煙と健康問題に関する実態調査（平成 10 年）http://www.kenkounippon21.gr.jp/kenkounippon21/database/data_3_1/6_kitsuen/index.html

24) Koopmans JR, et al. The genetics of smoking initiation and quantity smoked in Dutch adolescent and young adult twins. Behav Genet 29 : 383–393, 1999.

25) 警察庁刑事局組織犯罪対策部　薬物銃器対策課：平成 24 年中の薬物・銃器情勢　http://www.npa.go.jp/sosikihanzai/yakubutujyuki/yakujyuu/yakujyuu1/h24_yakujyuu_jousei.pdf

26) Lowry R, et al. Suicidal Thoughts and Attempts Among U. S. High School Students : Trends and Associated Health–Risk Behaviors, 1991–2011. J Adolesc Health 54 : 100–108, 2014.

27) Sourander. A, et al. Childhood predictors of completed and severe suicide attempts : findings from the Finnish 1981 Birth Cohort Study. Arch Gen Psychiatry 66 : 398–406, 2009.

28) Baker ST, et al. A systematic review of diffusion weighted MRI studies of white matter microstructure in adolescent substance users. Neurosci Biobehav Rev 37 : 1713–1723, 2013.

29) Tosato S, et al. The impact of cannabis use on age of onset and clinical characteristics in first–episode psychotic patients. Data from the Psychosis Incident Cohort Outcome Study（PICOS）. J Psychiatr Res 47 : 438–444, 2013.

30) Potenza N, et al. Neuroscience of behavioral and pharmacological treatments for addictions. Neuron 69 : 695–712, 2011.

31) Baker AL, et al. Treatment of cannabis use among people with psychotic disorders : a critical review of randomised controlled trials. Curr Pharm Des 18 : 4923–4937, 2012.

35 性障害

早川徳香

I. はじめに

　本章では，児童・青年期の性同一性障害（性別違和）や同性愛などを含む性的マイノリティについて概観する。まず，本章で使用される以下の 8 つの用語の定義を示す。

1．性（sex）：生物学的に男性か女性かを決定する遺伝的，内分泌的，解剖学的特徴。

2．ジェンダー（gender）：生物学的性別と関連する心理学的・文化的特徴。

3．性同一性（gender identity）：男性か女性としての個人の自己感覚を指す。ふつう 3 歳までに発達し，それぞれの性（sex）やジェンダー（gender）と一致する。基本的には性同一性は生涯にわたりゆらぐことなく安定するが，中には変化する場合もある。

4．性別役割行動（gender role behavior）：男らしさや女らしさとみなされる行動，興味，象徴の利用，スタイルあるいはその他の個人的・社会的特性を意味する。

5．性指向（sexual orientation）：個人が性的魅力を感じる相手の性別を指す。これは性的ファンタジー，生理的興奮パターン，性行動，性的アイデンティティと社会的役割などいくつかの構成要素から成る。

6．性的マイノリティ（sexual minority）：ここでは同性愛とバイセクシャルを指す。

7．male to female（MTF）：生物学的性別は男性の性同一性障害

8．female to male（FTM）：生物学的性別は女性の性同一性障害

II. 性同一性障害/性別違和

1. 診断

　本邦の臨床場面で頻繁に利用される性同一性障害診断基準には DSM-IV-TR あるいは DSM-5，日本精神神経学会の診断と治療のガイドライン，ICD-10 がある。この内，DSM-5 と日本精神神経学会の診断と治療のガイドラインにある診断基準を下記に示す。後者は，診断に引き続く不可逆的なホルモン治療や外科手術を視野に入れており，診断基準にはより厳密な側面がある。

a) 性同一性障害/性別違和に関する DSM-5 の診断基準

　DSM-5[1]では，それまでの性同一性障害（gender identity disorder）から性別違和（gender dysphoria）に疾患名が変更され，より状態像を強調する名称となった。DSM-IV-TR[2]においては，その中核症状は，反対性に対する強い同一感にあったが，DSM-5 では，本人が体験/表出するジェンダーと割り当てられたジェンダー間の不適合に変化している。また，DSM-IV-TR では身体的半陰陽を伴っていないことが診断基準に定められていたが，DSM-5 では，身体的半陰陽の有無については診断基準から除かれた。

b) 日本精神神経学会・性同一性障害に関する委員会によりまとめられた性同一性障害に関する診断と治療のガイドライン（第 4 版）の診断基準[3]

　平成 9 年に日本精神神経学会において「性同一性

各　論

表1　DSM-5における子どもの性別違和の診断基準概要

体験されたり表現されるジェンダーと割り当てられたジェンダーの間に不適合があり，6ヵ月以上にわたり，6項目以上が該当する。
・他のジェンダーになりたいと強く願う，自分は反対の性であると主張する
・異性装を強く好む，同性の服装をすることに激しく抵抗する
・ごっこ遊びや空想の遊びで，反対の性役割を強く望む
・反対の性の子どもに典型的なおもちゃ，ゲーム，娯楽を望む
・反対の性の子どもの遊び友達になることを強く望む
・その性の子どもに典型的なおもちゃ，ゲーム，行動を強く拒否する
・自分の静的な肉体部分を嫌悪する
・自分が体験しているジェンダーに合致した一次性徴，二次性徴を強く望む
この症状が，本人の苦痛，または，日常生活の支障となる

表2　日本精神神経学会の性同一性障害に関する診断のガイドライン（第4版）[3]（筆者抜粋）

1）ジェンダー・アイデンティティの判定
　1．詳細な養育歴・生活史・性行動歴について聴取する。
　2．性別違和の実態を明らかにする。
　i．自らの性別に対する不快感・嫌悪感
　ii．反対の性別に対する強く持続的な同一感
　iii．反対の性役割を求める
　3．診察期間に特に定めはないが，診断に必要な詳細な情報が得られるまで診察を行う。
2）身体的性別の判定
　1．MTFは泌尿器科医，FTMは産婦人科医が実施。染色体検査等の必要検査を行い，その結果を診断を担当する精神科医が確認する。
　2．上記診察と検査結果に基づき，性分化疾患，身体的性別に関連する異常の有無を確認。
3）除外診断
　1．統合失調症などの精神障害によって，本来のジェンダー・アイデンティティを否認したり，外科的治療を求めたりするのではないことを確認する。ただし，他の精神障害に罹患していることしていることで，画一的に治療から排除されるものではない。
　2．反対の性別を求める主たる理由が，文化的社会的理由による性役割の忌避などではない。
4）診断の確定
　1．以上を総合して，身体的性別とジェンダー・アイデンティティが一致しないことが明らかとなれば性同一性障害と診断する。
　2．性分化疾患が認められる場合でも身体的性別とジェンダー・アイデンティティが一致していない場合，これらを広く性同一性障害の一部として認める。
　3．性同一性障害の診断・治療に十分な理解と経験を持つ精神科医が診断にあたることが望ましい。2人の精神科医が一致して性同一性障害と診断することで診断は確定する。

障害に関する診断と治療ガイドライン」が策定され，その後，改訂が重ねられ，最近では平成24年に第4版ガイドラインが報告された。今回の改訂では，診断に関しては，従来のガイドラインと概ね同様である。2名の精神科医の意見が一致して性同一性障害と診断が確定する。なお，児童症例については，児童精神科医の意見を求めることが期待されている。2名の精神科医の意見が一致しない場合は，経験豊富な精神科医の診察をさらに受け，改めて検討する。2人の精神科医の診断の一致を求める理由は，性同一性障害の治療に関して，不可逆的な身体的治療を前提としているため，診断の確実さが要求され

るためである。

2．疫学

1）有病率

　児童の性同一性障害の有病率に関して正式に報告された疫学研究は今のところない[4]。Meyer-Bahlburg[5]は，成人の性同一性障害の推定有病率は，男性2万4,000〜3万7,000人に1人，女性10万3000〜15万人に1人と報告した。Bakkerら[6]は，ジェンダークリニックで性ホルモン療法あるいは性転換手術を

受けた患者数から，オランダにおける成人の性同一性障害の有病率は，男性において約1万2,000人に1人，女性約3万人に1人であると推定した。公表されているほとんどのデータは，性ホルモン治療や外科的治療を求めてジェンダークリニックに通院する成人に基づくものものであり，反対性への同一感をもつ成人を網羅的に調査したとはいえない。さらに，児童期の性同一性障害は，成人期にいたるまで必ずしも継続するとは限らず，状態が流動的であるケースも少なくない。したがって，年齢によって有病率には幅があると捉えるのが妥当なようである[7]。

2）性差

Bakker の研究[6]では，男女比は 2.5：1 であった。Zucker は，児童の受診者の男女比を 6.6：1 と報告している[4]。こうした性差は，実際の有病率の差を反映している可能性もある一方で，文化社会的な要因が関与している可能性もある。反対性の行動について，周囲の反応は，女児よりも男児に対してより敏感であるため[8]，早い段階での受診につながりやすいとも考えられる。ただし，多くの調査で性差（男性＞女性）が報告されている。

3．併存する精神医学的問題

Zucker と Bradley は，性同一性障害で臨床的な必用性から専門機関に紹介された子どもは，その同胞や，あるいは，専門機関へ紹介されるほどではなかった子どもにくらべて明らかに行動上の問題が多いと報告した[7]。Cohen-Kettenis らは，Child Behavior Checklist（CBCL）を用いて，性同一性障害の子どもの行動上の問題を検討した。その結果，性同一性障害児の CBCL 平均得点は臨床域にあり，また，外在化症候よりも内在化症候が優位であることを明らかにした[9]。Wallien らは，性同一性障害児の親を対象に構造化面接を行い，52％の子どもに，性同一性障害以外のひとつあるいはそれ以上の精神医学的診断を認め，性別に関係なく外在化障害（23％）よりも内在化障害（37％）の方が多いことを示した。31％の子どもに不安症を認めた[10]。国内では，山下[11]が，児童精神科を受診した児童 323 名を対象として，CBCL を用いて反対性の行動か性別違和感を示す児童をスクリーニングしている。その結果，13.9％に

性同一性の問題を認めた。さらに，DSM-IV-TR によりスクリーニングされた子どもの臨床診断を検討したところ，47％が広汎性発達障害，27％が注意欠如・多動性障害を伴い，20％に境界～軽度の知的障害を認めた。de Vries らは，性同一性障害クリニックを紹介受診した 204 名の児童思春期症例（平均年齢 10.8±3.58）を対象に，性同一性障害と自閉スペクトラム症の併存について調査した。the Diagnostic Interview for Social and Communication Disorders 第 10 版（DISCO-10）により厳密に自閉スペクトラム症の診断を確認した結果，7.8％が自閉スペクトラム症に該当した。さらに，これらの自閉スペクトラム症の児童では，特定不能の性同一性障害（DSM-IV）を高率に認めた。反対性の行動や興味が閾値以下であったり，非定型的あるいは非現実的であったりするような症例が多かったという。なおかつ，これらの児童のうち，7 名中 6 名の性別違和感が追跡調査時点で軽快していたと報告した[12]。米国で実施された児童期の性同一性障害に関するコホート調査では，44.3％（43 名）に精神疾患の既往があり，20.6％（20 名）に自傷行為，9.3％（9 名）に自殺企図の経験があった。この他，うつ病，全般性不安症，双極性障害，広汎性発達障害，摂食障害などの併存を認めた[13]。

性同一性障害の成人を対象とした Terada ら[14]の研究では，17.8％に精神医学的併存障害が存在した。さらに，不登校歴は，併存障害の予測因子であった。また，性指向も併存障害と有意に関係し，性指向が男性にも女性にもないことと MTF で性指向が女性であることは併存障害の予測因子であった。Hoshiai らは，先行研究に比べ，大部分の性同一性障害の成人に精神医学的併存障害を認めないと結論づけた。同研究では，適応障害が最多（6.7％）で，不安症（3.6％），気分障害（1.4％）が続いた[15]。

4．原因

性同一性障害の原因について，さまざまな要因が議論されているが未だ不明である。古典的な発達心理学的モデルでは，性同一性障害児童の気質的脆弱性や親-子の相互作用，家族力動などが要因として挙げられている[7]。しかし，近年は，心理社会的要因よりも遺伝・生物学的要因が注目され，多面的に

研究が進められている。たとえば，周産期の性ホルモン環境が性同一性の決定に重要な役割を担うことが示されている。高レベルのアンドロゲンに曝露される先天性副腎皮質過形成の女性では，反対性の行動を示すことが知られており，男児が好む遊びをしたがったり，女性に割りあてられることに違和感を抱いたりする[16,17]。Hare らは，MTF は，アンドロゲン感受性の低い遺伝子変異体と関係することを見出した[18]。Nawata ら[19]は，FTM 群 11 名と年齢・利き手をマッチさせた女性コントロール群 9 名の局所脳血流量を SPECT（single-photon emission computed tomography）によって比較した。その結果，FTM 群では，コントロール群よりも左側前部帯状皮質の局所脳血流量の有意な減少と右側島皮質の局所脳血流量の有意な増加がみられた。また，脳細胞における性的二型核の大きさや細胞数のちがいとジェンダーとの関係も指摘されている[20]。Heylens ら[21]が性同一性障害の双生児研究をレビューしたところ，一卵性双生児の一致率が 39.1％であった一方で，二卵性双生児で一致する事例がなかったことから，性同一性障害には遺伝的要因が関与する可能性を示唆した。

5. 治療

児童期の性同一性障害の希死念慮，自傷行為，不登校，また，うつ病や不安症などの精神医学的問題の既往あるいは併存は高率である[13,22]。しかし，こうした問題は，一次的ではなく，遺伝学的な性とジェンダーの不一致により生じる二次的な問題である可能性がある[13,15]。また，性別違和感をもつ子どもでカウンセリングなどの心理的ケアを受けていない場合，不適応や行動上の問題を示すリスクが高まる[9]。

ジェンダークリニック受診者の 56.6％が小学校入学前，89.7％が中学生までに性別違和感を持っており，小学校高学年から中学校の時期には，第二次性徴による身体の変化や制服の問題が生じ，性別違和感の増強や自己肯定感の低下につながる[22]。さらに，学校において，いじめやからかいなどの問題を抱えることも多い。また，日本精神神経学会・性同一性障害に関する委員会の診断と治療ガイドラインの改訂に伴い，思春期初期の症例を対象とする二次性徴抑制治療に関する項目が追加されたことによ

り，児童精神科医にとって性同一性障害児への対応が求められる機会が増加することが予測される。

同ガイドライン第 4 版では，身体的治療については治療の選択は自己決定を認めているが，診断手続きと精神科領域の治療を省略することはできない。同ガイドラインにおける精神科領域の治療では，現病歴聴取と受容的・支持的・かつ共感的な傾聴が治療者に求められている。さらに，周囲に対してカムアウトを行った場合の状況や実生活経験（real life experience：RLE）を本人と検討し，種々の状況に安定して対応できる精神状態にあるかを確認する必要がある[3]。性別違和感をもつ子どもに対して，子どもの気持ちを受容しながら，性心理学的側面を含む生育歴，性同一性やそのゆらぎ，性指向，その他の精神医学的問題などを総合的に観察していく。そして，精神科領域の治療を経た後においても，性別違和が持続する，RLE が十分に検討されているなどの一定の条件のもと，身体的治療に移行することができる。ただし，児童期の性同一性障害の診断基準を満たしても，成人になって性同一性障害の診断基準を必ずしも満たすわけではなく，不可逆的な身体的治療の適応の判断は慎重に行う必要がある[23]。GnRH アゴニストは，下垂体-性腺系への抑制作用を持つが，投与を中止すれば第二次性徴が発現するためリスクも少ない。Tanner 2 期以上の二次性徴を起こしていれば，年齢を問わず GnRH アゴニストによる二次性徴抑制治療の適応となる。ただし，思春期が始まると性別違和が寛解する症例が少なからずあるという報告があるため，二次性徴発来前には使用しない[3]。また，二次性徴抑制療法は，2 年程度をめどに性ホルモン治療へ移行するか，中止するかを検討するが，15 歳未満での性ホルモンによる治療への移行は推奨されていない。オランダでは，2000 年から the Amsterdam Clinic for Children and Adolescents が，12 歳以上で，Tanner 2 あるいは 3 期にある性同一性障害の思春期児童に対し GnRH アゴニストを投与する治療プロトコールを開始している。同国で 5〜12 歳の性別違和感をもつ児童 77 名を対象に GnRH アゴニスト投与による医学的介入を行ったところ，心理的機能の改善を認めたという[24]。

性別違和感をもつ子どもに GnRH アゴニストを投与することにより，一時的に第二次性徴を抑制し，身体の変化に伴う焦燥感を抑えてモラトリアム期間

をつくるという選択があれば，その間に経過を観察
し，性同一性障害かどうかを判断することが可能と
なる[22]。また，ホルモン治療は原則的に 18 歳以上を
対象に行われるが，2 年以上の期間，医療チームで
経過が観察されており，特に必要であると認められ
れば，15 歳以上でホルモン療法を開始することが可
能である。ただし，こうした身体的治療だけでなく，
希望する性別の制服の着用，トイレの使用や着替
え，学校での通称名の使用といった学校での性別取
り扱い全般に対する包括的介入も考慮する必要があ
る[3]。

III. 性的マイノリティ

　DSM-II の第 7 刷以降，「同性愛」という診断名は
削除され，現在，同性愛は非病理的な性（sexuality）
の一形態とみなされている。同性愛者のほとんどに
精神医学的な問題を認めないものの，同性愛者の多
くは発達途上で特異的な困難を体験している。成
人・思春期の性的マイノリティでは，うつ病，不安
症，物質乱用，希死念慮，自殺企図の既往をもつ割
合は一般人口にくらべて高く[25,26]，その多くは当人
が学校，家庭，地域で受けるスティグマやハラスメ
ント，差別，性的・身体的暴力に関係している[27,28]。
臨床家には，性的マイノリティ児童の健康的な発達
を促し，また，併発する精神医学的問題について十
分に理解する必要がある。

1. 同性愛の発生率

　これまでに報告されている同性愛の発生率は，調
査手法や同性愛の定義によって様々である。生活史
において同性との性体験をもつ人の割合は，男性で
6.7%，女性で 14.2% という報告がある[29]。一方，思
春期児童のうち，同性へ性的な関心をもつ者の割合
は，男性で 4.5%，女性で 5.7%，同性との性的な体
験をもつ者は，男性で 1.6%，女性で 0.9% という報
告もある。しかし，同調査で，同性愛体験をもつ思
春期児童のうち，自らを同性愛者とみなす者は
27.1% のみであった[30]。

2. 性指向に影響を及ぼす要因

　性指向に影響を及ぼす生物学的要因が指摘されて
いる。双生児研究や分子生物学の研究から，遺伝が
成人期の性指向に影響するというエビデンスがあ
る。たとえば，男性の一卵性双生児における同性愛
の一致率が 52% であったのに対し，二卵性双生児で
は 22%，養子縁組の兄弟間では 11% であった[31]。ま
た，胎生期の性ホルモンレベルが成人期の性指向に
影響を及ぼすとする神経内分泌仮説[32]や，前視床下
部間質核の第三亜核や視交叉上核などの神経解剖学
的構造と性指向の関係性を示唆する知見も報告され
ている[33,34]。一方，心理社会的要因についても議論
されてきたが，いずれにおいても実証的な根拠が明
らかにされることはなかった。DSM-II 以前，同性
愛は一種の精神病理とみなされていたが，精神病理
や防衛機制に関する研究で，同性愛者と異性愛者の
間に差は認められなかった。また，子どもに対して
過干渉な母親と敵対的な父親が男性同性愛の要因で
あるとする仮説も出されたが，その証左は見いださ
れなかった。むしろ，こうした親子関係は原因では
なく，結果である可能性もある。同性愛の男性では，
児童期に反対性の振る舞いがしばしば認められるた
めに，そうした行動に対する反応として親子関係が
変化したというものである。さらに，想起バイアス
の可能性も否定できない。社会学習理論の一つとし
て，同性愛の親がその子どもに与える影響について
も検討されたが，親の性指向は，一般的に子どもの
ジェンダー発達に影響を及ぼさないことが確認され
ている。

3. 臨床的問題

　性的マイノリティの子どもは，仲間外れ，いじめ
やからかい，家族を含む周囲からの拒絶をしばしば
経験する。さらに，親が，子どもの性指向を受け入
れることができない場合，それは親・子ども双方に
著しい苦痛を引き起こす。また，家族や同年代の子
どもに蔑まれる体験は，他の同性愛者に対する評価
を低下させ，結果的に，同性愛の子ども自身が苦痛
に満ちた発達上の葛藤を経験し，自尊心の低下，自
らの同性愛の否認，対人関係の問題といった弊害を
来す。Marshal らは，異性愛の子どもと比べ，性的マ

イノリティの子どもではうつ病と自殺念慮や企図の
リスクが有意に高く，こうした子どもの抑うつ状態
には，セロトニン再取り込み阻害薬（SSRI）投与，
認知行動療法などの積極的な治療介入が必要である
と報告した[26]。ただし，児童思春期にある性的マイ
ノリティのうつ病に対するSSRI治療や精神療法の
効果に関するエビデンスはまだない。また，思春期
の性的マイノリティでは，スティグマに対する自助
努力としての物質乱用が珍しくない[35]。さらに，異
性愛よりも性的マイノリティでは10代での望まな
い妊娠あるいは妊娠に関与するリスクが有意に高い
ことを示した先行研究がある[28]。同研究によれば，
性的マイノリティの内，妊娠したことのあるレズビ
アンあるいはバイセクシャルの若者では，そうでな
い者と比べて，差別やハラスメントの体験を報告す
ることが有意に多く，社会的排除やスティグマに関
係する危険因子の存在が示唆される。

4．対応の原則

　アメリカ児童思春期精神医学会（the American
Academy of Child and Adolescent Psychiatry：AACAP）
は，性的マイノリティへの対応として以下の7項目
を推奨している[27]。
1）包括的な診断を行い，年齢に応じた性心理的発
達を評価する。性的な感情や体験，性別役割行動な
どについて質問し，セクシュアリティに関連する問
題を明かにする。その際に，特定の性指向を仮定し
て断定的にならないように注意を払う（たとえば，
「彼氏/彼女がいる？」ではなく，「特別な人がい
る？」など）。
2）治療関係において守秘義務を徹底する。性的マ
イノリティの児童は，自らの発達の方向性を探る支
持的な治療環境を必要としている。性的マイノリ
ティの児童は，拒絶に対して敏感になっている場合
が多いため，治療者は性指向を批判することなく，
共感的に接する。
3）本人や家族，地域の文化的価値観を念頭に，子
どもの性指向や性別不適合感などに関連する家族力
動を検討する。偏見やスティグマへの対処は積極的
に治療で取り上げる。子どもが同性愛をカムアウト
すると，親は，不安，怒り，喪失感，恥や罪悪感を
抱くことが多いが，ほとんどの場合，次第に受け入

れられるようになる。親に拒絶されると，性的マイ
ノリティの子どものアイデンティティ，自己評価に
悪影響を及ぼし，不登校や退学などの学校不適応，
物質乱用，うつ病や自殺のリスクが高まる。親のサ
ポートは非常に重要である[36]。したがって，臨床場
面では，恥の感覚や罪悪感といった感情を和らげ，
共感的で支持的な家族関係を維持するような介入を
心がけたい。
4）性的マイノリティの子どもが遭遇しやすく，精
神医学的なリスクを高める状況を把握する。いじめ
の問題は深刻で，被害者は慢性的な抑うつ状態，不
安，希死念慮といった精神保健上の問題につながる
ため，学校などと連携して環境調整を行うことが望
ましい。また，性的マイノリティの若者における希
死念慮，自殺企図は一般人口とくらべて高く，注意
が必要である。同性愛の若者にハイリスク行動を促
す特異的要因に，精神的・身体的虐待，ネグレクト，
仲間はずれ，拒絶がある。こうした不合理な扱いに
対する反応として，不登校，家出，売春，また，同
性愛に対する不安や他と同じでありたい願望などか
ら思春期のレズビアンでは意図しない妊娠がある。
この他，アルコールやドラッグなどの物質乱用，ヒ
ト免疫不全ウイルス（HIV）を含む性感染症につい
ても本人への説明を含めて対応を考慮したい。
5）性的マイノリティの若者に健全な性心理的発達
を促し，統合的なアイデンティティの形成と適応的
行動を支持し，保護することを目指すべきである。
6）治療によって性指向を変更できるというエビデ
ンスはなく，そのような試みはむしろ有害となり得
ることを理解しておく。
7）児童思春期精神医学の専門家は，学校や他の医
療関係者と連携して，性的マイノリティの若者とそ
の家族に固有のニーズを丁寧に説明する必要がある。
　学校や家庭など子どもを囲む環境に働きかけ，ス
ティグマや偏見の軽減，いじめや虐待への介入など
性的マイノリティの子どもの苦痛を取り除くよう努
める。その際に，学校と家庭，ときには医療機関を
含むそれぞれが協働することが理想であろう。
　学校では同性愛に対する批判的な含みをもたない
性指向の発達や同性愛に関連する健康上の問題
（例：レズビアンの意図しない妊娠）等を性教育に取
り入れたり，性的マイノリティへの支持的な雰囲気
を醸成したりする努力を要するのかもしれない[28]。

また，"定型的な性指向を発達させる子ども"（というイメージ）をいったんは失った親の喪失体験にも共感的に寄り添う必要があろう。治療者には，こうした調整を行い，性的マイノリティの子どもが健康的な性心理的発達や自我の形成を遂げる健全な環境を保証し，社会心理的な適応行動を促進することが求められる。

文献

1) American Psychiatric Association. Diagnositic and statistical manual of mental disorders, fifth edition. American Psychiatric Association, 2013.

2) American Psychiatric Association. Diagnositic and statistical manual of mental disorders, fourth ed., Text Revision. 2000.

3) 日本精神神経学会・性同一性障害に関する委員会 性同一性障害に関する診断と治療のガイドライン（第4版）. 精神神経学雑誌. 2012；114（11）：1250-66.

4) Zuker KJ. Gender identity disorder. In：M R, EA T, editors. Child and adolescent psychiatry, 4th ed. Mass：Blackwell, 2006.

5) Meyer-Bahlburg HF. Psychoendocrine research on sexual orientation. Current status and future options. Progress in brain research. 1984；61：375-98. doi：10.1016/S0079-6123（08）64448-9. PubMed PMID：6441965.

6) Bakker A, van Kesteren PJ, Gooren LJ, et al. The prevalence of transsexualism in The Netherlands. Acta psychiatrica Scandinavica. 1993；87（4）：237-8. PubMed PMID：8488743.

7) Zucker KJ BS. Gender identity disorder and psychosexual problems in children and adolescents. Guilford Press, 1995.

8) Fagot BI, Hagan R, Leinbach MD, et al. Differential reactions to assertive and communicative acts of toddler boys and girls. Child development. 1985；56（6）：1499-505. PubMed PMID：4075871.

9) Cohen-Kettenis PT, Owen A, Kaijser VG, et al. Demographic characteristics, social competence, and behavior problems in children with gender identity disorder：a cross-national, cross-clinic comparative analysis. Journal of abnormal child psychology. 2003；31（1）：41-53. PubMed PMID：12597698.

10) Wallien MS, Swaab H, Cohen-Kettenis PT. Psychiatric comorbidity among children with gender identity disorder. Journal of the American Academy of Child and Adolescent Psychiatry. 2007；46（10）：1307-14. doi：10.1097/chi. 0b013e3181373848. PubMed PMID：17885572.

11) 山下洋　思春期・青年期の性と性同一性障害―児童精神科の立場から―. 日本精神神経学会誌 115（3）：

295-303, 2013.

12) de Vries AL, Noens IL, Cohen-Kettenis PT, et al. Autism spectrum disorders in gender dysphoric children and adolescents. Journal of autism and developmental disorders. 2010；40（8）：930-6. doi：10.1007/s10803-010-0935-9. PubMed PMID：20094764；PubMed Central PMCID：PMC2904453.

13) Spack NP, Edwards-Leeper L, Feldman HA, et al. Children and adolescents with gender identity disorder referred to a pediatric medical center. Pediatrics. 2012；129（3）：418-25. doi：10.1542/peds. 2011-0907. PubMed PMID：22351896.

14) Terada S, Matsumoto Y, Sato T, et al. Factors predicting psychiatric co-morbidity in gender-dysphoric adults. Psychiatry research. 2012；200（2-3）：469-74. doi：10.1016/j. psychres. 2012.07.018. PubMed PMID：22884214.

15) Hoshiai M, Matsumoto Y, Sato T, et al. Psychiatric comorbidity among patients with gender identity disorder. Psychiatry and clinical neurosciences. 2010；64（5）：514-9. doi：10.1111/j. 1440-1819.2010.02118. x. PubMed PMID：20727112.

16) Pasterski VL, Geffner ME, Brain C, et al. Prenatal hormones and postnatal socialization by parents as determinants of male-typical toy play in girls with congenital adrenal hyperplasia. Child development. 2005；76（1）：264-78. doi：10.1111/j. 1467-8624.2005.00843. x. PubMed PMID：15693771.

17) Zucker KJ, Bradley SJ, Oliver G, et al. Psychosexual development of women with congenital adrenal hyperplasia. Hormones and behavior. 1996；30（4）：300-18. doi：10.1006/hbeh. 1996.0038. PubMed PMID：9047259.

18) Hare L, Bernard P, Sanchez FJ, et al. Androgen receptor repeat length polymorphism associated with male-to-female transsexualism. Biological psychiatry. 2009；65（1）：93-6. doi：10.1016/j. biopsych. 2008.08.033. PubMed PMID：18962445；PubMed Central PMCID：PMC3402034.

19) Nawata H, Ogomori K, Tanaka M, et al. Regional cerebral blood flow changes in female to male gender identity disorder. Psychiatry and clinical neurosciences. 2010；64（2）：157-61. doi：10.1111/j. 1440-1819.2009.02059. x. PubMed PMID：20132527.

20) Garcia-Falgueras A, Swaab DF. A sex difference in the hypothalamic uncinate nucleus：relationship to gender identity. Brain：a journal of neurology. 2008；131（Pt 12）：3132-46. doi：10.1093/brain/awn276. PubMed PMID：18980961.

21) Heylens G, De Cuypere G, Zucker KJ, et al. Gender identity disorder in twins：a review of the case report literature. The journal of sexual medicine. 2012；9（3）：751-7. doi：10.1111/j. 1743-6109.2011.02567. x. PubMed PMID：22146048.

22) 中塚幹也　若年期の性同一性障害当事者への対応―GnRHアゴニストの使用や手術・ホルモン療法適応年齢の引き下げをめぐって―．精神神経学雑誌 114 (6)：647-53，2012.

23) 塚田攻　学校現場における性同一性障害への対応．精神神経学雑誌 114 (6)：654-60，2012.

24) Wallien MS, Cohen-Kettenis PT. Psychosexual outcome of gender-dysphoric children. Journal of the American Academy of Child and Adolescent Psychiatry. 2008；47 (12)：1413-23. doi：10.1097/CHI. 0b013e31818956b9. PubMed PMID：18981931.

25) Fergusson DM, Horwood LJ, Beautrais AL. Is sexual orientation related to mental health problems and suicidality in young people? Archives of general psychiatry. 1999；56 (10)：876-80. PubMed PMID：10530626.

26) Marshal MP, Dietz LJ, Friedman MS, et al. Suicidality and depression disparities between sexual minority and heterosexual youth：a meta-analytic review. The Journal of adolescent health：official publication of the Society for Adolescent Medicine. 2011；49 (2)：115-23. doi：10.1016/j. jadohealth. 2011.02.005. PubMed PMID：21783042；PubMed Central PMCID：PMC3649127.

27) Adelson SL, American Academy of C, Adolescent Psychiatry Committee on Quality I. Practice parameter on gay, lesbian, or bisexual sexual orientation, gender nonconformity, and gender discordance in children and adolescents. Journal of the American Academy of Child and Adolescent Psychiatry. 2012；51 (9)：957-74. doi：10.1016/j. jaac. 2012.07.004. PubMed PMID：22917211.

28) Saewyc EM, Poon CS, Homma Y, et al. Stigma management? The links between enacted stigma and teen pregnancy trends among gay, lesbian, and bisexual students in British Columbia. The Canadian journal of human sexuality. 2008；17 (3)：123-39. PubMed PMID：19293941；PubMed Central PMCID：PMC2655734.

29) Mosher WD, Chandra A, Jones J. Sexual behavior and selected health measures：men and women 15-44 years of age, United States, 2002. Advance data. 2005 (362)：1-55. PubMed PMID：16250464.

30) Remafedi G, Resnick M, Blum R, et al. Demography of sexual orientation in adolescents. Pediatrics. 1992；89 (4 Pt 2)：714-21. PubMed PMID：1557267.

31) Bailey JM, Pillard RC. A genetic study of male sexual orientation. Archives of general psychiatry. 1991；48 (12)：1089-96. PubMed PMID：1845227.

32) Ellis L, Ames MA. Neurohormonal functioning and sexual orientation：a theory of homosexuality-heterosexuality. Psychological bulletin. 1987；101 (2)：233-58. PubMed PMID：2882536.

33) LeVay S. A difference in hypothalamic structure between heterosexual and homosexual men. Science. 1991；253 (5023)：1034-7. PubMed PMID：1887219.

34) Mustanski BS, Chivers ML, Bailey JM. A critical review of recent biological research on human sexual orientation. Annual review of sex research. 2002；13：89-140. PubMed PMID：12836730.

35) Marshal MP, Friedman MS, Stall R, et al. Sexual orientation and adolescent substance use：a meta-analysis and methodological review. Addiction. 2008；103 (4)：546-56. doi：10.1111/j. 1360-0443.2008.02149. x. PubMed PMID：18339100；PubMed Central PMCID：PMC2680081.

36) Goldfried MR, Goldfried AP. The importance of parental support in the lives of gay, lesbian, and bisexual individuals. Journal of clinical psychology. 2001；57 (5)：681-93. PubMed PMID：11304707.

36 身体疾患や治療の副作用による精神障害

吉川　徹

　児童精神科領域においても，身体疾患に基づく精神症状や薬物療法などに伴う精神症状を見ることがある。器質性精神障害，症状性精神障害の概念等についての概論は他書にゆずり，本稿では児童期に比較的多く見られる病態について，網羅的に紹介し，特に児童期に特有の特徴について記載することを目的とした。

I. 器質性精神障害と症状性精神障害

　器質性精神障害は脳の器質病変が原因で発現する精神障害である。また脳以外の身体疾患によっても精神症状が出現することがあり，症状性精神障害と呼ばれる。しかし近年ではこの両者を区別せずに扱うことも増えてきており，DSM-5 においては，「他の医学的疾患による他の特定される精神疾患」「他の医学的疾患による特定不能の精神疾患」として定義がなされ，またせん妄については別に神経認知障害群に分類されている。

II. せん妄

1. 概念

　児童青年においても身体疾患あるいはその治療が，せん妄を引き起こすことはしばしば認められる。DSM-5 においてせん妄は以下の 5 つの特徴によって定義される。A. 注意の障害および意識の障害であること，B. 障害が短期間のうちに出現し，経過中に重症度が変動する傾向があること，C. 認知の障害を伴うこと，以上 3 つの症状に関する基準に加え，D 項目として他の神経認知障害では説明できず，覚醒水準の著しい低下によるものではないこととする除外基準，また E 項目では医学的疾患，物質中毒または離脱などによる直接的な生理学的結果によって引き起こされたという証拠があることとして，病因の特定が可能であることが求められている。

　重篤な全身状態にある児童におけるせん妄の有病率は 20〜30％ であるとされている。出現率は年齢に影響され，低年齢の児童ではよりせん妄が生じやすい。その他疾患の重症度，投与されている薬剤数，病室の環境，知的発達障害やせん妄の既往などがリスク要因であるとされている（Schieveld et al., 2012）[1]。子どものせん妄は，特に重症の場合にしばしば過小診断されているといい，注意が必要である（Schieveld et al., 2009）[2]。

　小児に見られるせん妄の多くは，感染症にともなって出現する。発熱を伴うことが多く熱せん妄（febrile delirium）とも言われる。通常発熱とともにせん妄の消長が見られ感染症の改善とともに消退するが，持続するせん妄が見られる場合，中枢神経系の感染症の精査を含む，詳細な評価が必要となる。

　麻酔からの覚醒後に見られる良性の一過性のせん妄を覚醒時せん妄（emergence delirium）と呼び，その多くは 1 時間以内に自然に消退する。術後の疼痛による症状との鑑別が問題となることもある（Somaini et al., 2016）[3]。

2. 症状と診断

　小児におけるせん妄の症状は，成人に見られるものと類似しているが，小児ではより改善が見られやすいとされており，その背景としては良好な循環動

態や併存症の少なさが挙げられる。

せん妄の症状として，不注意が最も先行して出現しまた最後まで残存すると言われる。また DSM においては古典的な過活動型のせん妄とともに，精神運動活動の低下を伴う低活動型のせん妄が定義されている。せん妄の診断にあたっては覚醒水準の把握が重要ともなる。

低年齢の児や言語能力の乏しい児においては，注意症状や覚醒度の評価が困難となることもあり，遊ぶ様子や大人とのやり取りなどを注意深く観察することが必要となる。このとき，普段の児の様子を知っている養育者による評価が重要になる。ICU などでもちいることのできる児童向けの評価ツール（psCAM–ICU）の開発（Smith et al., 2016）[4]なども行われている。

3. 治療

非薬物的な治療においてはリスク要因の最小化が重要となる。①両親の付き添いを行い，五感への刺激を和らげること，②昼夜の光環境の適正化，③子どもの好むおもちゃ，ペット，毛布，写真などをベッドサイドに置くこと，④職員や家族へのせん妄に関する心理教育やパンフレットの配布⑤せん妄の活動性にあわせた刺激の増減などが挙げられている（Schieveld et al., 2012）[1]。

せん妄予防のための投薬は小児においては推奨されていない。過活動型のせん妄が発症した場合，成人と同様に抗精神病薬の投与が行われる。

III. 代謝・内分泌疾患による精神障害

1. 先天性代謝異常

Wilson 病，フェニルケトン尿症，リピドーシス，Lesch–Nyhan 症候群などを含むいくつかの先天性代謝異常において，精神症状が認められることがある。

2. 甲状腺疾患

甲状腺機能の亢進や低下は児童においても精神症状をきたす。小児においても甲状腺機能亢進が見ら

れることがあり，甲状腺機能亢進症（Basedow 病：Graves 病）の病態を示すことがある。甲状腺機能亢進が見られる児童では，集中困難，落ち着きのなさが見られ，学力の低下が生じる。時に不安・焦燥が生じ，躁症状を呈することもある。また食欲の亢進が見られることもある。

先天性の甲状腺機能低下症（クレチン症）はマススクリーニングの対象となっており，適切に治療されない場合，知的発達障害をきたす。後天性の甲状腺機能低下症について，成人では精神活動は不活発となり倦怠感，意欲低下，注意集中困難，思考の遅延，記銘力障害などを呈し，抑うつ的な症状も見られる。その一方で患者は機嫌良くおしゃべりになることもあるとされる。

児童期における精神症状についての報告は少ないが，学力低下が見られることが多い。甲状腺機能低下が見られホルモン補充療法が行われた児の 17% に集中力低下が，17% にかんしゃくや易刺激性などの行動上の問題が見られたという報告（Rovet et al., 1993）[5]もある。また潜在性甲状腺機能低下症の児においても注意機能の低下を認めたとする報告がある（Ergür et al., 2012）[6]。

3. 鉄欠乏と精神症状

児童の神経疾患と関連して，貧血や鉄欠乏の影響が言われることがある。レストレスレッグス症候群や息止め発作，熱性痙攣などにおいてその関連が判明している。また ADHD の小児において脳内の鉄の減少が見られるとする報告（Cortese et al., 2012）[7]や血清中のフェリチン濃度の低下が見られるとする報告が見られるが，その評価はまだ一定していない。精神症状の見られる児童に臨床的に有意義な鉄欠乏や貧血が見られる場合，鉄の補充による治療などを試みる価値はある（Millichap et al., 2012）[8]。

IV. 免疫疾患による精神障害

小児期に発症する全身性エリテマトーデス（SLE）の発症率は小児人口 10 万人に 1 人と言われている。小児期に発症する場合には 95% に中枢神経症状が見られるとも報告されており（Sibbitt et al., 2002）[9]，注意が必要である。この研究では非常に多彩な精神

症状が報告されており，特に出現しやすい症状としては頭痛（72%），気分症状（57%），認知症状（55%）痙攣（51%）などであった。また小児SLEに伴う精神病症状も報告（Alpert et al., 2014）[10]されている。

V. 腎疾患による精神障害

児童期から腎疾患を伴う患者はその慢性の経過と生活の制限などに起因した種々の精神障害の併存が認められるとされており，発達段階に応じた様々な支援，治療を要する。更にこれに加えて腎不全状態では尿毒症による精神症状が出現することがあるため鑑別が必要となる。また腎障害による薬物動態の変化も大きいため，投与されている薬剤に起因する精神症状の評価も重要となる。

VI. 脳炎・脳症による精神障害

1. 感染性脳炎・脳症

我が国において小児期の急性脳炎・脳症の発症は年間1000例程度とされている。このうちインフルエンザ脳症の頻度が高く，HHV6，7，その他ロタウィルス，マイコプラズマが続くという（森島ら，2009）[11]。

最も頻度が高いインフルエンザ脳症においては，けいれん，意識障害，異常行動・言動が初期症状であるとされている。厚生労働省研究班によるガイドライン（インフルエンザ脳症研究班，2009）[12]では，異常行動・言動については熱せん妄や脳症に進展しないものとの鑑別が必要であるとし，「連続，ないし断続的におおむね1時間以上続くもの」「意識状態が明らかに悪いか，悪化するもの」について二次，三次医療機関への転送を推奨している。

またマイコプラズマ脳炎・脳症においては，精神神経症状の頻度が高いとされており，注意が必要である。

2. 抗NMDA受容体脳炎

近年報告された非感染性の脳炎であり，精神症状が初発症状となることが多く，時に致死的となる。児童精神科領域においても念頭に置くべき疾患である。

抗NMDA受容体脳はNMDA型グルタミン酸受容体に対する自己抗体による急性脳炎である（Dalmau et al., 2008）[13]。脳炎の患者の1%～4%に抗NMDA抗体が検出されたとの報告もある。

患者には卵巣などの奇形腫が見られることが多いが，小児では腫瘍を認めない事例も多く報告されており，注意が必要である（Miya et al., 2014）[14]。女児に多いが男児での報告もある。

発症に先行して発熱，上気道症状，嘔吐や下痢などの症状が見られることが多い。初発の精神・神経症状としては，記憶障害，情緒の混乱，特に幻覚や妄想など精神病症状が見られることがある。運動機能の障害を伴うこともあり，常同的な行動，特に口腔領域のジスキネジアなどが見られる。

治療としては未だ確立されたものはないが，ステロイドや免疫グロブリンなどの静脈内投与や，無効例では免疫抑制剤による治療や血漿交換が行われることもある。奇形腫が存在する場合，腫瘍の摘出を行うことにより改善することがある。

早期の介入が予後の改善に繋がることが分かっており（Titulaer et al., 2013）[15]，早期に抗NMDA受容体抗体を検出し，免疫療法を開始することが重要である。

VII. 脳腫瘍による精神障害

小児の脳腫瘍は種類，好発部位も成人とは異なっており，精神症状の現れ方についても，違いが見られる。小児の脳腫瘍は後頭蓋窩に生じることが多く，脳脊髄液の通過障害を生じ水頭症，頭蓋内圧の亢進が見られることが多い。成人では頭痛，嘔気，嘔吐などの症状となるが，小児では食思不振や単なる不機嫌として顕われることもある。

脳腫瘍による精神症状は腫瘍の種類，部位などにより様々である。発生部位や大きさによっては，言語障害などの局所症状が見られることもある。

VIII. 後遺症としての精神障害

脳炎，脳外科手術，外傷などの後遺症として，様々な精神障害が出現する可能性がある。児童精神医学的問題に関して，明らかな脳障害は身体障害に

比しても，大きなリスクファクターとなる。

Rutterによるワイト島での古典的な研究では，障害のない児童の精神障害の併発率が7％であるのに対し，身体障害を有する子どもでは12％，特発性のてんかんのある子どもでは29％，脳性麻痺や類似する障害では44％であったという（Rutter et al., 1970）[16]。

小児脳腫瘍の精神医学的な長期予後についての系統的レビュー（Shah et al., 2015）[17]によると19％に抑うつが，20％に不安症が見られ，10.9％が希死念慮を経験しているという。また9.8％に統合失調症や精神病状態が見られ，行動上の問題が28.7％で報告されている。また非中枢神経腫瘍の場合にも成人後まで神経認知機能の低下が見られるとする報告もある（Kadan-Lottick et al., 2010）[18]。

脳炎・脳症後に見られる後遺症としては，オーストラリアの報告によると，28％に学習および知的な障害，24％に行動上の障害，17％に言語障害が生じたとしている（Pillai et al., 2015）[19]。

深刻な脳外傷後に見られる行動障害に関する系統的レビューでは，50％以上の子どもになんらかの外在化，内在化障害が見られたとされており，発症時期も受傷直後から数年後にまで及んでいた（Li et al., 2013）[20]。

また最近ではスポーツによる脳振盪や反復的な頭部への衝撃による後遺症に注目が集まっている。抑うつ，不安や認知機能障害などの神経，精神症状を来す（Giza, 2014）[21]とも言われており，近年ではガイドラインやルールの整備が進められている。我が国でも日本サッカー協会が「サッカーにおける脳振盪に対する指針」を作成（日本サッカー協会，2014）[22]するなど対応が進められている。

近年，全身麻酔，あるいは検査時などの鎮静による長期的な発達への影響について議論がなされている。特に低年齢の児への麻酔による脳の発達への影響については，その安全性についても有害性についても充分なエビデンスが得られていない（Sinner et al., 2014）[23]。麻酔後の発達評価が必要であるとも言われており（Beers et al., 2014）[24]，今後の研究が待たれるところである。

IX. 薬剤による精神症状

1. グルココルチコイド

グルココルチコイドによる精神障害について，児童青年における有病率の報告はない。従来児童ではステロイド精神病のような激しい精神症状は生じないとも言われていたが，最近の児童青年期のグルココルチコイドによる心理的な影響に関するレビュー（Stuart et al., 2005）[25]によれば，グルココルチコイドによる精神病症状を呈する児童の報告も多数見られる。

またグルココルチコイド投与により，多少の気分症状や行動変容，認知障害などが生じるともされており，服用中には注意を要する。また減量，中止時の精神症状の出現も報告されている。

精神症状が出現した場合，グルココルチコイドを減量することが望ましいが，原疾患の状況などにより困難であることが多い。risperidone（Bag et al., 2012）[26]をはじめとした抗精神病薬やbenzodiazepine系薬剤による治療についての報告などがあるが，その治療戦略は未だ確立されていない（Drozdowicz et al., 2014）[27]。今後の一層の研究が求められる領域である。

2. 抗がん剤

小児がんの治療に用いられる薬剤により，精神症状を来すことが報告されている。症状としては不安，焦燥，抑うつ，薬剤性のせん妄などを呈することがあるが，評価にあたっては，背景に重篤な疾患があることによる種々の心理的，精神的影響を考慮する必要がある。

一部の抗がん剤による脳症の発症が報告されており，また抗がん剤による中枢神経系の影響についてのレビュー（Minisini et al., 2008）[28]において注意，記憶，学習，言語など認知機能障害への影響が報告されている。児童領域における報告は少なく，今度の研究が待たれるところである。

3．その他の薬剤による精神症状

　小児においては養育者の管理下で薬剤が使われることも多く，また用量などについても小児科医によって慎重に検討されることが多いため，薬剤性の精神症状の頻度は多くないと推測される。しかし抗生剤，NSAIDs，抗ヒスタミン薬などは比較的使用頻度が高く，この他にも降圧薬，制吐剤などによる精神症状の出現が報告されている。児童精神科領域においても，問診の際に服薬歴などを確認しておく必要がある。

文献

1) Schieveld JNM, Ista Knoester H, Molag ML. IACAPAP Textbook of Child and Adolescent Mental Health. In J. M. Ray（Ed.），IACAPAP Textbook of Child and Adolescent Mental Health. IACAPAP. 2012.

2) Schieveld J. N. M, van der Valk J. A, Smeets I, et al. Diagnostic considerations regarding pediatric delirium：a review and a proposal for an algorithm for pediatric intensive care units. Intensive Care Medicine, 35（11）：1843-1849, 2009.
http://doi.org/10.1007/s00134-009-1652-8

3) Somaini M, Engelhardt T, Fumagalli R, Ingelmo PM. Emergence delirium or pain after anaesthesia-how to distinguish between the two in young children：a retrospective analysis of observational studies. British Journal of Anaesthesia, 116（3）：377-383, 2016.
http://doi.org/10.1093/bja/aev552

4) Smith HAB, Gangopadhyay M, Goben CM, et al. The Preschool Confusion Assessment Method for the ICU：Valid and Reliable Delirium Monitoring for Critically Ill Infants and Children. Critical Care Medicine, 44（3）：592-600, 2016.
http://doi.org/10.1097/CCM.0000000000001428

5) Rovet JF, Daneman D, Bailey JD. Psychologic and psychoeducational consequences of thyroxine therapy for juvenile acquired hypothyroidism. The Journal of Pediatrics, 122（4）：543-549, 1993.
http://doi.org/10.1016/S0022-3476（05）83533-4

6) Ergür AT, Taner Y, Ata E, et al. Neurocognitive Functions in Children and Adolescents with Subclinical Hypothyroidism. Journal of Clinical Research in Pediatric Endocrinology, 4（1）：21-24, 2012.
http://doi.org/10.4274/Jcrpe.497

7) Cortese S, Azoulay R, Castellanos FX, et al. Brain iron levels in attention-deficit/hyperactivity disorder：a pilot MRI study. World Journal of Biological Psychiatry, 13（3）：223-231, 2012.
http://doi.org/10.3109/15622975.2011.570376

8) Millichap JG, Yee MM. The Diet Factor in Attention-Deficit/Hyperactivity Disorder. Pediatrics, 129（2）：330-337, 2012.
http://doi.org/10.1542/peds.2011-2199

9) Sibbitt WL, Brandt JR, Johnson CR, et al. The incidence and prevalence of neuropsychiatric syndromes in pediatric onset systemic lupus erythematosus. The Journal of Rheumatology, 29（7）：1536-1542, 2002.

10) Alpert O, Marwaha R, Huang H. Psychosis in children with systemic lupus erythematosus：the role of steroids as both treatment and cause. General Hospital Psychiatry, 36（5）：549.e1-549.e2, 2014.
http://doi.org/10.1016/j.genhosppsych.2014.05.001

11) 森島恒雄　小児の急性脳炎・脳症の現状. ウイルス, 59（1）：59-66, 2009.
http://doi.org/10.2222/jsv.59.59

12) インフルエンザ脳症研究班（2009）．インフルエンザ脳症ガイドライン【改訂版】．okayama-u.ac.jp.

13) Dalmau J, Gleichman AJ, Hughes EG, et al. Anti-NMDA-receptor encephalitis：case series and analysis of the effects of antibodies. The Lancet Neurology, 7（12）：1091-1098, 2008.
http://doi.org/10.1016/S1474-4422（08）70224-2

14) Miya K, Takahashi Y, Mori H. Anti-NMDAR autoimmune encephalitis. Brain and Development, 36（8）：645-652, 2014.
http://doi.org/10.1016/j.braindev.2013.10.005

15) Titulaer MJ, McCracken L, Gabilondo I, et al. Treatment and prognostic factors for long-term outcome in patients with anti-NMDA receptor encephalitis：an observational cohort study. The Lancet Neurology, 12（2）：157-165, 2013.
http://doi.org/10.1016/S1474-4422（12）70310-1

16) Rutter M, Graham P, Yule W. Clinics in Developmental Medicine 35/36 Heinemamn Medical Books London 1970.

17) Shah SS, Dellarole A, Peterson EC, et al. Long-term psychiatric outcomes in pediatric brain tumor survivors. Child's Nervous System：ChNS：Official Journal of the International Society for Pediatric Neurosurgery, 31（5）：653-663, 2015.
http://doi.org/10.1007/s00381-015-2669-7

18) Kadan-Lottick NS, Zeltzer LK, Liu Q, et al. Neurocognitive functioning in adult survivors of childhood non-central nervous system cancers. Journal of the National Cancer Institute, 102（12）：881-893, 2010.
http://doi.org/10.1093/jnci/djq156

19) Pillai SC, Hacohen Y, Tantsis E, et al. Infectious and Autoantibody-Associated Encephalitis：Clinical Features and Long-term Outcome. Pediatrics, 135（4）：e974-e984, 2015.
http://doi.org/10.1542/peds.2014-2702

20) Li L, Liu J. The effect of pediatric traumatic brain injury

on behavioral outcomes : a systematic review. Developmental Medicine & Child Neurology, 55 (1) : 37–45, 2013.
http://doi.org/10.1111/j.1469–8749.2012.04414.x

21) Giza CC. Pediatric Issues in Sports Concussions. CONTINUUM : Lifelong Learning in Neurology, 20 (6 Sports Neurology) : 1570–1587, 2014.
http://doi.org/10.1212/01.CON.0000458973.71142.7d

22) 日本サッカー協会 （2014, November 17）. サッカーにおける脳振盪に対する指針｜メディカル関係者向け情報｜メディカルインフォメーション｜サッカーファミリー｜JFA｜日本サッカー協会. Retrieved March 15, 2016, from http://www.jfa.jp/football_family/medical/b08.html

23) Sinner B, Becke K, Engelhard K. General anaesthetics and the developing brain : an overview. Anaesthesia, 69 (9) : 1009–1022, 2014.
http://doi.org/10.1111/anae.12637

24) Beers SR, Rofey DL, McIntyre KA. Neurodevelopmental Assessment After Anesthesia in Childhood : Review of the Literature and Recommendations. Anesthesia & Analgesia, 119 (3) : 661–669, 2014.
http://doi.org/10.1213/ANE.0000000000000326

25) Stuart FA, Segal TY, Keady S. Adverse psychological effects of corticosteroids in children and adolescents. Archives of Disease in Childhood, 90 (5) : 500–506, 2005.
http://doi.org/10.1136/adc.2003.041541

26) Bag O, Erdoğan I, Sivis Onder Z, et al. Steroid—induced psychosis in a child : treatment with risperidone. General Hospital Psychiatry, 34 (1) : 103.e5—103.e6, 2012.
http://doi.org/10.1016/j.genhosppsych.2011.09.003

27) Drozdowicz LB, Bostwick JM. Psychiatric Adverse Effects of Pediatric Corticosteroid Use. Mayo Clinic Proceedings, 89 (6) : 817–834, 2014.
http://doi.org/10.1016/j.mayocp.2014.01.010

28) Minisini AM, Pauletto G, Andreetta C, et al. Anticancer drugs and central nervous system : Clinical issues for patients and physicians. Cancer Letters, 267 (1) : 1–9, 2008.
http://doi.org/10.1016/j.canlet.2008.02.051

諸問題

學問喜

37 乳幼児精神医学

本城秀次

　乳幼児精神医学という用語は1980年頃から一般に用いられるようになり，急速に一つの学問領域として発展してきた。そして，定期的に国際学会が開催されるようになり，それとともに他学会と合併し世界乳幼児精神保健学会（WAIMH）として，充実した活動を展開している。

　乳幼児精神医学の対象とするのはまさにその名の通り乳幼児期の子どもの精神的問題であるが，乳幼児の問題を扱おうとすると，必然的に胎児期から児童期の子どもを扱わざるを得ない。それゆえ，乳幼児精神医学の特徴として Levovici, S（1980）[1]は学際的（interdisciplinary）というよりは，超専門的（transdisciplinary）であると述べており，また，Emde, RN（1990）[2]は乳幼児精神医学という用語について，乳幼児と精神医学といういずれの言葉も逆説的であると述べており，乳幼児にかかわることは母親や父親や家族にかかわることを意味しており，また，精神医学という呼び名にもかかわらず，われわれは小児科学や臨床心理学，ソーシャルワーク，特殊教育，さらには発達心理学，精神生物学，家族研究などと密接にかかわらざるを得ないのである。いずれにしろ，乳幼児精神医学にかかわることは，必然的に多専門領域とかかわらざるを得ないのである。このような乳幼児精神医学の特徴を Emde（1990）[2]は，①多領域的，②多世代的，③発達指向的，④予防指向的といった項目で，適切に表現している。

　乳幼児精神医学の特色として，他の精神医学から区別されるものとしては，乳幼児期の子どもの精神医学的問題は，子ども一人の問題ではなく，養育者と子どもとの関係性の問題としてあらわれてくるというものである。それゆえ，子どもは常に他者との関係性の中にいるのであり，治療的にも他者との関係性のありように注目していくことが肝要である。この点にこそ，乳幼児精神医学の特色があると考えられる。

I. 乳幼児精神医学における疾病分類

　乳幼児期の診断分類についてはこれまでもいろいろなものが作成されているが，必ずしも，満足のいくものではない。従来では，DSM–IV における「通常，幼児期，小児期または青年期に初めて診断される障害」が子どもの精神障害の診断分類として，もっとも一般的に用いられてきた。しかし，DSM–IV は 2013 年に DSM-5 として改訂された。だが，DSM-5 の評価はまだ確立されたものとはいえず，今後の評価に待たざるを得ないところが多い。

　このように乳幼児の診断分類に関しては，DSM が広く一般的に用いられているが，必ずしも十分なものではない。そうした中で，乳幼児精神医学の専門家が集まり，乳幼児期に独自な診断分類を作成している。それが，精神保健と発達障害の診断基準——0 歳から 3 歳まで——（DC：0–3）と言われるものであり，乳幼児期の診断分類としては，これまででもっともまとまったものである。DC：0–3 はその後 2005 年に改訂され DC：0–3R として使用されている。

　ここでは，DC：0–3 の診断項目と DC：0–3 から DC：0–3R への改定でどのような変化が見られたかを記載しておく。（**表 1**）

　DC：0–3R は 2005 年に改訂されたが，DC：0–3 と大きな変化は見られない。その中で比較的大きな変更点としては，「205. 小児期の性的同一性障害」を削除したことを挙げることができる。DC；0–3 を用

表1　DC：0-3の主な診断基準

第1軸　一次診断	
100.　心的外傷ストレス障害	600.　摂食行動障害
200.　感情の障害	700.　かかわりとコミュニュケーションの障害
201.　乳幼児期と小児期早期の不安障害	マルチシステム発達障害
202.　気分障害：長期化した死別・悲哀反応	701.　パターンA
203.　気分障害：乳幼児期と小児期早期のうつ	702.　パターンB
204.　感情表出の混合性障害	703.　パターンC
205.　小児期の性的同一性障害	第2軸　関係性障害の分類
206.　乳幼児期の反応性愛着剥奪/	901.　過剰な関係性
不適切な養育障害	902.　過小な関係性
300.　適応障害	903.　不安/緊張
400.　統制障害	904.　怒り/敵意
401.　タイプ1：過敏	905.　混合性対人関係障害
402.　タイプ2：過小反応性	906.　虐待的
403.　タイプ3：運動の不調和，衝動性	906a.　言語による虐待
404.　タイプ4：その他	906b.　身体的な虐待
500.　睡眠行動障害	907c.　性的な虐待

いたこれまでの欧米での研究で，小児期の性的同一性が分類としてのエビデンスが得られなかったことに基づいている。さらに別の変更点として，「500. 睡眠行動障害」と「600. 摂食行動障害」について，RDC-PA の診断を取り込んだことが挙げられる。RDC-PA は，アメリカ児童青年精神医学会が 2003 年に発表した就学前の子供に対する研究用診断基準（RDC-PA）」であり，就学前の年齢の子どもの精神障害研究の妥当性研究と，明確な診断基準の作成を目指して，開発された。

また，DC：0-3 に特徴的な診断項目であった「710. マルチシステム発達障害」は，2 歳以下の年齢に限って，コードされるようになった。マルチシステム発達障害は「700. かかわりとコミュニケーションの障害」の下位カテゴリーであるが，関わりと関係性に障害がある場合，DSM-IV では広汎性発達障害と診断される。DC：0-3 発表以後の研究により，2 歳以降では，自閉症スペクトラム障害として同定することが可能であることが示されたため，その場合には，特定不能の広汎性発達障害や自閉性障害と診断するのが妥当であると考えられた。

しかし 2013 年 5 月に DSM-5 が発行され，DSM-IV の広汎性発達障害は DSM-5 では自閉スペクトラム症として一つにまとめられた。それ故，マルチシステム発達障害と自閉スペクトラム症の関連については，新たに検討されなければならない。

II.　親-乳幼児精神療法について

乳幼児精神医学の代表的な治療法として，親-乳幼児精神療法が特徴的なものとして，重要視されている。この精神療法は，従来の精神療法とは異なり，養育者と子どもを同時に一緒に治療しようとするものである。

この治療法に関しては，精神分析的なオリエンテーションの治療者による積極的な推進があり，Lebovici, Fraiberg, Cramer, Stern らによって発展させられた。母親と子どもが一緒に存在することによって，母子相互の内的表象がより活性化されることになり，母親のより深い表象が表面に現れてきやすくなると考えられる。これらの治療法は，問題の種類とその治療スタンスから，①短期危機介入，②発達ガイダンス-支持的療法，③乳幼児-親精神療法が区別されている。ここではその概略に簡単に触れておく。

1.　短期危機介入

これは，問題が限局した外的出来事に対する急性，反応性のもので，通常数回の面接で，目的が達成されるものにもちいられる。

2. 発達ガイダンス―支持的療法

これは二つの状況で用いられる。
①両親は十分な養育能力を持っているが，子どもの有する障害が両親の養育能力を耐え難いまで緊張させ，両親が機能失調に陥っている場合（例：子どもに障害のある精神的に大きな問題のない両親など），
②子どもに情緒障害があり，しかも，親が重篤な精神的問題を有しており，自己の内的葛藤を取り扱う能力を十分に有していない場合（例：発育障害の子どものいる10代の抑うつ的な母親など）

3. 乳幼児―親精神療法

両親間，あるいは両親と子どもの間に重大な葛藤が存在し，しかも，両親が深層介入的な精神療法に耐えられる場合。

親―乳幼児精神療法は，様々な理論からなっているが，主として精神分析と愛着理論をその基礎にしている。その理論が精神分析的なものであれ，それ以外のものであれ，親―乳幼児精神療法はいくつかの特徴を共通に持っている。その特徴を挙げると，
①治療は一般的に短期的なものであり，治療回数は大体2～3回の間である。②陽性転移を活用する。陽性転移を意識的に培いそれを維持すること。転移の問題の焦点は子どもに対する親の転移であり，治療者に対する親の転移は直接扱わない。③分析作業は親の内的表象を変化させるのではなく，子どもに帰せられてきた特殊な（病的で陰性の）表象から子どもを切り離すことである。

親―乳幼児精神療法はあくまでも短期の精神療法であり親の内的葛藤を本格的に扱うためには，個人精神療法がおこなわれることが多い。

乳幼児期の心理療法については，少しずつ関心が広がりつつあるが，まだ欧米を中心とした一部の地域にとどまっている。

これまで乳幼児精神医学の治療について述べてきたが，英国では，乳幼児精神医学と類似した用語として，周産期精神医学（perinatal psychiatry）という用語もよく用いられる。周産期精神医学という用語は，乳幼児精神医学が乳幼児の母子関係などを乳幼児を中心に検討していくのに対し，母子関係の障害

を母親を中心に見ていこうとするものである。なかでも英国で特筆されるのは，周産期に精神障害を持った母親が子どもと一緒に入院する精神科母子ユニットの設備が整っている点である。精神科母子ユニットは8～10床程度の規模で各室個室で，子どもとともに入院することができる。母子が共に入院することで，退院後の母子関係がスムーズにいくといったことが言われている。

精神科母子ユニットについては，吉田（2006）[3]に詳しい。

これまで，乳幼児精神医学の歴史，概念，診断分類，治療法などについて述べてきたが，次に，いくつかの具体的な活動について述べる。

III. 妊娠期の母親のメンタルヘルスと母子関係

従来，妊娠期は精神的には比較的安定した時期であり，重篤な精神障害の発生はむしろ少ないと考えられてきた。しかし，妊娠期における抑うつは以前に考えてきたより，はるかに高い頻度で見られることが明らかになってきた。なかには，産褥期より，妊娠期の方が抑うつの頻度が高いことを示唆するデータも見られる。Kumar（1982）[4]はイギリスにおける調査で妊娠中の女性の抑うつや不安の頻度を15％と報告している。

わが国における妊娠期の抑うつの頻度については，これまであまり検討されていないが，Kitamuraら（1996）[5]はZung's Self-Rating Depression Scaleを用いた研究で，妊娠早期の抑うつ頻度を11.8％としている。本城ら（Honjo et al, 2003）[6]も同様の尺度を用いて検討し，11.5％という値を出しており，Kitamuraらと非常に近い値を出している。また，Kitamuraら（2006）[7]は5つの大学病院を対象に多施設共同研究を行い，出産前うつ病の頻度は，5.6％，産後うつ病の頻度は5.0％であるとして，産前産後の抑うつの頻度に大きな差は見られなかったとしている。この研究で彼らはさらに，産前の抑うつに関連する要因について広範な調査をしているが，明確なリスク要因を明らかにすることはできていない。

ところで愛着という言葉は，子どもが養育者に対して示す行動に用いられる。近年，妊娠期の母親が胎児に対して示す愛着に関心向けられるようにな

り，母親-胎児愛着と呼称されている。この母親-胎児愛着については Cranley（1981）[8]によって測定尺度が開発されている。

しかし，Muller（1992）[9]によると，Cranley の尺度を使った研究では，多くの変数が母親-胎児愛着に関連しているが，多くの研究で一貫した結果を示している要因は少なく，母親-胎児愛着と一貫して正の相関を示していたのは，妊娠期間と胎動だけであったとしている。また，Cranley の尺度については，必ずしも母親-胎児愛着を測定しているのではないといった批判もあり，Muller（1993）[10]や Honjo ら（2003）[6]によって独自に尺度が開発されている。

IV. 産褥期の母子のメンタルヘルス

産褥期は母親にとって，体内のホルモンバランスの大きな変化や母親役割への適応など生物・心理・社会的に大きな変化を体験する時期である。この時期に母親は maternity blues や産褥うつ病に罹患することが知られている。

maternity blues は，産後数日から 1，2 週間の間に出現する抑うつ気分であり，数時間から数日で回復するものである。通常治療は要さない。

一方，産褥うつ病は，maternity blues より遅く，産後 1 ヵ月後ぐらいに発症する。欧米では，発症頻度は，10～20％程度と言われている。それに対し従来，日本人は，maternity blues や産褥うつ病は欧米に比して頻度が低いと言われていたが，近年では，欧米に変わらない頻度で見られると言われている。

ところで，うつ病の母親と子どもの母子関係のあり方には，様々なことが言われているが，そのような母子関係の影響は，比較的短期間に消失すると主張するものもいる。しかし，最近の研究では，出産後早期の母親の抑うつが子どもに与える影響は長期間持続すると言われている。たとえば，認知的な側面について Hay ら（2001）[11]は生後 3 ヵ月の時点で抑うつ的であった母親と抑うつ的でなかった母親の子どもを対象に 11 歳時点での知能を比較したところ，抑うつ的である母親の子どもの知能が有意に低く，さらに注意の障害と数学的推論に困難が認められた。

V. NICU における問題

近年，新生児集中治療室（NICU）の普及に伴い，極低出生体重児（＜1,500 g）や超低出生体重児（＜1,000 g）の生存率が急速に改善してきた。従来，NICU では子どもの救命が第一であり，母子の相互交流に対して，配慮はほとんどなされなかった。しかし，Klaus と Kennel（1976）[12]の仕事がなされて以後，親子の心理的問題にも関心が払われるようになり，以前は早期の母子分離が一般的であったが，次第に早期から母子を面会させるようになり，最近では，24 時間いつでも両親が面会できるなど，NICU におけるシステムも変化してきている。

このような NICU 入院に伴う母子関係の障害に対する治療的配慮に加えて，早期に外的世界に生み出された子どもにどのような環境を提供するのが良いかといった問題が検討されている。

このことについて，現在では，低出生体重児は NICU において，過剰刺激に晒されているのであり，むしろ，刺激を少なくして，子宮内に近い環境を保つのが良いと考えられている。

具体的には，Als ら（1986）[13]によって提唱されたディベロップメンタルケアと言われるものがあり，低出生体重児を子宮内の環境により近い形で育てようとするものである。

それは以下のような項目からなっている。
①騒音と視覚刺激を減らすことで，環境の調整を行うこと。
②子宮内の体勢に近づける目的で，ポジショニングの固定を行うこと。
③休息の時間を確保するために，ケアを凝集させること。
④おしゃぶりを利用すること。
⑤カンガルーケアを行うこと。
⑥多胎児の場合，同胞と一つのベットを共有すること。
⑦乳児の自己統制を促進すること。
⑧両親と協同し，親と子のきずなを促進すること。

このように，NICU における低出生体重児に対する治療的介入については近年大きな改善が見られているが，それでも子どもが NICU に入っている親の心理的な負担は大きいものがあると考えられる。

Kersting ら（2004）[14]によると，極低出生体重児を出産した50名の母親を対象に構造化面接を行い，15,6%の母親がうつ病やパニック障害の診断に合致していた。そして，Kerstingらは母親にとって，低出生体重児を生むことは心的に外傷的で重大なライフイヴェントであり，出産直後のみならず，出産後14ヵ月を過ぎても有意に高い心的外傷体験を報告していると述べている。

VI. 妊娠の中断とメンタルヘルス

妊娠は家族にとって，一つの喜びに満ちた事態ではあるが，妊娠という事態は必ずしもすべて順調に経過するとは限らず，思いがけない胎児の死による妊娠の突然の中断といった事態に直面することもある。周産期死亡は，一般的に胎児死亡と出生後28日以内の新生児死亡のことを指しているが，周産期における子どもの死は，家族にとって非常に外傷的である。

妊娠20週以内の早期の流産は100回の妊娠に対して，10～20回，後期の流産は100回に対して，2回と言われている。アメリカの周産期死亡は，1,000の出生に対して11.6と言われている。このように胎児が妊娠中に死亡することは珍しいことではない。しかも，これらの体験は家族に長期間にわたる影響を与える。母親の1/5は長期化したうつ状態を経験したという。また，胎児を喪失した後の妊娠において，約1/5の母親が心的外傷ストレス障害（PTSD）の症状を示した。

このように母親は胎児の死亡後も胎児に対する喪の作業を達成することができず，様々な精神身体像を呈することになる。その一つとして，replacement child syndrome（身代わりの子ども症候群）と言われるものがある。この症候群は少し古くなるが，Cainら（1964）[15]によって1964年に発表された。replacement childは，両親によって，亡くなった子どもの代わりとされるものである。通常，年下の子どもが用いられるが，そのために，新たな妊娠が行われたりする。replacement childは死んだ兄弟の理想的な姿を投影されるので，いくら理想的な子どもを演じたとしても，死んでしまった兄弟の理想像を演じることは不可能である。そのため，replacement childの役

割を負わされた子どもには様々な問題が発生すると言われている。死んだ子どもに対する親の喪失感はreplacement childによって埋め合わせることはできないのであり，死んだ子どもに対する喪の作業が必要である。

VII. 妊娠出産と虐待

最近注目されるようになってきた虐待として，胎児虐待がある。これは，子どもを妊娠中の女性が自分の胎児に虐待を加えるものであり，Condon（1997）[16]によって胎児虐待と命名されている。

彼によると，胎児虐待は妊娠後半に認められるもので，
①胎児への（腹壁，あるいは膣を通しての）直接的な物理的攻撃。

これにはバイクなどに乗っていて，事故を起こし，腹部を怪我することなども含まれる。
②アルコール，ニコチン，あるいは薬物による"化学的"攻撃から胎児を守ることができない。

2番目の虐待は要するに妊娠中に胎児を守るために有害な物質の服用をやめることができない。

Condon（1986）[17]は112名の妊婦を調査し，8%の妊婦が胎児を傷つけたり，罰したい衝動を感じており，さらに，4%の父親も同様の衝動を感じていることを明らかにした。彼の報告している胎児虐待の5症例のうち2例では出産後も虐待が続いた。

一方，Kentら（1997）[18]は5例の症例を報告しているが，全例それまでに抑うつを経験していた。また，出産後に2例では母子の関係が好転したが，残りの2例では愛着障害がみられ，1例では，最終的には，里子として引き取られることになった。

VIII. まとめ

ここで挙げたのは乳幼児精神医学の臨床のごく一部にすぎない。これまで述べてきたことから明らかなように，乳幼児精神医学の活動は多岐にわたっており，医学領域に関しても様々なリエゾン精神医学的な活動が行われている。そのほか，地域社会における子育て支援活動などにも乳幼児精神医学の専門家が必要とされている。しかし，この年齢の子どもを対象とした精神科医は発達障害か，虐待を専門と

しているものが多く，その対象が限局されていることが多い。乳幼児を対象にした精神医学は，発達心理学，臨床心理学，小児科学等多様な領域と関係を持っており，その活動領域は幅広いものである。乳幼児期について幅広い知識を有する乳幼児精神科医の活躍が期待される。

文献

1) Lebovici S. 第1回世界乳幼児精神医学会での発表. Cascais, Portugal, 1983.

2) Emde RN. New directions from infant Psychiatry：Individuality in relationships and disorders. 第12回国際児童青年精神医学会での発表原稿. 京都，1990.

3) 吉田敬子編　育児支援のチームアプローチ——周産期精神医学の理論と実践. 金剛出版，2006.

4) Kumar R. Neurotic disorders in childbearing women. In Brockington, I, Kumar, R,（eds）Mother hood and Mental Illness, pp.71–118. Academic Press, London, 1982.

5) Kitamura, T, Sugawara, M, Sugawara, K et al. Psychosocial study of depression in early pregnancy. Br J Psychiatry 168；732–738, 1996.

6) Honjo, S, Arai, S, Kaneko, H et al. Antenatal depression and maternal–fetal attachment. Psychopathology 36；304–311, 2003.

7) Kitamura, T. Yoshida, K. Okano, et al. Multicentre prospective study of perinatal depression in Japan：Incidence and correlates of antenatal and postnatal depression. Arch Womens Men Health 9；121–130, 2006.

8) Cranley, M, S. Development of a tool for the measurement of maternal attachment during pregnancy. Nurs Res 30；281284, 1981.

9) Muller, ME. A critical review of prenatal attachment research. Sch Inq Nurs Pract 5–22, 1992.

10) Muller, ME. Development of the Prenatal Attachment Inventory. West J Nurs Res 15；199–215, 1993.

11) Hay, DF, Pawlby, S, Sharp, D, et al. Intellectual problems shown by 11–year–old children whose mothers had postnatal depression. J Child Psychol Psychiatry 42；871–889, 2001.

12) Klaus, MH, Kennel, JH. Maternal–Infant Bonding. The C. V. Mosvy Company, St Louis, 1976.

13) Als, H, A synactive model of neonatal behavior organization：Framework for the assessment of neurobehavioral development in premature infant and for support of infants and parents in the neonatal intensive care environment. Phys Occup Ther Pediatr 6；3–53, 1986.

14) Kersting, A, Dorsch, M, Wesselmann, U. et al. Maternal posttraumatic stress response after the birth of a very low–birth–weight infant. J Psychosom Res 57；473–476, 2004.

15) Cain, AC, Cain, BS. On replacing a child J Am AcadChild Psychiatry, 3；443–456 1964.

16) Condon JT, Corkindale, C. The correlates of antenatal attachment in pregnant women. Br J Med Psychol 70；359–372. 1997.

17) Condon, JT. The spectrum of fatal abuse in pregnant women. J Nerv Ment Dis174；509–516, 1986.

18) Kent, L, Laidlaw, JD, Brockington, IF. Fetal abuse. Chid Abuse Negl 21；181–186, 1997.

38 妊産婦のメンタルヘルスと 子どもの心の発達

金子一史

I. 妊娠期のうつ病

　これまで妊娠期は，心身共に穏やかで安定していると考えられていた。この背景には，妊娠期にエストロゲンの分泌が著しく上昇すること，子どもを授かることを通して，母親となることへの喜びに満ちているだろうと思われていることなどがあげられる。けれども，妊娠は女性にとって人生の中でも最も大きなライフイベントの一つである。仕事を続けるのか，続けるとするといつ頃復帰をするのかなど，自身の職業キャリアが妊娠によって変更を迫られる場合もある。お互いの実家との関係性や経済的問題など，夫婦二人だけでは潜在化していた問題が，妊娠を契機に顕在化したりする。さらに，母親という新しい役割を否応なしに引き受けなくてはならなくなる。近年では，妊娠期に多くの母親が精神的に不安定に陥りやすいことが，認識されるようになってきた。

　妊娠期に多い精神障害として，うつ病があげられる。妊娠期のうつ病の頻度については，研究によって報告に幅があるけれども，先進国では10〜15％と考えられている。近年では，産後のうつ病よりも，むしろ頻度が高いという報告が増えつつあり，妊娠期のうつ病が注目されている。また，社会経済的な困窮と強い関連があり，経済的に困窮している状況においては，頻度が上昇することが指摘されている。

　リスク要因としては，うつ病の既往歴，パートナーや家族からのサポートが得られないこと，児童虐待，望まない妊娠，ストレスフルなライフイベント，流産・人工妊娠中絶などの周産期喪失，経済的問題，若年妊娠などがあげられている。

　妊娠期のうつ病では，大うつ病性障害の診断基準を基本的に把握する。通常の妊娠では，ホルモンバランスの変化によって様々な心身の変化が認められる。食欲が落ちたり，特定の食べ物を過度に欲するようになったり，疲れやすくなり昼寝を頻繁に取るようになったり，吐き気で気分が良くなかったり，頭がぼーっとして集中力が落ちたりする。これらの妊娠による心身の変化は，うつ病の症状との鑑別が困難であり，多くのうつ病が見逃されていると考えられている。

　妊娠期のうつ病は，産後うつ病との連続性が明らかにされつつある。産後うつ病の50％は，妊娠期に症状が出現していた (Gotlib, 1989)[1]。したがって，産後うつ病への移行を防ぐためにも，妊娠期のうつ病に十分な注意を払い，妊娠期の段階で有効な治療を行うことが求められる。妊娠期のうつ病は，迅速な介入が必要となる疾患であるという認識が確立しつつある。

　妊娠期のうつ病の治療で困難な問題は，薬物療法のリスクとベネフィットを十分に勘案した上で，治療方針を立てなければならない点である。妊娠中に，抗うつ薬による治療を中断した場合うつ病の再発率は68％であり，抗うつ薬による治療を継続した場合の26％よりも有意に高かったという報告がある (Cohen, 2006)[2]。過去にうつ病の再発の既往がある女性については，妊娠期に抗うつ薬による薬物療法の中断は，うつ病の再燃リスクを上昇させる。一方，胎児にとっては催奇形性や毒性の問題を考慮する必要がある。これらのリスクとベネフィットを十分に患者と家族に説明し，納得のいく治療方針をとることが望ましい (森川，2013)[3]。

II. 妊娠期のストレスが出生児に与える影響

近年，妊娠期のストレスが，胎児およびその後の児の成長発達と関連するという報告に，注目が集まっている。胎児プログラミング仮説は，子宮内の環境が，特定の敏感期における胎児の発達を変える可能性があり，出生後の生理学的なシステムや児の表現型（phenotype）に影響を与えているのではないかという仮説である。低出生体重児を長期追跡した結果，冠動脈疾患や糖尿病などになりやすい事が広く認識されるようになってきた。出生体重は，妊娠中の栄養状態や胎児に供給された酸素量などを反映していると考えると，妊娠中に低栄養の状態におかれた胎児は，胎内環境に適応しようとして，胎児の側に生理学的，神経内分泌学的な適応的変化が生じるのではないかと考えられる。そして，成長や発達をコントロールするホルモンのシステムである神経内分泌学的システムがリセットされ，その際に恒久的なプログラミングが生じることで，出生後の疾患につながる脆弱性を保持していると考えられている。

メンタルヘルスの領域では，ストレス反応と密接な関連がある視床下部—下垂体—副腎皮質神経系（HPA軸：hypothalamic–pituitary–adrenal axis）が注目されている。動物モデルを用いた研究では，妊娠期に母胎がストレスを受けると，出生児がストレスへの生物学的反応の仕方を変化させることが示されている。近年では，人間においても，これらの変化が起こることを示唆する研究結果が集まりつつある。

これまでに一般人を対象に行われた大規模なコホート研究では，母親の妊娠中のストレスは，子ども不安のリスク，注意欠如・多動症（ADHD）および素行症（破壊的行動），認知能力の低さなど，様々な精神病理と関連することが報告されている。これらの結果は，妊娠中のアルコールやたばこの摂取，出生時体重，母親の学歴，母親の気分状態などの交絡要因を統制した上でも，関連が見いだされている。

III. 産後のメンタルヘルス

「産後の肥立ちが悪い」という言葉が存在することからしても，産後に母親の心身の調子が崩れやすい

ことは，昔から広く知られていた。産後のメンタルヘルスに関しては，（1）マタニティブルーズ，（2）産後うつ病，（3）産褥精神病の3つに，学術的には整理されつつある。

1. マタニティブルーズ

マタニティブルーズは，出産直後からおよそ1週間以内に現れる気分と体調の障害である。抑うつ気分，気分の不安定，涙もろさ，不安，焦燥感などの症状に加えて，頭痛や困惑，物忘れなどの多様な症状からなる。その内容から「理由のない涕泣」と言われる。マタニティブルーズは，数時間から2〜3日の短期間で自然に軽快することから，産後にみられる一過性の正常な現象と考えられている。頻度については報告にばらつきがあるけれども，欧米では60％，日本では25％という報告がある。要因については明確には解明されていない。機能障害の程度も軽いことから，マタニティブルーズに対しての積極的な治療は必要としない。とはいえ，母親や家族に対しては，事前にマタニティブルーズについての知識を有していれば，無用な混乱を避けることができる。マタニティブルーズが認められた場合は，受容的な態度で接し正しい情報を提供することが勧められる。

ただし，産後うつ病および産後精神病との鑑別は重要である。母親がこれらの疾患に罹患しているのにもかかわらず，マタニティブルーズとして理解してしまうと，適切な介入が行われないことになる。気分の不安定などの症状が，産後うつ病の前兆であったり，産後うつ病に移行するケースも認められる。さらに，マタニティブルーズの経験者は，産後うつ病のリスク群であるという報告もある。したがって，マタニティブルーズを体験した経験に対しては，やや注意してフォローするのが望ましいと思われる。

2. 産後うつ病

産後うつ病は，出産後数週から数ヵ月以内に発症する。頻度はおおむね10％から15％と考えられている。DSMでは，産後うつ病としての独立した診断基準は採用されておらず，大うつ病性障害の診断基準

をそのまま用いることになっている。つまり，産後うつ病は，他の時期にみられるうつ病と同一の臨床単位として考えられている。DSM-IV-TRでは，出産後4週間以内にみられた抑うつエピソードに対して「産後の発症」と付記していたが，DSM-5では，産後の6ヵ月までに変更されている。一方，産後をいつまでの期間と考えるのかは意見が一致しておらず，研究の目的に応じて期間が設定されている。生物学的な研究では，産後の期間を短く設定しているものが多く，心理社会的研究や治療介入研究では，やや長い期間が設定されている。

臨床症状については，他の時期に認められるうつ病と大差はないとされている。すなわち，抑うつ気分，興味や喜びの喪失，体重および食欲の低下または増加，睡眠障害，焦燥感，気力の低下，罪責感，集中力の低下，死について考えることなどである。DSMでは，これらの症状がほとんど1日中，ほとんど毎日認められ，2週間以上持続していると，大うつ病性障害の診断基準を満たす。

母親は，新生児の世話を24時間担うことになる。年長のきょうだいがいる場合は，乳児と共に面倒をみないといけない。通常の家事を取り回し，場合によっては早期に仕事に復帰する。これらの負担は通常の母親にとっても大きいものとなり，抑うつ症状が出現している母親にとっては，特に困難をきたしやすい。

さらに，産後は新生児に対して3〜4時間おきに授乳をする必要がある。母親は夜中にも頻繁に起きることになる。したがって，必然的に睡眠不足になる。夜間授乳による睡眠不足が，昼寝などで補うことができているかどうかなど，産後の生活状況にあわせて検討する必要がある。少数ではあるものの，うつ病による自責感から，母子心中や嬰児殺しへとつながる危険がある。

メタ分析によると，中程度から強い関連が認められている産後うつ病の要因は，うつ病の既往歴，妊娠中の抑うつと不安，神経質な性格，自尊心の低さ，マタニティブルーズ，ストレスフルなライフイベント，夫婦関係の不良，およびソーシャルサポートの欠如があげられている (O'Hara & McCabe, 2013)[4]。産後うつ病に罹患した女性の再発率は，17%〜50%と言われており，注意が必要である。弱い関連が認められている要因には，低い社会階層，未婚，望ま

ない妊娠，産科的要因，および乳児の難しい気質があげられている。

産後うつ病は，母子関係の障害へと結びつきやすい。抑うつ的な母親は，乳児に注意を向けることが少なく，乳児の発声や表情への反応が少ない。表情が平板であり，エネルギーが低下しており，乳児の調子に合わせることが難しい。また，乳児との関わりにおいて，怒りを表出するなどして侵入的に関わりやすい。このように，抑うつ的な母親が乳児に適切に関わることが困難であるために，抑うつ的な母親の乳児がとりやすい行動の特徴が認められる。授乳中に視線を合わせにくく，遊びが少なく，肯定的な感情の表出が少なく，引きこもり的な行動が多くなり，満足感が少なく，ぐずりやすくなる。母親への愛着も不安定となりやすい。

産後うつ病が，乳児の成長発達に影響を及ぼすことが多くの研究によって示されている。したがって，母親の産後うつ病を改善することは，母親と乳児の関わりを改善し，乳児の成長発達を促進することになるためにも，非常に重要である。

治療的介入については，中等度から重症の産後うつ病の場合，抗うつ薬による薬物療法が第1選択となる。育児や家事などを家族や周囲の人々に分担してもらうなどして，支援体制を作る。育児の負担を減らすために，一時保育や保育園などの利用を積極的に考慮し，確実に休養できるようにする。情緒的サポートにつなげるためにも，家族や周囲がうつ病について正しく理解してもらうことも重要である。家族の中には，「なまけているのではないか」「できるはずなのに何もしない」と，患者を非難してしまう場合がある。このようになると，母親にとって過度な負担を強いてしまい，病状が悪化しやすいので，注意する必要がある。

3. 産褥精神病

産褥精神病は，産後のおおむね2〜3週間以内に発症し，多彩な精神病症状が急激に出現する。初期には，不安，焦燥，困惑，抑うつなどの軽微な兆候がみられる。その後，気分変動，思考の混乱，行動の混乱がみられるようになり，それらは発症前に維持していた通常の社会的機能からは，かけ離れている。次第に，産褥婦自身のセルフケアができなくな

り，新生児の世話もできなくなってくる。その後急激に状態が悪化して，精神病症状が出現する。産褥精神病にみられる特徴として，躁うつ混合状態があげられる。多弁，傲慢に一方的に話した後に，急に涙ながらに不安や罪責感を訴えるなど，臨床像がころころと変化しやすい。幻覚，妄想，失見当識，錯乱といった症状もみられる。「自分の子どもではない」「まだ妊娠している」などといった奇異な妄想も出現する。錯乱，興奮，昏迷といった重篤な症状がみられる場合は，母親および乳児の安全を確保することが求められる。激しい精神病症状および病識の欠如は，母親と子どもの安全を脅かすこととなる。したがって，早期に介入することが重要である。

産褥精神病の出現頻度は，1000回の出産に対しておおよそ1～2回と，産後うつ病やマタニティブルーズと比較すると低い。激しい精神症状を示し，入院による精神科治療が必要となるけれども，治療に対する反応性は良く，入院は短期間で済むことが多い。通常は，2～4週間で症状が回復する。けれども，完全に回復するのはおおむね3～6ヵ月を要する。

産褥精神病は，双極性障害が出産後に顕在化した病態であるというエビデンスが集まりつつある。双極性障害の既往歴のある母親のうち25～50％が，産褥精神病に罹患する（Jones, 2005）[5]。他に産褥精神病のリスク要因としては，産褥精神病の既往と，家族歴があげられている。産褥精神病の既往がある母親は，既往がない母親と比べて再発のリスクは7倍という報告がある。双極性障害の患者で家族に産褥精神病の既往がある場合は，60％が発症していた（Jones 2001）[6]。

双極性障害の患者が，リチウムによる気分安定薬の治療を中止した場合，双極性障害もしくは産褥精神病の発症が70％であるのに対して，治療を継続した場合は24％という報告がある。これらのことから，双極性障害の患者およびその既往がある母親，家族に産褥精神病の既往がある母親については，薬物療法の中止には再発のリスクが高まることを，十分に認識して治療に当たる必要がある。

IV. 精神障害が乳児の発達に与える影響

妊産婦のメンタルヘルスが悪化すると，母親自身の健康が損なわれるだけではなく，育児が困難となることによって，子どもの健全な成長発達が妨げられる場合がある。母親自身のメンタルヘルスの悪化により，乳児に関心を向けることが困難となり，乳幼児健診を受診していなかったり，予防接種を受けさせていなかったりする。場合によっては，乳児の生命維持に基本となる授乳・睡眠・安全の確保においても，母親のみにまかせると危険となる場合がある。したがって，乳児の安全を確保する上でも，妊娠産褥期の母親のメンタルヘルスへの介入は，欠かすことができない。

母親がうつ病に罹患した場合，怒りや敵意などの否定的な感情表出が多くなり，暖かい情緒的な関わりが少なくなる。産後うつ病では，子どもへの情緒的絆が阻害されやすい。これは，母親が抑うつ症状を抱えることによって，育児に支障が発生し，認知のゆがみなどにもよって，子どもを肯定的にとらえることができなくなると考えられている。加えて，乳児のサインや欲求を適切に読み取ることが難しくなる。母親は，乳児がなぜ泣いているのか理解することができず，かといってなだめることもできずにイライラしてしまい，隣の部屋に乳児を放置してただ泣き止むのを待ったりする。乳児がこのような関わりに長期間曝されれば，乳児の健全な発達が阻害される。実際に，母親の産後うつ病は，子どもの情緒的・行動的発達に，幅広く影響を与えることが示されている（金子，2009）[7]。

最も多くのエビデンスが報告されているのは，産後うつ病についてである。母親の産後うつ病は，子どもの言語的能力および知的発達に影響し，その影響は青年期まで続くことが，複数の研究で示されている。近年では，産後うつ病が子どもの精神的な発達のみではなく，循環器機能が低下していたり，消化器や呼吸器系の感染症に罹患しやすいなど，身体的な発達とも関連することが示されている。これらのことから，子どもの心身の健全な発達を促進する上でも，母親のメンタルヘルスへの介入は重要視される。

1. 産後愛着障害

　産後うつ病に罹患することによって母親の育児能力が低下し，乳児への情緒的絆が阻害されやすいことは，以前から指摘されてきた。一方，産後うつ病に罹患していないにも関わらず，乳児との情緒的絆が形成されない場合も認められる。Brockington (2011)[8]は，母親と乳児との関係が重篤に障害されたケースに対して，新たに産後愛着障害 (Postpartum bonding disorder) として認識するべきであると提唱している。産後愛着障害では，乳児への拒否や怒りが認められ，育児から永続的に解放されることの望みを表明する。母親は，乳児が突然死や誘拐などで，いなくなってくれれば良いと望んだりするとしている。これらの症状のために，乳児の世話も困難となる。産後愛着障害は，産後うつ病とは独立しており，産後に乳児へ情緒的愛情を感じられない母親は，全てが抑うつを伴っているわけではないとしている。そして，産後うつ病によって二次的に乳児との関係が障害されているケースとは，区別できるとしている。

　産後の母親の中には，抑うつの症状は認められないにも関わらず，「もっと子どもの誕生を喜ぶと思っていたのに，ピンとこない」「子どもが生まれてうれしいと思うはずが，そう思わない自分がおかしいのではないか」などと，自身の感情に戸惑うケースも認められる。これらの気持ちは，夫や治療関係者に話しても，受け入れられないだろうとの考えから，母親から明確には表明されにくい。

　これらの母親に対しては，出産直後に，子どもをかわいいと思えないことは，珍しいことではないと伝えることが有益である。子どもへの情緒的絆は，子どもと関わる中で，徐々に形成されていく側面もあることを理解することが大切である。実際に，乳児が成長するに従って，乳児が母親にほほえみかけたりすることが増えたりして，乳児の母親への働きかけがより活発になる。それに伴い，母親の乳児への関わり方も変化していく。つまり，乳児の発達が，母親の気持ちに変化を引き起こす側面もある。

　一方，乳児に対する否定的な感情が増強して長期化したり，怒りをコントロールするのが困難であれば，再保証だけでは不十分である。このようなケースでは，一時的なレスパイトケアが必要であった

り，子どもから離れて，第三者に子どもの世話を担ってもらうことを余儀なくされる。

　産後の抑うつについては，多くのエビデンスが集積されている。けれども，産後の情緒的絆が障害された場合については，十分に検討されていない。今後は，母親から子どもへの情緒的絆について，より十分な関心が払われ，臨床的な知見を積み重ねることが望まれている。

2. 父親の抑うつ

　これまで，産後の母親のメンタルヘルスの悪化は，育児能力の低下を招くことによって，子どもの成長発達に大きく影響することが明らかになっている。このことから，産後の母親のメンタルヘルスに対しては，早期に介入し母親の育児能力を改善することが重要視されている。ところが，乳児と接しているのは母親のみではないにも関わらず，母親以外の家族に対しては，これまで十分に関心が向けられていなかった。

　近年，父親のメンタルヘルスが子どもの成長発達に及ぼす影響に注目が集まっている。その中でも，父親の抑うつについては，いくつかの研究がなされている。頻度は，近年行われていたメタ分析では10.4％と報告されており，産後3～6ヵ月の時期に多いとされている (Paulson & Bazemore, 2010)[9]。父親の産後の抑うつに関連する要因としては，育児の困難，夫婦関係の悪さ，育児に対する父親の効力感があげられている (Demontigny, 2013)[10]。

　父親の産後の抑うつは，その後の子どもの成長発達と関連することが報告されている。イギリスのブリストルで行われた大規模コホート研究では，産後の父親の抑うつは，子どもが3歳半になった時点での情緒および行動の問題と関連しており，男子では，素行問題のリスクを上昇させていた (Ramachandani, et al., 2005)[11]。また，父親の産後の抑うつは，子どもが7歳の時点での反社会的行動障害を予測していた (Ramchandani, et al., 2008)[12]。

　父親のメンタルヘルスについては，母親のメンタルヘルスと同様に子どもへの成長発達に影響することが考えられる。気分の落ち込み，エネルギーの低下，興味の喪失などの抑うつ症状によって，子どもとの日々の関わりが阻害され，結果として子育て能

力の低下を招く。父親のメンタルヘルスが悪化すれば，夫婦関係も緊張をはらみやすくなり，母親のストレスも増加する。夫婦関係が安定せずイライラした状況の中で子育てを営むこととなれば，結果として子どもの成長発達に影響していくことが考えられる。

現在実施されている，産後の介入プログラムや援助サービスの多くは，母親を対象としたものである。産後に精神的な不調を訴えている父親に対しては，母親に比べて軽視されやすい。今後は，産後の父親が訴える内容にも耳を傾け，サポート体制を整えていく必要がある。

これらの研究からは，産後の父親のメンタルヘルスが，子どもの成長発達に影響を及ぼすことが示唆されている。けれども，産後の父親の役割については，十分に検討されていない。今後は，父親のメンタルヘルスに関しても，十分に検討されることが望まれる。

3. 母親の統合失調症

早期退院を目的とした急性期治療病棟の導入や，デイケアをはじめとする精神科リハビリテーションの広がりにより，統合失調症による長期入院患者は減少し，統合失調症を抱えつつも地域社会で生活を営むことがより可能となってきた。そのような中で，統合失調症に罹患しながらも，妊娠・出産を経験する女性は増えつつある。母親となることで，これまでとは違った豊かな人生を歩むことが可能となり，現実的な希望としても検討されるようになってきている。

その一方で，統合失調症であることによる独特の困難も存在するとの指摘がある。統合失調症の場合，望まない妊娠や，妊娠に気付くのが遅れてしまったり，あるいは妊娠を自覚せずに生活管理ができないままに出産する場合がある。妊娠中毒症，先天的奇形，死産や難産などの産科的合併症は，統合失調症においては，頻度が上がる事が知られている（池淵，2006）[13]。結婚や妊娠による服薬の中断では，精神症状の悪化を起こしやすく，十分な身体ケアができなくなる場合も認められる。

妊娠が判明した際の大きな問題として，薬物治療の継続がある（赤穂，2009）[14]。理想的には，精神症状をコントロールしつつ向精神薬の使用を減薬あるいは休止するのが望ましいけれども，妊娠判明後も薬物治療を制限できないケースも存在する。一方，妊娠が判明すると，子どもを失うのではないかという不安から，通院を中断する患者も多い。服薬アドヒアランスの低下は，妊娠中であっても再燃のリスクをあげる（鈴木，2013）[15]。分娩の際には，自らの出産に対して協力できる状態を保つためにも，精神症状が落ち着いていることが望ましい。

統合失調症に罹患した母親にとっては，子育ての負担は特に大きい。子どもの欲求を適切にくみ取ることに関して困難をきたすことが多いために，困惑消耗しやすくなるためである。したがって，育児の負担が大きくなりすぎないように注意する必要がある。特に夜間の授乳は，母親の継続的な睡眠を妨げる。睡眠障害を引き金に病状の再燃とならないように，家族と十分な協力体制を整えておくことが必須である。

4. 地域との連携について

ここで，地域社会との協力体制に関して，保健師との連携を取り上げる。統合失調症などの精神障害を持つ母親の中には，家族との関係が悪化しており，実母などからの適切なサポートが望めない場合も多く認められる。精神障害を抱え，かつ母親単独での子育ては，破綻を招くリスクが高まる。家族からのサポートが少ないと思われる母親にとって，地域社会に存在する有効なサポート源の一つに，保健センターの保健師をあげることができる。

市町村の保健センターに勤務している保健師は，子育て中の母親に対して，育児の具体的な相談にのることができる。保健センターへ出かけることが難しい母親に対しては，電話での相談や必要性に応じて家庭への訪問も行っている。子育てに関して，実際の家庭における育児状況を確認しながら，専門的な立場から情報の提供を行うことができる。また，これらの活動を通して，相談相手として機能することによって，子育て中の母親を心理的にも支えることが可能となる。

出産直後の様子から，育児に大きな困難を伴うと考えられる母親に関しては，産科の医療スタッフから，地域の保健師に情報提供が積極的になされてお

り，出産後の母親の支援に繋げている。一方，精神科の主治医と地域の保健師との連携は，まだまだ少ないように思われる。けれども，保健師の中では，妊産婦のメンタルヘルスへの意識が高まりつつあり，より精神科医との連携を望む声が高まっている。たとえば，母親の負担を考慮して一時保育や保育園の利用を考慮する際などに主治医としての見解を確認しておきたいなど，連携を望んでいる場合がある。今後は，精神科の主治医と地域の保健師との連携が，より積極的に推進されることが望ましいと思われる。産後の育児の困難が明確に予測できる場合は，あらかじめ地域の保健師と連携を取っておくことも考慮されて良いだろう。

V. おわりに

妊産婦への援助については，母親の精神疾患のみへの対応では限界もあり，心理社会的支援が必要となることが多い（岡野，2013）[16]。虐待，夫婦関係，親子関係，流産・死産などの喪失体験，社会的困窮，社会的孤立，ハイリスク妊娠，出生児の障害，不妊治療を巡る問題など，多彩な問題が存在している。助産師・看護師による看護支援，心理士によるカウンセリング，地域での保健師，保育士，行政職員による社会的支援も活用することが多い。

従来の産後のメンタルヘルス領域では，精神病圏の病態に注目が集まっていたが，女性のライフサイクル上では，不安障害・摂食障害・気分障害などの様々な病態が出現し，むしろこれらの群の頻度が高いことにも注意が必要である（西園，2011）[17]。

なお，妊娠産褥期の服薬治療の詳細については，ぜひ他書を当たって頂きたい。妊娠および授乳中の薬物が胎児および乳児に与える影響については，時々刻々新たな情報がもたらされているため，常に最新の情報を確認して頂きたい。

文献

1) Gotlib IH, Whiffen VE, Mount JH, Milne K, Cordy NI. Prevalence rates and demographic characteristics associated with depression in pregnancy and the postpartum. J Consult Clin Psychol. 57（2）：269-274, 1989.

2) Cohen LS, Altshuler LL, Harlow BL, et al. Relapse of major depression during pregnancy in women who maintain or discontinue antidepressant treatment. JAMA. 295（5）：499-507, 2006.

3) 森川真子，久保田智香，尾崎紀夫　精神科ユーザーの妊娠出産②気分障害　精神科治療学 28：561-566, 2013.

4) O'Hara MW, McCabe JE. Postpartum depression：current status and future directions. Annu Rev Clin Psychol. 9：379-407, 2013.

5) Jones I, Craddock N. Bipolar disorder and childbirth：the importance of recognising risk. Br J Psychiatry 186：453-454, 2005.

6) Jones, I. Craddock, N. Familiality of the puerperal trigger in bipolar disorder：results of a family study. Am J Psychiatry, 158：913-917, 2001.

7) 金子一史，本城秀次　親の精神障害が児の早期発達に及ぼす影響　精神科治療学 24：569-574，2009.

8) Brockington I. Maternal rejection of the young child：present status of the clinical syndrome. Psychopathology. 44（5）：329-336, 2011.

9) Paulson JF, Bazemore SD. Prenatal and postpartum depression in fathers and its association with maternal depression：a meta-analysis. JAMA. 303（19）：1961-1969, 2010.

10) Demontigny F, Girard ME, Lacharité C, Dubeau D, Devault A. Psychosocial factors associated with paternal postnatal depression. J Affect Disord. 150（1）：44-49, 2013.

11) Ramchandani P, Stein A, Evans J, O'Connor TG；ALSPAC study team. Paternal depression in the postnatal period and child development：a prospective population study. Lancet. 365（9478）：2201-2205, 2005.

12) Ramchandani PG, Stein A, O'Connor TG, Heron J, Murray L, Evans J. Depression in men in the postnatal period and later child psychopathology：a population cohort study. J Am Acad Child Adolesc Psychiatry. 47（4）：390-398, 2008.

13) 池淵恵美　統合失調症の人の恋愛・結婚・子育ての支援　精神科治療学 21：95-104, 2006.

14) 赤穂理恵　精神疾患患者の出産―周産期における対応―　精神科治療学 24：563-568，2009.

15) 鈴木利人　精神科ユーザーの妊娠出産①統合失調症　精神科治療学 28：553-560，2013.

16) 岡野禎治　周産期の精神疾患における最近のエビデンスとそのケア　精神科治療学 28：687-694, 2013.

17) 西園マーハ文　産後のメンタルヘルス援助の考え方と実践―地域で支える子育てのスタート　岩崎学術出版社　2011.

39 周産期医療

永田雅子

I. 親と子の出会いと育ち

　多くの人は，赤ちゃんがおなかに宿ったことを喜び，無事に生まれてくることを祈り，健康に元気に育っていくことを願っているだろう。そして赤ちゃんとの生活を楽しみにしながら，出産という赤ちゃんと出会うその瞬間を迎える。その一方，誰もが心の隅には，子どもが元気に，何の問題なく育ってくれるのだろうか，また自分が親としてやっていけるのであろうかという不安を多かれ少なかれ抱えている。通常の場合，そうした不安が頭をかすめたとしても，赤ちゃんがうまく育っていてくれているうちは，そのことをあまり意識することなく過ごしていける。しかし，そうではない事態と向き合わなければならなくなったとき，心の奥底に隠されていた不安は具現化し，これまでの価値観や家族関係までもが大きく揺さぶられる。特に，妊娠の経過が順調にはいかなかったり，自分の子どもが出産後，新生児集中治療室（Neonatal Intensive Care Unit；NICU）に入院となってしまったりするなど，何らかのリスクに直面したとき，イメージしていた妊娠・出産，そしてその後の赤ちゃんのいる生活と現実との間に大きなずれが生じ，両親に驚きと困惑をもたらすことになる。

　自分にとって思いもよらない出来事が起きたときに，衝撃をうけ，戸惑い，受け止めるまでに時間がかかることは当たり前のことである。自分が今まで思い描いていた子どもを失ってしまうかのような錯覚と，子ども自身そして出産を心待ちにしていてくれた周囲の人への罪悪感，「元気な子どもを産むことができなかった」という母親として，女性としての不全感が襲ってくる。そのときのことを「まるで足を引きずり込まれていくような感覚だった」と表現してくれた人もいた。産後は精神医学的にも不安定になりやすく，そうした時期に直面する様々な出来事は親の心をとても揺さぶりやすい。

　現在では，総合周産期母子医療センターには臨床心理士の配置が進み，出産前から臨床心理士がかかわり，周産期母子医療センターのスタッフの一人として家族の心のケアを担うなど，支援の体制が整いつつある。周産期医療における心理的支援は，親子を包む何重にもわたる「抱える環境」を整え，おなかの中にいるあるいは目の前にいる赤ちゃんと関係を育んでいくそのプロセスを支え，その時その時に起こってくる感情を抱えてる「器」として機能していくことである。現代の社会における親と子の出会いと，周産期医療におけるこころのケアの基本的な考え方をここでは提示する。

II. 親と子の出会いの関係性の発達

　親と子の出会いは，母親が別の"いのち"を胎内に宿すことから始まる。自分の体の内にありながら，まったく違う存在である"いのち"を，身体の変化や，悪阻といった症状，胎動などを通じて感じていく。そして，時として胎児の情緒を読み取り，声をかけ，赤ちゃんの動き（胎動）に意味づけをおこないながら，その相互作用を楽しみ，少しずつ親となっていく心理的・物理的準備を整えていく。そして，周囲からの祝福と喜びに包まれたなかで，出産という体験を通して現実の子どもと出会うことになる。

従来，生まれたばかりの赤ちゃんは，未熟で，無力な存在として考えられてきたが，最近の研究から，出生直後から，外界からの刺激にたいして反応し，自分から働きかける能力を持って生まれてきていることが分かってきている。周囲のペースで反応をしっかりとできるようになるのは追視ができるようになるといわれている生後3ヵ月ごろではあるが，赤ちゃんのペースで，赤ちゃんが反応を出しやすいように関わると，新生児期でも，人の顔や声のする方へと目や頭を動かし，私たちの関わりに応えることができる（Brazelton TB, et al. 1995）[1]。そして，あやされるとむずかるのをやめ，話し掛けに身体の動きで微妙に反応するなど，五感を全て使って，相手との相互交流に参加しようとしている。また母親は，妊娠中期から出生後2ヵ月ぐらいまでは，原初的母性的没頭（primary maternal preoccupation）という状態で，関心が赤ちゃんに集中しており，その刺激に特別敏感となっているといわれている（Winnicott DW 1987）[2]。お母さんと赤ちゃんが温かく見守られ，ゆったりとした時間と場の中で生じてくるやりとりは，自然と（ある意味本能的に）お母さんから赤ちゃんにとって心地よく，わかりやすい関わりで声掛けがなされ，赤ちゃんがそれに対して，波長をあわせるように反応し，そのリズムを壊さないかたちで，また母親がかかわるといったように，まるでオーケストラが奏でるようなリズムが生じている（Treverthen C, et al. 1979）[3]。つまり，赤ちゃんとの関係に没頭する母親と，母親の養育行動を引き出そうとする赤ちゃんとの相互の働きかけによって，親子の関係が築かれていく。早期の母子のやりとりは，母親がリードしながらも，しっかりと赤ちゃんも母親の語りかけに同調して，コミュニケーションの一方の担い手として機能し，お互いの働きかけにより築かれていくのである。しかし，そうしたやりとりは，親と子がゆったりとして安心して過ごせる場と空間が保証され，親子がその関係に没頭できる環境の中ではじめて生じてくるものである。

出産直後の母親は多かれ少なかれ，不安を抱いている。最初は赤ちゃんが何で泣いているのか，何で機嫌が悪いのかわからず，どう関われば赤ちゃんが落ち着くのか自信ももてていない。しかし，そうした時に，周囲から「この子かわいいね」と赤ちゃんの存在そのものを受け止めてもらい，「やはりお母さんだね」と母親としての自分を受け止められ，「大丈夫よ」と母親としての自分を後押ししてもらう積み重ねの中で母親としての自分を受け止めるようになっていく。一方で，これまでの育てられてきた体験や，妊娠・出産のプロセスの中での傷つき，周囲からのサポートの有無，そしてどんな赤ちゃんや赤ちゃんのいる生活をイメージしてきたかといった親の背景にある様々な状況や思いが，赤ちゃんの反応や動きが未分化であればあるほどかかわりの中で刺激され，赤ちゃんとの関わりに影響を及ぼしていく。

III. 赤ちゃんとの関わりの中で起こってくること

私たちは，生まれて間もない赤ちゃんであっても，まるで大人と同じように感じているようにとらえており，赤ちゃんが泣けば「おなかがすいて怒っているのね」と言葉をかけたり，赤ちゃんが表情をゆるめれば「お母さんのことがわかって嬉しかったの」と声をかけたりもする。こうした読み取りや関わりが，赤ちゃんの状態と大きくずれていない場合，赤ちゃんの情緒的な発達を支えていくとともに，赤ちゃんからポジティブなメッセージを読み取りかかわることは親としての手ごたえや自信につながっていく。しかし，子どもが同じ反応や動きを示していたとしても，それをどう読み取るかは，受け取る大人によって異なり，Fraibergら（1983）[4]が「赤ちゃん部屋のお化け」と表現したように，そこには親の内的な思いが反映される。たとえば，子どもに対して罪悪感を抱えていたり，自分が親として十分にやれていないという思いが強ければ強いほど，赤ちゃんが泣いていたり，落ち着かない姿は，自分をわざと困らせているように感じたり，赤ちゃんから責められているように受け止めてしまうことも起こってくる。特に，自分が育てられてきた中で，関わりの中で落ち着ける体験を積み重ねてきていない人は，赤ちゃんが泣くことは，まるで「暗闇に引きずりこまれるような」体験を呼び起こし，落ち着いて赤ちゃんに対応をすることを難しくさせる。親が緊張し，不安な表情で赤ちゃんに接した場合，その緊張や不安は赤ちゃんに伝わって余計に落ち着かなくさせ，そうした赤ちゃんの姿に親はより緊張感や不安を増させるなど，親子の間で悪循環を引き起こ

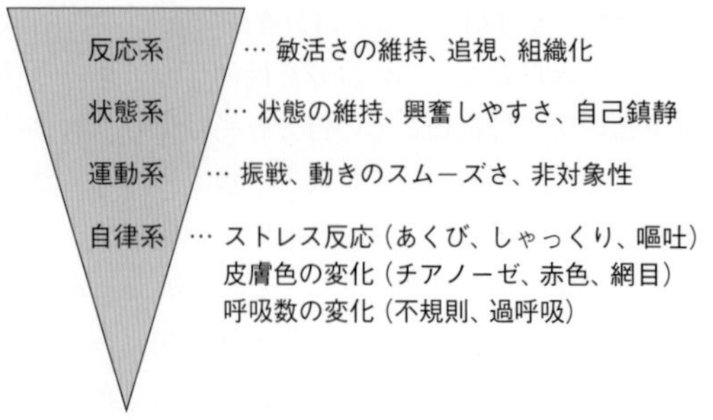

諸問題

反応系	… 敏活さの維持、追視、組織化
状態系	… 状態の維持、興奮しやすさ、自己鎮静
運動系	… 振戦、動きのスムーズさ、非対象性
自律系	… ストレス反応（あくび、しゃっくり、嘔吐） 皮膚色の変化（チアノーゼ、赤色、網目） 呼吸数の変化（不規則、過呼吸）

図1　新生児の行動発達(Brazelton, 1995[1])を改変して引用)

していく。

　一方で，生まれてきた赤ちゃんも個性を持っており，人との関わりで落ち着き，関心を寄せる赤ちゃんもいれば，そうではない赤ちゃんもいる。Brazelton（1995）[1]，自律系，運動系，状態系の3つの系が土台となって初めて，注意をむけ相互作用が可能となる反応系が引き出されることを指摘している（**図1**）。自律神経系のストレス反応を示しやすかったり，運動系が未熟で，反射が誘発されやすかったり，あるいは安定した睡眠や敏活な状態を維持できない赤ちゃんは，周囲に関心を向けることが難しい。つまり周囲との関わりの中で落ち着き反応を引き出されやすい赤ちゃんもいれば，関わりにコツが必要な赤ちゃんも存在しており，赤ちゃんの個性によっては，より親に不安や緊張を感じさせることも起こってくる。多くの親は生まれたばかりの赤ちゃんに戸惑いながら，日々試行錯誤を重ね，周りに赤ちゃんとの関わりを支えてもらいながら，我が子にあった関わり方を少しずつ身につけ，赤ちゃんは自分にあった関わりをしてもらうことで，自己調整を支えてもらい，発達を遂げていく。

IV. 周産期におけるメンタルヘルス

　出産後数日から2週間の間に不眠，涙もろさといった軽い抑うつ状態を示すマタニティブルーズは4〜50％の女性に認められると報告されている（岡野，1993）[6]。出産前後の精神的な不安定さは，体のうちにあった別の命を送り出すことで，ホルモンの変化をはじめとした身体面の急激な変化を体験することから考えれば，ごく自然な適応のための反応である。またこうした不安定さのなかで，さまざまな

刺激に対して感受性が高くなっていることは，赤ちゃんとの関係に没頭するために必要な状態であるととらえることもできるだろう。一方で，私が出会ったある母親は，出産直後の感覚を「自分とは別の赤ちゃんであると同時に自分の中の小さな赤ちゃんそのものだった」と表現してくれたが，周囲からはまったく無防備な状態となり，出産という体験を通して自分の体の内から"いのち"を送り出すこの時期は，母親自身もまるで生まれたての赤ちゃんのように傷つきやすくなっている。普段であれば気に留めなくてもすむようなことが気になったり，被害的になったり，孤立感を抱きやすくなる。その時期を暖かく見守られて乗り越えることができたのか，不安や傷つきを余計に強めることになるのかはその後の親の精神状態にも影響を与える。

　一方で，生後数週間から数ヵ月で発症する産後うつ病は約10％〜15％程度の女性に認められる（O'Hara, et al, 1984[7], Stein, 1980[8]）。産後うつ病の示す状態像は抑うつ気分，興味や喜びの喪失，食欲の低下もしくは増加，睡眠障害，焦燥感，気分の低下，罪責感，集中力の低下など通常のうつ病と変わらない。しかし，赤ちゃんを落ち着けられないこと，うまく育てられないことは「親としての不全感」を刺激し，子どもに対する罪障感や母親としての自信のなさの訴えが前面にたちやすい（吉田ほか，2006）[9]。もともと生真面目できちんと子育ても家事もしたい人も少なくなく，母乳で育てることを過剰に意識していたり，サポートを求めることがうまくできなかったりするために，不安定さが増すこともある。状態が悪化すると，極端な場合自死や嬰児殺しにつながってしまうこともあり，注意が必要とされている。産後の抑うつのリスク因として，周囲からのサポートやうつ病の既往などの他に妊娠期のストレスなど，周産期のリスク要因も指摘されており（Bloch et al, 2006[10]，永田，2011[11]），親と子の最初の出会いの時期である周産期の時期をいかに支えていくことができるのかは，その後の母親のメンタルヘルスや親子関係に影響を及ぼしていく。

V. 現代の社会の変化と親と子の出会い

　妊娠・出産という体験は「生」と「死」が人の一

生の中で一番身近に存在する出来事である。なかなか子ども授からなかったり，流・早産を体験したり子ども自身が何らかの疾患を持って生まれてくることもある。

現在では，7組に1組の夫婦が不妊だと言われ，結婚して通常の夫婦生活を送ったとしても赤ちゃんにめぐまれるわけではない。生殖補助医療技術の進歩により，不妊治療が一般的におこなわれるようになった一方で，不妊という事実は，「普通の人にはできることができない」自分に直面させられ，女性としてのアイデンティティを揺さぶられることも少なくない。また月経がくることは「毎月が流産」という体験ともなり，何重もの喪失を体験する。また胎児診断の技術の進歩は，赤ちゃんがよりよい状態で生まれてくることを支援してきた。一方で，まだ姿をみることができない赤ちゃんの異常を告げられることは家族に大きな衝撃を与える。周囲の言動に，おなかにいる赤ちゃんの存在について否定的なニュアンスを感じ取った場合，その存在は，自分たちの生活を脅かす存在かのように受け止められやすい。特に母親の場合，おなかの中にいるということが，「わたしが〜をしなかったから」「わたしが〜だったから」と自責感に直結し，赤ちゃんに対するネガティブなイメージが先行し，肥大化してしまうことも少なくない。また母体・胎児集中治療室（MFICU）の整備が進み，切迫流・早産等により，数ヵ月にわたる母体長期入院を余儀なくされたり，22週400g台の赤ちゃんも助かるようになってきており，生まれてきた赤ちゃんがNICUに入院となったりすることもある。

妊娠・出産に何らかのリスクを抱えた場合，周産期の精神的不安定さをより強め，子どもとゆったりと安心した気持ちで関わることができるようになるまでにある一定の時間を要することが報告されている（橋本，1996[12]，2006[13]，永田他，1996）[14]。周産期・新生児医療が進歩してきたことは，"いのち"に対する光をもたらしてきた一方で，親と子の出会いの風景を変化させ，様々な情報の中で"子どもが生まれてくる"ことの葛藤を刺激し，自分のこころに向き合うことを余儀なくさせられるようになってきている。その時の傷つきや葛藤を抱えたまま育児をおこなっていくことは，子どもとの関わりに影を落とし，のちの家族のメンタルヘルスや子どもの適応に影響を及ぼしていく。

VI. 「後遺症なき生存」から「Family Centered Approach」へ

これまで周産期・新生児医療の現場では，安心・安全なお産と，赤ちゃんをいかに障害なく助けるかということに主眼がおかれ，医療的処置が何よりも優先されてきた。一方で，出産前後の母親のメンタルヘルスへの関心が高まってきたこと，生まれてきた赤ちゃんが家族との関係の中でよりよく育っていくことに意識が向けられるようになり，家族のこころのケアと赤ちゃんの発達をいかに支えていくかが治療の柱の一つとして位置づけられるようになってきた。特に低出生体重児など何らかのリスクをもって生まれてきた赤ちゃんが入院となってくるNICUでは，「Family Centered Approach」の考え方が主流となり，親と子が出会い，関係を築いていくその環境を整えていくことが優先されるようになってきた。24時間面会への移行や，カンガルーケアの導入など，親と子がゆっくりと時を過ごし，関係を築いていけるように配慮がされてきているほか，デベロップメンタルケアの考え方が取り入れられ，赤ちゃんがより安定した状態で過ごせるように個別的なケアが行われるようになってきている（Als, 1982）[15]。そうした流れのなかで，1990年代半ばより家族のこころのケアを担うスタッフとして，臨床心理士が活動するようになり，2011年の周産期医療体制整備指針の改正では，臨床心理士等の臨床心理技術者を配置することが明記された。

多くの場合，臨床心理士は，心理的に不安定で，心配のある家族に対して依頼を受けて会うのではなく，周産期母子医療センターのスタッフの一人として，場の中に存在し，赤ちゃんと，赤ちゃんとともにいる家族と関わっていく。赤ちゃんと赤ちゃんとともにいる家族が支援の対象となり，それは，おなかの中にいる赤ちゃんであっても，赤ちゃんから感じるメッセージを一緒に読み取りながら，そこに"いる"ことから始まるケアとなる。周産期の時期は，赤ちゃんにたいして"我が子"としての実感がまだ薄く，自分の赤ちゃんがどんな赤ちゃんなのかという自分なりのイメージも持ちえていない。目の

諸問題

前のわが子との関係を築くより前に，赤ちゃんにリスクがある（NICU に入院になる）という可能性が告げられると，その事実に圧倒され，マイナスのイメージが先行したり，赤ちゃんの動き一つ一つが不安とつながってしまったりすることで，現実の赤ちゃん（real baby）と出会うことを妨げてしまう。想像していた赤ちゃんや，赤ちゃんのいる生活を失ってしまうかもしれないというグリーフワークと，目の前の（おなかの中にいる）赤ちゃんと関係を築いていくというプロセスが同時並行的に生じてくることになってくる（永田，2011）[11]。

VII. 周産期におけるこころの ケアの特殊性

周産期は世代と世代をつなぎ，親としてアイデンティティを再構築しなおす時期であるからこそ，不安や戸惑いを感じやすい。赤ちゃんを妊娠・出産するプロセスの中で，思いもかけない事態に遭遇した場合，家族のこころは大きく揺さぶられるとともに，赤ちゃんが何を伝えたいのかわからないために，自分の内面が強く刺激されてしまう。周産期における心のケアとは，その時その場で揺れる思いを抱える器として機能するとともに，赤ちゃんと出会い関係を築いていくプロセスに寄り添い支えていくことである（橋本，2006）。それは，赤ちゃんが亡くなる場合も同様であり，おなかの中にたしかに"いのち"が宿り，別の存在として"いる"ことを向き合うことを支えていくことになっていく。

特に，NICU という場所は，低出生体重児などリスクをもって生まれてきた赤ちゃんが入院となっている何重かの扉を開いてからでないと足を踏み入れることのできない空間であり，扉を開いた先には，先端機器が立ち並び日常とは異なる異空間が広がる。保育器に入った赤ちゃんはたくさんの管につながり痛々しい姿で"いのち"がむき出しの状態で横たわっている。刻一刻とその状態は変化し，これからどういう経過をたどり，どう育っていくのか想像すらつかないことが多く，関わるすべての人の心が揺さぶられる。生まれてしばらくは身体的なケアが優先されるとともに，赤ちゃん自身も外界に適応するのに一定の時間が必要であり，相互交流の担い手として十分に機能することはできない。また親は面会できても，赤ちゃんをケアすることすらできず，ただ赤ちゃんを見つめることしかできない。苦しそうな赤ちゃんを目の前にして，何もできないからこそ，現実の受け止められなさや赤ちゃんや周囲の人に対する罪障感など様々な感情がゆさぶられ，赤ちゃんといること自体が辛くなってしまうこともある。そうした場合，赤ちゃんの反応や動きの読み取りは，自分のこころのうちが色濃く反映され，自分を責めているように感じてしまうことも起こってくる。たとえば赤ちゃんにとっての生理的反応であったとしても，自分が面会しにきたときに「目を開け」ていれば，自分が分かっているのかと感じる一方で，「目を開け」なければ，自分を嫌がっているのではないかと読み取ってしまう。一般的に子どもに対して否定的な思いを抱くことは，あってはならないものとされており，赤ちゃんに対してポジティブな感情を持てないということ自体が罪障感を刺激し，より親の不安定さが増すことも起こってくる。

臨床心理士はスタッフの一人として NICU の中に存在し，面会にくる家族に自然に声をかけ，赤ちゃんを一緒に見つめながら話をうかがうことが活動の中心となる。異空間である NICU の中で，赤ちゃんと赤ちゃんを見つめる親と，臨床心理士との3者の関わりが生じるとき，周りの風景は背景となり，もう一つの枠が生まれてくる。NICU という場と，赤ちゃんを目の前にした空間と2重に守られた枠が生じた場合，赤ちゃんと，その親と，臨床心理士の関わりは，親—乳幼児心理療法（Stern, 1985）[16]と同じ臨床システムに近い状況を生み出す。家族の"ことばにならないことば"に思いをはせながら，親のこころにこころを傾けていると，家族はポツリポツリと赤ちゃんが目の前にいることで揺さぶられる思いを語っていく。赤ちゃんと出会うまでの思いや，赤ちゃんが生まれてくることによって生じてきた家族との関わりなどとともに，戸惑いや不安，赤ちゃんを受け止めることができないことが語られることも少なくない。その時々の思いを，あって当然のものとして受け止め，赤ちゃんの動きや反応を一緒に見つめながら，無理のないペースで赤ちゃんと"いる"ことを支えていくと，少しずつ赤ちゃんに意識が向き始め，赤ちゃんの動きや反応を親なりに読み取るようになっていく。親の読み取りを支えながら，ともに赤ちゃんを観察し，赤ちゃんの言葉として伝え

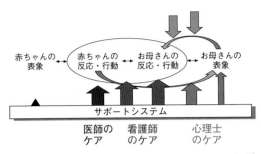

図2　NICUにおけるサポートシステム (Stern, 1985[16])を改変して引用)

返していくことで、赤ちゃんの姿を臨床心理士と共有することを積み重ねていくと、赤ちゃんが自分とは別の生き生きとした存在として意識されはじめる。赤ちゃんの状態の変化によって行きつ戻りつしながらすすむプロセスではあるが、赤ちゃんが生きようとしており、反応しうる存在であると実感をもって家族に受け止められてくると、赤ちゃんの動きや反応を、赤ちゃんの身になって読み取りはじめ、親子のやりとりが互恵的に変化していく。

このプロセスは、赤ちゃんが急性期を過ぎたり、赤ちゃん自身が安定した姿を見せるようになってきたりすることで急速に進んでいく。また、赤ちゃんを触ったり抱っこができたりするなど実際のケアがはじまってくることなどが、親の気持ちを和らげ、親と子の関わりを支えていく。何よりも、限られた時間であっても自由に、親子のペースで過ごすことができ、赤ちゃんとの関わりの中でポジティブな体験を積み重ねていくことができるようになると、その姿に親のこころの傷つきが癒され、より積極的に親が関わるようになっていく。こうしたプロセスは、医師、看護師、そして臨床心理士などコメディカルが有機的に機能してはじめて進んでいく（**図2**）。Egeland et al.（1988）[17]は"安全基地"としてふるまうことが治療的であると語っているが、周産期医療の中で、臨床心理士として一番意識しているのは、現実に圧倒されながら、受け止めようと必死に踏ん張っている家族に、できるだけ侵襲的にならないように寄り添い支えていくことである。時には、厳しい医学的説明の場に同席したり、別室へとお誘いし、赤ちゃんがいないところで、心理面接を行ったりすることもある。家族の必要に応じて、柔軟に関わり方を変化させ、退院後のフォローアップ外来まで一貫して関わることで、医療スタッフと連携しながら支援をおこなっていく。

VIII. 抱える環境として機能をしていくこと

NICUという空間は、閉じられた非日常的な場であり、家族は、NICUから一歩外に足を踏み出した途端、現実の世界へと戻っていくことになる。NICUが家族にとって守られた空間として機能できなかった場合、面会中だけは明るく元気な親を演じてしまうことも起こってくる。一方で、NICUが赤ちゃんと家族を何重にも「抱える環境」として機能を果たした場合、親はこころの傷つきを少しずつ癒し、目の前にいる赤ちゃんに支えられる形で関係性を築いていく。子どもを預かる立場でもあるNICUでは、両親に対して当たり前のように出生直後から、その子自身すべての状態の受け入れと、親としての役割を要求してしまうこともある。また目の前にいるのが反応の未分化な赤ちゃんであるからこそ、スタッフもまた、子どもに自分自身を投影し、感情を揺さぶられたり、親に対する苛立ちや怒りさえ感じてしまったりすることも起こりうる。"生"と"死"が隣り合わせの現場の中で、医療スタッフ自身も傷ついていることも少なくなく、スタッフのこころにも意識をむけながら、家族とスタッフとの橋渡しをおこない、周産期母子医療センター全体が、親と子を「抱える環境」として有機的に機能していけるよう"場"自体を支えていくことも大事な役割の一つとなっていく。日常のやり取りや、カンファレンスを通してスタッフと赤ちゃんと家族の状況を共有していくことは周産期医療の視線の中に、こころの視点をとりいれ、複合的な視点で家族を支援するということでもある。それは周産期医療の場自体を整え、二次的なこころの傷つきが起こることを予防するとともに、家族の力を引き出し、家族の力でこの時期を超えていくことを支えていくことにつながっていく。こうした支援は、臨床心理士が周産期医療の場の中でスタッフの一人としてしっかりと機能していてはじめて可能となってくる支援でもある。

精神医療の枠組みの中では、周産期医療の現場の中で、精神的に不安定な状態にある方への支援は、リエゾン医療の枠組みで語られることが多い。コン

サルテーション・リエゾン精神医学は，精神的に何らかの疾患や不適応を抱えた人を対象として，精神医療を行うということが前提として存在する。精神科の医療の枠組みで支援をするということは，ある程度自分の抱えている課題に向き合うことを意識化させ，守られた枠の中で支援を行うということが必要となってくる。しかし，周産期医療の場の中でのケアは，専門的な支援をその個人に必要だからするものではなく，この時期の家族と赤ちゃんすべてにケアが必要であることを前提として，親子に関わっていく。赤ちゃんがいることで揺れ動くこころを扱うものであり，赤ちゃんとの関係への支援が主眼となってくる。一方で，精神医学的な問題を呈しやすいのもこの時期であり，精神科との連携が必須であることはいうまでもない。必要に応じてタイミングよく精神科につなぎ，何重にも守られた環境を整えていくことがなによりも必要となっていく。

IX. おわりに

　妊娠・出産という身も心もとても無防備になってしまう時期には，普段であれば，奥底に隠れ，表にでることはない，もろさ，弱さがともすると，あふれでてきて，周囲の言動に過敏になったり，傷つきやすくなったりする。その不安定さは時には，関わる人を不安にさせてしまうこともあるかもしれない。しかし，その揺れに踏みとどまり，しっかりと親と子を抱えていくことができたとしたら，親と子の関係はゆっくりとではあるかもしれないが着実に育っていく。Winnicott（1987）[2]は，「一人の赤ちゃんはいない。いるのは，赤ちゃんとその母親である」と指摘しているが，周産期という時期は，親子を一体としてみていきながら支援をおこなっていくことが重要な視点となってくる。親と子の最初のスタートである周産期の支援は，次の世代へとつないでいく支援ということができるのではないだろうか。

文献

1) Brazelton TB, Nugent KJ. Neonatal Behavioral Assessment Scale 3rd Ed. Mac London, Keith Press, 1995.［穐山富太郎監訳，大城昌平，川崎千里，鶴崎俊哉訳　ブラゼルトン新生児行動評価　原著第3版．医歯薬出版株式会社，1998]

2) Winnicott DM. Babies and mothers. The Winnicott Trust. 1987.［成田義弘・根本真弓訳　赤ん坊と母親．岩崎学術出版，1993.]

3) Trevarthen C. Communication and cooperation in early infancy：a description of primary intersubjectivity. Before speech, Cambridge University Press. 1979.［鯨岡峻編訳　母と子のあいだ　初期コミュニケーションの発達．pp69-101，1989.]

4) Fraiberg S, Shapiro V, Cherniss AD. Treatment modalities, Call JD et al., ed. Frontiers of infant psychiatry. Basic Books, 56-73, 1983.［小此木啓吾監訳　乳幼児精神医学．岩崎学術出版，99-136，1988.]

5) 永田雅子　子ども虐待の背景として．特集　発達障害の理解①　臨床心理学 14（1）（in print）2014.

6) 岡野禎治　本邦における産後精神障害研究の実態．周産期医学 23（10）：1397-1403，1993.

7) O'Hara MW, Neunaber DJ, Zekoski EM. Prospective study of postpartum depression：prevalence, course, and predictive factors. Journal of Abnormal Psychology, 93 (2), 158-171, 1984.

8) Stein G. The pattern of mental change and body weight change in the first postpartum week. Journal of Psychosomatic Research, 24 (3-4), 165-171, 1980.

9) 吉田敬子，山下洋，鈴宮寛子　産後の母親と家族のメンタルヘルス　自己記入式質問票を活用とした育児支援マニュアル．母子保健事業団，2005.

10) Bloch M, Rotenberg N, Koren D, Klein E. 2006 Risk factors for early postpartum depressive symptoms. General Hospital Psychiatry, 28 (1), 3-8.

11) 永田雅子　周産期におけるこころのケア〜親と子の出会いとメンタルヘルス　遠見書房，2011.

12) 橋本洋子　新生児集中治療室（NICU）における親と子へのこころのケア　こころの科学 66；pp27-31，1996.

13) 橋本洋子　NICU とこころのケア〜家族のこころによりそって〜　第2版　メディカ出版，大阪，2011.

14) 永田雅子，永井幸代，側島久典ほか　NICU 入院児の母親への心理的アプローチ―極低出生体重児の母親の心理過程―．小児の精神と神経 37（3）：197-202，1997.

15) Als H. Toward a synactive theory of development：Promise for the assessment and support of infant individuality. Infant Mental Health Journal 3：229-243, 1982.

16) Stern D. The interpersonal world of the infant；A view from psychoanalusis and developmental psychology. New York；Basic Books. 1985.［小此木啓吾，丸田俊彦監訳　乳児の対人世界―理論編，臨床編．岩崎学術出版．1989.]

17) Egeland B, Vaughn B. Failure of "bond formation" as a cause of abuse, neglect, and maltreatment. American Journal of Orthopsychiatry, 51 (1), 78-84, 1981.

40 慢性の困難とメンタルヘルス

鈴木　太

I. はじめに

　長期間にわたって持続する心理社会的ストレッサーは慢性の困難 chronic adversity（CA）と呼ばれており（Rutter and Taylor, 2002）[1]，抑うつ，身体化，行動障害などのさまざまな精神病理を引き起こす。本章では，さまざまな CA のうち，両親の不和，親の精神病理，親の犯罪性，暴力への曝露，貧困について取り扱う。虐待は CA に含まれるが，何らかの CA を経験しているすべての小児が虐待を受けているわけではない。虐待とその影響については本書の第41章を参照されたい。本章の前半は CA の精神病理への影響，後半は CA を経験しつつある小児の治療について論じる。

II. 慢性の困難とその影響

1. 両親の不和

　両親の不和に代表される家族間の葛藤は，児童や青年が経験することが多い CA の一つとして，膨大な数の研究が存在しており（Rutter and Taylor, 2002）[1]，児童や青年の健康な心理的発達にとって有害であると考えられている。家族間の葛藤は，青年に抑うつを引き起こし（Fergusson et al., 1995）[2]，うつ病や自殺企図を伴う青年において，将来の自殺企図のリスクを高める（Brent et al., 2009[3]；Brent et al., 2009[4]）。児童期や青年期の注意欠如・多動症（attention deficit/hyperactivity disorder，ADHD）では，(1) 家族機能の障害と夫婦関係の悪化，(2) 親子関係の障害，(3) 親の養育に関する自己肯定感の低下，(4)

養育ストレスと親の精神障害の増加が認められやすい（Johnston and Mash, 2001）[5]。

　両親の不和の結果の一つとして，両親は離婚や別居に至ることがある。両親の離婚や別居を経験した青年の精神障害は遷延しやすく（Patton et al., 2014）[6]，児童期や青年期に両親の離婚や別居を経験した成人では精神障害の有病率が高い。一方，近年になって，離婚や別居という体験そのものが精神障害の有病率を高めているのではないということを示唆する研究がいくつか発表されている。例えば，メキシコで行われた疫学的研究である Mexican National Comorbidity Survey（M-NCS）では，4 領域の精神障害（気分障害，不安症，行動障害，物質使用障害）と，児童や青年が経験することが多い 12 型の CA が調査された。親との死別，親の離婚，その他の親との分離は他の CA を経験するリスクを高めるものの，分離体験そのものは子どもの精神障害と相関せず，これらと同時に子どもが経験していた他の CA，例えば，虐待，親の精神障害，犯罪性などが子どもの精神障害と相関していた（Benjet et al., 2010）[7]。

2. 親の精神障害と犯罪性

　親の精神障害や犯罪性は CA の一つであると見なされており，子どものさまざまな精神障害のリスクを増加させると考えられている。親の精神障害や犯罪性が子どもに与える影響の程度やそのメカニズムは親の性別，子どもの年齢や性別，その他の社会的背景，精神障害ごとにさまざまであると考えられる。例えば，児童期では，外在化症状には父の精神症状と母の精神症状が同程度に相関し，内在化症状

には母の精神症状がより強く相関する（Connell and Goodman, 2002）[8]。

前述の M-NCS では，親の精神障害として，うつ病，全般不安症，パニック症，反社会性パーソナリティ障害，親の犯罪性として，財産犯と収監が回顧的に調査され，親の精神障害と犯罪性はいずれも子どもの精神障害と相関していた（Benjet et al., 2010）[7]。英国と米国でそれぞれ行われた二つの縦断的コホート研究は，親が収監されることによって，青年の内在化症状と反社会的行動のリスクが高まることを明らかにしている（Murray and Farrington, 2008[9]；Swisher and Roettqer, 2012[10]）。

男性に比べて女性は抑うつ的となることが多く，また，精神症状を生じた児童や青年に対する介入を求める主体には母が含まれていることが多いため，母の抑うつと子どもの精神障害に関する研究が数多く報告されている。母の抑うつは，発達の遅れが生じるリスクを増加させ（To et al., 2004）[11]，児童期や青年期の ADHD（Barker et al., 2012[12]；Loeber et al., 2009[13]），反抗挑発症や素行症（Barker et al., 2012[12]；Loeber et al., 2009[13]），うつ病（Lieb et al., 2002[14]；Loeber et al., 2009[13]），不安症（Lieb et al., 2002[14]；Loeber et al., 2009[13]），物質使用障害（Lieb et al., 2002）[14]，身体化症状（Loeber et al., 2009）[13]のリスクを高めるようである。母の抑うつ症状はプライマリケアや病院以外の各種相談機関でも評価しやすく，児童や青年，そして，家族が支援を必要としていることを同定するのに有用であるが，抑うつを伴う母における子どもの精神障害の有病率の増加は，単に遺伝だけで説明できるものではなく，他の CA の増加，報告バイアスによる過剰診断なども寄与していると考えられる。

他の CA の増加：抑うつ的な母は，収入が低く（Ertel et al., 2011）[15]，教育水準が低く（Ertel et al., 2011）[15]，社会的な階級が低く（Barker et al., 2012）[12]，家族間の葛藤や離婚を経験していることが多く（Ertel et al., 2011[15]；Green et al., 2013[16]；Barker et al., 2012[12]），犯罪に巻き込まれやすいが（Vaughn et al., 2010）[17]，これらの因子は，母の抑うつと子どもの精神症状との相関のかなりの割合を説明していると考えられている（Barker et al., 2012[12]；Fergusson et al., 1995[2]）うつ病，全般不安症，反社会性パーソナリティ障害といった精神障害は易怒性を

伴うことが多い（Judd et al., 2013）[18]。親の易怒性は，身体的，情緒的虐待を介して，子どもの精神障害の発症や持続に影響しているのかもしれない。また，精神障害はネグレクトのリスクを高めるのかもしれない。

報告バイアスによる過剰診断：例えば，双極性障害を伴う母では，子どもの自閉スペクトラム症のリスクが高まることが知られているが（Morgan et al., 2012）[19]，抑うつ症状や躁症状を伴う親が子どもの外在化症状や自閉症症状を過大に評価することが影響しているかもしれない（Bennett et al., 2012[20]；Gartstein et al., 2009[21]；Maoz et al., 2014[22]）。特に児童や就学前児童を対象とした研究では，同一の情報提供者，典型的には母親が，親の精神病理と子どもの精神病理の両方を報告していることに留意すべきである（Müller and Furniss, 2013[23]；Müller et al., 2014[24]）。

3．暴力への曝露

子どもはさまざまな経路で暴力に曝露される。身体的虐待やいじめはその経路の一つである。暴力に曝露された子どもは，外傷後ストレス障害（posttraumatic stress disorder, PTSD）症状や解離症状を伴うことが多く，暴力の加害者ではパーソナリティ障害を含むさまざまな精神障害がよく認められる（Pulay et al., 2008）[25]。解離症については本書の第 20 章，PTSD については本書の第 22 章，パーソナリティ障害については本書の第 33 章，虐待については本書の第 41 章，いじめについては本書の第 43 章で詳述されている。

恋人や夫婦のような性的に親密な関係はしばしば暴力の舞台となり，家庭内暴力 domestic violence（DV），または，親密な関係における暴力 intimate partner violence（IPV）と呼ばれる。情緒的または身体的 IPV は経済的に豊かな家庭でも認められるが，女性において，貧困は身体的 IPV のリスクを高めるようである（Khalifeh et al., 2013）[26]。IPV 目撃は虐待の一型であり，さまざまな精神病理と相関する（Devries et al., 2011）[27]。母を被害者とする IPV は母の精神状態を悪化させるが（Devries et al., 2011）[27]，影響はそれに留まらず，IPV を目撃することそのものが子どもの精神障害のリスクを高める（Benjet et al., 2010)[7]。

恐怖や恥の感情で子どもを統制する養育スタイルは権威主義的養育と呼ばれるが，ADHDの子どもは，権威主義的養育を経験していることが多い（Chang et al., 2013[28]；Hinshaw, 2002[29]）。子どもの神経発達障害や行動障害が権威主義的養育を誘発するのかもしれないし，権威主義的養育が子どもに精神病理を引き起こすのかもしれない。また，権威主義的な養育は，親の精神障害の表現の一つに過ぎないのかもしれない。Pittsburgh Girls Studyでは，母の精神障害を統制したところ，女児の精神病理は養育スタイルの影響をほとんど受けていなかった（Loeber et al., 2009)[13]。抑うつ的または神経質な父（Chang et al., 2013)[28]や，妄想性，統合失調質，統合失調型，境界性パーソナリティ障害を伴う母（Harvey et al., 2011)[30]は，権威主義的養育を採用しやすいようである。

権威主義的養育はしばしば体罰を伴うが，広く信じられているのと異なり，親子関係の質や子どものソーシャルサポートは，家庭における体罰の有害性を軽減することができない（de Zoysa et al., 2008)[31]。家庭における体罰は子どもの精神状態を悪化させ（de Zoysa et al., 2008)[31]，非行や暴力のような反社会的行動を増加させる（Lansford et al., 2011)[32]。

4. 貧困

社会的，経済的な豊かさの程度を示すための学術用語が社会経済的状態（socioeconomic status, SES）である。SESを測定するさまざまな方法が提案されており，教育水準，職業階級，収入といった因子がよく使われる。児童や青年のSESを測定する際には，同居している保護者の教育水準，職業階級，収入が測定されることが多い。

SESの低さ，すなわち，貧困が小児の発達に与える影響については既に膨大な研究があり（Maholmes and King, 2012)[33]，貧困にある児童，青年，若年成人では，多くの精神障害の有病率が増加することが報告されている。貧困に曝露された小児は，発達の遅れを呈しやすく（To et al., 2004)[11]，ADHD（Froehlich et al., 2011[34]；Nomura et al., 2012[35]），自閉スペクトラム症（Fujiwara et al., 2014[36]），不安症（Sala et al., 2012)[37]の有病率が増加し，いじめ加害

（Jansen et al., 2011)[38]，自殺企図（Amitai and Apter, 2012[39]；Brent et al., 2009[4]），早期の妊娠（Penman-Aguilar et al., 2013[40]；Harden et al., 2009[41]）などの行動が認められやすい。

貧困が精神障害の有病率を高めるメカニズムを説明する仮説としては，心理社会的ストレス，社会資本へのアクセスの低下，低栄養や周産期合併症が貧困によって引き起こされ，精神障害の発症率を高めたり，寛解率を低下させるというsocial causation仮説と，生産性の低下や失業が精神障害によって引き起こされ，貧困に陥るリスクを高めるというsocial selection仮説がある（Galéra et al., 2012)[42]。前述のM-NCSでは，小児期の貧困の有無が回顧的に測定され，貧困そのものは子どもの精神障害と相関せず，貧困に伴って生じる他のCAが子どもの精神障害と相関していた（Benjet et al., 2010)[7]。

5. 多重被害または累積リスク

複数のCAが累積することは累積リスクcumulative riskと呼ばれている。よく似た概念として，身体的虐待，性的虐待や性被害，暴力被害，事故や災害などの心的外傷を伴う体験を複数経験することは多重被害（polyvictimization）と呼ばれている。多重被害や累積リスクを経験した児童や青年は，抑うつ，易怒性，不安をより経験しやすく（Gustafsson et al., 2009[43]；Ford et al., 2011[44]；Cyr et al., 2014[45]；de Zoysa et al., 2008[31]），青年では希死念慮や自殺企図が生じやすい（Soler et al., 2013[46]；Turner et al., 2012[47]）。オーストラリアで行われた16歳以上の女性の疫学調査では，IPV，強姦，その他の性被害，ストーキング被害のうち，1種類以上の被害を受けた女性の27％，3または4種類の被害を受けた女性の89％が精神障害を発症し，後者では不安症のオッズ比が10倍，PTSDのオッズ比が16倍であった（Rees et al., 2011)[48]。CAは精神障害の発症の唯一の原因ではなく，また，子どもの年齢，性別，精神障害ごとにCAが発症に寄与する割合は異なっていると考えられる。あるコホート研究では，さまざまなCAは，ADHD，反抗挑発症，素行症の発症の34％を説明すると報告されている（Green et al., 2010)[16]。

貧困や親の不和と虐待：児童精神科の臨床では，貧困や親の離婚を経験した小児が虐待されている状

況を臨床家は多数経験するであろう（Koenig et al., 2002）[49]。貧困や親の離婚は虐待の直接的な原因であろうか。初期の研究は，シングルマザーにおいて身体的虐待が高率に認められることを示してきたが，米国の疫学研究である Fragile Families and Child Wellbeing（FFCW）研究では，結婚していることそのものや父の収入ではなく，父の教育水準，そして，父と子どものポジティヴな関わりが身体的虐待のリスクを低下させることが明らかとなった（Guterman et al., 2009）[50]。境界性パーソナリティ障害，反社会性パーソナリティ障害，自己愛性パーソナリティ障害の症状を親が伴っているとき，それが診断閾値下の水準であったとしても，片親家庭に生活する就学前児童は有害な影響をより受けやすいという報告もある（Berg-Nielsen and Wichström, 2012）[51]。

　貧困や親の不和といじめ：貧困や親の離婚は子どもがいじめられるリスクを増加させる可能性がある。社会的不平等の大きい地域に生活する青年（Due et al., 2009[52]；Elgar et al., 2009[53]），ひとり親家庭や貧困家庭で生活する児童や青年（Jansen et al., 2011）[38]，貧困家庭で生活する自閉スペクトラム症の児童や青年（Montes and Halterman, 2007）[54]はいじめられやすい。

　虐待と他の CA：虐待は他の CA を経験する確率を高めるようである。親や保護者から虐待を受けた児童や青年は他の CA も経験していることが多く（Radford et al., 2013）[55]，他児からいじめられることも多い（Björkqvist et al., 2011）[56]。性的虐待を受けた児童や青年では，危険な性的行動のリスクが増加し，再被害（revictimization）につながることがある（Koenig et al., 2003）[57]。

III. 慢性の困難を伴う小児のアセスメント

　児童精神科臨床では，患者が CA を伴うことは例外的ではなく，あらゆる可能性を考慮して包括的な診断を行うべきである。CA がトラウマとして体験されているかどうかは重要であり，特に易怒性，不眠，不注意のような覚醒亢進症状を伴う小児では，PTSD 症状の評価を含めることが望ましい（白川と鈴木，2014）[58]。

IV. 慢性の困難を伴う小児への介入

　CA を伴う小児は，身体的虐待，性的虐待，情緒的虐待，ネグレクトの渦中でしばしば生活している。重篤な虐待やネグレクトを伴う場合，虐待から小児を保護することが必要であり，被虐待児への対応については，本書の第 41 章「虐待」や第 57 章「福祉制度と法」で詳述されている。とはいえ，リソースの乏しい地域では，虐待やネグレクトが「致死的でない」と判断されると，貧困，親の精神障害，親の IPV，子ども自身の精神症状といった状態にも関わらず，子どもが保護を得られないことも稀ではない（Campbell et al., 2012）[59]。以降は，CA の渦中にありつつ，保護者と同居している小児の治療について論じる。

1. 家族間葛藤や親との別離を経験した症例への介入

　死別や親の離婚を経験した後に抑うつ的となった青年では，対人関係療法 interpersonal psychotherapy for depressed adolescent（IPT-A）が選択肢であり（Mufson et al., 2004）[60]，悲哀や役割の移行が問題領域として同定されるかもしれない。死別や離婚という文脈では，青年だけでなく，保護者，特に母が抑うつ的となっていることも多い。母のうつ病はしばしば未治療であり（Ertel et al., 2011）[15]，治療を受けている場合でもシングルマザーのうつ病は寛解しにくい（Talati et al., 2007）[61]。このような場合，離婚や死別そのもの，またはその結果としての貧困が子どもの精神障害を「直接」引き起こしているのではなく（Benjet et al., 2010）[7]，それらに伴って認められる親の精神障害が影響していることがある。青年と親との間に葛藤が生じているうつ病の症例では，通常治療に比べて IPT-A がより有効である一方（Gunlicks-Stoessel et al., 2010）[62]，認知行動療法の治療効果が減弱するという報告がある（Rengasamy et al., 2013）[63]。

2. 親が精神障害を伴う症例への介入

親が精神障害を伴うとき，その症状を改善させることは子どもの精神症状を改善する可能性がある。STAR*D child report では，母のうつ病が寛解すると，子どもの行動障害，不安症，抑うつが軽快することが報告されている（Weissman et al., 2006[64]；Pilowsky et al., 2008[65]；Wickramaratne et al., 2011[66]）。一方，未治療の親の精神病理は精神療法の有効性を低下させるかもしれない。6歳から10歳の ADHD に対する親訓練の臨床試験では，親の ADHD 症状が治療効果を減弱させることが報告されている（Griggs and Mikami, 2011）[67]。

3. 貧困を伴う症例への介入

貧困を伴う症例における認知行動療法の有効性はまだ十分に検討されていないが（Hofmann et al., 2012）[68]，貧困によって，行動障害に対する行動療法の有効性が低下したり，治療からの脱落が誘発されるかもしれない（Warden et al., 2009）[69]。このような症例に対しては，ソーシャルサポートの増加，公的支援による社会経済的状態の改善といった直接的な社会的支援が，より重要と考えられる（Barker et al., 2012）[12]。

文献

1) Rutter M, Taylor E. Child & Adolescent Psychiatry, 4th edition. Blackwell Publishing, Oxford, UK, 2002.［長尾圭造，宮本信也　監訳　児童青年精神医学．明石書店，2007.］

2) Fergusson DM, Horwood LJ, Lynskey MT. Maternal depressive symptoms and depressive symptomas in adolescents. J Child Psychology Psychiatry 1995；36：1161-1178. http://www.ncbi.nlm.nih.gov/pubmed/8847378

3) Brent DA, Emslie GJ, Clarke GN, et al. Predictors of spontaneous and systematically assessed suicidal adverse events in the treatment of SSRI-resistant depression in adolescents（TORDIA）study. Am J Psychiatry. 2009a Apr；166（4）：418-26. http://www.ncbi.nlm.nih.gov/pubmed/19223438

4) Brent DA, Greenhill LL, Compton S, et al. The Treatment of Adolescent Suicide Attempters study（TASA）：predictors of suicidal events in an open treatment trial. J Am Acad Child Adolesc Psychiatry. 2009 Oct；48（10）：987-

96. https://www.ncbi.nlm.nih.gov/pubmed/19730274

5) Johnston C, Mash EJ. Families of children with attention-deficit/hyperactivity disorder：review and recommendations for future research. Clin Child Fam Psychol Rev. 2001 Sep；4（3）：183-207. http://www.ncbi.nlm.nih.gov/pubmed/11783738

6) Patton GC, Coffey C, Romaniuk H, Mackinnon A, Carlin JB, Degenhardt L, Olsson CA, Moran P. The prognosis of common mental disorders in adolescents：a 14-year prospective cohort study. Lancet. 2014 Apr 19；383（9926）：1404-11. http://www.ncbi.nlm.nih.gov/pubmed/24439298

7) Benjet C, Borges G, Medina-Mora ME. Chronic childhood adversity and onset of psychopathology during three life stages：childhood, adolescence and adulthood. J Psychiatr Res. 2010 Aug；44（11）：732-40. http://www.ncbi.nlm.nih.gov/pubmed/20144464

8) Connell AM, Goodman SH. The association between psychopathology in fathers versus mothers and children's internalizing and externalizing behavior problems：a meta-analysis. Psychol Bull. Sep；128（5）：746-73, 2002.

9) Murray J, Farrington DP. Parental imprisonment：long-lasting effects on boys' internalizing problems through the life course. Dev Psychopathol. 2008 Winter；20（1）：273-90. https://www.ncbi.nlm.nih.gov/pubmed/18211738

10) Swisher RR, Roettger ME. Father's Incarceration and Youth Delinquency and Depression：Examining Differences by Race and Ethnicity. J Res Adolesc. 2012 Dec 1；22（4）：597-603. http://www.ncbi.nlm.nih.gov/pmc/articles/PMC3524583/

11) To T, Guttmann A, Dick PT, et al. Risk markers for poor developmental attainment in young children：results from a longitudinal national survey. Arch Pediatr Adolesc Med. 2004 Jul；158（7）：643-9. http://www.ncbi.nlm.nih.gov/pubmed/15237063

12) Barker ED, Copeland W, Maughan B, et al. The Relative impact of maternal depression and associated risk factors on offspring psychopathology. Br J Psychiatry. 2012 Feb；200（2）：124-9. http://www.ncbi.nlm.nih.gov/pmc/articles/PMC3567912/

13) Loeber R, Hipwell A, Battista D, et al. Intergenerational transmission of multiple problem behaviors：prospective relationships between mothers and daughters. J Abnorm Child Psychol. 2009 Nov；37（8）：1035-48. http://www.ncbi.nlm.nih.gov/pmc/articles/PMC2766045/

14) Lieb R, Isensee B, Höfler M, et al. Parental major depression and the risk of depression and other mental disorders in offspring：a prospective-longitudinal community study. Arch Gen Psychiatry. 2002 Apr；59（4）：365-74. http://www.ncbi.nlm.nih.gov/pubmed/11926937

15) Ertel KA, Rich-Edwards JW, Koenen KC. Maternal depression in the United States：nationally representative

rates and risks. J Womens Health (Larchmt). 2011 Nov；20（11）：1609-17. http://www.ncbi.nlm.nih.gov/pmc/articles/PMC3253390/

16) Green KM, Fothergill KE, Robertson JA, et al. Early life predictors of adult depression in a community cohort of urban African Americans. J Urban Health. 2013 Feb；90（1）：101-15. http://www.ncbi.nlm.nih.gov/pmc/articles/PMC3579304/

17) Vaughn MG, Fu Q, DeLisi M, et al. Criminal victimization and comorbid substance use and psychiatric disorders in the United States：results from the NESARC. Ann Epidemiol. 2010 Apr；20（4）：281-8. https://www.ncbi.nlm.nih.gov/pubmed/20097578

18) Judd LL, Schettler PJ, Coryell W, et al. Overt irritability/anger in unipolar major depressive episodes：past and current characteristics and implications for long-term course. JAMA Psychiatry. 2013 Nov；70（11）：1171-80. https://www.ncbi.nlm.nih.gov/pubmed/24026579

19) Morgan VA, Croft ML, Valuri GM, et al. Intellectual disability and other neuropsychiatric outcomes in high-risk children of mothers with schizophrenia, bipolar disorder and unipolar major depression. Br J Psychiatry. 2012 Apr；200（4）：282-9. http://www.ncbi.nlm.nih.gov/pubmed/22241931/

20) Bennett T, Boyle M, Georgiades K, et al. Influence of reporting effects on the association between maternal depression and child autism spectrum disorder behaviors. J Child Psychol Psychiatry. 2012 Jan；53（1）：89-96.

21) Gartstein MA, Bridgett DJ, Dishion TJ, Kaufman NK. Depressed Mood and Maternal Report of Child Behavior Problems：Another Look at the Depression-Distortion Hypothesis. J Appl Dev Psychol. 2009 Mar；30（2）：149-160. http://www.ncbi.nlm.nih.gov/pubmed/20161323

22) Maoz H, Goldstein T, Goldstein BI et al. The Effects of Parental Mood on Reports of Their Children's Psychopathology. J Am Acad Child Adolesc Psychiatry 2014. http://www.jaacap.com/article/S0890-8567（14）00524-3/abstract

23) Müller JM, Furniss T. Correction of distortions in distressed mothers'ratings of their preschool children's psychopathology. Psychiatry Res. 2013 Nov 30；210（1）：294-301. http://www.ncbi.nlm.nih.gov/pubmed/23648281

24) Müller JM, Romer G, Achtergarde S. Correction of distortion in distressed mothers'ratings of their preschool-aged children's Internalizing and Externalizing scale score. Psychiatry Research 2014；215：170-175. http://www.sciencedirect.com/science/article/pii/S0165178113006860

25) Pulay AJ, Dawson DA, Hasin DS, et al. Violent behavior and DSM-IV psychiatric disorders：results from the national epidemiologic survey on alcohol and related conditions. J Clin Psychiatry. 2008 Jan；69（1）：12-22. http://www.ncbi.nlm.nih.gov/pmc/articles/PMC2922980/

26) Khalifeh H, Hargreaves J, Howard LM, Birdthistle I. Intimate partner violence and socioeconomic deprivation in England：findings from a national cross-sectional survey. Am J Public Health. 2013 Mar；103（3）：462-72. http://www.ncbi.nlm.nih.gov/pubmed/22897532

27) Devries K, Watts C, Yoshihama M, et al. WHO Multi-Country Study Team. Violence against women is strongly associated with suicide attempts：evidence from the WHO multi-country study on women's health and domestic violence against women. Soc Sci Med. 2011 Jul；73（1）：79-86. http://www.ncbi.nlm.nih.gov/pubmed/21676510

28) Chang LR, Chiu YN, Wu YY, Gau SS. Father's parenting and father-child relationship among children and adolescents with attention-deficit/hyperactivity disorder. Compr Psychiatry. 2013 Feb；54（2）：128-40. http://www.ncbi.nlm.nih.gov/pubmed/22985803/

29) Hinshaw SP. Preadolescent girls with attention-deficit/hyperactivity disorder：I. Background characteristics, comorbidity, cognitive and social functioning, and parenting practices. J Consult Clin Psychol. 2002 Oct；70（5）：1086-98. http://www.ncbi.nlm.nih.gov/pubmed/12362959

30) Harvey E, Stoessel B, Herbert S. Psychopathology and Parenting Practices of Parents of Preschool Children with Behavior Problems. Parent Sci Pract. 2011 Oct；11（4）：239-263. http://www.ncbi.nlm.nih.gov/pubmed/22737040

31) de Zoysa P, Newcombe PA, Rajapakse L. Consequences of parental corporal punishment on 12-year old children in the Colombo district. Ceylon Med J. 2008 Mar；53（1）：7-9. http://www.ncbi.nlm.nih.gov/pubmed/18590262/

32) Lansford JE, Criss MM, Laird RD, et al. Reciprocal relations between parents'physical discipline and children's externalizing behavior during middle childhood and adolescence. Dev Psychopathol. 2011 Feb；23（1）：225-38. https://www.ncbi.nlm.nih.gov/pubmed/21262050

33) Maholmes V, King RB（ed.）The Oxford Handbook of Poverty and Child Development. Oxford University Press, New York, 2012.

34) Froehlich TE, Anixt JS, Loe IM et al. Update on environmental risk factors for attention-deficit/hyperactivity disorder. Curr Psychiatry Rep. 2011 Oct；13（5）：333-44.

35) Nomura Y, Marks DJ, Grossman B et al. Exposure to gestational diabetes mellitus and low socioeconomic status：effects on neurocognitive development and risk of attention-deficit/hyperactivity disorder in offspring. Arch Pediatr Adolesc Med. 2012 Apr；166（4）：337-43.

36) Fujiwara T. Socioeconomic status and the risk of sus-

pected autism spectrum disorders among 18-month-old toddlers in Japan : a population-based study. J Autism Dev Disord. 2014 Jun ; 44 (6) : 1323-31. http://www.ncbi.nlm.nih.gov/pubmed/24202730

37) Sala R, Axelson DA, Castro-Fornieles J et al. Factors associated with the persistence and onset of new anxiety disorders in youth with bipolar spectrum disorders. J Clin Psychiatry. 2012 Jan ; 73 (1) : 87-94.

38) Jansen DE, Veenstra R, Ormel J, Verhulst FC, Reijneveld SA. Early risk factors for being a bully, victim, or bully/victim in late elementary and early secondary education. The longitudinal TRAILS study. BMC Public Health. 2011 Jun 6 ; 11 : 440. http://www.ncbi.nlm.nih.gov/pubmed/21645403

39) Amitai M, Apter A. Social aspects of suicidal behavior and prevention in early life : a review. Int J Environ Res Public Health. 2012 Mar ; 9 (3) : 985-94.

40) Penman-Aguilar A, Carter M, Snead MC, Kourtis AP. Socioeconomic disadvantage as a social determinant of teen childbearing in the U. S. Public Health Rep. 2013 Mar-Apr ; 128 Suppl 1 : 5-22. http://www.ncbi.nlm.nih.gov/pubmed/23450881

41) Harden A, Brunton G, Fletcher A, Oakley A. Teenage pregnancy and social disadvantage : systematic review integrating controlled trials and qualitative studies. BMJ. 2009 Nov 12 ; 339 : b4254. http://www.ncbi.nlm.nih.gov/pubmed/19910400/

42) Galéra C, Bouvard MP, Lagarde E, et al. Childhood attention problems and socioeconomic status in adulthood : 18-year follow-up. Br J Psychiatry. 2012 Jul ; 201 (1) : 20-5. http://www.ncbi.nlm.nih.gov/pmc/articles/PMC3907305/

43) Gustafsson PE, Nilsson D, Svedin CG. Polytraumatization and psychological symptoms in children and adolescents. Eur Child Adolesc Psychiatry. 2009 May ; 18 (5) : 274-83. http://www.ncbi.nlm.nih.gov/pubmed/19156354

44) Ford JD, Wasser T, Connor DF. Identifying and determining the symptom severity associated with polyvictimization among psychiatrically impaired children in the outpatient setting. Child Maltreat. 2011 Aug ; 16 (3) : 216-26. http://www.ncbi.nlm.nih.gov/pubmed/21493616

45) Cyr K, Clément MÈ, Chamberland C. Lifetime prevalence of multiple victimizations and its impact on children's mental health. J Interpers Violence. 2014 Mar ; 29 (4) : 616-34. http://www.ncbi.nlm.nih.gov/pubmed/24158747

46) Soler L, Segura A, Kirchner T, Forns M. Polyvictimization and risk for suicidal phenomena in a community sample of Spanish adolescents. Violence Vict. 2013 ; 28 (5) : 899-912. http://www.ncbi.nlm.nih.gov/pubmed/24364131

47) Turner HA, Finkelhor D, Shattuck A, Hamby S. Recent victimization exposure and suicidal ideation in adoles-

cents. Arch Pediatr Adolesc Med. 2012 Dec ; 166 (12) : 1149-54. http://www.ncbi.nlm.nih.gov/pubmed/23090641

48) Rees S, Silove D, Chey T, et al. Lifetime prevalence of gender-based violence in women and the relationship with mental disorders and psychosocial function. JAMA. 2011 Aug 3 ; 306 (5) : 513-21. http://www.ncbi.nlm.nih.gov/pubmed/21813429/

49) Koenig AL, Ialongo N, Wagner BM, et al. Negative caregiver strategies and psychopathology in urban, African-American young adults. Child Abuse Negl. 2002 Dec ; 26 (12) : 1211-33. http://www.ncbi.nlm.nih.gov/pubmed/12464297/

50) Guterman NB, Lee Y, Lee SJ, et al. Fathers and maternal risk for physical child abuse. Child Maltreat. 2009 Aug ; 14 (3) : 277-90. http://www.ncbi.nlm.nih.gov/pmc/articles/PMC2832926/

51) Berg-Nielsen TS, Wichström L. The mental health of preschoolers in a Norwegian population-based study when their parents have symptoms of borderline, antisocial, and narcissistic personality disorders : at the mercy of unpredictability. Child Adolesc Psychiatry Ment Health. 2012 Jul 9 ; 6 (1) : 19. http://www.ncbi.nlm.nih.gov/pmc/articles/PMC3464890/

52) Due P, Merlo J, Harel-Fisch Y, et al. Socioeconomic inequality in exposure to bullying during adolescence : a comparative, cross-sectional, multilevel study in 35 countries. Am J Public Health. 2009 May ; 99 (5) : 907-14. http://www.ncbi.nlm.nih.gov/pmc/articles/PMC2667858/

53) Elgar FJ, Craig W, Boyce W, et al. Income inequality and school bullying : multilevel study of adolescents in 37 countries. J Adolesc Health. 2009 Oct ; 45 (4) : 351-9. http://www.ncbi.nlm.nih.gov/pubmed/19766939

54) Montes G, Halterman JS. Bullying among children with autism and the influence of comorbidity with ADHD : a population-based study. Ambul Pediatr. 2007 May-Jun ; 7 (3) : 253-7. http://www.ncbi.nlm.nih.gov/pubmed/17512887/

55) Radford L, Corral S, Bradley C, Fisher HL. The prevalence and impact of child maltreatment and other types of victimization in the UK : findings from a population survey of caregivers, children and young people and young adults. Child Abuse Negl. 2013 Oct ; 37 (10) : 801-13. http://www.ncbi.nlm.nih.gov/pubmed/23522961

56) Björkqvist K1, Osterman K, Berg P. Higher rates of victimization to physical abuse by adults found among victims of school bullying. Psychol Rep. 2011 Aug ; 109 (1) : 167-8.

57) Koenig LJ, Doll L, O'Leary A, Pequegnat W. From Child Sexual Abuse to Adult Sexual Risk : Trauma, Revictimization, and Intervention. Amer Psychological Assn, New York, 2003. http://www.amazon.co.jp/dp/1591470307

58) 白川美也子，鈴木太　トラウマと気分変動．精神科治療学 2014；29（5）：583-592.

59) Campbell KA, Thomas AM, Cook LJ, Keenan HT. Longitudinal experiences of children remaining at home after a first-time investigation for suspected maltreatment. J Pediatr. 2012 Aug；161（2）：340-7. http://www.ncbi.nlm.nih.gov/pubmed/22480699/

60) Mufson L, Dorta KP, Moreau D, Weissman MM. Interpersonal Psychotherapy for Depressed Adolescents, 2nd edition. New York：Guilford Press, 2004.［鈴木太 訳（永田利彦　監訳）．思春期うつ病の対人関係療法．創元社，大阪，2016.］

61) Talati A, Wickramaratne PJ, Pilowsky DJ, et al. Remission of maternal depression and child symptoms among single mothers：a STAR*D-Child report. Soc Psychiatry Psychiatr Epidemiol. 2007 Dec；42（12）：962-71. http://www.ncbi.nlm.nih.gov/pubmed/17934684

62) Gunlicks-Stoessel M1, Mufson L, Jekal A, Turner JB. The impact of perceived interpersonal functioning on treatment for adolescent depression：IPT-A versus treatment as usual in school-based health clinics. J Consult Clin Psychol. 2010 Apr；78（2）：260-7.

63) Rengasamy M, Mansoor BM, Hilton R et al. The bi-directional relationship between parent-child conflict and treatment outcome in treatment-resistant adolescent depression. J Am Acad Child Adolesc Psychiatry. 2013 Apr；52（4）：370-7.

64) Weissman MM, Pilowsky DJ, Wickramaratne PJ, et al. STAR*D-Child Team. Remissions in maternal depression and child psychopathology：a STAR*D-child report. JAMA. 2006 Mar 22；295（12）：1389-98. http://www.ncbi.nlm.nih.gov/pubmed/16551710

65) Pilowsky DJ, Wickramaratne P, Talati A, et al. Children of depressed mothers 1 year after the initiation of maternal treatment：findings from the STAR*D-Child Study. Am J Psychiatry. 2008 Sep；165（9）：1136-47. http://www.ncbi.nlm.nih.gov/pubmed/18558646

66) Wickramaratne P, Gameroff MJ, Pilowsky DJ, et al. Children of depressed mothers 1 year after remission of maternal depression：findings from the STAR*D-Child study. Am J Psychiatry. 2011 Jun；168（6）：593-602. http://www.ncbi.nlm.nih.gov/pubmed/21406462

67) Griggs MS, Mikami AY. Parental attention-deficit/hyperactivity disorder predicts child and parent outcomes of parental friendship coaching treatment. J Am Acad Child Adolesc Psychiatry. 2011 Dec；50（12）：1236-46.

68) Hofmann SG, Asnaani A, Vonk IJ et al. The Efficacy of Cognitive Behavioral Therapy：A Review of Meta-analyses. Cognit Ther Res. 2012 Oct 1；36（5）：427-440.

69) Warden D, Rush AJ, Wisniewski SR, et al. Income and attrition in the treatment of depression：a STAR*D report. Depress Anxiety. 2009；26（7）：622-33. http://www.ncbi.nlm.nih.gov/pubmed/19582825

41 子ども虐待

杉山登志郎

I. 子ども虐待の実態

　2000 年に制定された児童虐待防止法は，日本の子ども虐待に大きな変革を迫るものとなった。またこの法律によって，子ども虐待には明確な定義が与えられた。子ども虐待とは，児童に対して**表1**に示す四つの行為をすることである。この 4 つ以外に，いわゆる代理ミュンヒハウゼン症候群の呼称で知られる子ども虐待がある。ミュンヒハウゼン症候群とは，自分に周囲の関心を引き寄せるためにケガや病気を捏造するという虚偽性障害の一種であるが，代理ミュンヒハウゼン症候群は，その疾病を自分ではなく，自分が養育する子どもに代理させる場合である（Meadow, 1977)[1]。病気を抱える子どもを健気に子育てする親を演じ，他人に見せることによって周囲の関心を引き寄せることが病理の中核である。わが国においても 2008 年京都大病院に入院中の 1 歳代の娘の点滴に，腐敗した水を混ぜて病気を作り出した母親が逮捕された事件は記憶に新しい。数は多くないものの，わが国においてもしばしば生じていることが明らかになっている。

　わが国ではごく最近まで，子ども虐待はアメリカ合衆国や西欧諸各国に比し非常に少ないと考えられてきた。しかしこの数年の状況は，欧米に遜色ないまでの拡がりをみせるようになった。1990 年から厚生労働省によって，全国の児童相談所に寄せられた虐待通告件数の統計が取られるようになった。初年度の統計は約千件であった。その後この数は驚異的な増加をつづけ，2012 年には 6 万 8 千件余の通報があった（**図1**)。実に 60 倍以上である。また 2004 年から市町村も，子ども虐待通報の窓口になっており，重複はあるものの，こちらも毎年，児童相談所とほぼ同数の通報を受理している。しかしながらこのレベルですむものではないらしい。いわゆる先進国における介入を要する maltreatment（つまり広義の子ども虐待）は人口の 1％前後である。わが国において，百万人程度までふくれあがることが予想される。その一つの証拠として性的虐待はまだ十分に把握されていない。最近の公的統計では，子ども虐待の通報件数のうち，性的虐待はわずかに全体の 2～3％である。有名な Russel のサンフランシスコでの無作為抽出による調査では，18 歳以上の女性 930 人について調査をおこない，16％に家庭内，31％に家

表1　虐待の種類

身体的虐待：身体的暴行。殴る，蹴る，タバコの火を押しつける，鞭で叩く，熱湯につけるなど
ネグレクト：子どもに必要な養育を行わない。食事を与えない，身の回りの世話をしない，教育を受けさせない（教育ネグレクト)，必要な医療を受けさせない（医療ネグレクト）など
性的虐待：子どもに過度に性的な刺激を与える，性交，性的接触を強いる，性交場面を見せる，ポルノを見せる，裸の写真を撮る，など
心理的虐待：心的外傷を与える行為。罵りや罵倒を繰り返す，同朋間で差別をする，夫婦間暴力（DV）の目撃，など

諸問題

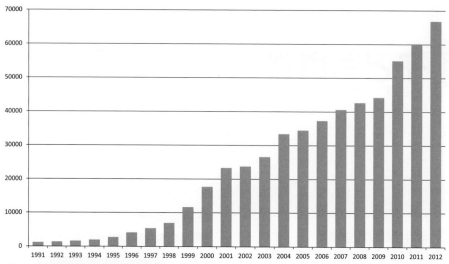

図1　全国児童相談所虐待通告件数

庭外の性的虐待の既往があったと報告された（Russel, 1983)[2]。また男性も18歳までに16%が性的虐待を受けていた（Russel, 1984)[3]。わが国における乏しい資料でも奥山らの調査では女性の4割，男性の1割が性被害か性的虐待を受けており（奥山，北山，1999)[4]，今後，虐待への対応が進展することによって，性的虐待の実態が現在よりも明らかになれば，わが国においても虐待の発生率はさらに跳ね上がることが予想される。

児童虐待防止法が制定されたことにより，初期対応に関しては，わが国も格段の進歩を示すようになった。しかし，全国の児童相談所は虐待への対応を十分にこなしきれない状態にある。虐待燃えつき症候群は全国の児童相談所の福祉士・心理士の6割に達するという。児相の福祉士の新規担当件数は年間平均300件であり，イギリスの同じ職種の新規担当数の20倍，ドイツの18倍に達する。パンクしているのは児童相談所だけではない。養護施設も，情緒障害児短期治療施設も，児童自立支援施設も，いまやその過半数は虐待児によって占領されている。これらの施設は被虐待児へのケアを目的としてつくられたものではない。わが国においては，とくに児童養護施設が被虐待児の主たる社会的養護の処遇場所となってきたことが大きな特徴である。児童養護施設は戦災孤児に家庭を与える場としてつくられた昭和24年から，じつに今日まで基本的な規定に変更が加えられておらず，「学童6人に対し職員1人」が

最低基準となってきた（ごくごく最近，4人に1人と改善（！）されたが）。近年の切迫した状況のなかで少しずつ改変はなされてきたが，虐待児へのケアを主たる仕事と考えたときに，虐待による大きな心の傷を抱えた児童に対するさまざまな心理的・行動的問題の解決への援助は，この人手不足では不可能といわざるをえない。

II. 子ども虐待の病理

子ども虐待は，心身の広範な領域に大きな後遺症を残す。その範囲は広く，また長期にわたる。筆者は，2001年開院したあいち小児保健医療総合センターにて「子育て支援外来」という子ども虐待の専門外来を設け，子ども虐待のケアに取り組んできた（杉山，2009)[5]。基礎資料としてわれわれの経験した子ども虐待の症例について統計を示す。**表2**は，「子育て支援外来」で診察をおこなった子ども虐待の10年間の資料である。千名を超える子どもが受診した。この表で注目して欲しいのは性的虐待である。全体の16%を示しており，わが国の実態により近いのではないかと考えられる。また先に触れた代理ミュンヒハウゼン症候群も年間1名弱認められている。われわれは加虐者側，あるいは加虐者ではなくとも，子ども虐待の治療過程で治療が必要になった親にもカルテをつくり，積極的に親の治療を併行しておこなってきた。その資料に関しては後述する。

表2　あいち小児センターで診療を行った子ども虐待の症例（N＝1,110）

虐待の種類	男性	女性	合計	％
主として身体的	347	149	496	44.68
主としてネグレクト	109	77	186	16.76
主として心理的	122	111	233	20.99
主として性的	56	132	188	16.94
代理ミュンヒハウゼン症候群	2	5	7	0.63
合計	636	474	1,110	100

表3　子ども虐待に認められた併存症（N＝1,110）

併存症	男性	女性	合計	％	
自閉スペクトラム症	233	90	323	29.1	発達障害
注意欠如・多動性障害	146	28	174	15.7	
その他の発達障害	49	46	95	8.6	
反応性愛着障害	256	197	453	40.8	虐待の後遺症群
解離症	272	251	523	47.1	
PTSD	153	205	358	32.3	
反抗挑発症	139	79	218	19.6	非行群
素行症（非行）	168	113	281	25.3	

この約千名の精神医学的診断を**表3**に示す。それぞれについて解説を行う。

1．発達障害

最初の3つの診断は神経発達障害である。診断はDSM-IVにおおむね従っており，それぞれ併存があったものは自閉スペクトラム症（ASD）＞注意欠如・多動性障害（ADHD）＞知的障害の優先順位で除外している。自閉スペクトラム症（アスペルガー症候群・自閉症を含む；以下ASD）は，実に3割近くにのぼる。このうち9割までが知的障害を伴わない高機能群であった。これはいかにこの群が虐待の高リスクになるのかを示している。高機能ASDは，発達障害の存在に気づくのが遅れやすく，その子たちの非社会的行動をしつけによって修正しようとすれば，子ども虐待に移行する可能性が高くなるという要因がある。しかし実は別の問題がある。それはASDの親の側に，診断基準に満たない軽度のASD特性がしばしば認められるという事実である。これは従来，拡大自閉症発現型（Broad Autism Phenotype；BAP）と呼ばれてきた。子どもの側に社会性の発達の遅れがあっても，親の側にBAPがあって

も，ともに子どもの側の社会的な発達，何よりも愛着形成（後述）には遅れが生じ，これが子ども虐待の高リスクになるのである。

ADHDは16％であった。後述するように，虐待を受けた児も多動性行動障害を示すことが多く，虐待による多動なのか，もともとのADHDなのかという鑑別は非常に困難で，両者がかけ算になっていると考えられるケースも多い。

知的障害において，子ども虐待が絡む場合とは，親が子どものハンディキャップに気づかない，あるいは気づいていても認めずに子どもに無理を強いている場合が多い。また親子ともに知的障害があり，意図せずネグレクトなど，不適切な養育を行っているという例もあった。

この表ではそれぞれの重複はないので，この3者を足してみると全体の53％に達する。つまり過半数である。われわれがこのような事実を指摘するまで，子ども虐待の中に，多くの発達障害診断が可能な児童が含まれていることには，ほとんど注目されてこなかった。この過半数という数字は，子ども虐待のケアに当たって，発達障害に関する知識と対応経験が必要であることを如実に示している。

発達障害を巡ってはさらに複雑な事情がある。そ

れは，子ども虐待によってもたらされる後遺症が発達障害に非常に類似した臨床像を呈するからである。その説明のために，**表3**の残りの診断についてもなるべく簡潔に行う。

2. 子ども虐待の後遺症

　表3の発達障害の次の3つ，愛着障害，解離症，PTSDは子ども虐待の後遺症に相当する病態であり，同時に，子ども虐待の多彩な症状の中核をなすものである。反応性愛着障害は，愛着の未形成，あるいは形成不全によって生じる症候群である。愛着の形成は，乳幼児期の最も大切な発達課題である。乳児期後半になると赤ちゃんは人見知りを示すようになって，知らない人が来たときに怯え，泣いたり親にしがみついたりする行動が見られるようになる。それだけでなく，いつも親の方に視線を向けていて，親といるときに一番リラックスしている。そして不安に駆られたときに，泣いて親に信号を出す，さらに不安な時や親が離れようとした時に，にじり寄ってくっつこうとする。これらの一連の行動が愛着行動である。1歳を過ぎると，外の世界への好奇心で一杯になって遊んでいた赤ちゃんが，はっと親の不在に気付き，親のもとに駆け寄り，ひとしきりくっついていて，しばらくするとまた親から離れて探索に行く。あたかも親にくっつくことでエネルギーを補充しているかのようだ。これが繰り返される過程で，徐々に子どもは，親から離れることができるようになる。この接近，接触，再分離を繰り返すうちに，目の前にいなくとも，そこにいる親のイメージを思い浮かべることができるようになり，思い浮かべるだけで，エネルギー切れが起きなくなる。つまり子どもの中に親が内在化される。これが愛着の形成である。愛着の形成は対人関係の基本であるだけでなく，情動コントロールの基盤でもある。愛着行動は，子どもが怯えたときに養育者によって不安をなだめてもらう行動である。愛着の未形成は，自らをなだめることが困難になってしまう。また愛着は社会性の核になるものである。子どもが何か禁じられていることを行うとき，内在化された親を想起しそれが歯止めになる。愛着はまた，トラウマからの防波堤でもある。われわれが辛い体験をしたとき，どのようにそれを乗り越えるのか考えてみると良い。親，配偶者，恋人，子ども，そして大切なペットなど，自らが愛着を持つものの存在を支えとして乗り越えるのではないか。つまり愛着の未形成はトラウマの防波堤を低くしてしまう。

　子ども虐待において，この愛着はどうなるのだろう。子どもの側からすると，養育者と一緒にいるときとは，リラックスではなく，いつ暴力が降りかかってくるのか，緊張の中に過ごすことになる。その結果，虐待の中に暮らす子ども達は，常に警戒警報が出っぱなしの状態を強いられる。つまり過剰な覚醒状態が続く。これが被虐待児に普遍的に認められる生理的な緊張状態とハイテンションの基盤に他ならない。重要なことは，子どもは養育者との間に何らかの愛着を作らずには生きることができないという事実である。それでもごくごく希に，極めつきに劣悪なネグレクトの中に育ったときに，周りに全く無関心になってしまうことが生じる。つまり重度の自閉症の様な状態になってしまうことがある。一方，それ程ひどい放置ではない時には，この緊張と警戒の状態の中で，誰彼かまわず人にくっつく子どもが生まれる。特に学童期には，落ち着きのなさや集中困難として現れるので，ADHDに非常によく似た状態を呈するのである。愛着障害は被虐待児の半数近くにのぼる。少し煩雑な議論になるが，これまで診断基準ではASDが認められる場合には，反応性愛着障害の診断を除外していた。それはASDがあれば愛着が遅れるからである。だがASDにおいて，愛着は形成されないのではなく，一般的な幼児期から学童へとその形成が遅れるだけである。しかしここに子ども虐待が加算すると，重複愛着障害とでも言うべき問題が起きてくるので，この除外規定は臨床的には明らかに問題がある。ASDと愛着障害を足すと全体の7割になる。つまり何らかの愛着の問題を抱える被虐待児がそれだけ多いということである。

　愛着を巡り，もう一つ重要な後遺症が生じる。養育者との間に形成される歪んだ愛着である。被虐待児にとって，親といるときのリラックスした安心感の代わりに，ドキドキした緊張，父親のアルコールくさい息，殴られる時のしびれ，口に広がる血の味，こういったものが対人関係の基盤になってゆく。この歪んだ愛着を虐待的絆（traumatic bonding；Terr, 1995）[6]と呼ぶ。父親のDVなど，暴力が常態化した家庭に育った娘が，その家庭を憎み嫌い，高校を卒

業と同時に家出のように家から遠く離れ，仕事につき，そこで結婚をすると，かつての父親のような暴力的な夫と何故か一緒になっている。この反復が起きる理由こそ虐待的絆に他ならない。いくら忌避される記憶であっても，子ども達にはそれこそが生きる基盤になっているからなのだ。歪んだ愛着の修復とは，ゼロからの出発ではない。マイナスからの出発である。だからこそ大変なのだ。子ども虐待に育った子ども達は，支配-被支配という虐待的対人関係を反復する。人との関係は，常に緊張の中に展開する。愛着が新たに作られたとき，しきりに挑発が生じ，あたかもわざと殴られようとしているかのような行動が延々と繰り返される。この虐待の再現という現象はフラッシュバックとして生じ，虐待を巡るもう一つの典型的病理である。

次が解離症である。解離とは，心身の統一がバラバラになる現象である。非常に苦痛を伴う体験をしたとき，心のサーキットブレーカーが落ちてしまうかのように，意識を体から切り離す安全装置が働くことが基盤になっている。この意識の切り離しは場合によっては，体から離れて，外から見ているという幽体離脱に発展することもある。例えば性的虐待で，性交を強いられている自分を，天井から眺めていたり，ベッドの下に潜り込んで見上げていたりという経験をしている被虐待児は少なくない。この様な現象が生じるのは，意識を体から切り離してしまえば，苦痛を感じなくてすむからに他ならない。また愛着障害と解離が一緒に起きるのは理由がある。自己意識は自分だけでは作れない。それがきちんと芽生えるためには，そこに自分の鏡となる安定した他者が必要なのだ。その他者からの働きかけや言葉掛けによって，子どもたちは自分の名前を知り，自分という存在を知る。この鏡となるべき他者が激しい変化を繰り返していたり，自分に対して暴力的な侵襲を繰り返していたりしたら，変化する親にそれぞれ対応した不安定なばらばらの自分が成立してしまう。自己の核に相当するものが，不確かな状態がこうして作られるのである。

解離によってトラウマ記憶はしばしば健忘を残す。その一方で，トラウマ記憶はフラッシュバックという形で突然の想起を引き起こす。このフラッシュバックは，従来考えられていたよりも広い範囲で生じることにわれわれは気付いた（杉山，2007)[7]。

たとえば，言語的フラッシュバックとは，虐待者から言われたことのフラッシュバックで，子どもが些細なことから切れて，急に目つきが鋭くなり低い声で「殺してやる」などと言う現象である。認知・思考的フラッシュバックも，虐待者に押しつけられた考えの再生で「自分は生きる価値がない」などの考えが繰り返し浮かぶ。行動的フラッシュバックとは，俗に言う切れる状態で，急に暴れ出す，殴りかかるなど虐待場面の再現である。生理的フラッシュバックとは，子どもが首を絞められた時のことを語っている時に，首の周りに首を絞められた手の跡が浮かぶといった不思議な現象である。解離性幻覚は，辛い体験を切り離したとき，そこにフラッシュバックが起きると，外から聞こえたり，外に見えたりすることになる。この解離性幻覚は被虐待児にしばしば認められる現象であり，統合失調症と誤診されることもある。解離症は単純な健忘から多重人格まで様々であるが，それらを全て含めると，被虐待児の実に半数に達する。

トラウマに曝された後に，過覚醒や脈拍の亢進など生理的な不安定が継続し，フラッシュバックが絶えず生じ，さらにそのトラウマとなった出来事を思い起こさせる場所や状況を避けるという回避反応が生じる。このような一連の反応を呈する状態が（心的）外傷後ストレス障害（PTSD）である。**表3**では約3割の児童にPTSDがみられたのみであるが，この一連の反応は，現在進行形でトラウマに曝されている状況では生じず，安心した環境に移されて初めて生じることが可能になるから，この程度の割合になるのである。

3. 反抗挑発症と素行症

次の二つ，反抗挑発症と素行症は非行に関連した問題である。反抗挑発症とは，大人にわざと逆らったり，周囲をわざといらだたせたりする行動を繰り返す行動をいう。素行症はほぼ非行と同義と考えて良い。大多数の反抗挑発症の症例は自然治癒してしまうのであるが，ここに子ども虐待が加わると，年齢が上がると非常に高率に非行に変わってゆく。診断基準では素行症は，反抗挑発症の除外診断になっており，この両者の重複はない。この二つを合わせると46％になる。非行の影に虐待ありとは以前から

諸問題

愛著障害

→多動性行動障害

→解離症　→多重人格など

→非行　→触法行為・薬物依存

図2　子ども虐待の異型連続性

言われてきたことではあった。

4. 第四の発達障害

表3を足すと，幾つかの診断において，除外診断によって併存診断を避けているにもかかわらず百パーセントを遙かに超える。つまり1人の子どもが複数の診断基準を満たすのである。これだけ深刻な状況が，子ども虐待への対応でこれまで認識されていたのだろうか。このことはわが国に留まらない。愛着障害の診断名である反応性愛着障害はこれまでは滅多に起きないと考えられてきた。他者に少しでも関心が起きるレベルの愛着があれば愛着障害という診断を避けていたのである。するとこの子ども達はADHDという診断になる。先に触れたが，虐待の結果生じる愛着障害の諸症状においては，発達障害に非常に類似した臨床像が含まれ，ニワトリタマゴ渾然として分からないものも多い。

しかしわれわれは次第に，違った視点から子ども虐待と発達障害の絡み合いを見るようになった。年齢と精神医学的診断との関係を見ると，愛着障害の様に幼児期早期から認められるものと，解離症，素行症（非行）の様に，幼児期には非常に少なく，学童期の後半から青年期において急に増加するものとが認められる。数百名以上の被虐待児の診療を続ける内に，この様な1人の子どもが沢山の診断基準を満たすこと，さらに異なる診断を年齢に沿って移行してゆくことこそ，子ども虐待における大きな特徴であることに気付いた。1人の子どもが異なった診断を年齢が上がるに連れ変えて行くことを，発達精神病理学において異型連続性（heterotypic continuity）と呼ぶ。今世紀になって，脳画像診断の発展と共に，子ども虐待が脳に様々なダメージを生じるという証拠が次々に明らかになった。最新の脳科学によって提示されている，子ども虐待の脳への影響は，一般

的な発達障害に認められるものよりも遙かに甚大で，かつ広範である。前頭葉，脳梁，大脳辺縁系，後頭葉に至るまで，機能的，器質的変化が報告されている（友田，2011）[8]。

臨床の上ではどのような変化になるのだろうか。

われわれは次のような子ども達の臨床像の変化をまとめた（**図2**）。幼児期には反応性愛着障害，学童期には多動性行動障害に，そして青年期には，一群は解離症その一部は多重人格に，また一群は素行症から触法行為や薬物依存に展開する。これをわれわれは第四の発達障害と呼び，その背後に子ども虐待によって引き起こされる脳の変化があることを指摘し，被虐待児が示すよく似た雰囲気や同じパターンの臨床像を強調した（杉山，2007）[7]。兄弟姉妹が一人一人は際だった個性を持ちながら，その外から見たときに様々な似通った要素を持ち合わせていること，これこそがヴィトゲンシュタインが指摘した家族的類似性であり，第四の発達障害とはそのような被虐待児における家族的類似性について述べている。

その後の臨床経験によって付け加える部分がある。それは発達障害の有無に関わらず，被虐待児の多くが，ある年齢から気分の変動を示すようになることである。診断カテゴリーにまとめれば双極II型に属する非定型的な難治性の気分変動である。この起源は，子ども虐待の学齢児に認められる激しい気分の上下であり，多動性行動障害を呈するハイテンションの延長上に認められる重症気分調整不全（sever mood dysregulation；Bortman, et al., 2006）[9]と呼ばれていたものである。臨床においては百例以上を経験して，初めてわかるようになることがある。それはこの様な家族的類似性を示す臨床的パターンなのであると思う。SMDはDSM-5において，SMDから双極性障害を引いた病像として，重篤気分調整症（Disruptive Mood Dysregulation Disorder；DMDD）という概念に発展した。DSM-5のこの診断基準に

368

おいて，双極性障害は除外されており，子ども虐待との関連は記載されていない。DMDDはわれわれが被虐待児に認められる気分変動とは異なった病態なのであろうか。しかしそれにしては臨床像がよく似ている。この新しい概念と子ども虐待との関連に関する検討は今後の課題である。

　子ども虐待の病理とは圧縮すれば，愛着障害と慢性のトラウマである。ここで言うトラウマは犯罪被害や震災被害の様な1回だけのトラウマではなく，反復してトラウマに曝されるという複雑性トラウマである。トラウマを心の骨折に喩えることがある。その言い方を用いれば，心の複雑骨折である。つまり子ども虐待のケアにはこの両者への対応が必要である。冒頭に，わが国における子ども虐待への対応が破綻していることに言及した。その原因は，ここに述べた子ども虐待によって生じる病理に対する認識の不足に偏に由来するものである。そうでなくて，児童養護施設に暮らす被虐待児への治療を，非常勤の心理士によって治療を行うといった発想が出てはこないであろう。いくつもの精神医学的診断を持ち，脳の器質的，機能的変化を生じている被虐待児への治療を心理治療によって行おうというのは，たとえばASDに対して心理治療だけで対応しようとする以上に困難であると言わざるを得ない。

III. 子ども虐待のケア

1. 診断と評価

　子ども虐待の症例の診断について，注意が必要なことが幾つかある。第一に，発達障害の有無を診断すること，第二に，愛着障害のレベルを計ること，第三に，解離のレベルを評価しておくことである。

　発達障害に関しては，元々発達障害が存在したのか，あるいは子ども虐待の後遺症として発達障害症候群の症状が現れているのかという点は重要である。しかしながら先に触れた様に，臨床的な所見のみでは困難な例も多い。特に高機能ASDは子ども虐待の高リスクであり，基本的にはその対応が優先される。またADHDに関しては，元々ADHDが存在する群に関しては，抗多動薬がそれなりに有効である。愛着の形成に関しては，0歳から2歳台までの生育状況，患者の側の発達障害の有無，親の側の

ASDあるいは，ASD傾向の有無などが大きな評価点になる。解離に関しては，子ども虐待の症例では，子どもといえども多彩な解離の症状を持っている場合が多く，きちんと尋ねない限り，聞き出すことは不可能である。

　これらを踏まえ，問診における留意点としては，きちんと聞くということに尽きる。性被害や性的虐待に関しても，われわれの経験では，正面から聞くことが重要である。子どもに対して，「グーやパーで何回ぐらいたたかれているか」「自分は人を叩いてしまうことはないか」「すごく嫌なことをされていないか」「おちんちんやおまたを触られたりしていないか」「お父さんやお母さんのセックスの場面を見ていないか」「性的な被害に合っていないか」など，親に対しては，「子どもを叩いてしまうことはないか」「体罰はどのくらいしているか」「自分は体罰を受けて育ったか」「叩いているうちに止まらなくなることはないか」「（親自身が）性被害を受けたことはないか」など正面から訪ねたとき，子も親も，予想以上にきちんと答えてくれるものである。

　発達障害については，親の代から，生育歴を丹念に辿ることが必要になる。ASDの場合，特にこじれている場合というのは，親の代，さらには祖父母の代もASD傾向（BAP）の存在がある。子どもと親共に，知覚過敏性の有無，こだわりやすい傾向の有無，多動の有無の確認を行う。さらに親に対して，人との関係に苦労してこなかったか，雰囲気を読むことができないということはなかったか，二つのことが同時にできないなどの問題はないか，衝動的に行動する傾向はないか，さらに親戚の中に，発達の問題がある者が存在していないかなど確認を行う。また，問診を通して，その応答性から子どもも親も，コミュニケーションレベルを診ることができる。筆者の場合，応答性が非常に不良で，尋ねられたことに対してずれた答えを繰り返す場合には，その事実を一度指摘し，尋ね直すようにしている。その指摘に対する反応もまた，親子のコミュニケーションを計る重要な所見となる。

　虐待臨床において，解離のレベルは治療の上で非常に重要であるので，できるだけ初診に把握しておくことが必要である。衝動的乱暴の噴出，無意識の自傷行為，無意識な性的挑発行動などスイッチングの有無，幽霊が見える，自分ではない人の声が聞こ

えるといった解離性幻覚の存在，さらには意識が刻一刻と変化し，フリーズと衝動的乱暴とを繰り返すなど，児童といえども様々な段階の解離が認められる。

子どもに解離症状の有無を確認するときには，「昨日の学校の時間割，昨日の夕ご飯のメニューを覚えているか」「暴れた後，なぜ暴れたか覚えているか」「お化けの声が聞こえることはないか。どんな声か。お化けの姿や気配が見えることはないか。見えるならどんな姿か」「夜は眠れるか」「怖い夢は見ないか。見るならどんな夢か」などを聞くことでこれらの確認ができる。子どもの側の解離が陽性であるなら，親の側の解離も確認が必要になる。特に虐待の連鎖がある場合，親の側に重症の解離がある場合が少なくない。「記憶が飛ぶことはないか」「自分の行動を思い出せないことはないか」「親自身の過去に空白の時期がないか」など。中学校入学前の記憶が全くないなどと述べる親に出会うことは子ども虐待の臨床では希ではない。

もう一つ普遍的な問題が気分障害である。子どもはハイテンションと不機嫌を繰り返していることが多く，親の側は気分変調性障害，うつ病，双極性障害とどのレベルも存在する。親の側の希死念慮は特に重要であり，自殺未遂を繰り返している親も存在する。

非行行為に関しても確認をすることが必要である。万引きの有無，お金の持ち出しの有無，他人のものを持ってきてしまう傾向，家出の有無，異性との交遊の有無，有機溶剤の使用，ブタンガスの吸入など。これに関しても，子どもだけでなく，親にもたずねることが必要である（親の場合には，有機溶剤のみならず覚醒剤の使用経験なども）。

2．初診時に行う心理テスト

われわれは，初診時にバウムテストとグッドイナフテストを必ず取るようにしている。この二つだけで大まかな子どもの評価は可能である。注意を要するのは，発達障害，特に ASD のバウムはしばしば異様な絵を描くが，認知障害を反映しており，情緒的な問題とは別の評価が必要になる。解離症状が明らかな場合には，親に CDC（子ども解離チェックリスト）をつけてもらう。発達障害の基盤がある場合に

は，ウェクスラー型の知能検査も必要である。

3．ケアの全体と医療が担当する治療

被虐待児へのケアは，第1に安心して生活できる場の確保，第2に愛着の形成とその援助，第3に子どもの生活・学習支援，第4にフラッシュバックへの対応とコントロール，そして解離に対する治療である。この様なケアを通して他の人への信頼と健康な人との絆を取り戻し，さらには自分が他の人を援助できることを学んで行けば理想的なケアである。親の側も支援を必要としている。われわれは親の側にもカルテを作り，積極的に親子並行治療を行ってきた。この一連のケアの中で，すでに述べた診断と病理レベルの評価以外に，医療が担当するものとしては，第2の愛着形成の援助，そしてケアの中では第4のフラッシュバックや解離への治療，さらに第5親の側への治療である。もちろんその全てではなく，たとえば親のケアとサポートは，医療機関以外と協力しながら行うことが求められる。子ども虐待へのケアは単独では困難である。

医療サイドが行う治療として整理しなおすと，子どもと親への心理教育，子どもと親への解離とフラッシュバックの治療，さらに特に子どもの過覚醒への治療，子どもと親の気分変動に対する治療になる。

1）心理教育

子ども虐待によって生じる対人関係の歪みと病理反応は，上記の様に，常識的に理解できる内容を突き抜けたものを多数含んでいる。またそこには解離の影響があるので，子どもも養育者も共に，なぜその様な反応や行動が生じるのか，自分では理解できないままに，様々な拒絶反応や攻撃的衝動行為が噴出し，さらに各々の体験は記憶の断裂によってつながらないといった状況となる。このため，慢性のトラウマがどの様な作用を人の脳と対人関係に及ぼすのか，子どもおよび親に学んでもらうことが必要になる。

心理教育を，ガイドブックを用いて実施することも実用的である。特に性的虐待は様々な病理現象が噴出するので心理教育はとても重要である。われわれは「性虐待を生きる力に変えて」（明石書店）シ

リーズを用いて，性的虐待児と周辺の人々に心理教育を実施してきた。

　心理教育に属するものを幾つか挙げる。

・対人距離のボディーワーク：被虐待児は，他者の接近によって緊張と恐怖が生じ，場合によっては解離に入ってしまう。一方ある距離を超えたら逆に，接近した他者に抱きついてしまうなど，他者の接近によって対人関係の病理が露呈されてくる。意識が変容を起こさない，あるいは心臓が煽られない対人的な距離はどのあたりなのか治療者との間で実際に体験する。常に人に抱きつきたくなる衝動に対しては，例えば「腕一本の距離を保つようにする」など具体的な設定を行い練習が必要になる。時には親にも参加してもらい，共に学ぶセッションを持つことが有用である。

・衝動コントロールの技法：生活の中でパニックになりそうなとき，じっと着席できなくなったとき，攻撃的な衝動や自己破壊的な行動が噴出しそうなときに，如何に自分をクールダウンさせるのかという方法の練習である。これは解離反応を抑える為の行動に他ならない。例えば次の様な手順である。靴を脱ぎ裸足の足裏を床に付ける。深呼吸を3回繰り返す。見えるものを5つ挙げてみる。聞こえる音を同じく5つ数える。再度見えるものを5つ数える。それでも落ち着かないときは，天井の右端と左端の角を交互に見る（要するに眼球の左右交互運動を加えるわけである）。それでも駄目なら水を飲む。アメをしゃぶる。さらには頓服を服用するなど。

　これら一連の心理教育に成果が現れると，自己の感情への気付きが進む過程となる。感情の把握が非常に困難な児童やその親には，一枚に幾つもの多彩な感情表出が絵で描かれた感情カードを用いて，自分にぴったりする気持ちの絵に指さしをすることで感情の把握が可能になるようにはかっている。

　心理教育の最後のテーマは，自尊感情の獲得である。最初の段階ではただ単に「自分を常に大切にするという気持ちを持つ」といったメッセージを繰り返すだけとなることが多い。徐々に，「自分などいられない存在だ」という気持ちが湧き上がるとき，それが過去のトラウマに結びついたフラッシュバックであることが明らかになってくる。過去に繋がれた自己意識から離れ，自分を大切な存在として新たに捉え直す作業は，養育者との間の愛着修復の作業に重

なるテーマである。この過程は，他の心理教育同様，養育者の側にも平行した作業が必要である。

2）トラウマ処理

　トラウマ処理とは，フラッシュバックによる解離反応を引き起こさずに，過去のトラウマ場面を想起することができるようになるための面接技法である。このトラウマ処理の技法として，有効性が実証されているものは2つだけである。1つは認知行動療法による遷延暴露療法（Foa et al., 2007）[10]で，もう1つがEMDR（Eye Movement Desensitization and Reprocessing：眼球運動による脱感作と再処理治療：Shapiro, 2001）[11]である。子ども虐待の臨床に従事するものは，このいずれかの技法を身につけていることが絶対に必要である。子どもの場合にはEMDRを使用するときに，ドラミング，タッピング，パルサーなど眼球運動以外の交互刺激を用いるなど，幾らか変法や治療手技上の工夫が必要になる。

　フラッシュバックによって解離に陥ってしまい，過去の世界に飛んで行き意識が今にとどまらなくなってしまうという除反応と呼ばれる現象への対応としてクッションテクニックと呼ばれる方法がある。意識が飛んでいってしまったと治療者が判断したときに，患者と治療者との間で，安全なもの（元法ではクッションだが，筆者はハンドタオルを用いている）を交互に投げ合って，意識を「今，ここ」に戻すという方法である。絶えず解離のレベルを患者自身に意識させて，「今，ここ」で治療を進める必要がある。

　解離性同一性障害を伴う場合には多重人格への心理治療技法である自我状態療法（Paulsen, 2009）[12]を併用することが必要になる。これは一言で言えば，1人の人間に行う集団精神療法である。多重人格の場合に，沢山の人格が1人の人の中に存在するので，この様な技法が必要になる。

3）親子並行治療

　被虐待児の親の側にもケアが必要であることはこれまでに何度も強調されてきた。われわれの経験では，カウンセリングによる対応のみでは不十分な場合が少なくなく，薬物療法やさらにトラウマ処理が必要な症例も少なくない。**表4**は**表2**の千名あまりの子ども虐待の臨床の中で，親にもカルテを作成し

諸問題

表4　カルテを作った親のまとめ（N＝167）

症状	全体 N＝167	％	性的虐待・ 被害の既往 N＝63	％	*p＜.01
被虐待の既往	105	62.9	63	100	＊
DVの被害者	82	49.1	42	66.7	＊
PTSD	106	63.5	49	77.8	＊
気分障害	144	86.2	53	84.1	
解離性障害	61	36.5	42	66.7	＊
非行の既往	34	20.4	30	47.6	＊
発達障害	45	26.9	13	21.3	

並行治療を行った症例の一覧である。このまとめの中で，この親の中に，性的被害や性的虐待の既往を持つ母親が少なくないことに気付いた。実に親の約4割である。この群をそれ以外と比較をしてみると，当然ながら重症の複雑性PTSDによってしめられていた。特に重症の解離を伴う症例の場合，多重人格を抱える症例が少なくない。この未治療の性的虐待の既往を持つ，複雑性PTSDもしくは多重人格の症例とは，筆者が精神科診療で遭遇した最難治症例でもあった。しかしながらこのグループも，気分障害やフラッシュバックへの治療を行い，丹念なトラウマ処理を実施することで，多くの症例において軽快を得ることができたことを述べておきたい。

子ども虐待は家族の病理であり，何代もその病理が遡ることがある。子どもの治療だけでは明らかに不十分であり，親の側の治療にも踏み込まない限り，虐待の連鎖をとどめることはできない。

4）薬物療法

易興奮，過覚醒，気分変動に対して薬物療法が有効である。またフラッシュバックに対しても薬物療法は有効である。注意を要するのは，虐待によって引き起こされた問題は，うつ病でも，統合失調症でも，てんかんでもないということである。例えば，解離性幻覚に対して，抗精神病薬はほぼ無効である。それどころか，比較的大量でも眠気すら生じないことも希ではない。つまり現在進行形の戦闘状況において薬理効果は限られるのである。筆者の経験によれば，むしろ副作用や後年の深刻な副作用（遅発性ジスキネジアなど）が生じないように，できる限り慎重に，少量の服用で対応するという姿勢が求

められ，また極少量の方がきちんとした効果を示す。易興奮，いらいら，不眠などに抗精神病薬が有効であるが，非常な少量で十分に有効である。risperidone 0.3 mg～1 mg, aripiprazole 0.2 mg～0.5 mgなどである。塩酸クロニジン 0.075 mg～0.15 mg, levomepromazine 2.5 mg～5 mgなども有効である。この様に，最低容量錠の半分以下の使用が初回量の原則となる。易興奮の背後に，mood swing（気分の変動）が存在することについては先に述べた。気分調整薬が有効であるが，てんかん発作に用いるより遙かに少量で十分に効果が認められる。carbamazepine 10 mg～50 mg, clonazepam 0.25 mg～0.5 mg, lamotrigine 2～5 mg, 塩酸リチウム 1～5 mgなどである。むしろ，フラッシュバックに対する特効薬である漢方薬が有効である。神田橋処方として知られる桂枝加芍薬湯（または小建中湯，または桂枝加竜骨牡蛎湯）と四物湯（または十全大補湯）をそれぞれ2包（5 g）分2の服用が解離性幻覚をはじめとするフラッシュバックの特効薬となる（神田橋，2007[13]；2009[14]）。漢方薬の服用が著しく苦手な場合には，クラシエから桂枝加芍薬湯と四物湯の錠剤が出ている。フラッシュバックに対して，比較的少量の選択的セロトニン再取り込み抑制剤（SSRI）の服用は有効であるが，長期的には気分変動の薬剤誘発を引き起こす可能性が高く，非常に慎重に少量を処方することが求められる。また抗不安薬は抑制を外し，行動化傾向を促進するのでほぼ禁忌である。

全員ではないが，オメガ3系脂肪酸の服用が有効な症例もある。イコサペント酸エチル（エパデール）1.2～1.8 gを分2または分3で服用する。

表5　シールチェック（トークンエコノミー）例

項目 ＼ 日付	○/○	○/○	
おふろに入った	○		実際にできている項目もいれ，ほめる機会を増やす
へやのかたづけをした	○		さらに強化する
暴言を言わなかった	残念		改善させたい行動（欲張らず，本人が達成できるよう
暴力をしなかった	○		スモールステップで設定）
○の数	3個		目標を数値化したり，ご褒美を決め，モチベーション を高める。 達成感をもたせたり，成功体験を増やす

5）入院での治療

　児童精神科病棟における入院治療について述べるが，治療的な要素が非常に強い重症例を扱うことが多い，情緒障害児短期治療施設や児童自立支援施設においても共通する内容ではないかと考える。これらの施設においても，治療が必要とされるからである。

　入院に際しては，治療目標を明確にし，子ども（親と）の契約を行うことが重要である。問題なのは，親ではなく，児童相談所などの依頼で子ども虐待の入院治療を行う場合で，入院の際に，出口をどうする予定なのか，きちんと確認をしておく必要がある。家族状況が不良かつ重症の症例の場合において，子ども自身を交えて，治療を行った後の子どもの行き場を決め，いつ頃までを限度に治療を試みるのか，きちんと相談をしておくことが非常に重要になる。そうしないと，貴重な治療の場が社会的入院で占められるといったことも起きてくる。特に児童相談所の福祉士が非常勤だった場合や，転勤になった場合など，入院（入所）の時の予定が反故にされることは，困ったことに珍しくない。

　入院治療において，最優先となるのは何よりも自他共に安全な生活が過ごせることである。このためには，行動の枠組みをきちんと決めることに尽きる。また事細かに，生活と行動のチェックを行っていくことが求められる。この行動の枠組みは，行動療法を基盤にして，生活を組み立てていく。被虐待児は驚くほど，普通の生活習慣が身に付いていないことが多い。またルールへの遵守という習慣もない。生活を支える職種との間の情緒的な結びつきも愛着の形成のレベルに比例し，一般的にはきわめて乏しい。**表5**に，あいち小児センター心療科病棟で用いている生活チェックの一例を掲げた。また**図3**に，患者に提示したいらいら時のフローチャートを示す。ここでほめるチェックポイントとあるのは，例えばいらいらすると看護師などに言った時に「暴れないでよく言えたね」とほめるなど，評価できる行動に絶えずプラスのフィードバックを行うポイントを示している。

　心理治療を実施している子どもの場合には，心理治療での展開と病棟生活での治療をつなげることが必要で，やりっ放しでは「治療」は有害ですらある。心理治療で展開したことを必ず生活の場にフィードバックして，情報交換と治療目標の確認を行うことが重要である。

　被虐待児は学習に困難を抱えるものが大半を占める。基本的には，特別支援教育の対象と考えるべきである。そこで，入院中に学習の補いを行うことが重要になってくる。この点，児童自立支援施設や情緒障害児短期治療施設で，単純に地元の学校の分校であったり，地元の学校に通っていたりということが多く，学校で教師から普通の生徒の様に学習することを求められるといったこともしばしば生じてくる。すると何割かの児童は，入所中であるにもかかわらず，学校での不適応がより拡がってしまう。自立に必要な計算力すら得ていない子どもは全く珍しくなく，国語力はさらに問題が多い。つまり，国語力の不足が内省力の不足に直結し，衝動的行動を助長させるという悪循環の要因になっている。子どもが授業に参加できないのは，単に，カリキュラムが不適切であるからに過ぎない。

　子どもを入院治療で預かっている間は，親の側の治療を行うチャンスでもある。精神療法は，揺さぶ

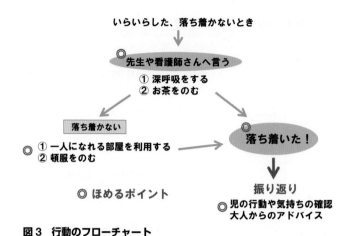

図3 行動のフローチャート

りがかかるため，一般的に状態の悪化をもたらす．子どもに被害が及ばずに集中的な治療を行えるとなると，入院している間はまたとない機会となる．また養育者との間の愛着促進を計る上でも，重要な機会になる．養育者と離れての生活，そして面会，外泊による再会は，愛着形成のための介入という側面においても良い機会であり，治療的な介入を行うことが求められる．

入院の終結に当たっては，退院の前に関係者のネットワーク会議を持ち，継続的な支援体制と役割分担を決めることが必要である．難治例に関しては，再入院の条件についても，話し合っておくことが重要である．

文献

1) Meadow R. Munchausen syndrome by proxy. The hinterland of child abuse. Lancet, 13；2（8033）：343-345, 1977.
2) Russell DE. The incidence and prevalence of intra-familial and extra-familial sexual abuse of female children. Child Abuse and Neglect, 7（2）：133-146, 1983.
3) Russell DE. The prevalence and seriousness of incestuous abuse：stepfathers vs. biological fathers. Child Abuse and Neglect, 8（1）：15-22, 1984.
4) 奥山真紀子，北山秋雄　これまでに受けた不快な体験，性的虐待．「子どもと家族の心の健康」調査委員会編「子どもと家族の心と健康」調査報告書，pp60-66. 日本性科学センター，1999.
5) 杉山登志郎　子ども虐待への包括的ケア—医療機関を核とした子どもと親への治療．子どもの虐待とネグレクト，11（1）：6-18, 2009.
6) Terr L, Unchained Memories：True Stories of Traumatic Memories Lost and Found. Basic Books, Jackson. 1995［吉田利子訳　記憶を消す子どもたち．草思社，1995］
7) 杉山登志郎　子ども虐待という第四の発達障害．学研，2007.
8) 友田明美　いやされない傷—子ども虐待と傷ついてゆく脳．診断と治療社，2011.
9) Brotman MA, Schmajuk M, Rich BA, et al. Prevalence, clinical correlates, and longitudinal course of severe mood dysregulation in children. Biolar Psychiatry. 60（9）：991-997, 2006.
10) Foa E B, Rothbaum B O, Hembree E A. Profonged exposure therapy for PTSD, Oxford University Press, 2007.［金吉晴，小西聖子ほか訳　PTSDの持続エクスポージャー療法．星和書店，2009.］
11) Shapiro F. Eye movement desensitization and reprocessing：basic principles, protocols, and procedures 2nd ed. 2001.［市井雅哉監訳　EMDR：外傷記憶を処理する心理療法．二瓶社，2004.］
12) Paulsen S. Looking through the eyes of trauma and dissociation：An illustrated guide for EMDR therapists and clients. Charlston：BookSurge Publishing 2009.［新井陽子，岡田太陽監修，黒田由美訳　図解臨床ガイド：トラウマと解離症状の治療—EMDRを活用した新しい自我状態療法．東京書籍，2012.］
13) 神田橋條治　PTSDの治療．臨床精神医学 36（4），417-433, 2007.
14) 神田橋條治　難治例に潜む発達障害．臨床精神医学 38（3），349-365, 2009.

42 不登校と社会的ひきこもり

大高一則

I. はじめに

筆者は児童精神科医として不登校の児童や青年と30年以上かかわっている。近年不登校の様相が大きく変わってきている。ひとつは2000年以後議論されている発達障害概念についてのパラダイムの変化で、背景に発達障害特性をもつ不登校がとても多くなったということがあげられる。もうひとつは不登校が「できる」条件として、絶対に必要なひきこもることのできる場である「家庭」がその機能を果たせず、子どもたちがひきこもることができなくなっている状況があることである。近年、学校も、家庭もその様相が大きく変容してしまった。一方には幼少期から「お受験」に励む子どもたちがいる。しかし、対極にはその日の食事にも困る子どもたちもいる。格差の時代である。富める子どもも貧困という問題を抱えた子どもも同じように学校に来ている。筆者自身は「不登校」を主訴に親に連れられてクリニックに来られるような子どもたちは比較的恵まれていると考えている。本当に困っている子どもたちは学校に多くいるにもかかわらず、クリニックには来られない現状がある。現在ひとり親世帯の半分が低所得層に入るという[1]。そうした子どもたちは生活困難のために親子でクリニックに相談に来ることができない。そうしたことに目を向けず不登校を語ることにあまり意味がない。しかし現代日本で子どもたちを取り巻く学校や家庭で何が起こっているかを述べることがこの項の目的ではない。また、議論が拡散してしまう。そのため本章では地域での子どもたちへの支援などの課題はできるだけ省き、クリニックに受診する学校や社会からひきこもる児童・青年に対しての医療に絞り、医療のできるささやかな支援について述べるにとどめる。また、本項では不登校と社会的ひきこもりについて考えるが、両者を比較した場合、ひきこもっているという状態像は同じでも、あくまでも登校するべき学校という「居場所」がある「不登校」と、社会からひきこもり自宅で自閉的生活を送っており、社会からあらゆる意味で孤立してしまった「社会的ひきこもり」には根本的に違う部分があると筆者は考える。限られた紙面ではあるが、ふたつを分けて考えてみたい。

II. 不登校について

1. 「不登校」概念の変遷[2,3]

Broadwin (1932)[4]は少数のケースについて持続的な不登校を呈する一群を truancy (怠学) の変形と考えた。また、Jhonson ら (1941)[5]はこれまで怠学の一部と考えられていた持続的な不登校を呈する一群を怠学と区別し精神神経症的障害として school phobia と名付けた。筆者は現在の不登校概念が児童青年精神科領域で問題になったのはこれが初めてであると考えている。Jhonson らの学校恐怖症の概念はわが国に導入され、鷲見ら (1960)[6]によって本症の研究報告がなされている。このようにわが国で臨床的に問題になるのは1960年頃からであった。当初は欧米にならって「学校恐怖症」と呼ばれることが多かった。しかし Jhonson らのいう母子分離不安よりも学校状況などその他の要因が多いことがいわれるようになり、高木ら (1965)[7]はそうした現象を「学校拒否 (refusal to go to school、または school refusal)」と呼んだ。その後さまざまな研究報告がなされる

が，次第に学校恐怖症（school phobia）から登校拒否（school refusal）の用語が多く使われるようになってきた。その後不登校（school non-attendance）という言葉が用いられるようになった。これは時代の変化によって学校や家庭状況が大きく変化し多様化したために，個人の持つ神経症的機制だけでおこる1疾患単位であると考えることが難しくなり，長期の持続的不登校を呈する「状態像」と考えることが望ましいと考えられるようになったからだと考えられる。

2. 医療的立場からの不登校概念の定義

文部科学省[8]によると，「不登校」とは，「何らかの心理的，情緒的，身体的，あるいは社会的な要因・背景により，児童生徒が登校しないあるいはしたくともできない状況にあるため年間30日以上欠席した者のうち，病気や経済的な理由によるものを除いた者」をいう。この定義は，何らかの心理的・情緒的な登校をめぐる強い葛藤の存在を前提にしたものであり，歴史的にいうと登校拒否の概念に近い定義であることがわかる。その後出てきた「不登校」概念を，学校もしくは登校をめぐる激しい葛藤の存在を前提とするものに限らず，非行や怠学としての欠席，経済的状態やネグレクトなど家庭状況による欠席，身体疾患によるやむを得ない欠席も含むより広い概念として積極的にとらえるべきであるという見方がある[9]。筆者は地域のクリニックで主な日常臨床をしている。筆者もそうした広義の不登校の問題を抱え受診するものが年々増えてきている印象をもっている。名古屋市適応指導教室で長く情緒的な問題を抱える不登校児を診てきた大橋[10]は適応指導教室の中で対応できる不登校は，学校にいる長期欠席者の20〜30％であろうという。私自身も学校を訪問するたびにクリニックに来られるような子どもたちは恵まれていると感じ，前述のように，クリニックに留まって診療をすることの限界を強く感じている。しかしここでは不登校の定義としては登校拒否概念を継承した登校への葛藤が強い欠席状態に限定して議論したい。その理由は，不登校を広い概念で定義すると本書の限られた紙面で述べるにはあまりに議論が拡散してしまうこと，また診察室を中心と

した医療的治療や援助を必要としている子どもたちに限定した方が歴史的にも臨床的にも論点が明確になるからである。齋藤[11]は，医療からみた不登校の定義として「学校に参加することに恐れや拒否感，あるいは怒りとともに強い罪悪感を持ち，家庭にひきこもる生活は総じて葛藤的であるといった状態像を伴う長期欠席を不登校とする。非行との関連が深い「怠学」は原則不登校には含めないが，その鑑別には慎重でなければならない。欠席日数については必要条件とはしないが，「年間30日以上」の欠席とした文部科学省の基準を参考値としておく」とした。筆者も本項における不登校の定義としてこの定義を採用したい。

3. 不登校の現状（疫学）

図1をみてほしい。文部科学省が「学校嫌い」として長期に欠席するもの（年間50日以上の欠席者）の統計をとりだしたのは1966年のことである。その後1999年度の学校基本調査でその名称を「学校嫌い」から「不登校」に変更し，文科省は上記の定義をしている。多少の変動はあるものの調査開始時の1966年度から1985年度前後まではほぼ横ばいであった小学・中学の不登校数は徐々に増加し，1998年度は30日以上の欠席者は小学校26,027人（0.34％），中学校101,675人（2.32％），50日以上の欠席者は小学校20,724人（0.27％），中学生85,945人（1.96％）あったという。その後現在に至るまでほぼ横ばい状態である。2014年度小学校25,866人（0.39％），中学校97,036人（2.76％）となっている[8]。現在不登校状態の児童生徒は大雑把にいうと小学校全体で1か2人，中学校ではクラスで1か2人ぐらいになると考えるとよいかもしれない。

ちなみに高等学校の長期欠席者の中での不登校の数は53,154人で全体の1.59％となっており，100人に1人程度と考えられる[8]。高校が小中学と違うのは，全日制の多くの高校では長期欠席していると単位が不足し，進級や卒業が難しくなるという問題がある。そのため不登校の高校生の28.3％が中途退学，8.5％が原級留置になっている。不登校の高校生の30％近くの生徒が中途退学している事実は重要である。

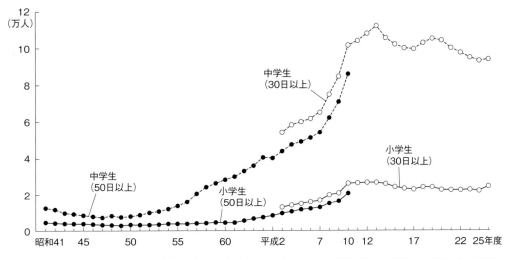

図1　登校拒否・不登校児童生徒数の推移

4. 不登校の臨床的評価とその治療的観点

齋藤[12]は，不登校は児童期・思春期・青年期を通じて比較的多くであう現象であるためにひとくくりの精神病理や精神疾患としてとらえることの不可能さを述べ，個別の子どもの特性や事情に合うような不登校の評価が必要であるという。そのため個別の子どもの治療や援助に役に立つような多軸診断を提唱している。発達障害の有無や不登校の時期，その経過等を含めた多軸評価の試みは他になく，非常に臨床的，治療的である。表1は不登校の多軸評価の実際である。

第1軸は「背景疾患の診断」である。不登校の子どもの精神症状が病理的であるかどうか，もし病理的であるならどの疾患概念が適応されるべきかを評価し，その結果を「診断」する。

第2軸は「発達障害の診断」である。注意欠如/多動性障害，自閉症スペクトラム障害，学習障害の有無などを診断する。ここで不登校に関して，「背景疾患の診断」と「発達障害の診断」を別の軸に分けたことは非常に重要である。発達障害をもつ子どもの不登校の出現率はかなり高いばかりでなく，発達障害特性を理解した支援や援助をしないで，ただ単に「登校刺激をしない」という方針を続けていると，不登校のまま学校期間が終了し，そのまま自宅にひき

表1　不登校の多軸評価

第1軸	背景疾患の診断
第2軸	発達障害の診断
第3軸	不登校の出現過程による下位分類の評価
第4軸	不登校の経過に関する評価
第5軸	環境の評価

こもり状態になってしまう症例が多くあることが知られている。不登校を伴う発達障害への対応は特別な支援や援助が必要である。そのため発達障害の有無の診断は非常に重要になる。

第3軸は「不登校出現過程による下位分類の評価」である。筆者と微妙に意見は異なるがここに齋藤の不登校論の核心がある。彼は不登校を子どもが家庭から家庭外の社会へと活動の場を拡大していく社会化過程と，親から独立した存在としての自己の確立へと向かう個性化過程の二つの発達課題にわたる危機と仮定している。子どもが不登校にいきづまっていく過程を分類し，それを同定することで治療策・援助策を構築しようとしている。

第4軸は「不登校の経過に関する評価」である。1軸から3軸が不登校の精神病理的理解を中心に個々の子どもたちを評価していたのであるが，第4軸は不登校の児童が今どのような時期にあるか，その展開を考え評価する軸である。

第5軸は「環境の評価」軸である。家庭，学校，

諸問題

地域社会といった子どもたちの環境の量と質を評価する軸である。近年子どもたちを取り巻く状況は大きく変化した。子どもたちは生きづらい状況の中で生活している。5軸の評価は綿密にされなければいけないと考える。子どもを取り巻く環境をしっかり評価することは，相談に来る子どもや親とクリニック内だけ対処するのではなく，クリニックから出て直接家庭や学校へ働きかける視点の重要性を考えさせるばかりではない。子どもをある学校の「不登校」児としてみるのではなく，不登校という形で問題を呈してきた子どもたちを，今後の心身の健康な成長のためにどのように援助や支援をしていけばよいかを考える際の重要なキー評価になってくる。

不登校について上記の5軸に沿って考える視点は患児個人から治療戦略を立てる意味で重要である。またこの5軸を治療戦略の順番からとらえると，環境へのアプローチとしての5軸，精神医学的診断としての1軸・2軸，その出現型や経過などの3軸・4軸という順に治療戦略を立てていく必要がある。また5軸診断は固定したものではなく治療経過や状態によって柔軟に変えるべきであると考える。ここでは最近増加傾向にある発達障害特性をもつ不登校と，従来から多いと考えられる「過剰適応型」不登校を中心に論考したい。なお，齋藤の4軸以降の詳細は成書に譲る[12]。

1）背景疾患の評価

栗田[13]や星野[14]はDSM-III時代に不登校の精神医学的診断をし，適応障害，小児または思春期の回避性障害（DSM-5の社交不安障害），分離不安障害，過剰不安障害（DSM-5の全般性不安障害），同一性障害（DSM-IVではなくなった概念），強迫性障害，各種の人格障害，気分変調症（DSM-5では持続性抑うつ障害）などが含まれていたという。また齋藤[15]は自らのケース106例の不登校をDSM-IVの診断概念で分類した。そこでは適応障害（43％），不安障害（35％），身体表現性障害（12％），その他の疾患（選択緘黙，反抗挑戦性障害，その他）（10％）としている。ところで齋藤[16]は日本では欧米に比べMajor Depressive Disorder：大うつ病障害（DSM-IV）の診断がつくものが少ないが，これは本邦においてうつ病が少ないことを示しているわけではないという。主な理由として，本邦では，抑うつ気分が主に呈し

ている不登校の多くについて「抑うつ気分を伴う適応障害」と考えることが多いからだと述べている。しかしうつ病や双極性障害等の気分障害ばかりでなく，精神病性疾患の存在を常に意識することは大切である。思春期早期に発症した統合失調症の多くには幻覚妄想が目立たず，成績低下・意欲低下・不登校などを主に発症するものが多いことは広く知られている。統合失調症の発症を含め1軸の評価にあたって常に精神病性疾患の発症の可能性を考えていなければいけない。

2）発達障害の評価と対応

不登校に関して先ほども述べたように精神疾患と発達障害を別の次元で捉える齋藤の視点を，筆者も強く推すものである。不登校の現時点での記述現象学的精神医学診断である1軸評価とともに，出生時からの特性としての発達障害の存在の有無を評価する2軸を追加することの意義は高い。

近年発達障害概念の中心が「軽度」発達障害といわれる発達障害（主に発達障害者支援法で規定されるもの）が主体になってきている。そのため多くの発達障害をもつ児童が通常学級で学び，一般就労しているのが現実である。2012年12月文部科学省[17]は全国の公立小中学校の通常学級に在籍する児童生徒のうち，人とコミュニケーションがうまく取れないなどの発達障害の可能性のある小中学生が6.5％に上ると発表した。この数から学校で教師が発達障害の可能性があると判断した児童生徒数は推定で約60万人に上り，40人学級で1クラスにつき2，3人の割合になるという。しかしこの判断は教師が学校生活上何らかの支障があり，発達障害の可能性があるものをカウントしたものに限られている。発達障害の可能性があるとまで判定はされなかったものの，それに近い問題を抱える児童生徒数はより多いと考えられる。杉山ら[18]は自らが継続してフォローするアスペルガー症候群の9.3％が不登校を呈しているという。これは発達障害のない児童生徒と比し有意に高い数値である。発達障害の存在は不登校に陥る可能性が高いと考えられる。ここでは発達障害の代表格である注意欠如・多動症と自閉スペクトラム症（DSM-5）を中心に不登校への支援や援助を語りたい。

a) 注意欠如・多動症と不登校

　ADHD（注意欠如・多動症）は，DSM-5では不注意，多動性および衝動性が12歳以下に生じる生来の特性であるといわれる。発達障害の中の代表格であるが，臨床現場では，記述現象学的にADHDと診断されるが，生後の家庭環境が非常に複雑であったり，学校状況が荒れていたりして，そうした症状が，生来の特性なのか，その後の環境要因が大きく関与するものなのかが不明な症例も数多くある。おそらく大部分の症例はそのどちらの要因をも多かれ少なかれ含んでいるものだと考える。ここではADHDと考えられた児童が不登校を呈する場合について考えたい。当院ではADHDではないかと受診するケースの大半は小学校入学後である。佐藤[19]は小学校に入学した児童は二つの大きな文化に出会うといっている。一つは「読む・書く・計算」という文化の出会いであるという。就学前の子どもは「見る・聞く・話す」の文化を中心に過ごすという。小学校に入り子どもたちは「読む・書く・計算」の文化に系統的・本格的に初めて触れるという。二つ目は「学習集団のルール・マナー」という文化との出会いであるという。学校は集団で生活し，学習し行動する。集団・組織である以上生活には一定のルールが求められることになる。そのルールに従ってある行動を遂行したり・調整したり，係や役割を分担したりする。そうした生活の本格的始まりが小学校1年生であるという。ピアジェ[20]は前操作期（2歳から7，8歳）と具体的操作期（7，8歳から11，12歳）の間に知的操作の発達段階に大きなギャップがあることを指摘した。筆者はこれを「小1の壁」と名付けたい。分離不安型の不登校もこの時期にみられることが多いが，私のいう「小1の壁」で多くのADHDをもつ子どもたちも，不適応を呈するようになる。落ち着いて座っていられず動き回る。不注意で担任の話を聞かない。衝動的に他の児童とトラブルを起こすなど多くルール違反をする。そうした特性が理解されていないとADHDの子どもはいつも怒られて育つことになる。怒られると自己評価が下がる。そのため意欲が低下し無気力になる。無気力になると努力する気を無くし，授業を聞かずまた怒られ自己評価が下がるという悪循環の輪に入ることになる。低学年のうちのこうした自己評価の低下は多動・衝動・不注意という本来ある発達障害特性をより際立たせ

ることになる。しかし後述する10歳の壁まではADHD特性があっても特別な事情がない限り子どもは不登校を呈することは少ない。自己評価の低さが学校からの回避という不登校の問題として出てくるのは，仲間づくりや学習が抽象概念を操るようことが必要になる10歳前後である。

　2000年に齋藤[21]が行った，ADHDをもつ子ども90人（大半が中学生まで）を対象とした併存障害に関する調査によると，ADHDをもつ子どものうち素行障害を併存する子どもは10%に伴ったのに対し，反抗挑発症は大半に上るという。また，反抗挑発症と素行症を「行動障害群」とした場合，その併存率は約70%であるとした。このようにADHDをもつ子どもにおける反抗挑発症の併存率は一般的に過半数にのぼると考えられている。反抗挑発症は9歳前後をピークに存在し，あえて大人に反抗するなどまだ学校という枠の中で対応ができる範囲であることも多いが，素行症となると行動範囲が「学校に行かない」という意味では「不登校」であるが，学校という枠だけにとどまらずより地域の中での対応が必要になってくるケースが大半になる。ここではADHDについて早い段階でその特性について把握し，家庭や学校で特性理解に基づく支援や対応をすることが不登校や学外でおこる素行障害の予防につながるというにとどめたい。

b) 自閉スペクトラム症（DSM-5）と不登校

　DSM-5の自閉スペクトラム症という診断は広汎性発達障害というDSM-IVの診断より広い概念を含む。ここでは不登校について論じるため「高機能自閉症」といわれる一群に絞り議論を進めたい。Wing, L. の自閉症スペクトラム概念でいえばアスペルガー症候群であり，DSM-IV-TRの診断でいえば，知的障害がないかあっても軽度の自閉性障害，アスペルガー障害，特定不能の広汎性発達障害などがこれにあたる。

　当院でみる不登校の自閉スペクトラム症の多くは通常学級に在籍している。小学校4年生頃になると女子が，小5ぐらいになると男子も前述した「10歳の壁」にぶつかる。学校内の対人関係も含め，これまであった親子の縦の関係から同性・同年齢の友人関係が重視されるようになる。女子が女子同士で，男子が男子同士で遊ぶことが多くなる。これは外か

ら自分がどう見られているかを意識しはじめたことであり，この時期になると原初的な形ではあるが「他者性」が獲得されてくるといえる。また学習面でも小学校3年生後半頃から算数を中心に抽象概念を扱うようになる。具体的にいえば文章題を読み解き，計算式をたて計算をして答えを出す。このような操作はイメージ形成能力（文脈を読める）ことが必要になる。多くの発達障害をもつ児童は，相手の気持ちを読んで小集団で動くこと（3人関係的な人間関係）や，文脈を読み文脈の中で活動することが苦手である。また多くの児童はこの時期になると2～3人から5～6人の仲良しグループが形成され，他の仲良しグループを排除するような言行がみられるようになる。いわゆる「いじめ」的な行為であるが，この行為が前思春期に起こることは健康な発達段階ともいえる。しかし，「おじさん，禿げてるね」「おばさん，太ってるね」と見えたものをそのまま言ってしまう発達障害をもつ子どもたちはこうした集団の中で異質ととらえられ排除されがちである。その場の状況が見えづらく，ただ見えるものをそのまま言っただけである彼らにとって，そうした非難や中傷は「いじめ」と取られやすい。当院に受診する多くの発達障害をもつ子どもたちがこの時期に「いじめ」を受けていると述懐することが多い。

　この時期以後の発達障害をもつ子どもたちの不登校について，ただ単に登校刺激をするか，しないかの議論はナンセンスである。孤立し，自己評価を低めやすいこの時期は，複雑になった対人関係に行き詰る前に，積極的な環境調整が必要である。発達障害をもつ子どもたちが孤立したり，自己評価を低くしたりするような危機に直面した際には，担任や養護教諭，スクールカウンセラーなどの身近な存在のサポートが是非必要である。具体的にはクラスという社会集団の中に彼らの居場所を確保するようなさりげない配慮のことである。また，受身的な自閉症スペクトラム障害を持つ児童・生徒の中には，多くの生きづらさを抱えながら学校に行っている子どもも多い。そうした子どもは不登校というサインばかりでなく様々な多彩なサインを出す。そうした子どもに対してただ単に登校を優先するばかりではなく，こういった子どもたちがストレスフルにならない場の提供など，それぞれの発達障害特性に基づく柔軟な支援や援助が必要になってくる。

3）不登校出現過程による下位分類の評価と対応

　斉藤[12]は前述のように不登校出現時期における過程に下位分類を過剰適応型，受動型，受動攻撃型，衝動型，混合型に分け，大部分が過剰適応型と受動型に分類されるとした。こうした下位分類の試みは，不登校開始時および子どもがひきこもりから社会へ動き始める時期にどのようにかかわればよいかの示唆になる。ここでは紙面の都合上よくみられる過剰適応型の症例を通じその対応を考えたい。

[症例]　初診時中学2年女子：会社員で家族思いの父親，パートをしている母親，小4の弟の4人家族の長女として出生した。幼少期特記すべきことなし。3年保育の幼稚園では友だちとも活発に遊んでいた。小学校の成績もよい方で習い事のピアノでも表彰を受けるような優秀な子どもであった。弟は生来多動傾向で小学校入学後ADHDの診断を受けて現在加療中である。本人の小学4年生時父親が単身赴任した。小学校高学年は成績もよくクラス委員をやる。友達も多く周りからも信頼も厚かった。中学に入るとテニス部に入り活躍していた。中学2年の夏休み部活で他の生徒が顧問から強く叱責されることを目撃してから，朝部活に行く時になると腹痛を訴えるようになった。中学2年の2学期になり学校が始まると朝起きると腹痛やめまいが出るようになる。次第に身体症状がひどくなり学校に行けなくなる。小児科に受診し精査するも異常はなく「起立性調節障害」と言われ投薬を受けた。その後も学校に行けない日が続き当院には中学2年の11月に受診した。当院受診後心理テストなどを施行する。発達障害的特性もなく「抑うつ・不安を伴う適応障害」と考えられた。学校の担任と養護教諭に彼女の現在の状態を伝え無理のない形の家庭訪問を依頼した。またスクールカウンセラーの介入を依頼したが学校には母親しか行けないため当院の臨床心理士がカウンセリングを担当した。担任は彼女に暖かく接してくれた。家庭訪問では彼女の好きなお菓子作りの話などをして支えてくれた。またクラスの様子などを話すことはあったが登校を無理に勧めることはしなかった。中学3年のクラス替え時に小学校時代の大親友を同じクラスにしてもらうなどの配慮を依頼し

た。友達と同じクラスになったことや幸い担任も同じだったことなどで，どうにか修学旅行には参加できた。その後友達に誘われてクラスに戻る。週2〜3回学校に行くものの友達とは普段と変わらず接するなどまったく昔と変わらないという。帰宅後は疲れ果ててぐったりして寝てしまうことが多い。筆者は彼女に「外面のよいおこりんぼ」と「診断」し，「NO！ と言える女」になろうと話している。頭のよい彼女はそれを理解するが，なかなか実践できないでいる。それでも最近は「母親がうざい」と愚痴をこぼしながら，家庭ではケーキを一緒に作るなど母に甘えられるようになってきた。家庭ではこれまで外で過剰に頑張ってきた自分の殻を壊そうとしているように思われた。過剰適応型の児童生徒は「傷つき」を過剰に恐れている。思春期の中での揺れる自己を過剰適応する形で守ろうとする。登校するしないにかかわらず気長に支援する気持ちが大切である。

III. 社会的ひきこもりの青年たちへの対応

1. 社会的ひきこもりの定義

社会的ひきこもりについては何人かの精神科医によって定義がなされている。しかし，原因が単一でない状態像のため定義は一致していない。ここでは2003年厚生労働省がおこなった全国調査のため行った伊藤の定義を挙げておく[22]。①自宅を中心とした生活 ②就学・就労といった社会活動参加ができない・しないもの ③以上の状態が6ヵ月以上続いている ただし④統合失調症などの精神病などの精神疾患，または中等度以上の精神遅滞（IQ＝55〜50）をもつものは除く，⑤就学・就労していなくても，家族以外の他者（友人など）と親密な人間関係が維持されているものは除くなどである。

2. 実態把握のむずかしさ

高校や大学を卒業しても，その後仕事に就くこともなく，自宅に閉じこもり親の収入で生活を送り社会活動に全く参加しないものであるが，その程度は様々である。親と話もせずに自室に閉じこもり終日過ごしているものから，親との日常会話程度なら話ができるものや，コンビニやビデオ店など自分の好きなところになら行くものまで，ひきこもりの程度は様々である。2010年2月の内閣府のアンケート調査[23]によれば，15歳から39歳までの「ひきこもり」に相当するものは「自分の趣味に関する用事の時は外出する」などの「準ひきこもり」も含めると全国で推定66.6万人に達しており，現代日本の大きな社会問題のひとつになっている。しかしその実態や心理的問題の原因を把握することは極めて難しい。それは彼らが自ら医療機関や相談機関に訪れることが極めてまれだからである。医療機関や相談機関を訪れるもののほとんどがひきこもり青年の家族，両親だからである。精神科医は親などの第3者の話を聴きながら，ひきこもりと精神疾患を鑑別しなければならない。

3. 鑑別の必要な精神疾患

1) 統合失調症：ひきこもり青年・成人が相談にきた場合，第一に鑑別しなければならないのは統合失調症である。統合失調症では幻覚妄想や独語・空笑などあるものが多い。中にはこうした陽性症状が明らかではなく判断が難しいケースも多い。

2) 気分障害（うつ病）：気分障害の中ではうつ病との鑑別が問題になる。睡眠パターンで早朝覚醒がみられること，自責的であること，病前性格が几帳面で他者配慮的であることなどがある。

3) 神経発達症群（自閉スペクトラム症やADHDなど）：不登校の項でも述べたように発達障害がひきこもり，青年期になっても社会活動ができないケースは多い。幼少期からの発達や対人関係を丁寧に聴取することが必要である。

4) 不安症群・強迫症および関連症群（パニック症・社交不安症・強迫症など）：不登校やひきこもりのものは大なり小なり強迫的な性格が背景にあることが多い。パニックや対人恐怖，手洗い強迫などのそれぞれの特徴な症状を呈していることが多い。しかし社会不安症などから閉じこもったケースはひきこもり自宅にいる限り不安を呈することが少ないために第三者が診断を鑑別することが難しい。

5) パーソナリティ障害：パーソナリティ障害とはパーソナリティの偏りのために日常生活上何らかの

支障をきたすものであるが，ひきこもりとの鑑別の必要なパーソナリティ障害は自己愛性パーソナリティ障害・スキゾイドパーソナリティ障害・回避性パーソナリティ障害などがそれにあたるであろう。

6) 診断のつかない群：ひきこもる以外に，問題行動や症状がなく，またパーソナリティの著しい偏りも見られない群を諏訪ら[24]は「一次性ひきこもり」と名付けた。一次性のひきこもりの特徴として①「戦わずして負ける」というエピソード，②「あるべき自分」という理想像の温存，③その理想像への両親の備給，④自らの欲望による理想の弱さ，⑤他者による評価を守るための回避を中心とした行動原理などを挙げている。

4．治療や支援の方法

自らが受診しない多くのひきこもりの青年に対してとりあえず受診・相談にきた親へのアプローチが大切である。

1）親に対してアプローチ：

①家族自身を支援の対象者として位置付けること：相談にくる多くの親が青年に対して振り回され疲弊している。親自身が社会から孤立してしまっていることも多く，とりあえず親が相談の対象であり支援の対象であるという認識が必要である。

②家族自身がひきこもりになることを避け，罪責感や孤立感をもたないようにすること：親自身にこれまでひきこもりになったプロセスについて仮説を提示し親自身のせいではないこと，叱咤激励がひきこもりの青年にとっては無気力を生みだすことなどを提示し青年に対しての接し方を一緒に考える姿勢に徹する。

③家族の居場所を作ること：家庭内暴力などが激しい場合，親は暴力に振り回されてしまい自分を見失ってしまうことがある。親が振り回されず本人と対決できるためにはいざとなった時シェルターなど社会的に分離できる居場所が必要になる。

医療機関や相談機関に本人が受診相談できるようになる親の対応について認知行動療法の立場から書かれた成書もあるので参考にしてほしい[25]。

IV．おわりに

学校からのひきこもりである不登校の子どもたちも，社会からのひきこもった青年たちも，最終的には彼らの能力に応じた社会活動に参加をすること，そして何よりも心身ともに健康な生活を送ることをめざし援助するのが治療の最終目標であると筆者は考えている。そうした支援の最終目標として筆者は阿部[26]にヒントを受けて常に三つのことを心がけている。一つめとして子どもや青年たちに「居場所があること」，二つめとして「つながりがあること」三つめとして「役割があること（自己評価）」である。児童や青年のために診察室という枠にはまらず彼らの生活を支えることが望まれる。

文献

1) 内閣府　子どもの貧困．平成24年版　子ども・若者白書．内閣府，p.30，2012．
2) 若林愼一郎　登校拒否．医歯薬出版，1991．
3) 稲村博　用語と定義　不登校の研究．新曜社，pp1-21，1994．
4) Broadwin I. A contribution to the study of truancy. Am. J. of Orthopsychiatry 2：253-259, 1932.
5) Jhonson AM, et al. School phobia. Am. J. of Orthopsychiatry 11：702-711, 1941.
6) 鷲見たえ子，玉井収介　ほか　学校恐怖症の研究　精神衛生研究 8：27-56，1960．
7) 高木隆郎，川端つね　ほか　学校恐怖症の典型像(1)児童青年精神医学とその近接領域　6：146-156，1965．
8) 文部科学省　平成26年度「児童生徒の問題行動等生徒指導上の諸問題に関する調査」2015（web上で公開：http://www.mext.go.jp/b_menu/houdou/25/12/1341728.htm）〔日本子ども家庭総合研究所編　日本子ども資料年鑑2015．KTC中央出版，2015．〕
9) 森田洋司　「不登校」現象の社会学．学文社，1991．
10) 大橋重保　2013年9月　大高クリニック内デイケアでの講演．
11) 斉藤万比古　本書における不登校の定義（齋藤万比古編）不登校対応ガイドブック．pp11-15，中山書店，2007．
12) 斉藤万比古　不登校の多軸評価について（齋藤万比古編）不登校対応ガイドブック．pp38-40，中山書店，2007．
13) 栗田広，太田昌孝　ほか　DSM-III診断基準とその問題点―その15．"登校拒否"の診断分類．臨床精神医学 11：87-95，1982．
14) 星野仁彦，新国茂　ほか　登校拒否におけるDSM-

III 多軸診断の試み. 福島医学雑誌 35：401-411, 1985.

15) 斉藤万比古 不登校の病院内学級中学校卒業後10年間の追跡調査. 児童青年精神医学とその近接領域 41：377-399, 2000.

16) 斉藤万比古 第1軸：背景疾患の診断（齋藤万比古編）不登校対応ガイドブック p42, 中山書店, 2007.

17) 文部科学省 通常の学級に在籍する発達障害の可能性のある特別な教育的支援を必要とする児童生徒に関する調査結果について. 文部科学省, 2012（web上で公開：http://www.mext.go.jp/a_menu/shotou/tokubetu/material/1328729.htm）

18) 杉山登志郎, 川邉眞智子 高機能広汎性発達障害青年の適応を決める要因. 精神科治療学 19：1093-1100, 2004.

19) 佐藤慎二 通常学級の特別支援. 日本文化科学社, 2008.

20) Piaget, J（滝沢武久訳）思考の心理学. みすず書房, 1999.

21) 斉藤万比古, 渡部京太 ほか 注意欠如/多動性障害（AD/HD）の診断および治療に関する調査. 厚生労働省「精神・神経疾患研究委託費」14指—8 注意欠陥/多動性障害の総合的評価と臨床的実証研究報告書, pp15-37, 2002.

22) 伊藤順一郎 10代・20代を中心とした「ひきこもり」をめぐる地域精神保健活動のガイドライン, こころの健康科学研究事業. 厚生労働省, 2003.

23) 内閣府 若年無業者, ひきこもり, フリーター等の状況；平成24年版 子ども・若者白書. 内閣府, pp32-34, 2012.

24) 諏訪真美 青年期の社会的ひきこもり. 医療福祉研究 1：78-84, 2005.

25) 境泉洋, 野中俊介 CRAFT ひきこもりの家族支援ワークブック. 金剛出版, 2013.

26) 阿部彩 弱者の居場所のない社会—貧困・格差と社会的包摂. 講談社, 2011.

43 いじめ

小倉正義

Ⅰ. はじめに

　いじめは，言うまでもなく子どもたちのメンタルヘルスと密接に関わりあっており，児童精神医学領域でもおさえておかなければならないトピックの一つである。

　これまでいじめ問題は，教育学・社会学・心理学・精神医学など非常に多岐の分野で研究されており，いじめの防止やいじめ問題への対応について検討が重ねられてきている。本稿では，紙面が限られているため，いじめ問題，特にその対応について詳細に論じることはできないが，いじめ問題に関わる専門家にとって知っておくべきと思われることの大枠について臨床心理学や生徒指導・教育相談の立場から論じたい。なお，いじめへの対応については，被害者への支援に焦点を当てて述べる。

Ⅱ. いじめ問題の変遷

　わが国で，いじめ問題が世間の大きな関心を集め，新聞や雑誌で広く報道され，研究や調査が相次いで発表され始めたのは，1980年代前半，つまり約30年前のことである。それより以前からもいじめは起こってきていたと思われるが，いじめが問題視されるようになったのは比較的最近のことなのである。いじめが問題視されるようになった原因は，マス・メディアの発展とともにいじめ事件が報道されるようになったからか，人間関係の質の変化があったからかは判然とはしないが，ここではその原因は追及せずに経過だけを紹介したい。

　いじめが問題視され始めてから，いくつかのセンセーショナルともいえる事件をきっかけに，世間のいじめのとらえ方は変化してきたと思われる。以下に大きく報道されたいじめ事件を挙げながら，いじめ問題のとらえ方やいじめ対応の政策の変遷をみていく。なお，事件の名称としては，通称として多く使われていると思われる名称を用いた。

　1985年頃から世間でいじめによる自死が問題視されるようになっていたが，中でも1986年に東京都中野区の中学校で起きたいじめ事件は，世間でいじめが注目されるようになった大きな契機であったと考えられる。「葬式ごっこ」というキーワードをもとに大きく報道され，世間に大きな衝撃を与えた。同時期に文部省（当時）は，各都道府県教育委員会育教長・各都道府県知事・附属学校を置く各国立大学長宛に，「児童生徒のいじめの問題に関する指導の充実について」[1]という通知を出し，同じく1985年には「生徒指導上の諸問題に関する調査」の中でいじめに関する実態調査も行われるようになった。

　その後，1993年に「山形いじめマット死事件」と呼ばれるいじめが起こる。このいじめは，中学1年生の男子生徒が通っていた中学校の体育館用具室内で遺体となって発見された事件である。この事件でこの男子生徒をいじめていた上級生3人と，同級生4人が補導された。また1994年には，当時中学校2年生の男子生徒がいじめにより自殺した事件が，マスコミで大きく報道された。いじめが原因と考えられる自殺はそれまでもあったが，この事件では，男子生徒の長文の遺書が発見され，いじめに苦しみ自殺に至るまでのプロセスが報道された。この後，1994年に文部省（当時）は，「いじめ緊急対策会議」を設置し，同会議の緊急アピールなどを元に施策を進めていった[2]。いじめ対応のために，スクールカ

表1　いじめ防止対策推進法の概要

一　総則
1　「いじめ」を「児童生徒に対して，当該児童生徒が在籍する学校（※）に在籍している等当該児童生徒と一定の人的関係にある他の児童生徒が行う心理的又は物理的な影響を与える行為（インターネットを通じて行われるものを含む。）であって，当該行為の対象となった児童生徒が心身の苦痛を感じているもの」と定義すること。
※小学校，中学校，高等学校，中等教育学校及び特別支援学校（幼稚部を除く。）
2　いじめの防止等のための対策の基本理念，いじめの禁止，関係者の責務等を定めること。

二　いじめの防止基本方針等
1　国，地方公共団体及び学校の各主体による「いじめの防止等のための対策に関する基本的な方針」の策定（※）について定めること。
※国及び学校は策定の義務，地方公共団体は策定の努力義務
2　地方公共団体は，関係機関等の連携を図るため，学校，教育委員会，児童相談所，法務局，警察その他の関係者により構成されるいじめ問題対策連絡協議会を置くことができること。

三　基本的施策・いじめの防止等に関する措置
1　学校の設置者及び学校が講ずべき基本的施策として（1）道徳教育等の充実，（2）早期発見のための措置，（3）相談体制の整備，（4）インターネットを通じて行われるいじめに対する対策の推進を定めるとともに，国及び地方公共団体が講ずべき基本的施策として（5）いじめの防止等の対策に従事する人材の確保等，（6）調査研究の推進，（7）啓発活動について定めること。
2　学校は，いじめの防止等に関する措置を実効的に行うため，複数の教職員，心理，福祉等の専門家その他の関係者により構成される組織を置くこと。
3　個別のいじめに対して学校が講ずべき措置として（1）いじめの事実確認，（2）いじめを受けた児童生徒又はその保護者に対する支援，（3）いじめを行った児童生徒に対する指導又はその保護者に対する助言について定めるとともに，いじめが犯罪行為として取り扱われるべきものであると認めるときの所轄警察署との連携について定めること。
4　懲戒，出席停止制度の適切な運用等その他いじめの防止等に関する措置を定めること。

四　重大事態への対処
1　学校の設置者又はその設置する学校は，重大事態に対処し，及び同種の事態の発生の防止に資するため，速やかに，適切な方法により事実関係を明確にするための調査を行うものとすること。
2　学校の設置者又はその設置する学校は，1の調査を行ったときは，当該調査に係るいじめを受けた児童生徒及びその保護者に対し，必要な情報を適切に提供するものとすること。
3　地方公共団体の長等（※）に対する重大事態が発生した旨の報告，地方公共団体の長等による1の調査の再調査，再調査の結果を踏まえて措置を講ずること等について定めること。
※公立学校は地方公共団体の長，国立学校は文部科学大臣，私立学校は所轄庁である都道府県知事

五　雑則
学校評価における留意事項及び高等専門学校における措置に関する規定を設けること。

＊文部科学省「いじめ防止対策推進法の概要」[4]をもとに作成した

ウンセラーの活用が提言され始めたのもこの時期である。

2000年代半ばにも，いじめが原因と考えられる自殺やいじめ問題が相次いで報道された。そして，2006年には文部科学省からいじめ問題への取組みの徹底について通知が出されており，その通知の中では，いじめを行う児童生徒への出席停止や警察との連携による措置についても触れられていた[3]。

さらに，2011年の大津市でのいじめ問題への対応をめぐる流れの中で，2013年にいじめ防止対策推進法が制定された。いじめ防止対策推進法の詳細について論じるのは，ここでは避けるが，概要を表1に示すので参照されたい。いじめ防止対策推進法は，学校現場だけでなく，様々な医療現場や福祉現場で子どもたちに関わる者が知っておくべき法律の一つである。

Ⅲ．いじめの定義

いじめの定義はこれまで様々に議論されてきているが，簡単に結論が出るという種類のものではない。定義についてあれこれ論じなくてもいじめはいじめだろうという意見もあるかもしれないが，森田[5]も述べているように，現実にいじめに対応する場合は目の前に起きている現象がいじめだと判断することから始まる。その意味でも，いじめの定義は，

諸問題

表2　いじめに関する調査等におけるいじめの定義の変遷

	1985 年度～ 1993 年度調査	1994 年度～ 2005 年度調査	2006 年度～ 2012 年度調査	いじめ防止対策推進法
対象	公立小・中・高等学校	公立・小・中・高等学校，公立特殊教育諸学校	国・公・私立小・中・高等学校，国・公・私立特別支援学	小学校，中学校，高等学校，中等教育学校及び特別支援学校（幼稚部を除く。）
いじめの定義	①自分よりも弱い者に対して，②身体的・心理的な攻撃を継続的に加え，③相手が深刻な苦痛を感じているもの，であって，学校としてその事実（関係児童生徒，いじめの内容等）を確認しているもの。なお，起こった場所は学校の内外を問わない。	①自分より弱い者に対して一方的に，②身体的・心理的な攻撃を継続的に加え，③相手が深刻な苦痛を感じているもの。なお，起こった場所は学校の内外を問わない。なお，個々の行為がいじめに当たるか否かの判断を表面的・形式的に行うことなく，いじめられた児童生徒の立場に立って行うこと。	①一定の人間関係のある者から，②心理的，物理的な攻撃を受けたことにより，③精神的な苦痛を感じているもの。なお，起こった場所は学校の内外を問わない。	児童生徒に対して，当該児童生徒が在籍する学校に在籍している等当該児童生徒と，①一定の人的関係にある他の児童生徒が行う②心理的又は物理的な影響を与える行為（インターネットを通じて行われるものを含む。）であって，③当該行為の対象となった児童生徒が心身の苦痛を感じているもの。

＊文部科学省国立教育政策研究所生徒指導センターの資料[6]を参考に，いじめ対策推進法までの流れをまとめた

いじめの予防や対応につながることを第一に考えるべきである。

　この点に留意しながら，本稿では，文部科学省（当初は文部省）によるいじめの定義の変遷をみることで，いじめの定義について考えたい。

　1985 年に文部省は，いじめを「①自分より弱い者に対して一方的に，②身体的・心理的な攻撃を継続的に加え，③相手が深刻な苦痛を感じているもの。なお，起こった場所は学校の内外を問わない」と定義している。この定義は，「力関係のアンバランスとその乱用」，「被害性の存在」「継続性ないしは反復性」の三つの要素からなりたっており，文部科学省は，この定義に基づいていじめの実態調査を行ってきた。時代が流れて，この定義がいじめの実態を把握するために適当ではない部分があるとの判断から，1994 年度と 2006 年度の調査時に定義の見直しを行なわれ，2013 年のいじめ防止対策推進法の「児童生徒に対して，当該児童生徒が在籍する学校に在籍している等当該児童生徒と一定の人的関係にある他の児童生徒が行う心理的又は物理的な影響を与える行為（インターネットを通じて行われるものを含む。）であって，当該行為の対象となった児童生徒が

心身の苦痛を感じているもの」という定義につながっている。いじめ防止対策推進法の定義であっても明確にいじめがどのようなものであると示されているわけではないが，少なくてもいじめである行為がいじめではないとされる可能性は最小限にされた定義であると感じられる。上述したような 1985 年からのいじめ防止対策推進法におけるいじめの定義の変遷の概略を**表2**に示す。

　また，文部科学省の調査では，2007 年のいじめの定義の変更に伴い，それまで「いじめの発生件数」とされていた統計数が，「いじめの認知件数」と書き換えられるようになった。これは，いじめは発生していても，必ず発見できるものではなく，あくまでも統計上出てくる数字は認知されているものだという考え方によるものと思われる。

　いじめは，遊びやからかいに近いレベルから犯罪のレベルまで，その程度も多様である。また，加害者にとってのいじめの程度の判断，被害者にとってのいじめの程度，周囲にとってのいじめの程度の判断には大きな開きがあるのが通常である。

　いじめによる自殺事件が起こった時に，わが国のマスコミなどの議論では，いじめはあったか否かが

焦点にされることが多い。近年のいくつかのいじめ
事件の中でも，学校と教育委員会側が「いじめの事
実はなかった」と発言したことが問題になり，世間
の批判を浴びたことは記憶に新しいであろう。しか
しながら，本来的には，いじめがあったかどうかの
議論を当事者ではない世間の人々がするのではな
く，いじめにどのように対応すべきかに世間の意識
を向ける必要がある。また，いじめ防止対策推進法
でいえば，法文の中にある「重大事態」をどのよう
に捉えるかも一つの鍵となるが，当事者にとって重
大事態であれば周囲は重大事態として対応すべきで
あろう。

IV．いじめの実態調査

先述したが，文部科学省は，1985 年からいじめの
実態について調査を開始しており，1994 年度および
2006 年度の調査では，いじめのとらえ方等について
見直しが行われている。以下，文部科学省による平
成 24 年度（2012 年度）の「児童生徒の問題行動等
生徒指導上の諸問題に関する調査」の報告[7]をもと
に，文部科学省の実態調査について述べる。

文部科学省の調査が開始された 1985 年は，いじめ
の発生件数は 155,066 件報告されたが，その翌年に
は 52,610 件まで減少し，いじめの定義の見直しが行
われた 1994 年度の前まで減少し続けている。そし
て，再びいじめの定義の見直しが行われ，報告され
る件数が発生件数から認知件数に変更された 2006
年度の調査では，124,898 件報告されている。そし
て，再び減少し始めていたが，2012 年度調査では，
いじめ認知件数が 198,109 件であった。この数値の
変動は，実態の変化というよりもいじめの定義や文
部科学省の通知の出し方などによる変化といった意
味合いが強いと思われ，この件数の変動自体にはそ
れほどの意味はないと考えられる。報告件数が減っ
たからいじめが減ったと考えるのは安易だが，文部
科学省が調査を続けることで，いじめの実態が明ら
かにされようとし，そのこと自体がいじめの抑止力
につながっている可能性もある。

また同じく 2012 年度の調査では，いじめを認知し
た学校の割合は，全体の 57.3％であった。学校別に
みると，小学校では全体の 52.2％，中学校では
71.0％，高等学校では 56.8％，特別支援学校では
24.5％であり，比較的中学校で多いことがわかる。

自殺との関連では，2012 年度に学校から報告が
あった児童生徒の自殺者 196 人のうち，自殺した児
童生徒が置かれていた状況として，「いじめ問題」が
あった生徒は 6 人（中学校で 5 人，高等学校で 1 人）
であった[8]。実際には統計には反映されていない
ケースも存在するであろうことも考慮すると，一定
数の児童生徒が毎年いじめによって自殺に追い込ま
れているといえる。

V．いじめの種類

いじめの種類は，いじめ行為の種類による分類
と，いじめの性質，つまり集団力動の種類による分
類との主に二つの視点から分類できる。

まず一つ目の視点に関しては，文部科学省の調査
に使われている項目を参考にする。文部科学省の調
査では，いじめの態様を以下のように区分している。
・冷やかしやからかい，悪口や脅し文句，イヤなこ
とを言われる。
・仲間はずれ，集団による無視をされる。
・軽くぶつかられたり，遊ぶふりをして叩かれた
り，蹴られたりする。
・酷くぶつかられたり，叩かれたり，蹴られたりす
る。
・金品をたかられる。
・金品を隠されたり，盗まれたり，壊されたり，捨
てられたりする。
・イヤなことや恥ずかしいこと，危険なことをされ
たり，させられたりする。
・パソコンや携帯電話で，誹謗中傷やイヤなことを
される。
・その他

これらのいじめの態様に関する平成 24 年度の調
査結果[7]から，いずれの学校種でも，「冷やかしやか
らかい，悪口や脅し文句，嫌なことを言われる」が
最も多く，全体のいじめの 6 割以上を占める。次い
で，「仲間はずれ，集団による無視をされる」，「軽く
ぶつかられたり，遊ぶふりをして叩かれたり，蹴ら
れたりする」の割合が 2 割程度と高くなっている。

また，文部科学省の分類の中で「パソコンや携帯
電話で，誹謗中傷やイヤなことをされる」ことは，
いわゆるネットいじめと呼ばれるものである。特に

90％以上の生徒が携帯電話・スマートフォンを持つと言われている高等学校では，平成24年度の調査では「パソコンや携帯電話等で，誹謗中傷や嫌なことをされる」が全体のいじめの14.8％を占めており[5]，ある程度の割合になっている。最近では，ソーシャル・ネットワーキング・サービス，無料メール・無料電話アプリと絡んだいじめや人間関係上のトラブルについて，報道も含め，耳にすることが多い。ネットいじめも本質的には従来のいじめとつながるものであると筆者は考えているが，その影響や対応には独自な視点も必要であると思われる。ネットいじめとその対応に向けての論考や研究が盛んになされるようになってきているが（例えば加納[9]，小倉・金子[8]，Souranderら[10]，内海[11]など），今後もさらなる研究が望まれよう。

　二つ目のいじめの集団力動による分類の視点では，藤田[12]による分類を紹介する。第1が，集団のモラルが混乱・低下している状態（アノミー的状態）の中で起こるタイプであり，そこで起こるいじめは，誰が標的になっても不思議ではない。第2は，何らかの社会的な偏見や差別に根ざすもので，異質性を排除する形で展開する。この場合は，いじめの対象となる人物とそうでない人物の境界は比較的明らかである。第3に，一定の持続性をもった閉じた集団の中で起こるいじめである。仲間集団・交遊集団の中で起こるいじめは，被害者も集団のメンバーとみなされるため，部外者には見えにくい。最後に第4のタイプは，特定の個人や集団が，接触のある個人を暴力や恐喝の対象にする場合であり，不良グループが同級生や下級生を脅して金品を巻き上げるとか暴力を加えるタイプがある。第3のタイプと違い，被害者は加害者集団の外部の人間であることが多いという。いじめへの対応を考える際には，このような集団力動の種類も考慮に入れる必要がある。

VI．いじめの四層構造

　いじめの四層構造[13]は，いじめが被害者，加害者，観衆，傍観者の四層の子どもたちが絡まり合った構造の中で起こっていることを明らかにしたものである。以下に，被害者，加害者，観衆，傍観者のそれぞれについて説明する。

　まず被害者はいじめられている子どものことであ

る。次に加害者は，いじめている子どものことであり，実際には複数の場合が多い。さらに観衆とは，いじめをはやし立てたり，面白がって見ている子どものことであり，加害の中心の子どもに同調・追従し，いじめを助長する。傍観者は，いじめを見て見ぬふりをする子どものことであり，いじめに直接的に荷担することはないが，加害者側には暗黙の了解と解釈され，結果的にはいじめを促進する可能性がある。森田ら[13]は，いじめ被害の多さは，加害者の多さよりも傍観者の多さと相関を示していることを指摘している。このことからも，傍観者の存在自体，もしくは傍観者の立ち振る舞いがいじめを左右すると考えることができよう。傍観者が傍観者として居続けるのではなく，森田ら[13]が仲裁者と呼ぶいじめに否定的な反応を示すものが多数表れれば，いじめの状況は変化してくるだろう。

　廣岡ら[14]は，大学生・大学院生と現職教員の大学院生へのいじめの傍観者に関する質問紙調査を行っている。その調査結果から，傍観者に対し，教師は，いじめを止めたい者には恐怖心を乗り越えさせることが，いじめを止めたいと思わない者にはいじめに関心を持たせることが必要だということを示唆している。また傍観者へのアプローチとは若干異なるが，大西らの一連の研究[15],[16],[17]ではいじめに否定的な学級規範がいじめの加害傾向に負の影響を及ぼしていることが指摘されている。また大西ら[16]は，教師が受容的で親近感のある接し方や，自信にあふれた指導，客観性に基づいた評価などを児童生徒に示すことで，いじめが教師の期待に背く行為として認識されやすくなる可能性を示唆している。

VII．いじめと精神疾患

　いじめ被害は，当事者に様々な影響を及ぼすことが，様々な研究者によって述べられてきている。そして，その影響は短期的なものにとどまらず，長期的な影響を与える場合も多いことも示唆されている。以下に，いじめの影響という視点も含めて，いじめと精神病理，精神疾患の関連について述べる。

　いじめの精神病理について論じた研究はそれほど多くないが，数少ない研究の一つとして立花[18]の研究がある。立花は，症状形成に「いじめられ体験」が強く影響していると考えられる25症例を対象と

して比較検討し，いじめられ体験による精神症状を，幻覚妄想群・引きこもり群・空想逃避群・身体症状群の4群に類型化している。症例数が多いとはいえないので一般化には慎重になる必要があるが，臨床場面でいじめ被害者への治療を考える際に，この分類は参考になるであろう。

いじめと関連の深い症状として，不登校がある。いじめ被害の及ぼすネガティブな影響は様々に考えられるが，いじめにより「不安など情緒的混乱」や「無気力」の状態を引き起こすこともネガティブな影響の一つであり，そのような心理的な問題が引き起こされた結果，不登校になる児童生徒も実際に存在する。文部科学省によると，不登校児童生徒のうちいじめがきっかけと考えられるのは，小学校では1.9％，中学校では2.1％，高等学校で0.5％であった[7]。割合としては他の事由と比べると高いとはいえないが，人数にすると小・中学校で2,336人，高等学校で267人おり，決して少ない数ではない[7]。それでは，このような児童生徒への対応方法としてどのようなことが考えられるであろうか。徳島県では，徳島県教育委員会・徳島市教育委員会と大学が連携し，不登校児童生徒への訪問型支援を行ってきている。臨床心理学を専攻する大学院生が家庭訪問を行い，児童生徒に寄り添うこのような実践は，いじめ被害を受け，引きこもり傾向にある不登校児童生徒への有効な支援の一つであると感じている。

さらに，いじめと発達障害の関連についても言及しておく必要があるであろう。杉山[19]によると，杉山らが行った調査で高機能広汎性発達障害の約8割がいじめを受けていたことを述べ，その深刻さを指摘している。また，高機能広汎性発達障害におけるいじめの問題点として，「いじめられている当時はケロッとしているように見えているのにもかかわらず，何年も経た後に，タイムスリップ現象という独自の記憶の病理を介在して，フラッシュバックが噴き出し，社会的適応や対人関係全体に影響を及ぼす，深刻な後遺症に発展する」点を挙げている。杉山も述べるようにいじめによるトラウマのケアをしっかりとしながら，彼らのいわゆる自尊心を高めるような介入が求められる。

なお，いじめによるトラウマ，PTSDへの対応は，発達障害の有無に関わらず求められることが多い。また，いじめが要因の一つになる自傷行為や自殺念慮がある点にも留意したい。

VIII. いじめへの対応の方向性

1. いじめ被害者に出会ったときに

下記は，筆者が勤務校の「生徒指導論」という授業で，講義中に学生に課している課題である。架空事例であるが，筆者自身も類似した状況に遭遇したことが何度かある。正解があるわけではないが，読者の皆様にも是非考えていただきたい。事例の生徒は小学校6年生男子である。

教室で一人仕事をしていると，ある一人の生徒が教室に入ってきました。おどおどした様子で周囲に誰かいないかうかがっているような様子でした。「どうしたの？」と尋ねると，少し迷ったようでしたが，「僕いじめられているんですけど…」とその生徒はいいました。その目は何かを訴えかけるように感じられましたが，それ以上は言葉が続かないようでした。

まず，ここまでで一つ目の課題である。この生徒に対して，あなたはどのように声をかけるであろうか。この事例では教室場面が設定されているが，児童精神科医ならば診察室を，スクールカウンセラーならば相談室を，というふうに，それぞれの立場に合わせて場面設定を考えて，この課題に向き合ってほしい。どのような方針で治療や対応をすすめるにしても，あなたが発する第一声は非常に大切なものとなるであろう。

続いて，二つ目の課題である。上記の場面からつなげて考えてもらってもよいし，下記の場面だけをきりとって考えてもらってもよい。

その生徒はいじめの内容についてぽつりぽつりと話し始めましたが，ふっと我に返ったように「やっぱりいいです。たいしたことないんで。今言ったこと忘れてください。他の先生には言わないでくださいね」と言って，教室を出て行ってしまいました。

さて，どうするべきだろうか。「他の先生には言わ

ないでくださいね」は，「親には言わないでください
ね」と読み替えてもらってもよい。

　もちろん，いじめ防止対策推進法に照らし合わせ
れば，専門家として何もせず黙っていてよい話では
ない。いじめの可能性があるならば，何らかの対応
をするべきであろう。しかしながら，「言わないでく
ださいね」と言った子どもの気持ちはどのように
扱っていけばよいのか。

2．いじめ対応の際に大切にしていること

　上記の課題について，大学の講義でも答えを述べ
るようなことはしていない。それは，同じ対応をし
ても，関わる者の心の持ち方で随分と子どもに与え
る影響が違うからである。ここでは，筆者がいじめ
対応の際に大切にしていることを述べ，回答の代わ
りとしたい。

　当然のことではあるが，筆者はいじめ被害者の子
どもの安全の確保が最優先されるべきだと考えてい
る。それでは，被害者の子どもの安全を守るために
どうすればよいのだろうか。まずは，いじめ被害者
の語りに耳を傾けることが重要である。たとえば，
友人から悪口を言われたり，誹謗中傷されたりした
場合，「そんなの気にしなくて大丈夫」「無視しなさ
い」と子どもに言いたくなるかもしれない。しかし，
そのような対応は初期段階では効果を発揮する可能
性はあるが，いじめの根本的な解決には至らない。
そもそも子どもたちは無視できないからこそ困り苦
しんでいるのであるし，もしかしたら語られていな
い事実が隠されているかもしれない。「大丈夫」と言
われてしまえば，たとえ事実が隠されていたとして
も，語られなくなってしまうだろう。いじめ問題に
おいて，いじめの事実が水面下に潜ってしまうこと
はどうしても避けたい状況である。

　また，当人の話の内容によっては，「それはいじめ
ではないのではないか」と思われる場合もあるかも
しれない。客観的にみても悪意がないと考えられる
場合もあるだろう。そのような場合も，被害妄想的
な思考傾向や認知のゆがみがある可能性も考慮に入
れながら，「本人にとってそれは真実であり，そのこ
とで困り苦しんでいる」ことを大切に，まずは本人
の語りに耳を傾けることが重要である。

　さらに，周囲の大人がその全貌がわからぬままに
犯人捜しだけをしてしまうと，事態が悪化してしま
う恐れがある。そうなれば，子どもはもう大人に事
実を語らなくなるだろう。子どもたちの間で，いじ
めを大人に密告したことに対して報復行為が起こり
うるということは周知のことであろう。たとえ表面
的にはいじめが沈静化したとしても，問題の解決に
は至らない場合が少なくない。

　大人の側はあせらず，しかし速やかに，事実を把
握し対応することが望まれる。この対応の際には，
保護者・教師・児童精神科医や臨床心理士などの心
の専門家がうまく連携して，それぞれの役割を果た
すことが望まれる。

3．長期的な視点での支援

　さいごに，いじめの長期的影響や長期的支援につ
いて少しだけ触れておきたい。

　いじめは被害者にとってなければよかった出来事
であるし，ネガティブな影響を与えるものだろう。
しかしながら，いじめ被害者への治療や支援を考え
る際には，被害を受けたというネガティブな側面ば
かりではなく，被害者の中にある様々なポジティブ
な側面にも目を向ける必要がある。

　いじめ被害にあった者の中には，「自分が悪いか
らいじめにあったんだ」「自分は価値のない人間だ」
と思い，後の人間関係に影響をあたえているものも
少なくない。長期的な視点にたったいじめ被害者へ
の支援としては，このいわゆる非機能的な認知の変
容が一つのポイントとなろう。辰巳は，いじめ被害
経験から外傷後成長に向かうプロセスについて検討
し，いじめ被害経験を捉え直すことのできる支援の
必要性を説いている[20]。いじめの被害経験を本人の
中で捉え直すには，本人が居場所と感じることがで
きるような安心・安全の環境を提供しながら，トラ
ウマケアなどの専門的治療を提供することが望まれ
るだろう。

4．おわりに

　本稿ではいじめの被害者への対応を中心に述べた
が，心の専門家としては，加害者にも関わることも
あるだろうし，集団力動への助言を求められること

もあるだろう。紙面の関係で詳細には論じられないが，その際にも与えられた役割の中で，一人ひとりの子どもたちがプラスの方向に進めるように考えて対応することが求められる。

文献

1) 文部省）児童生徒のいじめの問題に関する指導の充実について，1985. http://www.mext.go.jp/b_menu/hakusho/nc/t19850629001/t19850629001.html（平成26年5月1日閲覧）

2) 文部省　いじめの問題への取組の徹底について，1995. http://www.mext.go.jp/b_menu/hakusho/nc/t19951215001/t19951215001.html（平成26年5月1日閲覧）

3) 文部科学省　いじめの問題への取組の徹底について（通知），2006. http://www.mext.go.jp/a_menu/shotou/seitoshidou/06102402/001.htm（平成26年5月1日閲覧）

4) 文部科学省　別添1　いじめ防止対策推進法の概要，2013. http://www.mext.go.jp/a_menu/shotou/seitoshidou/1337288.htm（平成26年5月1日閲覧）

5) 森田洋司　いじめとは何か―教室の問題，社会の問題．中公新書，2010.

6) 国立教育政策研究所生徒指導研究センター　生徒指導資料第1週（改訂版）　生徒指導上の諸問題の推移とこれからの生徒指導―データにみる生徒指導の課題と展望．2009. https://www.nier.go.jp/shido/centerhp/1syu-kaitei/1syu-kaitei090330/1syu-kaitei.zembun.pdf（平成26年5月1日閲覧）

7) 文部科学省　平成24年度「児童生徒の問題行動等生徒指導上の諸問題に関する調査」の訂正値の公表について，2014. http://www.mext.go.jp/b_menu/houdou/26/03/1345890.htm（平成26年5月1日閲覧）

8) 小倉正義，金子一史　ネットいじめを考える　子どもの心と学校臨床8：60-70，2013.

9) 加納寛子　エンターテイメント化するネットいじめ　加納寛子編　現代のエスプリ526　ネットいじめ，42-55，2011.

10) Sourander A, Klomek AB, Ikonen M, et al. Psychosocial Risk Factors Associated With Cyberbullying Among Adolescents：A Population-Based Study. Archives of General Psychiatry, 67（7）：720-728, 2012.

11) 内海しょか　中学生のネットいじめ，いじめられ体験―親の統制に対する子どもの認知，および関係性攻撃との関連―　教育心理学研究58：12-22，．2010.

12) 藤田英典　教育改革―共生時代の学校づくり―．岩波書店，1997.

13) 森田洋司，清永賢二　新訂版　いじめ―教室の病．金子書房，1994.

14) 廣岡知恵，吉井建治　いじめの傍観者に関する研究―傍観者が仲裁者に変わるためには―．生徒指導研究8：47-56，2009.

15) 大西彩子　中学校のいじめに対する学級規範が加害傾向に及ぼす効果，カウンセリング研究40：199-207，2007.

16) 大西彩子，黒川雅幸，吉田俊和　児童・生徒の教師認知がいじめの加害傾向に及ぼす影響―学級の集団規範およびいじめに対する罪悪感に着目して，教育心理学研究57：324-335，2009.

17) 大西彩子，吉田俊和　いじめの個人内生起メカニズム―集団規範の影響に着目して―，実験社会心理学研究　49：111-121，2010.

18) 立花正一　「いじめられ体験」を契機に発症した精神障害について，精神経誌92：321-342，1990.

19) 杉山登志郎　いじめ・不登校と高機能広汎性発達障害，こころの科学151：64-69，2010.

20) 辰己亮　いじめ被害経験から外傷後成長に向かうプロセスに関する研究―居場所の存在に着目して―，2012年度鳴門教育大学大学院学校教育研究科修士論文（未公刊）2013.

44 非行

河野荘子

I. 非行の概念

1. 定義

　非行は，反社会的行動の代表的なものとして位置づけられる。文部省（現　文部科学省）[1]は，反社会的行動（antisocial behavior）を，「法律や社会習慣など，社会規範に違反する行為であり，その動機には，社会集団に対する意識的・無意識的な反発的心情が見られる」と定義する。具体的には，攻撃的・破壊的行為，弱い者いじめ，脅迫，虚言など，社会的に他の人々に迷惑を与える行為をさす。そして，非行少年とは，少年法の規定によれば，犯罪少年・触法少年・虞犯少年のことをさす（**表1**）。

2. 非行ととらえるか素行症ととらえるか

　非行は，社会的概念である。何をもって非行と呼ぶかは，その時代の価値観や社会情勢，施行されている法律の内容，その行動を見る個人の評価基準などに大きく左右される。一方，非常に近い概念として，素行症（conduct disorder）がある。素行症は，人・動物に対する攻撃性や，所有物の破壊などを指標に診断される疾病概念である（**表2**）。

　疾病概念として成り立つためには，どのような環境下であろうとも，共通する問題を持つ個人が，ある一定程度の割合で存在することが前提である。しかし，DSM-5で診断される素行症は，学校にはほとんど存在せず，少年院や少年刑務所などの矯正施設では約8〜9割が該当するという，極端に偏った分布を示す。つまり，社会的概念である非行と，疾病概念である素行症との違いが不明確であるがゆえに，診断そのものがまったく意味をなさない場面ができてしまっているのである。DSM-IV-TRの行動重視の診断姿勢は，善悪の価値判断を持ち込まないという利点がある反面，診断基準の妥当性という点では，今後に多くの課題が残されていることを付け加えておきたい。

II. 非行の歴史

　歴史をひもとくと，時代背景や経済状態などに大きく影響を受けて，非行行動の現われ方自体が変化していることがよくわかる。非行は，これまで3つのピークを示してきた。

　戦後の混乱期と復興期にあたる昭和26年を頂点とする時期を第1のピークという。このころの非行は，まさに，戦後という時代背景とともに発生した。社会や家族の物理的・心理的崩壊が，すべての人々の心に大きな影響を与えた上，保護者を亡くして独

表1　非行少年の種類

①犯罪少年：14歳以上20歳未満で，罪を犯した少年
②触法少年：14歳未満で，刑罰法令に触れる行為をした児童
③虞犯少年：20歳未満で，一定の不良行為があり，かつ性格または環境に照らして，
　　　　　　将来罪を犯し，または刑罰法令に触れる行為をなす恐れのある者

表2　DSM-Ⅳ-TR による行為障害（素行症）の診断基準

A. 他者の基本的人権または年齢相応の主要な社会的規範または規則を侵害することが反復し持続する行動様式で，以下の基準の3つ（またはそれ以上）が過去12ヵ月の間に存在し，基準の少なくとも1つは過去6ヵ月の間に存在したことによって明らかとなる。

＜人や動物に対する攻撃性＞
(1) しばしば他人をいじめ，脅迫し，威嚇する。
(2) しばしば取っ組み合いの喧嘩をはじめる。
(3) 他人に重大な身体的危害を与えるような武器を使用したことがある（例：バット，煉瓦，割れた瓶，ナイフ，銃）。
(4) 人に対して残酷な身体的暴力を加えたことがある。
(5) 動物に対して残酷な身体的暴力を加えたことがある。
(6) 被害者の面前での盗みをしたことがある（例：人に襲いかかる強盗，ひったくり，強奪，武器を使っての強盗）。
(7) 性行為を強いたことがある。

＜所有物の破壊＞
(8) 重大な損害を与えるために故意に放火したことがある。
(9) 故意に他人の所有物を破壊したことがある（放火以外で）。

＜嘘をつくことや窃盗＞
(10) 他人の住居，建造物，または車に侵入したことがある。
(11) 物や好意を得たり，または義務を逃れるためしばしば嘘をつく（すなわち，他人を"だます"）。
(12) 被害者の面前ではなく，多少価値のある物品を盗んだことがある（例：万引き，ただし破壊や侵入のないもの；偽造）。

＜重大な規則違反＞
(13) 親の禁止にもかかわらず，しばしば夜遅く外出する行為が13歳以前から始まる。
(14) 親または親代わりの人の家に住み，一晩中，家を空けたことが少なくとも2回あった（または，長期にわたって家に帰らないことが1回）。
(15) しばしば学校を怠ける行為が13歳以前から始まる。
(B・Cは省略)

（引用：APA, Diagnostic and statistical Manual of Mental Disorder IV-TR. 2000. [髙野三郎ほか訳　DSM-IV-TR 精神疾患の診断・統計マニュアル，医学書院，2002]）

力で生きていかなければならない子どもが急激に増えた。このころの非行の主流は18, 9歳で，生きるために行われる窃盗や万引きが主たる非行内容だったといわれている。

第2のピークは，昭和39年を頂点として，経済の高度成長期を背景に，社会全体が豊かになってきたころに到来する。非行の主たる年齢は16, 7歳に移行し，粗暴犯や暴力犯，性犯罪の増加，覚醒剤や有機溶剤といった薬物関連の問題行動が顕著になる。価値観の葛藤や文化葛藤に基づく「反抗型非行」が増加したのが特徴とされる。

第一次オイルショック以降の経済の低成長期にあたり，昭和58年を頂点とするのが，第3のピークである。両親が健在で，家庭としても普通かそれ以上の生活をしているような子どもが，遊び半分やスリルを味わうために窃盗や万引きをおこなう，いわゆる「遊び型非行」が増加する。主たる年齢層は14歳で，さらに低年齢化し，普通の家庭の子どもによる，単純な手口の非行が増加したことから，非行の一般化が進んだとされる。

その後，平成14年ごろに，第4のピークの到来を危惧する声が聞かれた時期がある。中学生による教師殺傷事件（1998年），愛知県豊川市の主婦殺害事件（2000年），佐賀発高速バスジャック事件（2000年）など，少年による凶悪事件が立て続けに起こり，その多くが17歳で，普段の様子からこのような重大事件を起こすとは予測できないような子どもだったために，「17歳の心の闇」「キレる子ども」などといったフレーズが巷にあふれた。幸いにして，その後，少年の検挙人数の人口比は減少に転じたため，この議論は下火になり，現在に至る。

Ⅲ. 非行の現状

平成26年版子ども・若者白書[2]によると，刑法犯少年・触法少年・虞犯少年の検挙人員は，いずれも

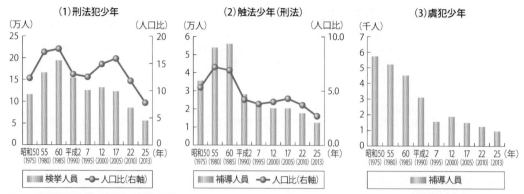

図1　刑法犯少年等の検挙・補導人員
(引用：内閣府　平成26年版子ども・若者白書 p.56「刑法犯少年等の検挙・補導人員（第1-5-13図）」の(1)(2)(3)。
http://www8.cao.go.jp/youth/whitepaper/h26honpen/pdf/b1_05_03_01.pdf)

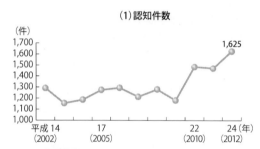

図2　家庭内暴力
(引用：内閣府　平成26年版子ども・若者白書 p.60「家庭内暴力（図1-5-21図）」の(1)。
http://www8.cao.go.jp/youth/whitepaper/h26honpen/pdf/b1_05_03_02.pdf)

減少傾向にある（**図1**）。年齢は、14歳〜16歳が全体の6割強で、罪種の6割強を、初発型非行（万引き・自転車盗・オートバイ盗・専有離脱物横領）が占めている。この傾向は、子どもの人数が減少しても、少年法が改正されて刑事処分の可能年齢が引き下げられても、ほとんど変わっていない。

一方、平成23年ごろから新たに指摘されるようになったのが、家庭内暴力・校内暴力の増加である。統計上の数値は、その時の国や政府の方針に大きく影響されるので、慎重に解釈する必要があるが、それでも目を引くのは、警察が関係する家庭内暴力の認知件数が、平成24年で、1600件を超えたことである（**図2**）。そのうち、母親に対する暴力行為が6割で、その主たる原因として、「しつけなどへの反発」があげられている。その他、平成25年版犯罪白書[3]によると、警察が取り扱った校内暴力およびいじめによる検挙者数は、近年増加傾向にある。

一方、昨今の非行の質的な変化にも著しいものがある。特に、少年たちがグループを組んで、面識のない通行人を暴力などで脅し、金銭を盗る「オヤジ狩り」は、これまであまり見られなかった種の犯罪だと言われている。葉梨[4]は、昨今の非行について、「いきなり型」非行、「遊ぶ金ほしさ」の非行、模倣犯の増加を指摘しているし、影山[5]は、自己の病理を背後に持つ「自己確認型」犯罪が増えていると言う。村松[6]は、「非行に至った少年の多くが、自己を被害的に認知しており、怒りを鎮めてくれる対象を身近にもっておらず、孤立無援の状態にある」と、少年らの抱える被害感と孤立感を指摘し、「行き場を失った怒りは、とりあえずその矛先が学校に向けられる」と言う。

これらの最近の傾向からは、子どもの粗暴化と、その矛先が家族や学校といったごく身近な対象に向かいやすくなっている様子が見てとれる。子ども自身の問題としては、適切に怒りを処理・発散するスキルの未熟さ、感情表現やソーシャルスキルの乏しさ、欲求不満耐性の脆弱さ、見通しの持ちにくさ、怒りを身近な関係の中でしか発散できない自信のなさ、深い孤独感・孤立感などが推測されるが、これらは、家族内でのしつけや人間関係などの中で醸成されるものでもある。非行は、標準からの逸脱であるがゆえに、何らかの社会変動の影響を鋭敏に反映する。歴史が示すように、子どもの変化は、社会全

体の変化を意味するのである。昨今の子どもの粗暴化も，児童相談所における児童虐待に関する相談対応件数や，警察が検挙した児童虐待事件数が増加している[3]ことと無関係ではなさそうである。

IV. 非行・犯罪の理論

犯罪心理学は，犯罪社会学から派生してできた学問である。犯罪心理学は個人を問題にするものであるが，個人は社会と切り離すことはできない。ここでは，犯罪心理学のベースでもあり，深い関係を持つ犯罪社会学の理論をいくつか紹介する。

1. アノミー理論 (anomie theory)

フランスのリヨン環境学派である Durkheim の考え方をもとに，Merton が発展させたものが，もっとも一般的であろう。社会には，その構成員が共通して持っている追及すべき正当な目標（文化的目標 cultural goals）があり，その目標を達成するために社会的に広く認められた手段（制度的手段 institutionalized means）も存在する一方，制度的手段への接近には階層的な制限が設けられているために，必ずしもすべての人が文化的目標を達成できるわけではない。Merton[7]は，分化的目標を追求するよう社会から要請されても，制度的手段が平等に配分されていないために緊張（strain）状態が生まれ，それが犯罪の原因となると説明する。日本では，特定の社会集団や地域に，ある種の問題が集中するという現象が見えにくい背景もあり，アノミー理論を検証する場合に，学歴がよく用いられる。

2. 分化的接触理論 (differential association theory)

分化的接触理論は，Sutherland[8]が中心となって提唱したものがよく知られている。逸脱行動は，親密な集団内でのコミュニケーションを通して，学習によって獲得されると考える。逸脱的な集団に属していれば，その中でのやり取りを通して，個人は逸脱的な感覚や思考様式を身につける。学習内容は，犯罪遂行の技術といった具体的なものから，合理化の方法や態度といった抽象的なものまで幅広い。

3. ラベリング理論 (labeling theory)

Becker[9]が提唱したものがもっとも有名であろう。この理論では，犯罪の原因を「人が犯罪者となるのは，周囲から『犯罪者』というラベルを貼られるからである」と考える。これを「烙印づけ（stigmatization）」とも呼ぶ。犯罪者のラベルを貼られた個人は，何をするにもその烙印がついてまわるため，さまざまな苦境に立たされやすく，合法的な生活を送ることが難しくなってしまう。つまり，自らの意思とは関係なく，周囲が張ったラベルが，その個人を本物の犯罪者にしてしまうという考え方である。この理論では，犯罪は，ラベルを貼られた人と貼る人の社会的相互作用の中で生み出される行為と位置づけられる。

4. 社会的絆理論 (social bond theory)

社会的絆理論は，「なぜ，世の中の大部分の人は逸脱をしないのか」に注目した Hirschi[10]が提唱した。非行・犯罪の抑制要因を「社会に対する個人の絆（bond）」に求めるもので，「絆」は，「愛着（attachment）」「コミットメント（commitment）」「インボルブメント（involvement）」「信念（belief）」の4つの概念から構成される。「愛着」とは，個人が両親や学校，友人など身近な人に対して抱く愛情や尊敬などからなる絆のこと，「コミットメント」は，個人が慣習的な活動に一定の拘束を受けている状態，「インボルブメント」は，逸脱行動について考える暇がないほど，合法的な活動（例えば，勉強や部活動，仕事）に忙しく従事して，逸脱する機会をなくすること，「信念」は，個人が，自分の属する集団がもつ道徳規範や価値観などを内面化している程度を意味している。Hirsch は，これら4つの構成要因の中で，愛着を最も重視している。

5. セルフコントロール理論 (self control theory)

これは，Gottfredson & Hirschi[11]が提唱したもので，犯罪を予測する最も重要な要因をセルフコントロールの低さと考える。セルフコントロールは，生

後6〜8歳までの家庭教育によって決まり，その後の人生や日常生活におけるあらゆる行動に影響を及ぼす。セルフコントロールの低い者は，衝動的，即時的，近視眼的などの特徴を持つため，犯罪類似の行為（事故，過度の喫煙や飲酒など）や犯罪を行なう可能性が高くなると説明する。

V. 非行に関する研究

非行行動は，これまで様々な心理的要因（信頼感，自尊心，攻撃性，パーソナリティなど），生理的要因（染色体，家系，遺伝など），社会的要因（家族関係，友人関係など）との関連で検討されてきた。ここでは，そのいくつかを紹介する。

1. 心理的要因

1）敵意帰属バイアス

非行少年や犯罪者は，周囲との関わりの中で否定的な体験をした時，それを自分への挑発や攻撃と解釈しやすいところがある。また，攻撃的な児童は，相手の意図があいまいな場合でも，より頻繁に相手の敵意に帰属するため，対人挑発場面に接すると，報復的攻撃に向かいやすくなるともいわれている[12]。

Dodge[12]は，相手の敵意に帰属しやすい傾向を，「敵意帰属バイアス（hostile attribution bias）」と呼び，攻撃行動の発現との関連など，多くの実証研究を重ねている。日本では，片岡[13]が，年長児を対象に実験をおこない，攻撃児は，仲間の意図を敵意だと解釈しやすいことを見出している。これらの結果は，個人の意図帰属に対する早期介入の有効性を示すものでもある。敵意意図帰属しやすい子どもには，クールダウンするスペースに移動させるなどの，葛藤が生じた際の怒りを統制するようなトレーニングをおこなうことが必要なのではないかと言われている[14]。

2）共感性

出口・大川[15]は，非行少年は，他者の感情に巻き込まれ，過剰に共感するからこそ，凶悪犯罪に至る場合もあるとし，「エンパシッククライム（empathic crime：共感的犯罪）」という概念を提唱している。

この研究は，共感性を，「相手の感情と同じものを自分の中で経験する」という情動的側面から検討しているのみであるが，昨今は，情動的側面と認知的側面（相手の立場に立って物事を見て相手を理解する）の両方を共感性とする立場[16]が主流となっている。渕上[17]は，非行少年は，認知的側面の働きが弱いほど，行為障害傾向が高いことを見出している。河野・岡本・近藤[18]は，青年犯罪者は，情動的側面と認知的側面がアンバランスになっているととらえ，非行や犯罪からの立ち直りには，自分で統制できなくなるほどの他者への共感しやすさを，彼ら自身がいかにして抑えるかを学ぶことが有効なのではないかと提案している。

2. 親子関係・家庭環境

小保方・無藤[19]は，中学1年〜3年生に，非行傾向行為の有無や家族関係などをたずねる質問紙を実施し，飲酒・喫煙といった従来からみられる行為と出会い系サイトに関わる行為との両方を経験したことのある女子は，親子関係が親密ではなく，家庭での暴力が多く，親による監督がいきとどいていない，親子関係の問題が大きい子どもたちだと指摘している。岡邊[20]は，警察の公式記録を分析し，非行の開始と再非行リスクとの間に明確な関連がみられること，親の不在や親の養育態度の不適切さが再非行リスクを高めることを見出している。その他，子どもからみた両親との心理的距離の近さや養育態度と，子どもの問題行動との関連性を見た研究も多い。

3. 学校適応・友人関係

岡邊[20]は，学校不適応は，中学在学中か否かを問わず，再非行リスクを高める方向に機能すると指摘している。小保方・無藤[21]は，飲酒・喫煙などの経験があり，出会い系サイトを利用したこともある中学生女子は，親しい友人にも経験者が多く，友人の影響を受けているとしている。小保方・無藤[19]においても，非行傾向行為の経験のある友人の存在が，中学生の非行傾向行為に影響を及ぼしていることが示されている。

これらの知見は，分化的接触理論の妥当性を証明するものでもあるが，一方で，逸脱的な集団や個人

と接触していても，逸脱的な学習はほとんどしない子どもも少なくない。他者からの被影響性だけでは，非行化は十分に説明できず，非行からの立ち直りを支援する方法にもつながらない。今後の検討課題である。

VI. 非行の治療

場合によっては，衝動性や爆発的な怒りをコントロールするための薬物治療をおこなうこともあろうが，非行の治療は，心理的アプローチが主となる。

1. 内界探究的アプローチ

通常，治療機関で出会うような少年たちは，外見上で特に人目を引くような格好をするわけでもなく，会った瞬間から攻撃性や憎悪を剥出しにすることもない，ごく普通の人々である。にもかかわらず，いざ個人面接へ導入しようとすると，治療場面を操作しようとしたり，妙に愛想良くふるまってみたり，反対に無関心を装ってみたりと，大きな抵抗を示し，治療者の逆転移がいろいろな形で引き起こされる。その上，少年たちの来談は，学校との取引の結果であったり，公的機関からの措置であったりして，相談する意欲がない場合も少なくない。非行の心理療法においては，治療者が逆転移をいかに乗り越えるかが，最大の鍵となるのである。

以上のことをふまえた上で，石川[22]は，治療者が1人1人の少年に関心を持ち，彼らの犯した罪ではなく，表情や態度，言葉などに表現される人格全体をよく見，よく聞き，相手の身になろうとする，関与的観察の重要性を説いている。そして，こうした努力を通じてのみ，治療者は相手の本当の気持ちや彼らが背景に持つ問題の全貌，非行・犯罪の意味などをより一層深く理解できると説明する。心理面接場面でのあらゆる出来事は，すべて，彼らの内的世界の中で起こっていることである。むやみに「人間としての出会い」や「こころの触れ合い」を強調することは自重せねばならないが，さまざまな要因が複雑に絡み合って非行行動が起こることを鑑みれば，家族関係や環境の調整とともに，治療者との関係の中で，少年たちの抱える心理的問題を丹念に取り扱っていくことは，非常に有効なことだといえる。

2. 認知行動療法的アプローチ

内界探求的アプローチは，意義深いものである一方，信頼関係ができるまでにさまざまな困難があり，長い時間がかかるため，その枠組に適応できない少年は，更生の機会が失われることになってしまう。また，少年の内的変化だけで，非行問題を解決することには限界もある。そこで，より短期間で，ある一定の効果をあげるための1つの方法として，認知行動療法的アプローチが用いられている。

非行臨床の対象となる少年たちは，その大部分が，社会的スキルが貧困なため，問題が起きると，たやすく暴力的になったり，反社会的手段に訴えたりする。この状態のままでは，適切な人間関係を構築できず，本人の傷つきをさらに深め，非行が深刻化する可能性を高めてしまう。また，非行のある少年を取り巻く両親や家族そのものが，適切な社会生活を営んでいなかったり，少年をサポートする適切な指導力や効果的な指導技術が欠如していたりする場合も少なくない。そこで，主に，認知行動療法（cognitive behavior therapy）や社会生活技能訓練（social skills training）を用いて，少年や家族に対するアプローチがおこなわれることとなる。認知行動療法は，認知の不正確さ，敵意に満ちた内容の偏った期待，非暴力的な問題解決法への無知を正し，暴力による衝突を避け，建設的な問題解決法を教えようとするものである[23]。情報の意味づけや解釈の修正に力点がおかれ，個人の思考パターンのふり返りや，集団での討議を通して，認知のゆがみを是正していく。社会生活技能訓練は，あいさつの仕方や就職面接の受け方，誘われた時の断り方など，さまざまな日常的なテーマを設定し，モデリングやロールプレイなどを通して，一連の社会的・対人的スキルを育てていくものである。

一方，保護観察所や家庭裁判所などで，少年やその家族と関わり，定められた短い時間の中で，ある一定の効果をあげることが求められる場合，短期療法が取り入れられることがある。中でも，解決焦点アプローチ（solution focused approach）は，解決しやすい目標を設定し，それを1つ1つ乗り越えていくことを通して，問題に対処できる自信を得ようというもので，クライエントは新たな行動様式を獲得する必要がなく，心理的負担が軽くなり，短期間で効

果があがることが期待できる[24]。

これらの方法が一定の成果をあげるためには，訓練の対象となる人が，基本的な学習能力をもっていることが不可欠である。少年に，その課題に取り組む意欲がなかったり，知的な問題があったりする場合，効果が得られにくいことは充分予測できる。そういった状況をも想定し，プログラムをさらに充実させていく必要がある。

3. その他のアプローチ

昨今のポジティブ心理学の台頭を背景に，犯罪者処遇にもパラダイムシフトが起きつつある。特に，性犯罪者をどのように処遇し，矯正教育すれば，再犯リスクが下げられるかという課題は，世界的に，昨今の重要なトピックスとなっている。たとえば，Ward & Gannon[25]は，Good-Lives Model にもとづいた実践を行っている。Good-Lives Model とは，その人が，性犯罪によって得ようとしたもの（goods；財）を明確にし，その人が得ようとしたものを，性犯罪ではなく，向社会的な方法で手に入れるために，必要なスキルを獲得させることによって，再犯リスクを下げようとするものである。

こういった知見が積み重ねられ，非行少年の処遇に役立てられる日も，そう遠くはないだろう。

VII. まとめ

矯正施設に入所するような深刻な問題を呈する非行少年であればあるほど，その子どもの家族自体が様々な問題を抱えている場合が少なくない。たとえば，両親から殴られないために，夜遅くまで外で過ごす生活を余儀なくされていたり，経済的に困窮していて，家に食べ物もお金もないので，空腹を満たすために万引きをしたりなど，生い立ちを聞くことで初めて，非行少年と呼ばれる子どもの別の姿に接することがある。橋本[26]は，このような生活状況の中で，身を守るための手段として，幼いころから始まる非行を「生き延びるための非行」と呼んでいる。他者に危害を加える者は，自身が被害者であった体験を持つことが多い。非行は，その子どもを取り巻く環境をも同時に視野に入れて理解しようとしなければ，なかなか本質が見えてこないところがある。

少年と関わろうとする者は，自分の中にある価値基準と常に対峙させられつつ，多角的な視点で事例を見，対処法を考えねばならない。これこそが，非行（あるいは素行症）という問題の，最も難しく，複雑なところといえるだろう。

非行にしても，素行症にしても，目の前の子どもが呈する行動上の問題だけを見ていては，本質を見失い，見当違いな治療をしてしまう，あるいは必要な治療をしない結果となることを，われわれは忘れてはならない。少年本人と，その少年を取り巻く家族，地域，生活環境など様々な問題を視野に入れ，異なる専門性と着眼点を持つ人たちがチームを組んで関わることが理想である。

文献

1) 文部省（現文部科学省）児童の反社会的行動をめぐる指導上の諸問題―窃盗（万引き）に関する指導を中心として―. 1985.
2) 内閣府　平成26年版子ども・若者白書 2014.
3) 法務省法務総合研究所　平成25年版犯罪白書 2013.
4) 葉梨康弘　少年非行について考える―その今日的問題と少年警察の課題―. 立花書房，1999.
5) 影山任佐　現代日本の犯罪と現代社会―「自己確認型」犯罪―　精神科治療学 15（12）：1257-1263, 2000.
6) 村松励　世代間の問題としての少年事件　精神療法 27（3）：308-311, 2001.
7) Merton RK. Social theory and social structure. The Free Press, 1949.［森東吾，森好夫，金沢実，中島竜太郎訳　社会理論と社会構造. みすず書房，1961.］
8) Sutherland EH, Cressy DR.　Principles of criminology. J. B. Lippincott Company, 1960.［平野龍一，所一彦　訳　犯罪の原因. 有信堂，1964.］
9) Becker HS.　Outsiders：Studies in the sociology of deviance. New York：The Free Press, 1963.［村上直之　訳　アウトサイダーズ，新泉社，1978.］
10) Hirschi T.　Cause of delinquency, University of California press, 1969.［森田洋司，清水新二　監訳　非行の原因―家庭・学校・社会のつながりを求めて―. 文化書房博文社，1995.］
11) Gottfredson MR, Hirschi TA.　General Theory of Crime, Stanford University press, 1990.［松本忠久　訳　犯罪の基礎理論. 文憲堂，1996.］
12) Dodge KA.　Social cognition and children's aggressive behavior. Child Development 51：162-170, 1980.
13) 片岡美菜子　攻撃及び非攻撃児の敵意帰属に及ぼすムード操作の効果. 教育心理学研究 45（1）：71-78, 1997.
14) 小國友花子　幼児の身体的攻撃行動に影響を及ぼす

要因について―敵意帰属，衝動統制，怒り― 甲南女子大学大学院論集 2：37-44，2004.

15) 出口保行，大川力 エンパシッククライムに関する研究（I）犯罪心理学研究 42（特別号）：140-141，2004.

16) Davis MH. Empathy：A social psychological approach. Westview Press, 1994.［菊池章夫 訳 共感の社会心理学―人間関係の基礎― 川島書店，1999.］

17) 渕上康幸 共感性と素行障害との関連 犯罪心理学研究 46（2）：15-23，2008.

18) 河野荘子，岡本英生，近藤淳哉 青年犯罪者の共感性の特性．青年心理学研究 25（1）：1-11，2013.

19) 小保方晶子，無藤隆 親子関係・友人関係・セルフコントロールから検討した中学生の非行傾向行為の規定要因および抑止要因．発達心理学研究 16（3）：286-299，2005.

20) 岡邊健 社会階層と少年非行―官庁統計と社会調査データに基づく一考察―．現代の社会病理 25：77-96，2010.

21) 小保方晶子，無藤隆 出会い系サイトなどを利用している中学生の特徴―従来からみられる非行傾向との比較― 犯罪心理学研究 45（2）：61-73，2007.

22) 石川義博 犯罪・非行の「治療」（福島章・町澤静夫・大野裕 編）人格障害．pp508-523，金剛出版，1995.

23) 原田隆之 非行と行動療法．犯罪心理学研究 38（1）：21-30，2000.

24) 笹竹英穂 Solution Focused Approach を用いた非行少年の保護者への働きかけ．犯罪心理学研究 38（1）：11-20，2000.

25) Ward T, Gannon TA. Rehabilitation, etiology, and self-regulation：The comprehensive good lives model of treatment for sexual offenders. Aggression and Violent Behavior 11：77-94, 2006.

26) 橋本和明 虐待と非行臨床．創元社，2004.

45 自傷と自殺

鈴木　太

I. 概念

　自殺は suicide の訳語であり，「自ら自分の生命を絶つこと」（広辞苑第六版）を意味する。自殺は自害や自死と同義であるが，専門用語としては自殺が定訳となっている。希死念慮 suicidal ideation は自殺をしようと考えることであり，自殺を実際に試みることは自殺企図 suicide attempt と呼ばれる。自傷はself-injury や self-harm の訳語であり，自らの身体を傷つけることを意味し，米国の文献では，自殺の意図を伴わないものを非自殺性自傷 non-suicidal self injury（NSSI）と呼んで自殺企図と区別することが多い。

　2013 年に発表された米国精神医学会の診断基準である DSM-5 では，独立した精神障害の一つとして，NSSI の研究用診断基準が作成された（American Psychiatric Associaion, 2013）[1]。DSM-5 を診断に用いるなら，自殺の意図を伴わずに自傷が繰り返される場合は NSSI が適切な診断である。英国と欧州では，自殺の意図を伴う自傷とそうでない自傷を区別せず，また，刃物による自傷に限らず，大量服薬や服毒も含めて，self-harm という用語が使われることが多い（Ougrin et al., 2012）[2]。本章では，自殺の意図を伴わない自傷に限って，NSSI という用語を用いているが，必ずしも DSM-5 で定義された NSSI を意味しないことに留意されたい。

II. 疫学

　現代の先進国では，青年の死因の第 2 位または第 3 位が自殺である（Ougrin, 2012）[3]。臨床サンプルでも地域サンプルでも，青年の自殺既遂または自殺企図の 80～90％が精神障害を診断され（Bridge et al., 2006）[4]，双極性障害，うつ病，不安症，素行症，物質使用障害がよく認められている（Cash and Bridge, 2009）[5]。あるシステマティックレビューで検討された 128 研究では，約 51 万人の青年のうち，自殺企図，自傷，希死念慮の経験率は，それぞれ 9.7％，13.2％，29.9％であった（Evans et al., 2005a）[6]。

　東京都立小児総合医療センターで行われた調査では，自傷または自殺企図のために緊急入院に至った 112 例のうち，74 例が女児であり，男女比はほぼ 1：2 であった（渡辺ら，2015）[7]。人口統計学的/社会的因子として，女児であること，10 代後半であること，民族的マイノリティであることは，青年において，自傷や自殺企図のリスクを高める（Ougrin et al., 2012）[2]，性的マイノリティであることも自傷や自殺企図の危険因子である（Marshal et al., 2012[8]；Marshal et al., 2013[9]；Mustanski et al., 2010[10]）。その他の危険因子については後述する。

III. 臨床症状

　NSSI の研究用診断基準の概要を**表1**に示した。併存症の診断については，第 29 章「うつ病性障害」，第 30 章「双極性障害」，などを参照されたい。

表 1　DSM-5 における非自殺性自傷の診断基準の概要

・過去 1 年以内に 5 日以上，切創，熱傷，打撲など，自己の体の表面をわざと損傷している。その損傷は軽度から中等度の身体的な損害をもたらすと予想していて，自殺の意図はない。
・自傷行為によって以下の一つ以上を期待する：ネガティヴな気分や認知の状態の緩和，対人関係上の問題の解決，ポジティヴな気分の状態。
・自傷行為は以下の少なくとも一つと関連する：対人関係の困難またはネガティヴな気分や認知を自傷行為の直前に伴う，自傷行為を行う前に，自傷行為について考えをめぐらす，自傷行為に関する考えが，頻繁に浮かぶ。
・ボディピアスやタトゥーのように文化的に容認された行為ではなく，かさぶたをはがすこと，爪を噛むことでもない。
・臨床的に意味のある苦痛，または社会的機能障害を伴う。
・精神病エピソード，せん妄，物質の影響，神経発達症を伴う人の常同症，その他の精神障害や身体疾患ではない。

IV.　病因

　自傷や自殺企図の生物学的な原因は確定していないが，心理社会的な危険因子は疫学的な手法で調査されている。青年の自殺関連行動に関する研究の大半は，研究の質が低く（Christiansen et al., 2014）[11]，以下に提示する危険因子についてはさらなる研究が必要である。研究の質の改善を目的として，近年では，小児における自殺関連行動の分類のために，Columbia Classification Algorithm of Suicide Assessment（C–CASA）の使用が推奨されている（Posner et al., 2007[12]；Posner et al., 2011[13]；Bushe and Savill, 2013[14]）。

1.　慢性の困難，虐待，いじめ被害

　貧困を含む慢性の困難 chronic adversity（本書第 40 章），児童虐待 child maltreatment（本書第 41 章）は，青年期における自殺関連行動のリスクを高める（Ayton et al., 2003[15]；Miller et al., 2013[16]；Hauser et al., 2013[17]）。自傷や自殺企図を行う青年において，別居，離婚，死別などに伴う親との分離が高率に認められることは，本邦における複数の医療機関から繰り返し報告されている（Kawashima et al., 2012[18]；土岐ら，2013[19]；渡辺ら，2015[7]）。薬物療法や精神療法を受けている青年では，慢性の困難や虐待の既往が治療開始後の自殺企図を予測することが二つの研究によって示された。Treatment Of SSRI–Resistant Depression In Adolescents（TORDIA）研究では，選択的セロトニン再取り込み阻害薬（SSRI）抵抗性の青年期うつ病において，家族の不和を伴う症例では，自殺企図のリスクが高かった（Brent et al., 2009）[20]。

同様に，Treatment of Adolescent Suicide Attempters Study（TASA）では，自殺企図を経験した青年において，家族の収入，家族の凝集性の乏しさ，性的虐待の既往がさらなる自殺企図を予測した（Brent et al., 2009）[20]。

　いじめ被害によって，児童と青年における希死念慮と自殺企図のリスクが高まることが多くの研究によって示されており（Shireen et al., 2014[21]；Klomek et al., 2010[22]）。本邦における横断研究でも，いじめ被害を経験した青年における自殺企図の増加が報告されている（Hidaka et al., 2008）[23]。いじめ被害と自殺関連行動や自傷の関連を調査した前向きコホート研究では，児童における希死念慮，自傷，自殺企図の増加（Winsper et al., 2012）[24]，青年における自傷の増加（Fisher et al., 2012）[25]，青年における自殺企図と自殺既遂の増加（Klomek et al., 2009）[26]が報告された。いじめ被害に加えて，身体的虐待の既往，自殺の家族歴，精神障害や発達障害があると，自傷のリスクはさらに高い（Fisher et al., 2012）[25]。

　慢性の困難，虐待，いじめ被害を経験した青年における自殺関連行動のリスク増加は，なんらかの精神病理によって媒介されているのかもしれない。性的虐待と自傷の関連に関する 2008 年のメタアナリシスでは，性的虐待と自傷の相関は弱く，恐らく出版バイアスの影響を受け，精神障害が両者の相関を媒介していると結論づけている（Klonsky and Moyer, 2008）[27]。この研究は，性的虐待によって発症した精神障害を適切に治療することによって，自傷のリスクを低下させることができる可能性を示していると考えられる。

2. 精神障害

　精神病性障害，双極性障害，うつ病，不安症，破壊的行動障害，摂食障害，境界性パーソナリティ障害といった精神医学的診断，自傷の既往，過去の精神科入院歴，物質の不適切な使用は，自傷や自殺関連行動のリスクを高める（Ougrin et al., 2012）[2]。北米の文献では，例えば，TORDIA 研究のように，自傷や自殺関連行動とうつ病との関連が重視されている。本邦では，解離性障害や境界性パーソナリティ障害を診断している報告が多いが（Kawashima et al., 2012[18]；土岐ら，2013[19]），渡辺ら（2015）[7]の報告では，東京都立小児総合医療センターに自傷または自殺企図のために緊急入院に至った112例のうち，解離性障害は7例のみであり，うつ病を17例，双極性障害を1例，適応障害を31例が診断され，28例は第一度親族に気分障害を認めていた。

　自傷を伴う青年，自殺企図を繰り返す青年では，抑うつ症状だけではなく，さまざまな精神症状が認められる（Bridge et al., 2006[4]；Cash and Bridge, 2009[5]）。豪州で行われたコホート研究では，平均15.9±0.49歳の青年1943名が平均29.0±0.59歳まで追跡された。自傷を行う青年は，追跡開始時点において，不安，抑うつ，反社会的行動，喫煙，飲酒，大麻使用を認めることが多かったが，自傷と同時期に不安や抑うつを生じていない青年の自傷は成人期早期には寛解しやすいことが明らかとなった（Moran et al., 2012）[28]。米国で行われた自殺企図を行った青年の調査では，一回だけ自殺企図を行った青年に比べて，頻回の自殺企図を行った青年では，怒り，情動調整不全，自傷が有意に高値であった（Esposito et al., 2003）[29]。フィンランドで行われたコホート研究では，男性において，8歳時点の情緒障害（大半は不安症）と素行症の併存が24歳までの自殺既遂または深刻な自殺企図を予測した（Sourander et al., 2009）[30]。近年では，自閉スペクトラム症において，自殺関連行動が高率に認められることが報告されている（Segers and Rawana, 2014）[31]。

　情動調整不全を伴う青年は，DSM-5を適切に用いると，注意欠如・多動症（ADHD），反抗挑発症，素行症，重篤気分調節症，境界性パーソナリティ障害のいずれか，または，いくつかを診断されるかもしれない（鈴木と尾崎，2013[32]；白川と鈴木，

2014[33]；鈴木と尾崎，2016[34]）。ADHD は女児において自傷の危険因子であり（Owens et al., 2009[35]；Hinshaw et al., 2012[36]），うつ病や双極性障害を伴う児童や青年では，ADHD が併存していると，自殺関連行動のリスクが増加するようである（Daviss et al., 2008[37]；Hauser et al., 2013[17]）。

3. アルコールや薬剤の影響

　ある種の物質は青年において，自傷や自殺関連行動のリスクを高めるかもしれない。TORDIA 研究に参加した SSRI 抵抗性の大うつ病性障害を伴う青年では，venlafaxine を処方されていると自傷のリスクが高く，物質乱用を併存すると自殺企図のリスクが高く，benzodiazepine を処方されていると自殺企図と自傷のリスクが高かった（Brent et al., 2009）[20]。

V. 経過と予後

　自傷や自殺企図は，青年期の臨床例において，自傷や自殺企図の反復を予測するだけでなく，心理社会的な転帰を予測する。

1. 自傷の臨床経過

　自傷は慢性化することがあり，青年期の一般人口では，女児であること，不安，抑うつが，自傷が成人期早期まで持続することを予測する（Moran et al., 2012）[28]。単極性うつ病を伴う青年に関する二つの大規模な介入研究では，NSSI の既往が自殺企図を予測することが示された（Asarnow et al., 2011[38]；Wilkinson et al., 2011[39]）。

　DSM-5 に基いて青年期に診断された NSSI が，それ単独で自殺既遂を予測するかどうか，まだ明らかではない（Ougrin et al., 2012）[2]。NSSI または自殺企図のいずれかを伴う青年における自殺既遂のリスクは約10倍であり（Hawton and Harris, 2007）[40]，そのような青年では，男児であること，刃物で自傷を行うこと，NSSI または自殺企図を主訴として受診する前に精神科治療歴があることが自殺既遂を予測したという報告がある（Hawton et al., 2012）[41]。一方，NSSI を伴うが自殺企図を伴わない青年では，成人期早期のうつ病のリスクはやや高まるが，教育的，

職業的な経過には重大な影響が生じなかったという報告がある（Mars et al., 2014）[42]。

自傷を伴う青年では，治療アドヒアランスの乏しさが不良な心理社会的転帰を予測する（Ougrin et al., 2012）[2]。年齢の高さ，男児であること，民族的マイノリティであること，社会経済的状態の低さ，物質の不適切な使用，反社会的行動は，青年における治療アドヒアランスの乏しさを予測する（Ougrin et al., 2012）[2]。特定の精神療法が通常治療よりも治療アドヒアランスを改善するという証拠はまだないが（Ougrin et al., 2012）[2]，治療初期の面接間隔は短い方が治療アドヒアランスを改善するようである（Clarke, 1988）[43]。

2. 自殺企図の臨床経過

青年期に行われた大量服薬や服毒が長期間にわたって繰り返されることは比較的少ない。大量服薬または服毒を行った青年期の臨床例158例を6年間追跡した研究では，70％の症例が3年以内に自傷を行わなくなったが（Harrington et al., 2006）[44]，56％の症例は成人期早期にうつ病を診断された。この研究では，慢性化したうつ病が大量服薬や服毒の反復を予測した（Aglan et al., 2008）[45]。前述のTASA研究では，自殺企図のために治療を開始された青年において，自己評価された抑うつ，希死念慮，家族の収入，過去の自殺企図，以前の自殺企図における最大の致死性の低さ，性的虐待の既往，家族の凝集性の乏しさがさらなる自殺企図を予測した（Brent et al., 2009）[20]。

VI. アセスメント

自傷や自殺関連行動のアセスメントは，臨床例の経過を予測する際に有用である（Ougrin et al., 2012）[2]。青年における自傷または自殺企図をアセスメントする際に，Ougrinら（2012）[2]は，指標イベントの性質，近位の危険因子，遠位の危険因子という3つのカテゴリに危険因子を分類することを奨めている。

指標イベントの性質のアセスメントでは，青年がアセスメントを受けるきっかけとなった自傷または自殺企図について，（1）自殺の意図，（2）動機，（3）致死性，（4）方法の四領域が評価される。近位の危険因子のアセスメントでは，（1）最近の身体的または精神的状態の変化，（2）物質の不適切な使用，（3）最近のストレスを伴うライフイベントが評価される。遠位の危険因子のアセスメントでは，（1）精神医学的因子，（2）人口統計学的/社会的因子などが評価される（Ougrin et al., 2012）[2]。

[症例1]

17歳女児。2歳時に父母離婚し，母はパニック症を発症。3歳時に母は再婚。長距離トラックの運転手である継父は不在がちだが，継父と母の関係は良好であった。3歳児健診で多動を指摘されたが，特に治療を受けることはなかった。小学3年生頃から学業成績低下が目立つようになり，中学1年時から喫煙。中学3年時に深夜の盛り場で友人といっしょにいるところを補導され，児童相談所が一時期関与したが，担当職員と母が合わず，関わりも稀となり，実質的に相談は中止されている。高校1年生頃から自宅で友人と酒盛りをしばしば行うようになったが，自宅であれば補導されることはないと考え，母は黙認していた。

高校2年時に中退し，同時期から異父妹も怠学。その頃から20代後半の彼氏がしばしば自宅に泊まり込むようになったが，スマートフォンを使ったソーシャルネットワークサービスで，彼氏が女友達とやり取りをするのを本人がひどく怒るようになり，彼氏に暴力を振るったり，手首を自傷することを繰り返すようになった。精神科クリニックを受診して，「ヌケヌケケロリ」とした態度などから解離性障害を疑われ，専門的加療が必要との理由で，大学病院の児童精神科を紹介され受診した。初診時は母及び異父妹及び彼氏が同伴し，診察場面では屈託なく笑い，切迫感はなく，精神運動抑制または焦燥を認めない。ふだんはきげんよく過ごし，幻覚や妄想などの精神病症状，エピソード的な躁症状（第30章「双極性障害」参照），睡眠や食欲の問題，重篤な不安症状を示唆する所見は得られなかった。WAIS-IIIの結果，知能指数は78と判定され，DSM-5に基づいて素行症と境界知能を診断された。素行症に先行してADHDが存在していた可能性を主治医は疑ったが，methylphenidateやatomoxetineを処方する意義に乏しいと考えて，その旨が説明され，本人も母も

投薬を望まず，経過観察となった。

本例は自傷の「遠位の危険因子」を数多く有しているが，身体的虐待及び性的虐待の既往がなく，操作的診断としては素行症とNSSIだけが診断されるという状況を想定して作成された模擬症例である。

［症例2］

14歳女児。幼少時から，ピアノ，水泳，学習塾，習字などに通っていて多忙であった。2歳時に妹が出生。引っ込み思案で，友人は乏しかった。9歳頃から中学受験のための受験勉強を始めた。11歳時に父母離婚。母は母方祖母の内縁男性と折り合いが悪く，母，妹との三人暮らしが続いた。

受験勉強を続けて，私立中学に合格し，X–2年4月，中学校入学。同年5月から登校を渋るようになったが，母に叱責されて登校を続けていた。中学校では友人が一人だけできたが，その子は「病んでる」子で，スマートフォンの無料通話アプリを使って手首自傷の写真を見せられることが5回ほどあったという。同年6月に最初の手首自傷を行い，その後，数回，同様の行為を行った。同年8月下旬，登校日に母と口論になって，「こんなことになるなら，受験させた意味なんかなかった」と叱責され，その直後にも手首自傷。同年9月からまったく登校せず，登校について口論となったある日，電話で呼び出されて仲裁に入った母方祖母が手首自傷に気づいた。

中学校のスクールカウンセラーと相談して，「登校刺激を与えずに様子を見ましょう」ということになり，月1回のみ祖母の付き添いで登校し，スクールカウンセラーと30分程度，話をしては帰宅するという治療構造が採用された。母との口論のたびに手首自傷するというパターンは消失したが，自宅のトイレにカッターナイフやかみそりを持ち込んで，母に気づかれにくい肩を自傷するということが続いた。

中学校の担任から，来年度の出席日数が足りないと，高校にエスカレータ式で上がることはできないと指摘され，また，祖母が癌の手術のために入院したことをきっかけに，徐々に抑うつ的となり，X年2月，縊頸を試みて救急搬送。搬送先の総合病院精神科には精神科病棟がなく，児童精神科医による治療を一刻も早く開始する必要があると指摘され，X年3月，大学病院を受診。大うつ病性障害，社交不安症，NSSIのDSM-5基準を満たすと判断された。

本例は，「遠位の危険因子」である社交不安症とNSSIのために既に治療を受けていたが，治療の強度が乏しいために慢性化し，「近位の危険因子」であるライフイベントによって，さらに大うつ病性障害を発症して，自殺企図に至った模擬症例として作成した。

VII. 治療

自傷や自殺企図を繰り返す青年に苦手意識を感じている臨床家は稀ではなく，このような青年は「パーソナリティ障害」という臨床診断を受けていることが多い（Hays and Strosahl, 2004）[46]。青年期の自傷や自殺企図は対人的な困難を生じた文脈で生じることが一般的であり（Mahadevan et al., 2010）[47]，治療にはさまざまな問題が持ち込まれて，臨床家はフラストレーションを感じやすい（Hays and Strosahl, 2004）[46]。自傷や自殺企図を繰り返す青年は，抑うつ，不安，罪悪感，怒りなどのネガティヴな情動を慢性に経験していることが多く（Goldston et al., 2009[48]；Hays and Strosahl, 2004[46]），過食や嘔吐，薬物乱用，性的リスク行動と同様，自傷や自殺企図もネガティヴな情動を回避する機能を有していると考えられている（American Psychiatric Association, 2013[1]；Hays and Strosahl, 2004[46]；Houck et al., 2008[49]）。

自傷や自殺企図を繰り返す青年は，臨床試験から除外されることが多く，このような特徴を有した青年の治療について，参考となる文献は多くはない（Brent et al., 2011）[50]。精神療法が青年において治療後6ヵ月間または12ヵ月間の自殺企図を予防するかどうかを検討したメタアナリシスでは，2001年から2012年にかけて報告された短期間の精神療法プログラムの臨床試験12研究が調査され，これらの精神療法は自殺企図を予防しないことが明らかとなった（O'Connor et al., 2013）[51]。このメタアナリシスの結果は，自殺リスクの高い青年を対象として，自殺リスクを低下させる精神療法プログラムを開発する必要性を示唆している。

1. 自傷や自殺企図を伴う単極性うつ病の治療

抑うつ症状を伴う青年の自傷が遷延しやすいことは疫学的研究や臨床例の追跡研究で明らかとなっているが（Klonsky and Moyer, 2008[27]；Cox et al., 2012[52]；Moran et al., 2012[28]），うつ病の青年を対象とした介入研究である Treatment for Adolescents with Depression Study（TADS）では，治療開始から 36 週間以内の希死念慮，自傷，自殺企図を予測する因子として，治療開始時の自殺性の高さ（Vitiello et al., 2009）[53]，衝動性（Becker–Weidman et al., 2010）[54]，回避的な問題解決スタイル（Becker–Weidman et al., 2010）[54]の他に，治療開始時の抑うつ症状が同定された（Vitiello et al., 2009）[53]。また，抗うつ薬による易怒性，アカシジア，躁症状は希死念慮，自傷，自殺企図を予測せず，抑うつが改善せずに持続した患者で希死念慮，自傷，自殺企図は生じていた（Vitiello et al., 2009）[53]。

児童青年期のうつ病において，抗うつ薬治療は短期的には希死念慮のリスクを変化させないか（Gibbons et al., 2012）[55]，むしろ高めると考えられており（Henry et al., 2012）[56]，自傷を伴う患者に対する抗うつ薬使用についても議論がある（Hawton et al., 2012）[57]。琉球大学の久場らは，平均 15.4±2.8 歳の児童と青年 70 例において，抗うつ薬開始後 3 ヵ月以内の自殺関連イベント（希死念慮，自傷，自殺企図）を調査した。この研究で自殺関連イベントを予測したのは，女児であること，精神病性の特徴，境界性パーソナリティ障害，アンヘドニア，易怒性，絶望感，抗うつ薬開始前の自殺関連イベントであり（Kuba et al., 2011）[58]，これらの因子を 3 つ以上伴うとき，自殺関連イベントは感度 81％，特異度 98％で予測され，陽性尤度比は 43.9 と高値であった。このような症例では，抗うつ薬が自殺関連イベントを抑制していない可能性がある。

抑うつ症状の改善は恐らく自殺リスクの低下につながると考えられるが（Emslie et al., 2006）[59]，うつ病の青年において，特定の介入は自傷や自殺企図を減少させるのであろうか。うつ病の治療を目的として開発された認知行動療法プログラムは，TADS 研究では，希死念慮，自傷，自殺企図を抑制したが（March et al., 2007[60]；Emslie et al., 2006[59]），TORDIA

研究では，そうではなかった（Brent et al., 2009）[20]。TORDIA 研究の被験者は，全例が SSRI 抵抗性であり，また，その 1/3 が身体的または性的虐待を経験した「複雑な」サンプルである。虐待の既往と治療反応性の関係を検討した Shamseddeen らは，治療プログラムにトラウマに焦点づけたモジュールを含めることが治療反応性を改善させる可能性について指摘している（Shamseddeen et al., 2011[61]；白川と鈴木, 2014[33]）。

2. 自殺リスクの高い青年のために開発された精神療法

日本語で読める最近の書籍では，自殺リスクの高い青年のために開発された精神療法を二つの書籍が紹介している。まず，「思春期・青年期のうつ病治療と自殺予防」（Brent et al., 2011）[50]で紹介された認知行動療法は，cognitive–behavioral therapy for suicide prevention（CBT–SP）としてまとめられ，前述の TASA 研究において有効性が検討されている（Stanley et al., 2009）[62]。次に，「弁証法的行動療法—思春期患者のための自殺予防マニュアル」で紹介されているのは，Linehan によって開発された弁証法的行動療法の青年期版であり（Miller et al., 2006）[63]，自傷や自殺企図を繰り返す青年を対象とした無作為化試験が行われ，有効性が確認された（Mehlum et al., 2014）[64]。

弁証法的行動療法は，徹底的行動主義または機能的文脈主義と呼ばれている治療哲学に依拠した治療であり（熊野, 2013）[65]，行動の詳細な分析に基づいて介入を行うこと，スキル訓練を重視することが特徴である。青年における自傷は回避的なコーピングと相関し，問題に焦点づけたコーピングと逆相関する（Guerreiro et al., 2013[66]；Evans et al., 2005b[67]）。それゆえ，スキル訓練の重視は，自殺リスクの高い青年に対する短期精神療法の多くに共通する特徴であり，弁証法的行動療法だけでなく，前述の CBT–SP，希死念慮に対する効果の高さが示された対人関係療法も同様である（McCarty and Weisz, 2007[68]；Tang et al., 2009[69]）。

青年と家族に介入を行うことは，青年だけに介入を行うよりも，自殺企図を予防しやすいかもしれない（O'Connor et al., 2013）[51]。最近の報告では，青年

諸問題

の自殺関連行動に対する家族療法として，Attachment-Based Family Therapy（ABFT），Resourceful Adolescent Parent Program（RAP-P）の有効性が報告されている。希死念慮を伴う青年に対して，ABFTは強化された通常治療よりも有効であり（Diamond et al., 2010）[70]，性的な心的外傷の有無は治療効果に影響しなかった（Diamond et al., 2012）[71]。自殺関連行動を伴う青年に対して，RAP-Pは通常治療より有効であった（Pineda and Dadds, 2013）[72]。

3. パーソナリティ障害に対して用いられている精神療法

NSSIを伴う青年期の臨床例の調査では，51.7〜63.5％が境界性パーソナリティ障害，6.9〜13.5％が演技性パーソナリティ障害，5.2〜5.7％が自己愛性パーソナリティ障害の基準を満たしていた（Ferrara et al., 2012[73]；Nock et al., 2006[74]）。パーソナリティ障害に対する精神療法として，成人では力動的精神療法やスキーマ療法の有効性が報告されているが，パーソナリティ障害を伴う成人患者に力動的精神療法を行った研究では，自傷は不良な転帰を予測する因子であった（Chiesa and Fonagy, 2007）[75]。自傷または自殺企図を繰り返す青年において，これらの治療が有効であるかどうかはよく分かっていない。

文献

1) American Psychiatric Association. Diagnostic and Statistical Manual of Mental Disorders：DSM-5. American Psychiatric Publishing, 2013.

2) Ougrin D, Tranah T, Leigh E,et al. Practitioner review：Self-harm in adolescents. J Child Psychol Psychiatry. 2012 Apr；53（4）：337-50. http://www.ncbi.nlm.nih.gov/pubmed/22329807

3) Ougrin D. Commentary：Self-harm in adolescents：the best predictor of death by suicide?—Reflections on Hawton et al.（2012）. J Child Psychol Psychiatry. 2012；53（12）：1220-1221. http://www.ncbi.nlm.nih.gov/pubmed/23046158

4) Bridge JA, Goldstein TR, Brent DA. Adolescent suicide and suicidal behavior. J Child Psychol Psychiatry. 2006 Mar-Apr；47（3-4）：372-94. http://www.ncbi.nlm.nih.gov/pubmed/16492264

5) Cash SJ, Bridge JA. Epidemiology of youth suicide and suicidal behavior. Curr Opin Pediatr. 2009 Oct；21（5）：613-9. http://www.ncbi.nlm.nih.gov/pubmed/

19644372

6) Evans E, Hawton K, Rodham K, Deeks J. The prevalence of suicidal phenomena in adolescents：a systematic review of population-based studies. Suicide Life Threat Behav. 2005a；35（3）：239-250. http://www.ncbi.nlm.nih.gov/pubmed/16156486

7) 渡辺由香，尾崎仁，近藤直司　子どもの自殺を巡って 子どもの自殺関連行動 東京都立小児総合医療センターの入院症例を中心に. 児童青年精神医学とその近接領域 2015；56（1）：13-18.

8) Marshal MP, Sucato G, Stepp SD, et al. Substance use and mental health disparities among sexual minority girls：results from the Pittsburgh girls study. J Pediatr Adolesc Gynecol. 2012 Feb；25（1）：15-8. http://www.ncbi.nlm.nih.gov/pubmed/22051788

9) Marshal MP, Dermody SS, Shultz ML, et al. Mental health and substance use disparities among urban adolescent lesbian and bisexual girls. J Am Psychiatr Nurses Assoc. 2013 Sep-Oct；19（5）：271-9. http://www.ncbi.nlm.nih.gov/pubmed/24055956

10) Mustanski BS, Garofalo R, Emerson EM. Mental health disorders, psychological distress, and suicidality in a diverse sample of lesbian, gay, bisexual, and transgender youths. Am J Public Health. 2010 Dec；100（12）：2426-32. http://www.ncbi.nlm.nih.gov/pubmed/20966378

11) Christiansen E, Larsen KJ, Agerbo E, et al. Risk factors and study designs used in research of youths' suicide behaviour-an epidemiological discussion with focus on level of evidence. Nord J Psychiatry 2014；68（8）：513-523. http://www.ncbi.nlm.nih.gov/pubmed/24754467

12) Posner K, Oquendo MA, Gould M, et al. Columbia Classification Algorithm of Suicide Assessment（C-CASA）：Classification of Suicidal Events in the FDA's Pediatric Suicidal Risk Analysis of Antidepressants. Am J Psychiatry 2007；164（7）：1035-1043. http://www.ncbi.nlm.nih.gov/pubmed/17606655

13) Posner K, Brown GK, Stanley B, et al. The Columbia-Suicide Severity Rating Scale：Initial Validity and Internal Consistency Findings From Three Multisite Studies With Adolescents and Adults. Am J Psychiatry 2011；168（12）：1266-1277. http://www.ncbi.nlm.nih.gov/pubmed/22193671

14) Bushe CJ, Savill NC. Suicide related events and attention deficit hyperactivity disorder treatments in children and adolescents：a meta-analysis of atomoxetine and methylphenidate comparator clinical trials. Child Adolesc Psychiatry Ment Health. 2013 Jun 19；7：19. http://www.ncbi.nlm.nih.gov/pubmed/23777626

15) Ayton A, Rasool H, Cottrell D. Deliberate self-harm in children and adolescents：association with social deprivation. Eur Child Adolesc Psychiatry. 2003；12（6）：303-307. http://www.ncbi.nlm.nih.gov/pubmed/14689263

16) Miller AB, Esposito-Smythers C, Weismoore JT, Ren-

shaw KD. The relation between child maltreatment and adolescent suicidal behavior：a systematic review and critical examination of the literature. Clin Child Fam Psychol Rev. 2013；16（2）：146-172. http://www.ncbi.nlm.nih.gov/pmc/articles/PMC3724419/

17）Hauser M, Galling B, Correll CU. Suicidal ideation and suicide attempts in children and adolescents with bipolar disorder：a systematic review of prevalence and incidence rates, correlates, and targeted interventions. Bipolar Disord. 2013 Aug；15（5）：507-23. https://www.ncbi.nlm.nih.gov/pubmed/23829436

18）Kawashima Y, Ito T, Narishige R, et al. The characteristics of serious suicide attempters in Japanese adolescents-comparison study between adolescents and adults. BMC Psychiatry. 2012；12：191. http://www.ncbi.nlm.nih.gov/pmc/articles/PMC3539954/

19）土岐茂，光元麻世，日域広昭ほか　救命救急センターより紹介された思春期自殺企図例．精神医学 2013；55（2）：151-156.

20）Brent DA, Emslie GJ, Clarke GN, et al. Predictors of spontaneous and systematically assessed suicidal adverse events in the treatment of SSRI-resistant depression in adolescents（TORDIA）study. Am J Psychiatry. 2009 Apr；166（4）：418-26. http://www.ncbi.nlm.nih.gov/pubmed/19223438

21）Shireen F, Janapana H, Rehmatullah S, et al. Trauma experience of youngsters and Teens：A key issue in suicidal behavior among victims of bullying? Pak J Med Sci. 2014；30（1）：206-210. http://www.ncbi.nlm.nih.gov/pmc/articles/PMC3955573/

22）Klomek AB, Sourander A, Gould M. The association of suicide and bullying in childhood to young adulthood：a review of cross-sectional and longitudinal research findings. Can J Psychiatry. 2010；55（5）：282-288. http://www.ncbi.nlm.nih.gov/pubmed/20482954

23）Hidaka Y, Operario D, Takenaka M, et al. Attempted suicide and associated risk factors among youth in urban Japan. Soc Psychiatry Psychiatr Epidemiol. 2008；43（9）：752-757. http://www.ncbi.nlm.nih.gov/pubmed/18488128

24）Winsper C, Lereya T, Zanarini M, Wolke D. Involvement in bullying and suicide-related behavior at 11 years：a prospective birth cohort study. J Am Acad Child Adolesc Psychiatry. 2012；51（3）：271-282. http://www.ncbi.nlm.nih.gov/pubmed/22365463

25）Fisher HL, Moffitt TE, Houts RM, et al. Bullying victimisation and risk of self harm in early adolescence：longitudinal cohort study. BMJ. 2012；344. http://www.ncbi.nlm.nih.gov/pmc/articles/PMC3339878/

26）Klomek AB, Sourander A, Niemela S, et al. Childhood Bullying Behaviors as a Risk for Suicide Attempts and Completed Suicides：A Population-Based Birth Cohort Study. J Am Acad Child Adolesc Psychiatry. 2009；48

（3）：254-261. http://www.ncbi.nlm.nih.gov/pubmed/19169159

27）Klonsky ED, Moyer A. Childhood sexual abuse and non-suicidal self-injury：meta-analysis. The British Journal of Psychiatry. 2008；192（3）：166-170. https://www.ncbi.nlm.nih.gov/pubmed/18310572

28）Moran P, Coffey C, Romaniuk H, et al. The natural history of self-harm from adolescence to young adulthood：a population-based cohort study. Lancet. 2012 Jan 21；379（9812）：236-43. http://www.ncbi.nlm.nih.gov/pubmed/22100201

29）Esposito C, Spirito A, Boergers J, Donaldson D. Affective, behavioral, and cognitive functioning in adolescents with multiple suicide attempts. Suicide Life Threat Behav. 2003 Winter；33（4）：389-99. https://www.ncbi.nlm.nih.gov/pubmed/14695054

30）Sourander A, Klomek AB, Niemela S, et al. Childhood predictors of completed and severe suicide attempts: findings from the Finnish 1981 Birth Cohort Study. Arch Gen Psychiatry. 2009 Apr；66（4）：398-406. http://www.ncbi.nlm.nih.gov/pubmed/19349309

31）Segers M, Rawana J. What Do We Know About Suicidality in Autism Spectrum Disorders? A Systematic Review. Autism Research 2014；7（4）：507-521. http://onlinelibrary.wiley.com/doi/10.1002/aur.1375/abstract

32）鈴木太，尾崎紀夫　子どもの行動障害．子どもと発育発達 2013；11（3）：144-149.

33）白川美也子，鈴木太　トラウマと気分変動．精神科治療学 2014；29（5）：583-592.

34）鈴木太，尾崎紀夫　重篤気分調節症．臨床精神医学 2016；45（2）：161-170.

35）Owens EB, Hinshaw SP, Lee SS, Lahey BB. Few girls with childhood attention-deficit/hyperactivity disorder show positive adjustment during adolescence. J Clin Child Adolesc Psychol. 2009 Jan；38（1）：132-43. http://www.ncbi.nlm.nih.gov/pubmed/19130363

36）Hinshaw SP, Owens EB, Zalecki C, et al. Prospective follow-up of girls with attention-deficit/hyperactivity disorder into early adulthood：continuing impairment includes elevated risk for suicide attempts and self-injury. J Consult Clin Psychol. 2012 Dec；80（6）：1041-51. http://www.ncbi.nlm.nih.gov/pubmed/22889337

37）Daviss WB. A Review of Co-Morbid Depression in Pediatric ADHD：Etiologies, Phenomenology, and Treatment. J Child Adolesc Psychopharmacol. Dec 2008；18（6）：565-571. http://www.ncbi.nlm.nih.gov/pmc/articles/PMC2699665/

38）Asarnow JR, Porta G, Spirito A, et al. Suicide Attempts and Nonsuicidal Self-Injury in the Treatment of Resistant Depression in Adolescents：Findings from the TORDIA Trial. J Am Acad Child Adolesc Psychiatry. 2011；50（8）：772-781. http://www.ncbi.nlm.nih.gov/pubmed/21784297

39) Wilkinson P, Kelvin R, Roberts C, et al. Clinical and psychosocial predictors of suicide attempts and nonsuicidal self-injury in the Adolescent Depression Antidepressants and Psychotherapy Trial（ADAPT）. Am J Psychiatry. 2011；168（5）：495-501. http://www.ncbi.nlm.nih.gov/pubmed/21285141

40) Hawton K, Harriss L. Deliberate self-harm in young people：characteristics and subsequent mortality in a 20-year cohort of patients presenting to hospital. J Clin Psychiatry. 2007 Oct；68（10）：1574-83. http://www.ncbi.nlm.nih.gov/pubmed/17960975

41) Hawton K, Bergen H, Kapur N, et al. Repetition of self-harm and suicide following self-harm in children and adolescents：findings from the Multicentre Study of Self-harm in England. J Child Psychol Psychiatry. 2012 Dec；53（12）：1212-9. http://www.ncbi.nlm.nih.gov/pubmed/22537181

42) Mars B, Heron J, Crane C, et al.：Clinical and social outcomes of adolescent self harm：population based birth cohort study. BMJ. 2014；349：g5954. http://www.ncbi.nlm.nih.gov/pubmed/25335825

43) Clarke CF. Deliberate self poisoning in adolescents. Arch Dis Child. 1988；63（12）：1479-1483. http://www.ncbi.nlm.nih.gov/pmc/articles/PMC1779199/

44) Harrington R, Pickles A, Aglan A, et al. Early adult outcomes of adolescents who deliberately poisoned themselves. J Am Acad Child Adolesc Psychiatry. 2006；45（3）：337-345. http://www.ncbi.nlm.nih.gov/pubmed/16540819

45) Aglan A, Kerfoot M, Pickles A. Pathways from adolescent deliberate self-poisoning to early adult outcomes：a six-year follow-up. J Child Psychol Psychiatry. 2008；49（5）：508-515. http://www.ncbi.nlm.nih.gov/pubmed/18221349

46) Hayes SC, Strosahl KD. A Practical Guide to Acceptance and Commitment Therapy. Kluwer Academic/Plenum Publishers, Netherlands, 2004.［谷晋二　監訳　アクセプタンス＆コミットメント・セラピー実践ガイド ACT理論導入の臨床場面別アプローチ. 明石書店, 東京, 2014.］

47) Mahadevan S, Hawton K, Casey D. Deliberate self-harm in Oxford University students, 1993-2005：a descriptive and case-control study. Soc Psychiatry Psychiatr Epidemiol. 2010 Feb；45（2）：211-9. http://www.ncbi.nlm.nih.gov/pubmed/19396386

48) Goldston DB, Daniel SS, Erkanli A, et al. Psychiatric diagnoses as contemporaneous risk factors for suicide attempts among adolescents and young adults：developmental changes. J Consult Clin Psychol. 2009 Apr；77（2）：281-90. http://www.ncbi.nlm.nih.gov/pubmed/19309187

49) Houck CD, Hadley W, Lescano CM, et al. Project Shield Study Group. Suicide attempt and sexual risk behavior：

relationship among adolescents. Arch Suicide Res. 2008；12（1）：39-49. http://www.ncbi.nlm.nih.gov/pubmed/18240033

50) Brent DA, Poling KD, Goldstein TR. Treating Depressed and Suicidal Adolescents：A Clinician's Guide. Guilford Press, New York, 2011.［高橋祥友　訳　思春期・青年期のうつ病治療と自殺予防. 医学書院, 東京, 2012.］

51) O'Connor E, Gaynes BN, Burda BU, et al. Screening for and treatment of suicide risk relevant to primary care：a systematic review for the U. S. Preventive Services Task Force. Ann Intern Med. 2013 May 21；158（10）：741-54. http://www.ncbi.nlm.nih.gov/pubmed/23609101

52) Cox LJ, Stanley BH, Melhem NM, et al. Familial and individual correlates of nonsuicidal self-injury in the offspring of mood-disordered parents. J Clin Psychiatry. 2012 Jun；73（6）：813-20. http://www.ncbi.nlm.nih.gov/pubmed/22795206

53) Vitiello B, Silva SG, Rohde P, et al. Suicidal events in the Treatment for Adolescents With Depression Study （TADS）. J Clin Psychiatry. 2009 May；70（5）：741-7. http://www.ncbi.nlm.nih.gov/pubmed/19552869

54) Becker-Weidman EG, Jacobs RH, Reinecke MA, et al. Social problem-solving among adolescents treated for depression. Behav Res Ther. 2010 Jan；48（1）：11-8. http://www.ncbi.nlm.nih.gov/pubmed/19775677

55) Gibbons RD, Brown CH, Hur K, et al. Suicidal thoughts and behavior with antidepressant treatment：reanalysis of the randomized placebo-controlled studies of fluoxetine and venlafaxine. Arch Gen Psychiatry. 2012 Jun；69（6）：580-7. http://www.ncbi.nlm.nih.gov/pubmed/22309973

56) Henry A, Kisicki MD, Varley C. Efficacy and safety of antidepressant drug treatment in children and adolescents. Mol Psychiatry. 2012 Dec；17（12）：1186-93. http://www.ncbi.nlm.nih.gov/pubmed/22064376

57) Hawton K, Saunders KEA, O'Connor RC. Self-harm and suicide in adolescents. Lancet. 2012；379（9834）：2373-2382. http://www.ncbi.nlm.nih.gov/pubmed/22726518

58) Kuba T, Yakushi T, Fukuhara H, et al. Suicide-related events among child and adolescent patients during short-term antidepressant therapy. Psychiatry Clin Neurosci. 2011 Apr；65（3）：239-45. https://www.ncbi.nlm.nih.gov/pubmed/21507130

59) Emslie G, Kratochvil C, Vitiello B, et al. Columbia Suicidality Classification Group；TADS Team. Treatment for Adolescents with Depression Study（TADS）：safety results. J Am Acad Child Adolesc Psychiatry. 2006 Dec；45（12）：1440-55. http://www.ncbi.nlm.nih.gov/pubmed/17135989

60) March JS, Silva S, Petrycki S, et al. The Treatment for Adolescents With Depression Study（TADS）：long-term effectiveness and safety outcomes. Arch Gen Psychiatry.

2007 Oct；64（10）：1132-43. http://www.ncbi.nlm.nih.gov/pubmed/17909125

61）Shamseddeen W, Asarnow JR, Clarke G, et al. Impact of physical and sexual abuse on treatment response in the Treatment of Resistant Depression in Adolescent Study（TORDIA）. J Am Acad Child Adolesc Psychiatry. 2011 Mar；50（3）：293-301. http://www.ncbi.nlm.nih.gov/pubmed/21334569

62）Stanley B, Brown G, Brent DA et al. Cognitive-behavioral therapy for suicide prevention（CBT-SP）：treatment model, feasibility, and acceptability. J Am Acad Child Adolesc Psychiatry. 2009 Oct；48（10）：1005-13.

63）Miller AL, Rathus JH, Linehan MM. Dialectical Behavior Therapy With Suicidal Adolescents. Guilford Press, New York, 2006.［高橋祥友　訳　弁証法的行動療法─思春期患者のための自殺予防マニュアル. 金剛出版, 東京, 2008.］

64）Mehlum L, Tørmoen AJ, Ramberg M, et al. Dialectical behavior therapy for adolescents with repeated suicidal and self-harming behavior：a randomized trial. J Am Acad Child Adolesc Psychiatry. 2014 Oct；53（10）：1082-91. http://www.ncbi.nlm.nih.gov/pubmed/25245352

65）熊野宏昭. 新世代の認知行動療法. 日本評論社, 東京, 2012.

66）Guerreiro DF, Cruz D, Frasquilho D, et al. Association between deliberate self-harm and coping in adolescents：a critical review of the last 10 years' literature. Arch Suicide Res. 2013；17（2）：91-105. https://www.ncbi.nlm.nih.gov/pubmed/23614483

67）Evans E, Hawton K, Rodham K. In what ways are adolescents who engage in self-harm or experience thoughts of self-harm different in terms of help-seeking, communication and coping strategies? J Adolesc. 2005b Aug；28（4）：573-87. http://www.ncbi.nlm.nih.gov/pubmed/16022890

68）McCarty CA, Weisz JR. Effects of Psychotherapy for Depression in Children and Adolescents：What We Can（and Can't）Learn from Meta-Analysis and Component

Profiling. J Am Acad Child Adolesc Psychiatry. 2007；46（7）：879-886. http://www.ncbi.nlm.nih.gov/pubmed/17581452

69）Tang TC, Jou SH, Ko CH, et al. Randomized study of school-based intensive interpersonal psychotherapy for depressed adolescents with suicidal risk and parasuicide behaviors. Psychiatry Clin Neurosci. 2009 Aug；63（4）：463-70. http://www.ncbi.nlm.nih.gov/pubmed/19531111

70）Diamond GS, Wintersteen MB, Brown GK, et al. Attachment-based family therapy for adolescents with suicidal ideation：a randomized controlled trial. J Am Acad Child Adolesc Psychiatry. 2010 Feb；49（2）：122-31. https://www.ncbi.nlm.nih.gov/pubmed/20215934

71）Diamond G, Creed T, Gillham J, et al. Sexual trauma history does not moderate treatment outcome in Attachment-Based Family Therapy（ABFT）for adolescents with suicide ideation. J Fam Psychol. 2012 Aug；26（4）：595-605. https://www.ncbi.nlm.nih.gov/pubmed/22709259

72）Pineda J, Dadds MR. Family intervention for adolescents with suicidal behavior：a randomized controlled trial and mediation analysis. J Am Acad Child Adolesc Psychiatry. 2013 Aug；52（8）：851-62. https://www.ncbi.nlm.nih.gov/pubmed/23880495

73）Ferrara M, Terrinoni A, Williams R. Non-suicidal self-injury（Nssi）in adolescent inpatients：assessing personality features and attitude toward death. Child Adolesc Psychiatry Ment Health. 2012 Mar 30；6：12. https://www.ncbi.nlm.nih.gov/pubmed/22463124

74）Nock MK, Joiner TE Jr, Gordon KH, Lloyd-Richardson E, Prinstein MJ. Non-suicidal self-injury among adolescents：diagnostic correlates and relation to suicide attempts. Psychiatry Res. 2006 Sep 30；144（1）：65-72. http://www.ncbi.nlm.nih.gov/pubmed/16887199

75）Chiesa M, Fonagy P. Prediction of medium-term outcome in cluster B personality disorder following residential and outpatient psychosocial treatment. Psychother Psychosom. 2007；76（6）：347-53. http://www.ncbi.nlm.nih.gov/pubmed/17917470/

46 災害医療とこころ

只野文基

I. 日本における災害医療の進展と課題

　日本の災害医療は，阪神・淡路大震災（1995年）を契機に本格的な整備が行われてきた。阪神・淡路大震災では死者6,434人などの甚大な被害を受けたが，当時は大規模災害を想定した医療体制が整備されていなかった。直下型地震で多発する圧挫症候群などに対応する救急医療が不足し，航空医療搬送の体制もなかった。これらの教訓から，災害拠点病院の設置，災害派遣医療チームの設立などが進められた。

　その後も新潟県中越地震（2004年）や東日本大震災（2011年）をはじめ，台風・豪雨と大規模土砂災害，火山災害などさまざまな自然災害が多発し，大規模な鉄道事故やトンネル崩落事故などの人為災害も発生した。

　死者19,225人・行方不明者2,614人・負傷者6,219人（2015年3月1日消防庁）という戦後最大の自然災害となった東日本大震災では，太平洋沿岸部の広い地域で壊滅的な津波被害を受け医療供給体制が崩壊，原子力発電所事故も発生した。発災後も長期間にわたって，避難中の移動や避難生活に伴う死亡や内科疾患の増加，仮設住宅で生活する被災者の健康状態の悪化などが深刻な問題となっている。

　このように，災害医療の対象は広い範囲に及ぶ。本稿では地震や津波などの大規模自然災害時の災害医療について知見を整理し概要を記述する。

II. 災害医療の組織・施設・運営について

1. 災害拠点病院と航空機による医療活動[1,2,3]

　災害拠点病院は，都道府県知事の要請により医療チームの派遣，傷病者の広域搬送，救急医療器材の提供などを行い被災地の医療機関を支援する機能を持つ。各都道府県の二次医療圏ごとに1ヵ所以上整備され，耐震耐火構造でヘリポート確保が可能などの条件を満たす。

　阪神・淡路大震災では傷病者のヘリコプター搬送が少数（発災後72時間以内で18人）にとどまった。通常の救急医療にヘリコプターが導入されていなかったため，大災害時にも運用できなかったと言われている。これにより航空消防防災体制を整備する重要性が認識され，全国の都道府県と政令市では消火・救助・航空医療活動を担う消防防災ヘリコプターの配備が進められてきた。一部は医師が搭乗し搬送中の救命医療を行う救急医療用ヘリコプター（ドクターヘリ）として運用されており，新潟県中越地震から災害出動が行われている。

　被災地域外の医療機関への遠距離広域搬送は，広域医療搬送拠点（拠点空港）から固定翼輸送機などで行われる。東日本大震災では被災県の2空港（花巻，福島）から19人が広域搬送された。

2. 被災地に派遣される医療チームによる災害医療[3,4]

阪神・淡路大震災では，平時と同水準の救急医療が提供されれば救命可能であった「防ぎ得た災害死」が500名存在したと言われている。災害や事故現場における急性期（発災後おおむね48時間以内）の医療救援活動の重要性が認識され，災害派遣医療チーム（Disaster Medical Assistance Team：DMAT）の整備が進められてきた[1,2]。

2004年より各都道府県の災害拠点病院等に多くのDMATが組織され，2005年には国立病院機構災害医療センターに日本DMAT事務局が置かれた。DMATは，災害現場での救急医療，域内搬送中の診療，病院の診療支援など被災地域内での活動と広域医療搬送を担う。東日本大震災では全国から380チームが派遣された。

また，2010年には日本医師会災害医療チーム（JMAT）が発足。東日本大震災では全国の医師会から派遣されたJMATが，亜急性期〜慢性期の医療支援活動や健康支援活動を実施した。

3. 災害現場の救急医療とトリアージ

発災直後の救急医療では，限られた人員と設備で最大多数の人命救助が要求され，各傷病者の重症度・治療の優先度を識別する作業（トリアージ）が行われる。識別票（トリアージ・タグ）にある国際的に共通する4色を用いて傷病者の状態を4段階に分ける：黒（死亡または救命不能）・赤（緊急治療が必要な重症患者）・黄（医療処置が必要）・緑（軽傷）。赤色の救命治療が最優先となる。傷病者は優先度に応じて現場から応急救護所や災害拠点病院などへ搬送される。

4. 亜急性期から慢性期の災害医療の課題[5,6]

医療供給体制が崩壊し情報が途絶した被災地の医療支援には，急性期以後も多くの困難が伴う。亜急性期（発災から48〜72時間以降）に入ると，医療の対象は避難者の慢性疾患の治療と公衆衛生の確保に移行してゆく。東日本大震災の亜急性期〜慢性期の医療活動の検証では，初期には自ら状況を判断し活動する自律型チームによる医療支援が有効であり，大規模避難所に救護所を設置し拠点診療を優先すべきという。これにより医療を受けられる場が明確になり多数の診療需要に対応可能となる。多くの医療チームが円滑に活動するためには，被災地の指揮調整が早期に機能することが望まれる。

III. 災害と傷病

1. 災害に特徴的な傷病 （表1）

地震や津波などの各災害に特徴的な傷病がある。被害の実態や傷病の発生状況は，発災の時期と時刻，被災地域の地理的社会的条件などによって影響を受ける。

2. 災害関連死と災害関連疾患 （表2）

災害による直接死ではなく，被災後の移動や避難生活，治療の遅れによる死亡は災害関連死と言われている。治療の中断，避難所などの不充分な生活環境，過度の心身のストレス，長期化する仮設住宅での生活など，災害と間接的な関係を持つさまざまな要因によって引き起こされる疾患は災害関連疾患と呼ばれる。通常の避難所での支援の改善に加え，介護を要する高齢者や障害者，妊婦や乳児などの特別な援助が必要な被災者に対応する福祉避難所の充実も求められる。

IV. 大規模災害時の精神保健と精神医療[19,20,21]

1. 精神医療の確保[18,19]

急性期を含む被災早期には，精神科医療の確保が課題になる。大きな被害を受けた精神科病院の入院患者の転院，通院患者の診療・投薬の再開のほか，精神科救急医療の需要が生じる。医療機関が機能していない地域では診療拠点整備が必要となる。

被災地に派遣された医療チームによる診療支援が円滑に行われることが望ましいが，実際には現地自治体や医療機関との調整，連携上の課題が生じる。

諸問題

表1　災害に特徴的な傷病

1）直下型大震災による外傷[7]

　大都市の直下型大地震では，建造物の損壊や倒壊により圧死者・圧挫症候群などの外傷患者が多発する。阪神・淡路大震災は早朝に発災したため，死者の大多数が倒壊した自宅で発災直後に圧死した。住民が活動する昼間に発災した場合は，夜間や早朝と比べて死亡者数は減少するが外傷患者が増加する。建物の倒壊に加えて大規模な火災が発生すると，熱傷患者が多数生じる恐れがある。

2）圧挫（クラッシュ）症候群[8]

　倒壊した建物などで圧迫された筋組織の虚血と救助後の圧迫解除による血流再開が病態の中心となる。赤褐色～黒褐色尿（ミオグロビン尿），被圧迫肢の知覚運動麻痺が見られ脊髄損傷との鑑別が重要になる。虚血に伴って細胞内カリウム（K）やミオグロビンは細胞外に移動，Na と水が細胞内に取り込まれ循環血液量が減少することにより，高 K 血症，腎障害，低容量ショックが引き起こされる。高 K 血症では致死的な不整脈が生じることがあり，救出活動開始と同時に生理食塩水の大量急速輸液などが行われる。

　原則的には圧挫症候群のすべての患者が広域搬送の対象になる。阪神・淡路大震災では，搬送され被災地域外で治療を受けた患者は域内で治療した患者よりも良好な予後を示した。

3）海溝型地震と大津波による溺死，低体温症，津波肺[9,10,11]

・インドネシア・スマトラ沖地震（2004 年），東日本大震災（2011 年）などの大津波を伴う海溝型地震では，直下型地震とは対照的に建造物の倒壊による急性期の外傷患者は少なく，津波による溺死などの死者・行方不明者が圧倒的に多くなる

・東日本大震災でも外傷患者は少なく，広域医療搬送された圧挫症候群患者は 4 名であった

・津波では津波肺と呼ばれる治療抵抗性の肺炎が注目される。スマトラ島沖地震で多発した。東南アジアに広く分布する土壌内の起炎菌が津波により広範囲に拡散，誤嚥や吸入され肺炎や肺膿瘍などの発症に至ったという。東日本大震災では津波肺患者は少数だった

・東日本大震災では溺水患者の多くが低体温症を合併したと考えられている。宮城県沿岸部の基幹病院の報告では，48 時間以内の重症救急患者の四分の一以上で低体温症が認められた

東日本大震災後に災害時の精神科専門医療チームの必要性が指摘され，厚生労働省が「災害派遣精神医療チーム」（DPAT）を全国に設置する計画を進めている。DPAT は発災後 72 時間までに被災地に入り精神科初動医療の充実や地域の診療支援を図る。広島市大規模土砂災害（2014 年）で初めて活動した。

2. 災害時精神保活動の普及[19,20,21]

　阪神・淡路大震災において，心的外傷後ストレス障害（PTSD）が注目され被災後の精神保健活動が広まる契機となった。新潟県中越沖地震（2007 年）以後は“こころのケア”という呼称が多用されるようになり，災害時の精神保健や臨床心理領域の援助活動等が普及して来た。

　“こころのケア”は，響きがよく広く受け入れられているが，どのようなケアなのか内容が曖昧で，さまざまな意味で使われている。被災地で必要とされる精神保健福祉と医療のニーズの実際は，被害や復興状況，時間経過により変わる。個人では既往症や個別的なリスク，被災後の生活状況などがかかわる。

したがって，被災地域の専門職や支援者の業務では，支援の内容が被災者の状況やニーズにあったものかどうか，適時的で有効かどうかが課題になる。

3. 集団を対象とした精神保健[19,20,21]

　被災早期の精神保健では，被災者の不安を緩和する対応が基本となる。被災者の生活と健康を支援する活動のなかで，必要に応じて精神保健活動を取り入れることが推奨される。

　災害時には心的外傷に注目が集まる。集団を対象とし全体のリスクの低減を図る精神保健活動の一つに，被災地の精神保健福祉センターなどが行うトラウマ反応や心的外傷後ストレス障害（PTSD）症状についての広報活動がある。外傷的な体験後に起こり得る症状を知りそれらが正常な反応であることの理解を促し（ノーマライゼーション，症状の外在化），症状が時間とともに改善することや対処法を伝えるなどの心理教育的な援助である[22]。

　児童の場合は，分離不安や退行，夜驚，被災体験

46 災害医療とこころ

表2　災害関連死と災害関連疾患（循環器疾患・呼吸器疾患）

1）東日本大震災における災害関連死[12,13]
・東日本大震災における震災関連死者数は1都9県で3,194人。東北3県が大部分を占める（岩手446人，宮城900人，福島1,793人）

・関連死をもたらした「肉体・精神的疲労」の原因
　避難所等における疲労が約3割・避難先への移動中の疲労が約2割・初期治療の遅れが約2割となっている。災害による直接的な影響ではなく，移動や避難生活での疲労と治療の遅れで7割を占める。福島県は岩手・宮城両県よりも死者が多く移動中の疲労が3割を占める。復興庁は，原子力発電所事故に伴う避難による影響が大きいと考えられる，と指摘している

2）災害に関連する循環器疾患の特徴[14]
　災害ストレスによる交感神経系の亢進がさまざまな循環器疾患の発病にかかわる。阪神・淡路大震災以降の調査により，大震災時の循環器疾患の特徴が明らかにされてきた。
・循環器疾患による死亡は，避難所で生活する被災者の割合に正比例する
・高齢者が最大のハイリスク群で，死亡者の大多数を占める
・本来は循環器疾患の発病が少ない夜間睡眠時間帯の発症が増加する

3）災害時に好発する循環器疾患の実際[14,15,16,17]
・災害時高血圧と呼ばれるあらたな高血圧患者が生じ，一部は持続的な高血圧に移行する。コルチゾールなどのストレスホルモンやアルドステロン分泌増加によって食塩感受性が高まる。既存の高血圧患者でも血圧の上昇や症状悪化が生じる。被災以前から服用していた降圧剤の種類が不明な時や新規に服薬を開始する場合は，長時間作用型カルシウム拮抗薬が推奨される
・脳卒中，狭心症・心筋梗塞，心不全などの高血圧関連疾患は発災直後から発症する。発症リスクの上昇は生活環境が改善，安定するまで持続する
・東日本大震災の調査では，大規模災害時に心不全が増加することが初めて報告された。急性心筋梗塞や急性心不全の入院患者数の増加と死亡率の上昇も指摘されている
・タコつぼ型心筋症　新潟県中越地震で発災直後から増加した。心筋梗塞に類似した胸痛を生じ急性冠症候群との鑑別が必要になる。心不全だけでなく心破裂や突然死の原因になり得る
・深部静脈血栓と肺塞栓症　高齢，脱水，長時間の臥床などは静脈血栓症の危険因子である。患者が持つリスクの評価，下肢静脈の超音波検査による血栓の検索，Dダイマー値などに基づいて対応される。深部静脈血栓症の一部は肺塞栓症を発症，新潟県中越地震では車中泊した女性4名が死亡した

4）東日本大震災時の呼吸器疾患[10]
・津波肺患者は少なく，肺炎・慢性閉塞性肺疾患・気管支喘息発作による沿岸部の基幹病院での入院患者数が発災後2ヵ月間は3倍に増加した。津波汚泥の粉塵による大気汚染，避難所の劣悪な環境などの関与が指摘されている。加えて避難生活で高齢者の日常活動性（ADL）が低下，不顕性誤嚥に起因する肺炎が増加したことにより入院患者数が急増した

・津波被害で酸素供給が途絶えた多くの在宅酸素療法患者が病院に避難した。基幹病院では入院病床を確保するため，外来に酸素療法センターを設置して対応した

を再現する遊びなどを家族や周囲の大人が理解し，児童の年齢や状況にあわせた対応が可能になるように援助する[23]。

　近年，衝撃的な外傷体験をした多くの人々が自然に回復することが理解されるようになり，人の持つ健康的な回復力（レジリエンス）に働きかけるサイコロジカル・ファーストエイド（PFA）[24]が注目されている。PFAは常識的な態度で被災者に接して苦痛の軽減を図りながら，ニーズにあった支援や治療を受けられるように対応する。トラウマ反応や急性ス

トレス障害の症状への応急的な対応にも用いられるという。

4. リスクを持つ個人を対象とした精神保健[19,20,21]

　リスクを抱える個々人では，強いストレスや服薬の中断，環境の急激な変化により精神疾患の再発や精神症状の悪化が起こり得る。被災地域や避難所の臨床現場では，集団の中から高いリスクを持つ個人

413

諸問題

表3　高いリスクを持つ児童

1）非災害時にも認められる要因
　　親の精神症状・精神障害[26]，身体疾患
　　不適切な養育や経済的な困難などの家庭の問題
　　精神遅滞や発達障害とその随伴症状，情緒・行動面の問題など
　　母子・父子家庭など親の育児負担が大きい家庭

2）被災により新たに生じる要因
　　養育者の死亡や傷病
　　被災後の転居・転校などの生活環境の変化，家族構成の変化
　　地震や津波など災害に巻き込まれた恐怖体験，遺体の目撃などの衝撃的な体験
　　不安定な生活環境，仮設住宅での生活の長期化など

を同定して早期に予防や精神科医療に導入し，発病や再発などを抑制する対応が重要になる。児童の場合も一般的な説明や情報提供だけで支援を終えてしまうのではなく，症状や被災状況，生活環境，養育者の状況などを把握し，必要な事例を治療や保護などの介入に結びつけることが求められる。

Ⅴ．災害時における児童の保健福祉と児童精神科医療

1．リスクの高い児童と家庭への対応[25]

　慢性期（復興期）に入ると，被災者の心身の健康状態の維持・管理が課題となり，仮設住宅での継続的な訪問支援など地道な活動が続けられる。被災者は個別的なリスクに加えて，長期化する仮設住宅での生活，生活再建の見通しが立たないことなどの慢性的なストレスにもさらされ，抑うつや引きこもり，アルコールなどへの依存症の増加も懸念される。
　児童では高いリスクを持つ家庭への対応がますます大切になる（**表3**）。ハイリスクの児童には，以前から不適切な養育や発達障害などのリスクを抱えていた多数の子どもたちが含まれ，さまざまな喪失体験，転居や転校，仮設住宅での生活などが新しいリスクとなって加わる。子どもを取り巻く環境が早期に改善されるべきだが，被災によって生じた困難が長く持続する状況や地域があり復興の格差も拡大する。親を支援し児童を治療へ導入するニーズが高まる。

2．災害時の児童精神科診療

　施設や地域によって実際に診療対象となる患者層や状態像などは異なるが，災害時には多様な児童精神科診療需要が生じる。次のような事例も臨床的な課題を示唆する。大規模震災時の事例をもとに本質を損なわない範囲で改変した。

［症例］6歳男児，広範性発達障害（特定不能）［DSM-5：自閉症スペクトラム障害］。
［主訴］子どもにどう対応したらよいのか分からない，すぐに受診したい（母親）。
［経過］3歳から専門機関で相談を受けてきた。母子で療育施設に通ったことがあるが医師の診断を受けたことはない。母子二人で住んでいた集合住宅が震災で半壊，避難所を経て転居した。こだわりやかんしゃくがひどくなり，泣きながら何度も床に頭を打ちつけ母親を激しく叩く。次第に深夜まで入眠せず時々食事を吐き出すようになった。母親は専門機関に連絡し医師の診察を求めたが，保険診療や医療機関との連携は行われていなかったため，必要な援助や情報を得ることができなかった。切迫した状況の中で，母親がインターネットで児童精神科医療機関を探し出し電話で受診を求めた。
［治療経過］発達障害の随伴症状，併存症状が顕著で生活上の困難が大きい。母親は疲弊し困惑しており緊急に対応すべき状況と判断，当日夜間に初診とした。少量の risperidone を投与したところ，入眠時刻が早まり穏やかになっていった。経過にあわせて児の発達特性などについて医師と心理士による親ガイダンスを実施した。特別児童扶養手当を受給できるよう診断書を作成。児童のデイサービス通所申請の

ため担当部署に対応を依頼した。

　児童精神科医療機関には，症状や行動上の問題が顕在化して育児に困難を抱えた親子が直接対応を求めて来ることが少なくない。特に相談支援のなかで必要な医学的診断が行われない場合や，関係機関のあいだの連携が乏しい状況下で増加し，緊急の対応も求められる。このような診療需要に対応するためには，通常の予約診療と並行して柔軟に新患を受け入れ，効率的な診療を図らなければならない。臨床現場では，①電話による受診相談を充実させ医師も積極的に電話対応を行う（緊急度の判断と一次的な見立て，助言や情報提供），②受診前の待機期間を利用し心理士等による親相談を実施する（問題の整理，予診，親ガイダンス）などの工夫が必要になる。さまざまな制約，限界があり困難も大きい。

　複雑な問題を持つ事例に対し，適時的に治療や援助が提供されるためには，親への支援や関係機関相互の役割分担と連携が不可欠である。施設や地域，自治体によっても異なるが，平時からこのような理解に立った実務と組織や制度の設計が望まれる。

3. 児童と親の支援

　児童と親を支援するすべての業務では，次のような視点・かかわりが求められよう。
①児童と家庭の状況を多角的に把握しリスクを同定する。親の育児ストレスを評価し親ガイダンスを行う[27,28]。また，親自身の心身の治療の必要性も検討する。
②児童の成長発達や環境の変化などに伴って，さまざまな症状や困難な養育状況が現われる可能性と治療や介入のニーズが生じる状況を想定してかかわる。特に発達障害的な認知特性，虐待，適応や行動上の問題などを認めリスクが高い児童では，仮に薬物療法などの必要性がその時点で明らかではないと思われても，身体医学および精神医学的な診察と評価を行う。
③児童と親が適時的に必要な支援や治療を受けられるよう，教育，保健，福祉，医療など関係機関との協働と連携を重視する。

　リスクやニーズを把握して各事例に必要な支援の

全体像を考えることの重要性が理解されず，関係機関相互の連携を欠いたまま一般的な助言などの対応が続けられると，発達障害や虐待，被災などによる問題の深刻さや治療の必要性，緊急性が過小評価されてしまうことになりかねない。

　災害時に限らず，児童精神科医療を含む多面的な援助が適時的に提供されるためには，児童の保健福祉サービスに加え医療機関としての一定の診断と薬物療法を含む治療機能（保険診療）が一箇所で提供可能な仕組みなどが必要であろう[26]。そこでは，医学的診断を含む複数の視点からの事例の評価（アセスメント）が得やすくなる。さらに，福祉や臨床心理，教育などの異なる職種と担当部署が医療や他領域の実務に触れることで，自他の果たす役割と機能の限界を認識し責任を分担するという，「連携」の本質的な意味を理解し協働する運営が期待できるのではないだろうか。

　災害時に多くの児童と親に対して適切な援助を行うためにも，児童福祉や保健領域の関係機関と小児神経精神科・児童精神科医療機関は，虐待や発達障害などの緊急事例や複雑な問題を抱える事例において，普段から協働して実務経験を積み重ねて対応能力を向上させ，連携する仕組みをつくり改善を続ける必要がある。

文献

1) 浅井康文ほか　東日本大震災を振り返って　最新医学 67：511-533，2012.
2) 厚生労働省　日本DMAT活動要領　2012年3月（改正）.
3) 近藤久禎　DMAT：災害派遣医療チーム　最新医学 67：830-838，2012.
4) 石井正三　東日本大震災とJMATの活動　災害医療と医師会 7-12，日本医師会，2012.
5) 出口宝ほか　災害亜急性期から慢性期における医療活動支援に関する検討―東日本大震災・大槌町における検証から　日医雑誌 140：2361-2367，2112.
6) 中村光伸，中野実　ドクターヘリ　最新医学 67：847-857，2012.
7) 甲斐達朗ほか　地震　最新医学 67：534-543，2012.
8) 小井戸雄一　圧挫（クラッシュ）症候群　最新医学 67：757-765，2012.
9) 久志本成樹　津波　最新医学 67：544-555，2012.
10) 矢内勝ほか　津波災害に関連した呼吸器疾患　日本内科学雑誌 101：1727-1735，2012.

11) 小早川義貴ほか　低体温症　最新医学 67：775-784, 2012.

12) 復興庁　東日本大震災における災害関連死の死者数 (2014 年 9 月 30 日現在).

13) 震災関連死に関する検討会（復興庁）　東日本大震災 における災害関連死に関する報告（2012 年 8 月 21 日).

14) 苅尾七臣　災害時の循環器疾患：内科診療の留意点 日本内科学雑誌 101：1446-1457, 2012.

15) Nakamura A, Nozaki E, Fukui S, Endo H, et al. Increased risk of acute myocardial infarction after the Great East Japan Earthquake. Heart Vessels, Mar；29（2）：206-12, 2014.

16) Nakamura A, Satake H, Abe A, Kagaya Y, et al. Characteristics of heart failure associated with the Great East Japan Earthquake. J Cardiol. Jul；62（1）：25-30, 2013.

17) 福本義弘, 下川宏明　東日本大震災と循環器疾患 日本医事新報 4649：48-53, 2013.

18) 国立精神・神経医療研究センター編　DPAD 活動マ ニュアル ver. 1.1（厚生労働省　災害時こころの情報 支援センター事業), 2015.

19) 加藤寛　日本における災害精神医学の進展　精神医 学 48（3）231-239, 2006.

20) 黒澤美枝　自然災害（早期）　最新医学別冊　心的外 傷後ストレス障害（PTSD）121-127, 2011.

21) 鈴木友里子　自然災害（中長期）最新医学別冊　心 的外傷後ストレス障害（PTSD）128-135, 2011.

22) 飛鳥井望　PTSD はどのような治療が可能か　ここ ろの臨床 a la carte, 21（2）：192-196, 2002

23) 元村直靖　心に傷を受けた子どもの心理・行動障害 精神科 12（1）：5-11, 2008.

24) 明石加代　サイコロジカル・ファーストエイド　最 新医学別冊　心的外傷後ストレス障害（PTSD）112-120, 2011.

25) 奥山眞紀子　災害と子ども　最新医学別冊. 心的外 傷後ストレス障害（PTSD）184-192, 2011.

26) 只野文基, 川越聡一郎, ほか　家庭の養育機能と 児童の精神保健　財団法人安田生命社会事業団　研 究助成論文集 36 号 86-95, 2000.

27) 兼松百合子, ほか　PSI 育児ストレスインデックス 改訂版　一般社団法人雇用問題研究会　2013.

28) 只野文基　児童精神科診療所を受診する母親が抱え る育児ストレスの検討　仙台市公衆衛生研究事業報 告集 23-31, 仙台市健康福祉局　2011.

29) 塩川宏郷　東日本大震災後の子どものこころのケ ア—中・長期支援のあり方　平成 24 年度厚生労働科 学研究費補助金地域医療基盤開発推進研究事業「被 災後の子どものこころの支援に関する研究」（主任研 究者：五十嵐隆）総括・分担研究報告書　383-397, 2013.

47 外国人児童

吉川　徹

I. 日本における外国人児童を取りまく状況

　日本に在住する 15 歳未満の外国人児童は，約 18 万人程度とされている。外国人の児童が臨床の現場に現れることも少なくはなく，これらの児童が抱えるメンタルヘルスの問題は，児童精神科医療の大きな課題となっている。本項では外国人児童の置かれている状況とメンタルヘルスリスクについて概観した後，実際の臨床現場で必要な配慮，利用できる資源などについて解説を行う。

1．外国人児童の家庭背景

　日本に在住する外国人の児童の家庭背景は様々である。一般の外国人児童においては，両親に永住の資格があり日本に今後長期間在住する見通しを持つ一般永住者や特別永住者である場合，各種の技能を持つとされる人が在留資格（ビザ）を持って在住する場合などが主である。日系人の場合には，特別な技能がない場合でも在留資格が与えられ，就労の制限もない。このことは逆に非熟練の労働に従事するものが多く，経済的に困難な状況に置かれていることも多いということになる。

　またこれ以外にも，日本人の配偶者を持つ外国人の子どもは日本国籍を持つことになるが，言語的環境，生活環境などから，外国人児童と同様の困難な状況に置かれることがある。また前の配偶者の子どもがいる場合などでは，養子縁組が行われない場合，子どもは外国籍となる。また両親が非法律婚で父親の認知が行われていない場合などでは，子ども

は母親の国籍となり外国人児童として扱われることとなる。

　こうした滞在の仕方によって，子どもの将来の暮らし方の想定が異なってくるため，臨床的にもこの区分は重要である。

　親の出身国によっても子どもが置かれている状況は様々である（宮島，2014）[1]。国籍別ではブラジルが最も多いが，ほぼ同数で中国，韓国・朝鮮が続く。

　ブラジル人の多くは日系 2 世，3 世であり，子どもがいる家庭の率が高いことが特徴である。夫婦で来日し，短期間で効率よく稼得することを目的としており，子どもを帯同することも多いとされる。ペルー人の場合にも日系が多く，同様の状況にある。

　韓国・朝鮮籍の外国人は太平洋戦争以来の特別永住者やその 2 世，3 世であることも多く，一見，日本人と変わらない言語環境，生活環境であることもある。しかし様々な差別の問題や，子ども達のアイデンティティの課題など，メンタルヘルスのリスクとなり得る要因を抱えている。

　在日フィリピン人の場合，女性の比率が高いため，前述のような多国籍，非法律婚などの状況に置かれていることが多く，子どもの状況も著しく困難であることがある。

　日本は国際的に見て難民の受け入れの極めて少ない国であるが，インドシナ難民については，昭和 53 年から平成 17 年末までの間に 11,319 人の受け入れが行われた。難民として来日している彼らは，メンタルヘルスの面でも大きな課題を抱えていると推測され，現在も 2 世，3 世の子ども達が日本で暮らしているが，学習などに大きな困難を抱えている（大谷，2012）[2]。

　また両親が日本国内で，同国人や日本人のコミュ

ニティとどのように繋がっているかという点も重要である。比較的同国者が多い国の出身で，とりわけ集住している地域の場合，両親は同国人コミュニティからの支援を受けることが可能である。子どもも同国人との交流が多くなり，多くの利点もあるが一方で集団での非行などが問題となることもある。最もリスクが高いのは同国人のコミュニティとも日本人のコミュニティとも関係が希薄である場合であると考えられる。

2. 母子保健の状況

在留資格にかかわらず母子健康手帳は入手可能である。一部に外国語版（英語，中国語，ポルトガル語など）の母子健康手帳がある自治体がある。

乳幼児健診は外国人児童も受けることができるが，残念ながら日本人児童に比して，未受診が多いと推測される。豊田市における平成18年度の調査では3ヵ月児健診の未受診率は日本人と大きく差がなかったものの，1歳6ヵ月児健診は27.1%，3歳児健診で29.1%と高く，日本人の約3倍であったという（豊田市こども発達センター，2008)[3]。保健センターへの通訳の配置により健診の受診率が大幅に増加したという報告（伊藤ら，2002)[4]もあり，受診率向上のための施策が求められている。

3. 教育の状況

1）学校に通う外国人児童

教育の場面でも外国人の児童に特有の課題が多数存在する。平成26年度の国公私立の学校に在籍する外国人児童生徒数は平成26年度で小学校43,212人，中学校22,067人であった。（文部科学省，2015)[5]。同年度の国公私立学校の児童生徒数は，小学生6,600,006人，中学生3,504,334人であり，おおよそ0.6~0.7%程度の比率となっている。

また特別支援学校小・中学部に在籍する外国人児童生徒は395人であるとされており，こちらも同程度の比率となっている。

また日本語指導が必要な外国人児童生徒数は全国で29,198人に達している（文部科学省，2014)[6]が，この中には外国人児童のみではなく，日本国籍の帰

国児童生徒や日本国籍を含む重国籍の場合，保護者の国際結婚により家庭内言語が日本語以外の場合などの日本国籍児童が含まれている。

外国人児童の中には日本の学制に則った小・中学校ではなく，外国人学校に在籍する者も多い。外国人学校の多くは学校教育法上，各種学校の扱いとなり，厳密には就学義務の履行とは認められていない。また各種学校としての届け出がなされていない学校もある。

外国人学校には民族別に運営され，それぞれの言語で教育が行われている民族学校と呼ばれるものが多く，朝鮮学校，中華学校，ブラジル人学校などと呼ばれている。近年ではこの他にも，インドネシア語，スペイン語，フィリピン語など多様な言語によって教育を行っている学校も見られる。また英語による教育が行われ多様な国籍の子どもが通うインターナショナル・スクールと呼ばれる学校もある。

2009年に全国29市を対象に実施された外国人の子どもの就学状況等に関する調査（文部科学省，2010)[7]では，外国人登録をされた小学生8,952人のうち，12.7%にあたる1,138人が，また中学生3,852人のうち12.8%にあたる494人が外国人学校に就学している。

2）不就学児童

外国人児童生徒の中にはこうした日本の小中学校や外国人学校にも通わず，不就学と呼ばれる状況となっている子どももいる。日本国籍を持たない不就学の子どもについての全国的な継続的統計は存在しない。現在日本では法的には，外国籍，無国籍の子どもは「教育を受けさせる義務」の対象外であるとされており，外国人登録や住民票の登録がなされている場合であっても，就学状況の調査が行われていない自治体が多い。最近の共同通信による取材，報道では都市部を中心に行われた調査において対象となった72自治体のうち42の自治体で就学状況についての調査が行われていなかったという（中日新聞，"就学未調査1万人　外国籍の子　社会ルール学べぬ恐れ，"2016)[8]。

前述の文科省による調査（文部科学省，2010)[7]では対象となった義務教育年代の外国籍の子どものうち0.7%が不就学であったと報告されている。さらに不就学児の親を対象に行われたインタビューで

は，不就学の理由として「お金がないから（33.0％）」「日本語が分からないから（16.0％）」「すぐに母国に帰るから（10.4％）」などの回答が得られている。

3）高校進学の困難

現在，日本人の子どもの高校進学率は97％以上となっており，ほぼ皆進学といえる状況にある。一方で外国人の高校進学率は依然として低い。宮島（宮島，2014）[1]は高校に在学する外国人数と15〜17歳の外国人人口の比から2012年の高校在学率をわずか27.8％程度と推計している。ただしこの数字には，高校生年代に相当する外国人学校などへの就学は含まれていない。

高校進学のハードルとなるのは，日本語の語学力，学力，経済的状況などに加え，制度的な問題もある。外国人学校に通学するなど，中学校を卒業していない生徒の場合，高校入学に当たってその資格が問題となり，中学校卒業程度認定試験に合格する必要がある。

またそれ以上に，外国人の子ども達は自分の将来の暮らしが見通しにくく，高校進学への動機が不十分となりやすい。彼らのメンタルヘルスの向上の観点からも，高校進学率を上昇させるような支援が必要であると思われる。

一部の都道府県や学校では外国人児童のための特別入学枠が設定されていることがある（細川，2011）[9]。また高校進学を動機づけるためのガイダンスの作成など，地域ごとに支援活動が行われている。

4．虐待と非行

外国人児童に対する虐待については，統計や研究がいまだ乏しいのが現状である。虐待の判断に当たっても，生活習慣の違いなどの文化的要因への配慮が必要となる。

外国人少年による犯罪については，平成15年頃をピークとして，近年は減少傾向が続いている（法務省，2015）[10]。平成25年版の犯罪白書（法務省，2013）[11]では就労や経済状況に課題があることが多く，基礎学力や日本語能力向上の取り組みが推奨されている。また共犯率の高さも指摘され，「不良集団等との関係」が犯罪リスク要因として記述されている。

II. 外国人児童のメンタルヘルスリスク

従来，移住そのものがメンタルヘルスリスクではないかと言われてきたが，近年では移住そのものではなく，移住に伴ういくつかのリスク因子が精神障害と関係していると言われている。（Murphy，1977）[12]

Pumariega ら（Pumariega ら，2005）[13]はアメリカへの移民と難民のメンタルヘルスに関するレビューの中で，子ども達が移住の前，および移住の過程で，多くのトラウマやストレッサーに曝露されていることを指摘している。更には移住の後のストレッサーとして劣悪な居住や近隣の環境，学習環境や経済的苦境を挙げているが，これに加えて差別や偏見の問題が，児童や特に青年において大きなメンタルヘルスリスクとなると指摘している。更にこれらの児童青年の文化的な変容や移住先の文化への適応が，精神症状と関連するとする指摘もある（Yeh, 2003）[14]。

日本においても外国人の子ども達は多くの異文化ストレスにさらされていると推測される。残念ながら我が国における外国人児童のメンタルヘルスに関する体系的な研究などは乏しいが，阿部はそれらを異文化・異言語の中での葛藤と孤立，友達とのコミュニケーション不足による誤解，家庭内の言語的コミュニケーションの不足，家庭内の価値観の違いによる葛藤，学業の理解，習得の心配，教育，人間関係などに関する子ども達の将来に対する心配，どちらの国で暮らすのか子ども達に決定権がないこととして整理している（菅原，2012）[15]。

特筆すべきであるのは，阿部も指摘しているように，子どもが保育所，幼稚園や学校などに通い，日本人との交流が多い場合，母国の言語や文化を強く保持し続ける親との間で，家庭内の言語的，文化的障壁が生起してくる。また親よりも早く日本語を習得した場合，通訳として親をサポートする必要が生じることも，時に見られる。

一方で外国人の親のメンタルヘルスにも大きなリスクが存在し（Beiser et al., 1994）[16]，親の過剰なストレス状態や精神疾患は子どものメンタルヘルスリスクにも繋がることに留意する必要がある。特に母の産後うつなどに着目した研究（O'Mahony et al.,

2010)[17]もあり，子どものメンタルヘルスとの関連についても，研究が待たれるところである。

III. 外国籍児童診療の際の留意点

　外国人児童の診療に際して，最初に留意すべき点は，彼らの医療へのアクセスの困難さである。前述の豊田市の調査（豊田市こども発達センター，2008)[3]では外国人で障害が疑われる子どもを専門機関に紹介し，利用にいたる割合は20%と低かったとされている。仕事が休めないこと，保育士，幼稚園教諭などが子どもの行動が気になっても，障害によるものか環境によるものかの判断に迷うことなどがその理由として挙げられている。

　また言語の問題も受診の障壁となっていることが推測される。医療機関での診療についての多国語での情報提供や，受診申込みの段階から通訳や支援者によるサポートがあることが望ましい。

　幸いにして受診に至った場合，その生育歴と現症の聴き取りが課題となる。外国人児童の場合，母国と日本の間で，また日本国内においてもしばしば転居を行っていることが多い。その度に子どもの置かれている環境は大きく変化している。このため健診の受診歴，予防接種歴なども複雑になっており，時系列を整理しながら丁寧に発達歴と生活環境の変化を追っていく必要がある。

　子どもの行動の評価は最も難しい点の一つである。日本の子どもの多くとは異なる行動を示しているときに，それが子どもの育ってきた環境や文化に起因するものであるのか，あるいは何らかの疾患や障害によるものであるのかを判断することは，極めて困難である場合もある。子どもの示す行動が母国や同国人コミュニティの中で，どのように扱われているかを確かめる必要もある。これについては簡単な対応の方法はなく，丁寧な聴き取りと子どもの文化的背景の理解に負うところが大きい。またそうした行動に本人や家族がどのような対処行動を取っているかという点についても，生活習慣や文化の差を考慮にいれて評価する必要がある。

　子どもが置かれている言語環境については，特に丁寧に聴取を行う必要がある。知的障害や発達障害の診療においては，言語やコミュニケーションの能力の評価が重要となるが，子どもの生活環境の変化とそれに伴う言語環境の変化について整理を行っておく必要がある。また日本語能力の獲得に関してどのような支援が行われてきたか，また今後利用できる資源についても情報収集を行っておくべきである。

　また家族が置かれている状況の理解にも，時間を割く必要がある。どのような滞在の資格であるのか，日本に滞在する期間の見通し，家族の就労や適応の状況と経済状態，同国人や日本人のコミュニティとの関係と得られている支援について聴き取っておくとよい。

　親や子どもが日本語に習熟していない場合，治療者が外国語話者でない場合には，こうしたやり取りは通訳を介して行うこととなる。その場合，診療には通常の数倍の時間を要する。予め分かっている場合には充分な時間を確保すべきである。また精神科診療の場合，通訳にはできるだけ省略や要約を行わず，患者や家族の言葉をそのまま伝えてもらうように，依頼しておくとよい。

　通訳を介した診療において大きな問題となりうることの一つにインフォームド・コンセントやアセントの問題がある。正確な通訳が行えない場合，正しいインフォームド・コンセントが行えないという事態が生じうるし，特にボランティアの通訳者などの場合には，重大な契約や同意に関わることに躊躇があることは当然であると言える。

　また筆者は外国人児童の診療においては，受診の中断率の高さが問題となりやすいと感じている。これについては体系的な研究などは見当たらず，筆者の技量の問題に過ぎないかもしれないが，医療へのアクセスの困難と同様の要因が診療継続の困難に繋がっている可能性がある。また通訳を介した診療となるため，治療効果が得られにくく，診療に不全感や不満を持ちやすいといった事情も影響しているのかもしれない。日本人の場合よりも更に診療の継続を意識した対応が求められる。

　幸いにして診療が継続でき，患者との信頼関係が深まった場合には，子ども自身の感じている差別や偏見による生きづらさ，アイデンティティの問題や将来の見通しなどが話題となることがある。日本人の治療者にとっては大きく想像を超える状況であり，共感的に聴くことはなかなか難しいことも多いが，これを丁寧に聴いていくことが子どもの抱えて

いる課題の解決への援助となり得ると信じたい。

IV. 診療に利用できる資源

近年では外国人への医療，精神医療の提供に利用できる資源の整備が徐々に進んでいる。例えば多文化間精神医学会が公開している問診票，資料（多文化間精神医学会，）[18]は，児童青年期に特化したものではないが，学齢期以降の子どもの診療には充分有用なものである。予め問診票の記入を依頼することで，情報が得られやすくなる。また同学会は多文化間精神保健専門アドバイザーの認定を行っており，支援をうけることができる場合がある。

1. 医療通訳

外国人児童の診療において最も重要になるのが通訳の確保である。近年一部の地域では公的な医療通訳制度が整備され始めている。

平成23年度からは外国人患者受け入れ医療機関認証制度が開始されている（日本医療教育財団）[19]。しかし本項執筆時点（2016年2月）において，残念ながら精神科領域の医療機関はわずかに3医療機関のみとなっている。また厚生労働省は医療通訳拠点病院の整備を開始しており，2015年度には全国19医療機関が選定されている。

地域によってはこの他にも公的病院への医療通訳の配置や派遣制度の整備が行われている。費用負担の形は様々であるが，行政，医療機関，患者家族のそれぞれの負担割合が設定されているが，患者には負担できる力がないことも多く，利用に際して問題となることがある。

精神科領域の通訳，特に児童精神科領域の通訳は他の医療領域と異なった内容となることも多く，質の確保も課題となる。厚生労働省は平成25年度に医療機関における外国人患者受入環境整備事業の一環として医療通訳に関する育成カリキュラムの作成を行い，公表しており（厚生労働省）[20]，この中には精神科医療に関する基礎的な内容も含まれている。また一般社団法人日本医療通訳協会（日本医療通訳協会）[21]は2014年から医療通訳の技能検定を行っている。

愛知県では平成24年度より公的な派遣制度として，あいち医療通訳システムが運営されているが，平成27年度から児童精神科に関する通訳の研修が開始された。こうした様々な取り組みを通じた精神科領域における通訳技能の向上が期待される。

公的な医療通訳が利用できない場合には，様々な人に通訳を依頼することとなる。それは家族や知人，両親の職場の通訳などであるが，同国人コミュニティに繋がっている家庭では，比較的医療通訳に慣れたボランティア通訳者が確保できることも多い。宗教関係者などから支援が得られることもある。

また学校において日本語教育を受けている場合などでは，その担当教員やスタッフが受診に付き添い，通訳を担当してくれることがある。日頃の学校生活の状況を聴取できるという点からも非常に好ましい。

2. ソーシャルワーカーと医療費支援

外国人の受診の多い医療機関のソーシャルワーカーは外国人の支援に精通していることがあり，また医療ソーシャルワーカー向けの外国人支援の研修なども始まっている。また医療領域に限らず，外国人支援に係わる「多文化ソーシャルワーカー」の養成や活動が多くの地域に広がっており，医療領域でも支援を受けることが可能である（石河，2012）[22]。愛知県からは2010年に多文化ソーシャルワーカーガイドブックが公開されている（愛知県）[23]。

外国人児童の家庭は経済的な問題を抱えていることも多く，医療費の負担が問題となることもある。乳児医療，自立支援医療，障害者医療など多くの医療費扶助制度は外国人児童も対象となることは知っておくとよい。

3. 教育の資源

外国人児童の教育はメンタルヘルスの観点からも多くの課題となる。日本語の習得や学歴の獲得，就労への移行は重要な防御因子となりうる。

文部科学省はCLARINETというサイトを通じて，帰国子女および外国人児童生徒への教育に関する施策の情報提供を行っている（文部科学省）[24]。このサイトの中には日本語教育に関する情報が掲載されており，特に「外国人児童生徒受入れの手引き」は外

国人児童の学校での支援，特に日本語指導の現状について医療関係者が学ぶためのよい資料となる。

また特に初等中等教育に関しては，かすたねっと（文部科学省）[25]という情報検索サイトを作成して教材などに関する情報を発信している。

4. 地域のフォーマル・インフォーマルな資源

各地域には行政による外国人へのサービスの窓口となるような機関が設置されていることも多く，国際交流センター，国際交流協会などの名称となっていることが多い。こうした機関に医療通訳派遣などに関する窓口が用意されていることもある。また市町村の担当課の窓口などでも，医療機関受診のためのガイドなどが配布されていることもある。

しかし外国人児童支援の領域は，これまで述べてきたような公的なサービスのみでは，行き届かない部分が多いのが実状である。そして同時にそれをカバーするようなインフォーマルな資源が重要な役割を果たしている（日本社会福祉士会，2012）[26]。

各地に開設されている多文化共生センターなどのNPOは幅広い支援活動を行っている。また各種のボランティア活動も広がっており，通訳の支援が受けられることもある。

特筆すべきであるのは，宗教を通じた支援が大きな役割を果たしていることが少なくないことである。日本人，外国人を問わない信者間の相互扶助的なコミュニティとしての役割を果たしている。受診の際に同行し，通訳などとして支援してくれる宗教関係者もいる。

文献

1) 宮島　喬　外国人の子どもの教育．東京大学出版会 2014．
2) 大谷　杏　インドシナ難民2世，3世が抱える学習問題と学校・地域の対応．早稲田大学大学院教育学研究科紀要 別冊，（20）：221-230，2012．
3) 豊田市こども発達センター　豊田市における外国人障がい児の現状と課題に関する調査報告書，pp1-52，2008．
4) 伊藤美保，中村安秀，小林敦子　在日外国人の母子保健における通訳の役割．平成14年度厚生科学研究費補助金子ども家庭総合研究事業「多文化社会における母子の健康に関する研究」2002．

5) 文部科学省（2015）　平成26年度学校基本調査 mext.go.jp．
6) 文部科学省（2014，May 1）　日本語指導が必要な児童生徒の受入状況等に関する調査（平成26年度）Retrieved June 4，2015．
http://www.mext.go.jp/b_menu/houdou/27/04/1357044.htm
7) 文部科学省（2010）　外国人の子どもの就学状況等に関する調査　mext.go.jp．
8) 中日新聞（2016，February 23）．就学未調査1万人 外国籍の子　社会ルール学べぬ恐れ．就学未調査1万人　外国籍の子　社会ルール学べぬ恐れ．
9) 細川　卓　外国人生徒の高校進学に関する教育課題：特別入学枠に着目して．教育論叢：54，3-12，2011．
10) 法務省　平成27年版犯罪白書．2015．
11) 法務省　平成25年版犯罪白書．2013．
12) Murphy HB. Migration, culture and mental health. Psychological Medicine, 7（4）：677-684, 1977.
13) Pumariega AJ, Rothe E, Pumariega JB. Mental Health of Immigrants and Refugees. Community Mental Health Journal, 41（5）：581-597, 2005.
14) Yeh CJ. Age, acculturation, cultural adjustment, and mental health symptoms of Chinese, Korean, and Japanese immigrant youths. Cultural Diversity & Ethnic Minority Psychology, 9（1）：34-48, 2003.
15) 菅原　雅（2012）　外国人児童生徒の「こころのケア」を考える：メンタルヘルスの支援体制づくりを目指して．東京学芸大学国際教育センター．
16) Beiser M, Edwards RG. Mental health of immigrants and refugees. New Directions for Mental Health Services, 1994（61）：73-86, 1994.
17) O'Mahony J, Donnelly T. Immigrant and refugee women's post-partum depression help-seeking experiences and access to care：a review and analysis of the literature. Journal of Psychiatric and Mental Health Nursing, 17（10）：917-928, 2010.
18) 多文化間精神医学会（n.d.）　在日外国人サービス|多文化精神医学会　Retrieved February 29，2016．
http://www.jstp.net/ForeignJapan2.htm
19) 日本医療教育財団（n.d.）　外国人患者受入れ医療機関認証制度．Retrieved March 1，2016．
http://jmip.jme.or.jp/index.php
20) 厚生労働省（2013）　医療通訳育成カリキュラム．Retrieved March 1，2016．
http://www.mhlw.go.jp/stf/seisakunitsuite/bunya/0000056944.html
21) 日本医療通訳協会（n.d.）　一般社団法人日本医療通訳協会．Retrieved February 23，2016．
http://miaj.org/
22) 石河久美子　多文化ソーシャルワークの理論と実践．明石書店，2012．
23) 愛知県（2010，February）　多文化ソーシャルワー

カーガイドブック　Retrieved October 8, 2015.
http://www.pref.aichi.jp/0000038742.html#

24）文部科学省（n.d.）　CLARINET. Retrieved December 20, 2014.
http://www.mext.go.jp/a_menu/shotou/clarinet/003/001.htm

25）文部科学省（n.d.）　かすたねっと. Retrieved February 23, 2016.
http://www.casta-net.jp/

26）日本社会福祉士会　滞日外国人支援の実践事例から学ぶ多文化ソーシャルワーク. 2012.

48 身体疾患のある子の心：コンサルテーション・リエゾン医療

小石誠二

I. 概念

コンサルテーションでは身体科医療の過程で生じる精神科への紹介に応じる。リエゾンは本邦では主に身体科医療への精神科や臨床心理士の関与を意味する。精神科合併症や情緒的混乱のリスクのある症候や疾患，治療などに際して身体科医療チームにも加わる。臓器移植（49章）や悪性腫瘍，救急，新生児，透析，リハビリテーションなどが挙げられる。両者をほぼ同義に扱ってリエゾンもしくはコンサルテーション・リエゾン精神医学（以下 C/L-P）と呼ぶことも多い。対象は一般病棟の患者から，入院の短期化に伴って依頼時から退院後の診療を組み立てて地域医療へ繋ぐこと[1]，外来治療や在宅医療へ拡大した。小児では発達段階（2章）や発達歴を踏まえ，病気や治療を本人がどのように体験しているか[2]を想定し，病気や闘病体験による脳，情緒や家族関係の発達への影響も念頭に置く。

II. 歴史

身体科入院患者の3割が精神疾患を持つ，との知見などから米国の総合病院で1930年代から発展したC/L-Pは，小児も対象に含み1974年からNIMHの基金で拡充したが，基金の終了，保険給付の限定などで縮小した[3]。臨床の着目点は，母子関係の精神病理から子どもの病気による家族全体への影響へシフトし，研究の焦点も疾患に関連したネガティブな症候からポジティブな対処技術へ移る[3]などの進歩があった。

本邦の小児C/L-Pの報告は従来，周産期医療（39章参照）と悪性疾患の領域での報告が多い。しかし総合病院の精神科は小児への対応が不充分なことが多かった上に，近年は医師不足による縮小や廃止も多く，二次医療圏の過半数では精神科病床を持つ総合病院がない。しかし診療報酬上は2002年に「緩和ケア診療加算」の要件に精神科医の参加が明記され，2008年から自殺未遂者を救急救命センターで精神保健指定医が診断・治療した場合の加算が新設されると共に，かかりつけ医がうつ病などの患者を他院精神科へ紹介する際の診療情報提供料に「精神科医連携加算」が付き，2010年には一般病棟を有して救急医療を行う保健医療機関が精神科の24時間対応体制を敷く場合の「総合入院体制加算」，2012年には「精神科リエゾンチーム加算」も新設され，多職種によるチーム医療の推進による医療の質の向上と効率化も期待されている[4]。2014年度からは「通院・在宅精神療法」の20歳未満加算の算定可能期間の開始が当該医療機関初診日から当該精神科初診日に変更され，身体疾患加療中に生じた精神科的問題への対応が正当に扱われるようになった。

2012年からは6つの国立高度専門医療研究センターによる「メンタルケアモデル開発ナショナルプロジェクト」が開始され，小児では国立成育医療研究センターが炎症性腸疾患を対象に認知行動療法などのケアを試行している。なお炎症性腸疾患と気分障害の関係については，全身性の炎症が脳機能に与える影響という側面を重視する意見[5]もある。本邦では身体疾患を持つ小児のメンタルケアは主に小児科医療の枠組みの中で考えられて来たが，精神医学の生物学的な側面や神経心理学的な技術により支援の充実が期待できるであろう。

III. 疫学

　入院中の小児や青年の心理的問題の有病率について欧米の文献では20%から35%以上まで様々なデータが示されているが，研究手法の問題として比較の困難なものが多い[2]，統計を取る病院による身体疾患の偏りや社会経済的階層によっても大きな差が出る[3]などの問題が指摘される。慢性疾患の外来患者である子どもの約12%がDSM–IVに含まれる診断名を，8〜10%が心身症的症候を持つといったデータもある[2]が，これも上記と同様の問題がある。本邦でも闘病体験の影響について，ネガティブな側面としての外傷後ストレス症状（post traumatic stress symptoms：PTSS）やうつ・不安障害だけでなく，ポジティブな側面としての心的外傷後成長（post traumatic growth：PTG）なども想定しつつ小児がん経験者やそのきょうだいを対象として行なわれた調査があり，不安障害のリスクは対照群と同等，PTSSは有意に高い，PTGは経験者本人と姉妹で高いなどのデータが示された[6]。しかし親の付き添い，院内学級，プレイルーム，保育士やチャイルドライフスペシャリストの配置，子どもが主な対象のレクリエーションの頻度，ボランティア活動の導入などの状況は不均一で，臨床的なリスクの評価は複雑である。

IV. 症候と診断

1. 症候もしくは要請される理由

　身体疾患の経過に悪影響を及ぼす精神科的要因，入院治療に影響する行動上の問題，身体疾患の症候としての精神科的な状態像，児童虐待，致死的・慢性的な病気に対処する子どもと家族への支援，などの評価や治療計画の立案のために精神科へ相談される[7]が，実際の対象は構造化されない部分が大きい[1]。成人における報告[1]と同様，筆者の経験でも医師–患者関係や医療スタッフ内の葛藤をテーマとする依頼は滅多にない。子どもの苦しみや生命の危険に際しては医療スタッフにも情緒的な反応が生じることは自明であるが，専門家の介入を要する問題とは認識され難いのかも知れない。入院中に生じる患児や家族の心理的問題を小児科医療の枠内で解決し

ようとする傾向も強く，精神科的問題を見出しても実際のコンサルテーション依頼には消極的である[3]。小児科と精神科では患者–医療者関係の捉え方の文化の相違も大きい。精神科依頼に際しては非現実的な期待も持たれがちで，結果が意に沿わないと容易に不信感に変わり得る。

　身体症状の精査で異常が検出されないことを理由に精神科へ紹介される例では，患児や親の関心は身体的原因検索に傾いており，精神科的要因の可能性が説明されると，小児科医が信じてくれない，見捨てたなどと解釈しがちである。紹介元の小児科医が関わりを続ける枠組み[7]と，侵襲的検査の過剰を防ぐために診断保留で修飾因子も検討するというコンセプトが，無益なドクターショッピングを防ぐ[7]。

　心身症的機序の評価や治療的介入も依頼され得る。日本心身医学会の定義「身体疾患の中で，その発症や経過に心理社会的な因子が密接に関与する器質的ないし機能的障害がみとめられる病態をいう。神経症やうつ病など他の精神障害にともなう身体症状は除外する」が広く知られているが，心因が身体疾患に影響する機序としては視床下部–下垂体–副腎皮質系の変化や自律神経系，セロトニン作動性神経システムなどの反応などが想定され，これらは相互に影響する。身体疾患の例として前者は気管支喘息，円形脱毛症や炎症性腸疾患が，後者は起立性調節障害，過敏性腸症や偏頭痛が挙げられる。問診や検査で心理社会的な問題や特性を評価し，身体的症候の因果関係は不明であることを前提としつつも生き難さへは介入を図る。環境に大きな問題がある例でも本人側に不安のエスカレートし易い気質，被害的な認知の傾向，安心感の不足による自身への過大な要求水準といった問題が見られることは多い。経過中に暫く精神科的な薬物療法を要する例や症候が変化して精神疾患が前景に立つ例も稀ではない。

　多動や反抗も入院治療を困難にする。病院は日常生活場面に比べて危険物が多い。発達的問題，不安，睡眠の悪化，甲状腺機能亢進症やtheophyllineなどによる交感神経系の反応性の亢進，副腎皮質ステロイド剤による気分変動，脳の器質的病変などが考えられる。

　児童虐待（41章参照）やその疑いへの対応は重大で緊急事態も多い。精神科医は意見を求められることがあるので対応の流れを日頃から理解すると共

に，治療チーム内・連携機関間に生じる軋轢や虐待疑いの親への処罰感情を，正常範囲内の反応という位置づけを持ちつつモニターする。

　リエゾンの対象として緩和ケアも重要である。診療報酬上の加算の施設基準では緩和ケアチームの設置が必須で，①身体症状の緩和を担当する常勤医師，②精神症状の緩和を担当する常勤医師，③緩和ケアの経験を有する常勤看護師，④③と同様の薬剤師が定められ，①または②は専従である。15歳未満では小児加算が設定されている。緩和ケアは，生命を脅かす疾患による問題に直面している患者とその家族に対して苦しみを予防し和らげることでQOLを改善するアプローチを指し，様々な疾患が対象であるが歴史的にはホスピス病棟が始まりとされ，上述の診療報酬も対象は悪性腫瘍やAIDSである。本邦では麻薬系鎮痛剤は寿命を縮めるものと思われがちなのも影響し，「姑息的治療による延命も放棄して除痛などに専念する形のターミナルケア」といった捉え方もみられた。生命予後に期待の残る小児では疼痛や恐怖を伴う処置に際しての鎮痛剤などもなるべく使わず我慢させる傾向も根強かったが，最近は適切に薬物を使用して苦痛を軽減するのが常識になった。プレパレーションによる不安の軽減なども導入され，療養環境の配慮も浸透しつつある。小児がん患者の親達が作った「がんの子供を守る会」は本人や家族・支援者などを対象に，緩和ケアのガイドラインもホームページ上に公開（http://www.ccaj-found.or.jp）している[8]。周産期障害も含めた重症の神経疾患などの患児についても，在宅ケアへの移行と同時進行で在宅緩和ケアが注目されるようになり，子どもホスピスの可能性も検討されている[9]が，現状はこれらの患児の高度な医療ニーズならびにそれに精通した親の要求水準に応じた医療ケアを提供できる訪問看護師も少なく，学校場面での医療処置も親の負担が大きく，急変による死亡の危険も常にあり，親に心身の疲労が加わる[10]。入院中の重症ケアや終末期ケアでも親は時に精神科受診や薬物療法を要する状態になるので，在宅でも精神科医療のニーズがあると思われる。社会資源の利用に必要な知識や手続きが不充分で活用できていない場合も多いことが想定され[10]医療社会福祉士などとの連携も重要である。

2．診断基準

　C/L-Pでも精神疾患の診断基準は通常と同様であるが，身体疾患や治療の器質的・心理社会的な影響に注意を要する。治療チーム内の葛藤なども含めて広範囲の問題が絡み，診断基準による把握のみでは対応困難である。

3．鑑別診断

　Münchausen症候群は41章を参照されたい。認知行動上の問題では，子どもの発達段階（2章）やその偏りを念頭に置いた上で，身体疾患や精神機能に作用する物質の影響（36章），生活上の変化，身体疾患治療の段階，全身状態，その疾患や治療で生じ易い心理・行動上の問題などを把握した上で本人の脳器質性障害，精神病圏の問題，心理的反応を考えるとともに，コンサルテーションの経緯を総合的に理解する。身体疾患治療中に生じる言動を小児科スタッフは心因論で解釈しがちであるが，不定愁訴の中には緊急に身体科的対応を要するものもある。例えば不安や過換気は敗血症性ショックの前兆でもある。緩徐な変化，例えばステロイド剤の長期使用による性格変化でスタッフが困惑する例などはコンサルテーションに到らないことも多く，そのような身体科治療にはリエゾンの枠組みが有用である。病前からある未診断の精神疾患も重要で，入院という環境変化によって病理が顕在化する。

　子どもの発達段階による特徴として，以下のことが指摘される。①幼児期前半までは身体的な制限や不快と養育者によるケアが影響し，養育者への支援と愛着関係の発達を阻害しない配慮が重要である。②幼児期後半は認知の自我中心性や魔術的思考で病因を考え，罰と解釈することも多いので，本人なりの病態仮説を聞き出して修正を図る。苦痛や危機を身体の一部に限局して捉えることが難しいので疾患や処置を解り易く説明して見通しを持たせる。③学童期は病気や治療を理解して治療に協力することが達成感に繋がり得るが，単純な因果関係で捉えがちである。実際の病気の経過は努力が報われないことも多いものなので，努力そのものに価値を置いて伝える[3]。④思春期以降は成人と同様に抽象的思考も可能で治療への納得と共に同意も得るべきである

が，病気への対処行動を理解しても実行への努力が難しい。病状に応じて保護的な関わりが増えることによる自己効力感の低下にも留意する。

4．病因

入院を要する身体疾患の子ども達は情緒的問題のリスクが高く，長期的な身体障害や中枢神経系への影響が生じると更にハイリスクである。疾患特異的な困難もある[3]。CL/Pは，①身体合併症につながる精神医学的疾患；例えばうつ病による希死念慮や過量服薬による急性薬物中毒，低栄養や低体温に到る摂食障害，②身体疾患や治療の副作用による精神症状；例えばせん妄，HIVによる中枢神経症状や頭部外傷による脱抑制，麻薬系鎮痛剤による幻覚，個室隔離による拘禁反応，などに際して求められる[2]。病気や入院で学校を休み，達成感のない状態で苦痛や心配に向き合うと自己有用感が低下し易い。療養環境重視で設置運営した場合でも病院は子どもの生活や成長に適した場所にはなり難い。また本来はスタッフ間の軋轢も重要な対象である。保護者が子どもの危機に反応して攻撃的になったり不安や信条から治療の一部を拒否したりすることも影響する。筆者が小児科医時代に担当した思春期の女児では，易感染性などのため個室から出られず身体的苦痛も強い病状にステロイド剤による一過性の性格変化も伴い，数名の看護スタッフへの被害感と他スタッフ達への好感を訪室者全てに伝え続けたところ，治療チーム内に不和が生じて病棟運営に支障を来し，収拾には大幅な人事異動を要した。

V．治療・対応

1．総論

小児のC/L-Pでは身体科からのアクセスし易さ，症状性・器質性の問題を念頭に置くこと，面接所見をとる技術，発達段階に応じた認知の特徴を踏まえつつ精神科的な症候の機序を身体科スタッフに分かり易く解説できることなどが求められる。本邦では小児の生命が病気で脅かされることは特殊な状況と捉えられるので，精神科医が疾患の知識を共有していないと患児も保護者も「理解して貰えないのでは

ないか」と思いがちである。しかし最近は治療方法の進歩で経過や予後が大幅に変わった疾患も多く，診療体制にも改革が速い。小児のリエゾン診療専従であったとしても精神科の医師やスタッフが平素からこれらを知悉することは難しいが，ケース毎に患児の病気の基本的な疾患概念や経過などの知識を持ち身体科担当医から実際の治療方針について概略の情報を得る。但しこれらは精神科的には環境要因の理解であって，患児や家族に説明する役割でも身体科担当医と同等の知識を要する立場でもない。病状や治療経過を質問された際は，質問の背景の気持ちや状況を考えて対処に繋げる。

問題行動が生じ，それが保護者によって制御されない場合には身体医療スタッフは他の患者の治療や看護への支障を深刻に捉え，患児を排除する方向になったり賛同しないメンバーを患児と同一視してチーム全体が陰性感情を持ったりすることも稀ではない。困難な問題への対応を引き受けた精神科医が，不当にも院内全体から攻撃されることもある。問題の症候と身体疾患の関連についての作業仮説や鑑別診断として脳器質性・症状性の精神症状，心理社会的要因などを説明し，今後の対応や対症療法，身体疾患の経過に伴う改善の見通し，どのような場合に精神科病棟への転棟や退院を考えるかなどを明示することで緩和を図るが，例えば身体医療チームが患児や家族の操作性に影響されていて対応困難な場合もあり，病院管理者などの見識や力量が鍵になる。

2．各論

1）症候

a）既存の精神疾患や社会適応の問題

小児の身体科入院治療で困難を生じ得る問題として，発達障害圏（10〜16章参照）の問題，虐待（41章参照），気分障害，統合失調症，適応障害などが挙げられる。身体科治療に必要な処置・服薬・個室隔離などに応じてこれらの疾患の影響と必要な配慮を，できれば本人や保護者と共に検討し，治療チームに解説し，対応の上手く行かない点を再検討して修正して行く。入院や治療への適応困難について検討する際は，本人や家族の病前からの適応状況を生

物−心理−社会のモデルで評価する[3]。病前から心理療法を受けていた患児が，例えば小児がんに罹患して集中的な治療を要する場合，地域の治療者は通常，がんや治療による新たな問題や既存の問題への影響には経験が少ないので，がんの治療へのアドヒアランスを高める効果も期待してサイコオンコロジストによるケアに移行し，連絡は継続することが勧められる[7]が，実際の医療資源の状況に応じて対応を工夫する。

b) 身体疾患やその治療，入院などに起因する問題

入院患者に多い精神科的症候として，せん妄（後述），各種の不安障害とうつ状態が挙げられる。不安やうつへの対応では，抗うつ薬や抗不安薬には他剤との相互作用や副作用の不整脈などが問題になる薬剤も有り，身体疾患治療中に処方を追加する際は相互作用のリスクを考えて薬剤を選択し，主治医に打診してから使用するが，通常の診療に比べて薬物療法は使用しない方向になる。一方，体調不良時には洞察志向型の精神療法も適応し難い。症状の機序を診立て，それに基づいて疼痛管理も含めた環境調整を行った上で，いわゆる小精神療法[11]などで対応する場合が多い。小児でも不安のみならず病的なうつ状態もしばしば見られるが，その対応としては保護者や身体科スタッフの関わりへの助言や承認による応援が大きなウェイトを占める。

保護者の心理的問題は生命予後も左右する。例えば小児がんで，長期生存が望める病態なのに親が不安から新興宗教に傾倒し，治療からドロップアウトする例もある。母親が付き添う入院生活が長期に亘ると両親の意思疎通が不足し不和が生じ易い。また「きょうだい」は親の関心が患児に集中して不安と孤独の中に置き去りになりかねない。発達段階によっては自我中心的な認知や魔術的思考から患児の病気を自分のせいと誤解していることも多いとされる。小児がん領域では「きょうだい」のみを対象としたキャンプなども試みられている。

成人では入院中に希死念慮の訴えや自傷・自殺企図などで精神科受診になる例も多い。身体科入院中に自殺が生じると，他の患者に群発自殺が生じる危険の評価と対処，遺族の心理的な反応やうつ病のリスクならびに自死遺族への支援体制の案内，医療スタッフへのケアなどを要する。病棟での症例検討で

は犯人探しにならず建設的に学ぶこと，個人レベルでは上司や同僚以外の信頼関係のある専門家が，ありのままの感情を語れる枠組みで，因果関係でなく事実経過に基づきつつ対応することなどが挙げられる[12]。リエゾンの枠組みで関わっている精神科医は個々の身体科医療スタッフに特異的な精神科的問題の治療は担当しないのが原則である[3]。警察庁統計で自殺の動機の一つとして身体疾患が挙げられる例は全年齢では2割近くに及ぶが20代まででは2%程度に留まるとはいえ，入院中に知り合った成人患者の死生観などの影響も受け，自殺を身近に感じる思春期の事例もある。

c) アドヒアランスの問題

治療不遵守で精神科へ相談される理由は，身体的に危険，家族内葛藤のエスカレート，医療の使い方が不適切などである。身体科の治療方針に本人と養育者が納得し，本人が内服や生活上の配慮などの役割を果すことのどの段階で躓いているのか検討し，身体科治療へのアドヒアランスを高める余地を見出す。重要な因子として身体医学的教育，対処スタイルが能動的か受動的か，自己ケアに関して誇りを持つか困惑するか，衝動性，家族や仲間のサポート，身体医学を供給する者との関係性，うつ・不安・反抗挑発症や注意欠如・多動症といった精神疾患などが挙げられる[3]。

d) 各身体疾患の特徴

入院や慢性疾患の一般的な問題に加え，疾患特異的な問題もある。摂食障害（23章）や身体表現性障害（21章），虐待（41章）は他章を参照されたい。

①インスリン依存型糖尿病（IDDM）

発症年齢にもよるが，治療不遵守も問題行動も生じやすい。血糖値や脳へのエネルギー供給の不安定，生命の危機に直結する病態であること，愛着関係の大きな要素である食事が疾患に影響されること，頻回の血糖測定やインスリンの注射による痛み，食事量やインスリンの増減が自傷の手段になること，などが事態を複雑にする。血糖コントロール不良では比較的早期に網膜症・腎症・末梢神経障害などの重篤な合併症が必発で，疾患教育として常にこれらが強調されることも自己イメージの悪化要因であろう。日常的に達成感を持つ工夫を要すること

が幸いするのか，プロスポーツでの成功など特別な達成に繋がる例もある。

②がん

　小児がんは治療成績が著明に改善し治癒や長期生存が7割に達するに至ったが依然として5歳以上の病死の原因疾患の第一位で，大半は強い化学療法が行なわれ，生命の危険に直結するレベルの副作用も多く，進歩した支持療法の遵守が生存への条件である。放射線治療を要するものも多く，がんの部位や種類や拡がりにもよるが原疾患も治療も臓器の損傷に繋がる。再発の心配も付き纏う。精神科的問題は，a. 治療薬の副作用も含め症状・脳器質性のもの，b. 身体疾患への罹患前からの精神科的問題，c. 診断や治療，環境変化などへの反応による心理行動面の症候などが挙げられる。a. には脳腫瘍や脳転移，中枢神経再発などの他にがんに伴う代謝異常による意識障害，ステロイド剤の副作用（36章参照）などもある。精神症状を評価し，身体医学的要因で手段の幅が限られる中での対処法を提案する。b. の状況次第では支持療法が困難で抗がん剤の副作用で死亡する危険もあり，評価や工夫について相談される。本邦では従来 c. には小児医療スタッフと養育者で対応することが多いが，a. b. や機能性精神疾患との鑑別，治療チーム内の力動などの問題から，今後 C/L-P の対象となる余地がある。医学の進歩で本邦でも20〜39歳の成人の700人に1人が小児がん経験者という状況に到ったが，晩期障害すなわち治療後に残る様々な合併症を持つ例も多い。日本小児血液・がん学会では小児がん全数把握オンライン登録を開始し，疫学的な解析も充実させている。また「がんの子どもを守る会」がホームページ内に「小児がんの資料」として疾患の解説や療養の手引きを掲載している中に，治療中から長期生存までを対象とした生活ガイドラインや「晩期合併症」のリーフレットもある。小児がん経験者の会も1990年代前半から始まり，病気や治療，周囲の無理解などの苦痛を語り合うことで経験を消化して何かを生み出す作業，との所感も述べられている[13]。日本小児内分泌学会は「小児がん経験者（CCS）のための内分泌フォローアップガイド」を学会ホームページで公開している。手術や放射線治療による整形外科的異常，放射線による二次がんや心筋障害の他にも，抗がん剤ごとに特異的な問題として，心筋障害，肺線維症，二次性骨髄性白血病や二次がん，膀胱線維症，尿細管障害などが知られるが，最近は小児がん経験者も加入可能な生命保険商品も開発された。治療中の困難や介入の報告は少ないが，治療終了後の小児がん経験者や養育者の心理行動面の後遺症の調査はあり，例えば PTSS は本人よりも母親の方が多いことなども示されている。しかし，脳へのダメージも重要である。急性リンパ性白血病の治療では寛解導入に成功した後に生命予後を最も大きく左右する中枢神経再発を予防するため，以前はほぼ全例で中枢神経照射が行われ，幼児では治療後に徐々に知能が低下する例も多かった。大量療法や髄腔内投与などの化学療法に置き換えて副作用は軽減したとはいえ，MRI 画像に一過性に白質脳症の所見を呈する例もあり，最近の研究では実際に軽度の認知障害が残る例も多いことが示されている。脳腫瘍では部位や治療内容によって様々な認知機能の問題が生じ，知能がやや低下する例も多いこと，発育中に或る程度の回復は期待できることなどが知られている[14]。衝動制御や教科学習に関わる認知機能の問題は自己有用感や社会適応に大きく影響し得るので適切な位置づけと配慮が重要である。疾患や治療に特異的な脳機能の後遺症のリスク，評価，対応の方向性についての総説も発表されるようになった[15]。このような支援を適切に受け入れるためにも診断や治療，副作用や晩期障害を本人が知る必要がある。Truth Telling に関しては，1980年代前半には付き添う母親にも診断を伏せて父親のみに告知する例もあった[16]が，今世紀に入ると人権上の配慮としても本人にも発達段階に応じて工夫しつつ告知するのが当然という論説が多い。伝えない方針の場合に，偶発的に知る例も多く，当事者への事後的な聴き取りなどでも告知に賛成意見が多く，生命予後不良な小児でもかなり積極的に告知する施設が増加した。一方，告知で不安が生じたとする回答も多く，告知に際して同疾患で死亡した知人に言及することには違和感が示されてもいる。自分が知りたいと言うまで言わないでほしかったとの回答もある。病状について本人の解釈モデルを知ることも重要である。若年成人ではがん告知後の自殺既遂リスクも指摘されており，この問題は個別的な配慮を要する。

d) 終末期医療ならびに死の受容

　ターミナルケアは身体疾患が悪化して死が不可避な末期患者や家族に行われる総合的対応で，成人と同様に尊厳の維持，QOL の向上や平穏な死を目標に，苦痛軽減，心理や家族関係の安定化を図るが，小児では発達の保証も必要となる[17]。救命と苦痛除去の優先順位が交代する。苦痛は身体的，精神的，社会的，スピリチュアルの4種類が挙げられる。疼痛緩和は精神保健上も重要である。全身倦怠は原疾患とうつの鑑別が難しい。オピオイドによるものも含めて嘔気や食欲不振などに対して工夫することは家族や医療スタッフの成功体験にもなり得る。小児科医は鎮静することについては検査や緊急事態で慣れており，また，抗精神病薬は好まず，生活リズムに関しては看護スタッフや付き添う親の努力が大きいので，せん妄や睡眠障害を主訴とした精神科依頼は意外に少ないが，ramelteon などの新しい手段も検討に値する。

　死に関する意識は，2歳までは概念を持たず5歳までは可逆性と捉えており8歳頃から成人同様と考えられている。告知の有無に関わらず，かんしゃく・わがまま・治療拒否などの攻撃的な表出や過度な従順さ・常同行動などの退避的な反応の背景には死への不安を想定する。未来の予定の質問などで探りを入れる児にも，死について直接的に尋ねる児にも，先ずは質問の理由を問い，病状説明を優先する。大丈夫だという返答で遮ると患児は死に関する質問は大人を困らせるものと考えて表出を控え，一人で死の不安と向き合うことになってしまう[17]。家族との別離への不安は重要な問題で，死後の世界などについて患児が持っているイメージは，恐怖を増すようなものでなければ尊重する。親はしばしば無力感や罪悪感，怒りなどに圧倒されそうになり，これらの陰性感情の傾聴や受容は有効な支援になり得る。上記の対応の原則を親にもガイダンスすると共に，ここでも「きょうだい」への配慮を助言する[17]。子どもの場合は家族の死別反応が複雑性悲嘆になる場合も多く，家族会などによる「ピア」（仲間）の支えの需要は大きい。

　生きている時間を全うするには遊びや教育の維持も重要である[17]。生活の充実のために遠方への外出なども検討され，小児ではメークアウィッシュ活動（http://www.mawj.org）もあり，これらは緩和ケアに位置づけられる。キューブラー・ロスは「死ぬ瞬間」の中で否認，怒り，取引，抑うつ，受容という形で成人の死への受容過程を定義したが，17歳の症例を紹介し，本人への告知にも言及している[18]。他の著書では身近な大人の死やきょうだい，病棟で知り合った友人などの死や，それらの人が予後不良であることを知った際に子どもに生じる反応，以後の成長，多数の例が前意識による直観で迫り来る死を察知していたらしいことなども記載している[19]。宗教や文化の異なる本邦でそのまま当てはまる訳ではないが，子どものスピリチュアルケアも位置づけを明確化して行く必要が有る。親の死に関連して，子どもへの支援の相談を受けることも有る。発達段階や発達歴，親子関係や他の社会的状況，死後の世界のイメージなどを可能な範囲で把握し，どのような体験になるかに注意を払いつつ，社会への安心感を保つよう周囲の大人の対応を考える。

　小児 C/L-P は対症となる範囲もニーズの認識も拡大しつつある。児童精神科的な知識と日頃からの顔の見える連携と信頼関係をベースに，精神科のカバーできる範囲とその限界，知らないこと，できないことなども明確にしつつ誠実に対応し，病児や周囲の人達の精神的健康に貢献したい。

文献

1) 狩野力八郎　コンサルテーション・リエゾン活動―臨床と研究の乖離と統合―．心身医学 38：135-141，1998.

2) Rauch PK, Jellinek MS. Paediatric consultation. Rutter M and Taylor E（ed）Child and Adolescent Psychiatry, 4th Ed. Blackwell Publishing, pp.1051-1066, 2003.［小石誠二　訳　小児科医からのコンサルテーション（長尾圭三，宮本信也　監訳）児童青年精神医学．pp1231-1250，明石書店，2007.］

3) Abrams AN, Rauch PK. Pediatric Consultation. Rutter M, Bishop DVM, et al（ed）：Rutter's Child and Adolescent Psychiatry 5th Ed. Wiley-Blackwell, pp.1143-1155, 2008.［小石誠二　訳　小児のコンサルテーション（長尾圭三，氏家武，小野善郎，吉田敬子　監訳）新版 児童青年精神医学．pp1519-1536，明石書店，2015.］

4) 吉邨善孝，横山正宗　医療計画，診療報酬改定における精神科リエゾンチームの展望．日本精神神経学会雑誌 115：pp655-661，2013.

5) Szigethy EM, et al. Depression subtypes in pediatric inflammatory bowel disease. J. Ped Gastroenterol. Hepatol. and Nutr. 58：574-581, 2014.

6) Kamibeppu K, et al. Mental health among young adult survivors of childhood cancer and their siblings including posttraumatic growth. J. Cancer Survivorship 4：303–312, 2010.

7) Rauch PK, et al. Pediatric Consultation. Cassem NH (ed)：Massachusetts General Hospital Handbook of General Hospital Psychiatry 4th Ed., ［小石誠二 訳 小児のコンサルテーション.（黒澤尚, 保坂隆 監訳）MGH 総合病院精神医学マニュアル. pp.395–422, メディカル・サイエンス・インターナショナル, 1999.］

8) 茂手木千晶, 池田春子 この子のためにできること 緩和ケアのガイドライン. がんの子供を守る会, 2011.

9) 京極新治 家族を支える小児在宅緩和ケア. 小児血液がん学会雑誌 51：215–220, 2014.

10) 前田浩利 在宅支援医療機関の利用（五十嵐隆, 楠田聡 編）小児科臨床ピクシス 26 小児慢性疾患のサポート. pp184–187, 中山書店, 2011.

11) 三木浩司 死の近い患者と家族に対する小精神療法. 総合病院精神医学 18：12–17, 2006.

12) 高橋祥友 医療者が知っておきたい自殺のリスクマネジメント. pp129–160, 医学書院, 2002.

13) 小俣智子 フェロー・トゥモロー物語. がんの子どもを守る会, フェロー・トゥモロー（編）仲間と. 岩崎書店, 2004.

14) 佐藤（船木）聡美 小児がんの子ども達の認知機能の変化. 小児科診療 75：2175–2178, 2012.

15) 船木聡美 小児がんの子どもたちへの教育支援システムの構築. 小児保健研究 70：467–471, 2011.

16) 浅川友子 病気が治ってからのこと. がんの子どもを守る会, フェロー・トゥモロー（編）仲間と. 岩崎書店, 2004.

17) 宮本信也 子どものターミナル・ケア. 臨床精神医学講座 11 巻 児童青年期精神障害. 花田雅憲, 山崎晃資（編）, pp415–425, 中山書店, 1998.

18) Ross EQ. On Death and Dying, Macmillan Publishers, 1969.［川口正吉 訳 死ぬ瞬間. 読売新聞社, 1979.］

19) Ross, EQ. On Children and Death. Macmillan Publishers, 1969.［秋山剛, 早川東作 訳 新・死ぬ瞬間. 読売新聞社, 1985.］

49 移植医療と心の問題

栗山貴久子

I. 移植医療

移植医療とは，何らかの原因により機能不全となった臓器や組織を，他の治療法を行っても回復がみられない場合にのみ，提供者（ドナー）から受給者（レシピエント）に移し替える医療行為のことをいう。日本で行われている移植医療は，臓器を移植する臓器移植と造血幹細胞移植に分けられる。

1. 臓器移植

対象となる臓器は，心臓，肺，腎臓，肝臓，膵臓，小腸である。ドナーの状態により，生体移植と死体移植とに分けられ，日本では欧米と比べて生体移植を中心とした医療が行われてきたが，1997年に臓器の移植に関する法律（通称　臓器移植法）が制定され，2010年7月に改訂施行された以降は，本人の意志が不明な場合でも，家族の承諾が得られれば臓器提供が可能となり，心臓死だけでなく，脳死移植も行われる機会が改訂前と比べ約5割増え，18歳未満からの脳死臓器移植が3例行われた[1]。小児への臓器移植件数は移植臓器により大きく異なる。心臓移植は，臓器移植法が制定された以降，18歳未満がレシピエントとなったケースが8例あった（2012年末まで）[1]。肝移植は小児の場合，ほとんどが生体部分肝移植であり，小児の場合ドナーの95%が両親であった[1]。腎移植が臓器移植の中で移植件数も最も多く，2011年の20歳未満のレシピエントに対しては生体移植71件，献腎移植11件であった[1]。先に述べたように日本では生体臓器移植が主流であるため，ほとんどのドナー候補は血縁者（特に両親）と

なる。

臓器移植の目的は，さまざまな疾患により機能不全に陥った臓器を，ドナーの正常な臓器を移植することで臓器の機能を回復することを目的としている。このため，移植された臓器が拒絶される「拒絶反応」が最も予後に関連してくる。

2. 造血幹細胞移植

造血幹細胞移植は，主に白血病や悪性リンパ腫などの血液腫瘍，小児の固形腫瘍，再生不良貧血や自己免疫疾患などに対して行われる。1966年に国内ではじめて行われ，2011年には20歳未満の小児例に対して年間約540例程度行われている[2]。造血幹細胞移植は，化学療法や放射線療法，外科的手術などでは治療効果が乏しく，超大量化学療法や放射線療法（前処置）を行う必要があり，前処置による骨髄機能不全のレスキュー対策として自分自身の造血幹細胞を保存して移植する自家造血幹細胞移植と，超大量科学療法や放射線療法の効果のみならず，ドナー免疫に由来するGVL（graft versus leukemia：移植片対白血病）やGVT（graft versus tumor：移植片対腫瘍）効果を得ることによる治療効果を期待する同種造血幹細胞移植に分けられる。同種造血幹細胞移植の予後に大きな影響を与える因子は，拒絶反応に加えて，移植片対宿主病：GVHD（graft versus host disease）と長期にわたる免疫抑制状態のための日和見感染である。また，同種造血幹細胞移植のドナーは，白血球の型といわれるヒト白血球型抗原(human leukocyte antigen：HLA）がある一定の数以上合致している必要があるため，家族内では両親よりも同胞がドナーとなることが多い。造血幹細胞のソース

は，骨髄，末梢血，臍帯血の3つがあるが，血縁では骨髄，末梢血が，非血縁では，骨髄，臍帯血が主に使用されている。2011年には，血縁ドナーが30.8％，非血縁ドナーが44.2％，自家が25.0％となっている。特に同種造血幹細胞移植では，晩期合併症（成長障害，二次性徴，認知障害，心理社会的側面など）のハイリスクとされており，必要に応じてリエゾン精神科医の介入を求められるだろう[3]。

II. 移植医療における精神医学的，心理社会的問題

移植医療の現状について，上記に記したが，臓器移植の大半と，造血幹細胞移植の1/3は，家族がドナーとなっている。このため，ドナー選択の段階からドナー・レシピエントともに精神医学的，心理社会的問題が顕在化しやすいといわれている[4]。移植医療を必要とする疾患は，難治性のものがほとんどで，移植までに家族内力動は複雑となっていることが多いが，そこに生じる葛藤や不安は移植が終るまでは言語化されることは多くない。言語化されない状況で，移植が行われると，移植後に精神症状，身体症状，退行など様々な形で顕在化してくることもまれではない。

移植中から移植後に精神症状を生じてから介入するコンサルテーション的な介入ではなく，移植前の段階からリエゾン精神科医が，精神医学的な面接を行い，レシピエントやドナーの性格特性，ストレスコーピング，精神疾患の既往，移植への動機，移植へのコンプライアンスなど多角的にチェックすることで，予防的な介入が可能となる。また，重篤な身体疾患に罹患している患者・家族にとって，精神科が関わることに抵抗を示す家族も多いが，予防的な介入という立場で，移植医療チームの一員としてリエゾン精神科医が関わり面接や検査を行うことで，その抵抗を軽減することも可能となる。レシピエントは，移植前の身体的な状況が不安定なことも多く，また，ドナーもそのようなレシピエントの付添や経済的支援のため，精神医学的な面接を行うのは，限られた時間しかとれず，不十分なものとなりやすい。しかし，精神医学的面接を通じて，移植後の精神医学的問題の発生を予測することは，現場の医療に有益に作用することも多い。また，精神医学

的問題に予防的に関われることで，重症化しないうちに対処できることもあり，臨床的意義は大きい。

移植まで，もしくは現病発症までに精神疾患の既往がある場合は，移植後に症状が増悪しやすいため，注意が必要である。

III. レシピエントの精神医学的問題

移植前のレシピエントは，それまでの治療が効果を示さない，もしくは，再発するなど治療過程において不安や恐怖心を強く感じている。年少であれば，そのような気持ちを言語化する能力が低く，また年齢が高くとも，そのような気持ちを素直に表出できずにいる。また，患者自身が意識化できないレベルの葛藤や不安も大きい。一方で，移植をすれば死を逃れることができるという期待感を強くもつ。しかし，移植自身の危険性についても説明されるようになってきているため，はたして拒絶反応が出現せずに移植がうまくいくのか，移植後の身体合併症に耐えうることができるのか，など不安に感じやすい。これらの不安や葛藤が言語化されればよいが，言語化されない場合，特に移植後に多弁・多動などの躁的防衛，依存や退行などの防衛機制の形で表出されたり，不定愁訴の形で表出されたりと，その現れ方は多様である。また，ドナーとレシピエントの強弱関係により心理状態には変動がみられやすい。このようにレシピエントは，期待感や不安・葛藤などが錯綜する心理状態を呈している。

移植後は，移植の経過が順調であれば，安堵感がみられ，多幸的な言動がみられる。一方，移植がうまくいかず，移植した臓器が機能しなくなった拒絶反応や種々の身体合併症が出現した場合，抑うつや不安などの精神症状がみられやすい。特に腎移植以外の臓器移植や造血幹細胞移植では代行手段がないため，この傾向は顕著に出やすい。また，造血幹細胞移植では，生着自体は問題なくとも，慢性GVHD，さまざまな身体的晩期合併症，認知機能や脳神経機能への影響なども生じやすく，学校や職場などでの適応に影響することもあるため，移植後長期間にわたる支援を必要とする場合も起こりえる。

当たり前のことだが，レシピエントの年齢により，リエゾン精神科医の関わり方も違ってくる。乳

幼児期は子どもと直接関わるより，付き添っている保護者の不安を取り扱うことが中心となる。この時期の子どもたちは，自分自身の不安な気持ちを言葉で表すことは難しく，愛着対象となる保護者への甘え，退行など（たとえば夜泣き，パニックなど）で表し，保護者や医療スタッフが対応に苦慮することも多い。年齢が高くなったとしても，死への恐怖や移植とその合併症に対する不安を言葉にすることは難しく，不定愁訴などの身体症状，不眠，食欲不振，大人への反抗心として表れやすい。

IV. ドナーの精神医学的問題

　造血幹細胞移植の場合，HLA の一致度によりドナーの選択はある程度決定されるが，臓器移植の場合，医学的検査ではドナーの適合性の優先順位が決定されるが，最終的なドナー決定に関しては，家族内での立場，レシピエントとの関係など心理社会的要因が加味される。臓器移植では，主に両親のどちらかがドナーとなることが大半である。両親は自分の子どもが重篤な病気に罹患したことに対して，強い罪責感をもっていることがあり，移植のドナーとなることで防衛することもある。

　ドナー決定の過程で，リエゾン精神科医がドナー面接を行うことにより，ドナーになる動機，ドナー決定にいたる家族内力動について十分に検討することが可能となる。

　当センターでは，腎移植のドナー面接を，ドナーの身体医学的評価目的の検査入院時に約 60 分程度面接を行い，レシピエントの病歴，家族背景，ドナー選択の経緯，移植への期待と不安などを自由にドナーに語ってもらう。その際に，リエゾン精神科医の立場は，移植チームの一員であり，移植を支援するための面接であることを伝えていく。当センターのシステムでは，ドナー面接時がリエゾン精神科医との初対面の場となるため，ドナーにとっては緊張を強いられる場となりがちだが，最初に立場を明確にしながら傾聴するという態度を示していると，ドナー自身も語りやすいように思われる。

　これらの結果を，多職種が参加する移植前カンファレンス（腎臓科医師，移植外科医師，看護師（病棟，手術場），薬剤師，臨床工学士，リエゾン精神科医，臨床心理士等）で，身体所見とともに，共有する。2009〜2013 年に 9 例の生体腎移植が行われ，全例に対してドナー面接を行った。ドナーの年齢は 21〜61 歳（中央値 39 歳）で，性別は男性 6 例，女性 3 例，レシピエントとの関係では，男性は全例実父で，女性は母親が 2 例，母方祖母が 1 例であった。既往歴に精神科受診歴や家族歴を持つものはおらず，移植前後でリエゾン精神科医にコンサルテーションを必要とされることもなかった。ドナー選択にあたり，両親のどちらか，もしくは祖父母に相談しており，病的な罪責感を思わせるものはみられなかった。

V. 症例呈示

［症例 1］16 歳男児，非血縁者間骨髄移植後。
［現病経過（移植まで）］2 歳時に繰り返す発熱を主訴に近医を受診，血液検査にて汎血球減少を指摘され，総合病院小児科にて再生不良性貧血と診断された。免疫抑制療法を施行され，寛解に至り，数ヵ月の入院ののち，外来で経過観察となった。その後の経過は順調で，学校生活にも大きな問題なかった。13 歳頃より徐々に汎血球減少が進行，再度免疫抑制療法が行われたが，効果なく輸血依存の状態で入退院を繰り返していたが，医療スタッフからみてやりやすい子どもであった。血縁者内に HLA 一致ドナーが見つからなかったため，骨髄バンクに登録した。
［経過（移植以降）］有名私立高校に進学した後の 16 歳時に HLA が一致する非血縁者ドナーが見つかり，X 年 2 月非血縁者間骨髄移植目的で A 大学病院小児科へ入院となる。すでに病名告知は受け，骨髄移植を行うことも本人に伝えられていた。移植 6 日前にリエゾン精神科医として初回訪問を行った。すでに無菌室に入室した後であったが，今の生活について訪ねると「のんびりだらだらできそうで楽しみ」と，笑顔で話した。無菌室内の治療経過が予想に反して順調であったため，逆に「こんなんで大丈夫？」と不安そうな表情も見せた。週 1 回の病室訪問を継続し，3 週間後に無菌室から個室へ転室すると，進路や好きな科目を積極的に話す一方で，「（病棟ではなく）病院の外の空気が早く吸いたい」と焦ったような表情で話すこともあった。GVHD は皮膚症状がみられ，掻痒感が強い時には，看護師によって言うこ

とが違うと怒るなど，それまでにはみられない様子をみせた。

移植 2 ヵ月後に，出血性膀胱炎を発症，ウイルス検索では原因ウイルスを同定できなかった。小児科主治医の判断では移植後の出血性膀胱炎としては軽症であったが，主観的には強い痛みを繰り返し訴えた。鎮痛薬（pentazocine hydrochloride, morphine hydrochloride hydrate）の反応が乏しく，本人なりに症状を理論的に分析し，主治医や看護師に対して執拗に質問し，その答えに納得できないと感情的になることが増えた。定期的な訪問時も，それまでにはみられないなげやりな態度で，付きそっていた母親も「必死に理論武装しているけど，それにも疲れちゃったみたい」と本人の気持ちを代弁した。リエゾン精神科医は，「ずっと痛みが続いているので，疲れちゃったね」と精神的なつらさを共有し，少しでも和らげる意味を含めて薬物療法（risperidone 0.5 mg）を提案すると，本人も家族も服用することに了解した。3 日後に訪問したところ，「楽になってきた。でも，これってどういう薬？」と質問があったため，本人に移植という大きな治療を受けた後に起こる不安な気持ちを取り上げ，必要以上に痛みを感じてしまうことがあるため，不安を少し減らすように働く薬と説明した。また，同時に病棟スタッフへ思春期年齢の児のストレス表現法と対処についてアドバイスを行った。その後は感情的になることは激減し，膀胱炎症状の消退とともに，精神的にも安定した。risperidone の中止について訪問の度に話し合いを続け，やめることへの不安が軽減したように感じたときに，リエゾン精神科医より頓用として使用できると説明したところ，「最初は飲まない不安があったけど，その後は自分で大丈夫と思えた」と話し，頓用として使用することはみられなかった。移植から 4 ヵ月後に退院，復学し，その後リエゾン医へのコンサルテーションはない。

[症例 2] 18 歳男児，自家造血幹細胞移植後。
[現病経過（移植まで）] X-4 年 11 月に腹痛で近医を受診した際に，腹部腫瘤を指摘され，A 大学病院小児科を初診し，肝臓腫瘍と診断された。初発時に病名告知を，再発時にも説明を受けた。化学療法，手術療法により寛解し 4 ヵ月後に退院，外来で経過観察を続けた。X-1 年 8 月腹部膨満感を訴え，画像検

査にて原発巣の再発と診断，化学療法，手術療法を行い再度寛解となり，自家末梢血幹細胞移植を行うこととなった。

病棟スタッフからみた本人の様子は，思春期年齢の男児であるため，小児科病棟では口数も少なく，病棟スタッフとは聞かれたら応える程度だが，治療や処置への拒否感なく，病棟スタッフも対応に困難さを感じていなかった。

[経過（移植以降）] 移植の 1 ヵ月前ほどに，本人より小児科主治医に「病棟にいると眠れない」と訴えがあった。小児科主治医がリエゾン精神科医に関わってもらうことも可能であると伝えたところ，「僕は精神科の患者さんになってしまうの？」と話した。このため，直接の訪問は控え小児科主治医にアドバイスをするにとどめた。移植 20 日前くらいに再度同様の訴えがあり，移植前には誰もがリエゾン精神科医の訪問をすることを小児科主治医から本人に説明されると了解し，当科初診となる（移植 17 日前）。初回訪問時に，移植や病気に対しての思いを聞くと，「不安に思わない」と断言した。その言葉を受け止めた上で，一般論として移植という大きな治療を行う前に不安に思わないという人は少なく，無意識に不安に思う気持ちがあり，それが不眠につながっているのかもしれない，と説明した。その上でそんな気持ちを和らげる薬を使用することを提案したところ，素直に受け入れたため，trazodone hydrochloride 25 mg を開始，翌日から不眠は改善し副作用も見られなかった。

無菌室に入室し，超大量化学療法が開始された。超大量化学療法の副作用と考えられる倦怠感や嘔気が出現，薬剤の影響が軽減すると判断される時期以降も症状は継続し，訪問時には「何もする気が起きない」と無気力な様子であった。このため，治療に伴う抑うつと判断し，本人には大きな治療を終えた後の疲労感が出ている状況と説明し，olanzapine 5 mg を併用することを伝えると，しばらく考えた後に頷いた。服用には抵抗なく，数日後には食欲も改善し，勉強にも取り組めるようになった。全身状態の改善に伴い，向精神薬を漸減中止し，6 月に退院し，同時にリエゾン精神科医のフォローも終了した。その後，小児科外来に定期的に受診し，高校への通学も問題なく行えた。

X+1 年 2 月に腹部膨満感を訴え，画像検査で再々

発と診断，再入院となった。不眠，疼痛を訴え，本人の希望もあり当科再診となる。訪問時には，痩せてやつれた様子で，鎮痛薬の効果も乏しく，無気力な様子だった。リエゾン精神科医は移植後の再発であり，どのように言葉をかけていくのか躊躇する気持ちを持ちつつ，少しずつ相談していこうとのみ伝えるにとどめた。小児科主治医，病棟スタッフ，チャイルドライフスペシャリストなどとカンファレンスを行い，治療方針と対応方法について協議を行った。治療方針はいくつか示されたが，両親と小児科主治医で相談して，残された時間を有意義にするため，短期間の入院治療を行う化学療法を月1回の周期で繰り返すこととなった。リエゾン精神科医は，前回有効であった向精神薬2種を開始してはどうかと提案し了解された。これらの結果を小児科主治医から本人に再発していることと同時に説明，受け入れた様子だった。向精神薬投与2日後に訪問すると，すっきりとした表情であった。体調も改善したため，予定通り退院し，定期的な入院治療を繰り返した。自宅では，母親に対して「入院治療があると勉強できない」と入院を嫌がる発言もあったが，母親に本末転倒であると諭され治療を継続した。リエゾン精神科医は入院中に1回は訪問するようにして，本人と母親と相談しながら向精神薬は漸減中止したが精神的には大きな変動は見られなかった。再々発から約1年後に永眠し，リエゾン精神科医は臨終には立ち会えなかったが，退院時に母親から病棟看護師へ「リエゾン精神科医によろしくお伝えください」と伝言されていた。

VI. おわりに

移植医療に対するリエゾン精神科医の立場は，直接患児と家族に対することよりも，あくまで移植チームの一員として，身体科の主治医と病棟スタッフへ対して子どもの言動や保護者の不安や葛藤に対して間接的に対応方法をアドバイスするという間接的な役割が重要である[5]。これを行うためには，移植医療に関わる多職種との連携，協働する姿勢を大切にしなければならない。今回，症例に上げた2例には向精神薬を使用したが，臓器移植，造血幹細胞移植ともに，重篤な合併症を併発することも多く，向精神薬の使用を躊躇したり，効果が見られない場合も多い。薬剤の使用にあたっては，主治医と必要性や副作用について相談し，必要性を慎重に検討する必要がある。

文献

1) 福嶌教偉　臓器移植ファクトブック2012；日本移植学会. http://www.asas.or.jp/jst

2) 平成24年度全国調査報告書　日本造血幹細胞移植学会. http://www.jsht.com/

3) 堀浩樹　フォローアップレベル表. 前田美穂（編）；小児がん治療後の長期フォローアップガイドライン. pp15-16, 医薬ジャーナル社，2015.

4) 福西勇夫　生体臓器移植における心理社会的側面. 松下正明(監)；先端医療とリエゾン精神医学. pp65-73, 金原出版，1999.

5) 奥山眞紀子　小児期におけるコンサルテーション・リエゾン精神医学のあり方. 奥山眞紀子，氏家武，井上登生；子どもの心の診療医になるために. pp247-259, 南山堂，2009.

50 重症心身障害児に対する医療

三浦清邦

I. 概念と歴史

重症心身障害は医学的診断名ではなく，重度の肢体不自由と重度の知的障害の病態像が重複する状態で，社会福祉上の概念として用いられるようになり現在に至っている[1,2]。重症心身障害児者とは，重症心身障害のある児者を指す。発症年齢は18歳未満であることが条件であり，18歳以降に生じた脳障害による後遺症であれば，同様の状態であったとしても重症心身障害からは除外される。基礎疾患は問わないが，重度の知的障害があるので，脳の機能障害は必ずあることになる。

近年我が国の重症心身障害児者は，全年齢で2/3程度，小児ではそれ以上が，入所ではなく在宅で生活している。医療ニーズの高い重症心身障害児者は，すべての診療科の診療対象児者であり，あらゆる医療機関を受診する可能性がある。精神科医も含めてすべての医師に重症心身障害児者医療・福祉の理解が必要である[3]。

1．重症心身障害という言葉

福祉的対策の対象とされていなかった重度重複障害児に対して，国として施設に入所させて療育する方針が決まり，1963年に厚生省事務次官通達「重症心身障害児療育実施要綱」が発表され，重症心身障害児は「身体的，精神的障害が重複し，かつ，重症である児童」と定義された。その後，入所対象が改められ，18歳以上の者も施設入所，療育の対象とされるようになった。

1967年に児童福祉法の改正で，法律に初めて「重症心身障害」という言葉が明文化された。第43条の4に，「重症心身障害児施設は，重度の知的障害及び重度の肢体不自由が重複している児童を入所させて，これを保護するとともに，治療及び日常生活の指導をすることを目的とする施設とする」と規定された。附則により18歳以上の者も入所することができるとされた。この重症心身障害児施設は，福祉施設兼病院という世界に例をみない施設体系で，多くの専門職員が配置され，入所児に福祉的支援とともに教育も提供された[1,2]。

2．大島分類[1,4]

1968年に発表された大島分類（**図1**）は，心身障害の程度を示す基準で，障害児者の機能的分類として重症心身障害児者医療福祉の現場で広く使用されている。行政的分類として実際の措置入所の選定のために考えられた心身障害の程度分類である。知能指数35以下かつ運動機能が坐位までの大島分類1～4に属する児者を定義上の重症心身障害児者と定め，区分5～9に属する者を周辺児者としている。坐位がとれず最重度知的障害のある大島分類1にも障害像には大きな幅があり，近年，人工呼吸器などの医療を常時必要とし，寝返り不可・言語理解なし・有意な眼瞼運動のない最重度の重症心身障害児者が目立ってきている。

3．重症心身障害児施設とは

小児科医師の小林提樹や親をはじめとした関係者の努力により，昭和36年に日本で最初の重症心身障害児施設である島田療育園（現，島田療育センター）

諸問題

21	22	23	24	25
20	13	14	15	16
19	12	7	8	9
18	11	6	3	4
17	10	5	2	1

知能指数 80 / 70 / 50 / 35 / 20 / 0

走れる　歩ける　歩行障害　座れる　寝たきり
運動機能

図1　大島分類
大島分類 1，2，3，4 を「定義上の重症心身障害」とする。
（引用：大島一良　重症心身障害の基本的問題. 公衆衛生 35：648-655，1971.）

が開設され，昭和40年には国立療養所に重症心身障害児病棟が設置されることが決定された。その後，重症心身障害児施設は公法人立の重症心身障害児施設と国立療養所（現国立病院機構）の重症心身障害児病棟として整備が進み，現在，全国で（2015年4月現在），公法人立が約 130 ヵ所，国立病院機構が約 70 ヵ所，合計で 200 ヵ所以上の施設に 1.5 万人弱の重症心身障害児者が入所している。

福祉施設兼病院の入所施設として，NICU や ICU や一般病床からの在宅移行困難例や，介護者の高齢化・健康問題からの家庭介護継続困難児者の在宅からの新規入所受け入れの役割を担う。さらに，多くの施設が外来診療，通園・通所，短期入所，急性期治療入院などの在宅重症心身障害児者支援・家族支援の役割，措置入所などの社会的役割，などにも積極的に関わっている。また外来では，発達障害についても地域の基幹施設として欠かせない役割を持ちつつある。地域における重症心身障害児者を含めた障害児者医療を担う社会資源として，重要性はますます増してくると思われ，現在も各地で新規開設が続いている。

児童福祉法の改正により，2012年4月より「重症心身障害児施設」という児童福祉施設としての名称が「障害児入所施設」に包含されることになり，重症心身障害児施設という施設名はなくなったが，条文に，重症心身障害児という言葉は残された[5]。

4．海外では

日本重症心身障害学会では，1995 年より重症心身障害の英語訳を SMID（severe motor and intellectual

disabilities）としている[5]。重症心身障害児者の概念は日本独自のものであり，海外では知的障害の中に含まれて特別に分けて研究されることは最近まで少なかった。1998 年，現在の国際知的・発達障害研究協会（IASSIDD：International Association for the Scientific Study of Intellectual and Developmental Disabilities）に重度重複障害特別研究グループが設置され，重度の運動障害と知的障害を重複する PIMD（profound intellectual and multiple disabilities）として研究の対象とされ始めたばかりである。海外の PIMD は，ほぼ大島分類 1 の重症心身障害児者に相当する概念である[6]。近年，PMID を対象とした臨床研究が海外の文献でも発表されるようになってきた[7]。

5．超重症児者，準超重症児者とは[8,9]

大島分類が運動と知能の機能障害を基準にしているのに対し，鈴木らにより医療介護度を基準にして命名された言葉が，超重症児・準超重症児である（図2）。必要な医療介護の内容・程度をスコア化し，スコアの合計が 25 点以上の者を超重症児者，10 点以上 25 点未満の者を準超重症児者と規定している。1996 年から診療報酬上，加算されるようになった。スコアは重症心身障害児者医療の進歩に伴い 2008 年に改定された。

超重症児者・準重症児者には知的障害のない神経筋疾患も含まれるため，超重症児者・準超重症児者は必ずしも重症心身障害児者とはいえないので注意が必要である。

II．疫学

疫学を含め，重症心身障害児者をめぐる医療的・社会的背景は以下の 3 つにまとめられる。

1．重症心身障害児者の漸増

現在一般的には，日本の重症心身障害児者数は，人口 1 万人当たり 3 人程度，全国で 4 万人程度と推定されているが，正確な全国規模の数字はない。各地域からの報告（「名古屋市重症心身障害児者施設整備調査報告書」平成 23 年，大阪府障がい者自立支援協議会「重症心身障がい児者地域ケアシステム検討

438

```
１．運動機能：座位まで
２．判定スコアー
（呼吸管理）
レスピレーター管理（カフマシン含む）（10 点）
気管内挿管・気管切開（8 点），鼻咽頭エアウェイ（5 点）
酸素吸入または SpO₂ 90%以下が 10%以上（5 点）
1 回/時間以上の頻回の吸引（8 点），6 回/日以上の吸引（3 点）
ネブライザー 6 回/日以上または継続使用（3 点）
（食事機能）
経口摂取（全介助）（3 点），経管（経鼻・胃瘻）（5 点）
腸瘻・腸管栄養（8 点），持続注入ポンプ使用（3 点）
中心静脈栄養（IVH）（10 点）
（他の項目）体位交換 6 回/日以上（3 点），人工肛門（5 点）
過緊張で発汗による更衣と姿勢修正を 3 回/日以上（3 点）
継続する透析（腹膜潅流を含む）（10 点），定期導尿（3 回/日以上）（5 点）
```

★ 25 点以上：超重症児（者），10 点以上 25 点未満：準超重症児（者）

図2　超（準）超重症児（者）判定基準
（引用：厚生労働省　基本診療料の施設基準等及びその届出に関する手続きの取扱いについて（平成 24 年 3 月 5 日保医発 0305 第 2 号）添付資料より改変）

報告書」平成 25 年など）では，重症心身障害児者数が最近漸増していることは間違いないようである。名古屋市では重症心身障害児者数は 6 年間で 1.15 倍に増加し，人口 1 万人あたり 4.1 人，大阪府では人口 1 万人あたり 8.9 人と報告された。要因としては，医療の進歩により寿命が延びていること，医療現場での発生も減っていないことがある。

2．重症心身障害児者の障害の重度・重複化

NICU や ICU 等に入院中から重度・重複障害がある児が増えている[10]。また幼少時はそれほど重度ではなくても，呼吸障害や摂食・嚥下障害などが思春期頃を中心に重度化する児も増加している。全体として，生きていくのに医療行為を必要とする超重症児者をはじめとした児者が増えている。大阪府の上記の報告書によると，2010 年度，在宅重症心身障害者のうち気管切開児者が 14.8%，人工呼吸器使用は 7.2%であった。

このような医療的ケアを必要とする重度の重症心身障害児者が在宅生活をするようになり，地域でいかに医療を確保するか，また教育現場や福祉現場で誰が医療的ケアを行うかの問題が生じてきた。介護保険法・社会福祉士及び介護福祉士法の改正により，2012 年 4 月から喀痰吸引等の一部行為（吸引や経管栄養など）が，法的に認められた業として，研修を受けた非医療職も実施できることになった。まだ多くの問題をかかえているが，どんなに障害が重くても地域で暮らすためのサポート体制の構築に一歩前進したと評価したい[11]。

3．在宅生活重症心身障害児者の増多

重症心身障害児者の在宅率は，前述の調査によると，名古屋市で 74%，大阪府では 92%（18 歳未満では 96%）であった。特に低年齢では施設入所児者より在宅生活児者が圧倒的に多い状況である。在宅医療技術の進歩により，在宅で生活が可能となったという側面もあるが，それだけではなく，ノーマリゼーションの理念の浸透で，多くの親は家庭で生活することを望むようになっている。今後ますます在宅支援が重要となってくる（**表1**）。

III. 臨床症状と診断

中核症状は知的障害と運動障害ということになるが，それ以外の臨床症状は全身臓器におよび多彩である。重症心身障害児者の医学的な特徴は以下の 3 つである。

1）重症心身障害児者に特徴的な病態がある

成人疾患や高齢者ではみられないような姿勢・運

諸問題

表1　在宅重症心身障害児者に対する支援（本人支援＋家族支援）

1. 日中活動（社会参加）：通園，学校（地域の学校・特別支援学校），通所，デイサービス等
2. 家庭での支援（訪問系サービス）：
　　医療系：訪問診療・訪問看護・訪問リハビリテーション
　　　　　　訪問歯科診療（歯科医師・歯科衛生士）
　　福祉系：居宅介護・移動入浴・重度訪問介護等
　　教育系：訪問教育
3. 短期入所（日帰り含む）（緊急時・レスパイト）：重症心身障害児施設，福祉施設，高齢者施設，病院，診療所（医療型短期入所サービス，レスパイト入院）
4. 医療機関：障害専門医療（定期受診）＋日常疾患（かかりつけ，救急・入院）
5. 将来の生活の場の確保：重症心身障害児施設・ケアホーム・その他
6. 相談支援事業（コーディネーター）：重症児ケアマネージャーの創設が望ましい．相談支援専門員，医療機関のソーシャルワーカー，各市町村の担当者，訪問看護師・保健師らが担う

動の異常（反り返りなどの筋緊張亢進や側弯症など），特徴的な摂食・嚥下障害，呼吸障害，胃食道逆流が存在する．これらが複雑に絡み合い，医療依存度が高く，予想外の事態が起こりやすい，すなわち急変が多いのが特徴である．

2）年齢を考慮する必要がある

高齢者や成人と決定的に違うのが，基本的に発症時は小児であり，体の機能は発達するということである．何歳になっても発達の可能性はある一方で，早期機能低下の可能性がある．特に思春期年齢以降，側弯症などの体の変形拘縮が進行し，運動機能，摂食・嚥下機能，呼吸機能・排痰機能の低下などの体の変化が現れる場合があり，これらの体の変化に合わせて，介護や治療の方法を再検討する作業，環境の再整備が必要となる場合があることは忘れてはいけない．具体的には，姿勢・食事の工夫となるが，経管栄養（経鼻胃管や胃瘻等），電動吸引器・気管切開・人工呼吸器などの医療的ケアの導入も必要になる場合がある．これを適切な時期に導入しないと，QOLが非常に低い状況が継続し，生命に関わる事態も生じやすくなる[12]．

3）ひとりひとり皆違う

高齢者もひとりひとり皆異なるが，重症心身障害児者では個別性が非常に高いのが特徴である．併存障害の病態も個人差が大きく，基礎疾患・年齢の変化・運動障害と知的障害の重症度もいろいろである．医療的ケアが必要な場合でも，その種類も多彩で，同内容でも難易度・リスクは非常に幅がある．ひとりひとり皆違うので，日常状態との比較がとて

も重要である．

IV．病因

脳障害の受傷時期により，出生前，周生期，出生後の原因に分けられる．染色体異常・奇形症候群・脳形成異常などを含む出生前の原因，低出生体重や仮死などの周生期の原因，脳炎後遺症や低酸素性虚血性脳症や脳外傷などの出生後の原因がほぼ1/3ずつと言われている[2]．

V．治療

1．対応の基本的な考え方

脳障害が原因なので，根本治療は現時点では不可能で，治療としては対症療法となる．小児神経学会は根本治療がむずかしい日常的に医療を要する重度身体障害児者への医療を，「治す医療」ではなく「支える医療」と捉えている[13]．支える医療の具体的な目標は，「健康増進」「障害の軽減・改善」「成長・発達の促進」等で，どんなに重度であっても豊かな生活・人生を送ることを目指したい．これを実現するためには，気管切開・喉頭気管分離などの誤嚥防止術・胃瘻造設術・胃食道逆流根治術など，侵襲的な治療も必要ならば行う時代となっている．

特に胃瘻は，長期に経口摂取だけでは栄養不十分な場合・誤嚥の危険が高い場合には，早期から積極的に造設することが多くなってきた．胃瘻を造設してから摂食・嚥下訓練に取り組んだり，経口摂取も楽しみつつ必要な栄養は胃瘻から注入してQOLの

440

高い生活を送る重症心身障害児者も増えてきている。重症心身障害児者に対する胃瘻は決して延命行為ではなく，今後もしかすると何十年間，豊かな人生を送るために必要な栄養をとる手段であり，尊厳死問題とからんで否定的な意見が多い高齢者の胃瘻とは別次元であることは認識しておく必要がある。

２．併存障害・合併症の治療

併存障害・合併症の詳細は，文献 14），15），19）等のテキストを参照してほしい。

１）てんかん

50〜70％に合併し，半数以上は難治性で，日常のてんかん診療では苦慮することが多い。てんかんの発作は日常生活に影響を与え，また機能低下につながる例もあり，そのコントロールは重要な課題である。一方，重症心身障害児者では抗てんかん薬の副作用も出現しやすく，多剤併用で抗てんかん薬が過量になっている場合もあり，絶えず QOL を配慮しつつ治療方針を決定すべきである。

この数年間で，他のてんかん薬への付加薬として，topiramate・lamotrigine・levetiracetam などの複数の新規抗てんかん薬が市販された。重症心身障害児者においても，既存の抗てんかん薬と比較しても高い発作抑制効果・十分な安全性・忍容性が確認され，一定の割合の患者では発作がコントロールされる。重症心身障害児者に使いにくい副作用は少ないので試してみる価値はある。

２）精神症状[14,15]

重症心身障害児者には精神科合併症も多い。PIMD の challenging behavior について，平均年齢 35 歳の 181 人の検討で，自傷行為が 82％でみられたと報告されている[7]。興奮，多動，不安緊張による筋緊張亢進などに精神科治療薬の使用が考慮される。benzodiazepine 系の薬剤による喘鳴や分泌物増加など，重症心身障害児者においては注意が必要である。日本では，重症心身障害児者の入所施設や療育センターには精神科医が勤務している場合が多く，小児科医と連携して投薬管理などが行われている。

重症心身障害児者では睡眠障害も高率に伴う。一般的な睡眠薬で効果がみられない場合などに，10 年以上前から melatonin が使用されている。入眠障害や睡眠・覚醒リズム障害に有効で安全性も高いが，保険適応がなく個人輸入して海外から調達する必要があった。2010 年より melatonin 受容体作動薬である ramelteon が保険診療として認可され，重症心身障害児者に対しても使用されるようになり，効果・投与量・安全性の検討が始まっている[16]。

３）筋緊張亢進

重症心身障害児者では恒常的または間歇的に筋緊張が亢進して，対応に苦慮することも多い。心理的なサポートや姿勢の工夫で対応できない場合は，筋緊張緩和のために diazepam などの benzodiazepine 系をはじめとした薬剤が使用されることが多い。それに加えて，ボツリヌス毒素治療や機能的脊髄後根切断術，baclofen 持続髄液注療法などの新しい治療も導入されている[17]。

４）摂食・嚥下障害と栄養障害

重症心身障害児者では摂食・嚥下障害を合併することが多く，経腸栄養剤を使用することが多い。しかし，経腸栄養剤はビオチン，カルニチン，銅，セレン，ヨウ素などの栄養成分が含まれていないか，または不足しているため，長期に経管栄養のみで栄養摂取している重症心身障害児者では，これらの欠乏症状に絶えず注意する必要がある[18]。

５）呼吸障害[19,20]

呼吸障害を伴う重症心身障害児者も多い。閉塞性呼吸障害，拘束性呼吸障害，分泌物の貯留・誤嚥，中枢性呼吸障害の 4 病態があるが，複数の病態が重なっていることが多い。対応は姿勢管理と呼吸理学療法などを基本として，個々の病態を考慮しつつ治療を行う。呼吸苦があることは QOL の妨げとなるので，必要ならば，吸引器による痰の吸引，気管切開，重度の誤嚥がある場合は喉頭気管分離術を行う。これらの処置により呼吸が楽になると，驚くほど元気になり，豊かな生活を送ることができるようになる事例をよく経験する。また最近は重症心身障害児者の呼吸不全に対して，気管内挿管や気管切開を行わずにマスクを用いて人工呼吸を行う治療法，非侵襲的陽圧換気量法（noninvasive positive pressure ventilation；NPPV）が広く行われるようになってき

3．社会的な支援

　医療だけでは重症心身障害児者の QOL は保てない。地域の多職種の連携による多くの支援が必要である。在宅の重症心身障害児者に必要な支援は，1．日中活動（社会参加），2．家庭での支援（訪問系サービス；医療系・福祉系・教育系），3．短期入所（日帰り含む，緊急時・レスパイト目的），4．医療機関，5．将来の生活の場の確保，6．相談機能である。（**表1**）

　中でも在宅生活を継続するためには，介護者である家族の負担を少しでも軽減できるように短期入所の充実は必須であるが，全国的に十分とは言えず，各地で種々の取り組みが始まっている。

　医療については，医療ニーズの高い重症心身障害児者は，複数の医療機関がしっかり支える仕組みの構築が必須である。定期受診する障害専門医療機関，日常疾患に対応するかかりつけ医療機関，救急・入院に対応する地域の基幹病院の3種類の医療の整備が重要である[3]。

　重症心身障害児者や超重症児者を「支える医療」は，小児科だけでは実現できず，小児外科・外科・整形外科・内科・歯科・在宅医療医師・訪問看護ステーション・訪問リハなど多くの医療関係者の連携が必要である。さらに，医療関係者だけでも，「支える医療」は完結せず，教育・福祉・家族・行政との連携があってこそ，地域で重症心身障害児者や超重症児者を支えあっていくことができると考える。

VI．経過と予後

　入所している重症心身障害児者については，多くの施設で平均年齢が40歳を超えている。しかし，公法人立の重症心身障害児施設の大島分類1〜4の入所者の20歳時の生存率は79％と報告され，生存率は1960年代から改善していないという報告がある[21]。近年の低年齢の重症心身障害児者の重度化により，同じ重症心身障害児者といってもその内容が大きく替わってきているので，予後については継続的な評価が必要である。

VII．まとめ

　言うなれば重症心身障害児者は社会でもっとも弱いものと言える。びわこ学園を設立した糸賀一雄が「この子らを世の光に」と言ったように，重症心身障害児者が社会の中で，周囲に光を放ちながら幸せに生きていける国であってほしいと願わずにはいられない。重症心身障害児者・超重症児者とその家族が主役となり，医療・保健・福祉・教育・行政関係者とともに，すべての障害児者が家族と地域で幸せに暮らせるように，地域で支えあう仕組みが必要である。

文献

1) 平山義人　重症心身障害児（者）の総論と実践．栗原まな（編）発達障害医学の進歩 19．pp1-7，診断と治療社，2007.

2) 椎原弘章　重症心身障害児（者）の概念と実態．小児内科 40：1564-1568，2008.

3) 三浦清邦　在宅重症心身障害児（者）の医療の現状と問題点．小児内科 40：1580-1583，2008.

4) 大島一良　重症心身障害の基本的問題．公衆衛生 35：648-655，1971.

5) 岡田喜篤　世界唯一の重症心身障害児医療福祉の今日的意味．日本重症心身障害学会誌 38：3-9，2013.

6) 曽根翠　海外における重症心身障害の扱い―国際知的障害会議（IASSID）における重度重複障害（PIMD）について―．日本重症心身障害学会誌 34：53-6，2009.

7) Poppes P, van der Putten AJ, et al. Frequency and severity of challenging behavior in people with profound intellectual and multiple disabilities. Res Dev Disabil. 31：1269-1275, 2013.

8) 鈴木康之，武井理子，武智信幸ほか　超重症児の判定について―スコア改訂の試み―．日本重症心身障害学会誌 33：303-309，2008.

9) 厚生労働省　基本診療料の施設基準等及びその届出に関する手続きの取扱いについて（平成24年3月5日保医発 0305 第2号）

10) 日本小児科学会倫理委員会　杉本健郎ら　超重症心身障害児の医療的ケアの現状と問題点―全国8府県のアンケート調査―．日本小児科学会雑誌 112：94-101，2008.

11) 北住映二　医療的ケアとは（北住映二，杉本健郎編）新版　医療的ケア研修テキスト．pp10-23，クリエイツかもがわ，2012.

12) 小谷裕実，三木裕和　重症児・思春期からの医療と教育（思春期からの医療ガイド）．クリエイツかもが

わ，2001.

13）北住映二 「支える医療」としての重症心身障害児者医療—その広がりと深まり，その中での医療的ケア—．日本重症心身障害学会誌38；65-70，2013.

14）岡田喜篤監修 新版 重症心身障害療育マニュアル．医歯薬出版，2015.

15）北住映二，口分田政夫，西藤武美編 重症心身障害児・者 診療・看護ケア実践マニュアル．診断と治療社，2015.

16）宮本晶恵，福田郁江，田中肇ら 障害児における睡眠障害に対するramelteonによる治療．脳と発達45；440-401，2012.

17）井合瑞江 脳性麻痺に対するボツリヌストキシン療法．小児内科44：1495-1499，2012.

18）児玉浩子，清水俊明，瀧谷公隆ほか 特種ミルク・経腸栄養剤使用時のピットホール．日本小児科学会雑誌116；637-54，2012.

19）三浦清邦 呼吸障害/呼吸器疾患（栗原まな編）；発達障害医学の進歩20．pp1-12，診断と治療社，2008.

20）北住映二，三浦清邦 第3章呼吸障害（北住映二・杉本健郎編）新版 医療的ケア研修テキスト．pp34-75，クリエイツかもがわ，2012.

21）Hanaoka T, Mita K, Hiramoto A et al. Survival prognosis of Japanese with severe motor and intellectual disabilities living in public and private institutions between 1961 and 2003. J Epidemiol 20：77-81, 2009.

51 遺伝子疾患と遺伝カウンセリング

中島好美，水野誠司

I. 遺伝と遺伝学について

本章では児童精神科医療において参考となる遺伝学の話題と遺伝カウンセリングについて述べる。日本では過去に遺伝という語が忌避されてきた歴史があり，最初にその用語の成り立ちから解説する。

1. 遺伝学の語義について―遺伝と遺伝子は別の語源―

親の形質が子に伝わることを意味する「遺伝」に相当する英語は heredity, inheritance であり，語源的には，相続人（heir）や遺産（heritage）などと同じである。19 世紀後半にメンデル（Gregor Johann Mendel）は形質は液体を介して世代を越えて伝わるという当時の生物学の常識に対し，エンドウ豆の観察から遺伝の元となる粒子の存在を仮説立てた。その粒子の存在によって形質は世代を越えて伝わると同時に分離により多様性を生じることの説明が可能となった。この形質を伝える元となる粒子（gene）が遺伝（heredity）と多様性（variation）を生じる生物のメカニズムを探求する学問が genetics である。1905 年に英国の生物学者 William Bateson により提唱された新語で，発生（generate），新生（genesis），エンジン（engine）と同様に新たに生み出すという語義のラテン語に由来する。

対して当時の日本においては genetics, gene に対応する新たな用語を創出せず，従来の遺伝を用いて「遺伝学」「遺伝子」と訳した。日本において，「遺伝」（heredity）と「遺伝学」（genetics）と明確に区別されず，多様性の側面から遺伝学が語られること

が少ない理由の一つであろう。hereditary disease は genetic disease であるがその逆は真ではない。患者に遺伝性疾患を語る際はどちらを指しているか留意することで，誤解を生じない適切な説明が可能となる。

2. 環境要因と遺伝要因

あらゆる疾患の原因は環境要因と遺伝学的要因に大別される。環境とは受精卵が着床した後の子宮内環境に始まり，出産を経て現在に至る一連の過程における外的な要因を指す。妊娠初期に母体が摂取した薬物や化学物質の影響，母体や胎盤の感染症，栄養状態，出産前後の児の虚血や低酸素，低血糖，出生後の栄養状態，感染症，ストレスなどである。

対して遺伝学的要因とは，児が生来持っている形質であり，それを規定するものが DNA 上の遺伝情報である。先に述べたように，親から受け継いだ意の遺伝（hereditary）要因を指すものではなく，体を作るプログラムを持つ遺伝情報にその要因があるという意味である。後者を明らかにするものが次項の遺伝学的検査である。

3. 遺伝学的検査―遺伝情報を調べる―

ヒトの遺伝情報は，染色体を構成する DNA 上のある特定の領域の塩基配列にコード（暗号化）されて存在する。遺伝学的要因による体質や疾患には，その原因となる変異が，**図1** に示す染色体〜遺伝子レベルのいずれかにおいて存在すると考えられる。遺伝学的な変異は，染色体の異常症から塩基レベルの変異によるものまで，その物理的な大きさの差は

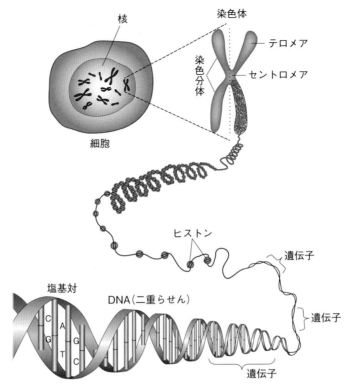

図1 染色体，DNA，遺伝子

500万倍以上である。

遺伝学的検査法の進歩とともに，児童精神科疾患を有する患児においてもその原因と考えられる遺伝学的な変異が複数同定されてきた。染色体数の観察が可能になった1950年代には，Down症候群，Turner症候群，Kleinfelter症候群などの染色体異数性疾患が，その後染色体分染法の普及とともに，5p-症候群，4p-症候群，18q-症候群などの構造異常が主に知的障害を伴う患児に診断された。染色体FISH法の開発に伴い，染色体中間部の微細欠失によるPrader-Willi症候群，Angelman症候群，Williams症候群，Sotos症候群などの診断が可能となり広く認知されるようになった。これらの疾患は知的障害と特徴的身体所見や合併症を有し，その遺伝学的変異と臨床症状はほぼ一対一の関係にあるため，検査のみで疾患を確定することが可能となった。

その後2000年代初頭に臨床応用されたマイクロアレイ染色体検査は従来の染色体分染法の1/100～1/10,000の微細なDNAの欠失や重複，すなわちコピー数多型（copy number variation：CNV）の検出を可能ならしめた。これにより様々な染色体微細欠失/重複による症候群が新たに提唱され，自閉症研究においても特定のCNVの比率や家族内集積性が報告された[1]。さらに2010年前後には，次世代シーケンシング技術の開発により臨床的全エクソン解析が可能となり，従来特発性と考えられていた自閉症スペクトラム障害の患者にシナプス形成に関わる複数の遺伝子をはじめとする様々な遺伝子の塩基レベルの変異の関与が報告された。これらの研究によって従来考えられていた以上に原因となる遺伝学的な変異が多種存在し（遺伝学的異質性），同じ遺伝学的変異においても正常～典型病的レベルまで対応する臨床症状の拡がり（表現形多様性，臨床的異質性）が明らかになった。同一のCNVにおいて無症状，軽度精神遅滞，自閉症，統合失調症などの複数の病態を示す例もあり，これらの結果の解釈には注意を要する[2]。

2000年代以降DNA配列によらない遺伝情報の発現制御メカニズム，すなわちエピジェネティクス（epigenetics）の研究も自閉症研究にも導入された。

環境要因が遺伝子発現に影響を及ぼしてそれをゲノム上に記憶させることが明らかになり，その分子メカニズムが一部解明されつつある。これは虐待や低栄養などのストレスが遺伝子発現に影響して本人の成長発達に作用し，それが次世代にも影響を及ぼすことを示唆するものであり，現在基礎的な研究が進められている[3]。

このように近年は遺伝学のもつ多様性とそのメカニズムに関心が移行している。認知と行動の多様性を有する児童精神科疾患は，多様性のメカニズムを解明する遺伝医学と意外に親和性が高いのではなかろうか。多様性の遺伝学の理解が進むにつれて稀な疾患だけではなくcommon diseaseもその遺伝学的背景から検討されるようになり，精神科疾患を含めてほとんど全ての疾患が遺伝学的な背景から考える時代になろうとしている。一般の人々がこれらの遺伝学的なメカニズムを自身の疾患や体質との関連において正しく理解することは容易ではないため，その一助として遺伝カウンセリングの必要性が昨今強調されている。これからの遺伝カウンセリングは，疾患の発症確率を検討するだけのものではなく，遺伝情報を正しく理解してそれを今後の健康管理や生活の中で役立てるための総合的な支援の一つとしてより重要性が増すであろう。これについては本章後半に詳述する。

II. 児童精神科領域の主な遺伝性疾患

本項では児童精神医療に関わることのある比較的頻度の高い（約1万人に1人以上）既知の疾患について述べる。

1. 染色体異常症

染色体異常症は染色体の数に過不足のある異数性疾患と，染色体に切断と再結合を生じた構造異常とに大別される。性染色体の異数性は外表の特徴が少ないため成人期まで未診断の例も少なくない。

1）染色体異常症（異数性疾患）

Turner症候群：X染色体短腕のモノソミーによる。

胎児期の項部浮腫，乳児期の足の浮腫，小児期の低身長，思春期の無月経を特徴とする。多くは知的障害を伴わないが，軽度の学習障害を伴う例や，心理検査で社会性のスコアの低値を伴う例があるとされる。

Kleinfelter症候群，XXX女性，XYY男性：いずれも各性1000人に1名程度の頻度であり，その多くは知的障害がないために診断される機会がないまま成人しているが，学習障害や思春期の遅発を契機として診断される例もある。

2）染色体異常症（構造異常）

a）Prader-Willi症候群（プラダー-ウィリー症候群）

乳児期の低緊張と哺乳障害，運動発達遅滞と，幼児期以降の軽度の知的障害，低身長，認知と行動の特徴を有する症候群。染色体15q11-13領域の父性発現遺伝子が作用しなくなることが原因であり，同領域のメチル化テスト及び染色体FISH法で99％が確定診断可能である。しばしば強調される過食は，基礎代謝が少ないなどの生理学的な要因に加えて，本症の認知行動の著しい特性による部分が大きい。思春期以降は本症候群の認知と行動の特性に由来する対人的，社会的な問題行動を呈することがあるため，本症に特化した生活支援が必要である。

b）Smith-Magenis症候群（スミスマゲニス症候群）

中等度の知的障害と睡眠障害，行動の問題を特徴とする染色体微細欠失症候群。染色体17番短腕p11.2領域の約3.5 Mbの欠失があり，通常の染色体Gバンド分染法では検出できない。夜間の頻繁な中途覚醒と昼間の睡眠など，概日リズムの異常があるとされる。行動の問題として，注意欠如，多動の他，衝動性，自傷行為の他，異物を鼻孔や耳孔などに入れる，突然他人を掴む/抓る，などが特徴的と報告されている。

c）22q11.2欠失症候群

22番染色体長腕q11.2の欠失に起因する先天異常症候群である。円錐動脈幹奇形に由来する心血管奇形，口蓋発生に関わる奇形や機能障害，低カルシウム血症，免疫異常，軽度知的障害や学習障害，特徴的顔貌などの幅広い表現形を伴う。発生頻度は報告

51 遺伝子疾患と遺伝カウンセリング

表1 自閉症と関連がある領域とその責任遺伝子

領域	遺伝子名
1q41-q42	AUTS11
2q	AUTS5
3q24	SLC9A9, AUTS16
3q25-q27	AUTS8
7q22	AUTS1
7q31	AUTS9
7q35-q36	CNTNAP2, CASPR2, NRXN4, CDFE, AUTS15, PTHSL1
7q36	AUTS10
11q13.3-q13.4	SHANK2, CORTBP1, AUTS17
12q14.2	AUTS13
13q14.2-q14.1	AUTS3
14q11.2	CHD8, DUPLIN, KIAA1564, AUTS18
15q11	AUTS4
17q11	AUTS6
17q21	AUTS7
21p13-q11	AUTS12
Xp22.32-p22.31	NLGN4, KIAA1260, AUTSX2, ASPGX2
Xp22.32-p22.31	NLGN4, KIAA1260, AUTSX2, ASPGX2
Xp22.11	DELXp22.11, CXDELp22.11, AUTSX4
Xq13.1	NLGN3, ASPGX1, AUTSX1

により1/2,000〜6,000人の幅があり，性別による差はない。合併症が軽度な患児では未診断のまま成人年齢に達している症例が少なくない。言語発達の遅れは大多数に認められ始語は2〜3歳。学童期の知的発達は年齢標準範囲から軽度知的障害レベルまで幅がある。動作性IQに比べて言語性IQが高い傾向が認められる。成人の約20%に統合失調症を含む精神疾患を有するとされる。90%の患者は新生変異である。

d）22q13欠失症候群（Phelan-McDermid症候群）

22番染色体長腕q13.3の欠失に起因する精神運動発達遅滞，重度の言語遅滞，過成長の傾向を特徴とする症候群。肉厚で大きな手や相対的大頭，目立つ額，発汗の少なさなどの身体的特徴を有する。ほぼ全例に知的障害を伴う自閉スペクトラム症を有し，行動面の特徴も多い。欠失領域に位置する遺伝子SHANK3が本症候群の病態の中核であると考えられ，欠失を伴わないSHANK3変異例も自閉性障害のある患者に報告されている。微細なサブテロメア領域の転座や逆位による再構成によって欠失が生じる

場合が約50%にあるため，遺伝カウンセリングにおいては詳細な検討が必要である。本症候群はPhelan-McDermid症候群の呼称も併用される。

e）MECP2重複症候群（Xq28重複症候群）

新生児期の低緊張による運動発達遅滞に始まり，自閉症を伴う重度の知的障害，言語発達遅滞，進行する形成などを特徴とするX連鎖形式の染色体微細重複症候群。男児が罹患し，易感染性があり，約半数にてんかんが合併する。手足が小さく若干の顔貌の特徴があるが形態からの臨床診断は難しく，FISH解析やマイクロアレイにより診断が確定する。中等度から重度の知的障害を有する男児の約1%が本症候群であるとされる。通常母親が同じ重複を有するため，遺伝カウンセリングの対象となる。

f）16p11.2微細欠失症候群

従来の染色体G分染法では検出できず，かつ身体的特徴や先天奇形を伴わない自閉症と知的障害の患者に比較的高頻度に診断されるため注目されている症候群の一つである。約5,000人に1人の頻度とされ，マイクロアレイ検査において診断される。通常は新生変異である。

この他の自閉症関連の染色体上の領域を**表1**に示す。この領域の微細欠失および微細重複が自閉症患者に診断されている。

2．遺伝子疾患

1）症候群性の自閉症

自閉スペクトラム症と知的障害を呈する臨床診断が可能な症候群を例示する。

脆弱X症候群

X染色体長腕q27.3のFMR遺伝子上流の3塩基繰り返し配列の伸長を原因とするトリプレットリピート病の一つであり，知的障害と自閉症を主体とする症候群。X連鎖遺伝であり，世代を越える度に伸長が増大する（表現形促進）ために，疾患特性を理解した遺伝カウンセリングが求められる。頻度は報告により異なり，男児1万人に2〜7名であるが，日本では診断されている症例が少ない。面長な顔や大き

447

表2 自閉スペクトラム症を合併する既知の染色体・遺伝子疾患

臨床所見	考慮する疾患
過成長	Simpson-Golabi Behmel 症候群
	Sotos 症候群
	Lujan-Fryns 症候群
	PTEN 異常症
てんかん	結節性硬化症
	Angelman 症候群
	ARX 異常症
	各種チャネル病（例として SCN1A）
	クレアチン欠損症
	ピリドキシン依存性てんかん
	コハク酸セミアルデヒド脱水素酵素欠損症
	ATR-X 症候群（X 連鎖 α サラセミア・精神遅滞症候群）
筋力低下および重度筋緊張低下	Duchenne/Becker 型筋ジストロフィー
	筋緊張性ジストロフィー
運動失調	Angelman 症候群
	繊毛病（複数の病因遺伝子）
運動，認知，行動の退行	リソゾーム病
	神経セロイドリポフスチン症
	ビオチン欠損症
急性/間歇性心不全	ミトコンドリア病
	ADSL（アデニロコハク酸リアーゼ）欠損症
	尿素サイクル異常症
呼吸異常	繊毛病（複数の病因遺伝子）
	Pitt-Hopkins 症候群（TCF4）
	Rett 症候群（MECP2）
手や足の奇形	Timothy 症候群
	Smith-Lemli-Opitz 症候群
	繊毛病（複数の病因遺伝子）
	MASA 症候群（母指内転）
色素異常	結節性硬化症
	神経線維腫症 I 型
	PTEN 異常症
	idic（15）症候群
大頭	Phelan-McDermid 症候群（SHANK3）
	脆弱 X 症候群
	Weaver 症候群
	Sotos 症候群
	神経線維腫症 I 型
多発先天奇形/形態異常	種々の染色体異常症候群/先天異常症候群

（引用：Carter MT Autism spectrum disorder in the genetics clinic：a review Clin Genet 83：399-407，2013 より一部改変）

い耳などの若干の特徴的な顔貌で診断が可能な例もある。

上記の他にも身体的な特徴から診断しうる疾患や症候群が知られている。自閉症を合併する既知の疾患を**表2**に示す。

2）非症候群性の自閉症

身体的な形態異常を伴わない知的障害や自閉スペクトラム症においても，以前から家系内集積性や双生児研究から遺伝学的な要因の関与が推定された。2010年代以降の次世代シーケンサーの応用による網羅的遺伝子解析の手法によって，現在では知的障害児の約半数においてその遺伝学的な原因が明らかになっている。最近の知見では知的障害，自閉症，てんかん性脳症，統合失調症において著明な遺伝学的異質性と臨床的異質性が明らかとなり，同一の遺伝子がそれら4疾患群の複数の原因となっているものもある。今後これらの原因遺伝子とその精神神経症状や行動特性との関係が明らかになると考えられる。同様に人の気質が国や地域によって異なる原因として，認知や行動の特性についてもそれを規定する遺伝学的な要因の存在が一部明らかになっている。

III. 遺伝カウンセリング

1. はじめに

近代的な遺伝カウンセリングは，第二次世界大戦前の優生思想への反省よりアメリカで形作られ，日本での普及が始まったのは1970年代からだった[4]。そしてその後のゲノム医学の発展により，様々な遺伝学的検査，診断が可能になるとこれらに対応するため，遺伝カウンセリングでは遺伝学的情報の提供だけではなく，クライエントの立場から問題解決を援助したり，心理社会的な支援も必要となってきた。このような背景から，わが国においては遺伝医療システムの構築をめざし，臨床遺伝専門医と認定遺伝カウンセラーの養成が始まった[5]。

そして最近では，2011年に発表された『医療における遺伝学的検査・診断に関するガイドライン』（日本医学会）に，「遺伝カウンセリングは，疾患の遺伝学的関与について，その医学的影響，心理学的影響および家族への影響を人々が理解し，それに適応していくことを助けるプロセスである」と記載されている[6]。すなわち，検査や再発率推計のためだけに行うものではなく，より広い概念として，遺伝学的

情報を個人のレベルで正しく理解して生活や人生の中で適切に対応することを助けるプロセスそのものが遺伝カウンセリングである。本稿では，遺伝カウンセリングの枠組みと臨床上の留意点を実例も含めて述べる。

2. 遺伝カウンセリングの構成

1）遺伝カウンセリングの対象（クライエント：相談者）

対象は疾患を持った本人だけではなく，家系内の疾患の遺伝について不安を持つ家族もまた対象である。児童精神科領域では主に対象は親であるが，同胞や親族の場合もある。

2）予約受付

遺伝カウンセリングは申込みの電話を受ける段階から始まっている。はじめに相談内容と対象疾患，および簡単な家系図を確認する。遺伝カウンセリングでは家系図が重要であるため，当日までに，父方母方両家系の三世代の情報収集を可能な範囲で依頼する。家系図は正確な診断の助けとなるほか，家系図をクライエントと一緒に見ながら確認する過程で，罹患リスクがある家系内メンバーや親族間の関係性を把握することができる。

3）カウンセリングの準備

カウンセリング当日までに対象疾患に関する最新情報を収集し，遺伝学的検査の実施可能施設を確認しておく。予約の電話で得られた情報，相談内容から，考えられ得る全ての展開について検討しておく。

4）遺伝カウンセリングで提供される情報

a）対象疾患に関する情報

すでに得られている医師の診断に基づいて遺伝形式の説明や罹患リスクのある家系内メンバーについて説明する。必要に応じて，患者会や福祉制度の案内など社会資源についても情報提供を行う。

b）遺伝学的検査の説明

遺伝カウンセリングは遺伝学的検査を前提として行うものではなく，カウンセリングにおける選択肢の一つが遺伝学的検査である。相談における検査の位置付けや検査の技術的な側面，メリット，デメリット，限界なども含めて説明する。

c）意思決定の支援

遺伝カウンセラーは，疾患や検査についてのクライエントの理解を確認しつつ，自律的な選択，意思決定ができるよう支援する。遺伝カウンセリングで正確な情報を得た後にクライエントの選択が変わることを私たちはしばしば経験する。選択に「正解」はなく，カウンセラーはクライエントのどのような選択をも尊重して支援するが，それは正確な情報に基づいていることが前提である。

5）継続的フォローアップ

遺伝カウンセリングは一つの相談内容について複数回実施することが多い。また次子の妊娠を考えた時，子どもが結婚する時など，ライフイベントを迎える時期に遺伝カウンセリングが必要になるケースも多い。長期的なフォローにも遺伝カウンセリングは対応している。

3. 遺伝カウンセリングで扱う疾患

対象とする疾患はほぼ全ての診療科にわたり，妊娠・出産に関する周産期領域の疾患，家族性腫瘍疾患や神経・筋疾患など成人領域の疾患，奇形症候群，染色体異常症，代謝疾患などの小児領域の疾患に大別される。

妊娠に関する相談には，高齢妊娠や習慣性流産に関するもの，また出生前診断や着床前診断があり，いずれもその前後に遺伝カウンセリングが必須である。家族性腫瘍疾患には，遺伝性乳がん卵巣がん症候群や家族性大腸ポリポーシスなどがある。家族性腫瘍疾患では，サーベイランスによる早期発見，早期治療が可能な疾患もあるので，罹患リスク者の発症前遺伝子診断が近年積極的に行われている。神経・筋疾患には筋ジストロフィーや Huntington 病などがある。これら神経・筋疾患は，成人発症で進行性のものも多く，当人の診断もさることながら，診断後の罹患リスクのある家系内メンバーへの遺伝カウンセリングはとても重要である。またそのほとんどが小児期に診断される疾患としては，奇形症候

群，染色体異常症，代謝疾患などがあり，よく知られている疾患としては，Down 症候群がある。

4. 遺伝カウンセリングの体制

遺伝カウンセリングにおけるチーム医療の重要性については，以下のように強調されている。

「遺伝カウンセリングは，情報提供だけではなく，患者・被検者等の自律的選択が可能となるような心理的社会的支援が重要であることから，当該疾患の診療経験が豊富な医師と遺伝カウンセリングに習熟した者が協力し，チーム医療として実施することが望ましい」[6]

遺伝性疾患の多くは多臓器に病態が及びクライエントは複数の診療科を受診していることが多いため，疾患の全貌を把握して遺伝カウンセリングを行うには各々の診療科との連携が必要である。また極めて専門性の高い疾患の場合は，検査や治療が可能な外部施設との連携も必要である。

1）遺伝カウンセリング提供者

ここでは，遺伝カウンセリング提供者の中でも遺伝医療の専門家である臨床遺伝専門医と，認定遺伝カウンセラーについて述べる。

a）臨床遺伝専門医

「臨床遺伝専門医は，質の高い臨床遺伝医療を提供し，臨床遺伝学の一層の発展を図る専門家である。すべての診療科からのコンサルテーションに応じ，適切な遺伝医療を実行するとともに，各医療機関において発生することが予想される遺伝に関係した問題の解決を担う医師である」（臨床遺伝専門医制度規則）。臨床遺伝専門医制度は，2002 年から，日本人類遺伝学会と日本遺伝カウンセリング学会の共同認定制度として発足し，2015 年 1 月時点の資格取得医師は 1,466 名である。

b）認定遺伝カウンセラー

「認定遺伝カウンセラーは質の高い臨床遺伝医療を提供するために臨床遺伝専門医と連携し，遺伝に関する問題に悩むクライエントを援助するとともに，その権利を守る専門家である」（認定遺伝カウンセラー制度規則）。認定遺伝カウンセラー制度も日本人類遺伝学会と日本遺伝カウンセリング学会の共同認定制度として 2005 年から開始され，2015 年 1 月現在資格を有している認定遺伝カウンセラーは 161 名である。

2）大学病院の遺伝カウンセリング体制

例として挙げる名古屋大学病院の遺伝カウンセリング室は，各診療科の遺伝担当医と専任の遺伝カウンセラーから構成され，院内症例を対象に遺伝カウンセリングを行っている。遺伝担当医として各診療科から臨床遺伝専門医もしくは遺伝医療に関わりの深い医師 1 名が選出され，遺伝カンファレンスへの参加と科内主治医と遺伝カウンセリング室との連携を担っている。

クライエントの相談内容が主治医の通常の診療内で完結する場合には一般診療枠でカウンセリングが行われる。一方相談内容が主治医の通常診療内で対応できない場合には，遺伝担当医を通じて遺伝カウンセリングの申し込みが行われる。そして遺伝カンファレンスで検討された後に臨床遺伝専門医や遺伝カウンセラー，主治医とともに遺伝カウンセリングが実施される（**図2**）。

5. 遺伝情報の取り扱い

遺伝カウンセリングで扱われる遺伝情報は，UNESCO の「ヒト遺伝情報に関する国際宣言」や日本医学会の「医療における遺伝学的検査・診療に関するガイドライン」において，通常の検体検査と異なる以下のような特性が挙げられている。

①生涯変化しないこと（不変性）

②縁者間で一部共有されていること（共有性）

③人に関して遺伝的疾病体質を予見することが可能であること（予見性）[6,7]

よって医療施設では，遺伝学的情報の特性に配慮した情報の管理が必要である。家系図を含む遺伝カウンセリングの記録は通常の電子カルテとは切り離して管理している施設も多い。一方で薬剤感受性に関する遺伝子検査の結果は，生殖細胞系列変異ではあっても治療や副作用の回避などに必要な共有すべき情報である。このように遺伝情報はその保護と利用についてどのような形で運用すべきか各施設での取り決めが求められる。

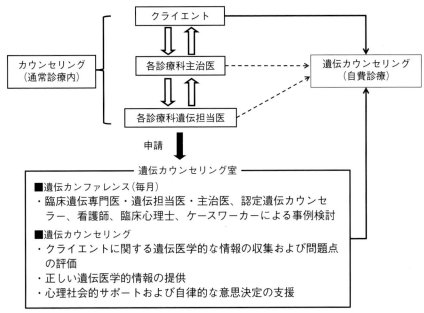

図2 名古屋大学病院の遺伝カウンセリング体制

6. 遺伝カウンセリングの実際

ここでは遺伝カウンセリングの実際について仮想症例を用いて述べる。児童精神科分野では遺伝形式が明らかではない非特異的な知的障害や自閉症の患児に関する相談も多い。

1) 仮想症例1

［来談者］ 知的障害を有する7歳男児（Ⅳ-1）とその母親（Ⅲ-2 31歳）。
［家族歴］ 母親は3人兄弟の第一子で，幼児期に軽度の発達の遅れを指摘されたことがあった。母親の弟（Ⅲ-3 29歳）は知的障害があるが，その原因となる疾患は特定されていない。母の妹（Ⅲ-4 25歳）は大学院生で未婚（**図3**）。
［来談の経緯・相談内容］ 長男（Ⅳ-1 7歳）は軽度の知的障害があり地元の小児科と児童精神科に通院している。原因について今まで説明を受けたことがなく，次子について漠然とした不安がある。長男には特に治療を受けている疾患はない。
［カウンセリング1回目］
①家族歴を確認
家系図を作成しながら，父方母方3世代の家族構成員について児と関連するような臨床症状を確認し

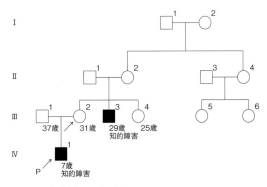

図3 仮想症例1 家系図
□：男性, ○：女性, ■・●：罹患者, ↗：来談者, P：発端者

た。今回の遺伝カウンセリング来訪について祖母（Ⅱ-2）には相談したが，祖母と同居している母親の妹（Ⅲ-4）には話していない。

②ATR-X症候群についての説明
小児科医は家族歴と診察より患児にはATR-X症候群が疑われることを伝えて，その臨床症状と確定診断は血液を用いた遺伝子検査によって可能であることを説明した。遺伝カウンセラーはATR-X症候群のX連鎖遺伝形式について図を用いて説明した。もし患児がATR-X症候群であった場合はクライエ

451

ント：母親（Ⅲ-2）が保因者である可能性があり，またその際の次子の再罹患率が男児で50％であることを説明した。さらにクライエントが保因者だった場合，クライエントの母（祖母）も同様に保因者である可能性があり，その場合は1/2の確率でクライエントの妹も保因者であることを説明。遺伝子検査によって未婚の妹が保因者である可能性が明らかになる場合があり，結果が出てから悩むことのないように，それを本人にどう伝えるかを想定して考える必要があることを伝えた。出生前診断の選択の可能性についても，現状を伝えた。

＜クライエントの様子＞

クライエント：母親（Ⅲ-2）は，ATR-X症候群やX連鎖遺伝形式など，初めて聞く言葉ばかりで理解するのに少し時間を要したが，図を用いて説明し，わかりにくい部分を質問してもらうことで，理解できた様子であった。しかし自身が保因者だった場合の次子罹患率（男児で50％）については，これほど高いと思っていなかったようで，「男の子だと半分なのですね」と驚いている様子だった。本日の内容をまずは夫に話し，それから祖母（Ⅱ-2）や妹（Ⅲ-4）に話してみるということだった。

［カウンセリング2回目］

その後夫婦で相談して患児の遺伝子検査を希望されて来院。再度夫婦に前回カウンセリングの内容を確認した。クライエントは妹にもATR-X症候群とX連鎖遺伝について伝えたところ，クライエントが保因者であることが明らかになった場合には妹自身が遺伝カウンセリングに来訪したい旨返事をもらった。署名された同意書を確認して患児の遺伝子検査のための採血を行った。

［カウンセリング3回目］

①遺伝子検査の結果について

夫婦と患児の3人で来院。小児科医と遺伝カウンセラーから，ATR-X症候群の原因遺伝子に変異が認められたことが伝えられた。

②次子の再罹患率について

遺伝カウンセラーは家系図を用いて母親が保因者の可能性があることを再度説明。もし母親が保因者であれば次子の再罹患率は男児で50％であり，女児の50％が保因者となることを説明。

③母親の遺伝子検査について

以上の説明から，母親は自身の遺伝子検査を希望し，採血を行った。

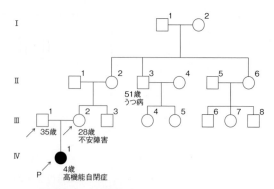

図4 仮想症例2 家系図
□：男性，○：女性，■・●：罹患者，↗：来談者，P：発端者

＜クライエントの様子＞

母親は，児の診断がついたことについては，今後疾患に合わせたフォローアップが受けられると，児にとってよかったと話していた。しかし次子再罹患率の高さ（男児で50％）を気にしており，まずは自身が保因者かどうかをはっきりさせたいということで遺伝子検査を希望された。父親も，次子が同じ疾患であれば，育てる自信がないと感じており，母親が保因者かどうか検査することに同意していた。

2）仮想症例2

［来談者］高機能自閉症と診断されている4歳女児（Ⅳ-1），父親（Ⅲ-1　35歳），母親（Ⅲ-2　28歳）。

［家族歴］母親は不安障害と診断され，現在も定期的に通院している。また母方に，うつ病と診断されている親戚がいる（**図4**）。

［来談の経緯・相談内容］4歳女児は高機能自閉症と診断されている。前医で行った染色体検査では正常核型。身長体重頭囲の計測値はほぼ年齢平均であり他の身体的特徴や罹患疾患はない。次の子が自閉症を発症する確率を知りたい。

［カウンセリング］

①家族歴を確認

家系図を作成しながら，父方母方3世代の家族構成員について児と関連するような臨床症状を確認した。

②診断について

家族歴，児の診察，染色体検査の結果（正常核型

より，現時点で考えられる既知の疾患はない。

③再罹患率について

遺伝形式が確かではないので，常染色体優性遺伝形式，常染色体劣性遺伝形式，X連鎖劣性遺伝形式，また染色体不均衡転座など，それぞれの場合を想定し，0〜約50％の再罹患率を説明。

遺伝形式が不明な疾患や多因子疾患では，多数の同一疾患家系の解析から得た経験的再罹患率を用いて考えることを説明し，今回のケースのように他に身体症状のない自閉症スペクトラム障害の場合の再罹患率は5〜10％と報告されていることを伝えた[8]。今後自閉症研究の進展により患児の自閉症の原因が特定される可能性や，統計上の再罹患率が変わる可能性についても触れた。

④次子，母親への支援について

ここまでの説明を聞き，母親は，自分が思っていた再罹患率よりも5〜10％という数字が低かったため，少し安心したようであった。しかし自身に不安障害があることや，親戚にうつ病と診断された方がいるなど，将来的に何か発症するのではないかという不安を口にされた。そこで次子については，特性に気付いた際には，早期に小児科や児童精神科を受診することで，適切な対応，療育につながることを説明した。更に母親自身の心配な気持ちについては，カウンセリング以外でもカウンセラーが対応していることを伝えた。

7. 遺伝カウンセリングの今後の展望

遺伝子解析技術の飛躍的な向上で安価に大量の遺伝情報を解析できるようになり，稀な疾患だけではなく一般的なありふれた疾患においても遺伝学的背景から語られる時代になろうとしている。近年，医療機関を通さないで行う direct to consumers（DTC）遺伝子検査の問題や，検査の過程で偶然発見された遺伝子変異（IF：incidental findings）の扱いなど新たな課題も出現している。しかし将来，疾患の遺伝学的背景がどれほど解明されたとしても，遺伝性疾患を前に悩むクライエントの姿は今と大きくは変わらないであろう。児童精神医学の分野においても引き続き遺伝カウンセリングの充実が不可欠である。

文献

1) Sebat J, Lakshmi B, Malhotra D, et al：Strong association of de novo copy number mutations with autism. Science. Apr 20；316（5823）：445-9, 2007.

2) Sanders SJ, Murtha MT, Gupta AR, et al：De novo mutations revealed by whole-exome sequencing are strongly associated with autism. Nature. Apr 4；485（7397）：237-4, 2012.

3) Suderman M, Borghol N, Pappas JJ, et al Childhood abuse is associated with methylation of multiple loci in adult DNA. BMC Med Genomics. Mar 11；7：13, 2014.

4) 千代豪昭，滝澤公子　遺伝カウンセラー──その役割と資格取に向けて．真興交易（株）医書出版部，p.19-31，2006.

5) 認定遺伝カウンセラー制度委員会　http://plaza.umin.ac.jp/~GC/About.html

6) 日本医学会　医療における遺伝学的検査・診断に関するガイドライン，2011.

7) UNESCO　ヒト遺伝情報に関する国際宣言，2003.

8) GeneReviews Autism Spectrum Disorders　http://www.ncbi.nlm.nih.gov/books/NBK1442/

52 施設における診療

吉川　徹

I. 福祉施設のおかれている医療状況

　種々の福祉施設に入所している児童に種々の精神疾患が見られることは稀ではない。残念ながら国内では質の高い有病率についての研究は乏しい。若干古い資料とはなるが，平成19年度の厚生労働省の調査[1]によると，児童福祉施設に入所している児童のうち，その多数に虐待の既往があり（**表1**），また発達障害，情緒障害を持つとされる児童も多数に登っている（**表2**）。その後の社会的養護の状況を鑑みると，現在では更にこうした児童は増加していると推測される。

　こうした児童に対する精神科医療のニーズは高い。前記の調査において，児童養護施設ではその入所児のうち5.3％が精神科ないし心療内科に通院しており，情緒障害児短期治療施設においてはこの比率は34.8％に昇る。児童福祉施設にはその施設基準により，嘱託医ないし常勤医が配置されている（**表3**）。また情緒障害児短期治療施設ではその長の資格として，精神保健や小児保健に経験を有する医師が認められている。

　こうした状況の中，児童相談所への子どもの心の診療医の配置も進んできている。厚生労働省母子保健課の調査[3]によれば，子どもの心の専門的な診療ができる医師がいる児童相談所の割合は，平成25年時点で常勤医師が13.6％，非常勤医師は70.2％となっており，近年大きな改善がみられている。こうした医師が入所施設での診療を担ったり，あるいは入所以前のアセスメントや治療に関わることが期待されるが，その多くは非常勤であることもあり，継続的な関与には限界があることも多い。

II. 施設診療の留意点

1. 施設での生活を知る

　施設での生活は，家庭での生活とは大きく異なる。診療にあたっては，子ども達の施設での生活の様子を知っていることが前提となる。

　児童福祉施設にはそれぞれ施設の人員配置などに最低基準があり，配置される職種も決まっている。これらを確認することで，施設での生活の様子の大まかな手掛かりが得られる。また可能であれば，書籍などを通じて典型的な施設の様子などを知っておくとよい[4,5]。

　事前に施設入所中の児童が受診することがわかった場合，ウェブサイトの閲覧などにより，施設の情報を入手しておくべきである。また初診時に施設の

表1　被虐待体験の有無

	乳児院	児童養護施設	情緒障害児短期治療施設	児童自立支援施設	母子生活支援施設
有り	34.6	59.2	77.7	63.5	43.7
無し	64.4	40.3	21.9	36.1	53.1
無回答	1.0	0.5	0.4	0.4	3.2

（引用：厚生労働省，平成19年度社会的養護施設に関する実態調査）

表2　発達障害・行動障害等の有無

	乳児院	児童養護施設	情緒障害児短期治療施設	児童自立支援施設	母子生活支援施設
診断有り又は疑い有り	13.3	20.0	69.3	39.6	12.0
無し	85.7	79.0	29.8	59.6	84.7
無回答	1.0	1.0	1.0	0.8	3.3

（引用：厚生労働省，平成19年度社会的養護施設に関する実態調査）

表3

	医師	看護師	心理職	備考
乳児院	○小児科	◎	◎心理療法担当職員 （10人以上に心理療法を行う場合のみ）	
母子生活支援施設	○		◎心理療法担当職員 （10人以上に心理療法を行う場合のみ）	
児童養護施設	○	◎（乳児が入所する場合のみ）	◎心理療法担当職員 （10人以上に心理療法を行う場合のみ）	
情緒障害児短期治療施設	◎精神科又は小児科 （実際には常勤ではない施設も多い）	◎	◎	
児童自立支援施設	○精神科 他に更に嘱託医が必要		◎心理療法担当職員 （10人以上に心理療法を行う場合のみ）	
福祉型障害児入所施設 （知的障害）	○精神科又は小児科		◎心理指導担当職員 （5人以上に心理指導を行う場合のみ）	
福祉型障害児入所施設 （自閉症児）	○児童精神科	◎	◎心理指導担当職員 （5人以上に心理指導を行う場合のみ）	
医療型障害児入所施設 （自閉症児）	◎精神科又は小児科	◎		医療法も適用

（引用：厚生労働省，児童福祉施設の設備及び運営に関する基準）

案内やパンフレット，入所時の案内などがあれば，持参してもらうよう依頼することも有用である。

　診療を行っている医療機関と継続した関係が成立している施設の場合，または濃厚な介入の必要な事例を診療する場合は，可能であれば実際に訪問し，生活の様子を知っておくとよい。ケースカンファレンスなどを開催する際に，現に子どもが生活している施設を会場としてもらうことで，見学の機会などを設定することもできる。

　知っておくとよい生活の背景としては，建物や居室の配置，標準的な日課，関与できる職員の数や職種などがある。生活単位の規模と他の入所児童の概要を知ることも重要である。養護施設などではそれ

ぞれの生活単位の大きさによる区分がよく用いられ，12人以下の児童が暮らす小舎，13人～19人の中舎，20人以上が同じ生活空間を共有する大舎などに分けられる。近年では施設内に更に小規模な生活単位（小規模グループケア　6人以下）を持つこともある。

　もちろんこれに加えて，実際の子どもの生活の様子や，外出，外泊時および前後の様子なども聴き取る必要がある。また施設職員から見た養育者の様子なども聞いておくと診療の参考となる。また施設内のルールや賞罰の方法などについても確認しておく必要がある。

　子どもからの問診に当たっても，施設での生活の

詳細を話してもらえるとよい。特に外出・外泊や家族との面会といった大きな出来事だけでなく，施設内の職員や他児との関わり，日課への適応の状況など，日常の生活についても聞いておけるとよい。

わが国の児童福祉において，人員の配置は決して充分ではない。近年わずかに配置の基準が改善され，また多様な職種の配置が進められるようになり状況に改善が見られるが，特に精神疾患を持つ児童をケアすることを考えた場合，そのマンパワーの不足は明らかである。この背景を理解せずに診療にあたると，状況の認知を誤ったり，生活への助言などが空回りする。

人員が不足していることにより，施設職員による子どもの観察は，どんなに心がけていたとしても，不十分となりやすい。外在化する症状では，比較的気づかれやすいが，不安や抑うつなどの内在化症状は特に気づかれにくいため，見落としがないよう注意する必要がある。

また知的障害児施設などの入所児の診療に当たる場合，特に注意を払うべき点は，福祉施設における身体拘束の規則である。知的障害などの児童が入所する福祉型障害児入所施設では，障害者虐待防止法をはじめとする法律により正当な理由のない身体拘束が禁止されているが，厚生労働省令においてこれが明確化され，「緊急やむを得ない場合を除く」とした例外規定が設定されている。具体的には，介護施設での身体拘束などと同様に，切迫性，一次性，非代替性の三つの要件を満たす場合が，これに該当するとされている。また福祉施設での身体拘束は，精神保健福祉法に定義されるものとは異なり，居室への施錠が含まれる。また薬物による鎮静や身体治療のための行動制限も身体拘束と扱われるなど，相違点があるため，注意が必要である。

一時保護所，児童養護施設，情緒障害児短期治療施設などにおいても，原則として身体拘束は禁止されている。ただし児童自立支援施設においては，家庭裁判所の審判により長期間にわたる閉鎖処遇（強制的措置）を行うことが可能である。強制的措置は国立の児童自立支援施設（国立武蔵野学院，国立きぬ川学院）のみで行うことができる。

2. 診療の前に確かめること

施設入所中の子どもの診療にあたっては，その診療の枠組みの設定にも若干の配慮が必要である。それぞれの事例との関わり方を決定する際に，下記のような点について検討できるとよい。

1）本人や家族の意向・受診の同意

施設入所中であっても医療機関の受診に当たって必要な同意が得られているかどうか，確認を行う必要がある。子どもの置かれている法的状況によって，親権者，監護権者などが変わりうるため，細心の注意が必要である。施設職員などの中には，この点についての理解が不十分で，必要な同意が得られていないまま，受診が申し込まれることがありうる。その場合，診療を延期し，改めて同意を得ることが必要となることがある。施設入所中の受診依頼については，その申込の時点で，診療の同意についての確認を行っておくことが望ましい。詳細については第58章（子どもの人権と児童精神科医療の倫理）を参照されたい。

2）前医の存在

診療の申込を受けた段階で，すでに前医があることがある。本人や家族が転医を希望している場合などでは，診療申込を受諾してもよいが，時には地理的条件などのため，施設側の意向が強く反映して，転医の方針となっていることがあるため，若干の注意が必要である。

3）予想される入所期間と退所後の医療の必要性

予想される入所期間が短い場合，また帰住先が，医療機関から地理的に離れている場合などには，診療を受諾するか検討を行うべきである。前医がある場合にはそれを考慮する。

児童精神科領域の医療においては，その継続性，関係の蓄積に治療的意義があることが少なくない。施設からの退所が予定されている場合，生活の場所が移るのと同時に医療機関を変えることは，有利ではないことが多い。

特に予想される入所期間が比較的短い場合には，可能であれば，前医からの継続性，あるいは退所後

の医療の継続性を優先して，通院先を決めるのがよい。

4）医療機関へのアクセス

前記のような事情とは別に，施設と医療機関のアクセスの良否はやはり重要である。長距離の通院は患児の負担となる可能性があるとともに，前述のように施設職員の配置は充分ではなく，通院の付き添いによって過度な負担をかけることは避ける必要がある。

一方で，通院のための往復の時間が，患児と施設職員にとって，貴重な交流の時間となることもある。

5）医療機関と施設の関わりの歴史，取り決め

これまでの施設間，あるいは医師個人との関係などにより，当該の入所施設との間で極めて良好な連携があり，高い治療効果が期待できる場合などでは，それを考慮する必要がある。

また正式に診療の嘱託を受けている場合などにも当然それを考慮することとなる。

6）診療・支援の形態

実際に診療や支援を行う場合，その形態として訪問しての診療や通常の外来受診などが考えられる。また施設や事例によっては診療を伴わないスーパーバイズ，カンファレンスへの参加などを求められることもある。どのような関わり方が可能なのか，またその事例にふさわしいのかについて，考慮しておく必要がある。

このように施設での診療の一つの要点は，その診療を引き受けるかどうかの決断にある。必要があれば，関係者と事前に相談の機会を持つなどして，子どもにとって最善と思われる選択ができるとよい。

III. 福祉施設における児童精神科医師の役割

1．身体疾患への対応

施設内でも当然種々の身体疾患への対応が必要となる。特に知的障害児施設などでは，入所する児童

に身体的な併存症が見られることが，少なくない。

新規入所の場合，集団生活に備えての一般的な健診なども必要となるが，特に一時保護所への入所児や，委託一時保護による入所等の場合には，栄養状態や外傷などにも注意を払い，特に虐待によるものなどを見落とさないことが必要である。またこれをデジタルカメラなどにより記録すること，診療録に確実に記載を残すことが求められる[6]。

施設入所中は集団生活であるが故に，感染症などには特に注意が必要であり，また積極的な予防接種の実施なども推奨される。

また一方で，施設入所している児童には心身症や，様々な身体症状症（身体表現性障害）を呈するものも多く，鑑別や対応を要することがある。

子どもの心の診療医の中には，小児科や，精神科医であっても小児科でのトレーニングを受けた経験のある医師が多く，この面での支援も期待される。

2．精神医学的診療

前述のように施設入所児童は，虐待の既往や，発達，行動上の障害を持つことが多く，専門医による治療が必要となる事例も少なくない。一般に施設入所児の診療は経過や背景，病態が複雑であることが多く，通常の診療に比して，1回の診察にも，回復経過全体においても，長時間を要すると考えておくべきである。特に本人，家族，職員，市町村または児童相談所職員から，それぞれ事情を聴取する必要がある場合などもあり，初診であっても再来であっても，可能であれば長めの診療時間を確保しておくのがよい。

また一部の小舎夫婦制の施設などを除き，職員が交代制勤務であることは，愛着障害などを基盤とした病態の児童の治療に影響を与えることがある。担当制などが十分に機能していれば，これをカバーできることもあるが，生活単位が大きいこと，交替勤務であることなどには心を配っておく必要がある。

一方，施設入所そのものに，医学的な治療効果も期待できることがある。情緒障害児短期治療施設はそもそもが治療を目的とした施設であり，医師，心理療法担当者も手厚く配置されており，その効果は高い。

それ以外の施設であっても，特に虐待的な養育環

諸問題

境にあった児童が，信頼できる大人と出会い，支えられながら成長することは，愛着，対人的スキル，衝動や感情の制御など，多くの面で治療的に働くことも期待できる。在宅でフォロー中の事例であっても，入所の条件が整った場合には，その治療的意義も含めて検討する必要がある。

3．事例検討への参加・スーパーバイズ

施設への関与の時間的制限や，本人，家族の意向などによっては，直接の診察を行わず，職員のスーパーバイズを行ったり，事例検討にコメンテーターなどの形で参加することを求められることがある。また事例によっては，外部の医療機関を受診するか否かの判断について，助言を求められることもある。

この場合，どのような実務的，法的立場で事例に関わるかを検討しておく必要がある。嘱託，非常勤などの形で施設の一員として関わる場合などでは，必ずしも本人家族の同意は必要ではないが，外部の医師として事例に関わる場合は，本来であれば，患者，家族の同意が得られていることが望ましい。虐待事例など要保護児童等の個別ケース会議の場合などでは，家族の同意などが得られていない場合でも参加を検討すべきであろう。

本人を診察せずに，事例についてコメントなどを行う場合，その限界を常に意識しておく必要がある。あくまでも医学的な見地から，可能性のある見立て，今後の観察，評価のポイント，介入を進める上で配慮すべき点などを，謙抑的に提示しておくのがよい。また推論を述べる場合その旨を明示すべきである。

またこのときに求められるのは当然，入所している子どもやその親の精神病理等への医学的な見立て，援助となるが，施設や事例によっては，児童一人にとどまらない視野が必要となる。施設内では様々な物事は，多くの子ども達，大人達との関わりの中で生じる。このような場合には，その集団力動も視野に入れた助言などが必要となる。

4．研修の実施

入所施設の中には長い歴史を持ち，処遇の文化を確立しているところも多い。しかし近年の急激な虐待事例の顕在化，発達障害の視点の導入などのために，児童の処遇について，困難を訴える施設が増加している。

こうした施設や職員に対し，医学的な観点からの見立てかた，心理社会的介入の方法，生活支援の留意点などについて，研修を行うことは有用である。可能であれば座学にとどまらず，多職種による事例検討やワークなどを併せて行い，実践的な知識を伝えることができるとよい。

こうした研修の実施などを通じて，施設との関係を形成しておくことが，実際に事例を介した連携の際に，強みとなって活用できる。また施設などが主催して行う研修会や交流会などに，積極的に参加しておくのもよい方法である。

5．施設内虐待への対応

残念ながら児童福祉施設内での虐待，また里親による虐待は，稀ならず生じている。平成24年には全国で214件が届け出，通告され，うち68件で虐待の事実が認められている。また残念ながら児童間の加害，被害は稀ならず見受けられ，時に性加害，被害も生じる。これも職員の目の届かない時や場所を選んで行われることがあり，その可能性は念頭に置きながら診療を進めるべきである。

施設内で虐待を受けた児童については，措置の変更を要したり，入院治療が必要となることもある。時には施設の処遇改善に際して，医師が外部委員への就任など，公的な役割を果たすこともある。

IV．施設における児童精神科医療の課題

1．医師の確保の困難

これまで述べてきたように，施設入所中の児童について，児童精神科医師の役割は大きい。しかし多くの施設にとって，関わる精神科医師や嘱託医の確保は容易ではない。特に情緒障害児短期治療施設に関しては，その開設にあたって子どもの診療が可能な精神科医の確保が必須となっている。現在，厚生労働省は全都道府県への情緒障害児短期治療施設の

458

設置を目指しているが，医師，心理療法担当者の確保の困難は，設置が進まない理由の一つとなっている。

子どもの診療に携わる医師にとっても，入所施設との連携や入所児童の診察は，その治療効果という点でも，また医師自身の知識，技能の向上という点でも得るものは大きい。今後はさらに積極的に関わる姿勢が必要であろう。

2．診療にとどまらない協力

入所してくる子ども達の変化への対応は，施設側にとっても大きな課題となっている。虐待による影響の評価，発達の評価，種々の精神症状への関わり方など，精神医学の知見を活かせる場面は多い。診療にあたる医師すら十分に確保できない状況では，こうした啓発，研修活動への参加は容易ではないが，多くの施設職員が児童精神医学についての基礎的な知識や技術を持つことで，改善できる点は少なくないと考えられる。

3．標準的支援技法の導入

種々の入所施設にはそれぞれに積み重ねられた処遇の文化や技法があり，一定の成果を上げてきている。しかしそれだけでは近年の子どもの変化に対応し切れていないこともまた事実である。

医療で起きている変化と同様に，福祉施設などにおいても標準的な支援技法の開発，導入を求める声が，広がってきている。施設職員への一定の理念や技法に基づいた体系的な訓練なども求められる。

これは必ずしも施設処遇に特化したプログラムの開発，導入にとどまらない。CSP（common sense parenting）は元来アメリカの児童福祉施設で開発された技法であるが，現在は家庭での養育の支援にも広く用いられている[7]。この他にも Triple P[8] などの包括なプログラムや，子どもの攻撃性への対応に焦点をあてた Second Step[9]，子どもへの暴力の防止を目指した CAP（child assault prevention）[10] などのプログラムもわが国で紹介されはじめている。これらの技法の中には施設職員や入所児童の技能向上のみならず，施設職員による家族への支援にあたっても有用であると考えられるものもある。

福祉施設での処遇は，その全てが治療であるわけではなく，医学的，心理学的な介入技法の標準化には必ずしも馴染まないところがある。一方でその技術の向上や均てん化にあたっては，標準的な技法による底上げと効果測定などが有用となる。

こうした取り組みについては，福祉領域よりも医学，心理学領域の支援者の方が馴染みのあることも少なくない。施設に関わっている専門家として，援助を求められる場面が増えてくる可能性がある。

4．第三者評価への協力

社会的養護に関する福祉施設は，平成24年より第三者評価を受けることを義務づけられた。最低の基準を満たしているかという点を評価する行政による監査にとどまらず，更にその運営の質の向上を目的としている。評価基準の中には医療態勢に関するものも含まれており，一層の質の向上に向けて医療機関の協力が求められている。

また児童等からの苦情解決などにあたって，第三者委員会を設置して対応する施設が徐々に増えてきている。

こうした第三者が施設の運営に関与，評価する動きは限界があるとはいえ，望ましいものである。現状では医師が果たせる役割は大きくないが，求められた場合に援助ができる準備を整えておく必要がある。

5．医師の介入を望まない施設

現状でも入所している子ども達への，精神医療による介入を必ずしも歓迎しない施設はある。逆に，過剰に精神科医療の介入を求める施設も一部にはあり，それもまた問題ではある。

確かに精神医療の側にも，批判を受けるべき充分な理由もあるのだが，必要な子どもが医療を受けることができない状況は避けねばならない。今後も児童精神科医療そのものの質の向上を続けていくとともに，児童福祉の関係者に対して，医療の可能性と限界，連携の際の留意点などについて啓発を進めていく必要がある。

文献

1) 厚生労働省　平成 19 年度社会的養護施設に関する実態調査. 厚生労働省，2008.

2) 厚生労働省　児童福祉施設の設備及び運営に関する基準，2014.

3) 厚生労働省　「健やか親子 21」最終評価報告書. 厚生労働省，2013.

4) Goodman R. 日本の児童養護. 明石書店，2012.

5) 宮田雄吾　「生存者（サバイバー）」と呼ばれる子どもたち，角川書店，2010.

6) Hobbs CJ, Wynne JM. 子ども虐待の身体所見. 明石書店，2013.

7) 野口　啓　むずかしい子を育てるコモンセンス・ペアレンティング・ワークブック，2012.

8) Sanders MR. Triple P-Positive Parenting Program：Towards an empirically validated multilevel parenting and family support strategy for the prevention of behavior and emotional…. Clinical Child and Family Psychology Review. 2（2）71-90. 1999.

9) Frey KS, Hirschstein MK, Guzzo BA. Second step preventing aggression by promoting social competence. Journal of Emotional and Behavioral Disorders 8（2）102-112. 2000.

10) CAP センター・Japan.（2004）CAP への招待. 解放出版社，2004.

53 家族に対する支援

野邑健二

I. 家族の重要性

　児童青年精神科臨床を行う上で，家族の役割は非常に大きい。

　子どもの成長にとって家族のしめる役割の重要性についてはわざわざ述べる必要もないほどである。まだ経済的にも心理的にも自立していない子どもにとっては家族の保護は不可欠であり，さらに家族の献身的な絶え間ない養育によって，生活に必要なスキルを身につけて，心身ともに健やかに成長することができる。子どもの発達とともに世界が拡がり，家族だけでなく，幼稚園・保育園や学校の先生，同年代の友人，地域の大人など家族以外の存在から多くの支援を受けるようになる。ほとんどすべての時間を家で家族と過ごす乳幼児期から，就園・就学を経て外での時間が増えていき，中学高校年代になると，部活や塾などに忙しい子どもであれば家での時間はずっと少なくなる場合もある。しかし，そうした場合でも，家族は，その果たすべき役割は変化をしても，最も重要な存在であることに変わりはない。

　児童青年精神科臨床で関わる子どもの家族においては，その重要性はより大きくなる。

　児童青年精神科外来にやってくるのは，心理的または精神的に支援が必要である，あるいはそうした状態になっている子どもである。通常の子どもとは違った配慮と支援が家族にも要求される。そうしたことで，家族にも通常とは異なった負担がかかり，家族自身のストレスも大きくなることがある。また，そうした子どもたちの心理的・精神的な問題に関係する要因のひとつに，家族との関わりが関係していることもあり得る。

　児童青年精神科臨床における家族の位置づけとして，以下の三つが考えられる。
(1) 問題の成因に関わる要因のひとつとしての家族
(2) 問題を治療・支援する「共同治療者」としての家族
(3) 問題の経過において，本人と互いに影響を与え合う存在としての家族

1. 問題の成因に関わる要因のひとつとしての家族

　子どもの精神疾患の原因を家族に求めることには慎重になるべきである。以前は，家族，特に母親の養育を原因に挙げることが安易に行われていた。自閉症という疾患概念が提唱された1940年代以降1960年代頃までは，親の育て方が原因であるとする説が有力であった。不登校や摂食障害を発症した子どもの家族によく見られる特徴などが家族病理として整理されてくるとともに，家族を精神疾患の原因としてとらえる見方がしばしば見られるようになってきていた。しかし，子どもの障害に伴う育児負担や家族のストレスの増加が，家族の性格傾向や子どもへの関わりに影響を与えることもあり，それが「家族病理」と見える場合もあることに十分留意すべきである。

　こうしたことに十分に留意しながらも，家族の養育姿勢，養育環境が子どもの精神的な問題の生じる要因のひとつである可能性については検討するべきである。明確な虐待や不適切養育の場合はもちろん，家族内の人間関係の不和や，経済面・健康面などにおける家族の抱える問題が，直接的・間接的に子どもの精神面に影響を及ぼすことは少なくない。

2. 問題を治療・支援する「共同治療者」としての家族

「親は共同治療者である」とは，自閉症児に対する支援方法として有名な TEACCH（treatment and education of artistic and related communication handicapped children）プログラムの創設者である Eric Schopler の言葉であるが，TEACCH に限らず，多くの発達障害児への療育は家族の協力を前提として行われている。我が国で一般的に行われている幼児期の発達障害児を対象とした親子通園療育もそうであるし，応用行動分析や絵カード交換式コミュニケーションシステム（PECS：picture exchange communication system）なども家族が在宅で行う方法を教授することが中心である。言語訓練や作業療法などの医療機関で行われているハビリテーションも，本人への訓練だけでは時間的な限界もあり，それと併行して，家族に対して自宅での訓練内容（働きかけ）の指導を行うことが一般的である。

発達障害児にとって，家族による支援が重要な理由として，以下のような点が挙げられる。

1）支援の密度

発達障害児に対する専門家の直接的な支援は，一般的には多くて週1回1時間である。そこで得られた適切な関わりや発達促進的な療育方法を家族に助言・指導して，養育の中で生かしていくことで，特に幼児期では生活の大部分を占める家庭での支援につなぐことができる。

2）汎化

療育や訓練，教育で獲得したスキルは，生活の中で使えるようにならなければ意味がない。特に知的障害児や自閉スペクトラム症児の場合には，学んだことを他の生活場面に応用して使えるようにすること（汎化）は苦手であり，そのためには繰り返し，実際の生活場面で用いていく必要がある。

3）支援の継続性

障害児の成長に伴って，支援の担い手は移行する。乳幼児期には保健・福祉から保育，学童期は教育，その後は福祉，と主たる支援者が替わるとともに，本人の特性を把握するのにかかる時間や支援方針が変わることへの反応から，混乱が生じることがある。家族は，出生前から自立した後まで，ずっと継続的に主たる支援者である。本人の特性や関わり方を家族が理解することで，次の支援者に説明することができると，支援機関が移行しても継続した方針で支援を受けることが可能となる。

4）発達の基盤となる愛着形成

発達障害児，特に自閉スペクトラム症児や重度知的障害児の場合，周囲への関心を持ちにくく，他者との関わりが乏しくなりやすい。それが周囲からの刺激を受け入れて成長・発達していくうえでの阻害要因となる。その基盤となるのが最も親しい養育者（多くは母親）との愛着関係の形成である。養育者との密接な愛着が形成されることで，他者と関わることへの肯定的な関心とコミュニケーションへの意欲が育ち，それがその後の様々な面での発達に寄与するのである。

家族が共同治療者として重要とされるのは，発達障害に限らない。統合失調症や気分障害などの精神疾患では，病気について十分に理解した上で療養環境を整えることや薬物療法をきちんと行うなどは，身近な支援者である家族の重要な役割である。心理的な支援においても，家族が安定して子どもの葛藤や気持ちの揺れを受け止めて，心の安全基地としての役割を果たすことができれば，それは子どもの心理的安定に寄与するものとなる。また，家族療法においても，近年は，「家族を治療する」のではなく「家族と治療する」視点が重要視され，「家族と治療者の共同的治療による支援」が基本となっている。

3. 問題の経過において，本人と互いに影響を与え合う存在としての家族

子どもにとって家族は，非常に身近で重要な存在であるがゆえに，子どもの心理・精神的な問題に対して，良くも悪くも大きな影響を与え合うことがある。

不登校のケースでは，不登校を呈した子どもに対する家族の過剰な登校刺激が，家庭内暴力などの家族関係の危機状態や本人の精神状態の悪化を引き起こすことはしばしば経験するところである。また，

これは必ずしも児童青年期に限らないが，統合失調症において，家族の高い感情表出（批判や敵意）が見られる家族では再発率が高いという報告が以前よりなされている。

発達障害児における二次障害（二次的に併存する精神疾患）は，その予後を考える上で大きな問題であるが，その成り立ちには次のような機序が考えられている。

① 発達障害の特性（多動・衝動性，注意集中困難，こだわり，行動のマイペースさなど）から来る，対人トラブル，集団不適応，課題未達成等の問題行動

② 問題行動に対する周囲からの注意，叱責

③ 特性から来る問題のため，改善が難しく，繰り返される

④ 更なる周囲からの叱責，周囲からの評価の低下

⑤ 「問題行動→叱責→繰り返される→更に強い叱責」というパターンが繰り返される中で，本人は自分ではどうしようもない問題で，周囲から認められない体験を繰り返していき，それが二次障害へとつながっていく。

二次障害の起こる機序としては，下記の二つの方向性が指摘されている。

① 「頑張っても認めてもらえない」「自分を叱責するばかり」「わかってくれない」周囲に対して不信感を持ち，反抗的となり，問題行動が激しくなる。これが，成長とともに，反抗挑戦症，素行症へとつながっていく（DBD〈disruptive behavior disorder〉マーチ）とも言われている。

② 「自分はダメなんだ」「何をやってもどうせできない」という気持ちを持つことで，自信が損なわれ，自己評価・自尊心の低下が認められる。これが，不安症や気分障害につながっていくとも言われている。

これらは，問題が外向きに表面化するか，内向きに向かうかとの視点から，①を外在化障害，②を内在化障害と分けられることもある（齋藤ら，2009[1]，小平ら，2008[2]）。

II. 家族への支援の目的

精神科臨床の中でも児童青年精神科領域では，家族への働きかけが治療に占める割合は大きくなる。家族への支援の目的は様々であるが，大別すると以下の3つに分類される。

(1) 心理教育（疾患・障害について，理解してもらう）

(2) 本人と家族との関係性への支援

(3) 家族自身の持つ精神的問題（困難）への支援

もちろん，家族と本人の関係は密接で，互いに複雑に影響を与え合っており，この三つを明確に分けて考えることが難しい場合も多い。しかし，家族への支援を考えるときには，こうした点を意識して，いったい何を目的に家族への働きかけを行なうのかを整理して検討することが大切であると考えられる。

1. 心理教育（疾患・障害について，理解してもらう）

多くの場合にもっとも長い時間を一緒に過ごす，一番身近な支援者である家族が，本人の持つ精神疾患・障害について十分に理解した上で，それに合った関わりをすることは，非常に重要である。そういった家族の理解を向上させる支援は，本人への支援と同等か，場合によってはより重要であるので，必ず行われるべきである。

通常の臨床の中では，診断面接（多くは初診）を経て，診断・見立てについて伝えることになるが，それ自体が最初の心理教育である。特に児童青年精神科臨床では，家族に対して診断告知を行う場合が多くなるが，十分に時間を取って，以下のようなことを伝える。問診や子どもの行動観察からわかる状態像（病状），診断名，原因（もしはっきりしていないのなら，それも含めて），治療方針，予後，関わり方，社会的支援である。必ずしも，一回の診察ですべてを伝えることができない場合もあるし，一回話しただけで，家族が十分に理解できない場合もあるので，その後の診察の中で，これらの情報が伝わっているかを確認しながら，治療を行っていく。これは，発達障害児に対する療育相談（発達相談）でもそうであるし，心理的な問題を呈する子どもに対する親面接でも同様である。

心理教育のアプローチを集団で行う場合もある。心理教育のための勉強会を医療機関，相談機関などで行っている場合もあるし，親の会などでも独自に

行っているところもある。そうしたものを紹介する方法もある。発達障害児の家族に対して行われているペアレントトレーニングも心理教育的なアプローチである。

2. 本人と家族との関係性への支援

　子どもの精神疾患の症状形成に家族の関わりが影響を与えることはよく見られる。家族の子どもへの関わりが十分でなかったり，偏ったものであったり，あるいは虐待に至るような不適切なものであったりする場合に，それが子どもの精神症状を引き起こす要因のひとつとなることがある。直接的な影響ということではなくても，家庭の養育能力や養育環境が脆弱で子どもへの十分な保護（物質的，精神的を含む）が十分になされていない場合には，ストレスへの耐性が低くなり，学校生活等におけるトラブルや環境の変化，成長に伴う課題の変化に対応が難しく心理的な危機を迎えてしまうこともある。また，家族の抱えている葛藤や家族内の関係性の問題，家族自身の養育過程での問題など，本人とは直接関係のない家族の問題が本人に直接的，間接的に影響を与えて，それが心理的な問題の要因となる場合がある。

　もともとの家族の関わりに原因があるわけではなく，精神疾患に罹患した，あるいは発達障害などがある場合には，子どもの側の要因によって関わり方が難しい状況になっている場合がある。そうした場合には，本人の状況や特性に合った関わりが必要であるが，家族の側で本人の状況に対する理解が不十分であったり，家族の状況によってそれが困難であったりする場合には，状況がより困難なものとなる場合がある。

　本人と家族との関係性への支援は，主たる養育者の親としての機能を支え，向上させる親面接や，家族全体を視野に入れた面接を行う家族療法などがある。

3. 家族自身の持つ精神的問題（困難）への支援

　精神疾患や発達障害のある子どもの家族は，最も重要な支援者のひとりであるとともに，支援を必要

とする当事者のひとりでもある。

　摂食障害患者の家族では，わが子の摂食障害への対応を迫られる中で，患者に対して過干渉，非難，黙認などの態度や言動を示す一方で，親自身は無力感，挫折感に苛まれる（鈴木，1998）[3]。自閉スペクトラム症の母親には気分障害の罹患が多いとの報告が見られている（野邑ら，2010[4]，Piven et al. 1991[5]）。

　発達障害の二次障害について前述したが，子どもが二次障害に至る過程をとるにあたって，同時に家族の精神面にも変化が認められる。すなわち，①発達障害特性に由来する問題行動に対して注意・叱責・指導を行う，②特性から来る問題ゆえに改善が難しく，繰り返される，③更に叱責・注意，④子どもは反抗的になり注意を聞かなくなる，あるいは言い逃れや嘘をつくようになる。加えて，周囲より家族の養育に批判的な視線・意見が向けられる，⑤親子関係が悪化して，家族の自己評価や自信が低下する，といった機序で悪循環が形成される。

　また，子どもの障害を受容する過程も家族の心理面に影響を与える。Drotar ら（1962）[6]は，障害を持った子どもの家族が経験する感情の変遷として次のような段階を経ると述べている（ショック→否認→悲しみと怒り→適応→再起）。これ自体が大きな精神的負担となり得るが，悲哀感状は受容とともになくなる一時的なものではなく，その後も常に根底に存在しているという意見もある（Olshansky 1962[7]，中田，1995[8]）。

　家族に精神的な問題があると，子どもの状態に影響を与えることもしばしば認められる。前述したように自閉スペクトラム症児の母親には気分障害になる人が多いが，そのことが児への関わりを困難にする一因となる。抑うつに伴う意欲の低下，無気力，活動性の低下などにより，日常的な身の回りの支援が困難になるだけでなく，児の気持ちや行動の意味を理解・受容し，それに根気よくつきあっていくだけの精神的な余裕を持てなくなる。また，うつ状態に伴う認知の変化によって，悲観的，否定的な見方をするようになると，子どもと関わりの際に否定的な声かけになったり，焦燥感からイライラして適切でない言動・行動を行ってしまったりすることも考えられる。

　このように，子どもの精神障害の状況を改善するための治療のひとつとして，家族の精神的問題への

支援が必要とされる場合がある。通常の親面接の中で，指示的な精神療法を行うことで支援をすることでまずは対応するが，それだけで難しい場合には，家族自身への治療の必要性について検討する。その場合に，子どもの治療者が行うのが良いのか，別の治療者が行うのが良いかは検討が必要である。

III. 家族への支援の実際

家族への支援は，様々な形で行われている。その中で代表的なものをいくつか紹介する。

1. 個別での支援

1）家族面接

家族への面接を行う場合には，以下の点に留意する。

まず，精神疾患や発達障害があって，関わるのに困難のある子どもと日々接して支援してきている家族の大変さを理解して，労う気持ちを持って家族と会うことを意識する。その上で，これまでの家族の関わりを聞き，その家族の特徴に合った支援方法を考えていく。

家庭状況や家族の養育が，子どもの精神的な問題に影響を与えていると考えられる場合もあるが，原因探しをするのではなく，「どうしたら良くなるのか」をともに考えることを基本に面接を行う。家族「を」治療するのではなく，家族「と」治療する姿勢を持つことが重要である。

家族を治療の中で受け入れて，尊重して，家族と協働で治療を行う姿勢を治療者が見せることで，家族が治療の当事者として自信を持って子どもと関わることができるようになってくる。二次障害の過程で，子どもと家族が互いに影響を与えながら自信を失って悪循環に至ることを先に述べた。逆に，家族が子どもへの支援に自信を持てるようになると，子どもとの関わりに変化が生じて，それが子どもの精神症状の改善につながるような良い循環になっていくことも期待できる。

2）療育相談

主に発達障害のある子どもの家族に対して，子ど

もの特性に合った養育方法を行うことを目的とした相談である。通常の診察の中でも行われているが，臨床心理士や相談員などが行うこともある。また，医療機関以外でも，保健センター，児童相談所，家庭児童相談室，特別支援学校など様々な関係機関でも相談窓口が開設されている。家族が養育する上で困難や心配を感じている子どもの行動，状況に対して，行動を分析したうえで，アドバイスを送る。その際に，問題行動の詳細や，その前後の状況や家族の関わりについて十分に聞き取りをすることが，正確な分析と的確なアドバイスを行うために重要である。

2. 集団で行う場合

1）療育（親子通園）

我が国におけるもっとも一般的な発達障害児（知的障害を含む）の早期療育は，地域において行われる親子通園である。一般的な発達障害児への早期療育の道筋は，以下のような流れになっている。幼児健診（1歳半健診または3歳児健診）→経過観察（事後相談（療育相談），親子教室）→療育（親子通園）→＜療育（単独通園）＞→障害児保育（統合保育）

親子通園療育では，主として就園前の親（ほとんどが母親）と子どもが一緒に登園して，広い意味での保育活動を一緒に行う。登園時のあいさつ，お支度に始まり，自由遊び，親子遊び，集団遊び，朝の会，トイレ，おやつ（またはお弁当）などの活動を通して，親子の関わり，集団参加，他児への関心を向上することを目的としている。

親子通園療育の中で，様々な形での家族（母親）支援が行われている。まず，母親にとっては，療育での活動を通じて，児とのかかわり方を学び，練習する場である。具体的に関わっている場面でスタッフから助言を受けたり，他の母親の関わりを見ながら，関わり方を考えることができる。また，母親の子育てに関する悩みに対して，スタッフが対応するとともに，母親同士でも互いにサポートしあうことも見られる。そうした関係性の中で，医療機関や相談機関の紹介，就園先への橋渡しなどのサポートを行う。

2）心理教育

　心理教育は，「（患者や家族に対して行われる）正しい知識，情報を提供することが，治療，リハビリテーションに不可欠であるという前提で行われる心理的配慮を加えた教育的援助アプローチ」とされている。また，心理教育の基本構造として，①知識，情報を専門家が伝えること，②日常的ストレスへの対処技能の増大を図る，③集団で行う場合は参加者同士のサポートの三つが挙げられている。

　摂食障害や統合失調症，気分障害，不登校・ひきこもり，薬物依存など様々な心理教育的アプローチを目的とする教室が行われている。医療機関以外にも，公的相談機関（児童相談所，保健センター，精神保健福祉センター等），親の会，NPOなどで行われることもあるので，そうした情報を普段から気にかけて，家族に情報提供できるようにしておく。

3）ペアレントトレーニング

　注意欠如・多動症や自閉スペクトラム症のある子どもの家族に対して，行動療法の理論に基づいた集団療法であるペアレントトレーニングが広く行われている。対象は幼児から小学生，実施回数は4回〜10回と実施機関により幅がある。これは行動療法の理論に基づくプログラムであり，次のような内容が含まれている。①子どもの行動を観察して，前後の状況や親の対応による影響を考える。②子どもの良い行動をほめて強化し，良い行動の増加を目指す。③子どもの特性に合わせた従いやすい指示の出し方，トークン，無視やリミットセッティング，などである。こうした内容についての講義，ロールプレイ，参加者の家庭における実践の報告などを通して，子どもの行動改善，親の養育技術の向上，親のストレスやメンタルヘルスの改善といった効果を目指していく。養育に関するスキルの向上だけでなく，集団で行うことによる集団内での参加者間の心理的サポート効果も重要であると考えられている。

IV．家族への支援を行うために

1．家族が「共同治療者」となるために必要なこと

　家族が主たる「共同治療者」として子どもへの適切な関わりを行っていくためには，家族自身が十分なコンディションでいる必要がある。そのための支援が必要な場合にはそれが優先される。家族が子どもの発達障害を受け入れて，やっていこうと考えていくには，二つのことが必要であると考えられる（これは他の精神障害でも同様であろう）。

　一つは，養育に手ごたえを持っていること。子どもの特性や苦手な面を十分に理解しており，こういう時はこうすれば良い，何とかやっていけそうという自信を持って関われることである。心理教育や療育相談，療育の中で，こうした手ごたえを持っていけることを支援者が意識している必要がある。

　もう一つは，サポートされている実感を持てていることである。言い換えると，ひとりで抱え込まなくても良いと思えることである。父の理解，手助けはもっとも重要であるし，祖父母からのサポートがあるかどうかも影響を与える。加えて，困ったときに相談に乗ってもらえる地域の専門家（医師，保健師，保育士，学校教員，スクールカウンセラー等）とつながっているか，他の家族との関わりなどがあって孤立しないで養育を行えることは大切である。

2．連携した支援

　家族への支援が特に必要と考えられるような大変なケースでは，複数の機関で連携して支援を行うことが重要である。

　「関わり方のアドバイスをする」「母親の気持ちをサポートする」「家族自身の問題に対処する」「愚痴を聞く」「仲間を作る」。様々な側面での家族への支援を行っていくためには，複数の機関が互いに連携を取って役割分担をすることで，安定した支援が可能となる。この場合には，可能であれば地元の専門機関，保健センターや児童相談所，学校，幼稚園・保育所などの家庭状況の把握が可能で家族や本人の

来談意欲が低下しても関わりが可能な機関が入っていることが好ましいことが多い。

　複数の機関が関わるのは，ひとつの機関とうまくいかなくても家族が孤立しないためであるし，ひとつの機関で抱え込みすぎて煮詰まってしまわないためでもある。

文献

1) 齊藤万比古，原田謙　反抗挑戦性障害．精神科治療学 14：153-159，2009.
2) 小平雅基，宇佐美政英　併存障害　情緒障害群（齊藤万比古，渡部京太編集）第3版注意欠如・多動性障害―ADHD―の診断・治療ガイドライン．pp121-125，じほう，2008.
3) 鈴木廣子　摂食障害の家族教室　（後藤雅博編）家族教室のすすめ方．pp53-64，金剛出版，1998.
4) 野邑健二，金子一史，本城秀次ほか　高機能広汎性発達障害児の母親の抑うつについて．小児の精神と神経 50：429-438，2010.
5) Piven J, Gayle J, Chase G et al. Psychiatric disorders in the parents of autistic individuals. J Am Acad Child Adolesc Psychiatry 30：471-478, 1990.
6) Drotar D, Basdiewicz A, Irvin N. The adaptation of parents to birth of an infant with a congenital malformation. Pediatrics 56：710-717, 1975.
7) Olshansky S. Chronic sorrow：A response to having a mentally defective child. Social Casework 43：190-193, 1962.
8) 中田洋二郎　親の障害の認識と受容に関する考察―受容の段階説と慢性的悲哀．早稲田心理学年報 27：83-92，1995.

54 児童青年精神医学と学校教育

野邑健二

I. 学校教育における 子どもの心の問題と 児童青年精神医学

　幼稚園から大学まで，学校教育が子どもに関わる期間は長期にわたる。義務教育に限っても，小中学校の9年間，子どもたちは一日のかなりの割合を学校で過ごす。教科学習のみならず，社会でのルール，対大人・対子どもとの対人関係，協調性，自発性など，学校生活で学ぶことは多彩である。教師から教えられて，友達を見習って，あるいは実際に経験していく中で，その年代の課題をクリアして，次のステップへと成長・発達していくのである。

　しかし，同学年の児童・生徒が集団で同じ活動をすることを基本とした学校生活では，一般的な発達ペースに合わせた課題設定がなされており，子どもたちはそれに合わせて取り組んでいくことを求められる。発達途上の子どもであるが故に，様々な環境の変化や精神的な成長のアンバランスから，心の面での不調を来すことも多い。

　学校教育の中で児童青年精神医学・医療が求められるのは，大きく次の2点になると考えられる。一つは，生来の障害があって，集団のペースに合わせることが難しく，不適応を起こしてしまう児童・生徒に対する助言・指導および治療である。知的障害，発達障害などがこれにあたる。もう一つは，精神疾患のある児童・生徒の治療および学校での対応の助言・指導を求められる場合である。いずれも，通院している患児の主治医として連携を取る場合と，巡回指導等で学校からの依頼で相談を受ける場合では，関わり方に違いが出てくる。

　本章では，児童青年精神科臨床で必要となる学校教育制度について概説し，その上で適正な教育の場を選択するための支援方法を具体的に挙げる。最後に児童青年精神医療が教育現場と連携する上で留意すべき点について述べる。

II. 児童青年精神科臨床に 関連する学校教育制度の 基本知識

　平成19年度より，障害のある児童・生徒に対する教育システムとして，それまでの特殊教育から特別支援教育へと改称された。①通常学級に在籍する児童・生徒についても一人ひとりの教育ニーズに合わせて支援を行うこと，②対象として，これまでの障害だけでなく，限局性学習症（LD），注意欠如・多動症（ADHD），知的な遅れのない自閉スペクトラム症（ASD）といった発達障害児も含めるなどが，大きな変化である。支援対象を通常学級まで広げたことにより，特別支援教育に関する研修は全教職員を対象とすることになり，結果として近年，学校教育現場における発達障害や特別支援教育に対する知識は向上を見せている。

　児童青年精神科臨床の中では，適正就学に関する相談，学校生活での支援に関する助言を求められることが多い。日常臨床に必要な学校教育の基本知識を整理する。

1. 教育の場・形態と特別支援教育

　我が国における学校教育は，小学校6年，中学校3年の9年間が義務教育である。その後，90％以上

表1　通常学級に在籍する発達障害の可能性のある児童・生徒

	合計	LD 傾向	ADHD 傾向	ASD 傾向
小学校	7.7%	5.7%	3.5%	1.3%
1 年生	9.8%	7.3%	4.5%	1.5%
2 年生	8.2%	6.3%	3.8%	1.5%
3 年生	7.5%	5.5%	3.3%	1.0%
4 年生	7.8%	5.8%	3.5%	1.2%
5 年生	6.7%	4.9%	3.1%	1.1%
6 年生	6.3%	4.4%	2.7%	1.3%
中学校	4.0%	2.0%	2.5%	0.9%
1 年生	4.8%	2.7%	2.9%	0.8%
2 年生	4.1%	1.9%	2.7%	1.0%
3 年生	3.2%	1.4%	1.8%	0.9%

が概ね 3 年間の高等学校に進学する。

　小中学校年代の教育の場としては，大きく 3 つに分けられる。

① 　地域の小中学校における通常学級（全児童の97.5％：平成 26 年度，以下同様）

② 　地域の小中学校における特別支援学級（1.84％）

③ 　特別支援学校（0.67％）

　地域の小中学校における通常学級に在籍しながら，週のうち一定の時間を取り出しで個別（または少人数）指導を受ける場として，「④ 　通級指導教室（0.82％）」がある。

　特別支援教育の対象として通常学級および発達障害が加えられたことで，従来の特殊教育で対象となっていた特別支援学校・特別支援学級に在籍する2.51％の児童・生徒以外に，通常学級に所属する発達障害のある児童・生徒も支援対象と考えられている。

　通常学級に所属する発達障害の可能性のある児童・生徒に関する調査は，平成 24 年度に文部科学省によって行われている[1]。それによると，全国の小中学校から抽出された通常学級に在籍する 53,882 人の小中学生について，担任教員に質問紙調査を行い，「学習面での著しい困難を示す」「不注意または多動性―衝動性の問題を著しく示す」「対人関係やこだわり等の問題を著しく示す」児童・生徒の割合を算定した。結果を**図 1** に示す。学習面で 4.5％，不注意または多動性―衝動性で 3.1％，対人関係やこだわり等で 1.1％，合わせて，全体で 6.5％の児童・生徒に，学習面または行動面で著しい困難を示すと

する結果が得られている。

　次に，教育の場・形態の特徴を述べる。

1）通常学級

　地域の小中学校に設置されており，約 97％の子どもが在籍している。1 学級は 40 人以下と定められているが，小学 1 年生のみ 35 人以下で編成されることになっている。同学年の子どもたちとの関わりや集団生活の中で学べることは多いが，活動のペースは一律であるため，発達がゆっくりであったり，集団適応に困難があったりする児童・生徒の場合には，ついていくのが難しい場合もある。

2）特別支援学級

　地域の小中学校に設置されている。1 学級最大 8名まで所属可能で，多学年を一つの学級に編成することも可能である。7 種類の学級（視覚障害，聴覚障害，知的障害，肢体不自由，病弱・身体虚弱，言語障害，自閉症・情緒障害）が設置可能であり，「知的障害」「自閉症・情緒障害」の 2 クラスが設置されているところは多い。対象児童・生徒 1 名から設置可能だが，自治体により運営は異なる。特別支援学級では，個々の児童・生徒の能力に応じて学習進度や課題内容を設定することが可能である。また，通常学級で授業を受けることが適当な教科については参加することが出来る（通常学級に在籍する児童・生徒が一定時間取り出しで少人数指導を受けるのを「通級」というのに対して，特別支援学級在籍児童・生徒が一定時間通常学級で授業を受けることを「交

諸問題

流」という）。特別支援学級に在籍する児童・生徒
は，特別支援学校の適応とも考えられる重度のケー
スから，通常学級で大半が生活可能なケースまで
様々であり，指導方法も学校や担当教員によって幅
がある。

3）特別支援学校

各都道府県内に数校設置されている。地域の小中
学校で教育を受けるのは難しい児童・生徒を対象と
しており，種別としては①視覚障害②聴覚障害③知
的障害④肢体不自由⑤病弱の5種類の障害を対象と
しているが，複数の種別を対象としている特別支援
学校もある。1クラスは同一学年6人までで編成さ
れている。通常学級とは異なる学習指導要領により
カリキュラムが組まれており，生活自立や職業教育
なども重視されている。特別支援学校の教員は原則
として特別支援学校教員免許状を取得することに
なっている。専門的な視点から密度の濃い教育が可
能であるが，その代わり，特別支援学級のような通
常学級の児童・生徒との交流の機会は，乏しくなる。

4）通級指導教室

通常学級に所属している児童が，週のうちのある
時限（年間10〜280時限）を，所属学級外の場で，
個別または小集団での指導を受ける際の教室であ
る。目的は，「障害の状態の改善または克服」または
「各教科の内容を補充する」の二つが規定されてい
る。実際には，学校・教諭の方針や児童・生徒のニー
ズによって幅があるが，苦手教科の丁寧な指導の他
に，ソーシャルスキルトレーニングなどの心理的教
育もよく行われている。

III. 適正な教育の場を選択するために

発達に遅れや心配がある子どもの診療を継続して
行っていると，就学に際して，所属する学級につい
ての意見を求められることが多い。あるいは，現状
の所属学級での適応に限界が感じられて，転籍する
のが良いのかどうか相談されることもある。児童・
生徒の能力と現状の適応状況，家庭や学校における
周囲のサポートの現状および可能性を考慮して，助
言をすることになる。以下に，筆者が，在籍する教

育の場を判断する際の考え方と支援方法を述べる。

1．就学の際に

小学校に上がるときにどの学級に就学すれば良い
のかは，家族にとって，とても重要な課題である。
時間をかけて，段階を追って検討を進めることが必
要である。

学級の選択は基本的には保護者が行う。教育委員
会の就学指導においても，近年は保護者の意向を尊
重する方向に進んできている。したがって，こちら
の意見を押し付けるようなことになってはいけない
が，主治医の立場で，子どもの健やかな発達を進め
ていくために最も適した環境が何かを検討して，意
見を伝えることが必要である。

多くの場合に，年中の後半から就学についての相
談を開始する。

その際に，おおざっぱな見通しを伝えたうえで，
在籍する学級を検討するうえでのポイントを伝える
ことが多い。

通常学級か特別支援学級かで検討する場合には，
次の三つの点を挙げる。

①　勉強についていけそうか。すなわち，知的な
理解力が概ね1年遅れくらいの範囲に入っているか。

②　40分座っていられるか

③　個別の声かけがなくても，教室での活動が出
来そうか。たとえば，教卓の前で先生が「ノートを
出して，黒板に書いたことを写してね」と言ったら
書き写すか，体育の時間になったら，声かけがなく
ても自分で着替えて運動場に行けるか。

②，③に関しては，現在の園での生活の様子を聞
くことである程度予想することができるだろう。

特別支援学級か特別支援学校かで検討する場合に
は，次の三点を挙げる。

①　重度の知的発達の遅れがあれば特別支援学
校，軽度の遅れであれば特別支援学級，中等度の遅
れであれば他の点を加味する。（もちろん，これはわ
かりやすく目安として伝えるだけで，知的発達や知
能検査の数字だけで進路を決めるわけではないこと
を，併せて伝えることが必要である）。

②　特別支援学級は，その子のペースに合った
「学習」が中心，特別支援学校は，自立に向けた「生
活支援」が中心となる。その子にとって，どちらが

主となりうるか。

③　特別支援学級の利点として通常学級への交流がやりやすい点がある。特別支援学校はカリキュラムや教師の専門性が特別支援教育により特化している。同年代の子どもとの交流の中で得られるものが大きいと考えるか，大人からのしっかりとした教育によって得られるものが大きいと考えるか。

こうした検討点を伝えたうえで，三つのことを保護者にお願いする。

①年長の春に発達検査を行うこと

②特別支援学校や特別支援学級への就学を検討する場合には年長の1学期に見学に行くこと

③年長の1学期の時点での園生活の様子を聞いておいてもらうこと

年長の夏ごろにお会いするときに具体的にどうするのかを相談するという約束をしておくが，多くの場合に保護者自身が上記の視点を持って学校訪問をする中で，決めてきていることが多い。早いうちから受診していて治療関係が保護者との間でできていれば，こうした形で準備期間を持って保護者の自己決定を進めていくのがスムーズなように思われる。

2．就学後の転籍を検討する

学校生活を送る中で，心身の不調をきたす場合がある。身体症状を呈する場合もあるし，不登校や行きしぶり，気持ちの落ち込み，かんしゃく，落ち着きのなさなどの行動上の問題が表面化する場合もある。あるいは，他児とのトラブル，いじめなどの対人トラブルが多くなることもある。こうした背景に，学習や理解，コミュニケーション能力などに限界があって，周囲のペースについていくことが困難になっている状況が認められることがある。こうしたペースが合わない状況が長期間続くと，自己評価の低下や被害的な対人認知，やる気の低下を引き起こし，余計に不適応が増強する。家庭と学校が連携しながら支援を考える必要があるが，それでも環境とのミスマッチがあるようならば，転籍を検討する必要がある。もっとも検討されやすい転籍の理由は学習不振であるが，成績や学習到達度もさることながら，本人の意欲が保たれているかどうか，お手上げになっていないかについても留意するべきである。

特別支援学級に所属していて特別支援学校への転籍を考えるのは以下のような場合が考えられる。

①　学習を進めていくのが難しく，生活自立を目指す方が適当と考えられる場合

②　交流等での通常学級の児童との関わりが難しく，かえってマイナスに働く場合。

③　学校生活が刺激的で落ち着けない場合

もちろん，学級での適応が悪くなるには様々な要因が考えられる。転籍すれば良くなると短絡的に判断する前に，考えられる可能性を広く検討することが必要である。

IV．学校教育における児童青年精神医学の役割

学校教育の現場では，以前にもまして児童精神科医療へのニーズは高まっている。これにはいくつかの要因がある。スクールカウンセラーの学校への配置が進められて，子どものこころの問題とその専門家としての役割について認知が高まったこと，発達障害に関する知識の高まりと診断を受ける子どもの増加によって児童精神医学的な関わりと間接的に機会が増えたことなどが考えられる。特別支援教育の枠組みの中で，校外連携の一環として児童精神科医が関わることも増えてきている。

しかしながら，違う職種が連携するのであるから，互いの得意，不得意を理解し，その専門性に敬意を払って関わることが必要である。

1．学校への支援

特別支援教育の枠組みの中で，専門家チームとして児童精神科医が学校への巡回指導に従事することも増えている。学校現場で指導に苦慮しているケースについて，限られた時間の中で，対象児の授業等の様子を観察し，担任やコーディネーターから情報収集したのちに，何らかの助言を求められる。短時間ゆえに限界はあるが，相談の中では，学校側から語られるストーリーのみに影響されず，本人の特性，家庭状況，他児との関わりや教員の指導などによる学校環境からの影響等の側面を検討して，教員が指導に困難を感じている行動の背景にある問題の見立てを立てることが必要である。その上で，具体的な対処方法，指導方針を可能な限り一つでも残し

ていくことを意識したい。

近年，特別支援学校を中心に精神科学校医が配置される学校も増えてきている。また，学校内で行われる現職教育や教育委員会等が実施する講演会での講師依頼が来ることもある。スムーズな連携を進めるためには互いの理解が必要であり，地域の児童精神科臨床に携わるものとして，積極的に務めていくことが求められる。

2．主治医の立場での連携

主治医の立場で，患者である児童・生徒の理解と支援をめぐって学校と連携を取ることは，児童精神科臨床の中では一般的に行われている。学校側からの依頼の場合もあるし，医療側からアプローチをする場合もある。先述したように，子どもたちにとって学校は，家庭と並んで，多くの時間を過ごす，重要な支援組織である。適切な関わりとサポートを得ることは，場合によっては医療場面での直接的な治療よりも効果を上げることもある。

もっとも一般的な連携は，保護者を通じた連絡である。「学校の様子を聞いてきてもらう」，「担任の先生に本人の特性や病状にあった関わりを依頼する」といったことを口頭または簡単な文面で伝える。保護者に学校に伝えてほしいことを説明し，それを学校側に伝えてもらうことを通して，保護者が子どものことを整理して理解を深める機会にもしたい。そうなることで，家庭，学校，医療の三者が認識を共有して支援を行うことが出来る。

学校から直接面談を求められることがある。子どものことを理解する良い機会であるが，留意すべき点がある。虐待等の特殊な場合を除いて，保護者の承諾を得ることは必須である。可能なら保護者も同席の上で面談することが有用なことが多い。面談に当たって，あらかじめ面談可能な時間については伝えておく方が良いだろう。

3．学校教育との連携
　：互いの専門性を生かして

特別支援教育の枠組みでは，医師は「専門家チー

ム」の中に組み込まれる。普段の学校との連携の中でも，「専門家の意見」を求められることが多い。しかし，当然のことだが，医師だけが専門家ではない。教員は子ども支援に関する専門家である。そのことは常に頭に置いておくべきである。互いに専門家だが，得意とするところが違うのである。

児童精神科医が得意とするのは，個々の子どもに関する精神病理的な見立てであろう。行動を分析し，発言の意味を考察し，家庭状況や他者との関わりの中から見えてくる対象ケースの特性や心理を見立てることは我々の専門性が生かされる部分である。身体面，精神面での他の原因を検索し，鑑別を行うことも我々の専門性に求められることである。また，多くが1–2年で担任を変わっていく学校教員と比べて，長期にわたってフォローアップをしていくことを日常的に行っている我々は，長期的な視野で子どもへの支援を考えることが得意と言える。

一方，学校教員は，子どもと直接的に触れ合う時間ははるかに多く，学校生活における関わりから的確に子どもの状況をつかんでいる。そして，子どもの特性や病状，適切な対応を理解すれば，実際の関わりの中にそれを生かすことが出来る。また，集団の中での関わりや支援は得意であり，子ども同士の関わりを生かした，集団の中での支援も可能である。

互いの専門性に敬意を払い，得意な部分を生かせるような役割分担を目指すことが，子どもにとって意義のある連携となるのであろう。

文献

1) 文部科学省初等中等教育局特別支援教育課　通常の学級に在籍する発達障害の可能性のある特別な教育的支援を必要とする児童生徒に関する調査結果について．
http://www.mext.go.jp/a_menu/shotou/tokubetu/material/1328729.htm

55 児童青年精神医学と地域連携・地域支援

平野千晶

I. はじめに

児童・青年精神科医療の枠をこえて，地域の関係領域が連携し，福祉・教育・保健・司法等を含む包括的な支援を行うことが，心の問題を抱えた子どもやその保護者が，適切な治療・支援を受け，地域社会で健やかに生活していく上で重要である。このような地域連携に基づく支援の充実は，発達障害における二次障害を防ぎ，ひきこもりやうつ病，自殺など，成人期の心の問題の予防など長期的な視点からの対策にもなる。

本項では，著者が勤務する地域の一般的な精神科医療機関における，児童・青年精神医学領域での地域連携の経験を踏まえて，地域単位で多職種・多機関をつなぐ連携・支援の重要性について述べる。

II. 心理教育を通じた地域支援への取り組み[1,2]

著者が勤務する刈谷病院（以下，当院）は，1963年設立，病床231の民間単科の精神科病院である。統合失調症を中心とした成人精神疾患への診療を主な業務としてきたが，2001年に著者が赴任し，小学生年代以下（12歳以下）を対象とした児童精神科外来を開設した。

当院における成人を含めた全ての初診のうち，児童の受診は10％強を占めており，これらのうち92.5％が発達障害であり，そのうちの89.3％が，自閉スペクトラム症（autism spectrum disorder：以下ASD）である[3]。

当院での児童精神科外来の受診は，この地域に対

応する医療機関が少ないこともあり，増える一方であった。また，家族への相談・指導が中心となり長時間を要する。これらが，業務全体における児童精神科外来の負担を増すこととなった。さらに，病院のみで行う支援に限界があることが，次第に明らかになっていった。

このような背景をふまえて，2006年10月より発達障害児とその保護者を対象とした心理教育，発達障害親子教室（以下，親子教室）が開始された。

親子教室は，発達障害児（以下，対象児）の保護者に障害の内容とその支援についての学習の機会を提供し，同時に対象児とそのきょうだいに集団活動を体験させるプログラムである。

親子教室は「地域の関係者を積極的に取り込んで運営していくこと」を基本方針として，当院から地域の関連施設・機関の職員，発達障害の支援に関わる団体に向けてボランティアを要請した。このようにして集まった地域からのボランティアと当院の職員とが協力し，スタッフとして教室の運営にあたった。

1. 親子教室の目的

1）対象児と保護者への支援

親子教室で，保護者は障害やその治療，教育さらに地域での支援体制についての正しい知識を持ち，見通しをもって子どもと関わることを学ぶ。また，同じ立場の者や，支援者と直接交わることで孤立感を弱める。これらは保護者に余裕をもたらす。親子教室に参加した対象児は，保護者から離れた環境で，新しい楽しみや対人関係の機会をもつ。スタッ

諸問題

フは対象児の可能性を探り，それを保護者へフィードバックする。

2）地域における人材の育成

　親子教室は，運営する当院の職員や，地域の関係者にとっても教育・研修の機会であることを目指す。講義を担当することで，スタッフは自己の知識をより確実なものにする。さらに，ディスカッションで保護者の生の声を聞くことにより，スタッフは，支援の対象を具体的にとらえ直す。講義には，病院と地域から多彩な職種が加わる。お互いの講義と保護者の反応を見ることで，スタッフは障害への理解を深めるとともに地域の社会資源とその意義を知り，さらに地域における自己の位置・役割を再認識する。

　対象児への対応においても，病院職員とともに地域からの様々な関係者が協力して対象児に関わり，その行動を観察し意見を交換する事で，対象児の障害や課題についての理解を深めていく。

3）地域連携の構築

　地域で暮らす，発達障害児とその家族への支援は，これまで各施設・機関ごとに対応され，対応する職員の技量などによって支援の内容が異なっていた。また，支援する側にとっても，関係機関同士の交流が乏しいために，自らが行っている支援の有効性について，多面的に検討する機会が少なかった。当院の親子教室は，病院職員だけではなく，地域からの参加によって成り立っている。このように地域の関係者が，発達障害児とその保護者への具体的な支援の体験を共有していくことによって以下のことが，地域にもたらされると考える。
・発達障害に関する，正しい知識と情報の共有
・発達障害についての，地域の問題点の共有
・地域における，発達障害児と保護者への継続した支援の可能性

　また，保護者には，親子教室に参加することで地域の障害者医療・福祉における主体としての自覚が生まれることが期待される。これらが，発達障害者（児）とその家族が安心して暮らせる地域を作るための運動体（自助組織など）の育成につながると考える。

2．親子教室の具体的な内容

1）基本的な構成

　親子教室は，保護者（6〜8家庭の固定されたメンバー）とスタッフからなるセミクローズドな学習会（親教室）と対象児とそのきょうだいによる集団活動（子教室）によって構成される。親教室と子教室は，空間的に離れた会場で行われ，対象児は保護者との分離を体験する。

　1回の活動時間は2時間である。親教室では，前半を講義に，後半を参加者全員によるディスカッションにあてた。活動は保護者とボランティアの利便性を配慮して，隔週の土曜日の午後に行い，5回で1クールとして，1クールごとに新しい参加家族が募集された。2006年10月の開始以来，2012年12月までに13クールの親子教室が行われた。1〜11クールは当院の施設内で，12クールと13クールは高浜市，刈谷市の協力により，それぞれ高浜市と刈谷市の施設において開催された。

2）対象児

　当院の児童精神科外来において受診が最も多いことから，親子教室の対象を就学前のASDに絞った。このように対象を限定した理由には次のようなものがある。
・典型的な事例への対応から始めることで，参加スタッフへの研修的な効果を期待した
・将来の展開の基となる，基本的で汎用可能なプログラムを作りたかった

　対象児は，スタッフとともに地域から抽出した。各クールの開始前には，全ての保護者にインタビューを行い，対象児の特徴，保護者が親子教室に期待すること，家庭背景などについて聴取して，まとめた。これを参加スタッフで事前に検討し情報を共有した。

3）講義の内容とディスカッション

　以下に，講義のスケジュールを示す。
第1日目
　内容：障害の基本的な知識と日常生活で行える工夫について
第2日目

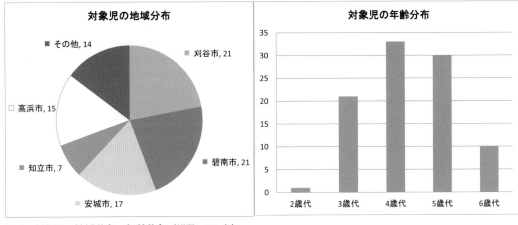

図1 対象児の地域分布，年齢分布（総数：95名）

内容：発達に障害のある子どもの心理・社会的な発達の理論について定型発達児との対比で講義し，発達検査・知能検査についても触れた

第3日目
内容：就学・就園の際に知っておきたいことについて

第4日目
内容：小・中・高の特別支援教育の仕組みと学齢期に注意しておきたい事について

第5日目
内容：この地域の社会資源とこれからの障害児者への支援の方向性について

講義の後には，毎回ディスカッションを行い，その日の講義や関連する事項について，保護者は自由に質問や感想，自己の体験を述べた。スタッフには講義を担当した者とは別に司会役をもうけ，その他のスタッフも多く同席して様々な視点から話し合いに加わった。

4）アフターミーティング

その日の活動終了後に，アフターミーティングをスタッフ全員で行った。子教室と親教室それぞれの場面でのその日の対象児と保護者の様子を検討し，子教室と親教室のスタッフ間で情報の共有を図った。アフターミーティングでは講義とディスカッションの内容を点検した。さらに，各家族のニーズと対象児への思い，必要な情報を伝える上での工夫すべき点について，参加スタッフ全員で検討した。

3．結果

1）対象児と家族

13クールの親子教室の開催によって，合計95の家庭から親子教室への参加があった。対象児の地域分布と年齢分布を**図1**に示す。

対象児（95名）の平均年齢は4.3歳，男女比は43対7であった。

2）スタッフ

a）スタッフの構成

当院からは，7～10名の職員が参加した。内訳は，医師（非常勤を含む）4名，臨床心理士（非常勤を含む）1～2名，作業療法士1～2名，精神保健福祉士1～2名であった。

地域からのボランティアは，39の施設・機関から110名の参加があった。内訳は**表1**に示す。

ボランティアを所属する施設・機関の所在地で分けると，刈谷市35名，高浜市46名，安城市13名，碧南市3名，その他13名の参加であった。

ボランティアの所属施設を，その種別により区別する。保育園，幼稚園，母子通園事業，子育て支援センターなど就学前の幼児とその養育者を対象とした施設・機関からの参加が59名，特別支援学校，教育委員会など学校・教育関係の機関からの参加が11名，成人の障害者を対象とした福祉施設からの参加が5名，相談支援センターなど相談機関からの参加が17名，市役所児童課など行政機関からの参加が

表1　ボランティア

所属施設・機関	所在地	種類	参加人数
児童デイサービスひかりっこ	刈谷市	幼児と母親を対象	3
刈谷市子育て支援センター	刈谷市	幼児と母親を対象	2
知的障害児通園施設しげはら園	刈谷市	幼児と母親を対象	11
高浜市母子通園事業みどり学園	高浜市	幼児と母親を対象	6
碧南市母子通園施設にじの学園	碧南市	幼児と母親を対象	3
児童発達支援センター　西尾市立白ばら学園	西尾市	幼児と母親を対象	2
高浜市社会福祉協議会　高浜南部保育園	高浜市	幼児と母親を対象	11
社会福祉法人知多学園　吉浜保育園	高浜市	幼児と母親を対象	2
社会福祉法人知多学園　よしいけ保育園	高浜市	幼児と母親を対象	2
吉浜北部保育園	高浜市	幼児と母親を対象	2
高浜南部幼稚園	高浜市	幼児と母親を対象	8
高浜幼稚園	高浜市	幼児と母親を対象	2
吉浜幼稚園	高浜市	幼児と母親を対象	1
刈谷市立双葉保育園	刈谷市	幼児と母親を対象	2
美浜町立河和北保育所	美浜町	幼児と母親を対象	1
美浜町立野間保育園	美浜町	幼児と母親を対象	1
愛知県立安城特別支援学校	安城市	学校など教育機関	9
刈谷市小高原小学校	刈谷市	学校など教育機関	1
愛知県安城市立今池小学校	安城市	学校など教育機関	1
刈谷市教育委員会	刈谷市	学校など教育機関	4
高浜市教育委員会	高浜市	学校など教育機関	2
知的障害者通所更生施設くすのき園	刈谷市	成人を対象	1
知的障害者通所授産施設すぎな作業所	刈谷市	成人を対象	1
身体障害者デイサービスセンターたんぽぽ	刈谷市	成人を対象	1
社会福祉法人ひかりの家　ひかりワークス風鈴	刈谷市	成人を対象	1
社会福祉法人豊明福祉会	豊明市	成人を対象	1
社会福祉法人聖清会ハルナ相談支援センター	安城市	相談機関	2
刈谷市社会福祉協議会	刈谷市	相談機関	6
高浜市保健センター	高浜市	相談機関	3
高浜市子ども発達センター	高浜市	相談機関	4
西三河教育事務所	岡崎市	相談機関	1
安城市教育センター	安城市	相談機関	1
刈谷市役所	刈谷市	行政	2
高浜市役所	高浜市	行政	3
椙山女学園大学	日進市	大学・大学院	1
藤田保健衛生大学	豊明市	大学・大学院	1
名古屋大学	名古屋市	大学・大学院	1
中部大学	春日井市	大学・大学院	1
日本赤十字豊田看護大学	豊田市	大学・大学院	3
参加人数合計			110

11名，大学生・大学院生が7名であった。

このように，親子教室では地域からの広い視点で，発達障害児とその家族への支援について考える環境を，参加した保護者やスタッフに提供できたと思われる。ただし，ボランティアの募集が，当院との業務上のつながりを基に行われたことが影響して，ボランティアの職種や所属施設について地域的な偏りがみられた。

b）参加スタッフの感想から

第2クールと第3クール終了後，スタッフに自由記述でレポートの提出を依頼した。さらに，アフターミーティングでの発言なども加えて検討した。

レポートでは，多くのスタッフが親子教室での家族に正しい情報を適切に伝える工夫を評価していた。各クールの初期には，参加家族はその時点で困っていたり，不安に感じている具体的な問題についての回答を専門家から求めようとする姿勢が目立ってい

た。しかし，回を重ね，家族同士で意見を交換する体験などを経て，家族の姿勢は将来を見据えたより広い視点から問題を考えるように変わっていった。スタッフは，このような変化を観察して，講義やディスカッションが，単に知識や情報の伝授に留まらず新しい視点で問題をとらえ直すきっかけを家族に与えることを認識していった。

子教室では，広く安全な空間で多くのスタッフが余裕をもって関わることによって，発達障害児がそれまでとは違った多様な行動や表情を見せた。対象児のこのような環境への柔軟な反応に，驚きを感じたスタッフが少なからずいた。子教室への参加を機会に，スタッフがそれまで持っていた障害に対する意識が変化した体験や，親子教室で得たものを自分の職場でも実践してみた体験がレポートで語られていた。

また，家族の思いに触れる体験を通じて，スタッフは子どもとその保護者への一貫した支援の必要性を再認識していった。

この他，「地域における親子教室後のフォローアップの必要性」や，「受診していない発達障害児と保護者への家族教室の必要性」などの問題提起が，アフターミーティングなどでの発言でみられた。

レポートでは，スタッフがそれぞれの立場からの発達障害児・者への支援における問題点に触れ，親子教室を通じて地域の様々な関係者が出会うことの意義を評価する意見が多かった。このような交流により地域の課題を共有した体験が，地域連携の一層の発展への期待を高めていった。

4．親子教室の今後の課題

親子教室のこれからの課題として，以下のようなものがあげられる。
①プログラムの洗練による，さらに詳細で広範囲な知識・情報や多面的な見方の提供
②ASD以外の発達障害に向けた親子教室の開催
③継続的で，発達障害児や保護者のライフステージに合わせた学習の機会の提供
④継続的で，自由に参加できる同じ立場の家族や地域の支援者との交流の機会の提供。
⑤当院の受診に縛られない，発達障害児と保護者の家族教室参加の機会

⑥偏りのない地域からのボランティアのリクルートシステム
⑦親子教室終了後の対象児と保護者の地域でのフォローアップ

これらのうち，③以降は，地域連携・支援への期待と考えることもできる。

今後も当院は，地域連携・支援の更なる発展を視野に，親子教室を継続していくつもりである。しかし，すでに確立された親子教室の基本的なプログラムについては，地域に受け皿を求めて，運営を順次そこに任せていくべきであると考える。

III．地域連携・地域支援の必要性と今後の課題

山崎らは[4,5,6]，子どもの精神保健ネットワークのあり方に関する研究において，日本児童青年精神医学会認定医の79％，全国児童青年精神科医療施設協議会の93％が，地域の関係機関で連携・支援活動を実施していると報告している。活動内容としては，以下のようなものをあげている。
①児童相談所・児童福祉施設，教育委員会・教育相談，学校，医療機関等での嘱託医等の業務
②要保護児童対策地域協議会（以下，要対協）などの，関連諸機関による連携会議への参加
③担当患者に関する関連機関とのケース会議への参加
④症例検討会や講演などの研修・啓発活動

彼らの研究では，児童精神科医が地域で連携・支援活動を行う意義を，二つに大別している。

一つは，単に精神障害の有無を診断するだけではなく，①発達特性，②養育環境の影響，③現在の家族内力動，④保護者の養育能力および特徴，⑤学校などの環境との相互作用，⑥現在の子どもの心理状態や性格特徴などの多面的観点から，総合的に評価して子どもや家族の見立てを行い，子どもへの関わり方，家族への介入の方法，子どもの生活する環境（学校など）の調整などについて，地域の関係者に助言・指導を行うことである。

二つ目は，関係機関に関わることで，地域の子どもの精神障害の早期発見と適切な介入を行うことある。

山崎らは，このような連携・支援の重要性を医療

側，福祉側の双方が認めているものの，児童精神科医の不足などのマンパワー不足等により十分に実践されているとは言えず，人材育成が喫緊の課題であると述べている。特に，児童精神科医の増員に関しては，医学教育，診療報酬，児童精神科医を育成する医療機関の整備などの複合的で継続的な取り組みが必要であるとしている。また，要対協の医療側の認知度の低さを指摘し，その周知の重要性についても触れている。

研究では，子どもの精神保健ネットワークにおける地域中核病院を次のように定義し，その有用性を述べている。

①児童精神科医が複数（可能なら数名）勤務している

②児童精神科の専門外来を開設している

③重篤な精神障害の子どもを適切に治療することが可能な，児童精神科専用病棟又は専門病床を有している（子どもの治療環境・マンパワーの点からは専門病棟が望ましい）

④都道府県と連携しながら，地域における子どもの精神保健ネットワークの中核的な役割を担っている

⑤「児童精神科医」，「子どもも診られる一般精神科医」を育成している

そして，子どもの精神保健ネットワークを構築していく前提条件として，①人材育成（児童精神科医，子どもも診られる一般精神科医，コメディカルなど），②地域中核病院の整備（少なくとも都道府県に一つ，可能であれば2次医療圏に一つ），③行政レベル・現場レベルの連携をあげている。

さらに，地域中核病院など特定の医療機関へ患者が集中し，初診までの待機期間が長期化することのないように，①1次診療機関の充実，②青年期以降の発達障害（二次障害を伴う）を診察する精神科医療機関の充実，③2次医療機関の充実などの必要性を訴えている。

IV. まとめ

臨床児童青年精神医学の実践において，「連携」は必須の課題である。児童精神科医は，入門早々から家族との連携や医療機関内での多職種連携の重要性を体験する。臨床での経験を積むに従って，子ども

たちと家族を支える地域の様々な関係者と出会い，連携の輪が地域に広がっていく。

山崎らが提案する子どもの精神保健ネットワークのあり方（ガイドライン）では，人材育成，都道府県に一つの地域中核病院の整備，地域中核病院を中心とした医療連携の構築，行政レベル・現場レベルの連携を提案している。特に，連携活動の中心となる児童精神科医が明らかに不足していることを指摘し，医学教育，診療報酬，地域中核病院での児童精神科医の育成などの施策の重要性を説いている。

壮大な提案である。しかし，本書を手に取るような若手医師には，自分たちの臨床から遠く高所の問題と映るかもしれない。本項で紹介した「親子教室」の実践も，地域中核病院に期待される機能と比較すればささやかな取り組みである。

しかし，実際の地域連携は，日々の臨床を取り巻く現場から積み上がっていくものである。そのような実践において，ガイドラインの存在は大きな助けになるが，それ以上に地域の中での自分たちの立ち位置を考えながら臨床に取り組む姿勢が重要であると考える。

本項の執筆にあたり，いくつかの地域連携の報告やガイドラインの提案に目を通してみた[7,8,9]。その多くが，思春期の暴力や自傷などの対応困難な問題に対して多機関による適切で迅速な支援が行える地域連携の構築を目標とした取り組みであった。そのような観点に立てば，当院の取り組みはいささか頼りない。しかし，困難事例に対応できる地域連携を構築するためには，その基盤として困難事例の発生を防ぐための連携が重要ではないだろうか。

当院のような一般的な精神科医療機関が地域連携に加わり支援していくことで，各機関の機能の特徴をお互いに理解し合い，その特徴を共有することができ，それによって地域の資源をいかした介入が可能になる。そのことは，児童精神科医の負担を減らすことにつながっていく。また，それぞれの領域で活躍している関係者が参加することによって「顔の見える連携」を地域に浸透させることができ，心の問題を抱えた子どもやその保護者が困難事例となる前に早期の発見と介入が可能になると考える。そして，このような包括的な取り組みを行うことによって，発達障害や精神疾患だけでなく，地域の子どもたちへの多様なメンタルヘルスのニーズに対応がで

きると考える。

文献

1) 平野千晶, 新井康祥, 堀未来ほか 広汎性発達障害のために精神科医が地域と共にできること―親子教室の試み―, 精神科治療学 23（12）：1431-1140, 2008.

2) 平野千晶 発達障害の地域医療, 本城秀次監修, 子どもの発達と情緒の障害―事例から見る児童精神医学の臨床―, 77-92, 岩崎学術出版社, 2009

3) 平野千晶 民間精神科病院における児童外来開設の経過について, 第45回日本児童青年期精神医学会総会抄録集, 196, 2004.

4) 山崎透, 石垣ちぐさ, 大石聡ほか 地域における児童青年精神科医療ネットワークのあり方に関する研究, 厚生労働科学研究費補助金障害者対策総合研究事業「児童青年精神科領域おける診断・治療の標準化に関する研究」平成22年度報告書.

5) 山崎透, 石垣ちぐさ, 大石聡ほか 地域における児童青年精神科医療ネットワークのあり方に関する研究, 厚生労働科学研究費補助金障害者対策総合研究事業「児童青年精神科領域おける診断・治療の標準

化に関する研究」平成22―24年度総合研究報告書.

6) 山崎透 地域における子どもの精神保健ネットワークのあり方, 厚生労働科学研究費補助金障害者対策総合研究事業「児童青年精神科領域おける診断・治療の標準化に関する研究」平成22―24年度報告書.

7) 齊藤万比古 精神疾患を背景に持つ児童思春期の問題行動に対する対応・連携システムの設置および運営に関するガイドライン, 厚生労働科学研究費補助金（こころの健康科学研究事業）「児童思春期精神医療・保健・福祉のシステムに関する研究」平成13―15年度総合研究報告書.

8) 齊藤万比古, 宇佐美政英, 清田晃生ほか 行為の問題を抱えた児童思春期の子どもに関する地域連携システムの設置・運用に関する検討, 厚生労働科学研究費補助金こころの健康科学研究事業「児童思春期精神医療・保健・福祉の介入対象としての行為障害の診断及び治療・援助に関する研究」平成16―18年度報告書.

9) 齊藤万比古 子どもの心の診療と連携―地域に必要なネットワークについて―, 日本精神科病院協会雑誌 27（7）：584-590, 2008.

56 司法・矯正

吉川　徹

I. 少年の触法・犯罪行為

1. 少年法

　成人では，刑法などの刑罰を定めた法令に触れる行為（犯罪）を犯した場合，刑事訴訟法の手続きに則って処遇が決定されるが，20歳未満の少年の場合には，異なった手続きが用意されている。これを定めているのが少年法である。成人では犯罪への対応には刑罰を課すことになるが，少年の場合には，その健全な成育を期すために，保護処分を行うこととなる。原則として少年には刑罰は科されないのである。

　刑罰には更生のための教育的効果を持たせることができると考えられており，少年の保護処分においても，その教育的効果による改善，更生が期待されている。

　少年法の対象となるのは以下の類型の少年である。

a）犯罪少年

　14歳以上の未成年者であり，犯罪を犯した少年を指す。

b）触法少年

　日本では，刑法第41条により14歳未満の者の行為は，罰しないとされている。14歳未満であって犯罪に該当するような行為を行った児童を触法少年と呼ぶ。

c）虞犯少年

　虞犯とは成人にはない概念であり，少年法第3条第1項3号に定められている。具体的には，未成年であって下記のいずれかに該当するものとなる。

- イ　保護者の正当な監督に服しない性癖のあること
- ロ　正当の理由がなく家庭に寄り附かないこと
- ハ　犯罪性のある人若しくは不道徳な人と交際し，又はいかがわしい場所に出入すること
- ニ　自己又は他人の徳性を害する行為をする性癖のあること

　犯罪少年，触法少年，虞犯少年をあわせて，非行少年と呼ぶことがある。

d）不良行為少年

　不良行為少年について，法律には定めはなく，少年法の対象とはならないが，警察官による関与を受けることがある。

　具体的には少年警察活動規則第2条第6号に定められており，前記の非行少年には該当しないが，飲酒，喫煙，深夜はいかいその他自己又は他人の徳性を害する行為が見られる子どもとなっている。虞犯の判断には継続性が求められるが，不良行為については，1回のみであっても警察による補導などの対象となる。

2. 少年を取りまく状況

1）少年犯罪の減少

　少年による犯罪や触法行為に対しては，社会の関心が集まりやすく，マスメディアで取り上げられる

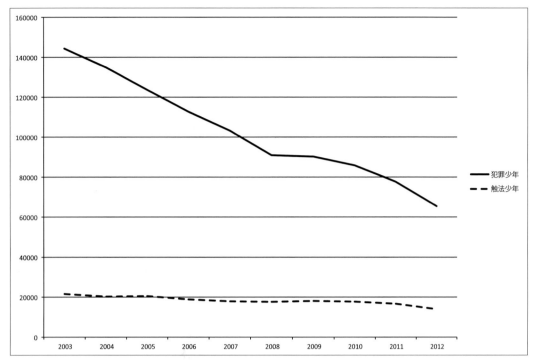

図1　犯罪少年と触法少年の人員の推移

機会も多い。しかし少年犯罪そのものは減少の傾向にあり，平成24年中の犯罪少年の検挙人員は65,448人，触法少年は13,945人であり，いずれも減少の傾向が見られている（図1）。また補導を受けた不良行為少年は917,926人であり，平成19年の1,551,726人から大きく減少している[1]。

この背景には当然少子化による小児人口の減少もあるが，検挙人員数は対少年人口比でみても，大幅な減少が見られており，実際に減少傾向にあると言える。

2）厳罰化へ ―少年法の改正―

しかしその一方で，犯罪少年に対しては，厳罰が科される方向で少年法の改正が行われた。平成12年の改正では，刑事罰の対象年齢が16歳から14歳に引き下げられ，平成19年の改正では更におおむね12歳以上であれば，少年院への送致が可能となった。さらに平成26年の改正では，少年に対する有期刑，不定期刑の上限を引き上げるなど，厳罰化への動きが続いている。また少年審判への検察官の関与も拡大されてきている。

こうした動きに対しては日本弁護士連合会などから，少年法の本来の趣旨に反するものであるとして，異論が提起されている。

3）いじめと触法・犯罪行為

現代の子ども達の間では，いじめの加害，被害が大きな問題となっている。精神疾患の経過にも，いじめ体験が大きな影響を与えていることが少なくない。いじめを原因，誘因とする子どもの自殺既遂や自殺企図が報じられることも多い。

こうした状況にあって，いじめに対しても，刑罰法令に触れるものについては，司法的対応を行うべきとする論が高まっている。文部科学省は平成24年に，犯罪行為として取り扱われるべきと認められるいじめ事案に関する警察への相談・通報について，改めて通知を行い，警察との連携を強める方針を打ち出している[2]。

こうした動きも厳罰化の流れの一つである。アメリカに端を発するゼロ・トレランスといわれる教育方式にも影響を受け，日本の教育機関などでも不寛容を是とする対応が行われることも，増えているように感じられる。

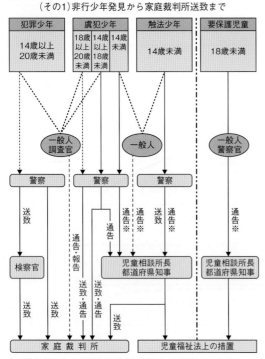
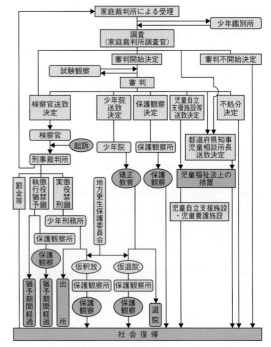

図2 少年事件処理手続概略図 （引用：内閣府 平成28年版子供・若者白書）

これに対しては対応の柔軟性が損なわれること，社会的な排除につながる恐れがあることなどが指摘され，批判的な考察[3]なども行われている。被害児童の安全を保障することは当然であるが，加害児童の健全な発達にも配慮する必要がある。特に精神疾患を持っている児童の中には，被害と加害がその発達歴の中で入れ替わって現れるものも多くみられることは，指摘しておく必要がある。

4）社会・経済的環境

現在，子どもの貧困が拡大している。平成21年度の子どもの相対的貧困率は15.7%とされており，上昇傾向にある。平成24年度の少年院の新規入所者においては，養育者の生活程度が貧困と区分されるものが23.5%と高い割合となっている。海外の研究では素行症のリスク要因として，気質や親の養育態度（一貫性の欠如や厳しいしつけ）などに加えて，早期の施設養育や頻繁な養育者の交替，非行のある相手との交友，近隣での暴力の曝露などが挙げられている。

II. どのような手続きが用意されているのか

1. 少年事件の流れ

少年事件の手続きの概要は図2のように示される。主要な手続きや関係機関について，以下に概説する。

1）発見

一般の人が非行を発見した場合，警察や児童相談所などに通報，通告を行うことになる。学校，医療機関などで発見された場合も同様である。

2）警察

警察は非行少年について，自ら調査や捜査を行うことができる。また条件が整えば逮捕を行うことも可能である。逮捕された場合，最大72時間の間，留置施設などで身柄を拘束される。警察は少年に犯罪の嫌疑がある場合には，検察官への送致を行う。触

法少年，虞犯少年の場合には，児童相談所への通告，送致を行う。

また警察官は不良行為少年に対して，補導という処置をとることができる。補導は法律に規定がなく，幅広い活動を指すが，注意，助言，指導や保護者，学校などへの連絡，警察施設での一時保護などが含まれる。警察は不良行為少年などを要保護児童として，児童相談所に通告を行う。

3）検察庁

検察庁では警察から送致されてきた犯罪少年について更に調査を行う。検察官が必要を認めた場合，勾留の請求を行うことができ，裁判官がこれを認めると最大10日間，延長が認められると更に10日間，身柄を拘束されることとなる。このとき勾留に変えて，少年鑑別所での観護措置を取ることもできる。

検察庁では犯罪の疑いがある少年については，全員これを家庭裁判所に送致することが定められており，これを全件送致主義と呼んでいる。

また家庭裁判所が保護処分でなく，刑事処分が相当と判断した場合，あらためて検察官送致を行うが，これは逆送と呼ばれている。

逆送の後は，成人の刑事手続きと同様に，起訴となり，刑事裁判が行われる。

4）児童相談所

児童相談所は少年事件の手続きの中でも重要な役割を担っている。触法少年や虞犯少年の場合，児童相談所にて調査などを行うこととなる。このとき，必要があれば児童福祉法に基づく一時保護の措置を取ることができる。一時保護所が利用されることが多いが，警察施設に一時保護を委託することも可能である。

調査の結果必要であれば，種々の指導や施設入所といった児童福祉法上の措置を取ることが可能である。また審判に付することがその子どもの福祉を図る上で適当と認められる場合，家庭裁判所への送致を行う。

5）家庭裁判所での調査

検察庁，児童相談所から送致された少年は，家庭裁判所による調査を受けることとなる。家庭裁判所には調査官と呼ばれる専門職が配置されており，詳

細な調査を行うことができる。また必要な場合には，少年鑑別所に入所させる観護措置を取ることもできる。

調査の結果に基づき，家庭裁判所は少年審判を行ったり，児童相談所，都道府県知事への送致，または検察官への送致を行うことができる。軽微な事件であって調査等における教育的な働きかけだけで十分な効果があると考えられる場合には，審判を開始せずに調査のみを行って事件を終わらせることができる（審判不開始）。

また調査の結果，そもそも非行事実がないことがわかった場合，また精神疾患などのために少年に審判を受ける能力がないと考えられる場合などでは審判は行われない。

6）少年鑑別所

少年鑑別所は，少年鑑別所法に基づいて設置される施設であり，医学，心理学，教育学，社会学その他の専門的知識に基づいて，少年の資質の鑑別を行う。その結果は鑑別結果通知書という形で家庭裁判所に送付される。最高8週間までの収容が可能である。

少年鑑別所には児童精神科医，精神科医が勤務していることがあり，鑑別に貢献している。

また，鑑別の業務以外に一般からの相談の窓口も設置されている。特に平成27年の少年鑑別所法施行以後は，地域社会における非行及び犯罪の防止に関する援助の実施が義務であるとされ，地域との関係が強化されつつある。

7）少年審判

家庭裁判所で行われる少年審判は，刑事裁判とは異なり，犯した罪に相当した罰を与えるためではなく，少年の更生に必要な処分を決定するために行われ，「懇切を旨として，和やかに行うとともに，非行のある少年に対し自己の非行について内省を促すものとしなければならない」ことが少年法に定められている。原則は非公開であるが，重大な被害が生じていた場合などには被害者，遺族の傍聴が認められることがある。

殺人，放火などの重大事件で事実関係に争いがある場合には，家庭裁判所の判断により検察官が関与することが認められている。平成26年の法改正によ

り，検察官が関与することができる事件が大幅に拡大し，窃盗なども対象となった。

8）審判による決定

上記の調査や審判などに基づき，家庭裁判所が少年の処遇を決定する。また裁判所は，保護処分の必要性などを評価するために，一定期間，調査官が少年を評価する期間をおくことがあり，試験観察と呼ばれる。

審判により最終的な処分が決定される。主な処分などを以下に示す。

a）不処分

調査，審判等における様々な教育的働きかけにより少年に再非行のおそれがないと認められた場合，少年を処分しないこととすることができる。

b）保護観察

保護観察は，保護処分の一つである。社会の中での処遇を目的としており，保護観察官，保護司らの指導・監督のもとに地域で生活する。

保護観察は審判の直後から行われることもある（1号観察）が，少年院を仮退院した後，本来の収容期間満了までの間にも行われる（2号観察）。保護観察には期間が定められるが，おおむね一年以内であることが多い。

保護観察中には，保護観察官の指導・監督を受けるが，非常に人数が少なく，実質的な援助はそれを補う保護司によることが多い。保護司は無給の国家公務員であり，有償ボランティア的な存在である。平成 25 年の時点では全国に 48,000 名ほどが配置され，平均年齢は 64.3 歳で，4 分の 3 が男性である。多くは地域のいわゆる名士と呼ばれる人達である。

通院中の患者の保護観察にあたっては，保護司に疾患・障害の理解を得ることが不可欠となる。可能であれば文書，口頭などによる説明を行っていくべきである。

保護観察中には，それぞれの子どもの状況に応じて，守るべき約束（遵守事項）が設定され，これを守って生活を送るための援助が行われる。遵守事項の内容は多岐にわたるが，保護司との面談が定期的に設定されることが多く，遵守状況などについて確認がなされる。また医学的治療を受けることが遵守

事項に含まれることもある。

c）児童養護施設・児童自立支援施設送致

比較的年齢が低く，開放的な処遇が好ましいとされる少年について，家庭裁判所は保護処分として，児童養護施設，児童自立支援施設などの児童福祉施設への送致を行うことができる（第 57 章「福祉制度と法」参照）。

d）少年院送致

家庭裁判所は，再非行を犯すおそれが強く，社会内での更生が難しい場合には，少年院への送致を行う。このとき送致する少年院の種類が決定され，処遇期間についての勧告が行われることがある。少年院への送致は保護処分の一環であり，刑罰ではない。

e）知事または児童相談所長送致

家庭裁判所は，調査または審判の結果，児童福祉法の規定による措置を相当と認める場合には，都道府県知事または児童相談所長への送致を行う。

f）検察官送致

家庭裁判所での審判の結果，保護処分ではなく，刑事処分が相当と判断された場合，少年は検察官に逆送され，通常の刑事裁判を受けることとなる。

故意の犯罪行為により被害者を死亡させた場合，満 16 歳以上の少年については，原則として検察官に送致せねばならないことが定められている。

9）少年院

少年院は社会不適応の原因を除去し，健全な育成を図ることを目的として矯正教育を行う施設である。閉鎖処遇が可能であるとともに，教科教育，職業教育などの機能が整備されている。

家庭裁判所での審判の結果保護処分として入院する少年のほかに，禁固・懲役などの刑罰を受けた少年のうち，16 歳未満の者が収容されることもある。

少年院は，少年の年齢や心身の状況により，初等，中等，特別及び医療の四つの種類に分けて設置されており，送致先は家庭裁判所の審判により決定される。医療少年院を除き，男女別の施設となっている。

a) 初等少年院

心身に著しい故障のない，おおむね 12 歳以上 16 歳未満の者を収容する。

b) 中等少年院

心身に著しい故障のない，おおむね 16 歳以上 20 歳未満の者を収容する。

c) 特別少年院

心身に著しい故障はないが，犯罪傾向の進んだおおむね 16 歳以上 23 歳未満の者を収容する。

d) 医療少年院

心身に著しい故障のある，おおむね 12 歳以上 26 歳未満の者を収容する。

関東医療少年院，京都医療少年院は医療法上の病院ともなっており，身体疾患，精神疾患を持つ少年の収容を行っている。

他に特別支援教育に相当する，主に知的障害などを持つ少年に対応する機能を持つ医療少年院として，神奈川医療少年院，宮川医療少年院があるが，この他にも中津少年学院でもこうした少年の処遇が行われている。

少年院の処遇期間は下記のように区分されている。家庭裁判所が処遇期間について勧告を行い，おおむねそれに従って決定される。勧告により，2 年を越える長期間の処遇がなされることもある。それぞれの対象と期間は下記の通りである。対象少年の心神に著しい故障がある場合や，犯罪的傾向が矯正されておらず退院が不適当と考えられる場合などでは，家庭裁判所に延長の申請がなされ，認められれば収容期間は延長される。

a) 特修短期処遇

原則 4 ヵ月以内。非行の傾向がより進んでおらず，かつ，開放処遇に適する少年が対象となり，入院者全体の 1%程度である。

b) 一般短期処遇

原則 6 ヵ月以内。早期改善の可能性が大きいため，短期間の継続的，集中的な指導と訓練により，その矯正と社会復帰を期待できる少年が対象となり，入院者全体の 2 割程度である。

c) 長期処遇

収容期間は原則として 2 年以内。短期処遇になじまない少年が対象となり，入院者の 7 割以上を占める。

長期処遇の過程は，その年齢や心身の状態，必要な教育の内容などにより，さらに細分化されている。

少年院での在院者の処遇には段階が設けられており，これは少年院法に基づいている。矯正教育による改善に従って，処遇の目標や内容及び方法をそれぞれ設定している。一部の少年院では，発達障害を念頭においた処遇方法の開発が行われるなど，少年の状態に応じた矯正教育が目標とされている。

10）刑事裁判と少年刑務所

審判の結果，検察官に送致された少年は，通常の刑事裁判を受けることとなり，裁判員裁判の対象となる事件もある。少年が裁判員裁判を受ける場合の問題点について，日弁連から意見書[4]が提出され，裁判員に少年法の理念が理解されにくいこと，家庭裁判所での調査過程の膨大な社会記録が利用されがたいことなどが指摘されている。

少年は裁判の結果，判決に従って刑罰を受けることとなる。ただし少年の刑事裁判については，死刑と無期刑が緩和される，不定期刑が定められているなど，成人と異なった規定がある。

また刑事裁判の結果，保護処分が適当と判断された場合，少年法第 55 条に基づき再度，家庭裁判所への移送が行われる。

少年が懲役，禁固などの刑罰を受ける場合，男子であれば少年刑務所に入所することとなる。女子を受け入れる少年刑務所はなく，成人と同じ施設に収容される。

少年刑務所には実際には若い成人受刑者も入所でき，むしろ成人が多く収容されているが，少年とは同室とはならないように配慮されている。一般の刑務所に比べると，更生を目的とした指導が多く行われているとされている。

2．付添人

少年の保護手続きにあたって，付添人を選任することができる。多くは弁護士が付添人となる。保護者なども付添人となることが可能だが，弁護士以外が付添人となる場合，家庭裁判所の許可が必要である。

平成 19 年の少年法改正により，殺人，強盗などの重大事件に限っては，必ず弁護士の付添人が必要となった。これに伴い国選付添人制度が整備され，社会，経済的に弁護士に依頼することが困難な少年であっても，弁護士を付添人とすることが可能となった。また平成 26 年の少年法改正により，今後，国選付添人制度の対象は，被疑者国選対象事件と同一範囲の長期 3 年を超える懲役・禁錮の罪の事件まで拡大されることとなっている。

また各地の弁護士会などでは，必ずしも付添人に限らず，広く少年事件に対する支援の窓口を設けている。また法テラスでも付添人の紹介などの援助を受けることができる。

3．障害や精神疾患を持つ少年の司法・矯正

近年，特に成人の司法の領域で，高齢者や知的障害者による累犯が大きな問題となっており，既存の司法・矯正手続きでは十分な対応ができないことが指摘されている。

長崎県や滋賀県などでは，知的障害などのある人が被疑者となった場合に，弁護士や医療，福祉の専門家が早期から関わり，福祉との連携など視野に入れた支援活動を行う支援員会の設置など，モデル事業を開始している。

また佐賀県で発生した警察官による知的障害者の取り押さえ死事件なども契機となり，警察官や司法関係者への障害についての啓発活動などの取り組みもなされている。

4．地域生活定着支援事業

厚生労働省，法務省も障害のある矯正施設退所者の支援施策を打ち出している。この地域生活定着支援事業は，刑務所，少年刑務所，拘置所，少年院な

どの入所者を対象として，退所後すぐに福祉サービスを利用すること等を通じて，地域生活に定着できるようをおこなうことを目的としている。具体的には各都道府県，政令市に地域生活定着支援センターを設置され，コーディネートや相談業務を行うこととされている。

III．子どもの触法・犯罪行為と精神医学

1．少年保護手続きの中で児童精神科医が留意すべき点

児童精神科医師が子どもの触法・犯罪行為と関わる場面は少なくない。また不良行為もしばしば見られる。こうした問題に対し，主に司法との関わりから，児童精神科医の果たすべき役割は以下の様なものがある。

1）相談窓口の紹介

継続して診療を行っている患児の家族や関係者，時には本人から，こうした行為に関する相談があることは少なくない。このとき，医療機関のみでの対応が困難，または不適切であると考えられる場合には，適当な相談の窓口を紹介する必要がある。

多くの事例では児童相談所を紹介することとなる。児童相談所は非行相談を受けることができ，実際の対応機関でもあるため，本人，家族が関わりを持つことができれば，有用な支援が受けられることが多い。

また各地の警察署も，少年の非行に関する相談に対応している。各警察署の少年係や，専門の相談（少年サポートセンター）などを紹介できるとよい。少年鑑別所においても一般からの相談を受け付けている。

また各弁護士会でも少年の非行について相談することが可能であるが，有料となることが多い。

こうした窓口で相談した場合，時に精神科医のものとは異なる助言などをうけ，患者，家族が混乱することがある。主治医は相談の進展状況なども確認しながら，方針の決定を援助していく必要がある。

2）情報照会への対応

通院中の患児について，その触法・犯罪行為に関連して，医療機関に情報の照会が行われることがある。本人，家族の同意が確認できる場合，原則としてこれに応じるのがよい。但しその際にも，医学の専門家としての客観性を重んじ，正確な情報を提供することが求められる。

電話などでの照会が行われることもあるが，緊急性がない場合には原則として文書によることが望ましい。

回答にあたっては法令遵守が求められるが，医療機関ごとの内規や慣習も考慮する必要がある。

警察，検察庁からの情報照会は，刑事訴訟法第197条第2項に基づいて行われる。捜査関係事項照会書等が送付されてくるため，これに回答する。これは法令に基づく照会であるため，本人，家族の同意がない場合に回答を行っても，個人情報保護法違反とはならない。しかし原則としてこれに回答の義務はなく，治療関係に与える影響，民事訴訟の可能性などを考慮すると，可能な限り本人，家族からの同意を得ることが望ましい。

裁判所からも種々の法に基づき，情報の照会が行われることがある。

また児童相談所からの照会が行われる場合がある。これについても原則として本人，家族の同意を得ることが望ましい。しかし個人情報保護法第23条第1項第4号により，児童の健全な育成の推進のために特に必要がある場合の情報提供は，本人の同意を必要としないと定められており，非行少年に関する情報提供はこれに該当すると考えられている[5]。医療機関としては頑なに情報の守秘のみを目指すのではなく，子どもの健全育成の観点から，情報照会への諾否を検討すべきである。

3）児童相談所との連携

前記のように非行少年，不良行為少年の処遇にあたって，児童相談所は大きな役割を果たしている。こうした保護を要する少年について調査を行うことができ，また要保護児童対策地域協議会（詳細は第57章を参照のこと）の枠組みなどを用いて，個別ケース検討会議の開催などを含めた幅広い関係機関との連携，調整が可能である。

医療機関としても可能な限りこれに協力するとともに，それが必要な少年について，児童相談所で充分な対応を行うことを求めていくことが必要である。

4）弁護人や付添人への協力

事例によっては少年の弁護士や付添人からの協力を求められることがある。これについては本人，家族の同意は得られているものと考えてよく，連携は行いやすい。医学の専門家としての立場からの意見などを求められることが多い。これは意見書などの形でまとめて提出することもある。

付添人は家庭裁判所調査官などともコンタクトを取りながら，活動することができ[6]，この過程で医学的知見を処遇の意見に反映することも可能である。

5）子どもの精神鑑定

非行少年について，精神鑑定の実施を求められることがある。本書では鑑定の詳細には触れず，概説するに留める。

精神科医が裁判官の要請に応じて，少年審判や裁判上の争点について調査し，意見を述べることを精神鑑定と呼ぶ。少年に関わる鑑定には以下の様なものがある。

a）簡易鑑定

刑事事件で起訴前に検察官の要請によって行われるもので，鑑定留置を伴わず，通常1回の外来診察で行われる。主に責任能力などについての判断が求められる。実施には少年の同意を必要とする。

b）嘱託鑑定

検察官の嘱託によって，起訴前に実施され，起訴を行うか否かの判断などに用いられる。鑑定の実務は本鑑定と同様となることが多い。裁判所の許可を要する。

c）本鑑定（正式鑑定）

少年法第14条もしくは刑事訴訟法第165条に基づき，審判や裁判の過程で，裁判所から命じられる。鑑定のための留置が行われることが多く，比較的長期間にわたって行われる。

d）私的鑑定

弁護人，付添人などからの要請によって実施される。裁判所による本鑑定の実施を求める資料としたり，本鑑定が実施されない場合の代替手段として行われたりする。

鑑定を実施する際に判断を求められる事項としては下記のようなものがある。

a）刑事責任能力

少年審判の場合には，少年の刑事責任能力の有無は，審判を開始する条件とはならない。これは審判が少年の保護を目的としており，刑罰を課す目的ではないからである。

しかし少年の場合であっても，逆送され刑事裁判が実施される場合には，責任能力の判断を求められることとなる。

また責任能力と同様に，少年の審判，裁判を受ける能力（審判能力，訴訟能力）や刑罰を受ける能力（受刑能力）が焦点となることがありうる。

b）情状

情状とは，少年の素質，経歴，家庭その他の環境，犯行前後の心理状態等を指す。

高岡はこの情状の鑑定を刑事責任能力についての鑑定と同等，もしくはそれ以上に重視すべきであると述べている[7]。

c）処遇意見

鑑定において，鑑定人は少年の処遇についての意見を述べることを求められる場合がある。これは医学的見地から，前記の情状を考慮に入れた上で，処遇についての意見を述べることとなる。

2．児童精神科医による治療的関与

児童精神科医は様々な立場で，非行少年，不良行為少年と呼ばれる子ども達と関わることとなる。それぞれの現場で対応の力点は変わることになるが，医師として関わる以上，疾患や障害の治療という視点を意識しておく必要があるだろう。

少年の非行や不良行為は治療の失敗，養育の失敗という観点で捉えられやすいが，決してそればかりではない。事件によって，少年の中に潜在していた，見えにくかった困難が顕わとなり，また身近な人達だけが関わり，困り，疲れ果てていた状況に，多くの人や機関が援助の手を差し伸べる契機となる。

少年保護手続きの中で，多職種が集中的に関わり，時には生活環境から離れて一定の時間を過ごすことの治療的意義は大きい。関わる医師には，こうした機会を積極的に治療に活かしていく姿勢が求められる。

また事件に直面した少年の家族の動揺は大きい。家族との治療関係が構築されている場合，医師が家族の支えの一つとなることもできる。適切な情報提供と支持を行いながら家族をエンパワーし，事件への対処を治療的に活用できるよう心がける必要がある。

少年自身の治療においては，治療関係の維持そのものが困難である事例が多いこともあり，基本に忠実な臨床を心がけるべきであろう。藤岡は「言うことを聞いてみようという関係をつくること」そして「その関係をもとに，何を教えるか」という点が，大切なポイントになると述べている[8]。一方で近年，特に性犯罪や薬物犯罪については，非特異的な矯正教育では再犯予防効果に限界があるとされ，少年院ではそれぞれの特定の非行に対応したプログラムの開発が進められている。こうした動向も視野に入れながら治療にあたることが望ましい。

文献

1) 警察庁　平成25年版警察白書. 2013.
2) 文部科学省　犯罪行為として取り扱われるべきと認められるいじめ事案に関する警察への相談・通報について. 2012.
3) 船木正文　学校暴力と厳罰主義：アメリカのゼロ・トレランスの批判的考察. 大東文化大学紀要　社会科学 41：155-170, 2003.
4) 日本弁護士連合会　少年逆送事件の裁判員裁判に関する意見書（2012）. 日本弁護士連合会.
5) 園部逸夫編，藤原靜雄，個人情報保護法制研究会著　個人情報保護法の解説＜改訂版＞. ぎょうせい, 2005.
6) 高岡健　少年事件心は裁判でどう扱われるか. 明石書店, 2010.
7) 高岡健　精神鑑定とは何か. 明石書店, 2010.
8) 藤岡淳子　非行少年の加害と被害. 誠信書房, 2001.

57 福祉制度と法

吉川　徹

子どもの精神医療を行う際にさまざまな領域の福祉制度の利用を提案したり，福祉機関，事業所との連携を必要とすることが多い。本章では子どもが利用可能な福祉制度を概説するとともに，最近の施策の動向や国際的な状況についても概要を提示する。また福祉制度の理解には一定の法律に関する知識があることが望ましく，積極的にこれに触れる。ただしあくまでも医療従事者の観点より，実務的な知識の提供を最優先とし，あえて総論的になることを避けるよう心がけている。このため各領域の詳細については，それぞれ参考資料を参照されたい。

I. 子どもの置かれている社会経済的状況

子どもの置かれている社会経済的状況（socio-economic status）は，さまざまな精神疾患のリスクファクターとなりうる（Reiss, 2013）[1]。また児童虐待も多くの精神疾患のリスクファクターとなるが，子どもや家族の置かれている社会経済的状況は児童虐待の発生とも強く関連している（Drake & Pandey, 1996）[2]。

わが国の子どものいる世帯の構成を見ると，夫婦と子どものみからなる核家族世帯が 71.7％，ひとり親と子どものみが 7.4％となっており，こうした世帯の比率が上昇傾向にある。一方で三世代同居の世帯は 17.2％で減少の傾向にある（内閣府，2013）[3]。こうした家族構造の変化は親世代への育児の負担を増しており，公的な育児への支援が強く求められる時代ともなっている。

現在，わが国では子どもの貧困の拡大が社会問題となっている。貧困には大きく絶対的貧困と相対的貧困の二つの概念がある。絶対的貧困とは最低限の衣食住を満たすことも困難な状況を指し，世界銀行は現在 1 日 1.25$ 未満で生活している人を絶対的貧困層と定義している。一方相対的貧困世帯とはある国や地域の平均的よりも著しく低い生活水準であることを指し，経済協力開発機構（Organisation for Economic Co-operation and Development；OECD）の定義によると，等価可処分所得（世帯の可処分所得を世帯人員の平方根で割って調整した所得）の中央値の半分に満たない世帯を指す。

わが国の子どもの相対的貧困率は上昇傾向にあり，平成 24 年に行われた国民生活基礎調査（厚生労働省，2013）[4]に基づいて計算された相対的貧困率は，全体で 16.1％，子どもでは 16.3％となっている。なかでもひとり親世帯などの大人が 1 人いる子ども世帯の相対的貧困率は 54.6％と極めて高い数字となっている。2013 年に成立した『子どもの貧困対策の推進に関する法律』はわが国ではじめて「貧困」をその名に持つ法律であり，これに基づいて政府は『子どもの貧困対策に関する大綱』を定めることとされている。ただしこの法律自体は議員立法による法律であり，政府からの提案による法律（閣法）に比して，実体的な効力は小さく，理念法的な法律となっている。

教育分野から見ると学校教育法に基づき，経済的理由に拠って就学困難が認められる家庭に支給される就学援助制度を利用している児童・生徒は近年一貫して増加傾向にあり，要保護（生活保護世帯の児童・生徒）準要保護（要保護児童生徒に準ずると認定された者）をあわせた受給率は，平成 24 年度では 15.6％となっている。

このようにわが国における子どもの貧困の拡大は

諸問題

現在も継続しており，これに対する施策も動き始め
ているが，充分とはいえない状況である。

II. 子どもを支える主要な法律

1. 子どもの福祉をめぐる施策の動向

　近年の子どもの福祉に関連する施策の動向を大ま
かにまとめると，いくつかの潮流が見えてくる。一
つの大きな流れは，障害や養護に欠けるなどの特別
な状況がない場合であっても，全ての子どもや子育
てに支援が必要であるということが認識され，施策
化されていることである。これには現在も進行して
いる少子化への対策という側面も大きい。また障害
などのある子どもの場合でも，少なくともその入り
口では，一般的な育児支援の枠組みから援助が開始
できる環境が整いつつある。これは特別な支援が必
要であると考えられる子どもを，より多く支援の対
象とすることにも繋がり，望ましい方向であると考
えられる。

　もう一つの大きな方向は，より身近な行政単位で
ある基礎自治体（市町村）の役割が大きくなってい
ることである。様々な事業の実施主体が次第に都道
府県から市町村に移されてきている。例えば，障害
福祉サービスに関しては，以前は都道府県が中心と
なってその確保や監督を行っていたが，現在は市町
村が事業の主体になっている。また児童虐待防止の
領域でも児童虐待防止法の制定当時は都道府県が通
報先になっていたが，平成16年の改正からは市町村
が追加されており，平成28年の改正では更に市町村
の役割が強調されている。なお，政令指定都市の場
合には都道府県の持つ機能をもあわせて行うことと
なる。

　このように障害などのある子どもへの支援は，よ
り身近になりつつある。そのことは一方で，それを
支える専門性の高い支援者をより多く，より生活に
近い場所に配置しなければならないことを意味して
いる。児童精神科医療関係者にとっても，育児支援
全般に関して，それぞれに身近な地域への関与と連
携が求められている。

　また従来は市町村行政などのそれぞれのセクショ
ンが，個別に取り組んできた子どもの福祉や，時に
は教育に関連する対応において，担当する部局や窓

口を一元化する取り組みが広がっている。国のレベ
ルでも少子化対策などに関して，内閣府を中心に総
合的に検討，対応する方針が示されている。

2. 母子保健法

　いわゆる福祉の領域ではないが，母子保健法に基
づく施策は，児童家庭福祉の入り口となっている。
同法に基づいて市町村が行う妊婦健診や，新生児の
訪問等は児童福祉法に基づく乳児家庭全戸訪問事業
（こんにちは赤ちゃん事業）とともに，親の精神疾患
のリスク軽減に直接的に貢献するのみならず，虐待
のハイリスク児の早期発見，介入などにも大きな役
割を果たしている。これらの母子保健業務は母子健
康センターや地域保健法に基づいて設置される市町
村保健センターが核となって行われている。

　またこの法律には市町村による1歳6ヵ月，3歳
などの乳幼児健診の実施が含まれており，知的能力
障害，自閉スペクトラム症などのスクリーニングの
場としても位置づけられる。

3. 児童福祉法と児童相談所

　児童福祉法は昭和22年に制定され，幅広く児童の
福祉に関係する法律である。とりわけ平成23年に行
われた改正では，それまで障害者自立支援法により
定められていた障害児に対する福祉が，児童福祉法
に移され，障害の有無にかかわらず広く子どもの福
祉を取り扱う法律となっている。

　対象は乳児（1歳未満），幼児（1歳〜小学校就学
まで），少年（小学校就学〜満18歳まで）となって
おり，このため満18歳という年齢がさまざまな福祉
サービス利用において，大きな境目となっている。

　児童福祉法に定められているサービスは保育所や
児童養護施設，障害児通所施設など多岐にわたり，
それぞれ後段にて触れるが，ここではその要ともな
る児童相談所の機能について概説する。

　児童相談所は日本における子どもの保護や権利擁
護についての中核的な組織である。ほとんどの都道
府県や政令指定都市では数ヵ所以上設置されてお
り，日本全国に201ヵ所の児童相談所が設置されて
いる。それぞれに管轄地域が定められ，また分室が

490

設置されている場合もある。都道府県の児童相談所のうち1ヵ所が中央児童相談所に指定されており各児童相談所の連絡調整や技術的援助等に当たっていることが多い。なお平成16年の児童福祉法改正以後，政令指定都市以外にも，一部の中核市級（人口20万人以上）の都市が児童相談所を設置するようになっている。平成28年の改正では中核市への設置をさらに進めるとともに東京23区への設置が可能となった。

職員は主に児童福祉司，児童心理司などで構成されており，小児科医，児童精神科医が配置されている場合もある。

児童福祉司は任用資格であり養成校の卒業や社会福祉士等の国家資格所持，もしくは関連する資格や教育歴と実務経験を持つ者が任用される。おおむね人口5～8万人に1名の配置が基準とされているが，高橋らの報告（高橋，才村，山本ほか 2010)[5]によれば平均担当ケース数は58.2であり，その人員の不足が常に指摘されている。特に児童虐待に関する通報件数の増加，それに対する迅速な対応が求められる中，極めて多忙であるとされている。一般にその在任期間は短いが，長期の経験を有する指導担当児童心理司（児童心理司スーパーバイザー）も配置されている。

児童心理司の任用にあたっては，全国的な基準は示されておらず，自治体により基準は異なっている。また児童心理司の他に心理療法担当職員が配置されている場合もある。

児童相談所は，児童虐待への対応だけでなく，育児困難，障害を持つ児童，行動上の問題を持つ児童などへの対応などの，児童福祉に関する業務を包括的に行っている。具体的な機能やその業務の実際などは，厚生労働省による「児童相談所運営指針」によって定められている（厚生労働省，2012)[6]。なおこの指針は児童相談所と関係する業務に携わる場合，医療従事者にとって参考になることも多く，ぜひ一読することをお勧めする。これによると児童相談所の基本的機能は市町村援助機能，相談機能，一時保護機能，措置機能とされているが，その他にも家庭裁判所に親権停止，喪失等の審判の請求を行うことなどもできる。また児童福祉施設や里親への支援など，求められている役割は多様である。

1）市町村援助機能

市町村による児童家庭相談への対応について，市町村相互間の連絡調整，市町村に対する情報の提供その他必要な援助を行う機能である。児童精神科医療が濃厚に関与を行う事例などでは，市町村の児童福祉に関する専門性では対応に困難があることも多く，児童相談所によるサポートが重要となる。

2）相談機能

児童相談所の顔ともなるべき機能である。この相談機能の中には調査・診断・判定や，それに基づく援助なども含まれる広い概念である。相談の対象は児童福祉全般に及び，広範囲をカバーしている。

相談の受付は本人や家族の来所，電話などによる場合もあるが，虐待の通告，警察などからの身柄付きの送致による受付などもある。相談の類型は下記の様に定められている。

a）養護相談

保護者の死別，失踪，病気，離婚などにより子どもの養護が困難となる場合の相談である。被虐待児に関わる相談もここに含まれる。

b）障害相談

身体，知的，精神障害（発達障害）に関する相談である。知的能力障害に関する福祉手帳（療育手帳など）の判定も行う。

c）非行相談

虞犯，触法行為などを行っている児童に関する相談である。養育者や本人からの要請に限らず，学校等所属集団からの相談や通告，警察からの通告にも対応を行う。

d）育成相談

子どもの人格の発達上問題となる反抗，家庭内暴力，生活習慣の著しい逸脱や，友達と遊べない，内気，不登校などに関して，また育児やしつけに関する相談など，非常に幅広い類型の相談を対象としている。

e）その他の相談

相談にはその他の類型も設けられており，上記にあてはまらないものが対象となる。

相談の受付がなされるとまずは受理会議において，必要な調査や情報収集など初期の方針が決定される。虐待事例の場合など急を要する場合には緊急受理会議が開催される。必要な場合，受理会議において一時保護の決定がなされる場合もある。

また医学的診断が必要である場合は，児童相談所の医師，併設診療所での診療，外部の医療機関との連携などによりこれが行われる。

上記により得られた診断や情報に基づき，援助の方針が決定される。児童福祉施設への入所，里親への委託，措置による指導等の場合，判定会議において方針が決定される。

在宅のまま児童相談所での指導が行われる場合，自発的な指導が行われる，それが継続される場合もあるが，児童相談所の措置により児童福祉司などによる指導を行うこともできる。

3）一時保護機能

a）一時保護の適応

一時保護は児童福祉法第33条に基づき，児童相談所長などが必要と認めた場合に行われる。

一時保護が行われる必要があるとされるのは，当面の保護者や宿所がない場合，虐待などによる場合，子どもの行動が自己又は他人の生命，身体，財産に危害を及ぼし若しくはそのおそれがある場合などである。

また判定のための行動観察，あるいは入所による指導を目的として行うこともできる。

一時保護の期間は2ヵ月を超えてはならないとされているが，延長することも可能である。処遇の困難な児童などでは，やむを得ず数年にわたる一時保護が行われている事例も存在し，解決すべき課題となっている。

一時保護は主に一時保護所で行われるが，病院や児童福祉施設に委託することもできる。なお一時保護委託と精神保健福祉法との関係や，児童相談所長による医療機関受診の同意などについては第58章「子どもの人権と児童精神科医療の倫理」を参照されたい。

b）一時保護所

一時保護所は児童相談所の部門として運営され，平成26年現在，全国に134ヵ所設置されている。多くの地域でその稼働率は高く，事例によっては受け入れに日時を要する場合がある。

虐待の事例などでは，入所中養育者との面会や通信が制限されることがある。また元来，一時保護は短期的な処遇であるとされていることから，入所中は通学が行われないことが多く，保護所内で学習の指導が行われる。

医学的観点から見た場合，一時保護所内での混合処遇が問題となることがある。多くの場合，非行児童，被虐待児童，精神症状が現れている児童などを，それぞれ分離して処遇する設備や人員はなく，同じ生活空間を共有することとなり，精神症状への影響が懸念される事例がある。一部の一時保護所では児童相談所の児童心理司との連携などにより，心理療法の実施が可能である。

4）措置機能

児童相談所は前記の判定会議の決定により下記のような措置を行う権限を持つ。措置は児童福祉法第二十七条第一項第一号から第四号に基づいて行われる。

a）訓戒，制約（一号措置）

児童相談所は児童やその保護者に訓戒を加え，又は誓約書を提出させることができる。

b）児童福祉司等による指導（二号措置）

児童相談所は児童やその保護者に，児童福祉司，知的障害者福祉司，社会福祉主事などの指導を受けさせることができる

c）施設入所措置（三号措置）

児童相談所は児童を乳児院，児童養護施設，などの児童福祉施設に入所させたり，里親などに委託することができる。

d）家庭裁判所への送致（四号措置）

虞犯，触法行為などのため，家庭裁判所の審判に付することが適当であると認める児童は，家庭裁判所することができる。

上記のように児童相談所の果たすべき機能は重要であり，かつ多様であるが，現状ではいくつかの大きな課題を抱えている。その一つは人員の量的な不足である。特に平成12年の児童虐待防止法の制定以後，児童虐待の対応件数が右肩上がりに増加しており，児童相談所の人員不足は年々深刻になっている。これに加えて職員の経験年数の不足や指導に十分な時間が取れないことなどがあいまって，個々の事例の状況によっては充分な支援を受けることが難しい場合もある。

4. 児童虐待防止法

児童虐待防止法は平成12年に制定された。この法律の制定を機に，日本の児童虐待の報告件数は顕著に増加しており，暗数が減少していることが期待できる。家族や本人は児童虐待に関連する問題で困っているとき，市町村の担当者に相談することができる。また地域の住民が児童虐待の存在を疑った場合には，市町村に通報することができる。子どもと関わる，保育園，幼稚園，学校，警察，医療機関，保健機関なども，虐待の存在を疑った場合に，市町村に通報を行う。

複雑な事例や，重篤な事例の場合には，市町村は児童相談所に助言を求めたり，事例を移管したりすることができる。また家族や子どもに関係する機関は，児童相談所に直接相談したり通報したりすることも可能である。都道府県が設置している福祉事務所にも相談，通報を行うこともできる。

市町村と児童相談所，福祉事務所，そのほかの関連機関は児童を保護するための，要保護児童地域連絡協議会を開催している(児童福祉法)。複雑な事例に対応する場合には，この協議会を利用して，個別のケース会議などが実施される。

5. 障害者総合支援法

平成24年の法改正により従来障害者自立支援法によって提供されていたサービスのうち，障害児に関する通所などのサービスは児童福祉法で扱われることとなり，成人を対象としたサービスは障害者総合支援法で扱われることとなったが，現在でも居宅介護，行動援護，短期入所などの一部のサービスは，障害児の利用も可能となっている。18歳を越えて，障害者総合支援法のサービスを利用する場合，その障害支援区分の判定に際しては，医師の意見書が必要となる。

III. 保育，養護に欠ける子どもに関わる児童福祉サービス

子どもの健全な成育には養育者の多くの時間や労力などを要するが，その就労状況や，疾病，障害，経済的状況などのため，また養育者による虐待などのために，子どもが充分な保育，養護を受けることができない場合がある。

こうした児童に対しては，主に児童福祉法により種々の支援が定められている。

1. 相談の窓口

児童の養育に関する相談の窓口は主に市町村となっている。児童福祉に関する担当課の名称などは自治体により様々であるが，近年子どもに関わる機能を統合し，教育行政（幼稚園）などまでを含めた横断的な部署を設けている自治体も増えてきている。

また市町村の持つ相談の窓口としては，家庭児童相談室（都道府県と市，一部の町村にも設置），保健センターなどもある。

2. 保育所・認可外保育施設

養育者の就労により，保育に欠ける子どもは保育所に入所することができる。地域によっては，養育者の疾病や障害，子どもの障害などの理由でも入所が可能である場合がある。

子どもに障害などがある場合，保育士の加配が可能である。また母子通園施設や児童発達支援事業との並行通園を行うこともできる。

現在，一部の保育所は子ども子育て新制度のもとで，認定こども園への移行が始まっている。認定こども園は教育・保育を一体的に行う施設であり，幼稚園と保育所の両方の機能を持つものとされている。

現在，多くの地域で保育所が不足していることから，認可外保育施設が運営されている。子ども子育

て新制度では家庭的保育（保育ママ）や小規模保育，事業所内保育，居宅型訪問保育（ベビーシッター）などの新しい保育の形態が設定されており，認可外保育施設からの移行が期待されている。

3. 産前産後・育児支援ヘルパー

一部の自治体では産前産後や，育児不安が強く支援を要する親のもとに，育児支援ヘルパーを派遣する事業を行っている。

4. 放課後の子ども

小学生の児童であっても，特に低学年の場合には放課後，長期休暇などにおいて，保育を要する場合がある。これに対する施策として放課後こども総合プランが策定されている。このプランは大きく厚生労働省が管轄する放課後児童健全育成事業（放課後児童クラブ）と文部科学省が管轄する放課後子ども教室から構成されている。

放課後児童健全育成事業は，養育者の就労などにより保育に欠ける子どもが対象となっている。参加するメンバーが固定しており，指導員の数が相対的に多いことが特徴である。障害のある児童の受け入れについて助成が行われている。養育者の費用負担が比較的大きいことが多く，課題となっている。

放課後子供教室は全ての子どもを対象とする事業で，学校の施設を利用し，放課後の居場所を提供する事業である。

精神症状や障害を持つ児童の場合，利用が困難であったり，利用できても適応が難しい場合があり，それぞれの自治体や事業の状況を踏まえた助言が必要となる。

5. 入所による支援

在宅での生活が困難であると判定された児童は，児童相談所による入所措置が行われる。児童福祉法には以下の施設が定められている。また入所によるサービスではないが，里親によるケアと養子縁組についても，本項で触れる。

1）乳児院

乳児院（厚生労働省, 2012）[7]は，必要なケアが受けられなかったり，虐待を受けたりした，おおむね2歳までの子どもが入所するが，5歳まで入所を継続することも可能である。平成25年時点では1施設あたりの定員の平均は29.3人であり，比較的大規模な入所施設となっている。

2）児童養護施設

児童養護施設（厚生労働省, 2012）[8]は，日本の児童の社会的養護の，最も大きな部分を担っている施設であり，平成25年には全国に595ヵ所があり，28,831人の入所児童がいた。おおむね2〜18歳までの子どもが入所している。

乳児院以上に大規模な施設が多く，入所児童の大半は大舎（定員20人以上）で生活している。近年小舎化や大舎の中での小規模グループケアの導入など，生活単位の小規模化が進められている。

また児童養護施設の支援の元，地域の民間住宅などを利用して，6名以下の定員で運営される地域小規模児童養護施設（グループホーム）の設置も行われている。

3）情緒障害児短期治療施設

情緒障害児短期治療施設（厚生労働省, 2012）[9]は，心理的治療が必要であると考えられる子どもが入所もしくは通所する施設であり，心理士や看護師が配置されている。小児科医または児童精神科医の配置が義務づけられており，外来診療機能を持つ施設もある。

設立当初は不登校の児童などが入所し，施設内に設置された学校への登校などを通じて治療が行われることが多かったが，近年被虐待児の入所が増加している。

4）児童自立支援施設

少年院での矯正教育を受ける程ではないが深刻な行動上の問題を持つ子どもは，児童自立支援施設（厚生労働省, 2012）[10]に入所する。児童自立支援施設への入所は，児童相談所によって措置される場合と，家庭裁判所の審判を経て入所する場合がある。各都道府県に1ヵ所以上が整備されているが，地域

により定員と入所児童数の開差が大きく，問題となっている。

国立の2施設においては，裁判所の許可を得た場合に限り，強制的措置（個室の施錠）を行うことができる。

5) 母子生活支援施設

18歳未満の子どもと養育している母子家庭，または何らかの事情で離婚の届出ができないなど，母子家庭に準じる家庭の母親が，一緒に入所できる施設である。ただし年長の男児は入所ができない場合がある。

6) 児童自立生活援助事業（自立援助ホーム）

義務教育終了後から20歳までの児童が入所できる。定員は5〜20名とされ，比較的小規模な施設である。この年代の児童が入所できる施設は限られており，自立援助ホームの増加が求められている。平成25年時点で全国に113ヵ所が設置され，定員は749名である。

7) 里親とファミリーホーム

社会的養護を必要とする児童において，家庭的養育の優位性はコンセンサスとなっており，国連の代替養育に関するガイドライン（WHO，2011）[11]においても，家庭的養育が推奨されている。我が国の社会的養護においても家庭的養育を行う里親および里親ファミリーホーム制度（厚生労働省，2012）[12]が整備されているが，児童養護施設などの施設養育の比重が大きく，平成25年時点の里親への委託数は4,578人，ファミリーホームの委託数も829人に留まっている。

里親には養育里親，専門里親，養子縁組里親，親族里親の4類型があり，里親は一定の講習などを受けて登録されている。里親の登録数と委託数にはかなりの乖離があり，マッチングが大きな課題となっている。

里親ファミリーホームは児童5〜6名が入所できるグループホームであり，夫婦である養育者と補助者，もしくは養育者1名と補助者2名以上による養育を行う。ファミリーホームは，里親が大きくなったものであり，施設が小さくなったものではないという位置づけが明確化されている。

8) 養子縁組・特別養子縁組

養子縁組は児童福祉サービスにはあたらないが，本項であわせて解説する。

養子縁組とは，民法において，実の親子関係がない者との間に嫡出子として縁組を行い，実子と同等の身分を与え，法律的に親子関係を成立させることである。

養子縁組には従来の普通養子縁組制度の他，社会的養護を必要とする児童などを対象にした特別養子縁組制度がある。両者の相違点は特別養子縁組の場合，原則として6歳未満の児が対象となり，その後の離縁が認められないこと，また戸籍への記載にあたり，実子として表示されるなど一定の配慮がなされることなどである。

IV. 障害児に対する児童福祉サービス

1. 乳幼児健診と事後グループ

本邦では母子保健法に基づく乳幼児健診が行われており，特に1歳6ヵ月児健診，3歳児健診は神経発達症などのスクリーニングにおいて，大きな役割を果たしている。また一部の地域では，5歳児に対し健診を実施している。

健診での一次スクリーニングの後，事後相談や事後教室などによるフォローが実施され，二次スクリーニングおよび育児支援として機能しているが，取り組みの状況は自治体により様々である。

2. 相談支援の体制

平成24年の児童福祉法の改正により，障害児に対する相談支援体制が整理された。障害児が通所等のサービスを利用する際に，介護保険における介護支援専門員（ケアマネージャー）に類似した，相談支援専門員によるアセスメント，相談などを行い，サービス等利用計画を作成することとなった。サービス開始後のモニタリングや計画の見直し等も実施されることとなっている。

このサービス利用計画の作成は平成26年度中には全ての対象者に実施することとなっていたが，全

国的に相談支援専門員，特に児童の領域に対応できる人員の養成が遅れており，大きな課題となっている。

また相談支援専門員はサービス利用計画相談以外にも，様々な一般的な相談にも応じることが求められているが，現状ではサービス利用計画の作成の実施を優先せざるを得ない状況があり，その対応状況は事業所，自治体により様々である。

また相談支援専門員の不足などのため，サービス利用計画を家族らが作成すること（セルフプラン）が認められている地域もある。

3．通所系支援

乳幼児健診や保育所の観察等で，発達の大きな遅れや偏りが認められた児童では，主に児童福祉法による通所支援が実施される。通所は養育者と児童，もしくは児単独で行われる。養育者とともに通所することで，親への支援を実施しやすくなるが，一方で養育者が長時間拘束されることによる負担や機会費用が増加することとなり，長期間の通所にあたってはそのメリット・デメリットを充分に評価する必要がある。

児童発達支援事業は児童福祉法に基づく通所事業で，従前の知的障害児通園施設や障害者自立支援法に定められた児童デイサービスなどを統合し，平成24年より実施されている。日常生活における基本的な動作の指導，知識技能の付与，集団生活への適応訓練などを目的としている。

児童発達支援センターは上記の児童発達支援に加え，保育所への訪問支援，相談支援事業の実施，児童発達支援事業所への支援などを併せて行うなど，地域支援の機能を持つ。

学齢児では，放課後や長期休暇に利用できる放課後等デイサービス事業がある。この事業は生活能力の向上などを目的とした療育の実施と，居場所の提供の二つの機能を持つ。

また普段障害児を観護している家族の用事，休息などのために，居場所や見守りを提供する日中一時支援事業を実施している自治体もある。

4．在宅系支援

障害の程度により，居宅介護（ホームヘルプ）の利用が可能である場合があるが，知的障害，発達障害児で利用されることは少ない。

また医療によるサービスとなるが，訪問看護により看護師，作業療法士，言語聴覚士などによる支援をうけることができる場合がある。

5．外出支援

行動上の困難が著しい障害児は，外出の際に行動援護の支援をうけることができる場合がある。行動援護では，外出時に専門性の高い研修を受けたヘルパーの付き添いが受けられるが，サービスの供給量は少なく，利用が難しいことも多い。

また外出に支援を要する障害児は移動支援（ガイドヘルプ）によるヘルパーの付き添いを受けることができる。この事業は障害者総合支援法の地域生活支援事業として実施されており，自治体の裁量が大きく，運用は地域によって大きく異なっている。一般的には通学を目的とした利用は難しいことが多い。

6．特別児童扶養手当・障害児福祉手当

障害を持つ児童を家庭で養育している家族に対しては，特別児童扶養手当が支給される。支給に際しては所得制限があり，医師の診断書が必要となる。児童精神科領域では知的障害児への支給が主であったが，平成23年の通知により知的障害を伴わない発達障害が対象となることが明記され，支給が増加している。

また知的能力障害の程度が最重度（おおむね IQ20以下）である場合などでは障害児福祉手当が受給できることがある。

7．入所支援

障害児の入所施設は医療型，福祉型の2類型が定められている。医療型施設は主に重症心身障害の児童が入所しており，知的障害児などでは福祉型の施設が利用される。

従来は成人期に至っても措置の延長により，入所を継続することが一般的であったが，平成24年の児童福祉法などの改正により，障害児・者の入所施設区分が明確化され，成人の施設入所支援の申請をしない場合には児童期のみの入所となる。

また家族の用事，病気，休息などのために，一時的に入所施設を利用する短期入所のサービスも利用可能である。

V. 家族を支える福祉

1. 生活保護制度

生活が困窮している世帯は生活保護を受給することができ，子どもの福祉においても重要な施策となっている。生活保護の受給により，学校教育法に基づく就学援助を受けることも可能となる。また医療についても扶助が適用され，給付される。また障害児がいる世帯では，生活保護費の加算が行われる。

医療の場面で生活保護受給に関する相談がなされた場合，親の健康や就労の状況と子どもの養育にかかる負担などを勘案し，また親や子どもの価値観なども尊重しながら，相談を進めていく必要がある。

やむを得ない場合，未成年者の単身世帯でも生活保護の受給が可能となることがある。

2. ひとり親家庭支援

現在，離婚率の上昇などにともない，ひとり親家庭が増加傾向にあり，その支援は大きな政策的課題となっている。

ひとり親家庭に対しては，児童扶養手当の支給，福祉資金の貸し付けなどの経済的な支援が行われている。その他，特別措置法などにより，母子家庭，父子家庭への就業の支援が実施されている（厚生労働省，2014）[13]。

また両親の離婚後のひとり親家庭では，低い養育費の受給率が課題となっている。平成23年度の全国母子世帯等調査（厚生労働省，2011）[14]では養育費を受給している世帯は，母子家庭で19.7％，父子家庭では4.1％に留まっている。平成23年の民法改正により離婚の際の養育費および面会交流について協議を行うことが明文化された。

VI. 福祉と医療との連携

児童精神科の臨床においては，福祉との連携，分担は必須となる。その際，福祉による支援のパラダイムや利用できるサービスについて，詳細に知っておく必要はないが，利用できる可能性のあるサービスを知らないと，利用の提案，紹介をすることもできない。また入所系施設の生活の様子や関わるスタッフ，在宅系支援のサービスの内容や支給量などについて，概要を知っておかないと，生活上の助言などが見当違いになりやすい。福祉サービスを利用するにあたっての医学的な助言や意見を求められることも多い。他領域との連携については，第1章IV『周辺のリソースとその連携』，第52章『施設における診療』も参照されたい。

文献

1) Reiss F. Socioeconomic inequalities and mental health problems in children and adolescents：A systematic review. Social Science & Medicine, 90, 24–31. 2013.

2) Drake B, Pandey S. Understanding the relationship between neighborhood poverty and specific types of child maltreatment. Child Abuse & Neglect, 20（11），1003–1018.1996.

3) 内閣府　子ども・若者白書，2013．http://www8.cao. go.jp/youth/whitepaper/h25honpen/index.html

4) 厚生労働省．平成25年国民生活基礎調査，2013 http://www.mhlw.go.jp/toukei/saikin/hw/k–tyosa/k–tyosa13/index.html

5) 髙橋重宏，才村純，山本恒ほか　児童相談所児童福祉司の専門性に関する研究．日本子ども家庭総合研究所紀要，47，3–61．2010．

6) 厚生労働省　児童相談所運営指針，2012．http://www.mhlw.go.jp/bunya/kodomo/pdf/tuuchi-91.pdf

7) 厚生労働省　乳児院運営指針，2012．http://www.mhlw.go.jp/bunya/kodomo/syakaiteki_yougo/dl/yougo_genjou_05.pdf

8) 厚生労働省　児童養護施設運営指針，2012．http://www.mhlw.go.jp/bunya/kodomo/syakaiteki_yougo/dl/yougo_genjou_04.pdf

9) 厚生労働省　情緒障害児短期治療施設運営指針，2012．http://www.mhlw.go.jp/bunya/kodomo/syakaiteki_yougo/dl/yougo_genjou_06.pdf

10) 厚生労働省　児童自立施設運営指針，2012．http://www.mhlw.go.jp/bunya/kodomo/syakaiteki_yougo/dl/yougo_genjou_07.pdf

11) WHO．国連子どもの代替養育に関するガイドライン．福村出版．2011．

諸問題

12) 厚生労働省　里親及びファミリーホーム養育指針, 2012. http://www.mhlw.go.jp/bunya/kodomo/syakaiteki_yougo/dl/yougo_genjou_09.pdf

13) 厚生労働省　ひとり親家庭等の支援について, 2014. http://www.mhlw.go.jp/stf/seisakunitsuite/bunya/kodomo/kodomo_kosodate/boshi-katei/

14) 厚生労働省　平成23年度全国母子世帯等調査, 2011. http://www.mhlw.go.jp/seisakunitsuite/bunya/kodomo/kodomo_kosodate/boshi-katei/boshi-setai_h23/

子どもの人権と児童精神科医療の倫理

58

吉川　徹

　児童，特に精神疾患や障害を持った児童は，しばしば権利の侵害を受けることがあり，それを守るためには，相当の配慮や規範の整備を要する。本章では近年の児童の権利擁護についての潮流を概説するとともに，特に我が国の児童精神科医療，医学において必要な知識，実務について解説を行う。

I. 児童の権利に関する条約

　『児童の権利に関する条約』は，世界的な観点から児童の人権の尊重，保護の促進を目指した条約であり，前文と本文54条からなっている。『こどもの権利条約』と呼ばれることも多い。国際人権規約が定める基本的人権を，児童の視点から捉えなおし，具体的な事項を規定している。この条約は1989年の第44回国連総会において採択され，1990年に発効した。日本は1994年に批准し158番目の締約国となったが，現在も一部の条項（第37条（c）自由を奪われた児童の取り扱い）の留保を継続している。

　この条約の特徴の一つとして，児童の人権の中に「意見を表明する権利」（第12条）を含んでいることが挙げられる（**表1**）。

　この条文は児童に影響を及ぼすすべての事項に及び，当然医療はその対象に含まれる。本条の主体は判断能力による制限を受けないと解釈されている（栃木県弁護士会医療における子どもの人権を考えるシンポジウム実行委員会，2007）[1]。自己の意見を形成する能力のある児童であれば，その判断能力の如何を問わず，意見を表明できるような援助を行うことが求められる。つまり一方的な保護の対象としての児童としてのみではなく，主体的に自らの処遇に関わる権利が認められているのである。ただしその意見については，児童の年齢及び成熟度に従って相応に考慮されることが求められており，意見の表明と自己決定とは必ずしも一致するものではない。

　またこの条約の中では，保健や医療に関する児童の権利について，第23条から第25条において明示されている（**表1**）。第23条では障害のある児童の権利が，第24条では保健，医療についての児童の一般的な権利がそれぞれ明記されている。第25条では当局によって収容された児童の定期審査に関する条文であるが，これは医療機関も対象となっており，精神保健福祉法による医療保護入院，措置入院，児童福祉法に基づく委託一時保護などがこれにあたる。これらの条文は児童精神科臨床における意志決定の際にも，参照されるべき内容であると考えられる。

II. 医療における児童の権利擁護

1. 医療における意志決定の考え方

　従来，児童は自らに関わる重大な決定をする際に，充分な判断力を持たないとみなされることが多く，意志決定への関与を制限されることがあった。

　医療における意思決定に関して，Charles ら（Charles, Gafni, & Whelan, 1999）[2]は，意志決定の主体と提供される情報の量に着目した概念を，以下の3つのモデルを用いて整理した。それらは，パターナリズムモデル（paternalism model），シェアードディシジョンモデル（shared decision model），インフォームドディシジョンモデル（informed decision model）の三つである。

諸問題

表 1　児童の権利に関する条約（抜粋）

第 12 条
　1　締約国は，自己の意見を形成する能力のある児童がその児童に影響を及ぼすすべての事項について自由に自己の意見を表明する権利を確保する。この場合において，児童の意見は，その児童の年齢及び成熟度に従って相応に考慮されるものとする。
　2　このため，児童は，特に，自己に影響を及ぼすあらゆる司法上及び行政上の手続において，国内法の手続規則に合致する方法により直接に又は代理人若しくは適当な団体を通じて聴取される機会を与えられる。

第 23 条
　1　締約国は，精神的又は身体的な障害を有する児童が，その尊厳を確保し，自立を促進し及び社会への積極的な参加を容易にする条件の下で十分かつ相応な生活を享受すべきであることを認める。
　2　締約国は，障害を有する児童が特別の養護についての権利を有することを認めるものとし，利用可能な手段の下で，申込みに応じた，かつ，当該児童の状況及び父母又は当該児童を養護している他の者の事情に適した援助を，これを受ける資格を有する児童及びこのような児童の養護について責任を有する者に与えることを奨励し，かつ，確保する。
　3　障害を有する児童の特別な必要を認めて，2 の規定に従って与えられる援助は，父母又は当該児童を養護している他の者の資力を考慮して可能な限り無償で与えられるものとし，かつ，障害を有する児童が可能な限り社会への統合及び個人の発達（文化的及び精神的な発達を含む。）を達成することに資する方法で当該児童が教育，訓練，保健サービス，リハビリテーション・サービス，雇用のための準備及びレクリエーションの機会を実質的に利用し及び享受することができるように行われるものとする。
　4　締約国は，国際協力の精神により，予防的な保健並びに障害を有する児童の医学的，心理学的及び機能的治療の分野における適当な情報の交換（リハビリテーション，教育及び職業サービスの方法に関する情報の普及及び利用を含む。）であってこれらの分野における自国の能力及び技術を向上させ並びに自国の経験を広げることができるようにすることを目的とするものを促進する。これに関しては，特に，開発途上国の必要を考慮する。

第 24 条
　1　締約国は，到達可能な最高水準の健康を享受すること並びに病気の治療及び健康の回復のための便宜を与えられることについての児童の権利を認める。締約国は，いかなる児童もこのような保健サービスを利用する権利が奪われないことを確保するために努力する。
　2　締約国は，1 の権利の完全な実現を追求するものとし，特に，次のことのための適当な措置をとる。
　　(a) 幼児及び児童の死亡率を低下させること。
　　(b) 基礎的な保健の発展に重点を置いて必要な医療及び保健をすべての児童に提供することを確保すること。
　　(c) 環境汚染の危険を考慮に入れて，基礎的な保健の枠組みの範囲内で行われることを含めて，特に容易に利用可能な技術の適用により並びに十分に栄養のある食物及び清潔な飲料水の供給を通じて，疾病及び栄養不良と闘うこと。
　　(d) 母親のための産前産後の適当な保健を確保すること。
　　(e) 社会のすべての構成員特に父母及び児童が，児童の健康及び栄養，母乳による育児の利点，衛生（環境衛生を含む。）並びに事故の防止についての基礎的な知識に関して，情報を提供され，教育を受ける機会を有し及びその知識の使用について支援されることを確保すること。
　　(f) 予防的な保健，父母のための指導並びに家族計画に関する教育及びサービスを発展させること。
　3　締約国は，児童の健康を害するような伝統的な慣行を廃止するため，効果的かつ適当なすべての措置をとる。
　4　締約国は，この条において認められる権利の完全な実現を漸進的に達成するため，国際協力を促進し及び奨励することを約束する。これに関しては，特に，開発途上国の必要を考慮する。

第 25 条
　締約国は，児童の身体又は精神の養護，保護又は治療を目的として権限のある当局によって収容された児童に対する処遇及びその収容に関連する他のすべての状況に関する定期的な審査が行われることについての児童の権利を認める。

（引用：日本政府による翻訳，http://www.mofa.go.jp/mofaj/gaiko/jido/zenbun.html より）

　パターナリズムモデルは，伝統的に行われてきた父権主義的な方法であり，医師が意志決定の中心となり，医師が患者に伝えるべきであると思う情報のみを提供する。

　シェアードディシジョンモデルでは，医師は患者の意思決定に必要な情報を提供しようとする。医師と患者は話し合いを重ねて，医師と患者が共同して意思決定が行われる。

またインフォームドディシジョンモデルでは，医師はシェアードディシジョンモデルと同様に，最大限の情報を提供しようとするが，医師と患者のみで意志決定を行うのではなく，患者は幅広く医師以外からも積極的に情報を収集し，患者自身で意思決定を行うという。

この三つのモデルにはそれぞれにメリット，デメリットがあり，一概にいずれが優れているかというものではないが，近年では医師が多くの情報を患者に提供しながら，意志決定を行うことが多くなっている（中山＆岩本，2012）[3]。

児童の医療の場合には，これに加えて患者側の意志決定者を児童自身とするのか養育者とするのか，また児童と養育者の間でのコミュニケーションをどのように支援するのか，評価するのかといった問題が存在する。

2．児童の同意能力

児童の医療に関わる意志決定に際しては，その判断能力の評価が課題となることがある。意思決定に関わる能力の発達について，Leikin は，疾患への理解，他の治療法やリスクを推論する能力が順次獲得されてゆき，一般的には14〜15歳以上になって医療に対する充分な自発的同意が可能になると述べている（Leikin，1983）[4]。

日本の法においては，例えば刑法では14歳未満の者の行為は罰しないとされており，この14歳を刑事責任年齢と呼ぶことがある。また臓器移植法においては民法の遺言可能年齢を参考として，15歳以上で意思表示の能力を認め，15歳未満であっても拒否を行うことができるとされている。ただし知的障害者等の臓器提供に関する有効な意思表示が困難となる障害を有する者では，それが判明した場合，年齢にかかわらず，当面臓器摘出は見合わせることとされている。

しかし一般的な医療の同意に際しては，このように年齢などで，一律にその意志決定の能力を判断することは好ましくない。児童の年齢や発達の状況，現在の精神症状や経過などを総合的に評価する必要がある。また判断能力が充分ではない場合であっても，その意見表明の権利は最大限に尊重される必要がある。

3．親の許可と児童のアセント

小児の医療に関して，アメリカ小児科学会の生命倫理委員会は意志決定に際して，親の許可と児童のアセントの二つの概念が必要であると述べている（Committee on Bioethics, American Academy of Pediatrics, 1995）[5]。同意に関連する能力が発達途上にある子どもは，医療についてコンセント（consent）することはできないが，そのかわりに行うのがアセント（assent）である。アセントには児童が自らの状態について発達に応じた理解を得られるよう支援すること，児童が治療や検査に何が期待できるかを示すこと，児童がどのように状況を理解しているのか，またその反応に影響を与えている要因を評価すること，患者の意志の表明を促すことが含まれる。

アセントに向けた支援の中で大きな課題となるのはいわゆる告知の問題である。倫理的側面のみでなく，治療者との信頼関係の構築や治療効果の観点からも，児童がそれぞれの発達に応じて状況の理解につながる支援を受けることが必要である。

このようなアセントの支援によって児童の意見表明が保障され，また児童の同意能力そのものの発達が促されることとなる。そして表明された意見は，子どもの年齢や発達段階に従って，意志決定の際に考慮される必要がある。

4．意志決定支援

これまで述べてきたように，現代の児童精神科医療に求められるのは児童の意見表明の支援，および親を含めたチームによる協同的な意志決定であると言える。

この意志決定は児童によって表明された意志を最大限尊重するとともに，児童の最善の利益（best interest）を目指すものでなければならない。しかしどのような状況をもって子どもの最善の利益とするかについては，判断する人のおかれた立場や，時代，文化，宗教，個人的な信念などによる影響を受ける。このために，子どもの最善の利益について異なる見解がありうるような複雑な課題に関しては，意志決定は様々な立場にあり，それぞれに児童の最善の利益を尊重している関係者が関わることが必要となり，可能であれば児童本人も話し合いに関わること

が望ましい。意志決定に際しては，その選択までのプロセスが重要となるのである。

5. 倫理的問題へのチームでの対応

複雑な倫理的問題に際しては，医療チーム内部でも倫理的課題を中心においた事例検討を行う必要がある。このカンファレンスは患児に関わるできるだけ多くの職種が参加することが望ましく，医師，看護師，ソーシャルワーカー，保育士などに加え，必要があれば法律家や教育，福祉領域の支援者なども参加できるとよい。

こうした検討の際に，有用なツールとして「臨床倫理の四分割法」(白浜，1997)[6]が開発されている。これは臨床的な倫理的課題に関連する問題を，「医学的適応」，「患者の意向」(代理決定の問題は個々に含まれる)，「QOL」，「周囲の状況」の四領域に分割し，網羅的に検討する目的で作成されている。それぞれの領域に考慮に入れるべき項目のリストが用意されており，できる限り全ての領域に一つ以上の問題を入れて，検討することが求められている。

このように医療チーム内においての検討であっても，その判断の根拠が医学的適応に偏りすぎることを避ける配慮が必要である。

6. 児童精神科医療における意志決定に関する実務的課題

児童精神科医療に関わる種々の意志決定に関する原則を述べてきたが，実務上問題となりやすいいくつかの状況については，主に法的観点から整理を行っておく。前述の四分割法による検討にあたっては，「周囲の状況」として取り扱われるべき項目である。

1) 精神病床への入院の同意

精神保健福祉法においてまず問題となりうるのは児童の任意入院の取り扱いである。未成年であったとしてもその同意の能力がないと評価される場合でなければ，任意入院は可能である。ただし未成年者では民法上の行為能力(入院契約に必要な能力)は制限されており，これについては親権者の同意を必要とすることを念頭に置く必要がある。

また医療保護入院に関する扱いは平成26年の改正で大きく変化しているため，注意を要する。この改正により医療保護入院には従来の「保護者」による同意に変わって，「家族等」の同意を必要とすることとなった。この「家族等」には扶養義務者の他，親権を行う者や未成年後見人などが含まれる。

ここで注意すべきなのは，入院に同意に際しその優先順位などは定められておらず，家族等のうち，誰か一人の同意があれば入院を行うことができる点である。

このため，両親が親権者である場合，原則として両親の同意を得るようにし，親権者としての同意で入院を行うこととなるが，一方の親の同意が得られないような場合，他方の親の同意のみによって入院することも可能である。また親権者以外の扶養義務者(祖父母，成人したきょうだいなど)の同意による入院も可能であるとされている。ただしこの場合であっても，できる限り親権者全ての同意を得ることができるように努める必要があると考えるべきであろう。

2) 一時保護中の精神科医療機関受診

児童相談所による一時保護の期間中に，医療機関への受診を要する場合，医療に関する意志決定を行わなければならない場合が，しばしば生じる。児童福祉法では一時保護の期間中は，児童相談所長，児童福祉施設の施設長，小規模住居型児童養育事業における養育者又は里親が児童の監護に関し，その児童の福祉のため必要な措置をとることができることとされている。監護には児童の医療機関との契約(受診申込)の代行や同意の権限が含まれている。

更に平成24年の民法改正に伴う児童福祉法の改正により，児童の親権者が児童相談所長等が行う監護，教育及び懲戒に関する措置を不当に妨げてはならないことが明確化された。それに伴って『「児童相談所長又は施設長等による監護措置と親権者等との関係に関するガイドライン」について(雇児総発0309第1号)』(厚生労働省，2012)[7]が発出されている。実務上は本通知を参照の上，必要時には関係諸機関に解釈などの確認を行う必要がある。

本通知においては，法で禁止される「不当に妨げる行為」として「児童に必要とされる医療(医療機関(精神科を含む。)での診察，検査，治療(薬物療

法，処置，手術等）など。入院によるものを含む。）を正当な理由なく受けさせない行為」が明記されている。ただし医療保護入院の同意に関しては，精神保健福祉法において「当該精神障害者の配偶者，親権を行う者，扶養義務者及び後見人又は保佐人」の同意を要するとされていることから，監護権者による同意によって，行うことはできない。

上記より，一時保護下においては，児童相談所長等よりの申込による精神科医療機関への受診を行うことができるが，権利擁護の観点からも，また最善の治療効果を期待する観点からも，当然できる限り本人，および親権者等の同意を得る努力をし，可能であれば親権者も受診に同行できるよう配慮すべきである。

3) 医療ネグレクトへの対応

親権者が児童に必要な医療の提供を行わず，医療ネグレクトと考えられる場合について『医療ネグレクトにより児童の生命・身体に重大な影響がある場合の対応について（雇児総発 0309 第 2 号）』（厚生労働省，2012)[8]とする通知が発出されている。

本通知は，精神科医療を受けさせないことにより，児童の生命・身体に重大な影響があると考えられる事例も対象とすることが明記されている。

一般的な医療の提供に際しては，前項の一時保護を実施した上で，観護措置として行うことが可能であるが，重大な侵襲を伴う場合などでは，親権者の同意を得ずに医療を行うことを医療機関が躊躇する場合がありうる。そうした際には児童相談所長などが家庭裁判所に対し，民法に定められた親権停止ないし喪失の請求，またその保全処分の請求を行い，その審判を経た上で対応することとされている。審判を待つことができないなどの緊急時には，前述の観護措置を持って医療を行うことが必要となる。

ただし精神保健福祉法に基づく医療保護入院については，児童相談所長等に同意の権利は与えられておらず，親権停止・喪失またはその保全処分が必要となる。また児童に自傷・他害のおそれがある場合には，措置入院の対象となり，精神保健指定医の診察の結果により，入院が可能となる。

4) 未成年後見人

成年後見人の場合とは異なり，未成年後見人は児童の観護を行うことができ，医療の同意を行うことができる。また医療保護入院においても，同意者となることもできる。なお未成年後見人が選任されていた場合でも，他の家族等による同意により入院することは可能であるが，それが選任された事情などを鑑み，後見人の同意を確認することが望ましいとされている。

7．療養環境の整備

児童の入院治療を行う場合，その病棟は治療の場であるとともに，生活の場でも有り続けることへの配慮が必要である（田中，2014)[9]。親の付き添いや面会，馴染んだ衣服やおもちゃ等の使用，遊びの確保，通学と学習の確保などに最大限の配慮を行う必要がある。医療の場であるという理由から，安易な生活の制限が行われることがあり，この点には常に留意しておく必要がある。

特に児童精神科領域の治療では，治療上必要とされる生活の制限が拡大しやすいことに常に留意し，その必要性の検討を繰り返し行うことが望ましい。また子どもの病状やおかれている環境には高度な個別性があることも考慮し，病棟の規則などによる一律の制限などは必要最小限に留めることが必要である。

またこうした環境を整える際に，子ども療養支援士，チャイルドライフ・スペシャリスト，ホスピタル・プレイ・スペシャリストなどの療養環境支援に関わる専門職を活用することも検討されるべきである。

文献

1) 栃木県弁護士会医療における子どもの人権を考えるシンポジウム実行委員会　医療における子どもの人権．明石書店．2007.
2) Charles C, Gafni A, Whelan T. Decision-making in the physician-patient encounter：revisiting the shared treatment decision-making model. Social Science & Medicine, 49：651-661, 1999.
3) 中山和弘，岩本　貴　患者中心の意思決定支援：納得して決めるためのケア．中央法規出版．2012.
4) Leikin SL. Minors' assent or dissent to medical treatment. Journal of Pediatrics, 102：169-176. 1983.
5) Committee on Bioethics, American Academy of Pediatrics. Informed consent, parental permission, and assent in

諸問題

pediatric practice. Pediatrics, 95（2）, 314-317, 1995.

6）白浜雅司　臨床倫理 Clinical Ethics の考え方. 家庭医療 5：12-16, 1997.

7）厚生労働省　児童相談所長又は施設長等による監護措置と親権者等との関係に関するガイドライン. 2012. http://www.mhlw.go.jp/bunya/kodomo/pdf/dv120317-2.pdf

8）厚生労働省　医療ネグレクトにより児童の生命・身体に重大な影響がある場合の対応について. 2012. http://www.mhlw.go.jp/bunya/kodomo/pdf/dv120317-1.pdf

9）田中恭子（編）　子ども療養支援. 中山書店, 2014.

59 現代社会と子どもたち

大高一則

I. はじめに

1. K. Y. 君をめぐる状況

K. Y. という言葉が若者の間で流行ったことがある。「空気が読めない」子どもや青年を略してそう呼ぶという。そうした子どもの中には発達障害の子どもが多く含まれている。ここで考えたいのは K. Y. が問題にされる状況についてである。ひとつは KY に代表される発達障害といわれる子どもや青年の存在が問題になってきた状況である。もうひとつは KY 君を取り巻く子どもや青年の状況である。我々の子ども時代，子どもたちは空気を読んで行動していただろうか。空気が読めないから「子ども」だといっていたのではないだろうか。KY の概念が出てきた背景には，現代の子どもの多くが周囲の空気を読まないと生きていけないと感じていることがある。他人を傷つけないように，そして自分も傷つかないように細心の注意を払って対人関係を作ろうとする子どもたちの心は，KY として集団からはじき出された子どもと同様に「孤独」である。

2.「誰でもよいから殺したかった!!」

最近の殺人事件をみていると，親が子どもを殺した事件や子どもが親を殺した事件など家族内の殺人事件が多くなった印象がある。しかし一方で「誰でもよいから殺したかった」と何の脈絡もなく突然赤の他人に刃物を向けるような物騒な事件やニュースが後を絶たない。子どもや青年を取り巻く社会の中では，極端にいえば名前をちょっと知っているような他人が減って，家族のような濃密な対人関係を主にする集団か，空気を読まなければ生きていけない学校集団か，後は誰だかわからない他人しかいない社会といわれる場しかないともいえる。ちょっと名前を知っている他人との付き合いは避け，できる限り他人と関わらなくなった現代の大人や子どもたちにとって「フーテンの寅さん」や「サザエさん」のような存在は遠い昔話になってしまった。

3. 失われた日本の風景

図 1[1)]は 1953 年当時の東京の子どもたちの様子である。現代都市といわれる東京でも半世紀前はこのように子どもたちが「路地」で遊んでいた。自動車産業がまだ盛んでない時代，子どもたちは路地といわれる舗装されていない道路や開発されずに残された空地で暗くなるまで遊んでいた。そこには漫画のドラえもんのジャイアンのようなガキ大将がいて，異年齢の子どもたちが小さな集団を作っていた。その集団は少し「悪さ」もした。塀の外から柿を盗む。しかし見つかると「こらー！」と怒る近所のおばさんやおじさんが追いかけてきた。悪さをしつつもそれを認めてくれる人と人とのつながりがあった。この子どもたちの乗っているのは竹馬という遊具である。竹の先に木の踏み台をつけて乗る遊具だが，まだまだ残っていた竹やぶでとってきた竹を，子どもたちが自分たちで切って作ったのではないだろうか。竹馬の長さがみな違っている。すべてではないが，当時の子どもたちは遊び道具を自分たちで作った。また，遊びの中でルールを自分流に変えるなど工夫をして遊んでいた。図をよくみると真ん中の塀の下に影のような暗闇がある。光り輝く都市化した

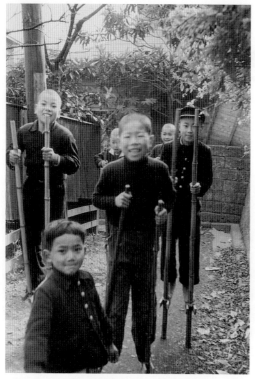

図1 失われた日本の風景（東京都港区飯倉片町　昭和28年12月　写真：薗部澄）

現代社会が忘れてしまったもののひとつである。今はあまり見られないが、当時は当然だった「ポットン便所」や悪いことをすると閉じ込められる「押し入れ」の闇は子どもたちに言い知れぬ恐怖を感じさせていた。「となりのトトロ」のまっくろくろすけ（ススワタリ）は、昔はどこにでもいたのだ。しかし何より印象的なのは子どもたちの屈託のない笑顔である。こうした子どもたちだけの遊び集団は、1960年代に始まる高度経済成長による社会変動の中で失われていった。では現代社会に生きる子どもたちはどのような環境の中で生きているのだろうか。

II. 産業構造の変化と子どもたちを取り巻く社会

社会変動と子どものあり方を考える時、現代日本の社会・経済的な変化を知っておくことは大切である。1960年代に始まる高度経済成長は日本社会の産業構造を大きく変化させた。経済の主体は農業や水産業などの第一次産業から、重化学工業中心の第二次産業に変化した。1973年のオイルショックはこうした重工業中心の産業構造を再び大きく変化させた。1980年頃から高度な技術を必要とする産業や第三次産業といわれるサービス業、情報産業などが主体の産業構造になっていく。その後1980年後半におこるバブル経済は1990年初頭をピークに下落の一方になる。いわゆるバブル経済の崩壊である。1991年から日本は20年以上バブル経済崩壊後の不況の時代（失われた20年）を経験することになる。現代日本は経済や情報のグローバル化、IT化などの技術革新が進み現代日本はかってない社会構造の中にいる。

このような産業構造・経済構造の変化は人々の生活やライフスタイルを大きく変化させた。大都市への人口の集中と地方の過疎化、衣食住全域における消費文化の浸透、インターネットやマスメディアによる情報の氾濫、産業や経済のグローバル化に伴う地球規模での社会的矛盾の噴出である。これまでプラスと思われていた経済発展の負の部分、すなわち自然環境の破壊、地球温暖化、環境汚染などの課題が地球規模で進んでいる。成熟社会といわれる現代日本で子どもの心の問題を考える際に必要な社会的特徴が三つある。一つは高度消費社会、もう一つは高度情報化社会、そして格差（貧困）社会である。ここではその三つの特徴と子どもの社会にどのような影響があるのか考えてみたい。

1. 高度消費社会

資本主義経済ではあらゆるものが商品になりえる。高度消費社会ではこれまでモノを買うという消費ばかりでなく、情報やサービスも消費の対象になるなど、消費パターンは多様化し複雑化している。これまで育児、家事、介護などはアンペイドワーク[注1)]といわれていた。そうした部門にも企業は積極的に乗り込んでくる。子どもの生活の中での育児や家事も外注化が進み、すでにそれはなくてはならないものになってきている。高度消費社会は「生活に必要なものを買うのではなく、自分と他人を区別する一つの「記号」としてモノや情報を消費する」といわれている[2)]。生きるために必要な情報やモノがどれだけあるだろうか。どんな携帯を持ち、どこのブランドの服を着て、何を食べるか。私たちは他

人と少しでも違う情報やモノを持ち消費することで他人と自分の違いを認識し安心しているのではないだろうか。こうした現象が子育ての中にも多数生じてきている。子どもたちに何を与えるか，どの学校で教育を受けさせるか，自信のない親たちはマスコミやインターネットを通じて人と比較して多数の情報やモノを手に入れる。

2. 高度情報化社会

　高度に情報化された世界は国際的なニュースも瞬時に世界に広がる。インターネットをベースにした高度情報化社会では，人間関係，経済，行政，政治など多くの領域で国際化（グローバル化）が進行している。これまで一部の階層の人々が，特別な場所でしか手に入れられなかった情報も，自宅に居ながら瞬時に手に入るようになった。それは人々の生活をより便利により豊かにする一方，人と人のつながりを避けても生きていくことができる環境が生み出される結果となった。世界で起こった大事件も，クラスや隣近所でのもめ事も同じ重さしか持ちえないような状況が生み出されている。情報を如何に手に入れるかではなく，その情報を如何に理解し，如何に利用するかが問われている時代である。言い換えれば情報を得る側に豊かな想像力が必要な時代になったといえる。このような高度情報化社会では時間的にも空間的にも従来の概念を打ち破るボーダレスの仮想社会がある。現代を生きる子どもたちはゲームやインターネットを通じて距離感のない様々な情報が生み出す仮想空間で体験をする一方で，現実的なリアルな社会を生きるという二重構造の中で生きている。

3. 「格差」社会から「貧困」社会へ

　バブル崩壊後，社会階層間の格差が大きくなった。格差社会では，階層間の相互流入が困難で社会が閉鎖的になり，様々な社会問題を生んでいる。日本の場合，教育に金がかかるため，富裕層しか高学歴・高収入を望めない状況や，若者の無業者の増加は，「努力しても報われない」「将来に希望が持てない」と考える若者の増加を意味している。経済的貧困，知的・身体的・精神的障害，単身家族，外国人など「社会的弱者」への支援や配慮がない社会が生まれている。子どもがどの階層に生まれるかによって，子どもの将来が決まってしまうような現代日本のあり方は決して好ましいものではない。

【子どもの貧困】

　ここでは子どもの貧困について考える。岩田[3]はその著書の中で「貧困とは，格差とは異なり「あってはならない」という価値観があってはじめて発見されるものだ」という。高度経済成長をした日本で「貧困」の問題は忘れ去られてきた。しかし最近ワーキングプア[注2]の問題などを通じ再度「貧困」が話題にのぼることが多くなった。

　平成22年（2010年）「国民基礎調査」での相対的貧困率[注3]は，全体で16.0％，子どもで15.7％となっている。6人から7人に1人が貧困層にあたるというのが日本の現実である。一方，子どものいる世帯の相対的貧困率は14.6％であり，そのうち，おとなが1人いる世帯の相対的貧困率は50.8％になるという[4]。

　また，経済協力開発機構（OECD）では，2000年半ばまでOECD加盟国の相対的貧困率を公表しているが，これによると，我が国の相対的貧困率は14.9％と，OECD加盟国30か国中27位と高い数字になっている。特に子どものいる現役世帯のうち大人が1人いる世帯の相対的貧困率が加盟国中もっとも高くなっている。こうした指標からみて，ひとり親世帯等，大人が1人で子どもを養育している家庭において，特に，経済的に困窮している状態が伺える[4]。

　これらはそれぞれの世帯の経済的指標であるが，後述するように教育費の私的負担の高い日本の状況では，貧困層が高等教育を受けることが困難で貧困が連鎖していく状況がある。阿部[5]は「15歳の貧困」→「限られた教育機会」→「恵まれない職」→「低所得」→「低い生活水準」という子ども期の貧困が，子どもが成長した後にも継続して影響を及ぼしていることを強調している。

　また，貧困世帯においては衣・食・住すべての環境にわたり劣悪になりがちで，「児童虐待」として保護された501例を分析し，「生活保護世帯」が19.4％，「市町村民税非課税」「所得税非課税」世帯を合わせて26％であることがわかったという[6]。このように

親の経済的困難は，親のストレスを増し，子育て環境を劣悪にしていくと考えられる。

以上現代日本のあり方を踏まえた上で，子どもたちの現実的生活がどうなっているかを考える。

III．子どもの生活

ここでは子どもの生活を，阿部[7]の論を援用して「つながり」「居場所」「役割」という3つに分けて考える。

1．つながり

人は，人とつながらない（関係をもたない）と生きていけない。しかし，現代の子どもたちは，積極的に人と関わる必要性を感じることが少ない環境の中で生きている。また，つながりを持つための技術である人とのコミュニケーションを学ぶ機会も圧倒的に少ない。前述のように K. Y. でないと自覚する多くの子どもたちは，「この世の中は空気を読まないと生きていけない」と感じている。物心がついた頃から，多くの子どもたちは家庭でも学校でも「空気」を読みながら生きている。人を傷つけないように，また自分も傷つかないように生きている。表面的な対人関係というのは簡単であるが，子どもや青年の孤立感は深い。そうした関係しか知らない子どもたちに対して私たち大人はどのように彼らと関わろうとするのか。表面に出された子どもの生き方の背景に深い傷つきや孤立感があることを想像しつつ，彼らの気持ちに共感していくことが望まれる。

2．居場所

子どもたちの生きる場が変わってきている。

①家庭：現代は格差社会であることは前述した。戦後の平均的家族は，両親と2人の子どもが3DKに住み中産階層に属しているというイメージがある。しかし近年平均的なわが家のイメージと異なる家族が増えてきた。それは母子家庭などの家族の外的構成要因ばかりをいっているだけではない。家族成員にはそれぞれ自分の思いの中で描いている言葉として表出されることのない「わが家」イメージがある。何事もない時は家族成員間で，現実とイメージのず

れは気づかれないが，家族としての統合がひとたび破綻すると二つの間のギャップが浮かび上がる。現代家族は，急激な社会変化の中で親の世代と，子どもの世代で全く体験や環境が異なる世界を生きている。また，夫婦間でそれぞれの育ってきた「家族」環境が異なることも十分に意識されないまま結婚に至るため夫婦間で家族イメージが大きく異なることも多い。そうした中で家族成員間における統一した「わが家」イメージが描きにくくなってきている。夫婦や世代間により価値観の違いが強すぎるため，夫婦間や，親子間で，どちらかが違いを主張せず全面的に折れて「家族」の体裁を保っている家族が多くみられる。家族間で違いを意識し十分に折り合っていると思われる家族が極端に減ってしまった。家族は社会という波間に浮かぶ島のようにそれぞれの家族がまったく異なるばかりでなく，家族成員間でそのイメージが異なることを意識しないと家族としての統合が難しい時代になってきている。

②学校：日本の教育システムは近代日本が生まれた明治以来大きな変化がない。1人の教師が多くの生徒に同一の知識を同様の手法で教育するというシステムはその効率性から，戦後日本の義務教育体制も大きな変化を受けず現代まで継続されている。すなわち日本の初等中等教育が行われる公立学校では，全児童・生徒に平等な教育を施すことを重視しているといえる。反面個々の能力や習熟度など個々のニーズに応じた教育はあまり行われてこなかった。公教育の中で大きな変化があったとすれば2007年4月から施行された特別支援教育への転換であろう。理念としてはそれぞれの子どもたちのニーズに応じた支援を行うことが掲げられているが，実際には経済的・人的資源の問題もあり，まだまだ十分といえる状況ではない。

2008年から2009年度の国内総生産（GDP）に対する全教育段階の公財政教育支出の割合は3.6%であり，OECD各国平均5.4%を大きく下回っている。また，高等教育の割合も0.5%で，OECD各国平均1.1%を大きく下回っている[8]。一般的に日本の教育費は私的負担により支えられている。日本の教育費の公的負担が低いことは，経済的に困難な家庭の教育環境に直結し，教育格差が世代を超えて固定化していく恐れが指摘されている。

③地域社会の崩壊と新たなネットワークの形成の

必要性：先日都会のある閑静な住宅街で子どもたちが道路で遊んでいたところ，地域住民から警察に通報されたという。これは住民の善意からの通報であっただろう。しかし，このことは子どもが子どもだけで遊ぶ空間がなくなってしまったことを示唆している。子どもたちは，大人が決めた公園や遊び場か，水泳教室や学習塾など大人に常に見守られる空間のなかでしか生活できなくなっている。これは，これまであったような地域の人々の穏やかな視線の中で，子どもが見守られ，のびのび育つことが難しくなったことを示している。子どもはその生活の多くを家庭，学校，自宅周辺の地域で過ごしている。町内会や消防団など既存の地域システムは，地域住民の老齢化，単身者や共働きが多いアパートやマンションの増加，過疎化などのために崩壊の危機にある。一方私的ボランティアやNPO法人などさまざまな組織が運営されるようになった。既存の組織に頼るだけではなく，公的・私的の枠を超えた地域における「子どもの心の成長を支える」ための組織間のネットワークづくりが望まれる。

3．役割（＝自己評価）

　子どもたちが社会で生き生きと生活するためには，家庭・学校・社会，それぞれで自分が役に立っているという自己評価が是非とも必要である。しかし日本の親や教師はあまりほめて伸ばすことが上手ではない。また子どもたちが，外面がよいいわゆる「よい子」を演じていることが多いため，彼らの内的な自己イメージに届くようなメッセージを与えることができていないことが多い。子どもたちは家庭，学校，塾や習い事などの中で，偏差値に代表される周囲の子どもたちとの比較の中でしか己の価値を感じられない。どの子どももその子がその子らしく個性的に生きることが，そのまま認められるような社会が望まれる。

IV．おわりに‥望まれる「社会の懐の深さ」

　子どもは生んだ親が育てるのではなく，生まれてきた社会が育てるべき存在だと考える。残念ながら今の「大人」の中にそう考える人はどんどん減ってきている。1対1の親子関係が主の人間関係の中で

育つ子どもは，社会をそうしたものと考えない。そうしたなかで多くの子どもが過剰適応の中で孤立する。また社会に出るという課題がある前思春期に，これまで育んでこなかった「社会性のなさ」でつまづくことが多くなっている。

　生きることに余裕のない，生きづらい現代だからこそ，大人も子どもも社会のあり方や生き方を考え直し，「社会の懐の深さ」を考えなおす時期にきていると考える。

注

注1）アンペイドワーク：無報酬労働（支払われない労働）のこと。国連によれば大きく二つに分けられるという。一つは開発途上国における児童や女性の労働などにみられるGNPなどに評価されないインフォーマル（非正規）な労働である。もう一つは育児，家事，介護やボランティア活動など本来経済活動ではないが必要な労働である。ここでは後者の意味で用いている。

注2）ワーキングプア：正社員並みにフルタイムで働いても，日常生活の維持が困難なほどの収入しか得られない就労者の社会階層のことをいう。総務省の統計などから2007年には675万世帯いると推定されている。

注3）相対的貧困率：OECDの定義によれば，相対的貧困率を，世帯人数で調整した世帯全員の可処分所得（等価世帯所得）が，貧困線を下まわる世帯に属する個人の割合としている。貧困線は，等価世帯所得の個人単位の中央値の50％としている。また，子ども（18歳未満）の相対的貧困率は，等価世帯所得が貧困線を下まわる世帯に属する子どもが，全子ども数の中で何パーセントを占めるかを表している。

文献

1）薗部　澄，神崎宣武　失われた日本の風景．p30，河出書房新社，2000．

2）馬場政幸　消費社会と子どものゆくえ．（谷川彰英編）迷走する現代と子どもたち．pp199-287，東京書籍，2000．

3）岩田正美　現代の貧困．p9，筑摩書房，2007．

4）内閣府　24年版子ども・若者白書．pp30-31，2012．

5）阿部　彩　子どもの貧困．p24，岩波書店，2008．

6）川松　亮　虐待のハイリスク要因としての貧困（浅井春夫，松本伊智朗ほか編），子どもの貧困．pp90-91，2008．

7）阿部　彩　弱者の居場所のない社会．講談社，2011．

8）OECD　図表でみる教育：インディケータ　カントリーノート2012（web上で公開：http://www.oecd.org/education/EAG2012%20-%20Country%20note%20-%20Japan%20（JPN）．）

60 児童精神医学のこれから

本城秀次

これまで，児童精神医学の歴史については，いくつかのものがものされてきた。しかし，児童精神医学のこれからについて書かれたものはあまり見かけないように思う。

前者の作業がこれまでに形を成したものをより明瞭に描ききることであるのに対し，児童精神医学のこれからを描き出すのは，まだはっきりと形を成していないものに形を与えることが必要である。このようにまだ見ないものに形を与えるという作業は，豊かな可能性を持った者にして初めて可能となるものである。

筆者はそのような才能には恵まれておらず，児童精神医学のこれからを思い描くのには適していないと自覚している。しかしここでは，この先児童精神医学がどのように発展すべきかという問題を主としながら，将来の児童精神医学がどのようなものであるべきかここで検討してみたいと思う。

I. 児童精神医学の教育体制について

わが国の児童精神医学の発展にとって重要な障害と考えられていた最大のものが，わが国では，児童青年精神医学講座，あるいはその診療科である児童青年精神科が，一つの独立した医学領域として十分に認められて来なかったことが挙げられる。

アメリカ，ヨーロッパなどにおいては，20世紀前半から児童精神医学が Child Guidance Clinic 等において実践されるようになり，児童精神医学の存在が社会的に十分認識されてくるようになった。それとともに，医育機関においても児童青年精神医学講座の存在が認識されるようになり，1930年に Kanner,

L. は Johns Hopkins 大学にフルタイムで診療を行う児童精神科外来をアメリカの医育機関としてははじめて開設した。これを契機に世界各国の医育機関に児童青年精神医学講座が急速に設置されるようになった。そして，世界的には児童青年精神医学講座のない医学部など存在しない状況となっている。

それに対してわが国では，1968年に横浜市立大学附属病院に小児精神神経科が独立した診療科として設置され，さらに1975年には，東海大学医学部にわが国の医学部としては初めて，主任教授をはじめ全スタッフをそろえた診療科として，児童青年精神科が設立された。しかしその後この診療科も独立した診療科としては存続しえなくなり，縮小された状態が続いている。

このようにわが国における児童青年精神医学の発展を見てみると20世紀末まで完全に後れを取っていたと言える。そうした中で，2000年前後を境として，医育機関において児童青年精神医学の領域を拡充しようという動きが急速に高まってきた。

すなわち，2002年には名古屋大学附属病院に「親と子どもの心療部」，信州大学医学部附属病院に「こどものこころ診療部」が設置された（本城，2005）[1]。完全な診療科ではないが，中央診療施設として，児童精神医学の診療施設が同時に複数の医学部に設置されたことはこれまでになく，文部省の姿勢が変化してきたことが推測された。

その後もこのような動きは続き，2003年には千葉大学病院と神戸大学病院，2004年には香川大学病院，2005年には東京大学病院に同様の診療施設が設置され，最近では全国の医学部の中で子どもの精神的問題を取り扱う部門が設置されているところは以下のように増えてきている（**表1**）。

510

表1 わが国の主な大学病院における児童青年精神医学の施設一覧

大学病院名と施設名称	施設有無	大学病院名と施設名称	施設有無	大学病院名と施設名称	施設有無
旭川医科大学	なし	自治医科大学	あり	京都大学	あり
札幌医科大学	なし	とちぎ子ども医療センター子どもの心の診療科（県立の児童病院が母体）		人間健康科学系専攻　発達障害支援医学講座（寄附講座，ただし研究講座）	
北海道大学	あり	獨協医科大学	なし	京都府立医科大学	なし
児童思春期精神医学講座（寄附講座，札幌市）		群馬大学	なし	滋賀医科大学	あり
弘前大学	なし	山梨大学	なし	小児発達支援学（寄附講座，滋賀県）	
岩手医科大学	なし	昭和大学	なし	奈良県立医科大学	なし
東北大学	なし	新潟大学	なし	和歌山県立医科大学	なし
秋田大学	なし	信州大学	あり	神戸大学	あり
山形大学	なし	医学部附属病院　子どものこころ診療部		親と子の心療部	
福島県立医科大学	なし	富山大学	なし	鳥取大学	なし
杏林大学	なし	金沢医科大学	なし	島根大学	なし
慶應義塾大学	なし	福井大学	あり	岡山大学	なし
順天堂大学	なし	子どものこころの発達研究センター		広島大学	なし
帝京大学	なし	愛知医科大学	なし	山口大学	なし
東京医科歯科大学	なし	名古屋市立大学	なし	徳島大学	なし
東京大学	あり	名古屋大学	あり	香川大学	なし
大学院医学系研究科脳神経医学専攻　統合脳医学講座こころの発達医学分野		医学部附属病院　親と子どもの心療科		愛媛大学	なし
東邦大学	なし	藤田保健衛生大学	なし	高知大学	あり
日本大学	なし	岐阜大学	なし	医学部附属病院　子どものこころ診療部	
昭和大学	なし	浜松医科大学	あり	九州大学	あり
聖マリアンナ医科大学	なし	子どものこころの発達研究センター		子どものこころの診療部	
横浜市立大学	あり	三重大学	なし	久留米大学	なし
横浜市立大学附属病院小児精神科		大阪医科大学	なし	福岡大学	なし
東海大学	なし	大阪市立大学	なし	佐賀大学	なし
北里大学	あり	大阪大学	あり	長崎大学	なし
医学部地域児童精神科医療学(寄附講座，相模原市)		子どものこころの分子統御機構研究センター		熊本大学	なし
埼玉医科大学	なし	近畿大学	なし	大分大学	なし
千葉大学	あり			宮崎大学	なし
大学院医学研究院附属子どものこころの発達研究センター				鹿児島大学	なし
				琉球大学	なし

　しかし，これらの組織はいずれも1, 2名の常勤医師で運営されており，児童青年の精神医学の教育，研究，診療を充実した形で行って行くためには，あまりにもスタッフが少ないと言わざるを得ない。今後の児童青年精神科の組織の充実が期待される。

II. 医療分野におけるこれからの活動

　これまで医療の領域で児童精神医学が十分に評価されず，どちらかと言えば，軽視されてきたことを

述べた。

　しかし，近年になって発達障害を示す子ども達が多く見いだされるようになり，またこれらの症例が成人になって初めて適応上の問題を起こしてくるなど，様々な問題を起こしてくるようになり，これまで発達障害にほとんど注目してこなかった成人精神科医もこれらの病態に関心を向けるようになってきた（牛島，2006）[2]。

　これまで，児童精神医学と成人精神医学の間では，取り扱う精神障害にも違いがみられ，相互に独自の活動をしてきたと言えるかもしれない。しかし，近年の発達障害を巡る状況はそのような成人精神科医と児童精神科医のすみわけを切り崩し始めているように思われる。成人期の症例において多くの精神障害と発達障害との鑑別を行わなければならないなど，成人精神科医も児童精神科医もともに困難な作業に直面することになってきた。成人精神医学の多くの症例について，その生育歴を聞いてみると，過去に発達障害の症状がみられたことが明らかとなることがしばしばであり，これまで，成人期の障害と考えられてきた精神障害に発達障害の症状がしばしば一般的に併存していたのではないかと考えざるを得なくなってきた（本城，2013）[3]。成人精神医学と児童精神医学は，これまでのように互いに独立したものとして存在することはできず，相互に影響しあいながら新たな精神病理学を構築していくことを要請されるものと思われる。その際には発達という概念がキーワードとなると思われる。

　児童精神医学はわが国では，まだ発展途上にあり，十分に成熟したものとはなっていない。それ故，児童精神医学はまだまだ一つのまとまりを持った活動態であるべきであると思われるが，すでにその内部にさらなる専門領域が分化し始めているように思われる。我々児童精神科医は同僚たちを主として乳幼児を対象とする，発達障害の専門家であるとか，思春期の子どもの自立の問題などを専門とする児童精神科医であるとか，周りの児童精神科医を色分けしてみているのがしばしばである。このようにある専門領域がさらに細分化されていくのには，その学問領域がさらに細密化され，より充実したものになっていくという事実の表われであることが多い。このこと自体はある意味で望ましいことであるが，児童精神医学を発達障害の医学であるかのように矮小化してしまう危険性もあると思われる。

　筆者自身が乳幼児精神医学という学問領域を提唱しており，それによって，児童精神医学という学問領域を過度に細分化していると誤解されるかもしれない。我々が乳幼児精神医学という領域を提唱しているのは，これまであまり注目されることが少なかった領域に光を当てようとするためであり，その年代の子どものみに対象を限定しようとするのではない（本城，2011）[4]。

　以上述べてきたように，児童精神医学の専門家はあまりに早くから自分の活動を限定するのではなく児童精神医学のカバーする領域内において幅広い活動を経験すべきである。

III. 子どものリエゾン精神医学

　これまで述べてきた視点とは少し異なるが，従来，児童精神科医があまりにも少ないために手が付けられなかった領域として子どものリエゾン精神医学の問題がある。

　子どもが様々な身体疾患に罹患すると，疾患そのものによる苦痛に加えて，その疾患にまつわる様々なストレスを受けることになりそれに対する対応も重要な課題となる。

　子どもが何らかの病気に罹患した場合，一時的にしろ，学校や幼稚園，保育園などを休まなければならない。子どもにとって，友だちと元気に遊べないことは，それ自体が大きなストレスになる。

　それが，より重篤な身体疾患であり，長期に渡る入院治療が必要な場合には，さらに問題は複雑になる。

　このような場合，患児にとって，病院の病棟が家庭生活の場であり，社会生活が営まれる場そのものとなる。問題は患児がストレス条件下に置かれるだけでなく，両親，兄弟なども複雑なストレスを体験することになる点である。

　病気の兄弟が入院したために，両親が患児に付き添うことになると，健康な兄弟が家庭で十分に世話をされない状態で放置されることになったり，健康な子どもが母親と安定した情緒的交流を持てないことになり，精神的に不安定になったりする。また，夫婦間で子どもをだれが面倒を見るかといった問題

表2　生体腎移植（肝移植）のコンサルテーション・リエゾン精神医学（佐藤，2005）[6]

1．移植前のコンサルテーション・リエゾン精神医学
　　a．透析導入期の患者の性格特性と精神医学的問題への対策。
　　b．移植の適正時期の検討。
　　c．移植の希望・臓器提供者（ドナー）の自発性のチェック。
　　　（肝移植：積極的治療のなさ，病態の悪化，移植の希望のチェックと移植しなかった場合の不利益ないし精神
　　　医学的問題の検討）
　　d．ドナーの精神的問題とドナー選択に倫理的問題の少なさの検討。
　　　（面接・心理テストと移植治療の理解度のチェック）
　　e．レシピエント希望と精神医学的問題や適性の検討。
　　　（面接と心理テストのギャップの検討）
　　f．経済的負担と心理負担感の軽減。
　　g．最終的な移植の決定時に参加。
2．移植後のコンサルテーション・リエゾン精神医学
　　a．移植直後のせん妄・脳症の予防と治療。
　　b．急性拒絶反応後のせん妄・うつ状態の予防と治療。
　　c．社会生活・学校生活での精神医学的問題の予防的対応と治療。
　　d．ダモクレス症候群（Koocher et al., 1981）や依存的共生状態へのコンサルテーション
　　e．社会的自立の要請とうつ状態のチェックとメンタルサポート
　　　子どものレシピエントでは，身体像や自己像のチェック。
　　f．主治医との継続的連携とレシピエントの要請に応じての面接。
　　g．ドナー（とくに，生体肝移植）へのサポートないし相談。
　　h．子どものレシピエントでは，ドナーの母親やレシピエントへの継続的なメンタルサポート。

が生じ，極端になると夫婦間の離婚の問題に発展したりする。そのため，病気そのものの治療に加えて，家族，本人のメンタルヘルスに対する配慮が必要である。

　最近子どもを対象としたリエゾン精神医学が小児医療の領域で注目されるようになり，最初は慢性疾患を抱えた子どもの精神的な問題に対応することを目的に発展してきた（奥山，2005）[5]。このような領域はそれ以後小児医療技術の進歩とともにその関与する領域は次第に拡大してきているのに，この領域で活躍している児童精神科医の数は必ずしも増加していない（佐藤，2005）[6]。こうした問題の背後にあるのは，医療スタッフや家族，患児らのメンタルサポートに対するニーズに十分応じられる児童精神科医や心理カウンセラーが不足しているという現実がある。

　リエゾン精神医学の領域は幅広く，対象となる診療科や疾患によって具体的な活動内容は，異なっている。

　佐藤（2005）は，生体腎移植（肝移植）においてリエゾン精神科医が対象とすべき問題を**表2**のように整理している。生体腎移植において我々がかかわるべき問題は我々が想像したよりも多いように思わ

れる。

　生体腎移植を巡って，これだけ多くの問題が取り上げられうるのであるから，子どものリエゾン精神医学がかかわる問題は非常に多岐にわたると思われる。例えば，小児腫瘍の子どもの長期治療に対する心理的ケア，NICUに対する早期介入，小児喘息に対する家族療法的アプローチなど，様々なアプローチを挙げることができる。これら多くの問題を児童精神科医だけが担うことは必ずしも現実的でない。フットワークの軽い心理臨床家の方が，最初に相談するのには気楽であるかもしれない。このようにリエゾン精神科医のみならず，多様な職種のものが，リエゾン精神医学的な活動に従事することによって，子どもに対するリエゾン精神医学の関わりが手厚いものとなると考えられる。

IV.　児童精神科と地域支援

　近年，自閉症スペクトラム障害などの増加傾向が指摘され，それらの障害の早期発見，早期療育の必要性が言われている。わが国には，1歳半健診，3歳児健診などが実施されており，乳幼児の発達に関しては，比較的手厚い配慮がなされている。そして子

どもの発達上の問題の早期発見に力を発揮している。

年齢的には，保育園，幼稚園，小学校，中学校，高校と年齢が高くなるにつれて，多様な対人的関わりを体験するようになり，そのような体験を通じて，子どもは対人的関わりの能力を広げていくと考えられる。そのためには，早期から療育へ積極的に参加するよう促すなど，ある程度の家族に対する働きかけが重要である。しかし，1歳半健診などの名称から明らかなようにそのターゲットは子どもの問題であり，それに対し，母親のメンタルヘルスに関する問題はあまり重視されていない。例えば，母親の中に明らかに抑うつ的な母親がいても保健師はほとんど関心を示さないことが多い。こうした問題は乳幼児健診の趣旨は何かという問題に触れることになるのかもしれないが，母子のメンタルヘルスに関する教育が十分でないといったことも関係しているかもしれない。

以後，子どもの年齢が高くなるにつれて，児童精神科医がかかわる対象は，主として学校ということになる。学校には，教師のみならず，心理臨床家などの専門家も関わっている。このように児童精神医学は，子どもの出生から成人まで，多様な職種と連携することが必要であり，そのための技術を身に着けることが重要となる。いずれにしろ，子どもの年齢によって，関わりあう専門家の職種も異なるが，児童精神医学は，教師や心理臨床家，保健師，それぞれの専門職に適した関わりを身に着けるとともに，専門職の教育に力を入れ，各専門職の力量を高めることが必要である。

V. 児童精神科医と専門医制度

児童精神医学の普及にとって，児童青年精神医学講座の設置と児童青年精神科の科名標榜が大きなテーマとしてこれまで取り上げられてきた。この点については，先にも述べたように我々にとって十分満足のいく形ではないが，少しづつ前進しつつあるように思われる。ここにきて，もう一つの大きな課題として，子どものこころの問題を扱う専門医制度の設立が大きな問題となってきている。

わが国の専門医制度については，一般社団法人日本専門医機構が2014年5月7日に発足し，新たな専門医の認定制度が設立されることになっている。

そして，これまで18診療科から構成されてきた基本診療科に加えて，より専門性の高い診療科に関係する専門医を認定しようとしている。予定では，1017年度から新たに専門医制度を出発させることが計画されている。

これらの専門医制度を作るためには，まずそれら診療科の基盤をなしている基本診療科の学会の承認が必要とされている。また一つの学会ではなく，複数の学会が共同して新しい専門医制度を作ることも可能とされている。

こうした動きに連動する形で子どものこころの問題を取り扱ういくつかの学会が集まり，どの学会にも所属しない形で，子どものこころ専門医制度を作ろうという活動が起こっている。現在のところ，日本精神神経学会の下位学会として，日本児童青年精神医学会と日本思春期青年期精神医学会，小児科学会からは小児精神神経学会と日本小児心身医学会が下位学会として名乗りを上げて，これら4学会が合同して子どものこころの問題を取り扱う専門医制度を作り上げようとして積極的に活動を開始している。

子どものこころの問題を扱う医師には，精神科出身のものや，小児科出身のものがおり，このような場合に一定の専門性を保証するためには専門医制度の整備が必要と考えられており，この領域の専門医制度の早期の整備が期待されている。

文献

1) 本城秀次　名古屋大学における児童青年精神医学. 児童青年精神医学とその近接領域 46；207-221, 2005.
2) 牛島定信　最近の児童精神医学の潮流が成人の精神医学に及ぼした影響. 精神科治療学 21；235-241, 2006.
3) 本城秀次　広汎性発達障害の診断と鑑別—児童精神医学の視点から—. 臨床精神病理 34：97-105, 2013.
4) 本城秀次　乳幼児精神医学入門. みすず書房, 2011.
5) 奥山眞紀子　子ども病院におけるリエゾン精神医学. 児童青年精神医学とその近接領域 46：79-89, 2005.
6) 佐藤喜一郎　小児領域のリエゾンコンサルテーション精神医学. 児童青年精神医学とその近接領域 46；90-97, 2005.

和文索引

◆あ

愛着　191, 462
愛着関係　203
愛着行動　27, 28, 191
愛着障害　28, 366
アイデンティティ　31, 32
アイデンティティ・ステータス　32
アヴェロンの野生児　5
アウトリーチ活動　101
アカシジア　405
赤ちゃん部屋のお化け　349
悪性症候群　120
アクティベーション　272
悪夢障害　259
アセント　76, 501
遊び型非行　393
遊びの発達　30
圧挫（クラッシュ）症候群　412
アットリスク精神状態　71, 286
アドヒアランス　428
アノミー理論　395
アルコール　186
安全基地　28, 198, 353
安全行動　185
アンペイドワーク　506
アンヘドニア　268, 405

◆い

医学モデル　101
怒り　402
怒り発作　236
息止め発作　328
いきなり型非行　394
生き延びるための非行　398
育児ストレス　415
異型連続性　368
意見表明　501
意見表明権　90
石井高明　123
石井亮一　115

意思決定　449
いじめ　186, 304, 384
いじめの集団力動　388
いじめの種類　387
いじめの定義　385
いじめの四層構造　388
いじめ防止対策推進法　385
移植医療チーム　433
異食症　250
胃食道逆流　440
依存性パーソナリティ障害　186, 301
依存リスク　142
一時保護　502
遺伝　186
遺伝カウンセリング　444
遺伝学的異質性　445
遺伝学的検査　448
遺伝環境相互作用　148
遺伝情報の共有性　450
遺伝情報の予見性　450
遺伝情報の不変性　450
遺伝率　130
糸賀一雄　442
易怒性　275, 303, 405
易疲労性　276
医療ソーシャルワーカー　21
医療的ケア　439, 440
医療における意思決定　499
医療ネグレクト　503
医療保護入院　92, 502
胃瘻　440, 441
飲酒　402
インドシナ難民　417
院内学級　98, 425
インフォームド・アセント　75
インフルエンザ脳症　329

◆う

失われた20年　506
うつ気分　268
うつ病　73, 268, 341, 401
乳母　4
運動体（自助組織など）の育成　474
運動チック　235
運動能力の発達　26

◆え

永住者　417
エディップス・コンプレックス　24

エピジェネティクス　445
エミール　4
演技性パーソナリティ障害　301, 406
遠近法則　26
嚥下障害　440, 441
遠城寺式乳幼児分析的発達検査　46, 116, 154
炎症性腸疾患　424, 425
延滞模倣　25
エンパシッククライム　396

◆お

黄体期　294
応用行動分析　103
大島分類　437
汚言　235
親ガイダンス　415
親子通園　465
親子並行治療　371
親-乳幼児精神療法　336, 352
親の精神病理　355
親の犯罪性　355
音韻障害　160, 163
音韻認識　163
音性チック　235

◆か

カームダウンエリア　143
絵画療法　61
階級（職業階級）　356
解決焦点アプローチ　397
解雇　186
外国人学校　418
外国人児童　417
介護保険法改正　439
外在化障害　137
概日リズム睡眠障害　257
外傷後成長　390
下位分類　124
解離症　366
解離症状　278
解離性（転換性）障害　200, 204, 402
解離性健忘　201, 202
解離性体験尺度　205
解離性同一症　203
解離性同一性障害　202
解離性トランス障害　204
解離性遁走　201, 202
加害者　388

抱える環境　348, 353
かかわりとコミュニケーションの障害　336
格差社会　507
核磁気共鳴画像　57
学習障害　146, 147
覚醒亢進　185
覚醒亢進症状　278
拡大・代替コミュニケーション　109
家系図　449
過呼吸賦活　55
過剰診断　74
過剰適応型（不登校）　379
家族　403, 461
家族ガイダンス　143, 237
家族機能　37, 186
家族等　92
家族療法　282, 406
家族歴　183, 276
学校教育　468
学校ソーシャルワーク　241
喀痰吸引　439
家庭裁判所　483
家庭内暴力　394
過敏性腸症候群　213
神尾陽子　11, 12
がん　426, 429
寛解　185, 275
感覚運動段階　25
感覚過敏　181
感覚現象　236
感覚統合療法　107, 156
カンガルーケア　338
眼球運動による脱感作と再処理法　307
間歇的投与　296
ガンザー症候群　204
かんしゃく　184, 275
観衆　388
感度　52
観念奔逸　279
がんの子供を守る会　426
鑑別診断　127
鑑別の必要な精神疾患　381
管理者　427
緩和ケア　426

◆き
偽陰性　52

気管切開　439-441
危険ドラッグ　313
機軸行動発達支援法　106
器質性精神障害　327
希死念慮　278, 400
喫煙　313, 402
吃音　108
吃音症　160, 164
基底核領域　171
機能性構音障害　163
機能的MRI　141
機能的文脈主義　405
気分安定薬　81, 273
気分循環性障害　277
気分障害　129, 228, 464
気分変調症　269, 306
虐待　203, 400
逆転移　397
ギャング期　31
ギャンググループ　31
急性ストレス障害　217
教育　17, 470
教育水準　357
教育年数　186
境界性パーソナリティ障害　301, 402
境界例児童　301
共感性　396
共感的犯罪　396
偽陽性　52
協調運動障害　153
共同注視　27
共同治療者　465, 468
強度行動障害　120
強迫観念　167
強迫行為　167
強迫症　167, 228
拒絶反応　432
居宅介護　496
起立性調節障害　186
筋緊張亢進　441
禁じられた思考因子　169
筋赤外線分光法　56

◆く
癖　249
具体的操作期　30
具体的操作段階　25
虞犯少年　392, 480
クライエント　448

呉　秀三　7
グルココルチコイド　330
クレチン症　328

◆け
経験的再罹患率　453
警察　482
形式的操作段階　26, 30
刑事責任能力　488
軽躁病エピソード　277
啓蒙時代　4
月経　294
月経困難症　294
月経周期　294
月経前緊張症　294
月経前症候群　294
月経前増悪　295
月経前不快気分障害　294
権威主義的養育　357
幻覚症状　169
限局性学習症　146
限局性恐怖症　183
言語症　160
言語聴覚士　101
言語聴覚療法　108
言語の発達　28, 29
言語発達遅滞　242
言語発達遅滞検査　161
検察庁　483
原初的母性的没頭　349
限定されたコミュニケーション　242
権利擁護　499

◆こ
語彙爆発　29
抗NMDA受容体脳炎　329
抗うつ薬　271, 405
構音障害　108
抗がん剤　330
高機能ASD　365
甲状腺機能亢進症　328
甲状腺機能低下症　328
抗精神病薬　82, 238, 273
向精神薬　70
構造異常　446
構造化面接　38, 49
後天性てんかん性失語　263
行動援護　496
喉頭気管分離　440, 441

和文索引

行動抑制　243
行動療法　70, 103, 143, 183, 229, 283
高度消費社会　506
高度情報化社会　507
校内暴力　394
抗ニューロン抗体　171
広汎性発達障害　122
広汎性発達障害の経過と予後　131
広汎性発達障害の生命予後　133
広汎性発達障害の治療　130
抗不安薬　85
合理的配慮　149
交流　469
コーピング　405
語音症　108, 160, 163
呼吸障害　440, 441
国際生活能力分類（ICF）　100
告知　429
極低出生体重児　338
国リハ式＜S–S法＞言語発達遅滞検査
　　109, 161
こころのケア　412
心の性　31
心の理論　29, 30
子育て　4
子育て支援活動　339
こだわり　232
子ども虐待　363
子どもの解離症状に関するチェックリ
　　スト　205
こどもの権利条約　499
子どもの精神保健ネットワークのあり
　　方（ガイドライン）　478
子どもの発達過程　3
子どもの貧困　507
子ども療養支援士　503
コピー数多型　445
コミュニケーション　27, 28
コミュニケーション障害　160
コモンセンスペアレンティング
　　106
コラージュ・ボックス法　64
コラージュ療法　64
混合エピソード　277
混合性の症状　279
コンサルテーション　424, 426
コンセント　76
困難事例に対応できる地域連携
　　478
コンピュータ断層撮影　57

◆さ

サービス等利用計画　495
災害関連死　411
災害関連疾患　411
災害拠点病院　410
災害時高血圧　413
災害派遣医療チーム（DMAT）　411
災害派遣精神医療チーム（DPAT）
　　412
サイコパス　301
最善の利益　501
再体験　185
再燃　275
再被害　358
再罹患率　453
在留資格　417
サイン言語　110
作業療法　106
作業療法士　101
支える医療　440, 442
里親　495
里親ファミリーホーム　495
サリーとアン課題　30
三環系抗うつ薬　80
産後　348
産後愛着障害　345
産後うつ病　341, 342, 350
産褥うつ病　338
産褥（期）精神病　299, 343
暫定的チック症　236

◆し

支援　462
ジェンダー　319
自我違和性の認識　168
視覚的断崖　27
シカゴの子ども精神病理研究所　5
自我中心性　426
自我統一性　26
時間感覚　141
自己愛性　229
自己愛性パーソナリティ障害　406
自己確認型犯罪　394
自己完結型　171
自己肯定感　181
自己中心性　25
自己同一性　200
自殺　387, 400
自殺関連事象　73
自殺既遂　400

自殺企図　278, 400
自殺念慮　271
自殺未遂者　424
思春期　31, 180
思春期心性　231
思春期パニック　120
自傷　400
自傷行為　303
自生思考　169
次世代シーケンシング　445
施設内虐待　458
視線追従　27
持続性（慢性）運動チック症　236
持続性（慢性）音声チック症　236
市町村保健センター　490
疾患教育　230
実行機能　70, 141
児童・思春期精神科入院医療管理加算
　　87
児童・思春期精神科入院医療管理料
　　21, 87, 95
児童イエール・ブラウン強迫尺度
　　169
児童虐待防止法　363, 493
児童自立支援施設　456, 484, 494
児童自立生活援助事業（自立援助ホー
　　ム）　495
児童心理司　491
児童精神医学の基本問題と関連領域
　　14
児童精神医学の胎生　8, 9
児童精神科専用病棟　478
児童生徒の問題行動等生徒指導上の諸
　　問題に関する調査　387
児童青年精神医学講座　510
児童青年精神科　510
児童相談所　454, 483, 490
児童相談所長　93
児童の権利に関する条約（子どもの権
　　利条約）　87, 499
児童発達支援事業　496
児童発達支援センター　496
児童福祉司　491
児童福祉法　20, 490
児童扶養手当　497
児童養護施設　454, 484, 494
自閉症　9–12
自閉スペクトラム症（ASD）　67,
　　122, 147, 178, 180, 185, 232, 287, 365
自閉性障害　124

517

死別　401
司法　18
社会化　243
社会経済的状態（状況）　357, 403, 489
社会生活技能訓練　397
社会性の発達　31
社会的（語用論的）コミュニケーション症　160
社会的絆理論　395
社会的機能　280
社会的参照　27
社会的引きこもり　380
社会不安障害　241
社会福祉士及び介護福祉士法改正　439
社会モデル　101
若年周期精神病　287, 294
社交不安症　183
就学　470
就学援助制度　489
周期性精神病　291
醜形恐怖症　185
周産期医療　348
周産期死亡　339
周産期精神医学　337
重症心身障害　437
重症心身障害児施設　437
重篤気分調整不全　276
重篤気分調節症　74, 275, 302, 402
収入　186
守秘義務　20
習癖異常　249
就眠儀礼　167
出生前診断　449
受動型（不登校）　379
受動攻撃型（不登校）　379
ジュネーブ　4
守秘義務　39
受容-表出混合性言語障害　160, 161
準超重症児者　438
障害児入所施設　438
障害児福祉手当　496
障害者差別解消法　149
障害者自立支援法　116, 493
障害者総合支援法　20, 116, 493
障害受容　464
障害児リハビリテーション　120
障害の本態　127
症候性PDD　129

情状　488
症状性精神障害　327
焦燥　278
象徴機能　29
情緒障害児短期治療施設　454, 494
常同運動障害　250
衝動性　278, 405
情動脱力発作　256
情動調整不全　302, 402
情動不安定　278
小児がん経験者　429
小児期の性的同一性障害　335
小児期発症流暢症（吃音）　108, 160, 165
小児期崩壊性障害　126
少年院　484
少年鑑別所　483
少年審判　483
少年法　480
情報通信技術　150
触法少年　392, 480
職務代行者　93
初語　29
女児　400
徐波睡眠時に持続性棘徐波を示すてんかん　263
人員条件　95
心因説　127
新奇場面法　28
シングルマザー　358
神経遮断薬　82
神経性大食症　226
神経性無食欲症　226
神経認知障害群　327
神経発達症群　137, 146
親権者　502
親権喪失　503
親権停止　93, 503
人工呼吸　439
心身症　425
新生児集中治療室　338, 348
新生児の行動発達　350
新生児模倣　27
身体化　355
身体科　424
身体症状症　186, 211
身体症状症および関連症群　211
身体的虐待　363
身体表現性障害　209
心的外傷　203

心的外傷およびストレス因関連障害群　221, 412
心的外傷後ストレス障害　185, 217
新版K式発達検査　46, 116, 154
親密な関係における暴力　356
信頼関係　34
心理教育　237, 370, 463, 473
心理社会的ストレッサー　184
心理的虐待　363
心理的離乳　32
心理テスト　38
心理療法　179

◆す
髄液検査　54
錐体外路性副作用　290
睡眠驚愕障害　258
睡眠行動障害　336
睡眠時無呼吸症候群　257
睡眠時遊行症　258
睡眠障害　441
睡眠障害国際分類　256
睡眠賦活法　55
睡眠薬　85
スキーマ療法　307
スキゾイド　301
杉田直樹　8
スクイグル・ゲーム　62
スクールカウンセラー　179
頭痛　276
ストーキング　357
ストレス　271
スピリチュアル　430
スミスマゲニス症候群　446
鷲見たえ子　9, 10, 12
スワドリング　4

◆せ
生活保護　497
清潔因子　169
性指向　319
性自認　31
脆弱X症候群　118, 447
脆弱性　203
生殖補助医療技術　351
精神運動抑制　276
精神科母子ユニット　337
精神鑑定　487
精神生理性不眠症　259
精神遅滞　115

精神薄弱　115
精神病性障害　185, 269
精神保健および精神障害者福祉に関する法律（精神保健福祉法）　90
精神保健指定医　92
精神保健福祉士　21
精神—性的発達理論　24, 25
成長抑制　142
性的虐待　363, 401
性的志向　31
性的マイノリティ　319, 400
性的リスク行動　404
性同一性　319
性同一性障害　319
青年期境界例　301
青年期後期　31
青年期前期　31
生物学的性　31
生物学的マーカー　178
性別違和　319
性役割　31
生理的早産　26
世界技法　64
セカンドステップ　106
赤面　184
セクシュアリティ　31
接枝分裂病　118
摂食　440
摂食行動障害　336
摂食障害　402, 441
絶望感　405
セルフコントロール理論　395
線維性筋痛症　213
全エクソン解析　445
前駆期　286
前駆衝動　236
全国児童青年精神科医療施設協議会　477
前思春期　298
前思春期周期性精神病　287
染色体異常症　446
染色体異数性　445
全身性エリテマトーデス　328
漸成的発達理論　26
前操作段階　25
喘息　425
選択緘黙児　61
選択性緘黙　241
選択的セロトニン・ノルアドレナリン再取り込み阻害薬　81

選択的セロトニン再取り込み阻害薬　80, 172, 187, 271
前頭葉　172
全般性不安障害　177
全般不安症　183, 356
前部帯状回　172
せん妄　327, 428, 430
専門家チーム　471

◆そ
躁うつ混合状態　344
躁うつ病　275
臓器移植　432
早期高密度行動介入　103
早期の妊娠　357
双極Ⅰ型障害　275
双極性障害　171, 270, 275, 344, 400
双極性障害の家族歴　276
双極Ⅱ型障害　275
造血幹細胞移植　432
相互作用　428
捜査関係事項照会書　487
操作的診断基準　71
躁症状　279, 405
相対的貧困　489
相談支援センター　475
相談支援専門員　495
躁病エピソード　277
ソーシャル・インクルージョン　100
ソーシャル・スキル・トレーニング（社会生活技能訓練）　104, 188, 397
ソーシャルワーク　20
即時模倣　25
素行症　137, 139, 185, 367
措置入院　93
ソフトサイン　155

◆た
ターミナルケア　426, 430
第一次反抗期　30
大うつ病エピソード　275
大うつ病性障害　186, 276, 341
怠学　403
胎児虐待　339
胎児プログラミング仮説　342
代謝系副作用　290
対称性因子　169
対人関係療法　187, 281, 307, 358, 405

代替コミュニケーション　108
第二の個体化過程　32
体罰　357
大麻使用　402
第四の発達障害　368
代理ミュンヒハウゼン症候群　363
大量服薬　400
ダウン症　115, 118
高木四郎　8-11
高木隆郎　9-11
多元的個別治療計画　245
タコつぼ型心筋症　413
多重人格障害　202
多重被害　357
脱毛症　425
脱抑制性対人交流障害　192
田中ビネー知能検査　45, 116
他に特定される双極性及び関連障害　275
他の特定される解離症　205
多文化ソーシャルワーカー　421
ため込み因子　169
多様性　447
単一光子放射断層撮影　57
短期危機介入　336
短期入所　442
短期療法　397
男児であること　402

◆ち
地域生活支援事業　496
地域中核病院　478
地域における人材の育成　474
チーム医療　19
チェックリスト　38
知覚の発達　27
致死性　403
チック　235
チック症　170
チックに対する包括的な行動介入　239
知的障害　115, 128, 365
知的障害児施設　456
知能（発達）指数　116
チャイルドライフ・スペシャリスト　503
着床前診断　449
注意欠如・多動症　136, 138, 179, 179, 185, 232, 272
注意欠如・多動性障害（ADHD）　70,

365
中学校卒業程度認定試験　419
仲裁者　388
中枢刺激薬　77, 141
聴覚訓練　111
超日内サイクル　277
超重症児者　438
調節　25
超低出生体重児　338
治療アドヒアランス　403
治療者─患者関係　34
治療的雰囲気　98
治療同盟　40
沈黙　242

◆つ
通級　469
通級指導教室　469
通常学級　469
通訳　420
付添人　487
津波肺　412
津守式乳幼児精神発達検査　46

◆て
ディスレクシア　147
ディベロップメンタルケア　338
敵意帰属バイアス　396
適応外処方　76
適応障害　217, 269, 402
テストバッテリー　43
徹底的行動主義　405
デフォルト・モード・ネットワーク
　141
展開期　68
転換　204
転換性障害　204
てんかん　128, 262
てんかんの疫学　262
てんかんの外科的治療　265
てんかんの原因　263
てんかんの診断　264
てんかんの生活上の配慮　266
てんかんの併存症診断　264
てんかんの薬物療法　265
てんかんの予後　266
てんかん分類　263
てんかん発作　262
てんかん本人への説明　266
電子教科書　150

転籍　470

◆と
同一性　26
同一性拡散　26, 32
同一性混乱　26
同一性の保持　232
同意能力　76, 92, 501
同化　25
統合期　68
統合失調型パーソナリティ障害
　357
統合失調質パーソナリティ障害
　357
統合失調症　67, 71, 129, 185, 286,
　346
統合保育　116
倒錯　229
同性愛　319
動的家族画　48
導入期　68
頭尾法則　26
同胞発生率　130
トークンシステム　143
特異度　52
特定不能の解離症　205
特定不能の解離性障害　204
特定不能の広汎性発達障害　126
特定不能のコミュニケーション症
　160
特定不能のコミュニケーション障害
　160
特定不能の双極性障害　276
特発性PDD　130
特別支援学級　469
特別支援学校　469
特別支援教育　19, 468
特別支援教室　475
特別児童扶養手当　496
特別養子縁組　495
トップダウン　102
ドナー　434
ドパミンパーシャルアゴニスト　82
トラウマ　217, 389, 405
トラウマ関連障害　207
トラウマケア　390
トラウマ処理　371
トラウマ・フォーカスト認知行動療法
　307
トリアージ　411

◆な
内界探究的アプローチ　397
内在化障害　140
長尾圭造　8, 13
なぐり描き法　62
ナルコレプシー　256
喃語　28

◆に
二次障害　463
日本版ミラー幼児発達スクリーニング
　検査（JMAP）　155
入院　278
乳児院　494
乳児家庭全戸訪問事業　490
乳児重症ミオクロニー転換　263
乳幼児─親精神療法　336
乳幼児健診　490
乳幼児精神医学　335
任意入院　92, 502
認可外保育施設　493
妊娠　278
認知　188
認知機能　429
認知行動療法　172, 179, 186, 230, 291
認知行動療法的アプローチ　397
認知の歪み　229
認知発達　30
認知発達段階論　25
認知分析療法　307
認定遺伝カウンセラー　450

◆ね
ネグレクト　363
熱性痙攣　328
ネットいじめ　388

◆の
脳磁図　56
脳腫瘍　329
脳障害説　127
脳深部刺激療法　239
脳波検査　55
ノーマライゼーション　100
ノルアドレナリン再取り込み阻害薬
　78, 142
ノルアドレナリン作動性・特異的セロ
　トニン作動性抗うつ薬　81

520

和文索引

◆は
パーソナリティ障害　301
バイアス　75
バイセクシャル　305
肺塞栓症　413
ハイリスク（児童，家庭）　414
ハイリスクな性行動　303
バウムテスト　48
曝露　187
曝露反応妨害法　172
恥　184
発汗　184
バックトランスレーション　53
発症前遺伝子診断　449
発達　24, 32
発達ガイダンス–支持的療法　336
発達障害　10–12, 389
発達障害の評価　378
発達性失語　160
発達性トラウマ障害　302
発達的マイノリティ　130
抜毛症　250
パニック症　177, 183
ハビットリバーサル　105, 239
ハビリテーション　100
汎化　462
晩期合併症　429
晩期障害　429
反抗　270
反抗型非行　393
反抗挑発症　137, 139, 185, 356, 367
犯罪少年　392, 480
反社会性パーソナリティ障害　356
反社会的行動　403
阪神・淡路大震災　410
反芻症　250
万能感　229
反応性愛着障害　192
反応性アタッチメント障害　192
反復性うつ病　275
反復性過眠症　257

◆ひ
被害者　388
東日本大震災　410
光刺激法　55
非行少年　6
非合理性の洞察　168
微細脳機能障害　136, 146
微細脳損傷　146

非自殺性自傷　400
皮質の厚み　141
尾状核　171
非定型精神病　291, 297
人見知り　29
ひとり親家庭　358
肥満　303
病気不安症　211
表現型　342
表現形多様性　445
表出言語障害　160, 161
病棟施設条件　95
貧困　355

◆ふ
不安　183
不安症　177, 228, 271, 400
不安障害　270
風景構成法　49, 64
フェニルケトン尿症　119, 328
複雑性心的外傷後ストレス障害
　　　　　　　　　　　　　302
福祉　17
腹痛　276
服毒　400
不遵守　428
防ぎ得た災害死　411
物質使用障害　186, 306
不登校　196, 375, 389
不登校の下位分類の評価　379
不登校の多軸評価　376
不登校の背景疾患の評価　377
ブドウ糖代謝率　172
不眠　276
扶養義務者　502
プラセボ　72, 75, 187
プラダー–ウィリー症候群　117, 118
フラッシュバック　181, 367
不良行為少年　480
震え　184
プレイルーム　425
フロスティッグ視知覚発達検査　49
プロラクチン　290
不和　187
文化的性意識　31
分化的接触理論　395
文章完成法　48
分離個体化　229
分離不安　29, 186, 196
分離不安症　186

分離不安障害　196

◆へ
ペアレント・トレーニング　104,
　　466
米国精神医学会　400
併存症　128
併存障害　314
弁護人　487
弁証法的行動療法　307, 405
ベンダー・ゲシュタルト・テスト
　　　　　　　　　　　49, 155
扁桃体　178

◆ほ
保育所　493
放課後子ども教室　494
放課後こども総合プラン　494
放課後児童健全育成事業　494
放課後等デイサービス　116
傍観者　388
報酬系　70, 141, 312
訪問型支援　389
訪問看護　496
訪問看護制度　101
訪問教育　98
暴力　303
暴力への曝露　355
保健　16
保護観察　484
母子健康センター　490
母子健康手帳　418
母子生活支援施設　495
ポジティブ心理学　398
ポジティブフィードバック　229
ポジトロン断層法　172
母子保健法　490
ホスピタル・プレイ・スペシャリスト
　　　　　　　　　　　　　503
保全処分　93
母体・胎児集中治療室　351
ボツリヌス毒素治療　441
ボトムアップ　102
ボランティア　473
堀　要　8, 11

◆ま
マイクロアレイ染色体検査　448
マイコプラズマ脳炎・脳症　329
マガジン・ピクチャー・コラージュ法

521

64 森田療法　183

マカトン法　162
巻き込み型　171
牧田清志　123
魔術的思考　426
マタニティブルーズ　342, 350
松村常雄　8, 11
マルチシステム発達障害　336
慢性の困難　355, 400

◆み
身代わりの子供症候群　339
見捨てられ不安　303
未成年後見人　93, 503
三つ山課題　25
ミラーニューロン　27
民間単科　473
民族的マイノリティ　400
民法　497

◆む
無国籍　418
むずむず脚症候群　257

◆め
めまい　276
免疫調整療法　171

◆も
妄想　185
妄想性パーソナリティ障害　301,
　357
妄想様観念　278, 303
物の永続性　25
模倣　25, 27
モラトリアム　32

◆や
夜驚　258
薬物療法　70, 179

◆ゆ
遊戯療法　59
優生思想　448
誘発電位　55
有病率　123, 148
指さし　27

◆よ
養子縁組　495
陽電子放射断層撮影（PET）　58
要保護児童　458
要保護児童対策地域協議会：要対協
　　　　　　　　　　　　　477, 493
抑うつ障害　275
抑うつ症状　405
抑肝散　238
読み上げソフト　150

◆ら
来談者中心療法　60
ラベリング理論　395
ランドー・クレフナー症候群　161,
　263

◆り
リウマチ熱　171
利益相反　75
リエゾン　424, 426
リエゾン精神医学　512
リエゾン精神科医　433

理学療法士　101
罹患リスク　449
力動的精神療法　188, 307
離婚　186, 304, 355
離散的行動状態モデル　203
離人感・現実感消失　201, 268
離人症性障害　200
リスク因子　148
リハビリテーション　100
リピドーシス　328
療育　100, 465
療育手帳　117
両親の不和　355
臨床遺伝専門医　450
臨床症状　124
臨床的異質性　445
臨床倫理の四分割法　502

◆る
累積発生率　123

◆れ
レシピエント　433
レジリエンス　72, 203
レストレスレッグス症候群　328
レズビアン　305
連携　466, 471
レンサ球菌感染関連性小児自己免疫性
　神経精神障害　171

◆ろ
ロールシャッハ・テスト　47

◆わ
ワーキングプア　507
若林愼一郎　9, 10, 13

欧文索引

◆数字・ギリシャ文字

9歳の壁　　30
16p11.2 微細欠失症候群　　447
22q11.2 欠失症候群　　446
22q13 欠失症候群　　447
α波減衰　　56
α₂ アゴニスト　　79, 238

◆A

A 群 β 型溶血性レンサ球菌　　170
AAC　　109
activation syndrome　　80
ADHD　　127, 148, 178, 179, 186, 272, 273, 305
ADHD Rating Scale-IV　　51
ADHD-RS　　180
ADI-R　　50
Adolescent Dissociative Experience Scale：A-DES　　205
ADOS　　50
Ainsworth, MD　　29
anaclitic depression　　268
anomie theory　　395
aripiprazole　　84, 238, 281, 289
ASD　　178, 180, 217, 218
Asperger 障害　　124
Asperger, H　　123
atomoxetine　　78, 142
attachment　　203
autism spectrum disorders：ASD　　122

◆B

babbling　　29
Baron-Cohen, S　　31
Basedow 病　　328
Blos, P　　33
Bowlby, J　　29

◆C

carbamazepine　　82

CARS　　51
cataplexy　　256
CBCL　　50
CBT　　179
CD　　305
CDC　　206
child assault prevention：CAP　　459
child guidance clinic　　510
childhood-onset fluency disorder　　160, 165
Children's Yale-Brown Obssesive Compulsive Scale：CY-BOCS　　169
citalopram　　81
clomipramine　　80
clonidine　　79
clozapine　　290
cognitive behavior therapy　　397
common sense parenting：CSP　　459
communication disorder　　160
communication disorder not otherwith specified　　160
conduct disorder　　392
Conners 3™　　51
conversion　　204
conversion disorder　　204
Coping Cat　　187

◆D

DC：0-3　　335
depersonalization/derealization disorder　　201
development　　25
differential association theory　　395
direct to consumers：DTC　　453
DIR 治療プログラム　　106
Disaster Medical Assistance Team：DMAT　　411
Disaster Psychiatric Assistance Team：DPAT　　412
discontinuation syndrome　　80
discrete behavioral states　　203
disinhibited social engagement disorder　　192
dissociative amnesia　　202
dissociative disorder　　200
Dissociative Experience Scale：DES　　205
dissociative fugue　　202
dissociative identity disorder　　203
divalproate　　82

divalproex　　281
DN-CAS　　46
Down 症　　115
Dravet 症候群　　263
DSM-5　　343
DSM-IV-TR　　343
dysmenorrhea　　294

◆E

Early Start Denver Model　　106
ego identity　　27
empathic crime　　396
Erikson, EH　　27
exposure and response prevention　　172
expressive language disorder　　160

◆F

Family Centered Approach　　351
female to male：FTM　　319
first word　　30
fluoxamine　　80
fluoxetine　　80, 359
fMRI　　178
Freud, S　　25

◆G

GAD　　177
gang age　　32
gender　　32, 319
Ganser 症候群　　204
gender dysphoria　　319
gender identity　　319
gender identity disorder　　319
GnRH アゴニスト　　322
Good-Lives Model　　398
Graves 病　　328
Group-Aβ-hemolytic Streptococcus：GABHS　　170
guanfacine　　79

◆H

habit disorder　　249
haloperidol　　83, 289
HCL-33　　280
Healey, W　　5, 6
HPA 軸：hypothalamic-pituitary-adrenal axis　　342
HTP 法　　48
Huntington 病　　449

523

◆I

ICF：international classification of Func-
tioning, Disability and Health　100
ICSD　256
ICT：information and communication
technology　150
IDDM　428
identity　27
identity diffusion　27, 33
identity status　33
illness anxiety disorder　211
imipramine　80
incidental findings：IF　453
intellectial disability：ID　115
International Association for the Scientific
Study of Intellectual and Developmen-
tal Disabilities：IASSIDD　438
Itard, J　5

◆J

Jhonson, AM　375
JMAP　106
JPAN 感覚処理・行為機能検査　107

◆K

K-ABCⅡ　46
Kanner, L　9, 10, 12, 123
KFD　48
Kleinfelter 症候群　449
Kleine-Levined 症候群　257

◆L

labeling theory　395
lamotrigine　82
Landau-Kleffner 症候群　161, 263
language disorder　160
LC スケール　109, 161
LDI-R　52
learning difficulty　147
learning disabilities　147
learning disorders　147
Lesch-Nyhan 症候群　328
levetiracetam　82
Liebowitz Social Anxiety Scale for Chil-
dren and Adrescents：LSAS-CA
184
lithium　281
lithium carbonate　82

◆M

M. I. N. I.　49
major depressive episode　275
male to female：MTF　319
maternity blues　338
M-CHAT　51
MECP2 重複症候群　450
menstrual psychosis　294
methylphenidate　77, 142, 282
methylphenidate 徐放錠　142
MFICU　351
midodorine　186
minimal brain dysfunction：MBD
146
mirror neuron　28
mirtazapine　81
mixed receptive-expressive language
disorder　160
moratorium　33
motor tic　235

◆N

NICU：Neonatal Intensive Care Unit
338, 348
noltriptyline　80

◆O

ODD　305
olanzapine　84, 281, 288-290
orexin　256
other specified dissociative disorder
205

◆P

paliperidone　83, 288
paroxetine　81
PARS　50
PDD の歴史　123
PECS　162
pediatric autoimmune neuropsychiatric
disorders associated with streptococcal
infection：PANDAS　171
perinatal psychiatry　337
pervasive developmental disorders：PDD
122
Pestalozzi, JH　4
phenotype　342
phonological awareness　163
phonological disorder　160
Piaget, J　26

Picture Exchange Communication Sys-
tem：PECS　109
play thrapy　59
Prader-Willi 症候群　117, 118, 445
premenstrual dysphoric disorder　294
premenstrual syndrome　294
premenstrual tension　294
profound intellectual and multiple disabil-
ities：PIMD　438
proractine　290
PTSD：post-traumatic stress disorder
217, 219, 366, 389

◆Q

quetiapine　85, 281, 289

◆R

RCT　179
reactive attachment disorder　192
real life experience：RLE　322
replacement child syndrome　339
resilience　203
restless legs syndrome：RLS　257
Rett 障害　126
risperidone　83, 238, 281, 288, 289
Rousseau, JJ　4

◆S

SCERTS モデル　106
school non-attendance　376
school phobia　375
school refusal　376
SCID-D-R　205
SCQ　51
SCT　48
SDQ　50
Second Step　459
secure base　29
Seguin, E　5
self control theory　395
sensitivity　52
Sensory Profile　106
separation anxiety　30
sertraline　81, 186
severe mode dysregulation　74
severe motor and intellectual disabilities：
SMID　438
sexual minority　319
sexual orientation　319
sexuality　32

Smith-Magenis 症候群　　446

SNRI　　81, 179

social bond theory　　395

social skills trainig　　397

social（pragmatic）communication disorder　　160

solution focused approach　　397

somatic symptom disorder　　211

somatic symptom and related disorder　　211

specificity　　52

speech sound disorder　　160, 163

SRS　　51

SSRI　　80, 172, 179, 296

stereotype movement disorder　　250

strange situation procedure　　29

stranger anxiety　　30

Structured Clinical Interview for DSM-IV-TR Dissociative Disorders　　205

stuttering　　160, 164

◆ T

TAT　　47

TEACCH　　105

The Child Dissociative Checklist：CDC　　205

The Individual Delinquency（非行少年）　　6

The World Technique　　64

theory of mind　　31

topiramate　　82

Tourette 症　　235

trazodone　　80

Triple P　　106, 459

Turner 症候群　　446

◆ U

unspecified communication disorder　　160

unspecified dissociative disorder　　205

◆ V

Velocardiofacial 症候群：VCFS　　120

venlafaxine　　402

Vineland-Ⅱ適応行動尺度　　102

Vineland 適応行動尺度　　117

VOCA　　110

vocal tic　　235

vulnerability　　203

Vygotsky　　30

◆ W

Wilson 病　　328

Wing の臨床類型　　129

Winnickott　　354

WISC：Wechsler Intelligence Scale for Children　　116

WISC-Ⅳ　　45

◆ Z

ziprasidone　　85

●編者

本城秀次（ほんじょう　しゅうじ）
京都市生まれ。昭和50年名古屋大学医学部卒業。名古屋大学精神医学教室で精神医学，児童精神医学の研修を受ける。昭和53年国立療養所榊原病院に勤務，静岡県立病院養心荘を経て，昭和60年より名古屋大学医学部精神医学教室助手。平成元年より名古屋大学教育学部助教授に配置換え。臨床系の教官として教育，研究，臨床に従事した。平成9年名古屋大学教育学部教授，平成13年名古屋大学発達心理精神科学教育研究センター児童精神医学分野教授およびセンター長。平成15年名古屋大学大学院医学系研究科親と子どもの精神医学講座，親と子どもの心療学講座協力。平成27年名古屋大学を定年退職し，三重県四日市市のささがわ通り心・身クリニックで臨床活動に従事している。名古屋大学医学博士。専門は児童青年精神医学。代表的な著書としては，「乳幼児精神医学入門」（みすず書房），「家庭内暴力」（編著，金剛出版），「今日の児童精神科治療」（編著，金剛出版）など。

野邑健二（のむら　けんじ）
大阪府生まれ。平成6年浜松医科大学卒業。名古屋大学精神医学教室に入局。平成14年に名古屋大学医学部附属病院親と子どもの心療科助教，平成19年より名古屋大学心の発達支援研究実践センター発達障害分野における治療教育的支援事業特任准教授。平成28年より同特任教授となり，現在に至る。名古屋大学博士（医学）。専門は児童青年精神医学。代表的な著書・訳書に，「心の発達支援シリーズ第1巻—第6巻」（監修他，明石書店），「発達障害児の家族支援　発達障害医学の進歩24巻」（共編著，診断と治療社），子どもの発達と情緒の障害（共編著，岩崎学術出版社），「児童青年精神医学大事典」（共訳，西村書店）など。

岡田　俊（おかだ　たかし）
大阪府生まれ。平成9年京都大学医学部卒業。京都大学医学部附属病院精神科神経科に入局。平成12年に京都大学大学院医学研究科精神医学分野博士課程。平成13年に京都大学医学部附属病院精神科神経科助教，平成18年に同デイケア診療部院内講師，平成22年に京都大学大学院医学研究科精神医学分野講師。平成23年より名古屋大学医学部附属病院親と子どもの心療科講師，平成25年より同准教授となり，現在に至る。京都大学博士（医学）。専門は，児童青年精神医学。代表的な著書・訳書に「アスペルガー障害とライフステージ」（共著，診断と治療社），「もしかして，うちの子，発達障害かも!?」（PHP研究所），「発達障害のある子と家族のサポートBOOK 幼児編/小学生編」（ナツメ社），「わかりやすい子どもの精神科薬物療法ガイドブック」（共訳，星和書店），「児童青年期の双極性障害」（共訳，東京書籍），「子どもの双極性障害」（共訳，東京書籍）など。

臨床児童青年精神医学ハンドブック

2016年11月7日　　初版第1刷発行

編　者	本城秀次・野邑健二・岡田　俊
発行者	西村正徳
発行所	西村書店

東京出版編集部

〒102-0071　東京都千代田区富士見2-4-6

tel 03-3239-7671　fax 03-3239-7622

www.nishimurashoten.co.jp

印刷　三報社印刷　／　製本　難波製本

©2016 西村書店
　本書の内容を無断で複写・複製・転載すると，著作権および出版権の侵害となることがありますのでご注意下さい。

ISBN978-4-89013-469-4

―― 西村書店 好評図書 ――

児童青年精神医学大事典

[編著] J.ウィーナー 他　[総監訳] 齊藤万比古／生地 新　●B5判・1024頁　◆本体 **14,000** 円

DSM の米国精神医学会による学術的・包括的・実践的な書。アセスメントや診断方法から各疾患の詳細、治療法までを網羅。児童・青年のメンタルヘルスに携わるすべての関係者必携の書！

精神神経薬理学大事典

[編著] A. シャッツバーグ／C. ネメロフ　[総監訳] 兼子 直／尾崎紀夫
●B5判・1264頁　◆本体 **19,000** 円

米国精神医学会の総力を結集した定番テキスト！ うつ病、双極性障害、統合失調症、不安障害、パーソナリティ障害、摂食障害、認知症などの精神神経疾患の病態生理および薬物療法を詳説。

シムズ 記述精神病理学

[著] A.シムズ　[訳] 飛鳥井望／野津 眞／松浪克文／林 直樹　●A5判・544頁　◆本体 **3,800** 円

患者が語る異常な体験と治療者による客観的観察を記述・分類する「記述精神病理学」。臨床精神医学の基盤でもある本スキルの全領域をカバーした世界的名著。

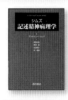

カラー版 脳とホルモンの行動学
行動神経内分泌学への招待

[編] 近藤保彦／小川園子／菊水健史／山田一夫／富原一哉　●B5判・288頁　◆本体 **4,000** 円

哺乳類の行動のホルモン調節を解説した本邦初のテキスト。性行動はもとより、母性行動、攻撃行動から、記憶や学習を含む高次脳機能に至るまで、ホルモンが関連する行動を扱っている。

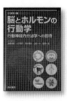

ラットの行動解析ハンドブック

[編] I.Q.ウィショー 他　[監訳] 高瀬堅吉／柳井修一／山口哲生　●B5判・456頁　◆本体 **12,000**円

ラットの行動解析技術を体系的に学べる好テキスト。感覚、運動、制御、認知など8部に分け、行動の異なる側面を全44章で詳述。神経学的モデル、精神医学モデルも呈示。

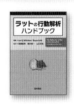

トランスジェニック・ノックアウトマウスの行動解析

[著] J. N. Crawley　[監訳] 高瀬堅吉／柳井修一　●B5判・428頁　◆本体 **7,500**円

遺伝子・脳・心の関係の解明に挑戦するすべての研究者必携の書。マウスの多岐にわたる行動ごとに章立てし、行動課題やマウスの系統差の比較、遺伝的要素の影響の例を詳細に記載。

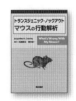

異常心理学大事典

[著] セリグマン 他　[監訳] 上里一郎／瀬戸正弘／三浦正江　●B5判・788頁　◆本体 **8,800** 円

これまでの心理学諸理論の長所を保ちつつ, 脳科学、遺伝学、生物学、精神医学、および社会的なレベルにおける分析を統合し、解説する。異常心理学の歴史、評価、治療法から将来的展望も示した好著。

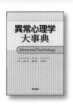

※価格は税別

西村書店 好評図書

これ1冊で科学的心理学の全体像がわかる！ 心理学入門書の新バイブル!!

カラー版 マイヤーズ 心理学

[著] デーヴィッド・マイヤーズ　[訳] 村上郁也　●B5判・716頁　◆本体 9,500 円+税

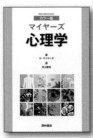

▶身近な例を多用し、「君」と「私」を使った著者の軽妙な筆致は、テキストくささがなく、講義を聞いているような感覚で読み進めることができる。
▶基礎心理学、応用心理学の基本を学び取れる構成。
▶カラー写真・イラストが満載！　視覚的に理解できる。
▶主要見出しに添えられた番号付きの「学習目標」が、これから学ぶべき内容を端的に示すと同時に、巻末に答の要約もあるので自習にも役立つ。

カラー版 神経科学 ―脳の探求―
ベアー コノーズ パラディーソ

[監訳] 加藤宏司／後藤 薫／藤井 聡／山崎良彦　●B5判・712頁　◆本体 7,600 円+税

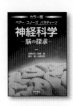

世界的に好評を博する神経科学テキストの最新版（第3版）。最新の分子レベルの知識から高次脳機能までを網羅。多数のイラストを用いてフルカラーで内容を分かりやすく説明。

ピネル バイオサイコロジー
脳―心と行動の神経科学

[著] J.ピネル　[訳] 佐藤 敬／若林孝一／泉井 亮／飛鳥井 望　●B5判・448頁　◆本体 4,800円+税

心と行動の神経科学の新しい研究分野、"バイオサイコロジー"の標準書として世界中で愛読されているテキスト。カラーイラストや写真を使った明快な解説、具体的な症例の紹介で、容易に理解できる。

ヤーロム グループ サイコセラピー
理論と実践

[著] I.D.ヤーロム　[監訳] 中久喜雅文／川室 優　●A5判・880頁　◆本体 7,500 円+税

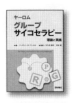

米国グループ精神療法学界の権威による必携の書。グループワークを通じた精神療法の膨大な具体例を体系的に分析し、理論と実践を融合し提示。臨床的グループセラピーのすべてが網羅されている。

臨床神経心理学ハンドブック
ハリガン・キシュカ・マーシャル

[編] P.W.ハリガン／U.キシュカ／J.C.マーシャル　[監訳] 田川皓一　●B5判・560頁　◆本体 6,800 円+税

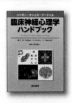

英国神経心理学のリーダーらによる、神経学や脳神経外科学、精神神経医学、認知神経心理学、臨床心理学など、相互の適切な発展を統合しつつ横断的に解説した論集。実践的で読みやすい好書。

心理アセスメントハンドブック 第2版

[監修] 上里一郎　●B5判・642頁　◆本体 14,000 円

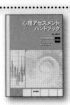

各種テストの改訂、新テストなど約70頁の大増補！　医療、教育など様々な分野でますます必要とされる心理テスト、心理尺度の実際の技法について詳述した、幅広い人々のニーズに応える実用的な手引書。

※価格は税別